难治性创面修复与器官再造病案精选

Analysis of Clinical Cases of Wound Repair and Organ Reconstruction

主　　编　夏双印

副 主 编　杨大平　　王　洁　　郝立君　　蒋海越
　　　　　陈伟华　　夏昊晨　　王秀菊　　周韦宏

编　　委（以姓氏笔画为序）
　　　　　刁志勇　　于东梅　　马　旭　　王　洁　　王　涛
　　　　　王秀菊　　王新东　　王新婷　　石艳玲　　吕远东
　　　　　任丽虹　　刘　莺　　刘长松　　刘国锋　　李　宁
　　　　　李　巍　　李庆春　　杨大平　　陈伟华　　尚　勇
　　　　　罗　赛　　周韦宏　　郝立君　　夏双印　　夏昊晨
　　　　　徐学武　　崔志坚　　隋广巍　　蒋海越　　韩剑宇

英文编译　刘楚珣
绘　　图　胡汉斌

人民卫生出版社

图书在版编目（CIP）数据

难治性创面修复与器官再造病案精选/夏双印主编.
—北京：人民卫生出版社，2017
ISBN 978-7-117-24352-0

Ⅰ.①难…　Ⅱ.①夏…　Ⅲ.①创伤外科学-病案-
汇编②整形外科学-病案-汇编　Ⅳ.①R64②R62

中国版本图书馆 CIP 数据核字（2017）第 068923 号

人卫智网	www. ipmph. com	医学教育、学术、考试、健康，购书智慧智能综合服务平台
人卫官网	www. pmph. com	人卫官方资讯发布平台

难治性创面修复与器官再造病案精选

主　　编：夏双印
出版发行：人民卫生出版社（中继线 010-59780011）
地　　址：北京市朝阳区潘家园南里 19 号
邮　　编：100021
E - mail：pmph @ pmph. com
购书热线：010-59787592　010-59787584　010-65264830
印　　刷：北京人卫印刷厂
经　　销：新华书店
开　　本：889×1194　1/16　印张：34
字　　数：1077 千字
版　　次：2017 年 5 月第 1 版　2017 年 5 月第 1 版第 1 次印刷
标准书号：ISBN 978-7-117-24352-0/R·24353
定　　价：280.00 元

打击盗版举报电话:010-59787491　E-mail:WQ @ pmph. com
（凡属印装质量问题请与本社市场营销中心联系退换）

前　言

　　现代医学美学对创面修复、器官再造，形态的要求非常高。创面在身体各部位都可能发生，而各部位特点又有不同，各家所选用的供瓣（皮）区也各有其优缺点，如何能使移植的皮肤与受区颜色、质地、弹性一样或近似，且有各自的弧度，不臃肿、不凹陷，供、受区皮肤还要损伤小，体表残留的痕迹少或痕迹隐蔽，功能良好，安全可靠，是创面修复需要解决的主要问题。

　　器官常为一单体或双体（耳、眼为双体），位置固定，为立体结构，周围供应皮瓣常受到明显限制。因此，供瓣区常选择在邻位（如耳、鼻等）。如何能更好地修复器官与周围创面，形成完美的形态，是社会对整形美容科的期待。创面修复与器官再造的绝大多数部位是以形态的修复为主，包括颜色、质地、弹性、张力、移动性、弧度、厚度、纹理、光择、痕迹残留等；也有以功能为主，如阴道、阴茎再造等。本书是以术前及术后复查的照片为主要材料，前后对比展示我们的体会、想象、差距、教训、遗憾或喜悦与成功，思考手术的优缺点等，以利改进设计思维、手术技巧，使每一步治疗的到位，达到总体治疗的完美或锦上添花。

　　本书介绍我们近二三十年来，尤其是近二十年，积累的较完整的术前、后、复查的照片材料，有创新病例、成功病例，也有治疗不到位病例、失败病例；有复杂病例，也有简单病例；有适应证选择恰当病例，也有设计不当病例。每个病案都有其满意之处，但也有不满意的点滴。以一个个不尽相同的病案，从头顶到足底介绍各种皮肤软组织与组织器官缺损畸形的修复与重塑、整形与美容，有各类相同的技术，又有各自不尽相同的方式、方法，代表我们当时的理念、思维、想象、设计、技术、技能。较好的思维设计、技术及亮点，会在您的更先进科学思维设计技术下，创造出更美好的结果；欠缺及不足之处，提供同道们点评，减少遗憾，增加欣悦。

　　至此，衷心感谢五十年来对我教导、帮助、支持的各位老师、同道、朋友们。感谢广大患者的信赖：你们哺育了我、滋养了我、推动了我、给我了很多机会、使我才有了收获；在我的工作中，得到了同事与学生们默默的支持和帮助，感谢你们无私和细心的工作、祝福你们。

夏双印

2016 年 6 月 29 日

Introduction

Modern medical aesthetics have a very high requirement for wound healing, organ reconstruction. The wound may occur in different parts of the body, and the characteristics of each part are different. Different donor site has its advantages and disadvantages. How to make the grafted skin same to the receiving area in color, texture, elasticity (or similar), and have their own radian, not bloated or depressed and in addition the supply area should endure little damage, the trace of the skin is hidden, the function is good, safe and reliable, and it is the main problem to be solved.

The organ is often a monomer or catamaran (eyes and ears is a catamaran) and is a three-dimensional structure in the fixed position, supply flaps often subject to significant restrictions. So donor site often choose the near by position (such as the ears and nose). How to better repair of organs and the surrounding wound, the formation of a perfect form, is the society's expectations of plastic surgery. The majority parts for wound repair and tissue remodeling is mainly shape repair, including color, texture, elasticity, tension, radian, mobility, Radian, grain, gloss, thickness and traces of residual. There are also function repair such as vagina and penis reconstruction. This book is to review the photos before and after the operation as the main material, showing our experience, imagination, gap, lessons, regret or the inner joy and success, after thinking about the advantages and disadvantages of operation to help improve the design thinking and operation skills, it that makes every treatment perfect.

This book introduces the photo material review before and after complete operation which we accumulate for 2-3 decades, especially in recent twenty years. There are not only innovative cases, successful cases, but also there are cases of treatment is not in place, the case of failure. There are complex cases, and there are simple cases; There are indications to choose appropriate cases, but also the design of inappropriate cases. Every case has its own advantages and disadvantages. A number of different cases form the head to the foot introduces a variety of skin soft tissue and organ defect repair and reconstruction, plastic and beauty. There are all kinds of the same technology but different ways and methods, and these are representative at the time of our ideas, thinking, imagination, design, technology, skills. Good design thought, technology and highlights, in your more advanced scientific thinking design technology, to create better results; defects and deficiencies, providing comrades comment, minimize regret, increase pleasure.

As this point, in fifty years, sincerely thank for my teachers, colleagues, friends for their help and support. Thanks to the trust of the vast number of patients: who have fed me, nurtured me, promoted me, and gave me a lot of opportunities, so I have a harvest. In my work, I got the support and help of form my colleagues and my students, thank you for your selfless and careful work, bless you.

Xia Shuangyin
2016/6/29

目　录

第一篇　总　论

第二篇　创面、组织器官修复与再造

第一篇　总　　论

第一章　整形外科的概述

一、整形外科的简介

整形外科是用组织移植的手段,对人体组织(尤其是体表皮肤软组织)、器官的缺损、疾病、畸形进行修复和再造,以及对形体的再塑造,达到功能和形态完美的学科。整形外科又称整形再造外科、整复外科、修复重建外科、成形外科或整形美容外科。凡是在治疗各种外伤、疾病、畸形的过程中,应用组织移植方法进行修复或再造的手术,往往都与整形外科发生一定联系。

二、整形外科的理念

整形外科的治疗主要是体表先天或后天皮肤软组织、器官修复、再造和整形美容。

1. 整形外科的修复、再造、整形、美容主要是针对体表组织、器官,因此,要求治疗效果在形态与功能方面必须高度统一。

2. 体表组织、器官的修复与再造大部分以形态为主,如创面的修复和耳、鼻等器官的再造;仅有小部分以功能为主,如阴茎与阴道等器官的再造。因此形态表现的好坏是整形外科很重要的内涵,而耐心、细致、熟练、敏捷、精巧细心的操作又是使其锦上添花的重要处置。

3. 切口与缝合口是医师留在患者体表的主要痕迹,易影响形态,因此,重视切口与缝合口的部位、形态、方向、长短、张力等,是整形外科医师必须讲究的。

4. 整形美容科医师是再现美与塑造美的使者,整体美是基础,要求局部美应与周围协调,具有整体观念。而美与种族、社会、伦理、审美观、物质、心理与社会要求等有关,必须与之相适应。

5. 创面的修复和器官的再造从形态出发,选择局部皮瓣为最佳。皮肤软组织扩张技术的出现,更大地增加了局部皮瓣的应用范围与适应证。

6. 整形外科的范围、理念、内容、要求与技术手段,给整形外科医师很大的思维、想象、开发、创新的空间,因此整形外科医师必须知识全面、思维活跃、理论与实际结合、创新意识强。

7. 整形外科医师应拥有灵巧的双手和敏感的意识,思考分析能力和理解能力是整形外科医师的宝贵财富。

8. 时刻注意安全技术,预防并发症发生。一旦手术失败则损失重大。

三、整形外科的特点

1. 整形外科是以组织移植为手段,微创技术为基础,形态与功能为表现的学科。

2. 治疗效果要求形态与功能的统一,在某些部位形态的要求甚至高于功能。整形外科的治疗标准是达到正常人体局部与大体的立体形态,而不单单是医患个人的满意。

3. 整形美容及其一些相关的手术不是治病而是锦上添花。

4. 整形外科治疗某些疾病是初始目的,而修复后的形态与功能才是最终目的。在体表完成功能修复后,形态是必须要求的,这是整形外科的特点。

5. 整形外科是在所有手术学科发展的基础上分化和发展起来的一门新兴学科。

四、整形外科的治疗范围

整形外科的治疗范围广泛,包括从头顶到足底、从体表到内脏的创面与器官的修复和再造。主要是体表皮肤软组织、器官,先天或后天的缺损、畸形、瘢痕、肿瘤、皮下软组织和骨外露、溃疡、压疮、肉芽创、耳、鼻、阴茎、阴道等组织器官的修复与再造。

第二章　形态与功能

整形外科在治疗中特别强调形态与功能的统一,二者缺一不可,人们对体表各部位创面修复或器官再造形态的要求极高。由于部位不同,我们将全身体表大体分成:①绝对外露部位,如头面部,形态要求极高,应以形态为首要任务进行修复与再造,顺之重建功能;②相对外露部位,如手足、关节等,功能与形态都很重要,应以功能为首要任务进行修复与再造,顺之重建形态;③经常外露部位,如上下肢、胸腹、腰背等,应以形态重建为主,顺便完成创面覆盖,形态与功能一起完成;④偶尔外露部位,如会阴部、阴茎、阴道应以功能重建为主;乳房是功能器官,而目前的再造却绝对是形态的再造。至于阴茎、阴道、乳房功能的重建,目前无技术支持其可行性。因此,形态就显得更为重要,尤其乳房再造的外形。医师在选定皮瓣供区时首先要考虑形态。同时,要注意因各地区或区域的生活习惯、环境、温度、意识等因素的不同,人们对形态的要求也有很大差距。总之,整形外科不同于其他手术学科的最大特点是在重建功能的基础上,形态是必须努力去塑造的。

在皮肤移植技术出现以前,通常采用直接缝合闭合创面、皮肤成形技术及带蒂皮瓣技术修复较小创面或一定面积的创面,但皮瓣受到部位及创面大小的限制。20世纪50年代以来,外科学在切除病灶组织、器官的同时,又进行组织、器官形态与功能的修复与重建,从此派生出整形外科。至20世纪80年代显微外科迅速发展,岛状皮瓣、游离皮瓣大量出现,可以修复全身各部位创面,大大地增加了修复范围。

目前临床上已提供多种皮肤移植技术,如皮片移植、带蒂皮瓣、局部皮瓣、岛状皮瓣、游离皮瓣、穿支皮瓣技术等。上述各种方法已能修复全身各部位与各种创面。带蒂皮瓣、局部皮瓣供区受限。穿支(岛状或游离)皮瓣技术虽可提供薄皮瓣,但供皮瓣面积受限。岛状皮瓣、游离皮瓣虽可修复各种创面,但颜色、质地、臃肿是经常困扰临床的热点。从修复后的形态要求来看,包括颜色、质地、弹性、伸缩性、皮下组织、皮瓣厚薄、修复后局部弧线、与周围协调性等,只有局部皮瓣修复后能与局部协调。因此,国内外专家均认为上述各种方法中以局部皮瓣修复后形态为最佳。1976年,皮肤软组织扩张技术的出现,可以在局部形成多余皮肤面积,颜色、质地与局部一样,不破坏血管,损伤小、痕迹残留少。在扩大局部皮瓣修复范围的同时,还形成了薄的局部皮瓣,解决了皮瓣臃肿的困扰,为局部修复创面提供了更佳的方法。

现代皮肤软组织移植技术的进步,为临床医师提供了多种手段。整形外科要求在治疗时形态与功能必须统一。而一旦选择了皮瓣供区即确定了修复后局部形态学基础。因此,临床医师不应以技术能力或新方法为出发点,而应以修复后的局部形态,尤其是颜色、质地,为最主要的出发点,来选择供区与技术方法,然后再据病区特点、可行的技术手段、可操作的技能来确定修复计划。

体表各部位皮肤的颜色、厚薄、质地、皮下脂肪、结缔组织、筋膜、细胞结构等,由于其功能要求、各部位解剖形态学之间又常常不尽相同,形成了各部位皮肤软组织的不同特点。体表皮肤软组织缺损可发生在体表各区域,部位、深浅、大小、缺损的组织也不一样,因此临床上出现了各种组织移植技术。修复创面是各种皮肤软组织移植的最主要任务,因此,不论采用什么部位皮肤软组织修复,都不能算错误,只是皮肤颜色、质地与受区不协调,另外皮瓣在受区,经过1~2年机体的修复与适应,以及局部应用,如果移植的皮瓣与创面皮肤结构差距不大,组织结构会逐渐趋于局部颜色与质地,但整形外科要求修复后形态的完美,因此,还应把供瓣区的选择提高到形态学的高度。

第三章　切口与缝合口

切口与缝合口是医师手术时必须采用的手段。缝合口也是手术医师留给患者的终生痕迹,如在隐蔽部位,无论缝合口长短形态如何,常都不在意,而在绝对外露的颜面部,切口与缝合口(受区)长短或形态就易引起重视,严重时还会引起烦恼。对于疾病治疗的手术切口,常有手术入路为依据,为了治病也是理所应该的事,医师也不能随便扩大切口。临床上各手术学科均依据解剖学制订手术入路,再据病灶大小可略有改动。整形外科是要求形态与功能结合的学科,在绝大多数情况下是在体表手术,更显现出缝合口(受区)的形态尤其重要,缝合口痕迹也是形态的一部分,都会显现在人们的眼前。因此,整形美容外科医师对供受区切口与缝合口都很重视,常以隐蔽、缝合口短、呈曲线并且无张力(不形成与缝合口垂直力)以及尽力与皮纹一致为原则、不应呈直线、也不能呈环形、并且切口与缝合口越小越好。

我们将临床上各种切口与缝合口分成五种类型:

第 1 类:切口的长短形态与缝合口完全一样,不切除正常皮肤。如正常手术切口与缝合口。这类切口的缝合口是切口创面周长的 1/2,是周长相同创面的最短缝合口,此种缝合口的长短形态与切口完全一样,不缺失皮肤的切口与缝合口创面的横径为零。

第 2 类:切口后形成交错缝合口,有时会切除少许正常皮肤,如交错皮瓣,Z 或多 Z、V-Y 成形术,此类切口,切开多长,虽然交错缝合后,其缝合口的长短无变化,是周长相同创面的最短缝合口,此种切口与缝合口是巧妙利用切口两侧皮肤弹性、移动性交错缝合。

第 3 类:这类是皮肤病变切除后,存在圆形、椭圆形、方形、不正形等皮肤缺失,可利用周围皮肤的弹性、可移动性直接拉拢缝合,缝合后会出现不同程度的"猫耳朵"或"凹陷"等畸形,为了减少畸形发生,常需在切口两端切除少许正常皮。这类切口的缝合口长度,波动在(周长相同创面)周长的 1/2 至周长的全长度之间。

第 4 类:有较大创面的皮肤软组织缺损,需皮肤移植覆盖的切口与缝合口。移植皮肤修复创面的缝合口即为创面的周长,是此类创面最长的缝合口,又是周长相同创面的最长的缝合口,如用岛状皮瓣移植修复。

第 5 类:按手术要求,一般为了减轻缝合口张力的补助切口或附加切口,其中包括植皮、扩张皮瓣、改形皮瓣等,此种切口与缝口呈现多样化。

临床经常遇到上述第 3 类手术切口与缝合口,其特点是:

(1) 切除病变皮肤后造成局部皮肤缺失。

(2) 皮肤缺失的横径或直径越大,缝合后"猫耳朵"越大。

(3) 为去除"猫耳朵"畸形,势必在切口两端切除正常皮肤,除扩大了缺失皮肤面积的同时,又延长切口与缝合口。

(4) 本类手术只适合于周围皮肤弹性移动性可承担者。

(5) 如何使手术后局部形态不变,切除正常皮肤少,缝合口短,视觉不明显,是本类手术切口设计的关键。

上述第 3 类切口(包括创口与缝口)的决定因素:

（1）病灶大小决定手术方法,如病灶直径在 0.5cm 以内者,梭形切除常不会出现可视的"猫耳朵",如超过 0.5cm 即会出现可视的"皮肤堆积或猫耳朵"。

（2）创口的周长决定缝合口的长短,创口缝合后最短距离为创缘周长的 1/2,如正常手术切口与缝合口。

（3）随着创口横径的逐渐增加,缝合后两侧的"猫耳朵"也逐渐增大,至横径达直径长度"猫耳朵"最大。

（4）估计晚期不能消除的"猫耳朵"畸形,必须要切除正常皮肤的"猫耳朵",可延长切口与缝合口。

（5）随着创口横径的逐渐增加,缝合口长度也随之增加至创缘周长的长度。因周长决定缝合口的长度。

（6）这样,这类手术缝合口长度限定在:周长的 1/2 至周长的长度。因此,创口的周长决定缝合口的长短;在周长相同不同形态病变区中,其横径越长,缝合后"猫耳朵"越大,切除的正常皮肤越多;在横径相同不同形态的病变区中,周长越长,缝合口越长;切口与缝合口长短与"猫耳朵"大小无直接关系。这样,临床上就可确定任何方法的最终缝合口长度应该在切口(创口)周长的 1/2 至周长的长度。这类创口不可能形成创缘周长的 1/2 缝合口,但延长切口长度不应超过创缘周长的长度范围。

临床上较难于处理的是有较大面积皮肤软组织缺损的第(4)类切口与缝合口,既往常采用植皮或皮瓣修复,而皮片和邻位或远位皮瓣与创面局部皮肤质地、颜色等不协调,影响形态。目前,皮肤软组织扩张技术,能在局部形成多余"皮肤",免除了大量需植皮或皮瓣移植手术,用多余的扩张"皮瓣"推进缝合即可,使手术简单,形态还好,临床已大量应用。由于皮肤扩张技术能形成"多余"皮瓣,使创面闭合的方法,能用最简单的推进或旋转的方式进行,这样缝合口即可缩短。我们对其进行了尝试如第二篇第一章的病案 33、34。由于创面缝合口长短和形态与修复方式有关,如用皮瓣移植覆盖,缝合口是创面周长的全长,是最长的缝合口,并且还是圆形。如用推进皮瓣的方式修复,缝合口会在创面周长 1/2 至周长全长的长度,而且是弧形缝合口。

现代皮肤软组织扩张技术在临床上已大量应用,使很多创面能直接推进缝合。整形外科经常处理体表皮肤痣、斑、肿瘤、瘢痕、溃疡等,范围小的可激光、局部处理或不作处理,略大些常需要手术切除皮肤覆盖,对于此类病灶,切口与缝合口多长？应努力在其病灶周长的范围内。

我们认为:无论采用什么方式方法修复创面,其缝合口长短应在病灶周长的 1/2 至周长的全长之间。如超出此范围,就应认为医师设计或采用的技术方法有增加缝合口长度的因素(如第二篇第三章病案 1)。当然供区也是缝合口越小越好。因此,缩小切口与缝合口是我们医师的愿望,要研究缩小缝合口的方法是我们的责任。

第四章 现代的皮肤软组织扩张技术

皮肤软组织扩张器于 1976 年由美国 Radovan 首先应用于临床并获得成功。目前已在临床上广泛应用,被专家们称为划时代的发明。

皮肤软组织扩张技术,是指将皮肤软组织扩张器植入正常皮肤软组织下,通过注射壶向扩张囊内注水,用以增加扩张囊容量,使其对表面皮肤软组织产生张力与压力,通过扩张机制对局部的作用,使组织和表皮细胞的分裂增殖及细胞间隙拉大,从而增加皮肤面积。

人体表的皮肤软组织或深部的各种组织或器官,因损伤、疾病、手术可使皮肤软组织形成创面。创面可分成三种情况:第一种为无皮肤软组织缺损,通过缝合即可闭合创面,较为简单;第二种为有皮肤软组织缺损,但可利用其周围皮肤软组织的伸缩性和可移动性闭合创面,即皮肤成形技术;第三种为皮肤软组织有较大缺损,需用皮片或皮瓣修复,其移植形式方法复杂多样,有时技术难度较高,风险还较大。第二种或第三种情况都是因皮肤软组织缺损而引起,使创面闭合困难。而皮肤软组织扩张技术,即可在局部增加皮肤软组织面积,弥补了第二种或第三种创面周围皮肤软组织面积量的不足,使创面能像第一种情况直接缝合。

皮肤软组织扩张技术形成的皮肤,在颜色、质地上与局部皮肤完全一样,并且还是医师多年追求的薄皮瓣,为局部修复形态奠定了基础。经过近 30 年的临床大量应用,已成为很成熟的技术。

1976 年至今,皮肤软组织扩张技术迅猛发展,由于可提供多余的邻近皮瓣,相应也大大地缩小了游离皮片、皮瓣与岛形皮瓣的临床应用范围。为修复邻近创面制造出最佳的、简单易行的方法,并且形态好。因此,已应用到全身 80% 以上的部位创面,大大地增加了局部皮瓣的应用范围,使整形外科的皮肤软组织移植技术变得轻松、容易,解除了既往给医生带来的高紧张度、高难度、高风险的组织(皮肤)移植气氛及术后的紧张、密集、劳累的观察。我们认为皮肤软组织扩张技术,是用机械的方法,发挥人体自身修复增殖的潜能,使其增殖、修复,形成多余的皮肤软组织,是自己生长皮肤软组织,来修复自己的人体组织工程学,是生态性的生理性的临床技术。

经过近百年的实践,各专家均认为局部皮瓣修复后效果最佳。这一共识,由于皮肤软组织扩张技术的出现,又得到充分的证实,并且两者结合应用,扩大了局部皮瓣的应用范围,缩小了皮片、岛状皮瓣、游离皮瓣移植的应用范围,使皮瓣移植技术简单易行、效果好、风险小。

关于扩张皮瓣,如去除扩张器会有回缩,而皮肤如长期无张力,也会有萎缩,这是人体的正常现象。由于扩张皮瓣临床上常在 3 个月左右完成,势必会出现回缩现象,如何掌握扩张皮瓣移植到受区,其回缩率与局部支撑能力平衡,这是各扩张皮瓣移植到受区,不致因皮瓣回缩造成继发畸形的关键。因具体部位不同,与扩张囊植入的层次和各区域皮肤结构之差,不能完全一样,其皮瓣回缩对局部影响也不同。但关键部位如耳再造,如何制作能与耳支架(现已成形的肋软骨支架较硬)支撑能力平衡的扩张皮瓣,目前在临床上已有大体规范,即皮肤扩张足量后持续扩张 3 ~ 6 周。但更佳的皮肤持续时间,仍需实验数据与设计具体方式方法和临床实践相结合。

随着皮肤软组织移植技术的发展进步,已能修复全身各部位与各种创面。整形外科要求不单单只是创面的修复,还要求修复后的局部形态:如颜色、质地、弹性、移动性、弧度、与周围协调,并且还要求痕迹残留的少等。目前公认局部皮瓣修复后的形态最好。既往在创面周围皮肤伸缩与可移动性的范围内,能用局部皮瓣修复,但略大创面也只能用他处皮片与皮瓣修复。众所周知,皮肤软组织扩张技术,能在其创面邻近皮肤形成颜色、质地甚至细胞结构完全一样的多余皮瓣,即局部皮瓣,为用局部皮瓣修复创面创造了条件,并且可用最简单的皮瓣推进的方式闭合创面,手术简单、易行、损伤小、痕迹残留的少,最重要的是修复后局部形态好,是非常难得的治疗手段。

皮肤软组织扩张技术经过近30余年的临床实践,已得到全世界整形美容外科医师的广泛应用,取得非常鼓舞与傲人的成绩,也得到患者喜欢,并且此项技术还在向更深层次发展。因此,我们认为此项技术在临床应用中,有其他方法无可替代的优点,但在应用中会遇到一些问题,在此与大家商榷。

1. 皮肤软组织扩张技术实施的设计　由于皮肤软组织扩张技术需一期置放扩张器,二期应用扩张皮瓣修复创面,这样就存在扩张器置放的层次与位置;扩张量与时间;二期选用何种方式转移的问题。因此,要有设计程序,我们认为设计程序应根据病区情况,首先设计修复创面的方式,其次设计在什么部位与层次置放扩张器以及扩张器大小形态和植入的方式与数量;再据修复部位的支撑能力与形态设计扩张皮瓣持续的时间,最后在扩张皮瓣上设计修复创面或器官再造的转移皮瓣。坚决杜绝不加思考的盲目置放扩张器。

2. 关于扩张囊置放的位置与层次,我们认为:

(1) 置放位置:如用推进的方式修复创面,扩张囊边缘应进入病区 1/4 ~ 1/3;如用旋转皮瓣的方式修复创面,扩张囊边缘应在病区边缘或略进入病区;如用岛状皮瓣的方式修复创面,扩张囊置放在血管支配区,但其血管蒂要与转移到的受区匹配;如用游离皮瓣与岛状皮瓣一样。

(2) 置放的层次:据病区需要的皮瓣薄厚,扩张囊置放在皮下、筋膜下、肌肉下等不用层次。

(3) 置放方式:据病区与皮瓣扩张区需要与转移方式,有多种置放方式,如单个、多个、并排(纵、横形)、重叠、延续、重复等多种形式。

(4) 置放扩张囊数量与形态:据病区与皮瓣扩张区需要与转移方式,据术者设计而定。

3. 关于注水扩张　如植入扩张器切口与扩张囊缘平行,应3周后开始注水扩张,如切口与扩张囊缘垂直,应即时注水扩张。注水常隔3 ~ 5天1次,每次注水后都要查看确定,扩张皮瓣最凸出部位无苍白,局部无疼痛,只有胀感,并观察20分钟后才可离院。为了缩小回缩率,常需要持续扩张3周以上。注水一定用最细针头。针头要倾斜刺入注射阀,每次必须更换位置。如扩张局部疼痛或胀痛明显,局部苍白,一定及时抽出囊内水、减张,不然即可出现皮肤坏死。

4. 关于扩张皮瓣回缩　由于取出扩张囊后会有回缩,为了其回缩不影响修复后局部的形态,一般扩张皮瓣扩张到要求量(常应超出要求量)时,停止注水后扩张持续一段时间。我们认为:应以皮肤软组织扩张持续的时间越长,回缩率越低,利用率越高为原则,来确定其回缩率。而扩张到什么时候为好,我们的经验是,皮肤扩张持续一定时间后观测:扩张皮肤的颜色(暗淡)与周围一样、皮肤纹理恢复正常形态、皮下有明显移动性,并可提起,增生的血管已彻底消失,出现正常皮肤的弹性与移动性,即为最佳时期。如皮肤发亮、皮纹消失、色红等,还应等待。扩张持续较长时间,再手术时可见扩张囊周围低边增生的三角形纤维环消失,周围只可见变薄的纤维囊壁,此时扩张皮瓣几乎无回缩现象。

5. 关于扩张皮瓣转移方式　由于扩张皮瓣是在病区邻近或远位形成,势必要有转移方式,才能修复创面或器官再造。扩张皮瓣临床上经常采用的转移方式:即推进、旋转、岛状移植方式。而最常用的是推进与旋转。既往创面超出周围皮肤的伸缩性与可移动性,常不能直接缝合,而皮肤软组织扩张技术的应用,由于有多余的皮瓣出现,又可将此项最古老、最简单、最轻松的直接缝合方法提到我们的面前。目前临床上应用皮肤扩张技术,绝大多数创面可以直接拉拢或推进缝合,使我们闭合创面轻松愉快。

6. 关于皮肤软组织扩张技术的并发症　由于其疗程时间长可达3 ~ 4个月及以上,易出现并发症,轻者影响治疗效果,重者可导致治疗失败而前功尽弃。常见的并发症有:血肿(手后出血);扩张囊外露如切口不当,愈合不佳(第一章病案45);感染(第六章病案47)等;扩张囊不扩张如注射导管折叠、扭曲或注射阀渗漏(第一章病案24、34;第六章病案10);皮瓣坏死如扩张皮瓣供血欠佳或注水超量(第二章病案20);妊娠纹样变;骨质增生;皮肤水疱形成如皮下供血或回流欠佳(第五章病案26);皮瓣淤血如扩张皮瓣静脉回流不佳(第五章病案 26);冻伤与烫伤、皮肤擦伤,其他并发症:如疼痛、神经麻痹、骨质吸收、肢体水肿、头发脱落、颈部压迫表现等。在众多并发症中,一些并发症不能说与医师无关。我们认为多少与医师的医疗技术有关。本项技术确实手术操作比较简单,常在皮下浅表组织中进行,一般青年外科医师即可完成,易使操作不细致、不耐心,微小的不当之处,造成效果不佳或失败的后果,真是不值得。我们已有深刻教训,手术虽简单,但耐心细心是此项技术成功的关键。

另外,并发症如发生在早期,常使医师很易决定终止治疗,患者也易接受(如第六章病案 15);如发生在扩张皮瓣完全达到要求时(如第三章病案 2),可完美地进行二期手术;如发生在扩张皮瓣还没达到要求时,又接近末期,使医师难以决定,如手术(是强迫性手术)肯定会留有遗憾(如第一章病案 23、34),如不手术,又准备了这么长时间,已到眼前(患者盼望与医师准备),难免会觉得可惜。对于这一类手术(如第一章病案 44)(常常是供瓣区仅此一处,又是难以修复部位与较大的手术),使我们后悔的是本应能修复后形态会很好,而准备就差这一点点,形态差距就较大,很遗憾。对这一类病例,因为手术后效果(形态)不满意,也为再次修复制造了难度或不可能有再次修复机会。为了形态满意,对于这类病例,我们萌生出如发现并发症初期,就应取出扩张器,以免影响皮瓣的质量,可为二次手术能有正常颜色质地的皮肤,待创面愈合后,应用皮肤扩张技术再从头开始的想法。

7. 关于皮肤扩张的面积量　如扩张出皮肤面积越大,为医师创造出轻松的手术空间,也为塑造形态制造了条件。我们认为:扩张皮瓣超过用量的,比用量不足为好,建议超量扩张。

8. 关于皮肤扩张囊置放的思维与设计　应用皮肤扩张技术扩张出多余的皮肤,是为了修复创面,一般病区的大小、形态,临床医师查看后常大体可估计出,但对那些局部凹凸变化较大或大面积皮肤缺损区域常易遗漏周边角落的病区,很难确切其形态。在临床实践中又经常可遇到,许多病案常常在治疗后提示我们,由于扩张皮瓣的面积不足使某个部位或区域没有彻底修复,有时候医师还觉得无奈,治疗后医师才知道皮肤扩张的不足,留有遗憾,因此目前绝大多数医师都主张超量扩张。这个遗憾是在置放扩张囊前,医师是按病区大体形态思考置放的,没有按病区皮肤实际展开的形态与面积要求置放扩张囊的结果。因为目前临床完全可以制作出不同形态的扩张皮瓣。因此我们主张,在置放扩张囊之前,医师头脑中应考虑好病区展开的实际形态与面积,再按不同部位的要求,尤其最远端、周边、角落,组合置放多个大小、形态、形式的扩张囊,每个扩张囊都应有自己的目的——估计扩张后能形成需要的形态、面积即可,这种思考置放每个不同容量与形态扩张囊的方法,有利于更准确形成不同面积与形态的扩张皮瓣。由于现在可以制作出不同形态的扩张皮瓣,以后还可能会制作出局部凹凸不等的立体形态扩张皮瓣,更适合于某个特殊部位,如耳郭、下颌与颈部等。

9. 皮肤软组织扩张技术很简单,但扩张出的皮肤如何应用? 用什么方式转移? 能否充分利用? 值得思考。因此,局部病区大小、部位等情况,必须先考虑用什么方式转移,然后再确定置放扩张器位置,最后确定扩张器容量与形态,这一过程很关键,不可忽视。

10. 关于医师的立体思维、想象、设计　由于创面外表是带有弧度或凹凸的弧度,再加第二次重新设计转移皮瓣时,也是在有向外凸的扩张皮瓣上进行,因此,设计修复有凹凸弧度的创面或器官再造,迫使医师就应有立体思维能力、想象能力、立体设计能力。修复创面与器官再造的皮瓣要松弛;皮瓣修复的最远端尤其凹陷区域远端;两皮瓣的连接处;另外,最后缝合口的部位与形态;避免直线与环形缝合等,都是设计的范围。

11. 皮肤软组织扩张技术特点　此项技术是人为地利用人体自身的修复增殖潜能,形成自身的多余皮肤软组织,而且皮肤颜色、质地,甚至细胞结构与邻近皮肤完全一样,是修复自己的人体组织工程学。皮肤软组织扩张技术,完全可以充分发挥医师的思维、想象、创造、设计能力。因此,是术前设计好的手术,医师应按设计计划完成。这样治疗的一系列过程都应在医师的脑海里显现。

12. 皮肤软组织扩张技术优点　既往对略大的皮肤软组织缺损的修复(除能直接缝合外)常形成三处创面:即病区、供皮瓣区、供皮片区,被称为拆东墙补西墙的方法。而皮肤软组织扩张技术的出现改变了既往拆东墙补西墙技术的理念。

(1) 可以形成颜色、质地,甚至细胞结构完全与周围皮肤一样的多余皮瓣,是既往所有转移皮瓣无法替代的技术。修复后形态好。

（2）可以使绝大多数创面皮肤推进直接缝合，使既往三处创面变成一处或两处，并且供受区均可用扩张皮瓣覆盖，痕迹减少。

（3）在某些情况下，可修复既往任何皮瓣不可能修复的巨大创面。

（4）手术简单易行，极易推广。

13. 关于皮肤软组织扩张技术的适应证　由于皮肤软组织扩张技术能产生"多余"皮肤，此技术正与皮肤缺损相对应，而又能使皮瓣变薄，薄皮瓣又是临床非常需要的一种皮瓣，既往岛状皮瓣、游离皮瓣等移植后均表现出局部臃肿，影响形态。另外，局部扩张皮瓣又与邻近创面周围皮肤在颜色、质地一样，从整形科形态学要求，各专家均认为创面周围局部皮瓣，是修复邻位创面最佳皮瓣。这种优点目前无任何皮瓣可以替代，被专家们称为划时代的发明。1976 年皮肤软组织扩张技术临床应用至今，全世界已在全身各部位广泛大量应用。整形外科是体表创面修复与器官再造的专业学科，其技术的适应证：

（1）瘢痕性秃发是最早的适应证，以及头皮部分缺损或颅骨外露，是既往任何方法不能替代的，但残留的头皮太小，不能置放扩张器，皮肤扩张技术受限。

（2）体表瘢痕、皮肤肿瘤、色素痣、文身、巨痣切除后的创面修复，以及皮肤缺损、骨质外露、肉芽创、溃疡等创面修复。

（3）器官再造：耳再造（如第六章病案 45、51）；鼻再造（如第六章病案 20、23）；上下睑再造；上下唇再造与修复；阴囊再造（如第六章病案 60）；阴道再造（如第六章病案 61）；乳房再造或隆乳术等。

（4）供皮瓣区的扩张（如第一章病案 15，第二章病案 1，第五章病案 36）。

（5）皮瓣的预制（如第六章病案 1、14、18）。

（6）急性皮肤缺损（如第一章病案 17，第五章病案 27）。

（7）皮肤扩张技术与传统的皮肤成形技术结合应用，扩大其适应证（如第一章病案 34，第二章病案 2）。

（8）皮肤扩张技术与传统带蒂皮瓣结合应用，形成大面积薄皮瓣，远位移植（如第一章病案 17、43、44、45，第三章病案 4，第五章病案 28）。

（9）制作大面积全厚皮片（如第五章病案 3、5）。

（10）制作大面积薄皮瓣（如第二章病案 19 与 20）。

（11）利用扩张技术，改变带蒂皮瓣蒂部位置（如第一章病案 43、44）与增加皮瓣推进距离（如第一章病案 43，第二章病案 19）。

（12）周围神经血管（如第二章病案 22）膀胱输尿管的扩张延长。

此技术目前仍然在扩大其适应证。某些特殊部位如上下睑、上下唇、手足、会阴等，或某区域残留的正常皮肤软组织不足，仍有人在研究实践，因此，适应证还在扩大。但皮肤扩张技术有时受器官的限制。

第五章 供皮瓣(片)区与手术的方式方法

整形外科是以皮肤软组织以及其他组织或代用品移植为手段,进行创面的修复与组织、器官的再造,恢复其正常形态与功能。因此,皮肤软组织或其他组织移植是整形外科最基本的必备的技能。目前整形外科仍以自体的各种组织移植为主,由于要从自体切取各种组织,而各种组织移植技术的发展,在全身各部位已有近百种可提供移植的皮瓣或组织瓣,供区已很广泛。整形外科还要求:供区损伤小,甚至不损伤,痕迹残留的少。因此,对创面的修复,已有多种供皮瓣区供选择,再加上移植技术方式与方法的进步。如何选择供区就摆在我们整形外科医师的面前;现代已有很多皮瓣,不是用哪个皮瓣能够修复的问题,而是哪个皮瓣或哪种皮瓣修复后形态与功能好的问题。

组织瓣的选择,既往一般常以先简后繁、受区需要、不增加损伤为原则。而现代患者与社会对修复后形态的要求越来越高,这也是我们整形外科的任务。因此,皮瓣的选择应以被修复部位皮肤的颜色、质地、厚度、弹性等为第一原则,第二为技术的可行性,在以上原则基础上再先简后繁。整形外科应为修复或再造后的形态不懈努力,这在一定程度上难于功能的修复。

目前已出现组织工程学,能为组织移植提供材料,某些领域已在临床应用,是我们整形外科的希望。

第六章　选择皮瓣移植的标准

现代整形外科的皮肤软组织移植技术,经过医务工作者近百年努力,已形成皮片(全层、真皮下血管网、中厚、刀厚皮片)、皮肤成形、带蒂皮瓣、岛状皮瓣、游离皮瓣、真皮下血管网皮瓣、穿支皮瓣等各种组织移植技术,在全身体表与皮下各层已形成了近百种不同形式的皮肤软组织移植技术,可以修复全身各种皮肤软组织缺损及重建各种组织缺损。因此,20世纪60代年以前如能移植一个皮瓣覆盖创面即为好皮瓣的时代一去不复返了。人的体表各部位凹凸弧线的组合,塑造形成了人体形态美。整形外科是形态与功能完美结合的学科,社会对我们修复后形态与功能的期待值很高。目前整形外科主要是以自体的皮肤软组织或代用品移植为手段,治疗人体表面皮肤软组织和器官缺损与畸形,体表皮肤软组织与器官(除阴道、阴茎等)究其功能比较简单,而形态要求比较高,所谓形态即所移植的皮肤软组织的外表颜色、质地、弹性、张力、弧度、厚度、纹理、光泽、移动性、与周围是否协调以及痕迹残留等,修复后都显现在众人的眼中。因此,现代在选择修复创面与器官再造前就应设定其标准,不应以医师的特长、技术能力或爱好、经验等来设定供区,坚决杜绝以每个外科医生的喜好和经验来决定对皮瓣的选择。塑造人体形态美也是我们整形外科医师的重要任务。所以我们认为:在现有技术与病区条件允许情况下,应首先决定供瓣区的皮肤颜色、质地应与病区一样或近似,尽最大努力选择与创面一样的皮肤为供区与移植手段。现代各专家已明确肯定的提出:局部皮瓣修复创面后形态最好,邻位皮瓣次之,最后再选用远位皮瓣。因此局部皮瓣的制作与应用是我们整形外科的努力方向。另外皮(肌皮)瓣移植的评价标准:修复后形态好,供瓣区损伤小,在体表残留的痕迹少,技术难度低,安全可靠,易推广仍然是评价皮瓣移植的基础标准。再者,更不应以切取皮瓣的各种解剖学优点来替代移植到受区局部外观形态的优点,因此,选择修复某创面的皮瓣,为使外部形态好,最重要的也是唯一的标准是皮肤的颜色、质地与受区一样或接近。如一旦移植皮肤颜色、质地与受区有差距的皮瓣,就会遗留一生,外部形态很难改变,也为再次修复带来难度。因此,选择某创面或某器官修复或再造的供皮瓣区,应再三选择反复估量慎重决定。一旦选择有误,术后再想改变是不可能的。

现代临床上已有很多部位缺损的修复与器官再造,被国内外专家在临床上多年实践,已总结出某病区或器官缺损修复的最佳供皮瓣区与方法:如局部皮瓣修复局部皮肤缺损创面;局部头皮扩张皮瓣为瘢痕性秃发;前额部扩张的滑车上或眶上血管岛状皮瓣是鼻再造;耳后扩张皮瓣为耳郭再造;示指近节或中节背侧岛状皮瓣是修复拇指指腹缺损;足底内侧岛状皮瓣是修复足跟跖侧皮肤缺损;以及小腿前内后侧扩张带蒂皮瓣为修复对侧小腿皮肤缺损的最佳供区等。这样在临床上能为整形外科医师提供了确切标准,使创面修复或器官再造规范化,医师可集中精力在形态塑造上精雕细刻,提高修复或再造的效果起推动作用。现代皮瓣或肌皮瓣以及各种形式的皮肤移植技术已很多,但能提出是某部位的最佳皮瓣的不多。因此,全身各部位缺损的修复与器官再造,努力制作形成或筛选出修复某部位的最佳皮瓣供区与方法,是我们整形外科艰巨的任务。而且,尽可能少地残留或隐蔽供瓣区痕迹也是摆在我们眼前的任务。

因此,我们认为选择皮瓣移植的标准:供瓣区皮肤颜色、质地与受区一样或近似是第一位的标准,其次再确定可行性的移植方式方法。

第二篇　创面、组织器官修复与再造

第一章 头 面 部

第一节 头面部形态学与皮肤软组织特点

一、头面部

头面部是一近似椭圆形或球形体,其下端与颈部相连,头面部是一特殊的活动度大的顶端的个人外露的标志性部位。其中以形态近似一样的,位置基本一致的发际缘为分界线,分成有头发区与无头发区。

1. 有头发区在头顶、头后及两侧,前额部发际缘的位置基本类似,发际缘高低不等形态略有差异,可分成平直形、弧线形、梅花尖形、M 形等,美学观点发际缘为面高的起止点,发际缘高些会使面容老化,其基础形态位置也是美学的标准。而两侧有头发区在耳前、上、后围绕,在耳前形成鬓角,在耳后向下至后头颈部,几近平耳垂下缘以下。项部发际缘也分成弧形(向上下弧)、平直形、倒 M 形等。头皮厚而致密,中间有毛囊、皮脂腺和汗腺,毛囊经真皮深入皮下组织内。头皮由五层软组织组成:皮肤、皮下组织、帽状腱膜,此三层紧密相连,腱膜下疏松组织与骨膜。

2. 头发密集浓厚也是美学的一部分。头发稀少或秃发(尤其女性)会使人看起来不愉快。头发是衬托容颜重要的综合因素之一。

3. 头面部无发区内,恒定的位置上有眉毛、眼、耳、鼻、口唇,将无发区分割为额、颞、颧、颊、腮、颌部。各部位又有各自的弧度及形态。这些组织器官在黑、白、黄种人的位置是恒定的,形态与结构是类似的。面部皮肤厚,皮下脂肪致密,上下睑皮肤较薄。颜色以颧部为中心向周围逐渐变淡。

二、眼部

在面高度的上中1/3交界处,眼由上下睑和眼球组成,上睑上边有眉毛,是眼的一部分,眉毛均在眶上缘恒定的位置,男、女形态略有不同,是颜面美学的重要标志。上下睑又由睑缘、睫毛、内外眦、泪阜、泪点等精细结构组成。眼裂的宽度与长度的不同形成大眼与小眼,上睑厚薄不同形成肿眼皮与薄眼皮,上睑是否有皱褶又形成单睑与双睑。上睑皮肤在全身皮肤中最薄(0.06mm 左右)、柔软、移动性大,主要向下睑对合,闭眼时是覆盖眼球的主要组织,汗腺、皮脂腺分泌缺乏、组织结构松散、疏松结缔组织较多的部位。下睑皮肤略厚与颧面部皮肤类似,皮下有略多的脂肪,富有皮脂腺,下睑向上移动度较小,是眼球不能外脱的主要屏障。

三、耳部

耳郭位于头颅的两侧,相当于眉弓与鼻翼高度的位置,与颅侧壁约呈 30°角。耳郭后面较平整而稍隆起,前面呈凹凸不平,结构精细,分成耳轮、耳舟、对耳轮及上下脚、三角窝、耳甲、耳甲艇、耳甲腔与耳道、对耳屏、耳垂等。耳郭皮肤是侧颅与面颊部皮肤的延续,比较柔软,耳郭皮下结缔组织较多与耳软骨紧密融合。

四、鼻部

鼻在面部中央,外形呈三角锥状形器官,鼻的功能虽然主要是通气,但其外貌对一个人的面部外形与性格影响很大。鼻分为鼻根、鼻背、鼻头、鼻尖、鼻小柱、鼻孔、鼻唇角、鼻翼沟、鼻翼、鼻唇沟等。鼻与面的角度约为36°。鼻的皮肤在鼻梁较松软,有相当的活动度。鼻尖与鼻翼部皮肤紧而致密,含有丰富皮脂腺,与深部鼻翼软骨紧密相连,不易分离。理想的鼻子其长度为面长度的1/3,宽度为一眼的宽度。鼻头、鼻背、鼻小柱、鼻孔的大小、形态、长短、宽度因人而异,但多呈梨形。临床上鼻的形态有鞍鼻、驼峰鼻、鹰钩鼻等。

五、口唇部

口唇部一般指上、下唇与口周的面部组织,上唇从唇缘至鼻基底,下唇从唇缘至颏唇沟,而上、下唇各又有红唇与白唇及黏膜部分,红唇皮肤极薄,没有角质层和色素,黏膜是口腔黏膜的一部分,色泽较深,且有光亮感并具有分泌功能,唇又分人中、人中嵴、人中凹、唇弓缘、唇红、鼻唇沟三角、沟状线、唇珠等,上下唇向外凸显,尤其红白唇缘处上翘,其特殊的优柔形态,使唇红更趋生动,富有美感。上下唇皮下结缔组织较多,皮下与皮肤紧密融合。

六、下颌部

下颌下缘前突上翘与下唇之间有一凹称颏唇沟,下颌平行向后与颈部弧形连接。男性喉结皮肤凸起有一凹陷,下颌皮肤皮下致密至颈部逐渐变软,男性下颌部有胡须。下颌向上颌运功。

七、颜面部

皮肤是个人标志性外露部位,要求颜色、弧度、质地、弹性,颜面部表情复杂,伸缩频率极高,容易沉积色斑、雀斑、老年斑,弹性、张力、弧度、质地、纹理、颜色、光泽、细腻程度等最容易改变。

第二节　病案分析

病案1　头顶颞部烫伤后瘢痕性秃发并颅骨部分缺损脑膜外露:头皮扩张皮瓣技术

【病史与治疗】

诊断: 头颅左顶颞部烫伤后瘢痕性秃发,合并:①左侧颅骨部分(内外板)缺损脑膜外露;②左侧头顶部颅骨外露性骨髓炎,慢性肉芽创。

医疗技术: 头皮扩张皮瓣推进旋转技术

患者,男,24岁。2008年7月中旬左侧头顶部外伤,致头皮撕脱颅骨粉碎骨折,急至医院清创,头皮及颅骨缺损,1天后清醒,局部换药。曾植皮未活,经1月余的治疗,左侧头顶大部瘢痕愈合,留有一创面,始终未愈合。近一年半,每个月都要进行一次换药至今。2010年1月30日入院,左侧头顶,从额部发际缘向后有19.5cm×10.5cm瘢痕性秃发并凹陷,其瘢痕间可见慢性创面,有少许分泌物及老化的肉芽与瘢痕及颅骨外露(图1-2-1:A、B、C、D)。2月3日三维CT:左侧头顶部颅骨较大范围外板缺损,较小范围内板缺损形态不整,致头颅外形凹陷畸形(图1-2-1:E、F、G、H)。2月5日第一次手术,在头顶右侧凹陷边缘并排置入两个扩张器,紧邻后侧及后头左侧各置入1个扩张器。3周后注水皮肤扩张,1个月余注水超量20%,持续等待近 5 个月（图 1-2-1：I、J、K、L）。2010 年 8 月 18 日第二次手术，左头顶部瘢痕切除，颅骨内板缺损处保留一层瘢痕，缺损颅骨周边突显处凿除，使其圆滑。扩张皮瓣推进旋转修复创面。慢性溃疡创面病检无恶性变。术后第 95 天（2010 年 11 月 22 日）复查，左侧头顶部凹陷消失，成圆弧形，只是头发稀疏，侧颞部仍有部分瘢痕，前额发际缘两侧不等高（图 1-2-1：M、N、O、P）。

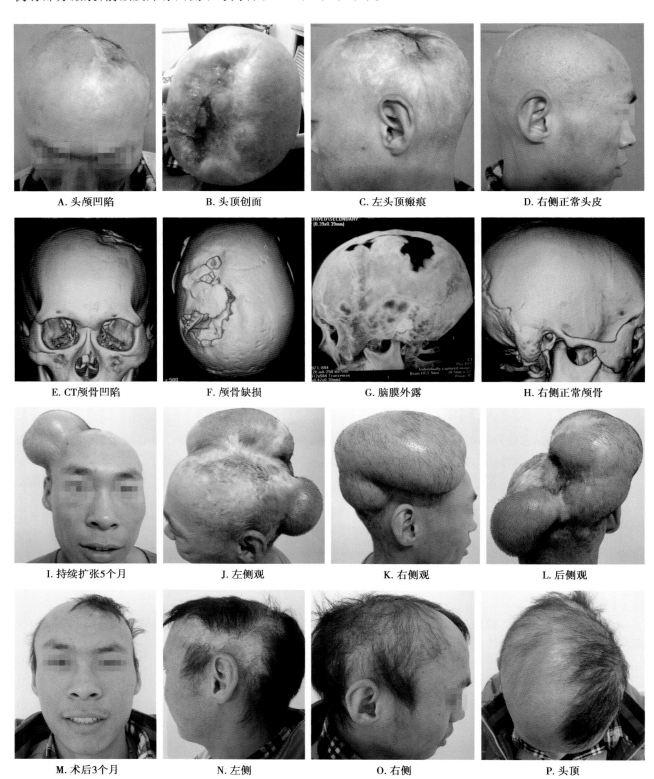

A. 头颅凹陷　　　　　B. 头顶创面　　　　　C. 左头顶瘢痕　　　　　D. 右侧正常头皮

E. CT 颅骨凹陷　　　　F. 颅骨缺损　　　　　G. 脑膜外露　　　　　H. 右侧正常颅骨

I. 持续扩张 5 个月　　J. 左侧观　　　　　K. 右侧观　　　　　L. 后侧观

M. 术后 3 个月　　　　N. 左侧　　　　　O. 右侧　　　　　P. 头顶

图 1-2-1　诊断：头颅左顶颞部烫伤后瘢痕性秃发，并颅骨部分（内外板）缺损脑膜外露；慢性骨炎肉芽创
医疗技术：头皮扩张皮瓣推进旋转技术

护理要点:①密切观察每次注水后扩张皮肤血供,尤其瘢痕皮肤区;②二期术后引流量、皮瓣颜色,如有出血,通知医师;③手术区域有无积液;④缝合口皮缘充血情况;⑤不适的局部症状。

【治疗复查后的思考】

1. 患者 24 岁,左侧头顶部外伤,经清创,有头颅皮肤与颅骨缺损,致使左侧头颅顶部凹陷畸形。经植皮换药后仍残留创面 1 年半余,每 1 个多月都要进行一次换药至今,由于慢性炎症致使头颅骨增生,创面长期不愈合。

2. 左侧头顶有较大面积(11cm×15cm)的颅骨外板和较小面积[(2.5～4)cm×7cm]的内板缺损,大小呈后宽前窄的长条形,头皮缺损面积也较大,左右宽 10.5cm,前后长 19.5cm,致使左侧头颅顶部明显凹陷畸形,形态不整。又有长期不愈的创面,虽经多次治疗,仍无好转。其原因可能是头皮缺损瘢痕创面不愈合形成慢性溃疡,慢性刺激使颅骨缺损骨缘增生。

3. 关于颅骨缺损,由于是一弧形板状,因此经常用生物材料(可塑性)覆盖。本例由于患者不同意未作修补。只行凿除外板周边凸显的增生骨缘,使头颅大体成圆弧形。

4. 此例头顶部左侧有头发区皮肤缺损面积较大,内侧已超过中线,外侧在耳上发际缘下,占据头顶近 1/2 的面积。为了能尽量增多扩张皮肤面积,我们采用了重叠置放肾形扩张器的方式,注水超量 50%,在注水晚期扩张器并列立起(不影响扩张效果),皮肤扩张已很薄(图 1-2-1:K)扩张等待时间近 5 个月(等待时间越长,回缩率越低,利用率越高)。但仍未全部修复瘢痕,如何置放扩张器还得思考。

5. 本例头顶部有头发区头皮缺损,可用背阔肌皮瓣(或其他皮瓣)修复,但无头发。我们采用皮肤扩张技术,应用重叠扩张的方式,动员了右半侧头顶部头皮的潜能,用具有头皮结构的头皮修复绝大部分瘢痕,但仍残留部分瘢痕。供区的受限也会影响总体效果。

6. 本例将左侧头顶部瘢痕及溃疡切除,颅骨修整后,用局部扩张的头皮瓣推进旋转的方式修复,只在头部残留手术缝合痕迹,不破坏远位的皮肤软组织,由于面积较大,扩张皮瓣修复后,头发有些稀疏,还残留部分瘢痕。头颅外观形态明显好转(图 1-2-1:M、N、O、P)。本方法手术简单,损伤小,风险小,效果好,极易推广,但仍有头皮扩张皮瓣面积的不足。

7. 关于颅骨缺损建议以后要修补,头顶暂时保护。

8. 本例虽已修复,但还存在瘢痕,头发稀疏及前额部发际缘不整等问题,也影响形态,说明在术前主刀医生的思维还不够全面、不够具体,或手术设计、技术操作还存在不足之处,还要进一步改进。

9. 关于扩张器重叠置放注水问题　扩张器重叠置放略有难度,但均可置放,注水时如何保持位置。我们的经验是,置放完扩张器后,将下位扩张器囊内注入的水全部抽出,3 周后,首先向上位扩张囊内注水,注水量将扩张囊展开后,转向下位扩张囊内注水,注水量形成一凹陷底座时,再转向上位扩张囊内可超量注水,在此过程中如发现下位底座扩张囊不稳时可补注水,使其底座凹陷托住上位膨胀的扩张囊。此时纤维包囊已形成较好,略等 1～3 周时间,最后向下位扩张囊内注水至足量。本例由于下位扩张囊也超量注水,在注水晚期两扩张囊转位立起。

10. 利用有头发区扩张皮瓣修复头皮瘢痕,最大优点是有头发,与邻位或远位无发区皮瓣修复有本质差别。临床上只是医师如何估计残留的有发区与被修复区的关系,以及如何设计利用有发区。因此医师的术前整体思维、设计、应用的技术等很重要,但供区面积明显较小,修复较大面积缺损区仍存在困难。

11. 本例头颅有发区用有稀疏头发的头皮覆盖呈圆形,形态有明显改观,不破坏其他部位皮肤软组织,起到形态尚可,损伤小的作用。但由于创面较大,在设计上仍有不足,需改进。

设想　如在置放扩张器时,能整体充分思考,在后头部再延续置放较大容量扩张囊,会更充分利用后头部有头发区皮肤,对修复会有好处。另外前额部发际缘是美学基础,此例如何形成在术前未作设计,是很大缺点。

病案 2 前额顶部瘢痕性秃发：头皮扩张皮瓣、皮瓣推进旋转技术

【病史与治疗】

诊断：前额顶部瘢痕性秃发

医疗技术：头皮扩张皮瓣推进旋转技术

患者，男，21 岁。1987 年 8 月前额头顶部火燃烧伤，经换药逐渐瘢痕愈合，形成瘢痕性秃发近两年。1989 年 6 月 28 日入院。前额近发际处有少许瘢痕，前额顶部瘢痕性秃发，发际缘形态已消失，显得额顶部较高（图 1-2-2：A）。7 月 3 日在额顶部瘢痕右左后侧扩张器置入，3 周后注水，经 1 个月注水，两个月的扩张持续期（图 1-2-2：B），于同年 10 月 13 日行前额顶部瘢痕性秃发区切除，扩张皮瓣旋转推进修复术后 13 天复查，顶额部秃发已修复，发际缘已下降至额上（图 1-2-2：C、D）。

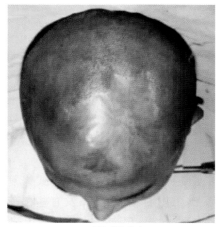
A. 顶额部瘢痕

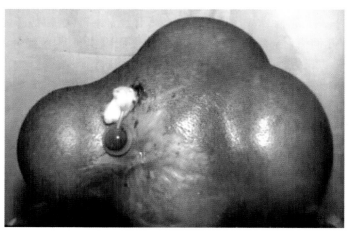
B. 持续扩张2个月

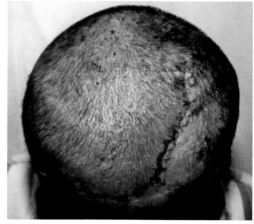
C. 术后13天

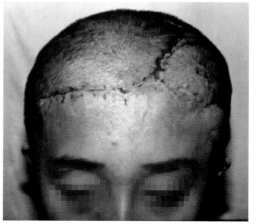
D. 前额部

图 1-2-2 诊断：前额顶部瘢痕性秃发
医疗技术：头皮扩张皮瓣推进旋转技术

护理要点：①扩张皮瓣护理如本章病案 1；②注射阀外置，观察导管出口处皮肤有无充血、分泌物性质；③必要时查细菌及敏感试验，对症处理，预防感染，如在皮肤扩张晚期或皮肤持续扩张期，应努力维持扩张期完成；④定期局部换药，感染的预防及护理。

【治疗后的思考】

1. 头颅部有发区烧伤后除形成瘢痕外，还会造成秃发。秃发的治疗，如大面积秃发，只有戴假发的方法，如小面积，目前采用头皮扩张技术（在可供有头发区皮肤的情况下）是最佳方法。我们选用了有头发区皮肤扩张技术。

2. 由于前额部发际缘是很显眼部位,无功能影响,但明显影响前额部视觉效果。顶额部秃发涉及前额部发际缘的形态,因此医生在治疗此部分秃发前,必须清楚发际缘形成的形态(平直形、梅花尖形等)及位置高低,这与扩张器置放的位置有关。本例虽也修复了顶额部瘢痕,但发际缘的形态及位置略不满意。此患者是 1989 年的病例,由于术前未深入思考发际缘的形态及位置,术中再加调整,终末形成一平直的发际缘,略有缺欠。而前额部发际缘位置略低,是彻底切除前额部瘢痕的结果。如术前能思考,于前额部也应置放扩张器,可能使发际缘的位置会更理想。

3. 本例头部置入的扩张器,除右侧的置放位置略好外,左侧及顶后侧扩张器位置离瘢痕处远,由于扩张囊在扩张中刺激周围有纤维包囊形成,并在囊的底部形成增厚断面呈三角形的纤维环,因此向病区推进或旋转困难,甚至不能。本例实际也是只用右侧的扩张皮瓣修复顶额部瘢痕,左侧略起一点作用。此例外观扩张出的皮肤量看起来很多与实际应用的皮肤量有很大差距。因此,扩张囊置入的位置与应用有直接关系。所以在置放扩张囊前一定思考好位置。不然置入扩张器、注水扩张等一些劳动与痛苦,就等于白做。一定要杜绝不加思考的随便置入扩张器,这类教训已很多。

4. 本例有一个扩张器注射阀外置(图 1-2-2:B),虽注水时方便,但易感染并有分泌物外溢。在注水过程中要严格处理,预防感染。但常规应置放在体内皮下,除注射时有疼痛外,会减少一些麻烦。

5. 此病例是一简单的秃发,位置涉及发际缘,术前医师思考不周全,因此,医生的深入全面思考对整形科病患的治疗是非常重要的。

6. 修复邻近创面,扩张囊置放的位置与扩张皮瓣的移位有直接关系,术前应仔细设计。一般扩张器除形态、容量外,如用推进方式,为防术中皮瓣推进受限,扩张囊边缘应置放在病区 1/5～1/4 内,有利于扩张皮瓣的利用。如用旋转方式,扩张囊边缘可置放在病区边缘或略入病区内。目的是能充分利用扩张出的皮瓣。

7. 本方法用现代的皮肤软组织扩张技术,修复瘢痕秃发,是局部皮瓣,还有头发,在体表残留的手术痕迹少,本例缝合口痕迹在有头发区与无发区之间和头发内,都是隐蔽部位。风险小,手术方法简单易行,形态好。

8. 关于颜面部形态大体比例,应按发际、眉间、鼻小柱基底及颏下缘的水平线,将面部分成 3 等份。此患者有条件形成正常的前额宽度,如术前测量一下,就不会发生如此低级误差。是术前医师思考不周全,一旦思考到很易解决。

> **设想**　本例如能在头顶、前额部置放相当容量扩张囊,头顶部皮瓣向前推进时,皮瓣较松弛,前额部的宽度与发际缘易形成的更好,并且头发也不易稀疏

病案 3　头皮外伤后颅骨外露并头皮缺损:游离背阔肌瓣+网状全厚皮片移植技术

【病史与治疗】

诊断:头皮外伤后颅骨外露合并头皮缺损

医疗技术:游离背阔肌瓣+网状全厚皮片移植技术

患者,男,33 岁。2010 年 3 月 4 日因头部外伤致颅脑损伤导致头皮缺损,曾在某医院外科多次手术试图用局部头皮修复缺损,终因头皮张力大,血供不佳而失败。9 月 18 日(伤后 6 个月)转入我科。头顶及额部遗留有多处缝合痕迹,头皮呈皱褶样,形态不整,左额发际内外有 9cm×5cm 颅骨外露,瘢痕较多,头皮下感染(图 1-2-3:A)。9 月 25 日在全麻下行清创,将血供不佳的头皮及瘢痕彻底切除,部分颅骨表层清除(图 1-2-3:B)。另于左背侧切取,以胸背动、静脉血管为蒂的背阔肌瓣,移至头部(图 1-2-3:C、F),供瓣区拉拢缝合。肌瓣覆盖颅骨表面,将胸背动、静脉与左侧颞浅动、静脉吻合,肌瓣血供良好后,其上行全厚皮片移植修复头皮缺损(图 1-2-3:D、E)。手术后 1 个月复查,移植肌肉和皮片绝大部分成活,头顶与左侧前额部,可见皮片成活区,无头发生长,局部呈弧形,不臃肿,左侧鬓角缺失(图 1-2-3:F、G、H、I)。供区有一较长的缝合口痕迹,左上肢内收、内旋、后伸未受影响(图 1-2-3:J)。

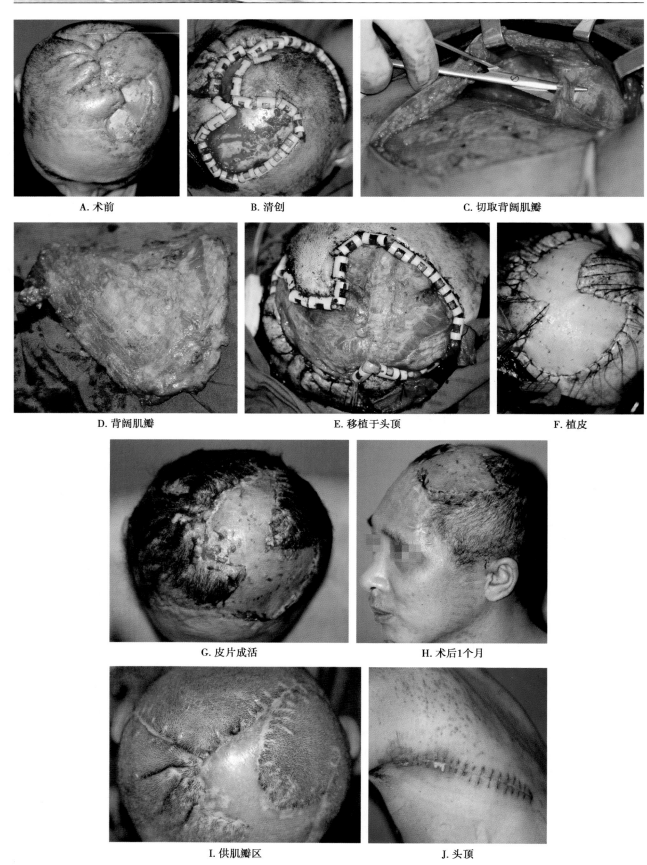

A. 术前　　　　　　　　　B. 清创　　　　　　　　　C. 切取背阔肌瓣

D. 背阔肌瓣　　　　　　　E. 移植于头顶　　　　　　　F. 植皮

G. 皮片成活　　　　　　　　　H. 术后1个月

I. 供肌瓣区　　　　　　　　　J. 头顶

图 1-2-3　诊断:外伤后头皮缺损颅骨外露
医疗技术:游离背阔肌瓣+全厚皮片移植技术(杨大平)

护理要点:①术前供、受区皮肤护理常规;②术后定时观察局部反应、肿胀、出血;③测量头顶部局部皮温并记录;④皮片移植护理。

【治疗后的思考】

1. 头颅上部分是由半圆形颅骨支撑,由骨膜、腱膜下疏松结缔组织、帽状腱膜、皮下组织、皮肤五层组织覆盖。头皮在颅骨外,移动性很小。本例医师曾多次手术试图修复头皮缺损,仍未覆盖颅骨,造成头皮缺损面积较大。头皮一旦缺损,在其伸缩性的基础上,一般缺损在 2～5cm 之内时在松解的情况下是可以拉拢缝合,但由于其下是硬性支撑,皮肤出现张力,会造成裂开或皮肤坏死。此病例经过几次缝合,出现皮肤坏死骨外露,提示我们头皮缝合后有张力,即应补充皮肤,必须应用皮肤软组织移植修复。

2. 头皮血供本来十分丰富,如果外伤后按整形外科皮瓣修复原则,进行头皮瓣转移修复,创面多大都能够成活。本例已几次盲目反复切开缝合,导致头皮瓣屡屡坏死,创面逐渐扩大,终末闭合,颅骨外露。

3. 20 世纪 70 年代以前,在整形外科遇有大块组织缺损时,通常采用不吻合血管的带蒂组织移植,手术次数多,效果差,而且移植的组织数量受到很大限制。传统的方法是在两侧胸部制成皮管;数周后进行第二期手术,将皮管的一端接到头部,并充分制动;再数周后,待皮管能完全依靠头皮供血时,进行第三期手术,将皮管的另一端断蒂,移植到头部,并使皮管铺平,修复头皮撕脱性缺损。显然,这是一项巨大"工程"。在整个治疗过程中,任何一次手术的失误均可导致整个"工程"失败。由于有了显微外科技术,这类创伤可用巨大的背阔肌肌皮瓣移植,一期修复。在组织、器官缺损的急诊期,可即时修复与再造,显微外科的介入,将为达到早期缺损的修复和重建发挥出巨大的作用。

4. 头皮缺损合并颅骨外露或缺损的治疗包括:局部皮瓣转移;颅骨钻孔后邮票植皮(如本章病案4);大网膜游离移植加植皮;带蒂皮瓣转移;肌瓣或肌皮瓣游离移植等,虽都能覆盖颅骨,但各有其优缺点。本例患者已行多次头皮手术,头皮血供已遭到部分破坏,因此,我们选择了背阔肌瓣游离移植加游离植皮技术。

5. 背阔肌是一块扁平且范围宽阔的三角形肌肉。肌肉长约 30cm,宽为 18～20cm。胸背动脉外径为1.6～2.7mm,有两条伴行静脉,外径 3～4mm。是临床上应用较多的肌瓣或肌皮瓣。

6. 头颅部是骨性支撑能力强的部位。在移植肌肉瓣覆盖头颅部创面后,由于网状皮片具有易再血管化、扩展性可达 50%、能扩大覆盖面积等优点,所以我们采用了网状皮片移植,还能缩小供皮范围。

7. 血管吻接成功是显微外科游离组织移植成功的关键。我们认为显微外科技术应成为整形外科医师必须掌握的基本技术之一,应纳入整形外科医生规范化培训和考核的项目。

8. 头皮与其他部位最明显的区别是有毛发生长,上述各种修复头皮的方法,其共同原则是覆盖颅骨、修复创面。而共同的缺点也是无头发生长。此例是额顶部无头发,虽可用头发遮挡,但极易外露。实践已证明,现代的皮肤软组织扩张技术是修复头皮瘢痕性秃发的最佳方法。而对于急性头皮缺损,临床已在实践,并取得很多经验与教训,我们也取得了成功的病例(如本章病案17)。应用头皮扩张技术(在有一定供区的基础上),既能较容易覆盖创面,又有头发生长,只在局部有缝合痕迹,不破坏其他部位,损伤小,技术简单,极易推广。皮肤扩张技术的缺点是时间长,但它是自己所生的皮肤覆盖创面,是生态的修复方法。

9. 此患者修复后复查,头顶与左侧前额部,可见皮片成活区,局部呈弧形,不臃肿,左侧鬓角缺失(图1-2-3:H、I)。供区有一较长的缝合口痕迹。其最大缺点是修复区无头发生长。

10. 由于头皮位于身体最上部位,又是大面积有头发区,无其他类似部位皮肤替代,又离其他部位较远,因此,是临床上的修复难点。目前头皮外伤或病变所致头皮缺损的病例仍然经常可见。如何修复病史半年间又经过多次局部手术,并有头皮缺损颅骨外露的病例。发现新技术、新方法仍然是我们的当务之急。

11. 关于头顶、额、两侧及后头部,正常即为有头发区,是头面部形态学的重要的组成部分。因此,无头发生长是一很大缺陷,远位皮瓣或皮片移植,虽将创面覆盖,但未能修复形态。

设想　对此病例,病史虽已半年,但其间经过数次局部手术,如应用皮肤扩张技术,在皮肤扩张期,一定要缓慢进行,预防瘢痕愈合口裂开。目前头皮扩张技术仍然是修复头皮缺损的最佳方法。如应用皮肤扩张技术,在接诊后对创面要严格换药处理(目前医师已有各种能力与方法使创面向瘢痕方向发展,如本章病案4),如有好转趋势时,即于创面与瘢痕的左右放置扩张器,左侧扩张囊的置放应考虑左侧鬓角的形成。在注水扩张的同时,局部换药,预防皮肤扩张期的并发症发生,至2~3个月皮肤扩张足量后,行第二期手术修复(如本章病案17与第五章病案27)。一定会取得更好的头颅外观形态效果。

(杨大平)

病案4　大面积头皮撕脱伤并颅骨外露肉芽创:颅骨外板钻孔与刃厚皮片移植技术

【病史与治疗】

诊断: 大面积头皮撕脱伤并颅骨外露

医疗技术: 颅骨外板钻孔与刃厚皮片移植技术

患者,女,52岁。2009年10月3日在劳动中头发被打麦机搅入,致头皮和颜面软组织大面积撕脱,因撕脱头皮条件不佳无法回植,在脑外科行清创术及抗休克治疗,3日后转入我科。查体:从右耳屏前向上约4cm处,向前额至右眉上3.5cm斜下行至眉部,至左耳前缘,以上头皮缺损,枕部与两侧颞部残留部分软组织。右侧鬓角处一三角形头皮和枕部下缘少许头皮残留外,其余全部缺失,全部顶骨、大部分额骨和枕骨外露,且骨膜缺损,两侧颞部肌肉组织等尚存。前额部上1/2无毛发皮肤与左眉和左侧颧颊部皮肤(包括鬓角)缺失。图1-2-4:A~D示头皮缺损前后左右照片。2009年10月18日行清创、颅骨外板钻孔术。首先彻底清除血运不佳的组织和干枯失活的少许骨膜及渗出物,然后用电钻在颅骨外板均匀地钻孔,深至板障,可见血液渗出即可。孔径0.5~0.6cm,孔间距离约1.0cm,冲洗清除骨屑,油纱覆盖,棉垫加压包扎。术后换药,3周后见新鲜肉芽组织自孔内长出,突出于骨面(图1-2-4:E~H)。术后31天,圆包状肉芽组织明显增大、增高。术后42天,大部分肉芽组织已接触,生长速度明显加快。术后56天,肉芽组织连接成片,基本完全覆盖颅骨,但分布、厚度不均匀,质脆,有轻度水肿。术后77天,肉芽组织明显增厚、结实,分布较均匀(图1-2-4:I~L),已具备植皮的条件。2010年1月12日,于双侧大腿内前侧用滚轴式取皮刀切取4条长25~30cm,宽8~10cm的刃厚皮片,拼接植于受区,打包压迫包扎。大腿供区油纱加压包扎。14天拆包,皮片95%成活(图1-2-4:M~P)。

护理要点: ①换药护理;②术前供、受区皮肤护理;③卧床,双大腿伸直位固定2周;④头颅加压包扎护理;⑤植皮护理常规。

【治疗后的思考】

1. 头皮撕脱伤常发生于女性,因长发被卷入高速转动的机器或皮带中,导致头皮全部或部分撕脱,严重者可连同前额、眉、上睑及耳等被一并撕脱。通常撕脱平面在帽状腱膜和骨膜之间,颅骨骨膜有时也会连同头皮被撕脱。

2. 本例是因撕脱头皮条件不佳无法回植,是全头皮缺损(颅骨膜缺失)。此例头皮撕脱伤面积大,接近整个头部的4/5,其大部分是有头发区,小部分是无发区,而前额颞部、发际缘、鬓角(左)、眉等头面部标志区域缺如,且颅骨骨膜大部分缺损,严重影响头、额、颞部形态,是临床修复难题。我们只是用传统的颅骨外板钻孔,待肉芽生长后植皮的方法修复。这种方法只能覆盖创面,不能说形态如何,是目前临床上没有好办法的无奈办法。

3. 头面部如此大面积的皮肤缺损,既往还有大网膜游离移植,其上游离植皮、游离组合皮瓣移植等,都是覆盖创面,其结果也不一定比颅骨外板钻孔后植皮好多少。目前无论什么办法也改变不了头颅部植皮外观及永久性秃发畸形,在生理和心理上会遗留一生的严重创伤。以后只能佩戴头套。

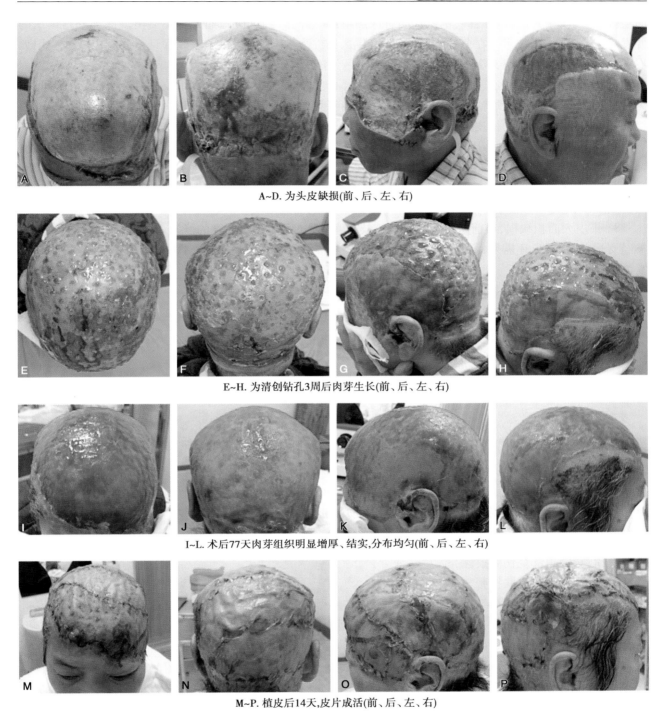

A~D. 为头皮缺损(前、后、左、右)

E~H. 为清创钻孔3周后肉芽生长(前、后、左、右)

I~L. 术后77天肉芽组织明显增厚、结实,分布均匀(前、后、左、右)

M~P. 植皮后14天,皮片成活(前、后、左、右)

图 1-2-4 诊断:大面积头皮撕脱伤并颅骨外露
医疗技术:颅骨外板钻孔与刃厚皮片移植技术(韩剑宇)

　　4. 颅骨外板钻孔后,要等待较长时间的肉芽生长,本例术后经过3个半个月余的换药,肉芽组织增厚、结实,分布较均匀,覆盖整个颅骨表面。本例实践证明,皮肤软组织缺损,深部组织外露,经过耐心、细致的换药均能肉芽覆盖深部组织或瘢痕愈合。关于换药临床医师已有很多方法与技术,可使肉芽尽早覆盖深部组织。

　　5. 关于创面的存在,既往的治疗原则为:及早用皮肤或皮瓣覆盖创面。这一原则,在皮肤软组织扩张技术出现以后,值得深思或变动。皮肤扩张技术由于能在创面邻近形成多余的与创面一样的皮肤与皮下软组织,然后修复创面,修复后形态好、损伤小、痕迹残留的少,已成为目前修复创面的最佳方法。只是创面需等待2~3个月的换药时间,本例证明有深部组组织外露,经过医师的处理不会出现深部外露组织的并发症,为皮肤扩张技术可在急性皮肤缺损(有供区条件下)中应用提供了临床保证。我们已实践应用如本章病案17与第五章病案27等。但本例缺少供区无法应用。

6. 换药是临床医师必备的技能,操作时需要耐心、细致。本病例换药时间较长,需消耗大量时间、精力、费用,患者亦痛苦。颅骨外板钻孔术后77天,肉芽组织生长良好,但水肿较明显,如肉芽是乳突状、鲜红、易出血、不水肿,会为植皮成活形成很好的基床。因此,上下级医师都应重视。

7. 本例在大腿内侧所切取的刃厚皮片,最大的缺点是皮片收缩和色素沉着等影响外观的变化,与面部不一致。本例额颞部的修复,如能选用与额部皮肤类似如大腿外前侧整张的全厚皮片更为合适,色泽和质地会较好,这是术前欠考虑之处。虽皮片成活后有收缩与色素沉着的变化,但目前游离植皮仍是治疗大面积皮肤缺损的一种成熟方法,毕竟修复创面是最基本的而且是最重要的目的。

8. 头皮大面积缺损,目前所有的皮肤移植技术,仍然还不能达到满意的修复。如此例修复,因头皮无神经支配,所以后还需要保护,避免摩擦、触碰,一旦破溃易出现慢性溃疡。因此临床还需研究更好的修复方法。

> **设想**　利用换药等待的时间,完全可以在患者大腿埋置扩张器制造出足够的"多余"皮肤,修剪成全厚或中厚皮片修复头部创面,而供区直接拉拢缝合。我们已在临床应用,如本章病案15与第五章病案3与5等,提供大家参考。本例患者需要很大面积的皮片来修复创面,大面积的供皮区也会留有痕迹。
>
> **展望**　在身体上如何形成大面积有头发皮瓣,目前还是未知数。关于大面积头皮缺损如何修复与重建任重路远。另外,能生长头发的组织工程学,可能是最有希望的修复方法。

（韩剑宇）

病案5　右颞顶部烧伤瘢痕性秃发:头顶皮肤扩张与皮瓣推进技术

【病史与治疗】

诊断:右颞顶部烧伤瘢痕性秃发

医疗技术:头顶皮肤扩张与皮瓣推进技术

患者,男,30岁。1986年6月中旬酒后跌倒,右侧颞顶部烧伤,经抢救头部换药后形成瘢痕性秃发近两年。1988年3月6日第一次入院,右侧前额至耳后枕部长23cm,耳上发际缘至头顶部宽15cm的瘢痕形秃发区,鬓角未受损伤,除少许前额部发际缘略受影响外,耳后、上、鬓角、前额部发际缘正常(图1-2-5:A、B)。1988年3月11日于头顶部筋膜下置入600ml柱形扩张器,以后注水扩张(图1-2-5:A)。7月23日第二次手术,行瘢痕性秃发部分切除,右侧前额部留有7cm×4cm大小瘢痕。扩张皮瓣推进修复。术后3个月复查,用对侧头发覆盖残留的秃发区(图1-2-5:C)。

护理要点:①术前剃头并清洗,术前常规准备;②扩张器植入术、注水扩张护理;③术后常规引流护理,查看有无积液;④皮瓣远侧缘血运观察。

【治疗后的思考】

1. 此例是右侧颞、顶、额部瘢痕性秃发,有发区与无发区界限清楚,是皮肤扩张器的最佳适应证。头颅部圆弧形态未受影响,只是有头发区由瘢痕所替代,无功能障碍,可用戴帽子遮挡,也可用对侧头发遮挡,但总是不方便。在皮肤软组织扩张器没发明以前,无办法也没必要修复,可戴假发替代。用远处皮瓣移植替代瘢痕,常得不偿失。

2. 皮肤软组织扩张技术是Radovan和Schulte在1976年研制出第一个真正意义上的皮肤软组织扩张器,至今已在全世界被广泛应用,而用于头颅部效果最好。

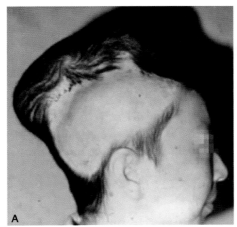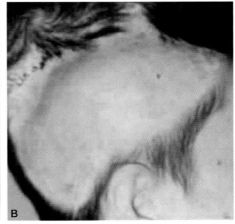

A、B.术前右颞顶秃发与持续扩张期3个月

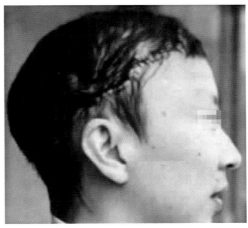

C.术后3个月

图1-2-5 诊断：右颞顶部烧伤瘢痕性秃发
医疗技术：头顶皮肤扩张皮瓣推进技术（杨大平）

3. 此患者是1988年早期病例，现在看当时在置放扩张器时思维很直观、简单，注水扩张经历4个月余，是按规定测量进行的。扩张器注水不敢超量很多，现在已有很多经验，也不用繁琐的测量与统计，观测与注水已很成熟，而且扩张器质量也有了提高。

4. 本例瘢痕面积较大，在头顶部位置放的是柱形扩张器（头部是圆形），皮肤扩张后，用两侧纵行切开的方法，将扩张皮瓣向前推进修复，扩张皮瓣的侧后部分，可推至侧头颞枕部后侧至耳上后有头发皮缘处，而鬓角上有一宽度与前额部残留瘢痕皮肤。手术中由于扩张皮瓣面积不足，只得残留瘢痕，很是无奈。如能有更多的扩张皮肤，修复瘢痕会显得轻松，也能为医生采用更多的方式转移带来方便。因瘢痕的前后有置放扩张器的余地，这时才显得扩张器置放的少。当时只有600ml扩张器，无重叠或延续置放扩张的概念。

5. 本例采用了现代的皮肤软组织扩张技术，利用能产生有头发的多余皮肤，修复瘢痕秃发。虽修复的不彻底，但也显示出皮肤扩张技术的优越性，能移植有头发皮瓣，只在病区留有手术缝合痕迹，损伤小，手术简单、易行。术后看比未修复前外观形态明显好转，可用头发遮挡（术前头发虽能遮挡，但不全，易外露）。患者用头发遮挡颞部残留的瘢痕，这是心理愧疚，提示医师这就是缺欠之处。

6. 本例瘢痕性秃发区在右侧前额顶部与侧头颞部，此两部分虽连在一起，但前额顶部明显重要于侧头颞部。因此在设计置放扩张器时，就应以此为修复重点。现在看来，如应用扩张器，首先要据修复部位情况，选择转移扩张皮瓣的方式，再考虑置放扩张器的部位，最后再确定扩张器的容量与形态。

7. 关于扩张器形态 目前扩张器有圆形、柱形、肾形（临床肾形多用）等，因临床的病区多呈圆形或近似圆形,方形等较少。而如有充足的多余皮肤,医师可随便应用,因此能扩张出更多的皮肤是医师最关心的事,而扩张器形态只是随从。但有些时候扩张器的形态能决定多余皮瓣的转移方式,也很重要,如柱形皮肤扩张后势必行两侧平行切口推进,而肾形和圆形适合于扩张皮瓣推进或旋转的方式转移。

8. 本例由于扩张器的位置在顶部,瘢痕性秃发面积又较大,在推进皮瓣至前额颞部时显得不足。近年来医生会在秃发区上及左右置放多个扩张器,或延续扩张或重叠扩张,能形成更多的头皮扩张皮瓣,对彻底修复会有好处(如本章病案1)。此例当然还可行第二次扩张。

> **设想**　如术前在左侧额顶和后枕部或额顶部延续置放扩张器,会使有头发的扩张皮瓣更多,能彻底修复瘢痕,也能为医师重新布置头发疏密提供条件。

(杨大平)

病案 6　爆炸药烫伤右顶颞额部并点片状瘢痕性秃发:头皮软组织扩张与皮瓣推进旋转技术

【病史与治疗】

诊断:爆炸药烫伤右顶颞额部并点片状瘢痕性秃发

医疗技术:头皮软组织扩张及皮瓣推进旋转技术

患者,女,22 岁。7 岁时爆炸药烫伤右顶颞额部,经换药好转后遗留颞额顶部花斑样秃发左鬓角缺失至今 15 年。1999 年 4 月 2 日以爆炸药烫伤右顶颞额部并点片状瘢痕性秃发诊断入院。右侧前额顶部与左侧头顶和左侧颞部均为头皮瘢痕无头发区与有头发区呈花斑样变化,从头顶向左下,无头发区越明显,至耳上与鬓角处几乎均为瘢痕性秃发,左侧鬓角毛发缺失。前额上部有点片状皮肤瘢痕(图 1-2-6:A、B)。4 月 10 日手术,于右头顶部及顶枕部头皮筋膜下置放 3 个扩张器,经注水超量 20% 后等待(图 1-2-6:B)。又于 7 月 8 日第二次手术,将左颞额部明显花斑样秃发部位切除,扩张皮瓣推进修复。修复后 13 天(图 1-2-6:C、D)复查,缝合口愈合良好,前额部发际缘呈一直线,经耳上 2.5cm 与耳后,至发际缘,左侧鬓角仍缺失。

护理要点:①术前剃光头与清洁,备皮时切忌破坏皮肤;②按术后常规护理,观察全身反应,局部引流量、有无积液、颜色等;③观察埋置扩张囊区域与缝合口有无红肿感染症状;④按常规局部消毒与注水,观察每次注水后扩张皮肤充血情况(每次注水后都要观察 20 分钟);⑤二期术后,同一期手术护理。

【治疗后的思考】

1. 此患者为爆炸伤后在左顶、额、颞及耳后侧,头部形成花斑样秃发,面积相当于大半个头皮,形态不整,范围较大,以左侧前额、顶及左侧鬓角、耳后、颞部严重,如何修复此类病变是个新问题。要彻底切除会给修复带来相当大的困难,如何确定切除范围及治疗方法是难点,事先已与患者讲清,需 2~3 次修复,第一次只能修复严重的花斑样瘢痕皮肤区(即左颞额部)。

2. 我们将扩张器置放在较轻的花斑样秃发区,即头顶右侧与顶枕部,距离左侧前额与耳上发际缘很远。计划将明显花斑样秃发部位切除,虽不能彻底切除,但使修复存在可行性。

3. 由于左颞、耳前、上、后部有发区是严重的花斑样秃发区,面积较大,上至顶部,后至枕部,用枕顶部扩张皮瓣推进或旋转的方式形成正常的鬓角,距离太远,皮瓣推进受限,不可能。因此鬓角没有形成(图 1-2-6:D)。而右顶部扩张皮瓣修复前额顶部瘢痕,再加上左侧枕部扩张皮瓣,两侧对合还有可能。实践证明扩张器置放的容量小或数量少,扩张的皮肤面积不够充足。

4. 由于左右前额顶部均有点片状秃发区,面积又较大,前额部发际缘由于花斑样秃发已无正常形态,右侧扩张皮瓣推进修复后仍然是头发浓淡不均,无发际缘界限(图 1-2-6:C)。

5. 用头皮(有头发区)扩张的方法修复瘢痕性秃发是目前最佳的方法,但花斑样秃发面积很大的修

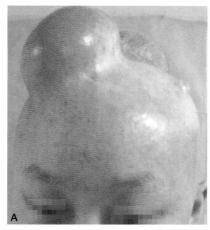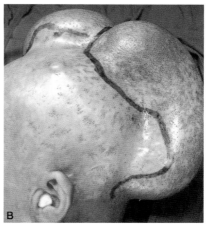

A、B. 点片状秃发,持续扩张近3个月

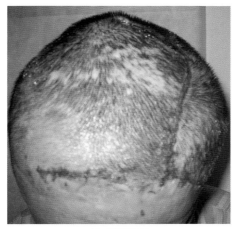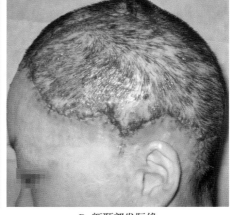

C. 术后13天　　　　　　　　　D. 额颞部发际缘

图 1-2-6　诊断:爆炸药烫伤右顶颞额部并点片状瘢痕性秃发
医疗技术:头皮软组织扩张及皮瓣推进旋转技术

复,还应研究具体有效的修复方式。

6. 患者是女孩,头发的疏密很重要。头皮扩张修复瘢痕性秃发是个好方法,但面积大的瘢痕秃发,头皮扩张会使头发疏散密度降低。本例原本颞枕部已是花斑样秃发,扩张后头发会更稀少。头发数量减少常使人烦恼,有时需假发替补。

7. 改进　鬓角也是颜面部形态的一部分,有鬓角存在总比没有要好些,此患没有修复鬓角还是有点遗憾。如设计时在顶枕部采用延续扩张或重叠扩张会好些,使扩张皮肤更多,前移的可能性就增大,修复的可能性就存在。如只有鬓角缺失,女孩可用头发遮挡,如是男孩留长发鬓角区也易外露,因此鬓角的修复或重建是形态的要求。

设想　关于花斑样秃发的治疗。由于前头部在生活中是经常面对的部位,头发的有无或疏密常被人们重视。而此例花斑样秃发面积较大,头发本来就少,手术还要将部分头发切除,觉得很可惜,是否可事先确定要切除部分,将其中的头发或后头部密度高处头发取出种植到要利用的头皮秃发区,使其头发密度增高。最后会只切除无头发瘢痕头皮。为能移植较密集的头皮奠定较好的基础。但疗程要长,如何治疗此类型秃发,还值得深入研究与实践。

病案7 头左颞后侧疣状痣:经典的旋转皮瓣技术

【病史与治疗】

诊断:头左颞后侧疣状痣

医疗技术:经典的旋转皮瓣技术

患者,男,19岁。十余年前发现左侧后头部有一凸出于头皮表面的肿物,约有黄豆大小,无异常症状,逐渐增大,近几年时有痒感。2007年6月13日以左侧后头颞部疣状痣诊断入院。头皮病变区突出皮肤表面,凹凸不平,触之韧硬,与皮下有移动性,已有6cm×5cm大小(图1-2-7:A),无不适症状。6月16日手术行典型的两个旋转皮瓣修复(图1-2-7:B、C)。术后21天复查仍未拆线,已有头发生长,皮肤愈合佳(图1-2-7:C)。

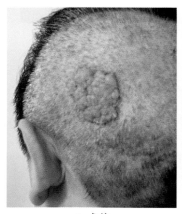

A. 术前

B. 经典的旋转皮瓣修复后

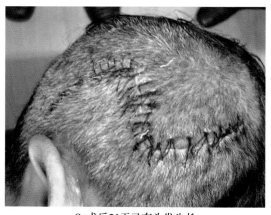

C. 术后21天已有头发生长

图1-2-7 侧颞后头部疣状痣
医疗技术:经典的旋转皮瓣技术

护理要点:①由于头颅部有硬性颅骨支撑,手术皮肤张力大,局部无缓冲余地,术后8小时内,每20分钟检测皮缘充血情况,并记录;②一旦有充血减慢,即刻局部拆除缝线,至充血良好;③如拆除缝线,待3~7天再次缝合;④本例无②③现象,创口无感染,一期愈合。

【治疗后的思考】

1. 经典的旋转皮瓣中的双叶旋转皮瓣,即在病区的两侧设计两个椭圆形旋转皮瓣,旋转后对应缝合。是局部皮瓣,简单易行。只是病区大小与周围皮肤的伸缩性和移动性紧密结合,是临床应用的关键。

2. 此患者男性19岁,是皮肤病变,病区在左侧颞后头部,有6cm×5cm大小。我们选用了经典的旋转皮瓣中的双叶旋转皮瓣技术。

3. 应用旋转皮瓣成形技术,术前设计很重要,如能恰到好处地利用周围皮肤的伸缩性及可移动性,即能轻松的缝合。术前术者就应清楚,如缝合不上,势必另行皮片移植覆盖创面。对于术前估计皮瓣旋转后有可能缝合困难者,是考验医师设计、操作、技能、处置等综合能力的具体的问题。

4. 本例病区较大,又是年轻人,头皮张力较强,伸缩性和移动性受限,病区切除后,皮瓣旋转与创面缝合易形成困难,此例除耳后剥离受限外,其他三个方向筋膜下剥离给医师很大的空间,经过较大范围的剥离,局部无张力缝合。术后 3 周拆线,愈合良好,已有头发生长,说明缝合口局部无张力。本例是头皮,其皮肤较厚,由皮肤、皮下组织、帽状腱膜及疏松组织组成,血供丰富,常不能影响血供。如在只有皮肤皮下的皮瓣,张力大会影响血供。

5. 旋转皮瓣成形技术是覆盖创面最佳方法,决定采用前,必须细心检查确定,局部皮肤的伸缩性和皮下组织的移动性及周围可剥离范围和受限部位,这些是确定此种方法的基础,一定要反复思考,立体想象其可行性。

6. 旋转皮瓣技术在临床上可有两种应用方式,一种为皮瓣旋转后创面均能缝合;另一种为供瓣区创面需植皮。在应用皮肤成形技术时,有可能皮瓣转移后能闭合创面,又有可能残留创面需植皮。对某个具体病例,有的医师就可不植皮,而有的医师必须植皮,这是医师的设计、操作、技巧的综合能力的结果。

7. 此病例是头部有发区内病变,切口与缝合口都在左侧有头发区内,头发长出后会覆盖缝合口,不会影响形态。

8. 本方法为经典的非常成熟的旋转皮瓣技术,为临床外科医师带来修复相应皮肤缺的简便、快捷、效果又好、确实有效的临床上常用方法,整形外科医师必须精确细致的掌握好适应证,一般得心应手,效果可靠,修复后形态好。只是缝合口略长些。

> **设想** 如此例应用皮肤扩张器技术,于病区左颞疣状痣后侧置放,形成半圆形推进皮瓣(如本章病案 33、34),向前下推进会使缝合口更小,更轻松缝合,也能使缝合口无张力,也不会使缝口边缘发生秃发。

（王 洁）

病案 8 先天性右前额顶部疣状痣:额顶部皮肤扩张技术

【病史与治疗】

诊断:先天性右前额顶部疣状痣

医疗技术:额顶部皮肤扩张技术

患者,女,14 岁。出生后即在前额发际缘处发现一长条形的浅褐色痣,突出皮肤表面,随着年龄的增长其逐渐扩大,向前额及头顶部扩展至今。2001 年 4 月 2 日以先天性右前额顶部疣状痣诊断入院,左侧前额从眉毛上 1/4 以上,略超出眉毛的整个宽度(长 5.5cm)开始,向上略有缩窄经过前额发际缘进入头顶弯向左侧,至此略有 2~4cm 宽,皮肤病变呈"C"形条带状,与正常皮肤境界清楚,病变突出皮肤表面,表面凹凸不平,触之韧硬,与皮下有移动性,颜色深于周围皮肤(图 1-2-8:A)。于 4 月 6 日第一次手术,在前额部病区内(进入病区 2cm)侧,皮下置放 300ml 扩张器,经过注水扩张后(图 1-2-8:A、B、C、D),又于 7 月 21 日行第二次手术,于病区外 0.5cm 正常皮肤处,右眉疣状痣边缘切口,于皮下行病变组织切除,扩张皮瓣推进略有旋转修复创面(图 1-2-8:E、F)。术后 2.5 个月复查前额部发缘与对侧相等,只是在额右侧留有缝合口痕迹,保留眉毛下 3/4 部分,以后可文眉遮挡缝合痕迹(图 1-2-8:G)。术后病理检查为皮肤疣状痣。

护理要点:①剃光头。②按扩张器植入术后常规护理,全身反应,局部引流量、有无积液、颜色等。③观察术后埋置扩张囊区域与缝合口有无红肿、感染症状。④按常规局部消毒与注水,观察每次注水后扩张皮肤充血情况(每次注水后都要观察 20 分钟),如凸出部位充血欠佳,可用五指从扩张囊基底向凸出部

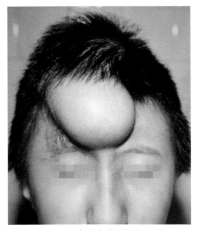

A. 病区与扩张后

B. 持续扩张2.5个月

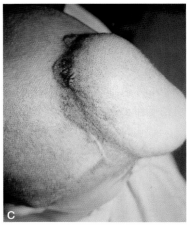

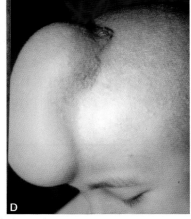

C、D. 扩张囊缘进入病区

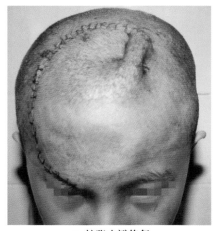

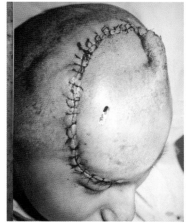

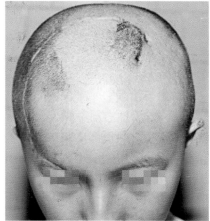

E. 扩张皮瓣修复

F. 缝合口

G. 术后2.5个月

图 1-2-8　诊断：先天性右前额顶部疣状痣
医疗技术：额顶部皮肤扩张技术（夏昊晨）

位推进反复按摩，如皮肤供血好转，观察 20 分钟后可回家。如血供仍不好，应抽出部分注水至皮肤供血良好止。⑤二期术后，同第一期手术护理。

【治疗复查后的思考】

1. 此病变为先天性皮肤疾病，皮下结构正常，在前额相对外露部位、色深、凸出皮肤表面，影响视觉，并且还在缓慢扩大，因此需切除治疗，问题是用何种方法修复，额顶部如切除剥离后拉拢缝合是有可能，顺之也会牵拉使组织移位,前额眉上部还需植皮,会留有明显植皮痕迹。本例是前额头顶部病灶,切除后出现有发区与无发区皮肤缺损。我们采用了能增加皮肤面积的皮肤软组织扩张技术,同时扩张病区左侧正常的有发区与无发区皮肤。二期用前额头顶部有发区与无发区的扩张皮瓣推进旋转修复。

2. 此病灶呈"C"形条带状,右前额至眉毛处与眉毛上最宽长5.5cm。病灶进入发际内至顶部弯向左侧,眉上与前额部是明显外露部位,缝合口落的部位,是此手术应加思考的问题。

3. 此患者前额部发际缘是平直形的,病灶已侵及右侧眉毛上1/4部分,但未侵及整个眉毛,切除眉区病灶后,行眉毛处皮下缝合固定,以防移位。再考虑病灶切除后残留的缝合口痕迹的位置,我们是将扩张器置放在"C"形条带状病区内2cm部位,下端在鼻根眉毛内上侧(图1-2-8:B、C)。这样前额部扩张皮瓣的下部分可向右侧旋转推进,使缝合口在左眉上残缘及前额部靠近右侧病灶外侧缘。发际上下扩张皮瓣的中间部分向对侧推进,与对侧发际缘对合。头顶部扩张皮瓣的上部分向上旋转推进即可。这样缝合口从右眉毛上内侧开始,向外至眉毛外上方,绕向前额右侧向上进入发际内。

4. 头顶左侧扩张皮瓣蒂部,凸起缝合目的是为了拆除缝线后,使局部周围扩张皮瓣回缩,使头发密度不受影响(图1-2-8:E、F、G)。术后观察局部头发密度确实是好一些。

5. 右侧眉毛上1/4部分已切除,眉毛的宽度比左侧窄,建议以后文眉或种眉。

6. 本方法采用了现代的皮肤软组织扩张技术,利用产生的多余皮肤,修复先天性右前额顶部疣状痣切除后的创面。手术简单,是局部有发区与无发区皮瓣,痕迹毗邻位与远位皮瓣残留少。

> **设想** 前额部的纵弧形缝合口痕迹,虽然在前额右侧,但也很显眼,如病灶左侧(前额、顶部)能扩张出更多皮肤(重叠或延续置放扩张器),可使最后缝合口在眉上一直向外至鬓角前缘向上进入发际内会更隐蔽些,但是必须要切除右侧鬓角前正常的前额皮肤。比上述手术略复杂些。

(夏昊晨)

病案9 先天性左上睑、眉、前额头顶鳞状上皮下毛细血管瘤:额顶颞部皮肤扩张技术

【病史与治疗】

诊断:先天性左上睑、眉、前额头顶发际内鳞状上皮下毛细血管瘤,左眉毛(内4/5)发育不良

医疗技术:额顶颞部皮肤扩张与皮瓣推进旋转技术

患者,男,44岁。生后前额、眉内侧、额、头顶部即有散在的点片状红色痣,以后逐渐扩大连成一片,无不适症状。入院时左侧上睑、眉、前额、头顶已有红色片状,形态不等,至顶颞部,分成两部分,暗红色,指压后充血明显(图1-2-9:A、B、C、D)。左上睑已被侵袭,眉毛只在外侧残留少许(图1-2-9:E、F),与皮下活动度好,无不适症状。2010年9月24日入院,9月29日第1次手术,在右前额病区发际内外及左颞颥部皮下,进入病区内2~4cm,行3个扩张器植入术。之后注水扩张(图1-2-9:E、F)。又于2011年1月20日第2次入院,1月25日手术,病灶切除,扩张皮瓣推进与旋转修复创面(图1-2-9:G、H、I、J)。术后第2天左侧三角形推进皮瓣尖端出现淤血现象。2月1日术后第7天,各皮缘愈合良好,左眉上淤血处皮瓣软,有表皮脱落现象(图1-2-9:K、L、M、N、O),拆线出院。术后病理诊断:鳞状上皮下血管瘤。

护理要点:①引流护理与皮瓣护理。②术后按时检查皮瓣边缘充血试验,并记录。③此例术后三角瓣的尖端,出现血供障碍,处理:术后即行局部持续烤灯护理;局部按摩,每30分钟用手指从皮瓣蒂部向皮瓣尖端反复推挤30次。④预防感染护理。

【治疗后的思考】

1. 本例病区涉及左前额、上睑、头顶、颞部,有头面部无发区(上睑、前额)和有发区(眉、头顶、颞部),病灶较分散,形态不整。且有上睑比较薄的皮肤,也有向上逐渐变成较厚的头顶皮肤。因此病区切除后,创面分成有发区和无发区,以及皮肤较厚区域(前额与头顶)与皮肤较薄区域(上睑),另外还有眉毛缺如。

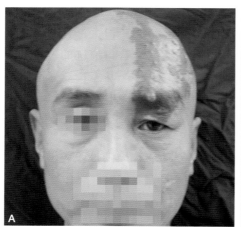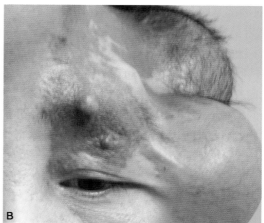

A、B. 前额病区

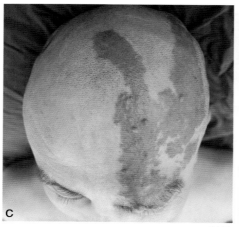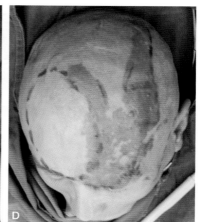

C、D. 顶颞部病区

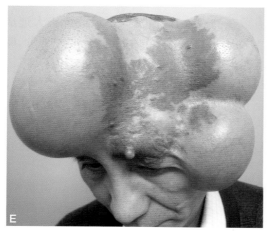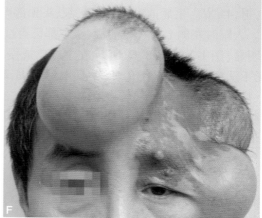

E、F. 持续扩张2.5个月

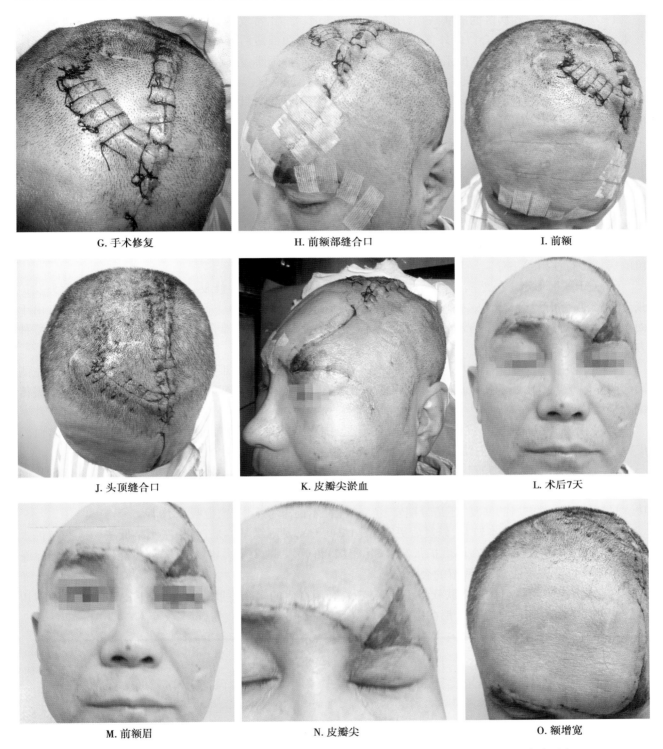

G. 手术修复　　　　　　　　　H. 前额部缝合口　　　　　　　　I. 前额

J. 头顶缝合口　　　　　　　　K. 皮瓣尖淤血　　　　　　　　L. 术后7天

M. 前额眉　　　　　　　　　　N. 皮瓣尖　　　　　　　　　　O. 额增宽

图1-2-9　诊断:先天性左上睑眉前额头顶鳞状上皮下毛细血管瘤并左眉毛(内4/5)发育不良
医疗技术:额顶颞部皮肤扩张与皮瓣推进旋转技术

2. 有发区(头顶、颞、眉),头顶部病区切除后,创面必须用头部有发区扩张皮瓣修复已是成熟的最佳方法,而眉毛是特定的局限性的有发区,不能用前额部扩张皮瓣一同修复,必须另行修复。无发区(前额、上睑),左侧前额部病区切除后的创面,用右侧前额扩张皮瓣修复也是成熟的最佳方法。我们切除了病区与残留的少许眉毛区皮肤,用左颞颥部扩张皮瓣修复,眉毛未进行再造。是否一期用颞浅动脉顶支岛状皮瓣或全层头皮植皮行眉再造,或二期再处理?值得进一步实践。

3. 左侧头顶、前额病区的皮肤缺损,用右侧头顶与前额部正常皮肤是最佳供区,我们选用了皮肤扩张技术。为了前额部最后缝合口向外移,至病区左侧缘,而顶颞部最后缝合口可移向顶部,因此于前额部病区右侧置入一大容量(600ml)扩张器,左侧头部置入一较小扩张器,左颞部扩张器是对右侧小的补充。

4. 本例采用了皮肤软组织扩张技术,修复头顶及前额部病区。术中虽将前额部病区全部切除,但由于前额右侧扩张的皮肤面积量不足,没能向左侧推进到眉上外侧,只好用左侧扩张皮瓣推进补充,但也没能使上睑病区彻底切除,而皮瓣尖端还出现淤血,虽已成活,但质量差,使左眉区修复的不理想,左眉区及眉下,上睑残留少许病灶(图1-2-9:M、N),说明在皮肤扩张后,推进皮瓣能否推进到眉及眉下区(这是此病修复的突出点),医生对此估计不足,扩张皮肤的量还有欠缺,是个教训(扩张器置放的位置及扩张器容量)。只得待下次行眉再造时给予修补。头顶及颞部按计划扩张头皮瓣推进到头顶缝合,头发长出后可以遮挡缝合口。

5. 关于左侧眉的重建,其修复有人工文眉及全层头皮移植和带血运头皮瓣移植等。文眉较简单;行全层头皮片移植,可于耳后(按眉毛走行方向)发迹缘切取带部分有头发与无发区全厚皮片移植;也可行头皮颞浅动脉额支岛状皮瓣移植行眉再造,还可行扩张后的颞浅动脉额支岛状皮瓣行眉再造。左上睑残留的病灶可行注射等治疗。

6. 关于颜面形态 虽然病灶已绝大部分切除,头顶用有头发皮瓣修复,左前额用右前额部无头发扩张皮瓣修复,除有缝合口外,这些晚期会获得很好的形态(颜色、质地)。而左侧眉毛的修复与再造,由于面积小,但形态重要,其修复方法较多,如上述,其各又有优缺点,手术难度不同,形态也有差距,采用哪种方法值得深思。

7. 上睑是皮肤薄,伸缩性大,范围小的特殊部位,是此例修复的最难点。可否用其右侧鼻基底与左侧颞部明显厚于上睑皮肤的扩张皮瓣修复,目前未见报道。由于供瓣区范围较小,有一定难度。是否仍需传统的全层薄皮片修复?

8. 应用皮肤扩张技术形成的皮瓣,虽可按传统的带蒂皮瓣长宽比例的原则形成,由于是无知名血管皮瓣,均是毛细血管迷路或短路供血及回流,因此皮瓣尖端角度过小易出现坏死(图1-2-9:N)。

9. 关于左眉毛(内4/5)已被血管瘤侵袭,眉毛已缺失(图1-2-9:F),残留的少量眉毛是否保留?我们是将上睑血管瘤皮肤及残留的眉毛区一起切除,试图用一块扩张皮瓣修复,但扩张皮瓣量不足,未修复成功。只好以后再考虑眉的修复,还是分期修复。这些在术前思考不周全,应吸取教训。

10. 此患者前额部原本较宽,修复后更宽(图1-2-9:O),发际缘基本是直线,左侧略低些。这些与扩张器置放的位置有关。如顶部在两侧扩张器紧邻(密接)再置入1~2个大容量扩张器,可能会使前额发际缘再向左侧移位至鬓角前,痕迹残留的会更隐蔽。

11. 本方法采用了现代的皮肤软组织扩张技术,利用产生的多余皮肤,修复鳞状上皮下毛细血管瘤切除后的创面。所有切口与缝合口都在头面部,修复后形态好,方法简单、易行。

> **设想** 对于此例涉及眉与眉上下的质地不同(厚、薄、有头发、无头发)皮肤病变(修复也需质地、结构相同的皮肤)区,形态又是不规则形,如何修复我们思考的过于简单。因此,出现较多不足之处。术前设计是此病能取得好结果的关键。因此再遇到类似病例,医师的思维、理念、综合能力提升很重要,有各方面好的设计,才会有好的结果。如在右侧前额顶部延续或重叠置放大容量扩张器,会使额部发际缘下移,左侧前额与眉颞区可用一张扩张皮瓣修复。

病案10 后头部皮脂腺癌并头皮缺损颅骨外露肉芽创:背阔肌岛状皮瓣技术

【病史与治疗】
诊断:后头部皮脂腺癌并头皮缺损颅骨外露肉芽创
医疗技术:背阔肌岛状皮瓣技术

患者,男,47 岁。2 年前,后头部外伤有头皮缺损感染,经一年余的换药,创面仍不愈合,并且逐渐扩大,且有颅骨外露,病理检查为皮脂腺癌。入院时后头部创面为 15.5cm×13cm 大小,已是慢性肉芽,骨外露约有 4cm×3cm(图 1-2-10:A)。经多次换药控制炎症后,于 1998 年 3 月 24 日行后头部皮脂腺癌并溃疡,周边扩大 1~1.5cm 正常皮肤切除,外露颅骨表面凿除一层骨皮质,彻底清创(图 1-2-10:B)。在腰背部左侧,由腋后皱褶最高点与髂嵴最高点画线,为胸背动脉营养血管的投影线,以此线两侧设计皮瓣。从腋窝顶点沿背阔肌外缘切口,显露背阔肌外缘,翻转背阔肌,即可见胸背血管神经束,切断结扎胸背血管与胸外侧血管的交通支和前锯肌的分支及肋间血管的分支,游离血管神经蒂长度至腋动脉,即形成带蒂胸背血管神经束的背阔肌肌皮瓣(图 1-2-10:C)。于锁骨与颈部组织间隙剥离通道,将肌皮瓣转移到后头部(图 1-2-10:D)。供皮瓣区创面从左大腿内侧切取中厚皮片植皮。术后病理诊断:皮脂腺癌。1998 年 7 月 28 日(术后 4 个月余)复查局部未见复发,只是无头发生长(图 1-2-10:D)。

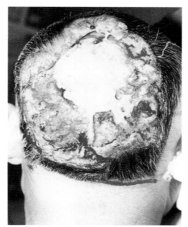
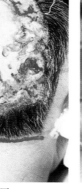

A. 术前病区

B. 清创

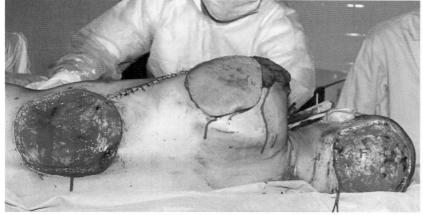
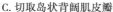
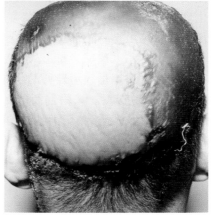

C. 切取岛状背阔肌皮瓣

D. 术后4个月

图 1-2-10 诊断:后头部皮脂腺癌并头皮缺损颅骨外露肉芽创
医疗技术:背阔肌岛状皮瓣技术

护理要点:①换药护理常规;②带蒂岛状肌皮瓣术前准备;③术后仰卧左上肢外展位;④密切观察皮瓣远端指压充血时间(正常 2~3 秒),并记录;⑤保温与烤灯护理;⑥引流、出血、积液的观察护理。

【治疗复查后的思考】

1. 患者,男,47 岁。后头部皮肤皮脂腺癌并头皮缺损颅骨外露肉芽创,面积较大(15.5cm×13cm),并有颅骨外露已 2 年余,还有感染流脓淌水。现在急需解决的问题是消灭创面与颅骨面的覆盖。

2. 此患者后头皮肤大面积缺损,再加上扩大切除后,创面增至 17cm×15cm,有颅骨大面积外露,其修复是临床难题。既往可行颅骨外板钻孔,换药待生长肉芽后植皮(如本章病案 4)。现代常用皮瓣修复,颅骨表面已外露 2 年,手术又凿除部分皮质骨,因此颅骨表面必须用有血运的组织覆盖。据创面情况,由于背阔肌皮瓣供区隐蔽,切取后对功能无明显影响,皮肤面积量大,血管蒂长且恒定,我们选用了远位的血运好的背阔肌岛状肌皮瓣转移修复,被修复区域虽然是在后头部,皮瓣在局部略显臃肿和无头发生长也是很大缺点。

3. 背扩肌岛状皮瓣,Baudet(1976 年)首先报告了背阔肌肌皮瓣游离移植成功经验。背扩肌肌皮瓣为全身最大的功能最多的皮瓣之一,可制成移植的皮瓣、肌皮瓣、肌瓣、骨肌瓣、分叶肌皮瓣、复合肌皮瓣或复合骨肌瓣以及管状肌皮瓣等。背阔肌呈三角形,由来自肩胛下动脉的胸背动脉供应(有胸背神经伴行)。可供移植皮瓣达(8 ～ 23)cm×(20 ～ 40)cm。血管神经蒂长可达 8 ～ 18cm。皮瓣长度以不超过背阔肌为好,若要携带腰后三角的部分或腰背筋膜的部分,最好预先延迟,因该部分血供不属于胸背动脉支配,而由肋间动脉、腰动脉的后支或后外侧支节段性血管供养。背阔肌肌皮瓣移植后供区功能障碍虽不明显,但该肌是维持脊柱稳定平衡及臂内收、内旋功能的肌肉,而且为呼吸的辅助肌肉,对某些功能不全的患者,此肌的存在是有意义的。

4. 左侧后腰部由于提供皮瓣的面积较大,无法拉拢缝合闭合创面,只好从远位(左大腿前内侧)切取中厚皮片移植,这样即形成了传统的拆东墙补西墙的皮肤移植方法。共有 3 处创面,一处是皮瓣修复区缝合后留有线形样痕迹,一处为供皮瓣区中厚皮片植皮后留有面积样痕迹,另一处为中厚皮片供区留有面积样痕迹,损伤较大。

5. 用头皮扩张的方法修复瘢痕性秃发是目前最理想最好的方法,不破坏其他部位,只在头皮处留有手术痕迹。对于此患,由于后头皮缺损面大,用头皮扩张技术修复,也有一定难度。另外,此患是皮肤上的皮脂腺癌,虽然恶性程度不高,不形成远位转移,再加上创面大。如应用头皮扩张技术需经过 3 个月左右的扩张期,这种等待在治疗癌性肿瘤时是否可以理解?需斟酌。因此我们采取了治病为先、形态为后的原则,术后 4 个月余复查未见复发。

6. 身体皮肤大体上分成有毛(可见)皮肤与绒(汗毛)毛皮肤,有毛皮肤包括头发、眉毛、胡须、腋毛、阴毛等,将身体各重要部位点缀出其特点。绒(汗毛)毛皮肤占据身体皮肤的大部分,是整形外科对创面修复或器官再造,自体皮肤软组织移植的主要来源。本例是头颅部有头发皮肤缺损,该用有头发皮瓣修复是生理性修复,而用无头发皮瓣修复是非生理修复。是在无办法的情况下采用的。虽一期治疗了疾病,后头部无头发区虽是隐蔽部位,但也会影响外观。用无毛发区修复有毛发区,达到了创面覆盖的主要目的,但无头发也是一大遗憾。整形外科是功能与形态并重的学科,再加上修复的部位绝大部分是体表,形态就显得很重要。形态是整形外科的生命线。

7. 岛状皮瓣技术,为创面修复提供了较好的方法,只是常常以邻位皮瓣的形式用于临床。因此在皮肤颜色、质地、性质,甚至细胞结构上与局部皮瓣有差距。另外常会有 3 处创面,破坏性较大。因此,只是在无办法的情况下选择邻位皮瓣。

> **设想**　如不是恶性病变,还是应选用现代皮肤软组织扩张技术。可先在邻位置放扩张器,一边创面处理与换药,一边注水扩张,待 2 ～ 3 个月后,扩张皮瓣面积量充足时,行创面清除,带头发的扩张皮瓣修复(参考本章病案 1、17)。会取得损伤小,效果毗邻位无头发皮瓣好的结果。另外,我们也对恶性肿瘤进行了应用皮肤扩张技术尝试如第六章病案 20。

病案 11　头皮鳞状细胞癌:跨区供血的斜方肌岛状肌皮瓣转移技术

【病史与治疗】

诊断:头皮鳞状细胞癌

医疗技术:跨区供血的斜方肌岛状肌皮瓣转移技术

患者,男,33 岁。入院前 3 年发现头皮肿物约蛋黄大小,以后逐年增大,于入院前 8 个月出现头皮肿物表面破溃,经久不愈。于2005年6月10日以"头皮肿物慢性溃疡"入院。后头部可见两个紧邻突出皮肤表面肿物,共约有10cm×12cm大小,各突出部位有慢性溃疡与结痂,周围皮肤发红,肿物与颅骨间有移动性(图1-2-11:A)。6月15日手术,首先设计肿物周围扩大2~3cm切除范围与背部跨区供血的斜方肌岛状肌皮瓣(图1-2-11:B、C),于帽状腱膜下切除肿物,肿物基底处切除颅骨骨膜(图1-2-11:D),切取跨区供血的斜方肌岛状肌皮瓣(图1-2-11:D),通过隧道转移至后头创面处缝合。术中病理检查为"头皮鳞状细胞癌"。术后10天皮瓣全部成活,外观满意,但无头发生长,供瓣区留有一较长缝合口(图1-2-11:E)。

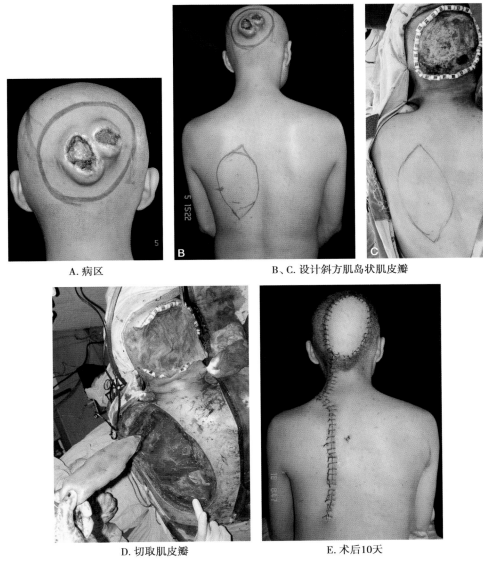

A. 病区　　　　　　　　　　B、C. 设计斜方肌岛状肌皮瓣

D. 切取肌皮瓣　　　　　　E. 术后10天

图1-2-11 诊断:头皮鳞状细胞癌
医疗技术:跨区供血的斜方肌岛状肌皮瓣转移技术(杨大平)

护理要点:①术前供、受区护理;②术后右侧卧位2周护理;③术后皮瓣充血、皮温测量并记录;④局部保温护理;⑤皮瓣术后护理常规。

【治疗后的思考】

1. 跨区供血的斜方肌肌皮瓣的解剖学依据,通过对斜方肌肌皮瓣的显微外科解剖学研究发现:颈横动脉浅、深降支都有分支穿过肌肉到皮下,在浅筋膜中与邻近血管分支吻合成网,营养表面皮肤,除营养斜方肌的中下部外,与腰骶部血管亦有广泛的吻合,为超长下斜方肌肌皮瓣的设计提供了可靠的解剖学基础。结合个体身长及体型因素,皮瓣远端可达肩胛下角下17cm或更长。近来的研究表明,人体背部皮瓣血管可跨中线供血,皮瓣营养血管与中线及另一侧的血管有吻合,当皮瓣切取范围跨越中线一定区域内,不会发生血供障碍,这也与皮瓣蒂动脉内灌注压相关。据此我们设计超长、超宽下斜方肌皮瓣应用于临床,皮瓣可跨越中线或超出斜方肌范围,超宽可达 3~5cm,术后皮瓣仍能完全成活,取得良好的效果。

2. 多年来我们在多血管领域的皮瓣移植的动物实验和人体解剖研究基础上,设计了跨区供血的斜方肌岛状皮瓣,即以颈横动脉背支为蒂跨区供血进入肩胛背动脉区域,换句话讲,在肩胛背动脉供血区域设计岛状皮瓣,其血供来源是邻近的颈横动脉背支。

3. 血管区域的概念 随着筋膜皮肤血管系统的发现和对皮肤血管解剖研究不断深入,单纯由轴型或任意型血管供应皮肤的概念难以适应新的皮肤血管解剖知识。Cormack & Lamberty 提出新的皮肤血管解剖分类方法(直接皮肤血管、肌皮穿支血管和筋膜穿支血管)和血管区域(vascular territories)的概念。轴型直接皮肤动脉的解剖区域一般来讲与经典解剖教科书所描述的血管分布范围一致。其中大多数血管解剖区域是根据在新鲜或固定的尸体血管内注射乳胶或其他凝固物质,然后经血管解剖而确定的。此外,在新鲜尸体血管内灌注氧化铅-明胶混合液后,X 线摄影也可以清楚地显示血管的解剖区域。即血管分支达到邻近血管分支之前的血管分布范围,被称为血管的解剖区域(anatomical territories)。尸体内注射染料(如亚甲蓝)有时可以显现血管的动力区域(dynamic territories)。有人采用荧光素注射法来研究血管动力区域。尸体皮肤变色的范围部分,取决于所用染料的容积和注射的压力及速度。这种注射研究的局限性在于注入供应皮肤的动脉的染料常流入低阻力区。一般来讲,这意味着染料将扩散进入邻近的动脉解剖区域,这是因为邻近血管区域内的压力较低。据认为经染料注射所显示的皮肤面积常可能就是临床上皮瓣不经延迟术所能存活的面积。显而易见,这并不是一种巧合,而是恰恰反映出相邻血管区域间的生理连续性。如胸三角皮瓣的血管解剖区域是胸廓内动脉的第 2、3 穿支,它可以扩展到动力区域即胸-肩峰区。如果将从三角肌至皮肤的穿支结扎而达到延迟目的,则胸三角皮瓣的面积可进一步扩大而达到第三个血管区域,这个区域称作潜在区域(potential territories)。染料注射技术和尸体研究并不能显示潜在区域,因为潜在区域体现一个皮瓣的"任意"成分,即皮瓣经历了延迟术后所发生的根本变化。

4. 跨区供血学说 Taylor 和 Morris(1993 年)对人体全身皮肤血管区域进行了深入系统的研究,提出了血管区域概念,为皮瓣的血供的深入研究建立了解剖学基础。在此基础上建立了跨区供血学说,即皮瓣相邻血管区域之间存在丰富的血管吻合支,血流通过血管间吻合,从一个血管区域到达相邻的血管区域。皮瓣形成后随着时间的推移,其吻合支口径变粗。

5. 此类跨区供血轴型皮瓣的优点在于增加血管蒂长度,从而扩大皮瓣转移范围。

6. 皮瓣的优缺点 皮瓣的血管解剖较为恒定,皮瓣切取较为简便,手术安全可靠,应用方便。该皮瓣蒂部较长,旋转弧度大,转移后远端可以到达颅顶甚至前额,超宽皮瓣覆盖范围更大,使颅顶、颌面及颈前大面积组织缺损修复难题得以解决。皮瓣供区位于腰背部,切口瘢痕较隐蔽。皮瓣宽度小于 12cm 时,供区多能松解后直接缝合,对外形影响不大,但对体胖者或切取超宽皮瓣者,供区一般难以直接缝合,需移植皮片修复,是其缺点。由于术中保留了斜方肌的上部纤维,不损伤菱形肌,避免了副神经的损伤,对肩胛带的功能影响较小,不产生垂肩及上臂外展受限等并发症。与胸大肌肌皮瓣、背阔肌肌皮瓣相比,该组织瓣更薄、更柔韧,供皮瓣面积亦更大,但该皮瓣皮蒂部旋转后外形稍臃肿,有时需二次断蒂手术修整。

7. 手术注意事项 术前应了解患者病史,如因头颈部癌肿,颈部实行了根治术或进行过放射治疗,有可能损伤颈横动脉者,就不可选择应用此皮瓣。手术中应注意:①虽然该皮瓣血管较为恒定,但术前宜用多普勒血流仪于肩胛上角外上方探测,确定颈横动脉干及浅降支血管搏动后予以标记,以便于皮瓣设计及避免术中主干血管损伤。②皮瓣多由远端自深筋膜下平面掀起,并将肌肉与皮缘间断缝合数针暂时固定,以免肌肉与皮下撕脱损伤肌皮穿支血管。自斜方肌深面由下而上较快捷地分离掀起肌皮瓣,仔细辨认紧贴肌肉深面疏松结缔组织中的颈横动脉降支,循血管束向近端解剖至颈横动脉升、降支分叉处,即达标记的旋转轴点。解剖时注意仔细辨认,细心操作。③浅降动脉支与伴行的静脉属支相伴较松散,形成肌肉血管蒂时,保留浅降支两侧不少于 2cm 宽肌肉深筋膜组织,以保护蒂部血管,保证肌皮瓣供血和静脉回流,有利于减少术后皮瓣淤血肿胀。④超长超宽肌皮瓣超出斜方肌范围部分应自深筋膜下层面掀起,尽量携带深筋膜,保护深、浅筋膜内血管网不受损伤,必要时可去除部分皮下脂肪组织,使之形成携带真皮下血管网皮瓣,并需注意保留真皮下血管网的完整性。⑤皮瓣转移应做到无张力缝合,故皮瓣的设计至少应超出缺损范围1~2cm,可减少对皮瓣血运的影响及术后瘢痕增生。蒂部旋转时注意勿过度扭曲,为减少血管蒂经隧道转移时被卡压,必要时可采用明道转移为妥。

> **设想** 跨区供血的斜方肌岛状肌皮瓣是无头发区皮瓣,虽覆盖了创面,但无头发生长也是最大的缺点,此患病区虽在头后部隐蔽区域,易遮挡,一旦外露会影响形态,如剃光头,皮瓣在有发区内会更明显。残留的手术痕迹较长,如应用皮肤扩张技术,在头两侧与头顶部置放大容量扩张器(重叠或延续),即可用有头发的扩张皮瓣修复。但此例是恶性肿瘤,是否可以等待3个月,值得商榷。另外,我们已对右鼻翼部鳞状细胞癌进行了应用皮肤扩张技术的成功尝试,如第六章病案20。
>
> 关于后头部大面积皮肤缺损,多由于后头部面积大,既往常选用局部切除植皮或远位岛状皮瓣或游离皮瓣修复(如本病案与本章病案10)技术难度高,损伤重,并且还无头发生长。因此,为了后头部形态,临床医师需实践有头发皮瓣的修复方法,如现代的皮肤软组织扩张技术等。

(杨大平)

病案12 先天性右面颈部毛细血管畸形:头皮扩张与肩胛部旋转皮瓣+植皮技术

【病史与治疗】

诊断:先天性右颞顶颌颈部毛细血管畸形

医疗技术:后头皮肤扩张与肩胛部旋转皮瓣+植皮技术

患者,男,24岁。生后在右侧颞、顶部即有红色痣,约有拇指头大小,右颈部皮肤红色痣,小指头大小,无不适症状,逐渐扩大,12岁之内生长较快,近10年余年发展较慢(图1-2-12:A),曾诊断血管瘤。1986年4月12日入院,血管瘤从右腮颊部耳垂下缘平行线向上至侧头颞顶右侧长19cm,前缘额部从外眼角垂直线外1cm向后至耳轮后缘垂直线宽12cm。血管瘤已侵袭右侧耳轮、对耳轮下脚、耳甲腔及耳前上(图1-2-12:D)、腮前、颞顶部、鬓角前后及侧额部,其血管瘤呈现葡萄酒色斑畸形,血管呈结节状,突出于体表。右侧颈部下颌缘处血管瘤长9cm、宽13cm。不突出皮肤表面呈红色斑样(图1-2-12:A、B)。4月18日在右侧颞枕部血管瘤后缘与前缘前额部筋膜下各置入扩张器1个。经过1个月注水扩张后,至同年8月18日行第二期手术,右侧颞顶、耳前上、腮、颞部血管瘤除术,皮下组织正常。右侧枕部扩张皮瓣向前推进与前额部扩张皮瓣向右侧推进修复侧头颞顶额部创面,右鬓角区行中厚皮片植皮术。右侧颈部血管瘤切除后的创面,由右肩部带蒂旋转皮瓣转移修复,供瓣区缝合。术后1个月余复查,皮肤缝合口均有增生,局部充血发红,鬓角区植皮呈浓淡不均影,右颈部皮瓣颜色与局部略有差距。右肩部带蒂旋转皮瓣上缘的缝合口落在侧下颌骨缘略上,下颌缘处突显不明显(图1-2-12:C)。

护理要点:①按局部扩张皮瓣与旋转皮瓣及皮片移植技术,术前准备;②术前剃光头发,清洁手术区;③术后扩张皮瓣、旋转皮瓣、皮片移植护理常规;④皮瓣远端指压充血时间(正常2~3秒)观察,并记录;⑤观察打包周围皮肤改变(充血、红),周围有无渗液;⑥引流、出血、积液观察。

【治疗复查后的思考】

1. 此患者生后即在右侧颞顶部及颈部出现血管瘤,逐渐增大,就诊时已占据大部分颞顶及耳与耳前鬓角区(纵径长19cm、横径宽12cm)和侧颌颈部(前后径13cm、上下宽9cm)。右侧头部肿瘤呈结节状突出于皮肤表面,颌颈部无结节平坦,均呈红色。本例有两处病区,在头与侧面部都很显眼,明显影响形态。

2. 关于"血管瘤"诊断与分类 此例既往应诊断为毛细血管瘤的葡萄酒色斑型。1982年Mulliken提出了基于血管内皮细胞生物特性的分类方法,将血管性疾病分为血管瘤和血管畸形两大类,认为两者的根本区别在于是否存在血管内皮细胞的异常增殖。1996年国际脉管疾病研究学会(ISSYA)制订了一套较完善的分类系统,成为世界范围内研究者交流的共同标准。葡萄酒色斑俗称"红胎痣",又称鲜红斑痣,按IS-

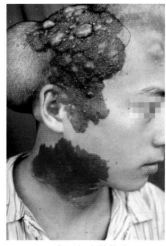
A. 病区与皮肤扩张

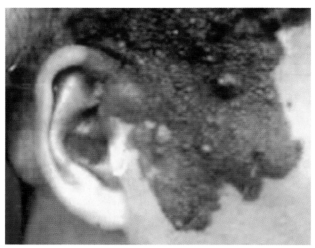
B. 耳颞部病区

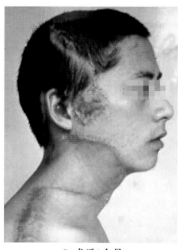
C. 术后1个月

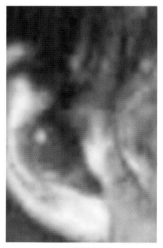
D. 耳前病区

图 1-2-12 诊断:先天性右颞顶颌颈部毛细血管畸形
医疗技术:后头皮肤扩张与肩胛部旋转皮瓣+植皮技术

SYA 标准属于先天性毛细血管畸形或微静脉畸形。

3. 此例是 1986 年病例,其修复采用了传统的邻位旋转皮瓣技术,植皮技术,又有现代的皮肤扩张技术三种技术结合应用。既往修复创面经常将皮瓣移植与植皮技术结应用,被人们称为拆东墙补西墙的方法。而皮肤软组织扩张技术是医师有意识的用此技术(针对创面)按事先周密设计好的进行皮瓣制作,然后修复创面,这是自己生皮来修复自己的方法,也可称为生理的修复方法。此患的修复,可以看出当时的术者是在传统皮肤移植技术理念与新的皮肤移植技术理念相融合时期。

4. 由于当时国内刚开始应用皮肤扩张器不久,对皮肤软组织扩张技术的内涵及应用技术的认识不全面,也不深刻。所以只在前额顶部及颞枕部置放扩张器,修复了侧头颞顶部有发区创面,由于皮瓣面积不足,鬓角区只好植皮,术后有部分成活不佳,换药后愈合。右侧颈、颌部,用肩部旋转皮瓣修复。

5. 颈部是一活动度大,凹凸明显,皮肤松弛,移动性大的部位。皮肤血管瘤切除后的创面修复,由于病区下均是正常的脂肪组织,因此可用皮片或皮瓣修复。由于肩部皮肤较松弛,我们选用邻近肩背部旋转皮瓣修复,颈部可达到松弛状态。不必担心晚期挛缩,影响颈部活动。但下颌缘凸显得弧度减小,皮肤仍显紧张。

6. 本例用邻位旋转皮瓣技术,植皮技术,皮肤扩张技术三种技术结合应用治疗后,虽然修复后大体上是很满意的,说明三种技术都能修复创面,但在体表上残留的痕迹与形态是完全不一样的。皮肤软组织扩张技术与旋转皮瓣技术在病区邻近留有线形皮肤缝合痕迹,植皮技术除在远位留有线形皮肤缝合痕迹(小面积供区)或面积样的表皮与部分真皮缺损痕迹,植皮区由于皮片成活的质量不同,留有植皮痕迹也不同。因此各专家既往均认为皮瓣的外观形态比皮片好。

7. 鬓角是头面颊颞部有发区与无发区标志性部位,形态大体一致,成倒三角形。是绝对外露区域,影响面颊颞部形态。本例血管瘤已侵及右侧耳轮、对耳轮下脚、耳甲腔及耳前上、腮前、鬓角前后及侧额部,其中有发区如鬓角,还有无发区如鬓角前腮部、鬓角后与耳部,以及右侧额部,此区域是修复的难点与重点。本例右鬓角颞腮部区域植皮后形态颜色不佳,虽也可用头发遮挡,但总觉得不美观。采用何种方法修复值得思考。

8. 肩背部旋转皮瓣(邻位皮瓣)是传统经典有效的好方法。修复颈部,皮瓣在颜色上与周围略有差距,由于皮瓣宽度略欠不足,右侧下颌缘凸显形态不明显。

9. 右侧头颞腮颈部形态,较手术前有显著好转,右侧头部效果最佳(缝合口痕迹可用头发遮挡)。颈部皮瓣颜色与周围略有差距,但供瓣区肩部皮肤张力大,至缝合口增宽。鬓角与腮部形态最不好,侧颞部有头发区,由于瘢痕残留少许,缝合口瘢痕宽 1~2cm,上述的不足,均是头皮扩张的面积欠缺,推进缝合后张力大的结果。

10. 本例实践证明,对其修复的难点与重点是鬓角与周围的修复,现在的结果,说明我们在术前的思考显得简单,不够深入。术前的思考、设计是治疗的先导。

> **设想** 现在看,假如枕部置入一大容量扩张器或延续或重叠置放,下位在项部发际缘上,用此部扩张皮瓣形成鬓角;上位在头顶侧部能使皮瓣推进更充分;前额部在发际缘上下置放扩张器,用以形成右侧前额部无发区与有发区;右眼角外侧置入一小容量扩张器,形成鬓角前无发区;右侧面颊外下部置入中等容量扩张器,会使皮肤缝合口落在下颌下或侧颈部,下颌缘会凸显;颈部病区缘下位,置入前后缘长于病区的大容量扩张器,使皮瓣向上推进与上位皮瓣缘缝合,估计手术时会给医师制造出轻松的空间,修复后会比现在的形态好得多。如事先在肩背部置放扩张器,旋转皮瓣的宽度会更充分;或面颊与颈基部置放扩张器,用推进皮瓣的方式修复,颈部会更松弛;耳后与耳内的病区可在上耳郭后与上颞侧置放扩张器,扩张后用推进覆盖耳前上部皮肤缺损。或用全厚皮片修复,较简单。
>
> 一次置入多个扩张器已不是先例,由于手术简单,患者完全可以承担,而且可同时扩张,缩短疗程,减少手术次数,最后可一次修复所有创面。

(杨大平)

病案 13　人工耳蜗植入术后皮肤感染坏死假体外露:颞浅筋膜瓣与植皮技术

【病史与治疗】

诊断:人工耳蜗植入术后皮肤感染坏死假体外露

医疗技术:颞浅筋膜岛状瓣与全厚植皮技术

患者,女,42 岁。15 个月前在某医院行人工耳蜗植入术,4 个月前植入部位有分泌物渗出并逐渐出现皮肤破溃、创面扩大,坏死组织脱落,出现缺损,致植入体外露,曾进行抗炎对症治疗。于 2013 年 5 月 13 日以人工耳蜗假体植入后感染假体外露诊断入院。右耳上后颅侧可见一 1.5cm×2.0cm 皮肤缺损,人工耳蜗植入体外露,其周围有老化瘢痕,无脓性分泌物渗出(图 1-2-13:A、B)。5 月 16 日在全麻下,设计病区与颞浅筋膜切口(图 1-2-13:C),首先清除假体及瘢痕,松解周围软组织向中心移位,充填凹区,之后向颞顶部"Z"形切开,在帽状腱膜浅层反转头皮瓣,于耳前查到颞浅动脉顶支血管,以此为中心两侧,切取 4cm×4cm 颞浅动脉筋膜蒂岛状筋膜瓣(图 1-2-13:D),向后旋转覆盖耳后上方三角形皮肤缺损区(图 1-2-13:E),筋膜上全厚游离植皮(图 1-2-13:F)。术后皮片成活良好。术后 2 个月复查,耳后上方发际内有一 2cm×3cm 植皮成活区,无头发生长(图 1-2-13:G、H)。局部无凹陷。

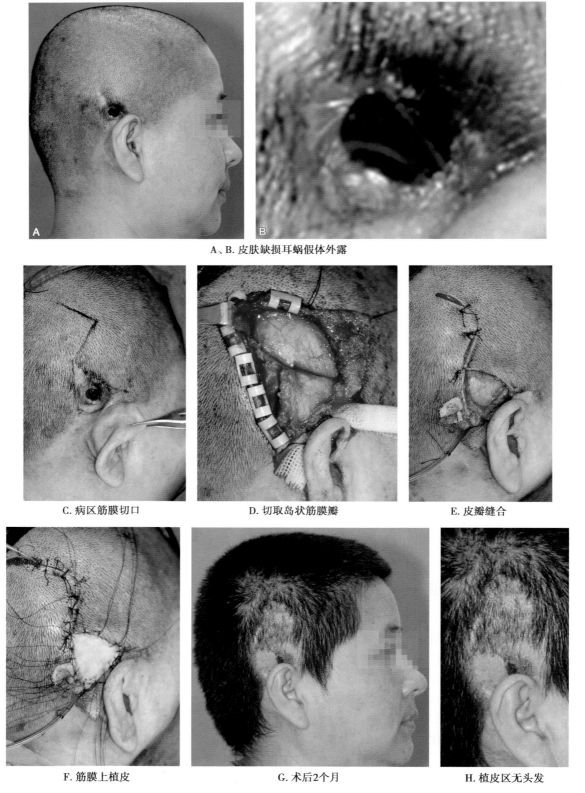

A、B. 皮肤缺损耳蜗假体外露

C. 病区筋膜切口　　　　D. 切取岛状筋膜瓣　　　　E. 皮瓣缝合

F. 筋膜上植皮　　　　G. 术后2个月　　　　H. 植皮区无头发

图 1-2-13　诊断：人工耳蜗植入术后皮肤感染坏死假体外露
医疗技术：颞浅筋膜岛状瓣与全厚植皮技术（任丽虹）

护理要点：①术前供、受区皮肤护理；②术后定时观察局部反应、肿胀、出血等；③测量头顶部局部皮温并记录；④植皮护理常规。

【治疗后的思考】

1. 颞部筋膜在应用上可分为两层，即颞浅筋膜和颞深筋膜。颞浅筋膜表面有颞浅动、静脉分布，形成丰富的血管网。颞浅筋膜与面部的表浅肌肉腱膜系统连成一片。Abul Hassna 等(1986年)对颞部筋膜及其血供作了较深入的研究。

2. 颞部筋膜瓣又称头皮筋膜瓣，是一种多功能、可携带皮瓣、骨瓣、骨膜瓣、毛发等的筋膜瓣移植材料。颞筋膜瓣加植皮，其功能如同一块薄型的皮瓣。本例耳上后侧1.5cm×2.0cm皮肤缺损，我们选用了颞浅筋膜岛状瓣与全厚植皮技术。

3. 带血管蒂的颞浅筋膜瓣含有颞浅动脉及其伴行静脉，血管位置恒定，血供可靠。不用吻合血管、取材方便、操作简单。术中可直接观察到血管的走向，位置邻近缺损区，切口隐蔽，不影响外观。术后组织吸收少。由于其血供丰富，对感染的抵抗力强、疗程短等特点。筋膜移植，其上植皮，是传统的修复创面方法。病区又在耳后上方发际内，是隐蔽部位，头发完全可以遮挡，不用有头发皮瓣修复也是可以理解的。

4. 本例术后2个月复查，局部形态较好，缝合口完全可被头发遮挡，植皮区愈合佳，只是无头发生长。另外还破坏了一条头部非常重要的血管，还要从别处切取皮片。

设想1 现在看本例虽有上述优点，现代的皮肤移植技术要求损伤越小越好。本例是耳上后侧有头发区，头皮缺损似三角形，面积不大，是旋转皮瓣的适应证。如用旋转皮瓣，从缺损区沿发际缘向后切口，筋膜浅层剥离一定范围，即可旋转覆盖创面，手术会更简单，并且还不用移植筋膜和皮片，愈合后还有头发生长(如本章病案7)。

设想2 现代皮肤软组织扩张技术已大量在全身应用，有头发头皮缺损，应用皮肤扩张技术修复，已是首选的最佳方法。本例如用皮肤扩张技术，损伤还会更少，残留的痕迹比旋转皮瓣技术还要小，只是需二次手术。

现代整形外科对创面的修复已提高到以形态为标准的时期。即修复后要求皮肤的质地、颜色、弧线、与被修复区协调、痕迹少、供皮区损伤小，甚至无损伤。因此，我们不应因病区是在隐蔽部位，就降低修复标准。修复的好坏应从正常形态评价，有些部位会给医师增加困难，还有些部位能为医师减轻负担。因此，医师无论什么情况都应从正常状态出发要求自己。

（任丽虹）

病案14 右侧颞额部发际缘处鳞状细胞癌：耳后发际缘内外筋膜蒂岛状皮瓣技术

【病史与治疗】

诊断：右侧颞额部发际缘处鳞状细胞癌

医疗技术：耳后发际缘内外筋膜蒂岛状皮瓣技术

患者，女，47岁。1年前发现右侧前额部发际处一疣状物，略硬感，边界不清，时有破溃出血，其硬物逐渐扩大，近月就医病检为鳞状细胞癌。2000年4月12日入院。右颞额部发际缘处可见一1.8cm×1.6cm疣状病区，表面有小点状溃疡，触之坚实感，基底有浸润，边界不清。略有充血可见有结痂，有少许分泌物，易出血(图1-2-14：A)。4月18日行右侧颞额部发际缘处鳞状细胞癌扩大切除：于前额部超出可视病区域外2.0cm为直径画圆，将筋膜连同颞肌或额肌一起切除，显露颅骨(图1-2-14：C)。即为头皮切除范围(图1-2-14：A、B)。在切取筋膜时，如见有顶支血管要保留。在病区同侧耳后发际内外与前额发际相似部位，其有发区与无发区的比例应与病区近似，发际缘与头发走向应与前额一样，按已切除病变区域多出1cm为直径，设计相似圆形皮瓣(直径6.0cm)(旋转半径要充分)，还要考虑皮瓣向前旋转后有一定向逆旋转的角度。另在此皮瓣上方6~8cm处取一点,此点应在或接近,颞浅与耳后动脉密集吻合区域,从此点向皮瓣前缘发际点与皮瓣后缘连线,形成水滴样皮瓣(图1-2-14:B)按此设计切开皮肤皮下,再于此与已切除的病变区域之间头皮,从耳上斜行向上至已切除的病灶区创缘设计一斜行切口,切开皮肤皮下(图1-2-14:C)将头皮向上下剥离翻转,显露侧颞部颞浅筋膜,可见颞浅、耳后、枕动脉。切开皮瓣下方切口下的颞浅筋膜,使其与皮瓣连在一起,从颞浅筋膜下疏松结缔组织层掀起皮瓣,其前缘至耳上极下3cm处,横行至耳颅角处,切断结扎耳后动静脉及筋膜。再沿耳后根部向上绕行经过耳前至额部创面,结扎切断颞浅动静脉及筋膜。从颞浅筋膜下连同皮瓣一起掀起,顺便结扎枕动、静脉。最后于已掀起的筋膜前缘(即前额创面后缘)向顶结节前6~7cm处及皮瓣后缘向顶结节后3~4cm处,适当切开颞浅筋膜,即形成耳后发际缘内外筋膜蒂皮瓣(图1-2-14:D),使耳后发际皮瓣向左侧逆行旋转至前额部创面,对准发际缘适当位置即可(图1-2-14:E),将皮瓣上方三角形瓣适当插入已翻回的头皮瓣内,缝合相对应皮缘(图1-2-14:E、F),敷料覆盖。于同侧腹股沟处梭形切取适当面积全层皮片,植于耳后供瓣区创面。术后第一天出现一时性皮瓣淤血现象,但很快转好。术后病理诊断:鳞状细胞癌。术后12天,皮瓣成活良好,发际缘内已有头发生长,耳后植皮区一期成活(图1-2-14:G、H)。术后17个月(图1-2-14:I、J、K)复查,右侧颞部发际缘清楚,其前额部只见半弧形缝合口痕迹,瘢痕已软化,皮瓣颜色与前额部近似,发际缘内头发生长良好。

护理要点:①术前常规剃头清洗;②检查术后包扎的松紧度,注意包扎过紧;③皮瓣与皮片移植护理常规;④引流与积液检查;⑤术后每30分钟行一次皮瓣充血试验,并记录,6小时后改为1小时1次,3天后停。

【治疗复查后的思考】

1. 发际缘处鳞状细胞癌扩大切除后,形成一皮肤缺损区内包括有头发区及无头发区,这一特殊部位,如要用无头发区皮瓣修复,会影响发际缘的形态。必须移植一既有头发区又有无头发区的皮瓣。我们设计了耳后发际缘内外筋膜蒂皮瓣,转移修复发际缘区域皮肤缺损。如何形成其他处发际缘处皮瓣,还值得深入研究。

2. Galvao于1981年应用颞浅动脉为血源的头皮耳后乳突区无发区皮瓣,进行鼻、颜面部修复手术8例获成功,但均需4次手术完成。Dias和Chhajlani(1978年)在灌注尸体颞浅动脉,发现由顶支发出的一支横贯头顶直至对侧乳突区边缘,据此设计宽不少于10cm头皮筋膜瓣,携带对侧耳后无发区皮瓣。

3. 头皮血供非常丰富,有5对直接皮下供血动脉。杨大平、陈宗基、秦小云、吴念等对于头皮血管解剖学研究均显示各血管之间有广泛丰富的吻合,且在皮下组织层从周围向颅顶汇集,并跨越中线与对侧相互吻合成网,较为集中的分布于头皮正中矢状线的周围。解剖学研究证实头皮各血管之间的稠密吻合区域:①颞浅动脉顶支与耳后动脉多集中在耳郭上方至顶结节之间,耳上1.5~5cm向上端8~9cm之间的3.5cm×3cm范围的颞浅筋膜内;②耳后动脉与枕动脉多集中在耳后3~6cm,耳上极向下3cm以上的3cm×4cm范围的颞浅筋膜内;③颞浅动脉与枕动脉多集中在顶结节处4cm×3.5cm范围的颞浅筋膜。另外颞浅动脉顶支、额支与前额部血管以及各血管与颅对侧血管均有密集吻合区域,头皮静脉均无瓣膜,初始常伴动脉而行。但常随着血管的分支扩展,距离加大,常不伴行。

4. 本皮瓣是以头皮各血管之间密集的吻合区域为基础,以耳后发际缘内外为皮瓣设计中心,以皮瓣下端至顶结节之间的距离为旋转半径,以耳后与枕动脉之间的稠密的3cm×4cm吻合区域为筋膜设计中心,切断颞浅、耳后、枕动脉。将此三个动脉之间的吻合密集区域包含在皮瓣及筋膜内。颅对侧各血管或前额部血管通过颅顶部跨越中线的吻合网或前额部血管与颞浅额顶支的吻合网,再通过顶结节处颞浅与枕动脉吻合网或顶结节至耳之间区域的颞浅与耳后动脉吻合网,最后通过筋膜供应耳后与枕动脉吻合密集区域及皮瓣。Marty(1986年)认为颞浅动脉能供应整个头皮的血供,用于头皮撕脱伤吻合头皮瓣成活。可能是颅对侧血液通过吻合网供应残留的颞浅动脉主干,再供应皮瓣下的耳后与枕动、脉吻合密集区域。

5. 头皮瓣常表现静脉回流不足是造成皮瓣坏死的多发原因,皮瓣内的静脉血可能均是通过各区域的吻合网,再通过颅顶静脉网回流至对侧静脉或前额部静脉。为保证静脉回流,手术中如在筋膜上看到静脉一定将静脉包含在蒂内,不要受筋膜蒂设计限制,可增加筋膜宽度,或顺静脉走行解剖,如无法辨认静脉者,应增加筋膜宽度,一般为2~3cm,本例皮瓣所带的筋膜宽度10cm。术后筋膜蒂及皮瓣不能有张力。在解剖时要注意,如靠近顶部缺乏较厚的筋膜时,更应注意静脉回流,在向上形成筋膜蒂时,尽量不要靠近顶部。

6. 颞浅筋膜下剥离应在颅骨骨膜浅层与筋膜下疏松结缔组织之间进行,尽可能多地携带筋膜下疏松

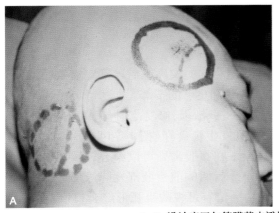
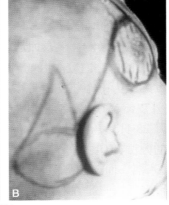

A、B. 设计病区与筋膜蒂皮瓣切口

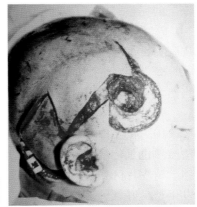

C. 切取筋膜瓣

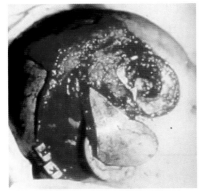

D. 形成筋膜瓣

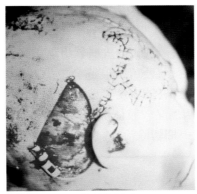

E. 修复前额区

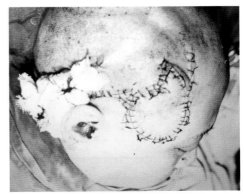

F. 耳后创面植皮

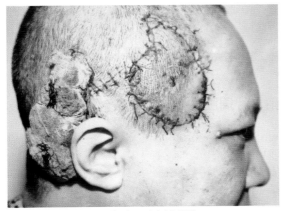
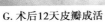

G. 术后12天皮瓣成活

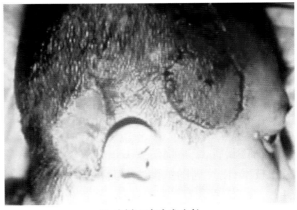

H. 皮瓣已有头发生长

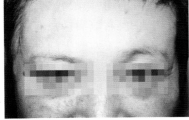

I. 术后17个月

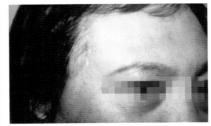

J. 半弧形缝合口痕迹

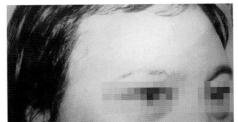

K. 发际缘清楚

图 1-2-14 诊断:右侧颞额部发际缘处鳞状细胞癌
医疗技术:耳后发际缘内外筋膜蒂皮瓣技术

结缔组织,有利于静脉回流。由于各血管吻合点均在颞浅筋膜内或上下软组织内,分离筋膜时应注意保护该层的完整,以免造成血管网的缺失。

7. 为了减轻颞浅筋膜张力,我们在设计时皮瓣上方多出一个三角形瓣,其插入头皮内会减轻局部头皮张力,进而也会减轻对筋膜的压力,以防影响血供及回流,进而影响头发生长。

8. 发际缘的形成是此皮瓣移植后的中心内容。因此形成与对侧相同的发际缘后再确定皮瓣缘位置,当然乳突区皮瓣设计就应以形成发际缘为中心与皮瓣转移方向、位置和足够的蒂部。

9. 颞筋膜蒂乳突区发际缘内外皮瓣,只适合修复同侧发际内外皮肤缺损,修复范围有限。

10. 术后17个月(2001年9月28日)复查发际缘清楚,缘内头发生长良好(图1-2-14:I、J、K)。本方法虽然也是传统的拆东墙补西墙的方法,但供全厚皮片区面积较小,在腹股沟处可以缝合,又可穿短裤遮挡。植皮片区在耳后,也可用头发遮挡。而前额部是显露部位,修复后两侧前额颞部发际缘形态对称,头发生长良好,已遮挡发际内的缝合口痕迹,只是在右前额颞侧无发区留有可视的半弧形缝合口痕迹(图1-2-14:I、J、K),至17个月复查时已软化(图1-2-14:K),皮瓣颜色与额部近似。

11. 特点　本例是前额部发际内外皮肤鳞癌,又是外露部位,其修复是以发际缘为标志,因此移植皮瓣的要求是必须有发际缘,皮瓣一半必须是有头发区而另一半是无头发区。耳后发际缘内外筋膜蒂皮瓣是一种新型皮瓣。实践证明也是可行的方法。现代的皮肤软组织扩张技术,由于能形成多余皮肤,修复前额部发际内外皮肤缺损会更简单,损伤会更小,残留的痕迹会更少,形态会更好。但此例术前已明确疾病为额部皮肤鳞状细胞癌,虽理论上讲,皮肤鳞癌较少发生远位转移,如治疗方法适当,皮肤鳞癌患者的5年生存率可达到90%以上。但一般头颈部鳞癌又较肢体部位鳞癌转移率为高。是及时切除病灶,还是延期切除病灶,值得斟酌。我们采取了就诊后一期切除治疗。

> **设想**　假设本例不是皮肤鳞状细胞癌,而是一般皮肤疾病,在病区左侧额部发际内外,包括病区,植入一个扩张器,扩张后,前额部发际内外左侧的扩张皮瓣向右侧推进,与对侧发际缘对合,手术更简单易行,损伤小,并且前额部只在发际缘处留有缝合痕迹。另外,我们已对右鼻翼部鳞状细胞癌,成功应用了皮肤扩张技术(如第六章病案20)。

病案15　前额、眉、上睑烧伤后瘢痕并上睑外翻:皮片周围扩张法大面积全厚皮片移植技术

【病史与治疗】

诊断:前额、眉、上睑烧伤后瘢痕并双上睑外翻、眉毛缺失

医疗技术:皮片周围扩张法大面积全厚皮片移植技术

患者,女,22岁。2年前因爆炸,前额部至发际缘内3~4cm(左侧重、右侧轻)烧伤,经近2个月换药后瘢痕愈合,双眉毛缺失,由于瘢痕逐渐挛缩使双侧上睑外翻畸形。1989年10月15日入院,前额部只在眉间鼻背部有少许正常皮肤,向上至发际内3~4cm与双上睑均为瘢痕皮肤,颜色浓淡不均,瘢痕较韧,凹凸不平,与皮下有移动性。瘢痕致使双上睑外翻,闭眼受限,左侧重。左侧眉毛全部缺失,右侧眉区只有极少眉毛生长,前额显得高,发际缘不整齐(图1-2-15:A、B)。1989年10月20日进行手术,于左侧大腿外侧预切取全厚皮片的前后侧皮下置放扩张器,3周后注水扩张(图1-2-15:C)。1990年2月28日,行前额靠近左侧3/4,上从发际缘下至左睑缘,以及右上睑瘢痕切除,使上睑复位。再于左大腿两侧扩张皮肤中间切取带皮下脂肪的皮肤,创面用两侧扩张皮瓣推进闭合。将带脂肪皮肤修剪成全厚皮片,移植于前额左上睑与右上睑处,缝合打包压迫。术后两周拆除包扎与缝线,皮片全部成活(图1-2-15:D)。

护理要点:①术前清洗双眼,使其降低炎症程度,并加以保护;②扩张器植入护理常规;③植皮护理常规。

【治疗后的思考】

1. 额面部是绝对外露部位,此患者是前额上睑眉区烧伤,瘢痕挛缩造成双上睑外翻畸形,不能闭眼

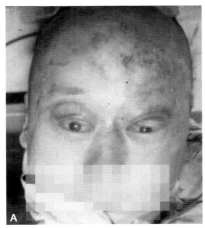 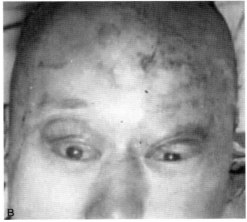

A、B. 前额眉上睑瘢痕眉缺失

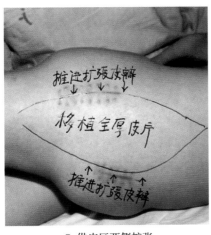

C. 供皮区两侧扩张

D. 术后2周皮片成活

图 1-2-15 诊断:前额、眉、上睑烧伤后瘢痕并双上睑外翻、眉毛缺失
医疗技术:皮片周围扩张法大面积全厚皮片移植技术(周韦宏)

(以左侧为重),并牵拉外眼角使下睑外侧也向上移位,左眉毛缺失,右眉毛稀少。瘢痕皮肤颜色浓淡不均,表面凹凸不平,质地韧硬,瘢痕皮肤下有移动性,明显影响形态。

2. 前额部是由发际缘与眉毛将其围绕的局限性区域,眉毛将上睑与前额分开,只有下位的两侧与中间有狭窄皮肤与颞部、眉间鼻背皮肤相连。既往常用的治疗方法只能从他处切取中厚皮片移植。

3. 皮肤扩张技术应用至今,在这个额部特定部位,经验告诉我们,前额部正常皮肤残留1/2以上时,应用扩张技术会取得很好的效果;如果瘢痕皮肤超过1/2以上,扩张器应用就受到限制,正常皮肤越小可能性越小。虽然皮肤扩张技术修复前额瘢痕是最好的方法,但由于此例前额部正常皮肤残留的只有少于1/4,并且还在眉间,仅用这不到1/4的正常皮肤扩张修复整个前额实属困难,可能性几近零。因此前额部皮肤瘢痕(尤其大面积)的修复至今仍然是以皮片修复为主。

4. 皮片移植技术:自有外科皮肤移植技术以来至20世纪60年代,此技术得到全面深入的发展,已是非常成熟的创面覆盖的方法。由于中厚皮片植皮后,晚期再挛缩与色素沉着明显。我们选用了大面积全厚皮片移植,在质地上与皮瓣近似,不能算是一种最好的方法,但比中厚皮片要好得多。因此对于大面积前额部瘢痕的修复方法,还需我们努力改进和创造。

5. 关于大面积全厚皮片的来源,目前可有两种方法切取:一为皮肤扩张技术,一为下腹整形技术。此例我们选用了皮肤扩张技术,在左大腿外侧选定位置置放扩张器,待扩张后,切取不扩张的皮肤,形成全厚皮片,供全厚皮片区,用扩张皮瓣修复。全厚皮片移植修复受区。由于大腿外侧皮肤厚,皮下质地较致密,我们选为全厚皮片供区,修复前额是否最好,还需实践与比较。

6. 上睑皮肤是全身皮肤最薄(0.06mm 左右)、柔软、移动性大,汗腺皮脂腺分泌缺乏,组织结构松散、疏松结缔组织较多的特殊部位。全身除阴茎、会阴皮肤与其近似外,其他处皮肤均厚并带有皮下脂肪。

7. 用什么部位全厚皮片修复上睑,由于用皮肤厚的部位如上臂前、外侧等修复上睑,晚期复查时患者常反映,上睑发紧、发沉、不适及厚实感,因此选择与上睑类似皮肤为最佳,如上臂上内侧以及大腿上内侧,阴茎与阴唇皮肤也是较好部位,只是色深。目前上睑瘢痕的修复仍以皮片修复为主,但选用什么部位为最佳供区,仍值得深入细致的研究与实践。

8. 目前上睑瘢痕的修复仍然是以矫治畸形保护眼睛为主。手术在切除上睑病区时,一定要耐心细致,应尽量将疏松结缔组织保留在原位,因其是上睑活动的基础,决不应连同病区随便一起切除,必须重视,彻底松解后,再以全厚皮片覆盖,打包压迫。

9. 本例由于选用大腿外侧较厚的部位为皮片供区,用整张皮片修复前额与左上睑,以及右上睑区,未再从上臂上内侧切取。术后半个月,皮片成活后睁闭眼时发现,左上睑缘形成的不佳,是由于上睑缘上残留的皮肤未被切除的结果,睁眼时易折叠,而右上睑缘上全是植皮区(愈合的组织在恢复期),皮肤厚硬影响睁眼。

10. 关于双侧眉毛缺失,常在二期修复,修复的方法有头皮片移植法、颞浅血管蒂头皮岛状皮瓣法及人工种眉法和画眉法。

设想 上睑外翻临床上经常见到,目前又以全厚皮片修复为主,而各家所选用的供区又不相同,在上睑功能、颜色、质地上,临床应优选出用于上睑植皮的最佳供区。另外,上睑皮肤有部分瘢痕,是将上睑皮肤全部切除还是只切除瘢痕,应总结经验,以提高上睑修复效果。颜面部大面积瘢痕,我们已尝试用肩上胸部扩张皮瓣修复如本章病案43、44与45。

(周韦宏)

病案 16 先天性前额左上睑颞颊部黑色素痣:大面积中厚皮片移植技术

【病史与治疗】

诊断:先天性前额左上睑颞颊部黑色素痣并左眼缩小

医疗技术:大面积中厚皮片移植技术

患者,女,19 岁。生后在左侧前额眉上内侧可见有毛发的黑痣,凸出皮肤表面,横径约 3cm,逐渐增大,近 4 岁时已向上下长入上睑、前额,由于毛发生长也很快,需定时修剪。5 ~ 6 岁时长至鼻根部,以后侵及鼻背,至 16 ~ 17 岁以后生长缓慢。1982 年 3 月 15 日入院时。黑毛痣占据前额 4/5,从右眼中外 3/4 纵轴线向左至左眼角外侧宽 12.5cm,下从鼻背中 1/3 向上至额中上 1/3 处长 10cm,黑毛痣占据鼻背左上睑眉间前额。左上睑由于黑痣下垂已影响睁眼,左眼上毛发需经常剪除,不然遮挡左眼视线(图 1-2-16:A、B)。3 月 21 日手术,行前额、上睑、鼻背部黑色素痣彻底切除,右眉内侧保留少许黑痣,皮下脂肪正常。从左大腿内侧用鼓式取皮机,切取整张中厚皮片,移植至前额鼻背上睑植皮。术后 10 天,皮片全部成活,3 周复查左侧眼裂横径与纵径较右侧明显缩小,但睁闭眼正常(图 1-2-16:C)。

护理要点:①术前剃除毛发,清洗;②左大腿内侧备皮,消毒包扎;③植皮护理常规;④术后包扎,观测左眼分泌物;⑤挤压外敷料,查看打包的基底有无分泌物与局部压痛是加重,还是减轻。

【治疗后的思考】

1. 先天性前额、眉间、鼻背、左上睑眉部黑色素痣,占据了额部无发区的 4/5 面积,此病是全层皮肤病变,有毛生长,已遮挡左眼,且需定时修剪。不但影响外观,而且已影响左眼功能。由于 14 ~ 15 年遮挡左眼,眼裂与眼球发育已受影响,左眼球与眼裂均小。

2. 在皮瓣移植技术种类很少的 20 世纪 60 年代以前,皮片移植技术得到全面深入的发展,是临床修复创面最主要的方法,临床医师已熟练掌握了植皮技术、技能与技巧。皮片移植会在供皮区留有痕迹,如感

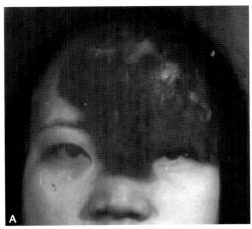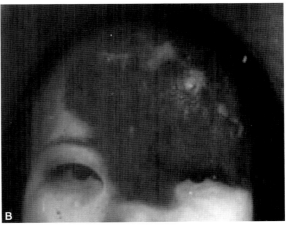

A、B. 前额左上下睑颞颊部黑色素痣

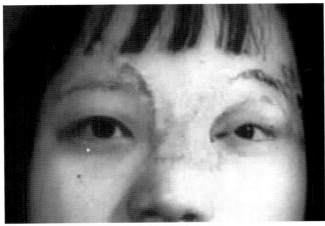

C. 术后3周中厚皮片成活

图 1-2-16　诊断:先天性前额左上下睑颞颊部黑色素痣并左眼缩小
医疗技术:大面积全厚皮片移植技术(周韦宏)

染痕迹会更大,另外植皮后还有成活率,最大缺点为晚期再挛缩与色素沉着。现代各种皮瓣移植的大量出现,特别是皮肤扩张技术(1976 年)的临床应用,已大大地减少皮片的应用机会。本例是 20 世 80 年代的病例,是皮片移植、皮瓣移植时代,而皮肤扩张技术刚刚临床应用,三种技术交融时期,我们按习惯采用鼓式取皮机切取中厚皮片移植方法。

3. 对于面部上 1/3 无发区皮肤大面积黑痣,周围又有发际缘、眼、鼻等组织器官间隔,而此患病变的下缘已侵袭到眉间鼻背中 1/3 处,左上睑下缘,范围大,确实给修复带来难度,如何能更好地修复,给整形科医生提出了很高的要求。30 年后看,虽说皮瓣形态好于皮片,但大皮瓣尤其是大的薄皮瓣的来源仍有一定困难,中厚皮片移植仍不愧为一种能改善形态的传统方法。因此,目前如何能形成大面积薄皮瓣,用来修复面部皮肤缺损仍然是热议话题。

4. 既往无法提供大面积全厚皮片,只能小面积应用,现代技术(近 30 年皮肤扩张技术、下腹壁整形技术)完全可以制作出大面积全厚皮片,如应用于前额部,成活后在表面形态上一定比中厚皮片好,但成活率比中厚皮片低。

5. 此患者左上睑由于黑痣下垂已影响睁眼 14～15 年,植皮后左眼横径与眼裂已明显缩小,眼球与瞳孔都变小,这种继发性变化是多年不活动的结果(用进废退),为以后修复带来相当大的难度,提醒医师与患者在邻近器官的皮肤疾病,如易影响功能应提示主动早期治疗。

6. 修复后的形态　在视觉上较手术前有显著好转,但皮片的颜色、质地与颜面部有差距,缝合口会留有痕迹,以及两眼不对称又会突显出来。由于年龄小,以后努力训练适应会促进恢复,必要时可以手术开大眼裂。

7. 皮片移植分四种　即真皮下血管网皮片、全厚皮片、中厚皮片、刃厚皮片，随着皮片厚度的增加，其成活后质地、颜色等，趋向正常皮肤。因此，各种皮片在临床上表现出各自的种种优点与缺点。

> **设想**　颜面部创面行皮片覆盖，只能称为一种方法，不能为最好方法。因此，如何创建、形成大面积，而又薄的皮瓣与转移方法，是我们整形科急需研究与实践话题。由于局部皮瓣及邻位皮瓣无法应用，我们已尝试用肩部带蒂扩张皮瓣转移修复面部的方法如本章病案43、44与45；用前臂带蒂扩张皮瓣，二期转移修复前额皮肤缺损如本章病案17。由于现代皮肤软组织扩张技术，能制作出在颜色质地与邻近创面完全一样的皮瓣，得到医师与患者的喜爱，因此应用范围逐渐在扩大，目前已替代了很多皮片移植的适应证。

（周韦宏）

病案17　外伤后前额左颞部皮肤缺损肉芽创：左头皮+前臂扩张带蒂皮瓣技术

【病史与治疗】

诊断：外伤后前额左颞部皮肤缺损肉芽创

医疗技术：左耳后上头皮扩张与左前臂扩张带蒂皮瓣技术

患者，男，26岁。2010年11月28日21时36分酒后被车撞伤，昏迷，左侧前额、左颞部、左耳轮、右手背等皮肤缺损，右腹部皮肤擦皮伤，在零下21℃待了近3.5个小时。至29日0时30分时被别人发现，1时后送至医院抢救，次日清醒，手部、腹部、前额、颞部创面换药治疗。12月17日转入我院。前额部偏左侧无发区大部分皮肤缺失，长10.5cm，宽9.5cm，有4cm×2.5cm颅骨外露，左颞部有发区皮肤缺失，长8.5cm×9cm，也有3cm×2cm颅骨外露，鬓角区已瘢痕愈合，左耳轮上部缺失已趋于瘢痕愈合（图1-2-17：A、B）。入院后各创面仍然换药至2011年1月11日行第一期手术，于左头颞枕顶后侧与左前臂上1/2桡背侧（与前额部的关系）设计带蒂皮瓣，分别植入扩张器。术后7天拆线后出院，回当地行各部位换药与左头颞枕顶后侧及左前臂扩张器注水扩张，3月8日注水停止（图1-2-17：C、D、G），持续扩张至2011年4月12日第二次入院，前额部骨面已被瘢痕覆盖（图1-2-17：C），左颞部骨面已被肉芽覆盖，只残留部分创面（图1-2-17：D）。又于4月19日行第二期手术，首先在左颞部清创，然后行左侧头颞枕顶耳后侧扩张皮瓣向前推进旋转修复颞额部秃发及鬓角（图1-2-17：E）。之后在前额部切除瘢痕及清除一层颅骨表面骨质（图1-2-17：F），再于左前臂扩张皮肤上形成带蒂皮瓣（图1-2-17：H），将左前臂移至前额部，带蒂皮瓣与创面对合，缝合后石膏固定（图1-2-17：I）。待3周后，5月10日行断蒂术（图1-2-17：J、K、L）。2011年9月19日（断蒂后4个月零9天）复查，前额部弧度形态佳，皮瓣有明显色素沉着，略有痛觉及触觉，有汗毛生长（图1-2-17：O），上提额部时，左前额部无额肌运动（图1-2-17：M、N），睁闭眼功能正常。左颞部秃发及鬓角已修复（图1-2-17：P），有头发生长，只是鬓角的毛发和形态与右侧略有不同。左前臂供皮瓣区残留有缝合口痕迹，瘢痕增宽（图1-2-17：Q）。

护理要点：①术后引流护理与积血或积液观察；②按皮肤扩张器植入术后，注水扩张护理；③推进皮瓣与带蒂皮瓣血运观察与充血试验；④带蒂皮瓣，石膏管形（头与左上肢位置）固定护理；⑤左上肢带蒂皮瓣蒂部训练护理。

【治疗复查后的思考】

1. 前额部无发区皮肤（尤其较大面积）缺损，由于是在显露的可见部位，修复后外观形态要求高，周围环境受限，是临床修复的热点与难点。此例传统方法是将颅骨外板钻孔肉芽生长后植皮或前臂的带蒂皮瓣修，或游离皮瓣。无论哪种方法移植后的皮肤形态（质地、颜色等）与质量都不如前额部皮肤。在前额部皮肤缺损不到1/2时，皮肤扩张技术是一种最好的方法，如超过1/2以上时，所剩余皮肤应用扩张技术，有一定难度，需进一步研究。因此前额部较大面积皮肤（无发区）缺损的修复，仍然是整形科值得深入研

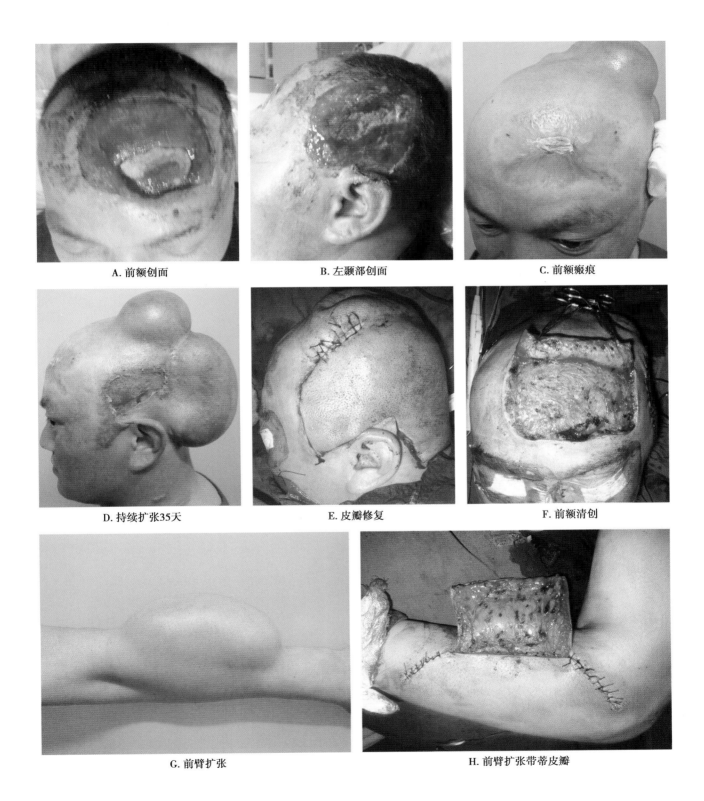

A. 前额创面   B. 左颞部创面   C. 前额瘢痕

D. 持续扩张35天   E. 皮瓣修复   F. 前额清创

G. 前臂扩张   H. 前臂扩张带蒂皮瓣

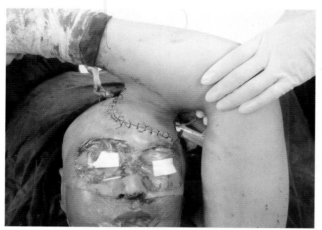

I. 与额部创面连接

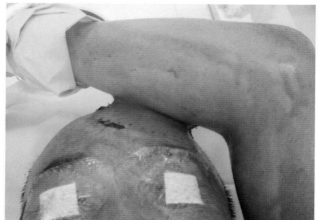

J. 接连3周

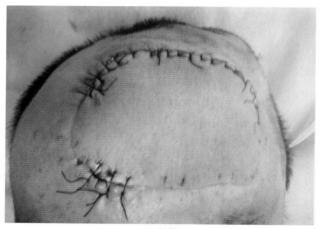

K. 断蒂

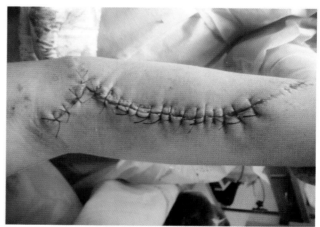

L. 前臂缝合口

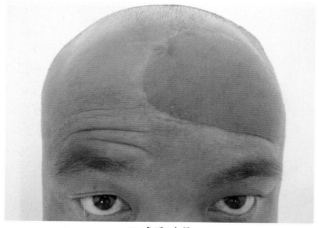

M. 术后4个月

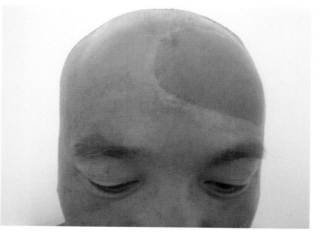

N. 前额

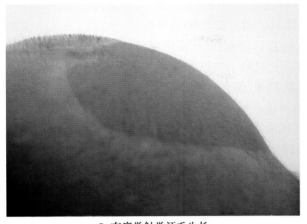
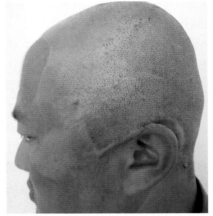
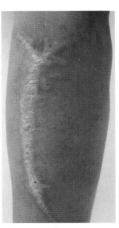

O.有痛觉触觉汗毛生长　　　　　　　　　P.颞部　　　　　　　Q.前臂

图 1-2-17　诊断:外伤后前额左颞部皮肤缺损肉芽创
医疗技术:左耳后上头皮扩张与左前臂扩张带蒂皮瓣技术

究的热门话题。我们选用了传统的前臂带蒂皮瓣。

2. 关于急性皮肤缺损的修复问题,既往主张急诊行游离皮瓣移植,尽早闭合创面或换药后植皮,这样除手术复杂外,还会留有另外两处(取皮片区、供皮瓣区)手术痕迹。我们将现代皮肤扩张技术与传统带蒂皮瓣技术结合应用。虽取得一些进步,免除了皮片移植操作,但还有不足之处。

3. 此患有两处较大面积皮肤缺损的创面　一处是前额部为无发区,有颅骨外露经换药后瘢痕覆盖,其周围有发际缘、鬓角、眉毛包绕,缺损已超过前额无发区的 1/2 以上。另一处是颞额鬓角部位的有发区皮肤缺损(少许无发区),修复需有头发。各专家对此两处较大面积皮肤缺损,所采用的修复方法可能会不尽相同。由于局部皮瓣及邻位皮瓣均无法应用。我们选用了传统的前臂带蒂皮瓣与皮肤扩张技术结合应用,由前臂携带扩张皮瓣修复前额部皮肤缺损。左耳后侧头颞枕顶部扩张皮瓣,修复颞额部秃发及鬓角。

4. 皮肤软组织扩张技术,由于能提供多余皮肤,并且能用局部皮瓣修复创面,可使修复后的效果大大提高。已大量应用在皮肤瘢痕、肿瘤切除后的创面上,但急性皮肤缺损的应用,还没有成熟经验。既往认为急性皮肤缺损无法应用皮肤扩张技术。本例我们为了探索皮肤扩张技术在急性皮肤缺损中的应用,在接诊后即在耳后头顶枕部及左前臂置放扩张器,在注水及等待的同时,两处创面换药。经 3 个月余的换药,前额部创面已愈合,颞部创面也已明显缩小,扩张皮肤已形成。最后用准备出的多余皮瓣修复。对皮肤的破坏大大减少,并且创面用皮瓣修复。只是必行第二次手术。

5. 对前额部创面的修复,由于缺损面积较大,我们选择了前臂为供区,应用皮软组织扩张技术,使皮瓣增大面积的同时又变薄,以传统的带蒂皮瓣方式转移至前额覆盖创面,供区可直接缝合,只残留手术缝合痕迹。前臂皮肤移植后的结果显示与前额部皮肤颜色明显不一样,并且还无感觉,采用哪个部位为供区最合适,还值得进一步研究。此手术虽前臂创口可以缝合,但仍是拆东墙补西墙的方法。如何在前额部残留的正常皮肤少时,又能用一定的方法修复缺损,使前额部形态佳,是值得进一步研究与实践的问题。

6. 鬓角区有发区的修复,应用头皮扩张技术,可以形成。我们在颞枕部扩张皮瓣上形成鬓角处皮瓣时,担心鬓角尖端血供不佳(本章病案 9 的教训),形成的较宽和短的形态,与对侧有明显差距。因此如何能形成尖窄与对侧一样的鬓角值得细致处理与实践。

7. 前臂皮瓣转移后 4 个月余复查,前额部形态佳,皮瓣质地与原皮肤有差距,皮瓣有色素沉着(图 1-2-17:M、N),可能与失神经或一时性供血不充足或外露部外紫外线照射等有关。一般讲皮瓣移植后常无色素沉着,但此例色素沉着明显,值得进一步研究。

8. 本例采用了现代的皮肤软组织扩张技术,利用产生的多余皮肤,用传统的转移方式,修复颞部及成形鬓角(图 1-2-17:P)。另外采用传统的带蒂皮瓣的携带技术,用前臂扩张皮瓣修复前额创面(图 1-2-17:M、N)。取得了破坏性小,痕迹少,形成前颞部皮肤、鬓角,外观形态较满意的结果。只是在左前臂和创面处留有手术缝合痕迹(图 1-2-17:Q),前臂缝合口增生说明有张力。治疗过程较长,需三次手术。

9. 关于急性皮肤缺损深部组织外露的处置理念。既往对创面外露要求及早修复,预防感染及向深部侵犯,破坏组织。较小创面一般局部皮瓣可以修复或植皮修复。较大创面,临床也研究出很多急诊覆盖创面的方法,但都破坏性很大,在体表留的痕迹多,而且还有一定风险。皮肤软组织扩张技术出现以后,由于能补充既往缺皮这一关键问题,并且还可以形成与局部皮肤质地、颜色,甚至细胞结构完全一样的皮瓣,用此皮瓣修复创面,大大地改变了既往所有皮肤移植技术的不足。因此对创面修复就有:简单、修复后效果好、风险极小(只是需 3 个月的制作)与复杂、损伤大、存在风险、效果差些的方法摆在面前,冲击着我们的思维。所以如何改变急性(或慢性)创面的修复理念值得深思,另外创面只有一次修复,并且修复后的痕迹会留至终生。因此创面的修复,采用什么方法确实值得医师慎重思考。本例我们采用了不急于修复创面,而用修复效果好的皮肤扩张术与传统的带蒂皮瓣结合技术的理念。

10. 本例急性皮肤缺损,如不进行急性皮肤覆盖,势必要对创面处理。关于创面换药处理,临床医师已有很多经验,并且完全可以掌握创面瘢痕覆盖技能。对于特殊病例如骨髓腔外露或重要血管外的病例,要具体思考。

> **设想**　前额部皮肤被发际、眉毛包绕,是一受限制区域,皮肤皮下由颅骨支撑,呈一圆弧形。临床上常以皮片移植修复。在临床上如何形成大面积而又薄的皮瓣是值得深入研究与实践的问题。本例如在前额的右侧重叠置放扩张器,扩张后会修复前额较大部分。不足者,或再次扩张,或再补以带蒂皮瓣是一探索。如在前臂置放与前额等宽度的扩张器,并且重叠或延续置放,会形成更多的多余皮肤,有可能修复更大面积缺损。关于皮瓣色素沉着,可能是失神经支配的结果,前额部皮瓣再恢复神经支配有一定难度。

病案 18　右侧前额眉毛部烫伤后瘢痕并右眉部分缺失:前额皮肤软组织扩张技术

【病史与治疗】

诊断:右侧前额眉毛部烫伤后瘢痕并右眉部分缺失

医疗技术:皮肤软组织扩张技术

患者,女,23 岁。2009 年 2 月 28 日右侧前额部眉毛处烫伤,经换药创面愈合,但皮肤留有瘢痕,颜色深,右眉内侧只留有极少眉毛,已行文眉术。为修复右额部瘢痕于 2003 年 4 月 16 日入院,右眉已行文眉,只有内侧 1/10 眉毛,眉上瘢痕皮肤略斜内上至发际缘下,形态不等,下宽(近似眉宽)上窄,瘢痕已软化,有较浅的色素沉着,皮下移动性较好(图 1-2-18:A、B)。4 月 20 日行前额部筋膜下,在瘢痕的左右侧各置放一个扩张器,3 周后注水扩张至超量 20%(图 1-2-18:C、D)。又于同年 7 月 8 日行前额眉上瘢痕切除,扩张皮瓣推进修复(图 1-2-18:E、F)。创口一期愈合。2 周复查,前额部有一纵行曲线缝合口,深入到发际内,由于前额左侧扩张皮肤向右推进略多,右侧扩张皮瓣推进或旋转不足,牵拉鼻根右侧皮肤紧张隆起,使两眉间距增宽,但不影响睁闭眼(图 1-2-18:E、F)。

护理要点:①每次注水后密切观察 20 分钟扩张皮肤充血时间,如血供欠佳,五指从扩张囊基底向凸出部推挤按摩护理;若血供障碍,即刻放出部分注水至血液充盈。②二期术后引流量及皮瓣颜色的观测护理。

【治疗复查后的思考】

1. 前额部是周围界限清楚,被发际与眉毛围绕的局限的绝对外露无头发区,其下两侧仅以外眼角至鬓角间较窄的皮肤与颞部相连,中间和眉间与鼻背上相连,再加上由圆凸形颅骨支撑,使其在面部很显眼,一旦皮肤缺损,局部皮瓣与邻位皮瓣技术无法应用,必须应用远位皮片或带蒂皮瓣。因此前额部皮肤缺损的修复是临床热点及难点。目前无明确具体的好方法。

2. 由于皮肤软组织扩张技术,能增加局部皮肤面积,为前额部能用局部皮瓣修复创面,提供了一种较

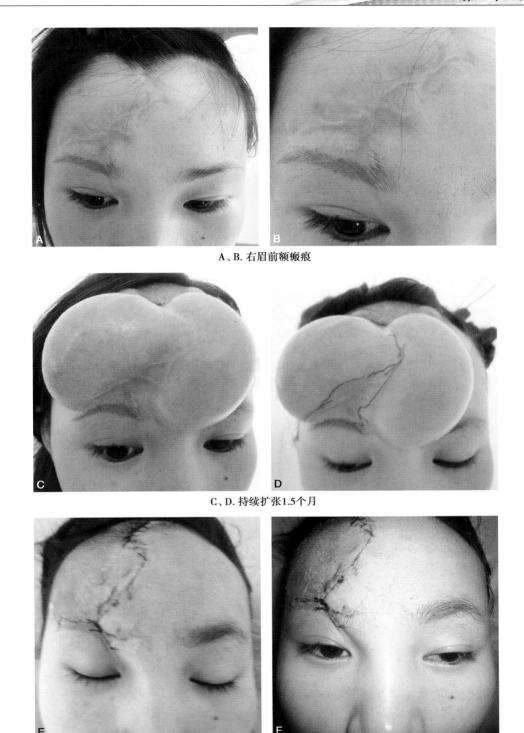

A、B. 右眉前额瘢痕

C、D. 持续扩张1.5个月

E、F. 术后右鼻根皮肤隆起

图 1-2-18　诊断:右侧前额眉毛部烫伤后瘢痕并右眉部分缺失
医疗技术:皮肤软组织扩张技术

佳的方法。我们采用了此项技术。前额部靠左侧的 60% 与靠右侧 20% 是正常皮肤,瘢痕呈一斜三角形。我们应用两侧正常皮肤扩张,然后向中间推进的方式修复,虽然瘢痕已切除,缝合口留在前额部近似中间的部位,虽可用头发遮挡,但也觉得外露明显。

3. 此例前额部瘢痕不大,大体看两个扩张皮肤,修复如此面积会很轻松,但其位置特殊,在这个不可移动的发际、眉毛间,面积虽不大,受上下限制。瘢痕以眉上为最宽,又在前额右侧略偏正中位置,而眉部是有形态又不可移动的固定组织,前额部扩张皮肤是为使其移动,移动与不可移动的交叉部位是修复的重点与难点。因此在这个受限制的小范围,如何设计能充分利用扩张皮肤就显得很关键。如右侧的扩张皮肤应以向下旋转为主,然后推进,术后看可能推进不充分(也可能是扩张皮肤不够或切口设计不当),迫使左侧向右侧推进,形成鼻根右侧皮肤紧张隆起,只差一点点,有点遗憾(图1-2-18:E),如前额部左侧的扩张器下缘再向下2～3cm(图1-2-18:C),术后鼻根右侧皮肤不致形成集中张力。此例,提醒医师在修复受限部位,一定要深入、细致、周全地思考,不然就会带来不理想的形态。

4. 鼻根、眉间、上睑这一较小区域,有凸有凹有弧度,并且形态变化大,在别处不显眼的凸或凹,而在此处就会很显眼(图1-2-18:E、F),影响形态。因此这个部位形态的修复,应按各凹凸弧度形成张力,不应将张力集中在某一处。因此这个特定部位,更需手术医师思维具体、实际,可试行然后再切口,切口设计要反复思考,更要慎重,手术缝合时如何缓解张力,更应耐心细致,对形态的追求更要不厌其烦。

5. 前额部皮肤较厚,皮下脂肪很少,筋膜浅层有疏松结缔组织,眉毛皮肤是额部皮肤的延续,只不过略厚些,正落在眶上缘处,再加上眉毛,就显的此处凸显。此患伤后眉毛缺失后文眉,鼻根右侧凹陷消失,已影响上睑的形态,只好待3个月后再决定修复方法。3个半月后电话复查,自己认为可以,不再治疗。

> **设想**　关于扩张器置放的位置,本例扩张器置放在瘢痕两侧,最后势必两侧扩张皮瓣向中间推进缝合口仍落在原位。如能用前额部靠左侧的60%的正常皮肤,充分扩张(如重叠扩张延续扩张)可获得更多皮肤,向右侧推进,缝合口可落在原瘢痕的右侧。如皮瓣多,还有可能最后缝合口移到右额部发际缘及鬓角前发际缘即从眉上向外至鬓角前缘,顺鬓角前发际缘处上行至前额部,会使缝合口隐蔽,前额部完全由颜色、质地一样的皮瓣覆盖,无缝合口外露,只不过要切除右侧额部的正常皮肤,略有可惜。因此,扩张器置放的位置的不同,最后缝合口痕迹的位置也不同。扩张器置放的位置应在术前与患者沟通清楚。

病案19　先天性眉间黑痣:滑车上动脉岛状皮瓣技术

【病史与治疗】

诊断:先天性眉间黑痣

医疗技术:滑车上动脉岛状皮瓣技术

患者,女,16岁。出生时即发现眉间部一黄豆大小黑痣,无异常症状,逐渐增大,近几年时有痒感,2013年7月28日以眉间黑痣诊断入院。于眉间略偏右侧有一2.0cm×2.5cm大小黑痣,突出于皮肤表面,表面凹凸不平,触之韧硬,有毛发生长,界限清楚,无不适症状(图1-2-19:A、B)。7月31日手术,于前额部设计横梭形滑车上动脉岛状皮瓣(图1-2-19:C),切除黑痣,于帽状腱膜下切取皮瓣,通过皮下隧道,向右下旋转覆盖创面(图1-2-19:D、E、F)。术后7天拆线,皮肤愈合良好(图1-2-19:F),两眉毛对称,在眉间与眉上留有椭圆形与T形缝合口(图1-2-19:G、H)。

护理要点:①术后保持局部干燥护理;②术后局部皮瓣血供观测护理。

【治疗后的思考】

1. 此患者,女性,16岁,黑痣位于两眉间,在局部略显大,是绝对外露部位,其左、右、下位均是比其更重要组织与器官,不能提供皮瓣(推进皮瓣或旋转皮瓣技术在局部应用受限),如直接切除缝合,会导致眉毛位置的改变。只有额部皮肤在其颜色、质地与眉间一样,也有提供皮瓣的环境,所以我们选用了额部为供区,设计了滑车上动脉岛状(轴型)皮瓣修复创面的方法。

2. 滑车上动脉是眼动脉的终末支之一,与同名神经伴行,在眶的内上角穿眶隔向上走行,出眶后均有主干随即穿过额肌,在额肌浅层上行,在眶缘上1.0～2.0cm位置出现,其同走向的皮支,与对侧有交通支。在额部,眶上动脉与滑车上动脉之间有丰富的吻合支呈网状分布,以任何一支为供应血管,均可供养整个

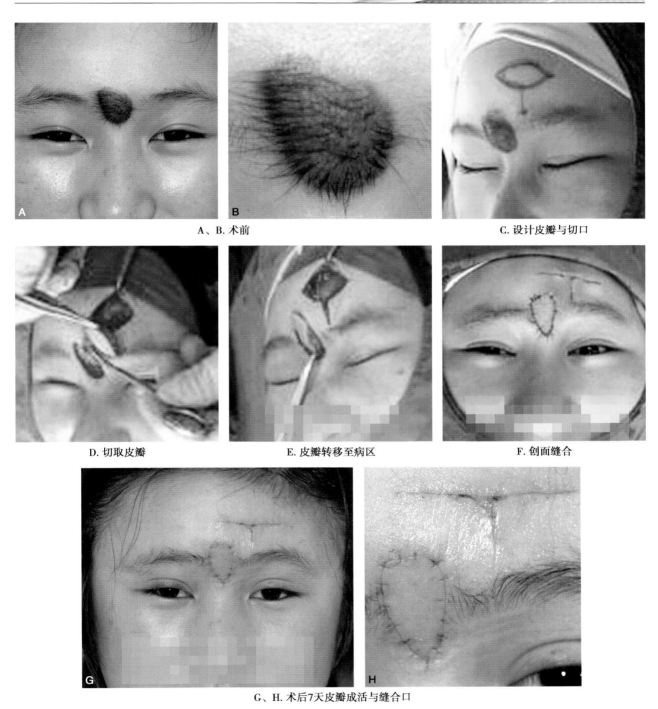

A、B. 术前　　　　　　　　　　　　　　C. 设计皮瓣与切口

D. 切取皮瓣　　　　　　E. 皮瓣转移至病区　　　　　　F. 创面缝合

G、H. 术后7天皮瓣成活与缝合口

图 1-2-19　诊断：先天性眉间黑痣
医疗技术：滑车上动脉岛状皮瓣技术（刘莺）

额部皮瓣，常供全鼻再造使用，故此病例中，皮瓣的血运是丰富充足的。滑车上动脉出现率100%，外径为1.41mm左右，静脉回流一般为同名静脉，伴行关系较密切，是头部的直接皮动脉之一。

3. 对于此例，我们在病区边缘切除，于前额部偏左侧滑车上动脉供应范围内设计横行的梭形皮瓣，目的是切除后局部能缝合。如能恰到好处地利用额部皮肤的伸缩性及可移动性，既能轻松的缝合，缝合后的额部切口又可与皮肤纹理方向一致。此例患者年龄较小，皮肤弹性好，皮瓣转移后，上下稍许剥离后即刻缝合，张力不大，手术过程顺利。

4. 本方法为经典的滑车上动脉岛状皮瓣，为临床外科医师修复相应的皮肤缺损带来简便、快捷、确实有效的方法,整形外科医师必须精确细致地掌握。但适应证要掌握好,效果可靠,修复后形态好。此方法的不足之处,为修复面积与移动距离受限,皮瓣供区缝合后,在额部形成一 T 字形缝合口,位置较明显。

5. 颜面部是绝对外露部位,一旦有全层皮肤缝合口,其痕迹遗留一生,因此,颜面部缝合口,医师一定要慎重决定。如必须在颜面部留有缝合口,整形美容外科医师还必须讲究缝合口形态、长短、位置、是否在隐蔽部位、缝合后的张力等。

6. 经典的滑行推进皮瓣,经常用于眉、眼间的皮肤病变,利用额部皮肤的伸缩性与移动性,切除蒂部两侧三角形正常皮肤,向下推进修复创面。在两眉内侧与眉上留有倒"Ω"形缝合口。前额保持正常形态。缝合口痕迹会比本手术略短,并且可戴眼镜遮挡。

7. 此例手术后证明,额部皮肤的伸缩性与可移动性,完全可以修复如此大小面积的创面。如术前对额部皮肤的伸缩性有顾虑,可事先选用皮肤扩张技术,会使手术轻松。

设想 如事先在前额发际缘处(无发区)切取发际缘下的滑车上动脉岛状皮瓣,或在发迹缘内 1～2cm 处置放扩张器,略作扩张,即可切取,其筋膜蒂部作潜行分离(前额不做切口增加手术难度),这样供皮瓣区可推进至发际缘处,缝合痕迹会落在隐蔽的发际缘。另外如在黑痣下与其上(前额)置放 30～50ml 扩张器,扩张后,用扩张的半圆形皮瓣推进修复(如本章病案 33 和 34),只在眉间留有弧形缝合痕迹,戴眼镜可遮挡。

（刘 莺）

病案 20 右上睑瘢痕挛缩并睑外翻畸形:"工-Z"改形技术

【病史与治疗】

诊断:右上睑瘢痕挛缩并睑外翻畸形

医疗技术:"工-Z"改形技术

患者,男,57 岁。2009 年 8 月因工作事故导致右上睑皮肤缺损,在当地医院行清创缝合术,术后上睑闭合不全。2011 年 6 月,在当地再次行右上睑瘢痕松解术,术后闭合不全约 5mm。2012 年 5 月来我院就诊,右眉内一横向切口瘢痕,从眉头至眉尾,长约 4cm,眉头至中外三分之一,眉大部缺损(图 1-2-20:A、B、E)。右眉至右上睑缘见片状瘢痕约 15mm(底)、10mm(高),呈三角形,色粉红,质地略韧,触之与睑板活动差(图 1-2-20:E)。瘢痕牵拉睑缘向上移位,致使上睑向下闭合不全,睑裂最高点位于中外三分之一处,睑缘略外翻,睑裂较正常高 3mm,有 5mm 闭合不全,用力闭眼仍见 3mm 闭合不全(图 1-2-20:C)。局麻下行瘢痕松解"工-Z"成形术(图 1-2-20:B、C、D、F),工字形上横向切口在眉内瘢痕处,工字下横向切口在下睑缘上,切除其中间的三角形瘢痕,正好形成两侧对应的三角瓣,上睑两侧皮下松解,使皮瓣尽量向中间推进(老年人皮肤较松弛)两皮瓣交叉,延长上睑宽度,最后缝合口呈"Z"形。术后右上睑缘仍略有闭合不全,眉至右上睑缘宽度达 2cm,睑缘略有外翻,睑缘较左侧上移(图 1-2-20:C、D、F),缝合口为"Z"形。(图 1-2-20:D、F)。

护理要点:①术前眼部护理;②术后眼分泌物引流、清洁护理;③术后皮瓣血供观测护理。

【治疗复查后的思考】

1. 本例,男,57 岁。因外伤致上睑部分皮肤缺损,行两次松解整形,但都未解决上睑闭合问题。现有瘢痕牵拉上睑缘上移及睑外翻。我们采用了"工-Z"成形推进皮瓣技术。

2. 推进皮瓣多用于眉间、上唇、上睑等三面有组织器官间隔的特殊部位,只可用于一侧皮肤推进的部位,"工-Z"成形推进皮瓣技术是推进皮瓣的一种形式。而我们是将瘢痕彻底切除,两侧形成对应三角形,利用两侧推进交叉延长上睑的宽度,即缩短上睑长度来增加上睑宽度。本例患者右上睑皮肤较为松弛,虽几次手术瘢痕增生,局部组织弹性差,但两侧蒂部皮肤松弛,推进较易。

3. 既往上睑皮肤瘢痕,经常选用全厚皮片移植修复,本例上睑瘢痕已近 3 年,局限在上睑缘上,其两侧

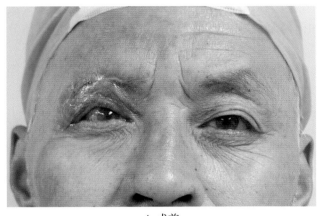

A. 术前

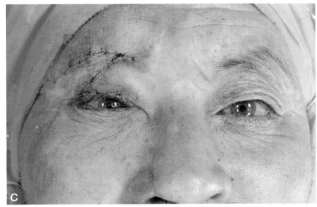

C、D. "Z"形缝合后睁闭眼

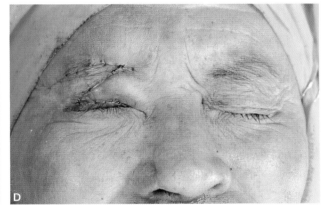

B. "工-Z"成形设计

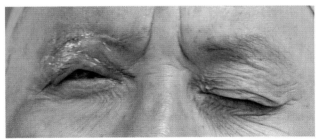

E. 术前右上睑上移外翻眉大部缺失

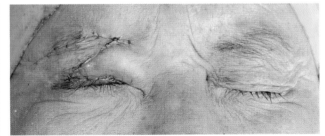

F. 术后右上睑缘仍有闭合不全

图 1-2-20　诊断:右上睑瘢痕挛缩并睑外翻畸形
医疗技术:"工-Z"改形技术(尚勇)

可见松弛皮肤。由于皮片移植后,皮肤弹性,色泽,质地,及遗留瘢痕情况都要较局部皮瓣修复后要差。因此我们选用了局部皮瓣。但切口也较长。

4. 在上睑部位的推进皮瓣,由于受周围组织器官限制,推进的距离受限。本例术后内、外侧三角瓣蒂部皮肤皱纹虽已消失,而内侧三角瓣的尖端只能推到眼中外 1/3 部位,三角瓣(易影响皮瓣尖端血供)的下缘还不能形成与睑缘呈上弧形缘,上睑缘弧度不和谐,仍有上睑闭合不全,内眼角已呈锐角,看不到泪阜、半月状皱襞、内眦,眼裂已呈内窄外宽形态,长度可能会稍受影响。上睑下缘是游离部位,不能有张力。本例最后缝合成"Z"形,而两个"Z"形角又都很小(近 20°左右),此"Z"形缝合口又占据了上睑的整个部位,在这个局限区域,这个缝合口就显得特别长,也为瘢痕挛缩提供了基础,待到瘢痕挛缩期,上睑下缘会被牵拉的更严重,而到瘢痕软化期,上睑下缘也不可能恢复到正常形态。实践证明,此种皮瓣推进极受限制,可修复极小面积缺损,修复上睑不可能彻底,适应证范围很小,不能算是一种好方法。因此,本例如想彻底松解上睑,植皮仍不愧为一种较好的方法。

5. 关于上睑瘢痕的修复,在上睑全部或大部是瘢痕时,医师倾向采用植皮的方法修复,而较小(1/2 或 1/2 以下)或更小,并且还伴有下睑缘被牵拉的瘢痕,如何修复的确是较难决定的。具体患者还应具体分析,除植皮外还应创造出更好更具体的方式方法。

6. 本患者已近老年。头面部皮肤已有明显松弛,多处已有皱褶,患者要求不高,只要眼睛能闭上即可。而此手术用于年轻人一定要慎重。

设想与期待 上睑皮肤是局限的、特殊的部位,目前替换此部位皮肤的唯一方法即皮片,而皮片又有很多缺点,如何形成与上睑类似的薄皮瓣与转移方式,是我们整形外科医师亟待努力探索的项目。

(尚 勇)

病案 21 左下睑感染后瘢痕粘连凹陷畸形:颞浅筋膜岛状瓣填充技术

【病史与治疗】

诊断: 左下眶骨骨髓炎后睑部瘢痕粘连凹陷畸形

医疗技术: 颞浅筋膜岛状瓣填充技术

患者,女,26 岁,2010 年 5 月 9 日入院。患者 3 岁时左侧下睑眶骨骨髓炎(原因不清)至左下睑近眶下缘处皮肤凹陷,以眶缘下外侧明显,牵拉下睑至近内眼角处有一长条形皮肤凹陷,眼睑睁闭眼正常,只是睑缘略向外翻,使睫毛向前外侧成角较右侧明显增大,其近眶下缘上中央有 1cm 横行皮肤瘢痕,已软化,颜色与正常皮肤一样,触之凹陷处皮肤与深部组织有连结,移动性较差(图 1-2-21:A、F),眶下缘较对侧略有不平。5 月 12 日手术,术前用彩超对颞浅血管走行方向标记(图 1-2-21:B),确定好蒂的长度,首先于下睑外侧睑缘下 1mm 处横行切开 1cm 皮肤,向下紧贴眶骨剥离,将下睑瘢痕皮肤与皮下粘连从骨表面分离,并形成一定腔隙,使下睑皮肤弧线与对侧近似。自耳屏前 1cm 向上切开皮肤,沿颞浅血管顶支走行,筋膜蒂 2cm 宽,切取颞浅血管顶支岛状筋膜瓣,然后,于耳前皮下向下睑剥离隧道,至眶下缘处,再将筋膜瓣自皮下隧道转移至受区,堆积成形并妥善固定。术后 10 天复查,左下睑凹陷已充填,下睑外观弧度与对侧类似,但下睑缘外翻与术前一样,睫毛向前外侧移位(图 1-2-21:C、D、E、G)。左颞部留有缝合口痕迹(图 1-2-21:E)。

护理要点: ①观测颞浅血管搏动并记录;②左眼护理;③观察左眼局部变化。

【治疗后的思考】

1. 患者家长主诉患者 3 岁时患眶骨骨髓炎(原因不清)遗留的左下睑凹陷至今已 20 余年。局部凹陷明显,皮下瘢痕组织虽已软化,但有粘连牵拉,略有睑缘外翻,眼睫毛前外侧移位,凹陷处皮下移动性小。本例是下睑凹陷,缺少皮下软组织,并有轻微睑缘外翻。治疗应以充填软组织为主。

2. 本例的皮肤凹陷是炎症造成的,皮下瘢痕与骨质贴附,局部血运较差,由于皮下软组织缺损的较少,如何充填,值得深入思考。如脂肪注射,方法简单、易行,游离移植的脂肪量少,易成活,但用脂肪注射移植的方法能否将牵拉皮肤的纤维结缔组织分离开值得深思。另外局部血运欠佳,又是游离脂肪不易成活的因素。颞部脂肪瓣移植,需在颞部切口,遗留痕迹,筋膜瓣移植虽切口较长,但缝合口在隐蔽部位。我们选用了颞浅血管筋膜蒂岛状筋膜瓣作为充填材料。

3. 颞浅筋膜蒂岛状筋膜瓣,是一种轴形血管蒂供血模式的组织瓣,血管恒定,血供好,成活率高,组织量丰富,修复眼睑畸形距离较近,是有血运组织移植充填颜面部皮下软组织缺损的理想材料。

4. 术前常规行彩超检查颞浅血管,标记出颞浅血管体表投影,提供手术切口的选择。根据下睑凹陷情况,我们设计将筋膜瓣折叠成三层,并以凹陷最明显部位向周围逐渐变薄成阶梯状,使填充后下睑形态过渡均匀。据此设计血管筋膜蒂长度(耳屏至外眼角),切取筋膜瓣的位置与筋膜的大小。

5. 颞浅血管筋膜蒂岛状筋膜瓣,我们携带颞浅动脉两侧各 1.5cm 宽度筋膜,因颞浅动、静脉常不伴

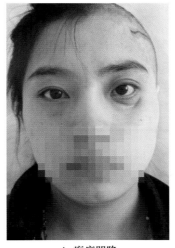

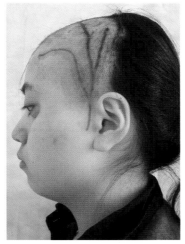

A. 瘢痕凹陷   B. 设计筋膜瓣

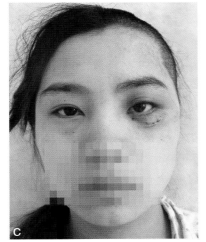
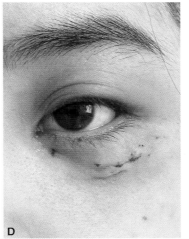

C、D. 术后10天凹陷已充填   E. 左颞部缝合口

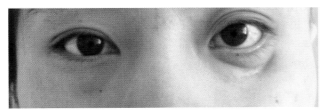
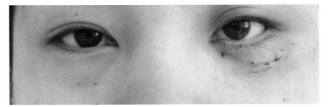

F. 左下眶缘皮肤凹陷睑缘外翻睫毛向下   G. 与右侧比充填略差睑缘仍外翻睫毛向下

图 1-2-21 诊断:左下眶骨髓炎睑部瘢痕凹陷畸形
医疗技术:颞浅筋膜岛状瓣填充技术(李巍)

行,以此增加将静脉包含在筋膜蒂内的几率。但临床上出现静脉回流不佳的皮瓣,大大多于筋膜瓣。隧道采用钝性分离足够宽度。先将筋膜瓣最远端及中央部位上下缘各缝合一针牵引线,使用牵引线将筋膜瓣穿过隧道,防止其在隧道内折叠压迫血管影响血运。由于筋膜蒂有一定宽度,在通过隧道转移时,一定在隧道内展平,必要时缝合固定(参考本章病案46),以免发生蒂部聚集一起,形成外观隆起(如第七章第二节病案3),如蒂部扭转,会影响血供,筋膜坏死,因此,筋膜蒂转移要重视。

6. 关于充填凹陷,一般都主张"矫枉过正",此患术后充填的范围略小,与对侧比仍显得欠缺,下睑缘仍略有外翻,与术前一样,说明我们手术设计切取筋膜瓣不足(思维与具体有差距),手术前思考不够全面,致使手术切取筋膜瓣少许(实际筋膜有条件可再大切取),虽重视凹陷的充填,但也充填不足,这是教训。另外,下睑有轻度睑球分离,睫毛向前成角还未作处理,可以证明这些小的变化根本没有纳入治疗范围内。说明我们思考简单、没有深入细致的总体设计(包括凹陷区域大小、立体状态、睑外翻),这决不应成为整形科医师的素养。

7. 对于本例手术已按程序基本完成,只是某些部位手术不到位,这些微小不足,只需手术时多做 1~2 个动作,就会顺利完成。如术前想到下睑多一些松解,略多的切取筋膜,反复与对侧比形态,矫正如此小的不足是极容易的,因此,一定要重视细节,耐心、细心、善于发现是我们整形外科医师经常养成的习惯。另外,术前耐心、仔细地观察,找出细小的变化,这是诊断基础。

> **设想** 本例是左下睑凹陷明显,而睑球略有分离与睫毛略向前成角。对此两部分治疗应一(同一部位)起进行,在作下睑皮下松解时,上至睑缘,下至眶缘处,作较大范围分离,下睑皮肤可向上略移位 0.5cm 左右,并固定之,使下睑皮肤松弛,睑缘复位,在此基础上再估量筋膜切取的大小,再加上耐心的观测,最后会使形态完美。

(李 魏)

病案 22 左面颧部基底细胞癌:左面颊部旋转皮瓣技术

【病史与治疗】

诊断:左面部(颧)基底细胞癌

医疗技术:左面颊部旋转皮瓣技术

患者,男,56 岁,20 余年前左面颧部发现表面光亮、边缘隆起的圆形小斑片,并有小黑点,经 10 余年,其周围从 1 个增加至数个,逐渐融合在一起,曾就医,建议手术切除。近年有增大趋势,并有溃疡、糜烂、结痂。2001 年 2 月 15 日因左面部基底细胞癌来我院就诊,左侧眶缘下已有宽 6cm、纵长 5.5cm,外侧达颧部,多个结痂、溃疡、糜烂融为一起的病区,周围界限不清,触之较韧硬,与深部组织有一定移动性(图 1-2-22:A),2 月 21 日在全麻下行左面部肿瘤扩大正常皮肤 1cm 切除,形成近似于倒三角形创面,三角形基底宽 5cm,至三角顶点 6cm(图 1-2-22:B)于深筋膜浅层掀起左颧颊耳前皮瓣,在皮瓣中央邻近创面可见面横动脉穿支血管(图 1-2-22:C),面颊部旋转皮瓣转移覆盖创面。手术后 3 个月复查,双侧面颊部基本对称,鼻唇沟右侧明显,左侧(除口角外)鼻外侧已消失,手术效果满意(图 1-2-22:D)。

护理要点:①观察缝合口张力情况;②负压引流护理,观察术区有无出血、血肿;③保持敷料清洁、干燥、固定可靠,防止感染;④保护局部,免受外力;⑤禁忌辛辣食物;⑥保持情绪稳定,避免过度的面部表情;⑦加压包扎护理。

【治疗后的思考】

1. 基底细胞癌又称为基底细胞上皮癌,是常发生在有毛部位的表皮基底细胞皮肤附近的一种低度恶性肿瘤。临床上重要特点是生长缓慢,极少转移。早在 1827 年,Jacob 首先对基底细胞癌进行了描述,Krompecher 于 1902 年才提出与其他上皮性肿瘤的区别及其要点。基底细胞癌多见于白色人种,在有色人种少见,尤其好发于头皮、面颈等暴露部位。

2. 由于是颜面部,患者 56 岁,面颊与颈前侧皮肤松弛,因此,我们选用了面颊部旋转皮瓣技术。传统的旋转皮瓣设计的关键是所形成皮瓣的旋转半径必须超出缺损的外侧缘,由于切口是延至耳前再转向下,实际就等于旋转皮瓣的逆切切口,皮瓣蒂部在侧颈部,我们是将蒂部松解上移,在眼角外侧的皮肤切口应超出眼角水平线以上,最后皮上移旋转。

3. Hofer 等(2005 年)提出了面部动脉穿支皮瓣的概念。他们的解剖研究和临床经验证明作为一种多用途的皮瓣而言,面动脉穿支皮瓣实际上是基于单个面动脉穿支的皮瓣。面动脉穿支皮瓣的优点是它的薄蒂可以灵活旋转,不会产生蒂部肥厚的不美观外表。在我们的手术中也发现皮瓣中央邻近创面处面横动脉穿支进入皮瓣(图 1-2-22:C)。因此,我们考虑如果需要加大皮瓣移动范围,可应用以面横动脉穿支为

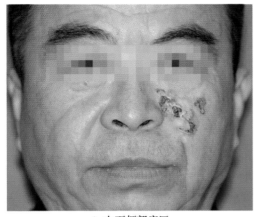

A. 左面颊部病区

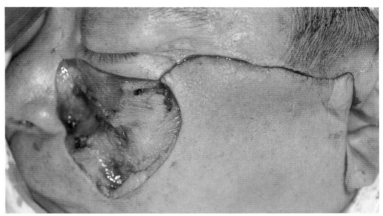

B. 扩大切除病灶

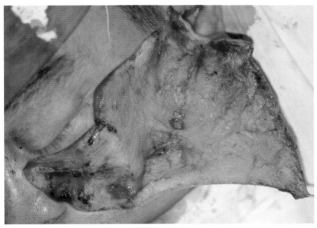

C. 切取旋转皮瓣

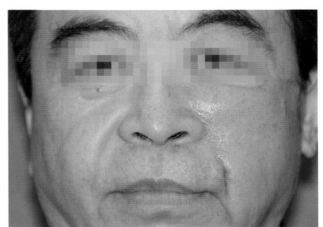

D. 术后3个月

图 1-2-22　诊断：左面部（颧）基底细胞癌
医疗技术：左面颊部旋转皮瓣技术（杨大平）

血供蒂的穿支皮瓣覆盖创面。虽然还没有面横动脉穿支皮瓣用于修复重建的描述，但是其穿支可为除皱术中上提的大面积侧面部皮瓣供血。面横动脉为面部提升皮瓣的主要供血血管，将其结扎的后果是血液灌注减少，这可能会导致一些患者出现面部提升皮瓣坏死。

4. 本例我们所做的皮瓣仍然是局部旋转皮瓣。因为此患者年龄较大，面部皮肤较松弛，皮瓣向颧部旋转至下睑下创缘时，皮瓣松弛与下睑下创缘对合（预防睑外翻），所以手术后左下睑及鼻翼没有移位变形，瘢痕比较隐蔽。因此，选择局部皮瓣应充分考虑局部基本条件。

5. 此皮瓣是局部皮瓣，颜色、质地、厚薄完全与颧部一样。因此术后 3 个月复查，除缝合口痕迹外，面部形态良好，缝合口处皮肤无张力，痕迹也较小，颜色与周围协调。实践证明面颊部旋转皮瓣是修复颧部皮肤缺损的最佳的方法。如创面较大，面颊部皮肤面积不充足，事先可应用皮肤扩张技术，使正常皮肤增大面积，修复创面会更容易。

设想　本例颧颊部有置放扩张器的较大空间，如此例不是皮肤恶性肿瘤，如用皮肤扩张技术形成颧颊部皮瓣，会使面颊部缝合痕迹明显缩小。而此病史已 10 余年，又是低度恶性肿瘤，极少转移，为了更好的形态，如等待 3 个月，也是可探讨的方法，但应密切观察。我们已对右鼻翼部鳞状细胞癌进行了皮肤扩张技术的成功尝试，如第六章病案 20。

（杨大平）

病案23 右面部烧伤后瘢痕并面颊萎缩:前额扩张的颞浅动脉额支岛状皮瓣技术

【病史与治疗】

诊断:右面颧颊腮部烧伤后瘢痕并面颧颊部萎缩

医疗技术:右侧前额扩张的颞浅动脉额支筋膜蒂岛状皮瓣技术

患者,女,11岁。生后10个月时,右侧面颧颊部掉入炭火盆中致烫伤,经过近2个月的局部换药愈合,逐渐有瘢痕增生,以后瘢痕萎缩,致使颧腮发育受限,至3岁时右面颧颊部已有可视萎缩。1989年2月8日来诊,以面颧颊部烧伤后瘢痕并面颧颊部萎缩10年收住院。右面颊部可视有萎缩性瘢痕,从下睑缘下向下至口角外侧,内侧从鼻根基底向外至颧下,瘢痕形态不整,略有色素沉着,致使颧颊部明显萎缩凹陷,瘢痕已软化(图1-2-23:A)。同年2月14日行右前额部扩张器置入,颞浅动脉顶支切断结扎。2周后注水扩张,至3月10日因意外前额部扩张皮肤裂开,急诊手术行右面颧颊部瘢痕部分切除,切取右前额扩张的颞浅动脉筋膜(2cm宽)蒂岛状皮瓣,经耳前及面颊部皮下隧道转移到面颧颊部修复创面,再按皮瓣大小再切除部分瘢痕,缝合。右前额部由于扩张皮瓣面积不足,在推进到发际缘后仍有创面,只好植皮覆盖。术后6小时出现皮瓣淤血现象(图1-2-23:B),经按摩处理,3~4天以后好转。术后1个月复查面颧颊部皮瓣已成活,但有色素沉着,颊腮部仍凹陷畸形,周围仍有瘢痕皮肤,右前额部植皮区有多点状成活不佳,额部有缝合口,面颊腮部形态改变的不明显(图1-2-23:C)。

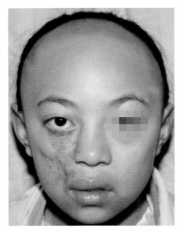

A. 右颊颧部瘢痕萎缩凹陷

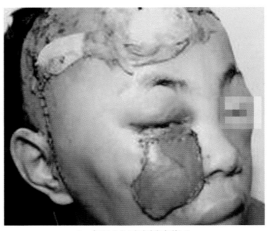

B. 术后6小时皮瓣有淤血

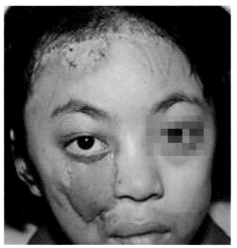

C. 术后1个月

图1-2-23 诊断:右面颧颊腮部烧伤后瘢痕并面颧颊部萎缩
医疗技术:右侧前额扩张的颞浅动脉额支筋膜蒂岛状皮瓣技术

护理要点：①带血管筋膜蒂岛状皮瓣护理常规；②皮瓣指压充血时间观测；③充血皮瓣从远侧向蒂部推挤按摩护理，必要时从皮瓣边缘部分剥开静脉血管，放出静脉血；④皮片移植护理。

【治疗复查后的思考】

1. 前额部皮肤色泽、质地均类似于颜面部，是修复颜面创面比较好的供区，只是供瓣区面积受限。既往前额部供区创面均植皮覆盖，故常留有非常明显植皮区痕迹。皮肤扩张技术能形成"多余"皮肤，既可在前额部制成扩张的颞浅动脉筋膜蒂岛状皮瓣，修复颜面部皮肤缺损，又可用剩余的扩张皮瓣推进修复供瓣区，缝合于发际缘，可较好的修复颧颊形态与外观。我们也是按这个宗旨应用皮肤软组织扩张器。但此例正在注水扩张时期，意外致额部扩张部位缝合口裂开，迫使急诊手术。最终虽也勉强手术，但结果不理想。

2. 额部皮瓣用于口腔、颌面部缺损的修复由来已久，Mcgregor（1958 年）、Champion（1960 年）、Millard（1964 年）等在应用额部皮瓣修复口咽、面颊、牙龈等缺损方面进行了成功的尝试。近些年对其血液供应有了进一步认识，方法也有改进。额部皮瓣作为颜面部、口腔软组织及颅底骨切除后覆盖脑膜的修复，以及鼻再造术等方面应用已得到普及。Radovan（1976 年）研制出皮肤软组织扩张器，与前额部皮瓣结合应用，明显提高了修复后的效果。因此成为修复面颊部皮肤缺损较好的方法，并且已成为鼻再造的最佳供区。近代扩张的前额皮瓣，应用范围还在扩展。

3. 本例手术于前额部右侧发际内切口，在帽状腱膜下剥离腔隙，于紧邻发际缘下前额部置入扩张器，缝合。注水 1 个月。即急诊手术切除右颧颊部瘢痕皮肤。在扩张的额部皮肤近发际侧，按略大于颜面部皮肤瘢痕面积大小重新设计皮瓣，将颞浅血管两侧 2cm 宽帽状腱膜切开（通过交通支与皮瓣相连处的筋膜，根据交通支宽度而保留相应筋膜宽度），于筋膜下剥离直至皮瓣边缘，按设计于帽状腱膜下切取皮瓣，形成带颞浅血管筋膜蒂的岛状皮瓣，顺便切除皮瓣下的纤维包囊。通过颜面部皮下隧道转移到颧颊面部皮肤缺损区缝合。顺之，取出扩张器。前额部剩余的扩张皮肤，推进缝合，残留的创面植皮。

4. 本例 11 岁。是生后 10 个月，右颧颊部烧伤，瘢痕愈合，致使右面颧颊发育受限 11 年。右颧颊部除有瘢痕外，还有凹陷畸形。由于此部位是外露部位，因此修复后的形态（颜色、质地）很重要，要想形态好，就应用与颧颊部一样或近似的皮瓣修复，目前最好的只有前额部可为供区；另外此患者还有颧颊部明显凹陷畸形，因此，移植的皮瓣还应有充足的组织量。由于此例皮肤扩张虽按计划注水已足量，但没能持续扩张最少 3 周以上时间，又在被迫下，急诊手术，随之带来一些难以解决的问题：

（1）由于明知道所切取皮瓣的面积与组织量肯定不足，所以病区只能将严重瘢痕区切除，并没作彻底松解，颊腮部仍凹陷，颊部形态仍未改变。

（2）由于明知道所切取的皮瓣一定回缩明显，虽也按设计切取皮瓣，但实际面积要小得多。皮瓣的面积与组织量明显不足，根本不能改变颊腮部形态。

（3）虽然尽量大地切取了皮瓣，但距要求仍有很大差距，又造成供区缝合不上，再行植皮，是皮肤刚刚要扩张到顶点时而又在回缩明显时期的结果。

（4）由于病区没能将瘢痕彻底切除，也不能作周围松解，恢复形态，切取的皮瓣面积受限，组织量还不充分，并且皮瓣术后还出现淤血，影响皮瓣成活质量。

（5）本例是没能按计划注水足量后，持续扩张最少 3 周以上时间（会使回缩率降低），被迫手术，皮瓣回缩明显，效果不好是注定的。

因此，如应用皮肤扩张技术，就应按其规律进行，否则就会带来以上缺欠，这是深刻教训，要记住。

5. 此皮瓣是以颞浅动脉额支筋膜为蒂的岛状皮瓣，二期手术时发现有血管扩张现象，其中以细小的交通支扩张明显。因此我们认为此种扩张的岛状皮瓣，除有自然的延迟作用外，皮瓣及血管筋膜蒂经过反复多次的扩张受压及血阻训练，扩张皮瓣的血供要比自然延迟更好。本例颞浅动脉顶支切断结扎，是否对额支供血有益处，值得研究。Cherry 等应用放射显影技术显示，扩张 5 周后猪皮肤血管的数量增加，沿着真皮层的血管扩张，真皮血运增强，认为与机械性扩张的慢性刺激有关。

6. 由于头皮动、静脉血管走行关系伴行不密切，有时缺如。常需要携带血管两侧 2cm 以上宽的筋膜，但仍有时也发生静脉回流障碍。所以解剖时应顺静脉走行解剖为最好，或保留更宽的筋膜，但本章病案 14 筋膜蒂宽 10cm 术后也出现一时性淤血。静脉回流障碍是此皮瓣最大的问题，也是皮瓣坏死的多发原因。因此主张增宽筋膜和找到静脉为大家目前的共识。本例携带筋膜2cm宽,术后出现淤血,增加筋膜宽度实属必要。

7. 前额部皮肤紧致,厚实,关于皮肤扩张到一程度后,取出扩张器,皮肤会有一定回缩,Vanderkolk等认为扩张后轴型皮瓣的实际面积要比皮瓣掀起前降低50%以上,国内金一涛等认为平均回缩率为31.9%。本例是扩张不到足量时,即行皮瓣转移,有较大的回缩率。我们的经验是:在连续扩张后即时取出扩张器,扩张皮肤即时回缩率非常明显;而扩张到一定程度后,再持续3周以上时间,取出扩张器,如果再切除纤维包囊,即刻回缩明显减轻。因此,我们认为:扩张的皮肤持续的时间越长,回缩率越低,利用率越高,纤维包囊的切除有利于皮肤回缩减小。是防止皮瓣回缩的必要处置。

8. 关于血管筋膜蒂部,本皮瓣由于是以弧度平行下移,常不易使蒂部扭转,通过颜面部皮下隧道,必要时可将筋膜蒂展开固定,不会影响血供。

9. 本例是在前额部应用皮肤软组织扩张技术,最主要的目的是扩大皮肤面积,如被扩张的皮肤没有达到最佳扩张时期,如不是外露显著部位,也可以作皮瓣移植,但供瓣区需植皮,这与传统的拆东墙补西墙的方法没有本质差别。

10. 整形外科治疗理念 形态与功能必须统一,在大部分创面修复上以形态为主,而对于绝对外露的颧颊部,形态的修复是其最重要内容。本例在皮肤扩张期出现并发症时,急于手术,只修复一部分,其形态没有得到根本改观,手术可以称皮瓣移植成功,但对颜面部形态来讲不能算成功,只能说有一点改善,而这一点改善在这个部位,为下次再修复制造了障碍,也制造了困难。因此本次手术(在这个部),对形态上讲毫无意义,并且还制造了麻烦,所以,此例最大的教训就是:对于形态要求高的部位,应用皮肤扩张器,一旦扩张期出现并发症,不应急于手术修复,当时应抽出扩张囊内水,缝合创口,如能愈合后,再注水扩张,最后修复效果会好些。或者不能缝合,就应取出扩张器,待创口愈合后,再从头开始,重新置放扩张器。一定要准备充足的皮瓣面积与组织量,达到形态的满意修复。应知道应用皮肤扩张技术一旦扩张没达到要求,就等于前功尽弃,也失去了扩张技术的意义。

11. 由于前额是无毛发皮肤部位,被眉毛、发际包围,面积受限,虽应用皮肤扩张器,但可提供转移皮瓣的面积也要受到限制,只能修复颜面部一定面积的皮肤缺损。提示颜面部皮肤缺损的修复仍然是整形科的热门话题。

设想 如在扩张区皮肤缝合口扩裂开时,将囊内水抽出,待缝合口愈合后重新扩张。或取出扩张器,待创口愈合后重新置放扩张。在皮肤扩张与持续时间充足时,再作皮瓣转移,同时行颞浅筋膜瓣充填。效果可能比现在的要好。另外,我们也成功地尝试了用肩上胸部扩张带蒂皮瓣修复面颊部皮肤缺损,如本章病案43、44与45。

(夏昊晨)

病案24 右面部烧伤后瘢痕并睑外翻眉缺失畸形:扩张颞浅动脉筋膜蒂双叶岛状皮瓣技术

【病史与治疗】

诊断:右颧上下睑、眉周、额部烧伤后瘢痕并睑外翻眉缺失畸形

医疗技术:扩张的颞浅动脉筋膜蒂双叶岛状皮瓣技术

患者,女,14岁。6岁半时右侧面颧上下睑、眉周、额部烧伤,经当地医院治疗瘢痕愈合,并有轻度上下睑外翻,易流眼泪。1990年3月3日来诊,以右侧面颧、上下睑、眉周、额部烧伤后瘢痕并上下睑外翻眉缺失8年入院。右侧颧、上下睑、眉周、额部呈萎缩性瘢痕,左至鼻右侧基底、眉内侧,外至颧部,上下睑外翻(较轻),下睑重。于同年6月10日在右前额部发际缘下置入扩张器。术后两周注水扩张。在注水至足量时出现注射阀渗漏,扩张困难。故于同年7月25日第二次入院,8月2日行右侧下睑颧部瘢痕部分切除,矫正下睑外翻,行上下睑粘连,在与左侧眉相同位置,切开右侧眉区头皮分离,使创面自然位置与对侧眉相

似。在前额扩张皮肤上设计皮瓣,之后于耳前找到颞浅血管,于血管两侧宽2cm筋膜切开,形成以颞浅血管筋膜蒂,顺行向上分离切取以额支为蒂的右侧前额部(无头发区)岛状皮瓣及顶支为蒂的头顶头皮瓣(有头发区与左侧眉类似的形态),通过面颊部皮下隧道转移修复下睑颧部创面,与眉再造。均缝合固定。颞前额部剩余扩张皮瓣推进与发际缘缝合(图1-2-24:A)。术后回病房两皮瓣即有淤血现象,眉部皮瓣明显,经过3~4天的按摩护理后逐渐好转,但睑颧部皮瓣远端有0.5~1.5cm表皮和真皮坏死。术后25天复查眉部已有头发生长,上下睑仍粘连,面颧部皮瓣瘢痕增多影响形态(图1-2-24:B)。3个月睑粘连切开眼裂成形。

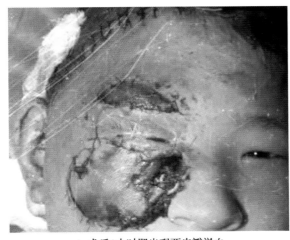 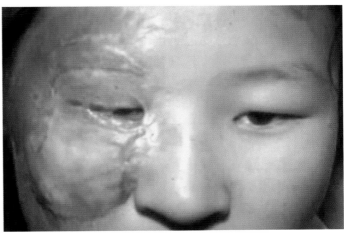

A. 术后1小时即出现两皮瓣淤血   B. 术后3个月

图1-2-24 诊断:右面颧上下睑眉周额部烧伤后瘢痕并睑外翻眉缺失畸形

医疗技术:颞浅动脉筋膜蒂双叶岛状皮瓣技术

护理要点:与本章病案23同。

【治疗后的思考】

1. 本例是右面颧、上下睑、眉周额部烧伤后瘢痕并睑外翻眉缺失畸形,其瘢痕有眉上区、眉毛区、上睑区、下睑颧面区。每个区都有其不同特点,眉区需有毛发,上睑区需薄的皮肤修复,下睑颧区可用皮瓣修复,因此如何修复值得深入思考。

2. 对此例的修复是将全部瘢痕皮肤切除,一期皮瓣与皮片修复,二期再行眉再造。或保留部分瘢痕皮肤,用皮瓣或皮片修复,以矫治下睑外翻畸形与眉再造。哪种方式修复都有其困难和不足之处。由于此区域是颜面部非常特殊的绝对外露部位。修复的要求就是形态(颜色、质地、弧线等),在修复形态的基础上矫治功能。与患沟通后选用了颞浅动脉筋膜蒂双叶岛状皮瓣,颞浅动脉额支前额部无发区皮瓣修复下睑与颧部,颞浅动脉顶支侧头顶有发区皮瓣行眉再造。

3. 关于颞浅血管额部皮瓣 Monks(1898年)报告了用颞顶筋膜瓣修复下睑缺损,1908年报道了颞浅血管作蒂的颞部岛状皮瓣行眉再造;Watson-Jones(1933年)描述了颞肌为蒂的颅顶骨膜骨瓣,Erol(1976年)成功采用颞浅血管滋养的颞浅筋膜血管化皮瓣移位修复面部组织及器官缺损。Washiol(1969年)介绍了以颞浅血管为蒂的耳后皮瓣。目前额部皮瓣已广泛用于头面颈部皮肤缺损的修复。

4. 以颞浅动、静脉顶支为蒂的颞顶部头皮瓣或筋膜瓣,国内桂世祊(1964年)报道的颞动脉皮瓣,在颌面烧伤和其他畸形的治疗上包括眉再造等。Harrii(1972年)应用显微外科技术作颞部头皮瓣吻合血管的游离移植修复对侧鬓角部瘢痕秃发。目前颞顶部岛状皮瓣与筋膜瓣已广泛应用于临床。用于眉再造,已成为一种较成熟的方法。但偶尔也有不成活(静脉淤血)的病例。

5. 本例是以颞浅血管为总蒂,分成额支与顶支两个分蒂,携带两个皮瓣。额支皮瓣位置在前修复面颧部,顶支皮瓣位置在后行眉再造。可使两皮瓣平行向前移位,因此,不存在蒂部扭曲折叠问题。

6. 颞浅动脉为直接皮肤动脉,但与静脉伴行不密切,有时分离较远,一般主张携带血管两侧筋膜2cm以上的宽度,虽说增宽筋膜宽度有利于静脉回流,但有时较宽的筋膜也有发生现淤血现象的病例(本章病案 14 筋膜宽 10cm）。本例携带血管两侧宽 2cm 筋膜，术后下睑颧部皮瓣远端与眉部皮瓣均出现淤血现象，致使皮瓣成活质量欠佳，影响外形，尤其下睑颧部。静脉回流不佳是此皮瓣成活质量不佳和坏死的主要原因。关于回流不佳的原因仍需进一步研究。

7. 本例由于皮肤扩张时间短（共 1 个月 22 天），持续扩张时间也短，切取的皮瓣面积小，再加上即时回缩率又高，病区只好残留部分瘢痕，术后皮瓣淤血成活质量差，因此术后右侧额、眉、上睑、下睑、颧部的形态较左侧仍有很大差距。面部形态没有明显改善。以颞浅动脉为供血的组织瓣较多，形式各种各样，供瓣区面积还受限。适应证的选择和皮瓣的设计要很好地斟酌，因此该区域的修复还值得深入研究。

8. 本例在注水过程中，注射阀渗漏，共注水 6 次，在第 5 次注水后即发现渗漏，这也是皮肤扩张器的并发症，由于渗漏或意外皮肤裂开（本章病案 23）与导管折叠（本章病案 34），使皮肤不能再扩张，实际等于皮肤扩张失败，本例与本章病案 23 都没有取得好的结果。注射阀渗漏可能是注射阀质量问题，但也可能是注射针头均在一个注射孔的结果，后者的可能性最大。因此，在注水进针时，每次都要更换部位、更换角度，是必免注射阀渗漏的关键。目前已很少发生。不能注水扩张的病例如何处理，建议参考本章病案 23 的思考 10。

> **设想** 皮肤软组织扩张技术能增加皮肤面积，目前在临床上已广泛应用。本例是 1990 年的病例，对颜面部用皮肤扩张技术修复经验不足，扩张器置放的位置考虑的不周全。现在看，对于颧面部的修复，此患者在腮颌（颈）及右耳前、面部留有较宽的正常皮肤，为扩张器的应用提供了基础。如在腮颌（颈）右耳前、面部和前额左侧置放扩张器。腮颌、耳前、面部扩张出的皮肤，向上内旋转推进修复颧部，左前额部扩张皮肤向右侧旋转推进修复眉下缘以上额部。只在鼻基底，下睑缘，眼角外侧至鬓角前再转向右侧额部发际缘处留有缝合痕迹。由于皮肤颜色与正常皮肤一样。可与左侧极近似，形态会更好。眉再造另行处理。

（王　洁）

病案 25　左面部烧伤后瘢痕并眉缺失：颞浅动脉筋膜蒂双叶岛状皮瓣技术

【病史与治疗】

诊断：左面额、眉、上下睑、颧、鼻翼、颊部烧伤后瘢痕并眉缺失、鼻翼、眼睑、口角外翻

医疗技术：颞浅动脉与耳后反流轴型筋膜蒂双叶岛状皮瓣技术

患者，男，26 岁。3 年前在工作中不慎左面颊、颧、眉周、额部汽油烧伤，至医院治疗，逐渐创面愈合，形成瘢痕皮肤。以后逐渐发生下睑略外翻左鼻翼外翻上移，左侧上唇略外翻及口角略向外侧移位。1990 年 4 月 28 日来诊，以左面额、上下睑、眉周、鼻翼颧部烧伤后合并眉缺失、下睑、鼻翼、口角外翻 3 年余入院。瘢痕从左眉上 2.5cm 向下至口角外下 2cm，内侧从眉与眼角内侧、鼻翼、上唇鼻孔内侧、左口角向外至颧突点纵轴线，左眉毛缺失，左下睑、鼻翼、口角外翻（图 1-2-25：A）。同年 7 月 7 日手术，面颧部，部分瘢痕切除，矫正下睑外翻，眉下及上睑（上睑缘上有少许正常皮肤）部分瘢痕切除，上睑皮肤向下推移，这样形成面颧部创面和眉与眉下区创面，覆盖敷料。左鼻翼在鼻翼上缘弧形切开瘢痕皮肤，向下推移形成正常位置的鼻翼缘。在左侧额部发际内（形成眉形）外与耳后设计皮瓣，前额部发际缘内外，以颞浅动脉额支筋膜为蒂（宽度在 3cm）的岛状皮瓣与以颞浅动脉顶支与耳后动脉交通支筋膜为蒂的，耳后区（上起发际缘，下至乳突包括耳郭后及颅侧不带头发区皮肤）反流轴型岛状皮瓣。切取皮瓣，在颞浅动脉分成顶、额支上下 4~5cm 范围，筋膜宽在 4~5cm，作为蒂部（折叠时不致成锐角）。形成以颞浅动脉为总蒂，分成额支血管筋膜蒂的前额部（发际内外）皮瓣与顶支与耳后动脉交通支血管筋膜蒂的耳后区反流轴型皮瓣（切断耳后动脉），即双叶岛状皮瓣（图 1-2-25：B）。通过面颊与颞部皮下隧道转移至面颧部与眉周区，缝合固定。上下睑缘粘连。前左额区与左耳郭后颅侧区及左鼻翼区植皮包扎固定。术后 1~5 天上睑眉区的耳后皮瓣的远侧有轻度淤血现象，5 天以后逐渐好转。10 天拆线，面颧部与上睑眉区皮瓣成活（图 1-2-25：C）。

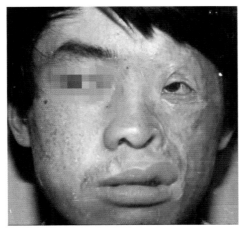
A. 术前

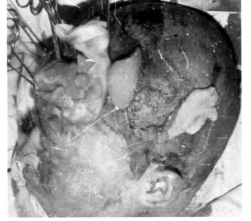
B. 切取筋膜蒂双叶皮瓣

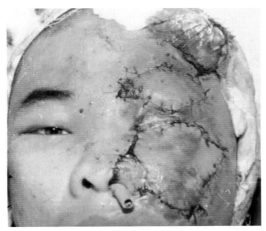
C. 术后1~5天皮瓣淤血

图 1-2-25　诊断:左面额眉睑颧鼻颊烧伤后瘢痕并眉缺失鼻翼眼睑口角外翻
医疗技术:颞浅动脉(耳后反流轴型)筋膜蒂双叶岛状皮瓣技术

护理要点:同本章病案 23。

【治疗复查后的思考】

1. 左侧前额、眉、上睑、下睑、颧、鼻翼部烧伤后瘢痕并眉缺失、鼻翼、下睑、口角外翻。此例与上例类似,只是增添了鼻翼、口唇外翻,范围大。在这特殊部位如何修复有较多方法,但无最佳方法。这是外露的形态部位,目前对此区域的修复仍处在修复畸形为主的阶段。急需努力创造新方法,使形态与功能都能得到很好的修复。我们认为皮瓣修复要比皮片好,再加上大多数学者都认为额部皮瓣是修复颜面较好的供区,我们采用了颞浅血管筋膜额支为蒂的前额部发际内外皮瓣,修复上睑与眉区,顶支与耳后动脉交通支血管筋膜蒂的耳后区反流轴型皮瓣,修复下睑下颧区。即颞浅动脉额、顶(耳后反流轴型)支双叶岛状皮瓣。

2. 关于反流轴型皮瓣　颞浅血管额部皮瓣已广泛用于头面部皮肤缺损的修复,但修复范围受限。由于轴型血管有跨区供血现象,为了修复更大范围,由动脉吻合支反流注入失去血供的轴型血管中以供养该区皮肤的皮瓣,就称为反流轴型皮瓣。此类皮瓣能增加轴型皮瓣血管蒂的长度,有利于较远部位的带蒂转移。

3. Esser(1917 年)应用岛状皮瓣成功后,Salmon(1936 年)在 Mancholz(1889 年)研究的基础上增加了放射摄影,绘制了人体 80 多支皮血管营养分布图。Daniel 和 Willians(1973 年)提出应根据血供来源分类皮瓣,他们将皮瓣分为轴型皮瓣和随意型皮瓣。McGregor(1973 年)同时发现轴型皮瓣远端有超灌注现象,提出轴型皮瓣可携带随意型皮瓣作为整体掀起。陈宗基(1974 年)应用颈阔肌肌皮瓣时发现,颏下动脉可以通过细小的吻合支跨区供养对侧的肌皮瓣,并设计了以颏下动脉供血的对侧颈阔肌肌皮瓣修复下唇缺损,临床获得成功。进一步研究形成了反流轴型皮瓣的概念。Marty(1986 年)曾证明,一条颞浅动脉可以供给全头皮的血供。因此,以颞浅动脉经吻合支跨区供血的耳后乳突反流轴型岛状皮瓣是可行的。

4. 耳后乳突区皮瓣是修复颜面的良好供区,其血供来源于耳后动脉。以耳后动脉为轴的耳后皮瓣,其带蒂转移的范围和距离受限。Loeb(1962 年)首先用头皮携带乳突区皮瓣修复颊部缺损;Galcao(1981年)则以含有对侧颞浅动脉的头皮蒂,携带乳突皮瓣修复面部畸形,蒂宽不小于 10cm,可以完成鼻的修复,但需多次手术。Guyuron(1985 年)以颞浅动脉供血的头皮去表皮携带一随意型耳后皮瓣,经皮下转移修复眼窝,需二次手术。王炜等制成以颞浅血管为供血来源,血流经吻合支反流灌入耳后动脉以滋养耳后乳突皮肤的反流轴型乳突皮瓣。

5. 以颞浅动脉为供血的组织瓣较多,是临床上在头面部应用最多的皮瓣和组织充填物。可以形成颞顶部皮瓣:用于秃发与鬓角的修复,眼眉再造,上唇缺损的修复等。颞顶部筋膜瓣:用于耳郭再造,眼窝成形,半侧颜面萎缩症的充填物,第一、二鳃弓综合征,一侧颜面短小畸形,上下睑发育不良或下陷畸形,全鼻再造,拇指再造,创面修复,溃疡压疮等难治创面等。另外还可形成筋膜-额肌-骨复合瓣。额部皮瓣:用于全鼻与半鼻再造,颊部修复,上下唇再造,修复舌口底及咽部缺损。耳后皮瓣:用于颊面部缺损,眼窝再造,鼻再造等。

6. 额部血管有颞浅动脉、眶上动脉与滑车上动脉,血管之间有丰富的吻合支呈网状分布,以任何一支为供应血管,均可供养整个皮瓣并确保皮瓣成活。耳后动脉沿途发出数条小的横支分布于耳郭背面和耳后区,其终末支与颞浅动脉的终末支相吻合。枕支也是耳后动脉的终末支之一,其分支与颞浅动脉和枕动脉的分支均有吻合。因此对其利用方法有多种形式:如颞浅动脉与眶上动脉与滑车上动脉联合;颞浅动脉与耳后动脉(反流轴型)联合;眶上动脉或滑车上动脉与顶支耳后动脉联合等。

7. 眶上动脉出现率约为 72%,缺少者由滑车上动脉及颞浅动脉代偿。额部皮瓣的静脉回流一般均为同名静脉,但颞浅静脉额支与动脉伴行的仅为 50%,且较为分散,故在手术时需特别注意。耳后动脉、静脉多数密切伴行,有少数未形成大的静脉,变异较大。而颞浅动脉和静脉在耳前主干部分密切伴行,但到颞部时大部分呈相互分离,相距最远可达 2~3cm。因此上述血管筋膜为蒂的皮瓣,如能看到明显的静脉,一般术后不会出现淤血。如携带筋膜有时也较宽,但也出现淤血,致皮瓣坏死。各文献中均报告携带血管两侧 2~3cm 或更宽的筋膜,有利于静脉回流。增加筋膜宽度有利于静脉回流,但也不能保证淤血致皮瓣坏死的可能。手术中如看到静脉顺其解剖最为安全。关于此皮瓣移植后淤血问题,我们尝试预制颞浅筋膜蒂能否预防皮瓣淤血取得一定效果,参考第六章病案 18(1991 年)筋膜蒂宽 2~3cm;第六章病案 1(1989年)筋膜蒂宽 3cm;第六章病案 14(1989 年)筋膜蒂宽 2~3cm,均行预制未发生静脉回流障碍。是巧合还是预制筋膜蒂对静脉回流有促进作用,值得临床研究。

8. 本病案与本章病案 24 都是双叶岛状皮瓣,均是以颞浅动脉血管筋膜为蒂,病案 24 是以顶支(头顶皮瓣)和额支(前额无发区皮瓣)组成两个皮瓣,是有知名动脉的轴型皮瓣。而本病案是以额支(前额发际内外皮瓣)和顶支与耳后动脉交通支及筋膜内网状血管供血(耳后无发区皮瓣)组成两个皮瓣。耳后皮瓣是反流轴型岛状皮瓣。

9. 本例在手术前,为术中减少出血局部注射肾上腺素,在切取耳后皮瓣过程中,皮瓣始终处于缺血状态,直到皮瓣转移后,手术即将结束时,皮瓣才出现供血现象,而前额部及头顶部皮瓣则无此现象。这种现象可以提示,耳后皮瓣是由筋膜血管网供血。提示我们如血管痉挛时间长,会影响皮瓣血供。术中与术后应保温护理。

10. 此种双叶岛状皮瓣,本例是前额发际缘内外额支皮瓣,自然位置在前,修复眉及上睑皮肤缺损,而颞浅动脉顶支与耳后动脉交通支为蒂,耳后区反流轴型岛状皮瓣,自然位置在后,修复面颊部皮肤缺损,这样皮瓣蒂部必须交叉、扭转或折叠。我们是将皮瓣蒂部中段筋膜增宽并保留较多周围软组织,使筋膜折叠交叉时不致成锐角,造成蒂部血管受压。但术后耳后皮瓣出现远侧淤血现象,是否与筋膜折叠有关,值得观察。

11. 在筋膜下剥离耳后皮瓣时,由于带有筋膜,带有颅侧无头发区皮瓣略厚,筋膜至耳根部消失,耳郭后皮瓣只能在耳软骨膜表面,并保留一层疏松组织上剥离,所以此区皮瓣较薄。当耳后皮瓣向上前转移至面颊部时,正好耳郭后很薄的皮瓣覆盖在要求很薄皮瓣覆盖的下睑区,耳后颅侧较厚的皮瓣覆盖在眶下颊面部。因此,是修复下睑及眶下皮肤缺损非常理想皮瓣,但是,由于耳后皮瓣面积有限,被修复的创面也是受限制的。

12. 在术前由于对鼻翼的修复思考不全,皮瓣转移后,皮瓣面积设计不足,只好修复下睑颧部为主,鼻翼也只好切开矫形植皮,是个很大的遗憾。

13. 眉区的修复,有文眉、种眉、耳后头皮片移植和侧顶部头皮岛状皮瓣移植等方法。我们采用了带血运的头皮岛状皮瓣移植的方法。此患者术后10天已有头发生长,由于是头发,生长会较长,修剪是不可避免的。

> **设想** 关于应用皮肤软组织扩张技术,初期对皮肤扩张技术了解不全面,认识不深入,因此没有应用到位,主要是对皮肤软组织扩张技术如何能扩张出足够面积皮肤,如何保持扩张后皮肤与临床应用之间的关系,以及扩张后皮瓣回缩如何使其稳定没有认识的结果。如现在此患完全可以应用扩张技术,可在左侧耳前腮颊颌部正常皮肤区置放扩张器(重叠置放),最后可用扩张的皮瓣(或再加上耳后皮肤)推进旋转修复下睑及颧面部。而眉及上睑仍需岛状皮瓣移植,也一定会收到更好的效果。

病案26 外伤后右上睑外侧下垂、下睑外侧睑球分离:皮下蒂皮瓣技术

【病史与治疗】

诊断: 外伤后右上睑外侧下垂、下睑外侧睑球分离

医疗技术: 皮下蒂皮瓣技术

患者,男,21岁。1995年11月21日右眼部外伤,伤后以右眼上下睑外1/2及外眼角肿胀皮下出血严重,月余消肿皮下淤血吸收后,发现右眼上睑外1/2下垂,下睑外1/2睑球分离,不适感1年零5个月。检查发现当上睑上提时,右上睑缘外侧较对侧睑缘略低。睁眼时右下睑外侧有睑球分离(图1-2-26:A),用力闭眼时睑裂可闭合,轻微闭眼时右眼裂外侧闭合不全。医师观察发现患者睡眠时右眼外侧闭合不全(略有裂缝)。1997年4月18日手术,以上下睑周围局部麻醉。右下睑缘下0.5cm切开皮肤,宽度略大于睑球分离的宽度。右上睑外侧睑缘上0.5cm处,梭形切取0.4cm宽,长1.1cm皮肤,形成以外眼角外侧皮下组织蒂,皮瓣通过皮下转移至下睑切口处,增加皮肤宽度缝合,上睑拉拢缩窄宽度缝合。术后睁眼时上睑外侧缘不显下垂,下睑外侧睑缘也不出现睑球分离(图1-2-26:B、C)。

护理要点: ①眼部护理常规;②皮瓣指压充血时间测试;③眼部清洁护理。

【治疗后的思考】

1. 此患者右眼部外侧外伤1年5个月,伤后出现上睑缘外侧轻度下垂与下睑外侧睑球分离,右眼始终不适,常用力闭眼,无恢复迹象,临床非常少见,如何治疗无从着手。

2. 眼轮匝肌解剖学 眼轮匝肌是眼睑的括约肌,位于皮下组织之下,为环形走行的扁平肌,肌纤维的走行方向是以眼裂为中心,环绕上下睑及眶缘走行,形似一个扁环,肌肉收缩和松弛时滑动于睑板前。眼轮匝肌可分为睑部与眶部两个部分。眶部轮匝肌纤维大部起于内眦韧带,大致绕眶缘走行,环绕一周仍终止于原韧带处。一部分纤维附着颞部,颊部皮肤。还有一部分纤维进至眉部皮下与额肌交织在一起。睑部眼轮匝肌的肌纤维也起于内眦韧带及其邻近骨壁,分别沿上下睑绕行睑裂,呈两个半圆形而共同终止于外眦韧带。睑部轮匝肌因部位不同又可分睫部(缘部)、睑板前、眶隔前及泪囊部轮匝肌。眼轮匝肌司闭眼运动。但眶部与睑部有所不同。眶部轮匝肌受面神经支配,为随意肌,收缩时力量较强大,可使皮肤形成许多皱襞和条纹,此部肌纤维是为加强睑部肌纤维的闭眼作用,所以眶部收缩时,睑部轮匝肌也必收缩。睑部眼轮匝肌受双重神经支配(面神经颞支与颞浅神经额支),除随意运动外,还有反射性的闭眼运动,其收缩仅可使睑裂轻度闭合,如睡眠时的闭眼,平时的瞬目运动以及防御性、反射性闭睑等。此两部分可同时发生也可单独发生麻痹或痉挛。睑部轮匝肌的痉挛可引起睑外翻,而眶部轮匝肌痉挛也可能引起睑外翻。

3. 提上睑肌解剖学 提上睑肌,属横纹肌,受动眼神经支配。其主要作用是收缩时使上睑向上、向后

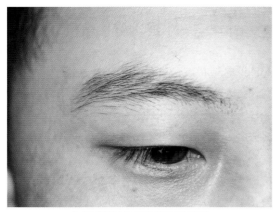

A. 睑缘外1/3下垂与睑球分离

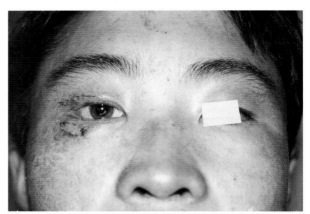

B. 切取皮下蒂皮瓣移植

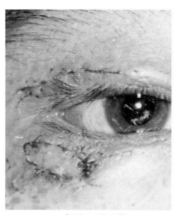

C. 术后上下睑缘

图 1-2-26 诊断:外伤后右上睑外侧下垂下睑外侧睑球分离
医疗技术:皮下蒂皮瓣技术(周韦宏)

弧形运动,达到开睑目的,同时利于重睑皱襞的形成。它的对抗肌是眼轮匝肌。提上睑肌起自眶尖部总腱环上方,沿眶上壁和上直肌间呈水平位向前进行,在眶隔之后约 19mm(相当于上穹隆结膜顶点处)形成腱膜,以下垂直位呈扇形按全部上睑方向散开,构成上睑重要组成部分。在眶缘以内提上睑肌形成腱膜以前,即在肌部和腱部交界处,肌肉表面的筋膜增厚,形成束状横行条带,向内止于滑车及附近骨壁,向外止于泪腺和外侧眶缘。此带称节制韧带(Whitnall 韧带)。其作用①是对提上睑肌起着支持和悬吊作用;②是改变提上睑肌收缩力的方向,使之由后前向旋转,有利于上睑上提;③是睑提肌肌腹与腱膜移行部的标志。末端呈宽阔的纤维腱膜止于睑板前方及上缘,部分纤维穿过眼眶隔膜与眼轮匝肌同止于上睑皮肤中。

4. 本例伤后出现右眼外侧睁、闭睑不全。我们认为可能是外伤致右眼外侧睑部眼轮匝肌部分损伤及上睑提肌外侧部分损伤的结果,而外眦韧带部分断裂或松弛,可影响下睑闭合,但不能影响提上睑运动。由于睁闭睑是相反运动(眼轮匝肌司闭睑运动,提上睑肌收缩司提上睑运动达到开睑目的,此两肌为拮抗肌)。现存症状又微小,提睑只差 0.2~3mm,睑球分离也只差 0.2~3mm。如手术紧缩眼轮匝肌、外眦韧带或重新分部提上腱力等,很难掌握手术分寸。如何修复就成为问题,我们采取了减增皮肤量的方法修复。

5. 皮下蒂皮瓣是指所作的皮瓣蒂部为皮下组织,经过转移修复另一部位的缺损。Gersung(1887 年)首先用颈部三角形皮下组织蒂皮瓣修复癌肿切除后颊黏膜大块缺损。我们是将上睑外侧(松弛)睑缘上0.5cm 处,梭形切取宽 0.4cm,长 1.1cm 皮肤,于皮肤下开始向外下斜行切取皮下组织,并游离至外眼角处,皮下软组织蒂长 1.5cm 左右,从外眼角皮下转移至下睑切口处(增加皮肤宽度)。术后由于皮肤的减少与增多确可使睑缘闭睁良好。

6. 本方法不能算是好方法,这样的病例如何修复,值得大家思考,我们采用了治标不治本的方法,将上睑外侧减少与下睑外侧增加皮肤宽度的皮下蒂皮瓣移植技术。供同道们参考,也希望为修复此类病例提供更好的方法。

> **设想** 在局麻下,是否还可以在外侧睑缘上下切口,皮下分离,分别上提或下移皮瓣,并且在适当位置(眶部)皮下固定,以略微增加下睑的宽度,减小上睑的宽度,使外侧上下睑缘正常闭合。术后待麻药作用消失后,再次检查,如不满意,再次手术调整,至满意为止。术后缝合口均在睑缘上下,缝合口小、隐蔽。

(周韦宏)

病案 27 右下睑缘下颧部黑痣:双轴平行法旋转皮瓣技术

【病史与治疗】

诊断:右颧下睑缘下黑痣

医疗技术:双轴平行法旋转皮瓣技术

患者,女,19 岁。生后右颧下睑缘下即有米粒大小黑点,无不适症状,逐渐扩大,至手术时已有 1.3cm×1.4cm 大小黑痣(图 1-2-27:A)。2000 年 2 月 29 日手术,在黑痣外下侧,按双轴平行法旋转皮瓣设计(图 1-2-27:B),切开皮肤皮下,在浅筋膜层切除病区与掀起皮瓣及松解蒂部与下方,使其能向病区创面移动,皮瓣向内上方旋转推进至病区创缘缝合。术后查看,皮瓣成活良好,自然状态下,上下睑闭合正常,只是局部皮瓣外凸的弧度消失,而显得此处凹陷(图 1-2-27:C)。

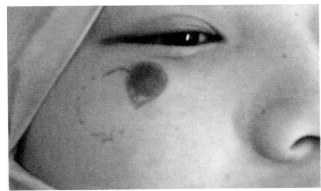
A. 术前

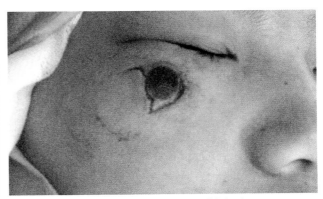
B. 双轴平行法旋转皮瓣设计与切取

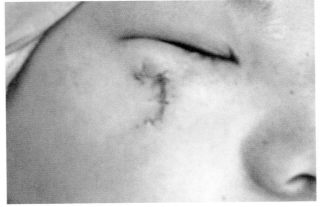
C. 术后

图 1-2-27 诊断:右颧下睑缘下黑痣
医疗技术:双轴平行法旋转皮瓣技术

病案 28 先天性左侧面颧部黑色素痣:双轴平行法旋转皮瓣技术

【病史与治疗】

诊断:先天性左颧下内侧部黑色素痣

医疗技术:双轴平行法旋转皮瓣技术

患者,女,50 岁。生后即在左颧下内侧部位发现一米粒黑痣,逐渐增大凸出皮肤表面,至手术时其肿块直径 1.7cm 触之较韧,与皮下有动性(图 1-2-28:A)。曾诊断脂溢性皮质角化病。2001 年 4 月 6 日行左颧下内侧部脂溢性皮质角化物切除,按双轴平行法旋转皮瓣设计(图 1-2-28:B),切除(图 1-2-28:C),后修复(图 1-2-28:D)。术后皮瓣成活良好,创面局部皮瓣外凸弧度略差些。术后病检为黑色素痣。

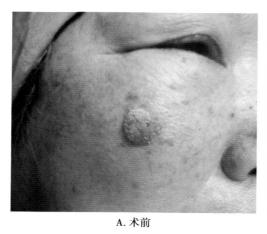

A. 术前

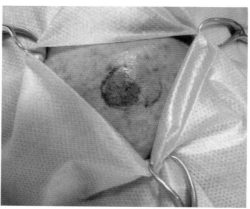

B. 平行法旋转皮瓣设计

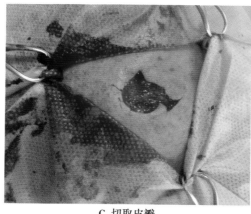

C. 切取皮瓣

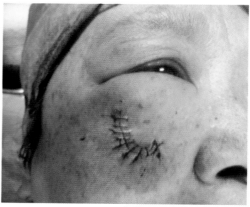

D. 术后

图 1-2-28 诊断:先天性左颧下内侧部黑色素痣
医疗技术:双轴平行法旋转皮瓣技术

病案 29 先天性右面颊部黑色痣:双轴平行法旋转皮瓣技术

【病史与治疗】

诊断:先天性右面颊腮部黑色痣

医疗技术:双轴平行法旋转皮瓣技术

患者,男,23 个月。生后在右面颊腮部即发现一黑色痣,有黄豆大小,不凸出皮肤表面,色黑,无毛发生长,随其生长黑痣扩大较快。未经任何治疗。至入院已有 5cm×3.4cm 大小,色发黑,界限清楚(图 1-2-29:A)。2005 年 6 日在全麻下,于病区外侧按双轴平行法旋转皮瓣法设计(图 1-2-29:B),切取,由于黑痣在面颊部较大,在腮颧部皮下作较大范围剥离,鼻、口角外侧作较小范围剥离,皮瓣转移缝合后。术后 2 周复查,皮瓣成活,但局部边缘愈合略差,皮瓣两侧无猫耳朵形成,面颊部弧度良好,较左侧只是饱满度差些(图 1-2-29:C)。但在面颊局部缝合口显得较长(图 1-2-29:D)。

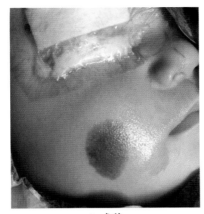

A. 术前

B. 设计皮瓣

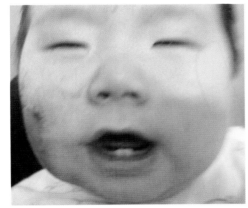

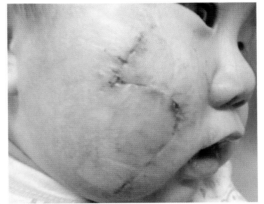

C. 术后2周正位

D. 术后侧位缝合口

图 1-2-29 诊断:先天性右面颊腮部黑色痣
医疗技术:双轴平行法旋转皮瓣技术

病案 30 先天性左侧颈项部发际内黑痣:双轴平行法旋转皮瓣技术

【病史与治疗】

诊断: 先天性左侧颈项部发际内黑痣

医疗技术: 双轴平行法旋转皮瓣技术

患者,男,18 岁。生后在左侧颈项部发际缘内发现黄豆大小黑痣,缓慢逐渐扩大,至今已有 6.5cm×
3.5cm 大小(图 1-2-30:A)。1995 年 3 月 14 日手术,由于病区在发际内(多)外(少),所以在左项部发际内

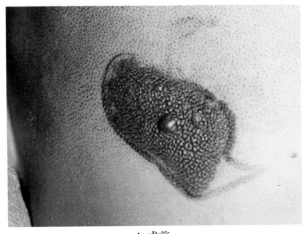

A. 术前

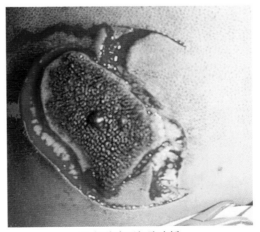

B. 切除病区切取皮瓣

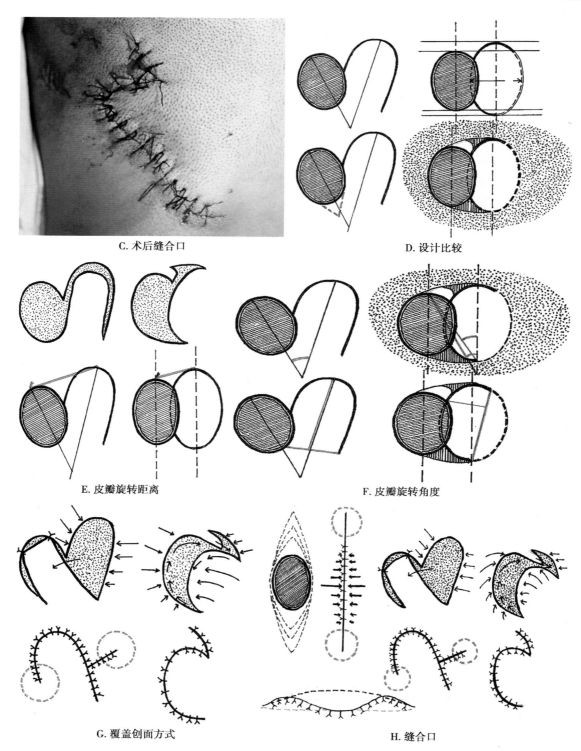

C. 术后缝合口　　　　　　　　　　　　　　　D. 设计比较

E. 皮瓣旋转距离　　　　　　　　　　　　　　F. 皮瓣旋转角度

G. 覆盖创面方式　　　　　　　　　　　　　　H. 缝合口

图 1-2-30　诊断：先天性左侧项部发际内黑痣
医疗技术：双轴平行法旋转皮瓣技术（夏昊晨）

设计双轴平行法旋转皮瓣切开（图 1-2-30：B）后，作周围皮下剥离，皮瓣旋转覆盖创面缝合。术后看，皮瓣与局部弧度存在，无猫耳朵畸形，后发际缘存在（图 1-2-30：C）。

护理要点：①常规术前皮肤准备；②皮瓣血供观察。

【治疗后的思考】

1. 双轴平行法旋转皮瓣　本病案与本章病案 27、28、29 均以双轴平行法旋转皮瓣技术修复。

2. 双轴平行法旋转皮瓣设计与经典旋转皮瓣设计比较　本设计是病灶(以椭圆形皮肤缺损为例)的纵轴线与其邻近设计的相似形皮瓣(上边超出20%,下边超出10%)的纵轴线平行称之,两相似形间可再重叠10%~20%时(重叠多少皮瓣旋转距离就缩小多少)(图1-2-30:D)。因为皮瓣纵轴线与创面纵轴线成角越大,皮瓣旋转角度越大,旋转距离也越大,皮瓣变长,相对蒂部变窄(图1-2-30:E)。双轴平行法设计,使皮瓣旋转角度最小(图1-2-30:F),皮瓣旋转角度变小,其蒂部猫耳朵切出的正常皮肤越少,使皮瓣在最短距离,最小角度旋转,不必逆切切口或延长切口,皮瓣蒂明显增宽,皮瓣长明显缩短,供血充分。另外再将其两相似形上下缘连成弧线,下弧线内的正常皮肤与病灶一起切除,上弧线中点处向两相似形交点处也划一弧线,皮瓣上方形成的小三角形正常皮肤也与病灶一起切除,剩下一小三角形皮瓣(图1-2-30:F)。最后再做筋膜上或下较大范围剥离(图1-2-30:F),使皮瓣连同蒂部周围有较大幅度向创面移位,大皮瓣向创面旋转牵拉,而上边小三角形皮瓣向相反方向旋转牵拉,使创面周围皮肤不同程度向创面移位与皮瓣共同覆盖创面(图1-2-30:G)。此法皮肤缝合后呈一"S"形曲线(图1-2-30:H),不是直线。不形成猫耳朵凸起。

3. 本双轴平行法的旋转皮瓣蒂与左右和创面周围做较大范围筋膜下剥离,使蒂部周围和创面周围被剥离的皮肤能充分旋转、推进、多向推进与皮瓣共同覆盖创面(图1-2-30:G)。本双轴平行法的旋转皮瓣与经典旋转皮瓣的最大不同点就是,皮肤缺损后皮瓣转位所造成周围皮肤张力的解决方式:本法是将皮肤张力分散到四周(图1-2-30:G),而经典的转移皮瓣法,是将皮肤张力移到一侧或两侧。

4. 关于筋膜下剥离,一般将皮瓣蒂部大多设计在没有组织器官遮挡部位,以使蒂部能向2~3个方面做筋膜下剥离,皮瓣旋转推进更容易。其创面周边剥离范围据需要与皮肤的伸缩性而定。如周围无遮挡组织或器官,可做四周较大范围剥离,可使旋转皮瓣各方均无张力。

5. 手术方法:以椭圆形皮肤缺损为例,确定纵向中轴线,在病灶一侧,以大于切除后创面10%~30%设计相似形(纵径上边多20%,下边多10%,横径多10%)。其纵轴与缺损区纵轴平行,且两椭圆形并排相邻处可重叠10%~20%,在两个椭圆形的上下缘划一弧形连线,其下所形成的三角形区域为切除的皮肤,其上弧线中点处向两相似形交点处也划一弧线,这样在皮瓣上方也形成一小三角形区域也为切除范围,在创面上方剩下一小三角形皮瓣。手术于创缘外0.1~0.3cm处用尖刀垂直切至筋膜下,按划线切除病变组织及下边三角形、上边小三角形。按设计于留有小三角皮瓣侧切开皮瓣至周长1/2处,剩余为皮瓣蒂。顺便将皮瓣及所切开的皮肤周围于筋膜下(上)做较大范围分离,尤其皮瓣蒂部周围。最后将皮瓣及上边小三角形皮瓣向相反方向旋转推进与创面周边皮肤向创面推进,共同覆盖创面。

6. 本章病案27 病灶在下睑下方(图1-2-27:A),由于下睑缘是游离部位,治疗的重点是如何保证下睑缘一点也不能移位(保证下睑不能外翻)。因此皮下剥离只限定颞外及下侧,剥离的范围应较大,才能使张力分散,上方不能剥离。皮瓣要向上内侧推进旋转,并且皮瓣覆盖后不能对下睑缘有一点张力,本例已达到这点,但由于外下侧剥离范围略小,皮瓣转移后,由于本身张力大,皮瓣的凸显的弧度消失(图1-2-27:C)。由于缝合口张力大,还易致瘢痕增生。本章病案28 皮下剥离范围也小些,皮瓣本身也有些张力,向外凸显略差(图1-2-28:D)。本章病案29 虽然病灶面积较大(图1-2-29:A),由于四周均作剥离,使周围皮肤可向创面移位与旋转皮瓣共同覆盖创面。皮瓣转移缝合后,出现面颊部弧度,只是下方略显饱满,是皮瓣向上旋转提升的不足(图1-2-29:D)。本章病案30,此病灶虽然范围略大(图1-2-30:A),但周围均为正常皮肤,不受任何影响,由于要形成发际缘的原因,皮瓣设计在头发内外,皮瓣旋转后形成发际缘,局部弧度较好,无凹陷或突起(图1-2-30:C)。因此据病区不同情况,皮下或筋膜上或下剥离的位置和范围也不尽相同。由于病区所在的部位与周围组织器官近远,决定剥离是在单方向、双方向、三方向,还是周围。本章病案29 遗憾的是,在这个外露的局限的突显的面颊部部位留有的缝合口显得较长,但是在病区周长的全长的范围内(图1-2-29:D)。因此整形外科医师除应研究缝合口形态外,还要深入研究如何能缩小缝合口,如何设计能使缝合口隐蔽,皮纹走向一致,无瘢痕增生等。关于皮肤病变切除缝合,都认为很简单,残留的手术缝合痕迹,尤其外露部位十分显眼,应是整形美容外科医师十分重视的问题。

7. 临床上所遇到的皮肤病变如痣、瘊、瘤、瘢等,如面积较小,直径在0.5cm以下者,可梭形切除,但略大的梭形切除后会在其两端出现皮肤堆积,大者称猫耳朵(越大越明显),缝合口中间(张力大)局部凹陷,势必切除正常皮肤延长切口,直线缝合。在面积直径大于 0.5cm 以上的,都应行改形技术,不应行梭形切除缝合。尤其颜面部或外露部位缝合口呈直线与曲线在视觉上有很大的差距。

8. 传统的旋转皮瓣是根据病区周围皮肤的伸缩性与移动性来决定适应证的,而本方法做了筋膜下较大范围的剥离,使皮瓣移动性增大,因此扩大了原适应证范围。了解局部皮肤的弹性与移动性是掌握适应证的关键。一旦估计错误,皮瓣旋转困难,不能覆盖创面,还得植皮,设计失败。

9. 本设计优点 ①切口小,缝合呈一曲线,痕迹少;②皮瓣旋转距离短,角度小;③修复后局部不出现猫耳朵或凹陷等弧度变化;④多向旋转推进牵拉覆盖创面;⑤皮瓣蒂明显增宽,长明显缩短(1:1);⑥不必采用逆切切口或延长切口,不用植皮,也不用二期手术。只是筋膜上(下)剥离范围较大,据局部有无器官遮挡,剥离可从四周、三个方向、两个方向、单一方向,据此来决定适应证。而适应证(病区大小)在身体各部位不尽相同,与局部组织环境有关。我们的经验认为此设计的适应证(不需植皮者),在颜面部不得超过 0.5cm×1.0cm,下颌部在 3cm×4cm 之内,颈部在 4cm×5cm 之内,四肢在 8cm×11cm 之内,骶尾部在 10cm×12cm 之内(如第四章病案 1),腹部在 10cm×13cm 之内(如第七章第一节先天性畸形病案 9),髋部在 6cm×3.5cm(如第四章病案 6)。随年龄的缩小适应证要更严格。因此,医师的综合分析能力很重要。

10. 注意事项 ①深入了解局部皮肤的弹性和可移动性;②准确设计;③不应强求,掌握恰到好处,不然势必会行逆切切口或延长切口,蒂变窄,影响血供,供瓣区缝合不上,势必植皮。

11. 关于梭形切除方法 由于梭形切除缝合后,易造成两端出现皮肤堆积(即猫耳朵畸形),为消除畸形,势必切除两端的正常皮肤,形成一直线缝合口,其缝合口的中间垂直张力最大,易造成现瘢痕增生及缝合口中部易出现凹陷。一般在常规教科书中均不介绍,常在很小面积中可用,如创面横径略大者,也常不被整形美容外科医师应用,常采用皮肤改形技术。

12. 皮肤扩张技术以能增加皮肤面积的特点,在临床应用多年,已成为创面修复的重要手段。皮肤扩张技术与皮肤成形技术结合应用也在各地开展,但报道甚少。由于皮肤成形技术均是在皮肤伸缩性与移动性的基础上应用的,其适应证受到很大限制,常修复较小面积皮肤缺损,如利用皮肤扩张技术能增加皮肤面积这一特点与皮肤成形技术结合应用,一定会大大地扩大其适应证范围,可修复更大面积皮肤缺损。

13. 关于创面或皮瓣修复创面缝合口的长度 我们认为:应在创面周长的 1/2 至周长的全长之间,如超出此长度即为医师设计、切口、手术、缝合不当造成的。本组病例缝合口长度均在此范围内。因缝合口痕迹会遗留终生,因此,如何能缩短缝合口痕迹是我们医师的责任。为缩小缝合口长度,我们依据创面周长的长短决定缝合口长短的原理,设计出半圆形推进皮瓣,已用于临床(如本章病案 33、34 与第二章病案 14、23)只是探索,供大家参考。

(夏昊晨)

病案 31 先天性右颧部黑痣:皮下组织蒂皮瓣技术

【病史与治疗】

诊断: 先天性右颧部黑痣

医疗技术: 皮下组织蒂皮瓣技术

患者,男,24 岁。出生时即发现右侧面部一米粒大小黑痣,无异常症状,逐渐增大,近几年时有痒感,无其他不适症状。病变突出皮肤表面,表面凹凸不平,触之韧硬,已有 1.8cm×2.5cm 大小(图 1-2-31:A、B)。于 2013 年 7 月 16 日行右面部黑痣切除,形成 2.0cm×3.0cm 创面(图 1-2-31:C),于其创面后(颞)侧设计比创面略小的皮瓣,在切取时皮下尽量向前侧斜行,使皮下组织略多,形成局部皮下组织蒂皮瓣,利用皮下组织易向前移动(图 1-2-31:D、E),而皮瓣后侧创缘的后侧作浅筋膜深层分离,使其皮缘能向前移位,周围也作皮下分离,使其向中心移位,皮瓣向前推进与周围推进皮缘缝合(图 1-2-31:F)。术后 7 天拆线,皮肤愈合情况良好,只是外缘皮肤有微小皱褶(图 1-2-31:G、H)。

护理要点: ①术前局部皮肤准备;②皮瓣张力观测,减张术后固定护理;③皮瓣血供观测。

【治疗后的思考】

1. 本病例为右侧颧面部黑痣,面积为 2.0cm×3.0cm,应用局部皮瓣修复亦有多种皮瓣设计方法,如旋

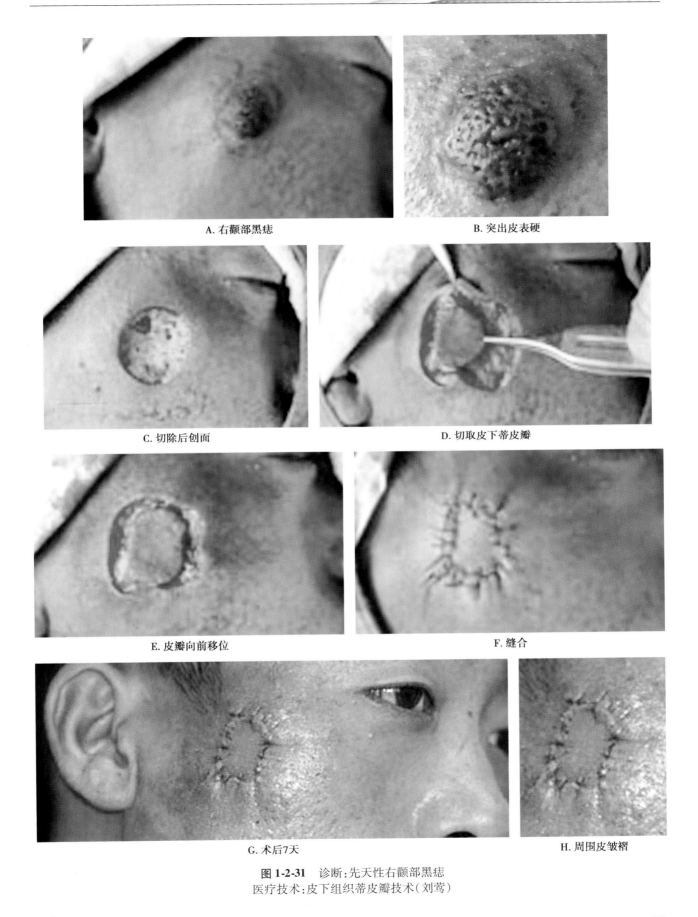

A. 右颧部黑痣

B. 突出皮表硬

C. 切除后创面

D. 切取皮下蒂皮瓣

E. 皮瓣向前移位

F. 缝合

G. 术后7天

H. 周围皮皱褶

图 1-2-31 诊断:先天性右颧部黑痣
医疗技术:皮下组织蒂皮瓣技术(刘莺)

转皮瓣、V-Y皮瓣等。如梭形切除后缝合会呈一直线,还较长,在面部太明显,故我们选用了皮下蒂推进皮瓣。

2. 皮下组织蒂皮瓣是推进皮瓣的一种,这种皮瓣与动脉皮瓣不同,它的皮下组织蒂并不包含知名动、静脉。它的优点是充分利用缺损区周围正常的皮肤皮下组织的伸缩性和可移动性,可即时移位,愈合后平整。缺点为移动距离小。Gersung(1887年)首先用颈部三角形皮下组织蒂皮瓣修复癌肿切除后的缺损。国内孙克正总结分为三角形皮下组织蒂皮瓣、有小皮桥的三角形皮下组织蒂皮瓣,以后又分成多种形态皮瓣。

3. 我们选取病灶后侧的正常皮肤,皮瓣设计为椭圆形,其大小略小于病灶切除的面积,将皮肤切开,使皮下软组织蒂向创面侧倾斜,四周皮下充分游离,形成略大的移动性(图1-2-31:C),将皮瓣向创面区移位,再利用周围皮肤可向中心移位,闭合创面。由于皮瓣周长明显小与创缘的周长,缝合时必须使创缘皮肤形成微小褶皱(图1-2-31:F),但拆线时,褶皱已近乎平整(人皮肤伸缩性各不相同,褶皱平复时间会因人而异)(图1-2-31:H)。

4. 皮下蒂组织皮瓣是局部皮瓣,故皮肤质地、颜色与周围协调,厚度一样,方法简单易行,一期治疗,修复后形态佳、损伤小、疗程短。

5. 皮下组织蒂皮瓣是皮瓣成形技术的一种,是覆盖较小创面的一种方法,决定采用前,必须细心检查,局部皮肤的伸缩性和皮下组织的移动性及周围可剥离范围和受限部位,是确定此种方法的基础,此例病灶位置是绝对外露部位,因此,要求用局部皮瓣修复,痕迹残留的小。而局部皮下组织蒂皮瓣,痕迹只在病区范围内,微小皮肤褶皱是在皮肤的缩性范围内,已有消除的趋势。

6. 手术缝合口会在体表残留终生,在颜面外露部位,人们均要求缝合口越短越好,这也是我们整形美容科医师研究的课题。本例我们为了使缝合口缩小,设计皮瓣的周长明显小于创缘的周长,缝合后创缘皮肤形成微小褶皱,最后使缝合口缩短。这是使缝合口缩短的一种方法。只是缝合口呈圆形,如缝合口有瘢痕挛缩,是使皮瓣外凸或凹陷的潜在因素。整形美容科对缝合口的要求为:缝合口越短越好、缝合口应呈曲线(不能是直线或环形)、缝合口应落在隐蔽部位,并且无张力。这是我们努力方向。

7. 本例如用旋转皮瓣技术(或双轴平行法旋转皮瓣技术参考本章病案27~30)可使缝合口呈曲线,损伤也会小。如何使颜面部缝合口小,痕迹残留的少,是我们整形美容外科医师的十分关注的问题,因此,应进一步研究具体方法。

设想 如应用皮肤扩张技术,扩张囊应置放在黑痣前,形成半圆形推进皮瓣(如本章病案33、34与第二章病案14、23),向后推进,在痣的后缘形成弧形缝合口,缝合口也可缩小。

(刘 莺)

病案32 左耳下颊颌部鳞状细胞癌:经典的旋转皮瓣技术

【病史与治疗】

诊断:左耳下颊颌部鳞状细胞癌

医疗技术:经典的旋转皮瓣技术

患者,男,52岁。1998年10月发现左耳下颊颌部有一硬性肿块,约有大豆大小,触之较硬,有移动性,以后肿物逐渐扩大突出皮表面,呈黑褐色,并向下浸润,随即发生溃疡,并逐渐扩大,经医生检查疑诊皮肤鳞状细胞癌。1999年6月2日入院,查左耳下颊颌部已有3.6cm×6.2cm上宽下窄突出皮肤表面一溃疡样肿物(图1-2-32:A),境界不清,周围有浸润,触之与皮下深部组织有移动性。于6月10日行左耳下颊颌部鳞状细胞癌扩大至周围正常皮肤1~1.5cm,深至下颌缘部骨膜整块切除(图1-2-32:B),在耳下侧颈后部设计略大于创面经典的旋转皮瓣,浅筋膜深层切取皮瓣,向上旋转覆盖创面(图1-2-32:B、C)。

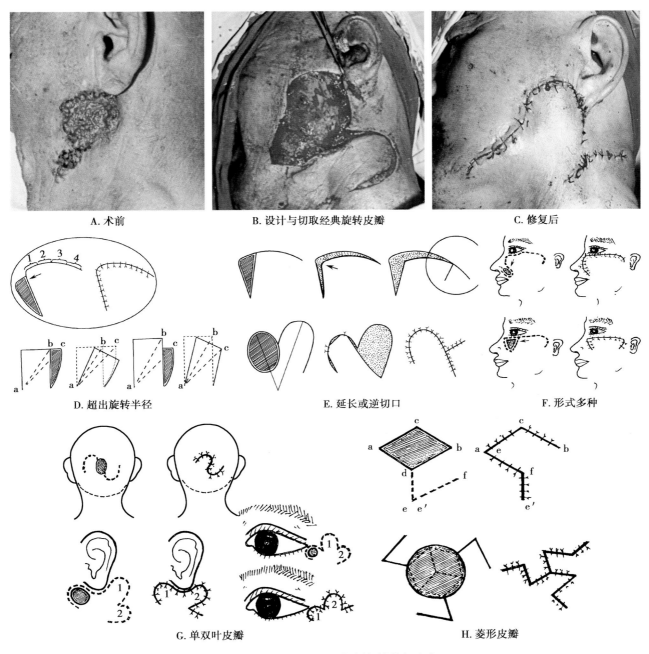

A. 术前　　　　　　　B. 设计与切取经典旋转皮瓣　　　　　　C. 修复后

D. 超出旋转半径　　　　　　　E. 延长或逆切口　　　　　　　F. 形式多种

G. 单双叶皮瓣　　　　　　　　　　H. 菱形皮瓣

图 1-2-32　诊断:左耳下颊颌部鳞状细胞癌
医疗技术:经典的旋转皮瓣技术(夏昊晨)

护理要点:①常规术前皮肤准备;②皮瓣血供时间观察。

【治疗后的思考】

1. 鳞状细胞癌可发生于皮肤或黏膜,以头皮、面、颈和手背等暴露部位多见。往往常在慢性溃疡、反射性皮炎、红斑狼疮等皮肤疾病的基础上出现,皮肤或黏膜有浸润性硬块,以后发展为斑块,结节或疣状病灶,表面或形成溃疡,或菜花状,触之有坚实感,基底部有浸润,边界不清。应疑诊鳞状细胞癌,现代治疗原则:手术切除是鳞癌首选治疗方法。切除范围应在病灶周围 0.5~2.0cm 的正常组织内,深度以广泛彻底切除为度。

2. 经典的旋转皮瓣是在缺损处的外缘形成一局部皮瓣,按顺时针或逆时针方向旋转一定角度后,转移至缺损部位进行修复。一般不作创面周围皮下剥离,是创面缺多少,用皮瓣补多少的原则。在临床上遇到缺损面积较大,周围皮肤弹性和移动性较小时,不能用推进皮瓣修复的病例可选用旋转皮瓣,它特别适用于圆形或三角形缺损。

3. 经典的旋转皮瓣一般是以邻近皮瓣转位修复创面,由于旋转皮瓣的纵轴线与创面的纵轴线成一定角(成角越大旋转角度越大,旋转的距离越长)势必使皮瓣向旋转侧的蒂部皮肤堆积,旋转角度越大,蒂部堆积的皮肤越多(即猫耳朵)。供瓣区拉拢缝合或植皮。

4. 由于本患者52岁,耳后下侧颈部皮肤移动性较大,面颊部皮肤松动性也较好,再加上鳞癌病区正在不能移动的耳下,呈一倒三角形。估计扩大切除后,能用改形技术修复,因此我们选用了经典的旋转皮瓣技术。

5. 本病例是恶性皮肤肿瘤,所以扩大至病区周围正常皮肤1~1.5cm,病区上方已近耳根部,故耳垂切除少许,将耳剩余部分缝合,改变了原耳垂形态,深至下颌缘部骨膜浅层切除。在于紧邻病区的下后方设计旋转皮瓣,皮瓣旋转覆盖创面,供皮瓣处创面拉拢缝合。

6. 本例由于病区的三角形尖端正在左下颌缘处,形态向外凸显的部位,而旋转皮瓣的蒂部正在此位置,少许切除皮肤缝合即可显现出下颌缘的凸显的弧度。皮瓣旋转后未出现"猫耳朵"现象。而侧后颈部皮肤倒有皮肤堆积。

7. 临床上如认为可以采用旋转皮瓣技术,在设计旋转皮瓣时应尽量在旋转角度最小处设计(除外不能移动的组织或器官约束),皮瓣的旋转半径必须超出缺损的边缘,即要求 ab = ac(图1-2-32:D下)。如旋转角度越大,势必使旋转距离增长,蒂部皮肤堆积增多(猫耳朵),并且皮瓣的旋转半径(即 ab)也要增长。如设计不佳,皮瓣转移后不能到位或缝合后张力大,势必做逆切口或延长切口(图1-2-32:E上),致使皮瓣蒂与长之比在1:2以内,不易影响血供。最后仍不能闭合创面时,还需植皮,失去了旋转皮瓣的意义。

8. 注意事项 ①旋转弧切口长度一般应为缺损宽度4倍(图1-2-32:D上);②皮瓣的旋转半径必须超出缺损的边缘(图1-2-32:D下、E下);③皮瓣尖端张力大时,应采用逆切切口或延长切口(图1-2-32:E上);④皮瓣旋转后蒂部内侧易出现"猫耳朵",一般不能同时切除。

9. 皮瓣蒂与长之比在1:2。旋转皮瓣形式有多种,如单叶皮瓣、双叶皮瓣、菱形皮瓣(图1-2-32:F、G、H)。如需行逆切切口或延长切口后,皮瓣蒂与长之比应在1:2。

10. 旋转皮瓣已是一种成熟的技术。关键是病灶面积、形态、大小,与周围不能移动的组织或器官的关系,以及周围皮肤的伸缩性与可移动性的了解,综合思考确定其可行性与不可行性,如能恰到好处的选择、设计、切开、剥离、旋转、缝合,是轻松的手术。

11. 关于面颊颌部形态,由于是创面缺多少补多少的处理方法,缝合无张力,一般病区创面不会影响形态。除蒂部会出现"猫耳朵"外,不主张一期切除,怕影响血供,只是留有手术缝合口痕迹,而供瓣区缝合口会出现张力。此例易出现"猫耳朵"的部位正好在下颌缘凸显部位,因此无"猫耳朵"显现。

12. 此例未得到复查结果,不知肿瘤是否复发,是个遗憾。

设想 对于这个病例以及具体部位及区域,经典的旋转皮瓣技术非常适合。但传统经典的旋转皮瓣,由于设计易出现"猫耳朵"畸形,及供瓣区容易出现缝合困难及需植皮等,有很多学者对其改进。我们也对其进行了改进,即双轴平行法旋转皮瓣技术(参考本章病案27~30)。如左侧面腮部置放扩张器,也是一种好方法,缝合口可在耳根与侧颈部(隐蔽),只是此例是恶性肿瘤,是否可以等待2~3个月,只得商榷。但我们已进行了临床探索,如第六章病案20。

(夏昊晨)

病案33　右鼻唇沟基底细胞癌(硬化型):半圆形推进皮瓣技术

【病史与治疗】

诊断:右鼻唇沟基底细胞癌(硬化型)局部切除术后

医疗技术:半圆形推进皮瓣技术

患者,女,57岁。2005年4～5月发现右鼻唇沟处有一直径0.3cm黑点样斑,无不适感也未在意,2006年6～7月曾行激光治疗无效后,用探针拨挑挤出黑色泥样物,局部恢复肤色,经2～3个月重复数次,无痒痛。于2009年9月中下旬发现右鼻唇沟黑点样斑,局部周围韧硬(图1-2-33:A),10月19日上午黑点样斑部位自行出血,压迫后停止。至10月21日至他院手术,见皮下有烂鱼肉样组织,易出血,清除形成一1.5cm×1.0cm×1.0cm腔,可触碰到上颌骨膜。病理回报(右鼻唇沟)基底细胞癌侵犯肌肉组织(2009年10月27日报)。2009年10月28日入院。右鼻翼外侧鼻唇沟处有一0.5cm×1.0cm黑痣样物,其上下有原切口痕迹,触之移动很小,与深部组织粘连,周围有色素沉着。请病理科会诊仍诊断:硬化型基底细胞癌。于11月6日手术,术前设计,于鼻唇沟处设计病区切除的范围和形态,及在面颊部作皮下潜行剥离范围(图1-2-33:B)。以扩大范围切除为原则,肿物周围为1.0cm,扩大至周边正常皮肤1.0～1.5cm,深度可达筋膜和软骨膜表面及轮匝肌浅层,这样形成一个下端略斜向中线近似形圆形的皮肤缺损区4.5cm×5.0cm(图1-2-33:C、D)。按设计潜行剥离面颊部皮下,其剥离范围中间长于两侧。然后将面颊部皮瓣向鼻唇沟处推进,据情况再切除推进皮瓣前端两侧的近似三角形皮肤,形成半圆形推进皮瓣,与鼻翼根部创面对合缝合(图1-2-33:E)。术后颜面及鼻翼部基本对称,上唇形态正常,在右面颊上唇鼻根部留有缝合口,鼻孔略有不对称。半个月后右侧鼻翼根部有一窦道与口腔相通,一个月余切除缝合。2010年2月11日(2个月零5天)复查,在鼻基底右侧与鼻唇处留有缝合痕迹,口角正常,只是鼻孔与对侧略大(图1-2-33:F、G、H)。

护理要点:①局部推进皮瓣护理常规;②皮瓣血供观察护理。

【治疗复查后的思考】

1. 基底细胞癌又称基底细胞上皮癌,是常发生在有毛部位的表皮基底细胞或皮肤附件的一种低度恶性肿瘤,主要是由间质依赖性多能基底样细胞组成。它的主要特点是生长缓慢,极少转移。早在1827年,Jacob首先对基底细胞癌进行了描述,Krompecher于1902年才提出与其他上皮性肿瘤的区别及其要点。

2. 基底细胞癌多发生于白种人,有色人种较少见,好发于头皮、面部外露部位,提示其发病与日光照射有关。另外与长期接触小剂量X线与长期摄入无机砷有关。临床上大体可分为:结节溃疡型、色素型、硬化型、浅表型;一般认为结节溃疡型、浅表型的侵袭能力较差,病灶界限清晰,切除可在病灶周4～5mm的正常组织内,而硬化型往往侵袭较深而广,与正常组织界限不清,对放射疗效也差,手术切除应在周边正常组织1～1.5cm,深度可达深筋膜或骨膜表面。除个别病例外,一般不发生转移。据统计转移率约为0.1%,年龄在30～60岁之间,转移部位2/3的病例在区域淋巴结,1/3为内脏或远位转移,其中肺为主,其次有胸膜、肝、骨等。内脏及区域淋巴结同时转移者很少见。

3. 外科治疗强调彻底扩大切除为原则,不因为修复困难或在五官密集区域而有所姑息。创面可行植皮或皮瓣修复。

4. 颜面部创面的修复,由于是外露部位,传统的方法有植皮及皮瓣技术,由于修复要求高,皮片技术虽方便,但形态不佳,局部皮瓣多采用旋转皮瓣,但面部切口会较长,多需用邻位岛状皮瓣,如颞浅动脉岛状皮瓣、耳后皮瓣等,无明确最佳皮瓣可用。皮肤软组织扩张技术出现以来,大大地扩大了局部皮瓣的应用范围,为修复颜面部创面提供可佳的方法。但这个病例应用扩张技术,还需等待2～3个月,对于皮肤基底细胞癌是否合适,值得斟酌。

5. 本例,女,57岁,有用局部皮瓣修复的可能。但如何用局部皮瓣,如推进缝合会在皮瓣两端出现猫耳朵凸起。本例由于面部皮肤已较松弛,因此利用改进的推进皮瓣技术。切除后的创面一侧紧靠鼻根基底,另一侧是面颊部,有较多的皮肤可利用。

6. 关于半圆形推进皮瓣的形成　我们的设计是在创面下外侧的面颊部,以创面中轴线与其垂直线为中心,向两侧作较大范围浅筋膜深层剥离,逐渐增宽,以中轴线剥离的最远,以使皮瓣向前推进的距离长,

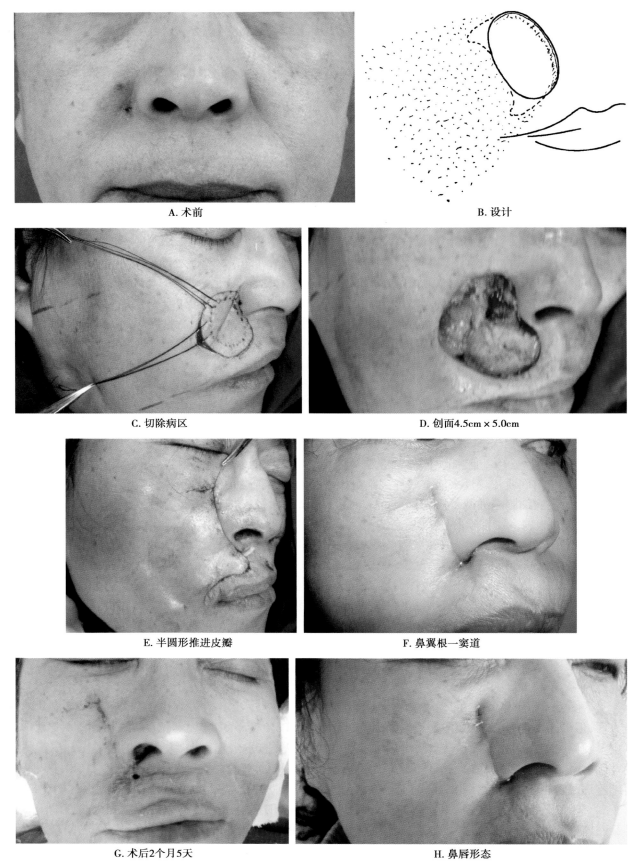

A. 术前

B. 设计

C. 切除病区

D. 创面4.5cm×5.0cm

E. 半圆形推进皮瓣

F. 鼻翼根—窦道

G. 术后2个月5天

H. 鼻唇形态

图1-2-33　诊断:右鼻唇沟基底细胞癌(硬化型)局部切除术后
医疗技术:半圆形推进皮瓣技术

向两侧逐渐缩短,以使皮瓣推进的距离逐渐减短(图1-2-33:B),在剥离的皮瓣向前推进时,中轴线部位向前推进最长,再加上皮瓣前端的两侧切除近似三角形(成圆形或弧形)皮肤,这样皮瓣向前推进时皮瓣远端即可形成半圆形,以利与对侧创面缘对合,使创面缝合口可达周长的1/2至周长的全长之间(在鼻根与上唇部位)。如年轻面部紧张移动性小,小面积(如1~2cm之内)切除尚可,如创面较大时,推进困难或缝合困难者,此法不宜采用。但可事先应用局部皮肤软组织扩张技术。二期再形成半圆形推进皮瓣(如本章病案34)。半圆形推进皮瓣如何更好形成,最后缝合口缩短成弧形,还需进一步改进。

7. 本病在2005年4~5月发现,以后经过激光、针挑等数次治疗及手术切除病理诊断为基底细胞癌(硬化型),经历近4年6个月。于2009年11月6日手术,其治疗原则是彻底扩大切除,由于其部位受限,我们在肿物周边正常皮肤1~1.5cm切除,形成一4.5cm×5.0cm近似椭圆形创面,深度达筋膜、骨软骨膜表面及轮匝肌浅层,用半圆形推进皮瓣修复。各专家均认为:基底细胞癌治疗后是否复发,与类型、病程、治疗早晚、方法选择、手术操作等因素有关,有人统计,总的治疗复发率为3.5%,多数复发在治疗后2年内。本病例至2012年11月(已术后3年)已联系数次,自述局部无复发,身体很好,就是未来诊。

8. 术后复查,颜面及鼻翼部基本对称,上唇形态正常,在右面上唇鼻根部留有缝合口痕迹,只是鼻孔略有不对称。1个月复查时,右侧鼻翼唇根部形成一小窦道与口腔相通,可能是切除的组织过多引起,经当地医院局部切除缝合后窦道修复。

9. 关于颜面部形态的修复 我们认为要有两个基本条件:①必须要采用局部皮瓣(皮瓣的组织量与厚薄),目前在有很多情况下,应用皮肤扩张技术可以在病区周围形成局部皮瓣;②缝合口要尽量缩短、隐蔽,在体表留有最短小缝合痕迹。

10. 关于创面的缝合口长短 我们认为创面缝合口的长短应在创面周长的1/2(最短)至周长的全长(最长)之间,如超出此范围,即应为医师切口不当。本例切口与缝合口利用推进皮瓣,使最后缝合口达到周长的长度之内。整形外科能移植颜色、质地与创面局部完全一样的皮肤,这已是现实,如切口还小,真是锦上添花。因此研究如何能缩小缝合口的具体方式方法,也是我们整形科的任务。

11. 创面缝合口长短和形态与修复方式有关,如用皮瓣移植覆盖,缝合口是创面周长的全长,是最长的缝合口,并且还是圆形。如用推进皮瓣的形式修复,缝合口会在创面周长1/2至周长全长的长度之内,而且是弧形缝合口。

病案34 先天性右面颊腮部血管瘤治疗后瘢痕:皮肤扩张的半圆形推进皮瓣技术

【病史与治疗】

诊断:右面颊腮部先天性血管瘤治疗后瘢痕

医疗技术:皮肤扩张的半圆形推进皮瓣技术

患者,女,17岁。3岁时发现右侧颊腮部有一红色皮疹,逐渐扩大,突出皮肤,指压红色可消失,解除压迫,充血明显,随年龄增长,其红色肿物明显扩大,至15岁左右已长至6.0cm×8.3cm大小,求医诊断血管瘤。近3年,间断行注射治疗,血管瘤及皮肤瘢痕化。2011年7月18日以局部形态不佳入院。右面腮部口角外侧有5.5cm×4.5cm局部瘢痕性皮肤,花斑样改变,颜色浓淡不均,局部凹凸不平,瘢痕前(口角)部分凹陷,触之局部硬韧,与口腔内软组织有移动性(图1-2-34:A)。7月20日于花斑样皮肤外下侧扩张器植入术,经注水扩张(图1-2-34:B),注水几次后,注水不能。故于同年10月8日行右下面腮部花斑样瘢痕皮肤切除,扩张的半圆形推进皮瓣修复(图1-2-34:C)。2012年4月18日术后6个月10天复查,缝合口有瘢痕增生的,右侧颊颌部弧度略凹陷(与对侧比)及缝合口两侧的皮肤凸起(图1-2-34:D、E)。

护理要点:①扩张囊注水扩张护理;②术后皮瓣边缘充血时间测试并记录。

【治疗复查后的思考】

1. 面颊部是绝对外露部位,又不能经常遮挡,是个人形象的标志性部位。所以颜色、弧线、质地、表情等都能成为治疗的要求。此例是面腮血管瘤注射治疗后形成的瘢痕皮肤,如在其他隐蔽部位,根本没有治疗要求。因此面腮部的治疗要求高,形态是其目的。提示医师治疗时重点是形态而不是功能。

2. 关于形态的修复,要有两个基本要求,一用局部皮瓣修复,二缝合口要尽量缩短。因此要从形态的

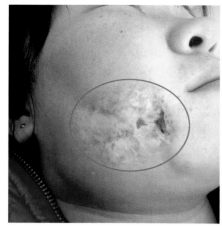

A. 术前

B. 导管折叠注水不能

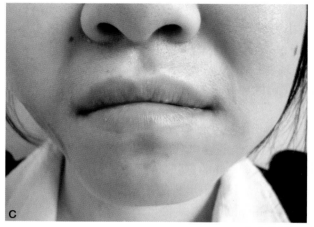

C

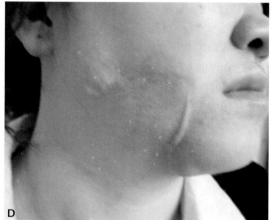

D

C、D.半圆形推进皮瓣

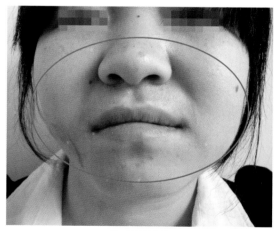

E. 术后6,5月

图 1-2-34 诊断:右面颊颌部先天性血管瘤治疗后瘢痕
医疗技术:皮肤扩张的半圆形推进皮瓣技术

目的出发,本例必须采用局部皮瓣,我们选用了皮肤扩张技术形成局部皮瓣。而切口与缝合口就成为医师思考的重点。尤其外露部位的切口与缝合口,是手术残留的痕迹(有时十分显眼),一直是整形美容外科医师十分重视的问题,也是患者与社会的要求(切口与缝合口的长短,是否隐蔽,与皮纹走向应一致,缝合口呈曲线或弧线形态,与周围形态协调,无瘢痕增生)。另外皮瓣的组织量、厚薄等。

3. 此例皮肤扩张的不充分,在注水过程中由于导管扭曲注水不能。因此提供的扩张皮肤量有限,而颈部皮肤较多,可以上移替代,但(女,17岁)也不十分充足,因此扩张器置入后应想一切办法(如注射阀外置等),使扩张皮肤达到设计要求,不应停止,如停止会给后期修复带来困难。此患右侧颊部弧度较对侧不饱满,说明此部位组织量欠缺,缝合口有增生(皮肤张力大可能与瘢痕增生有关)。

4. 手术中证实注射阀导管扭曲,使注水不能,注水不能就不能扩张皮肤,失去本技术特点。注射阀导管扭曲是注射阀在置放时导管没有顺正,注水后(扩张囊与注射阀不能再翻转)使导管扭曲。因此置放注射阀时一定要细心。

5. 应用皮肤软组织扩张技术,如未达到目的,中间停止,就等于失败,失去这项新技术的意义。目前皮肤软组织扩张技术已很成熟,皮肤扩张器的质量已过关,规格产品已定型。扩张器置入后的并发症已很少,如发生并发症,医生已有很多经验处理。因此这项技术是安全、可靠、失败率低、易推广、修复后形态效果较佳的方法。

6. 此病例的治疗过程提示我们 外露部位的皮肤血管瘤及其他皮肤病变(是手术适应证时),如经过保守治疗,患者不能接受最后的皮肤瘢痕花斑样,颜色浓淡不均,表面凹凸不平的外观时(实际血管瘤已治愈),就不应该进行保守治疗,浪费时间与金钱,应采取早期手术治疗。因此外露部位的治疗仍应以手术治疗为主。

7. 关于病区切除后缝合口长度,一般最短缝合口应在病灶其周长的1/2,最长缝合口应在周长的全长。本例是在扩张皮瓣上形成半圆形推进皮瓣(形成方法参考本章病案33),虽缝合口两侧仍有小的皮肤凸起(即猫耳朵),但缝合口长度在上述规定范围内。推进后形成病区周长1/2至周长的全长的范围内,而且还是弧形。本例遗憾的是:如扩张囊置放的位置是在病区的上内侧;注射管不发生折叠,能扩张出充足的皮肤量,再加上形成的半圆形推进皮瓣,术后的形态效果会更好。

设想 此患病区的上侧是面颊部,外侧是腮下颌颈部,下侧是下颌部,都可以置放扩张器,我们将扩张囊置放在外侧,治疗后缝合口留在面颊部,结果如图1-2-34:C、D。由于右颊腮部花斑样皮肤距离口角较近,其间只有少许正常皮肤,扩张器不能置放在其内侧(如能置放扩张器,最后缝合口能向外下移到下颌缘下的下颌部及侧颈部)。如将扩张器置放在花斑样皮肤的上方,扩张皮肤向下推进,最后可使缝合口落在口角外下斜形绕至下颌下或侧颈部。如扩张器置放在花斑样皮肤的下方,扩张皮肤向上推进,最后缝合口落在病区的上缘。比较之下将扩张器置放在病区上侧,最后缝合口,外露的少,略隐蔽(鼻唇沟处)。因此在置放扩张器时,其位置应深入思考。

病案35 右侧面部硝酸烧伤后瘢痕并眉与鬓角缺失:面部扩张皮瓣与植皮技术

【病史与治疗】

诊断:右侧面部硝酸烧伤后瘢痕并眉与鬓角缺失,右耳前屈曲粘连畸形

医疗技术:局部扩张皮瓣与植皮技术

患者,男,46岁。2009年10月中旬,硝酸致右侧面额、颞、颧、颊、眉、上下睑、鼻两侧、上唇耳部烧伤,经治疗瘢痕愈合。曾于2010年6月手术,在右上臂前侧用取皮机切取中厚皮片移植于右颞颧外侧部(图1-2-35:D、F)。后又在左上臂前侧手工切取全厚皮片移植于右下睑下颧前侧(图1-2-35:A、C),以后又在左耳后手工取全厚皮片植于右上睑(图1-2-35:B、C)与左耳后发际内手工切取有头发全厚皮片移植于右眉部行眉再造(图1-2-35:D、E)。2011年1月6日以左颧、颊、颞、额、上唇、鼻两侧、下唇下植皮术后(13个月)并面颊部瘢痕入院。右额颞、眉、上下睑、耳前颧颞、下睑下颧腮部散在皮瓣与植皮痕迹,右眼裂小,睁闭眼正常,右侧再造的眉毛略稀疏,左鼻翼外侧根部与上唇有一条状瘢痕,右侧鬓角缺失。1月12日于右侧颊腮部及耳下颈上部,扩张器置入。经注水扩张(图1-2-35:G、H),又于同年5月24日,切除右耳前颧、颞、腮部瘢痕,将张器取出,扩张皮瓣向上颧颞部推进旋转修复创面(图1-2-35:I)。2011年11月26日(术后10.5个月)复查。面颊两侧基本对称,鼻外侧腮部有一皮肤凹陷(引流口所致),右侧面颊、颞、腮部有皮片

与皮瓣移植的痕迹。右眉毛已长出,眉中间部眉毛略少,上下睑闭睁正常,但眼裂不等(图1-2-35:J、K)。

护理要点:①密切观察每次注水后扩张皮肤供血;②二期术后引流量、颜色;③手术区域有无积液、积血;④缝合口皮缘充血情况观察。

【治疗复查后的思考】

1. 颜面部是外露部位,又是组织器官密集区域,为整体修复带来了困难。此患面部硝酸烧伤后瘢痕,又多次小面积植皮,有中厚皮片,也有全厚皮片。分别植在额颞、上睑、下睑下颏部,各植皮区周围仍有瘢痕皮肤及夹杂着少许正常皮肤以及植皮缝合痕迹,因此外观颜色浓淡不均。瘢痕挛缩造成上下睑、耳、口

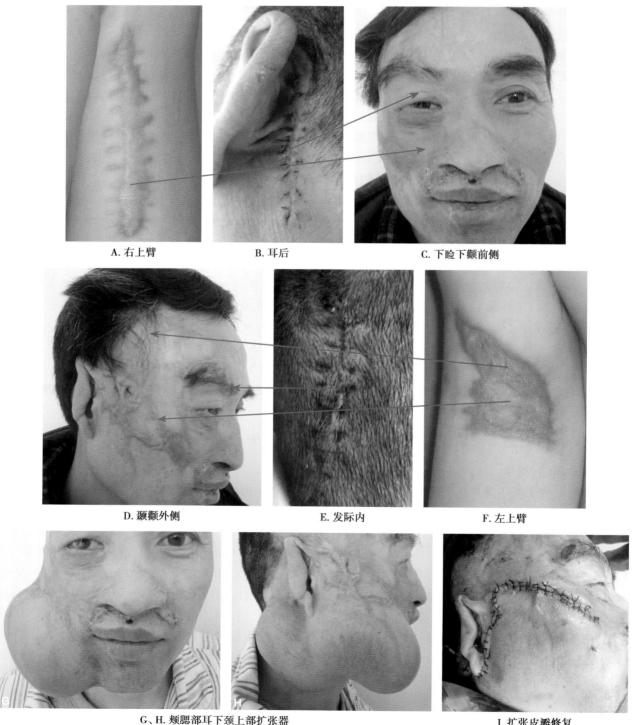

A. 右上臂 B. 耳后 C. 下睑下颏前侧

D. 颞颧外侧 E. 发际内 F. 左上臂

G、H. 颊腮部耳下颈上部扩张器 I. 扩张皮瓣修复

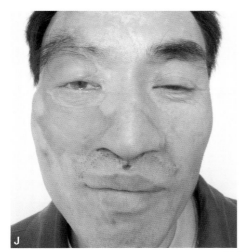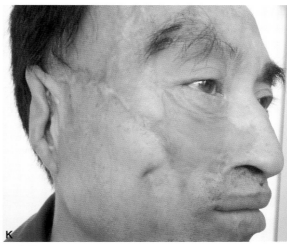

J、K. 术后10.5个月

图 1-2-35 诊断:右面硝酸烧伤后瘢痕并眉与鬓角缺失右耳粘连畸形
医疗技术:局部扩张皮瓣与植皮技术(周韦宏)

唇移位畸形,影响面容。如何治疗,是整形科的难题。目前用什么方法治疗能更好地修复面容,仍然还需整形美容外科医师的努力。

2. 在这个患者治疗过程中,曾多次手术治疗,虽然矫治了畸形,面部留有颜色各不一样的皮肤及各种皮肤连接的缝合口痕迹,虽比以前面容有很大改变,但还是影响面部形态。既往多以中厚皮片修复,主要是矫治畸形,对于颧、颞、额、颊、腮部位瘢痕,常都以整张皮片移植为主。而不是一小部分一小部分治疗,主要目的是尽量减少手术痕迹残留。因此,本病例的最大教训是:提示整形美容科医师,要从面部视觉上思考,是整体治疗,还是分部分治疗?供皮片区应选择与受区类似皮肤区域,并且还要隐蔽,千万不应在易外露部位取皮,也不要一部分一部分的治疗,应统一用一种一张皮片(成活后颜色一样)治疗。主要目的是颜面部颜色的不同会影响外观。

3. 由于颜面各部位的皮肤结构不一样,其厚薄、伸缩性、质地、颜色等都不相同,因此目前对各部位的修复,采用皮瓣或皮片,虽有基本共识,但采用什么部位为供区,仍有各自的观点和方法。如上睑皮肤薄,皮下疏松组织多,移动性大,是睁闭眼的功能部位,因此皮肤不能厚,以防影响睁闭眼功能。耳后皮肤是很薄,但皮下脂肪多,是否还应从更薄皮肤处,皮下脂肪少疏松组织多的部位取皮,从什么部位切取值得商榷。另外如选择了皮片移植,供皮区的选定,整形科医生应有一个:什么部位及厚度皮片,修复什么部位为最佳的供受区的原则,不应以什么部位方便,就选为供区的方法。

4. 本例右侧面颊颞部已植皮2次,形态虽有改变,但仍是花斑样外观。由于皮肤扩张技术能形成薄的颜色与正常皮肤完全一样的多余皮瓣,在修复面颊部与其他皮瓣有其明显的优势!因此我们采用了皮肤扩张技术,并以延续扩张的方式(右腮颌部残留的正常皮肤太少)置入扩张器。

5. 关于延续扩张 如应用皮肤软组织扩张技术,其周围必须有足够面积的正常皮肤,才能扩张出足够修复创面的多余皮肤。本例右侧颜面部只有下1/3是正常皮肤,如能充分利用此部分皮肤扩张,修复颜面部,因此如何扩张就是关键。本例应用下颊、颌、上颈部正常皮肤区域,延续扩张(即紧邻扩张,如本章病案43),在扩张皮瓣向颧颞部推进时,紧邻扩张的皮肤能向前推进,可增加扩张皮瓣向前推进的距离。

6. 本次用扩张皮瓣修复面颊颞颧部时,切除了原用右上臂前侧皮片的植皮区(颧外侧),如扩张皮瓣面积再大些,会切除的更多的植皮区。时隔一年余,就等于上次植皮手术白做,除形成痕迹外,还浪费时间与金钱,特别是浪费皮肤资源,留有痕迹。因此,医师选择什么方法能得到永久性修复?经治医师的整体思维与患者的整体要求,应充分结合是非常重要的。为了形态,应按计划进行。

7. 在鼻孔平面横行颊部留有一皮肤凹陷处,是引流管残留瘢痕与皮下粘连的结果,提示薄皮瓣引流口的选择与引流后对引流口处皮缘的处理,防止引流口处皮缘与皮下粘连,以防影响形态。

8. 本例颧颞部还残留瘢痕皮肤与植皮痕迹,未能修复彻底。如还想修复,可待 3 个月后,行腮颊颌部皮肤与耳后侧头部皮肤扩张,再修复颧颞部与鬓角。

9. 手术在左右前臂前侧(非常显眼区域)留有的痕迹会保留一生,这完全是医师造成的,因此提醒医师不应再发生此类错误。

> **设想** 本例只是因延续扩张的部位(下颌与颈部受限),两个扩张器接近的不紧密,中间有增生的纤维环使扩张皮瓣推进受限与扩张器容量小,如延续扩张比其前位的扩张器容量大,位置紧邻腮颌部扩张囊,在侧颈下颌底。向前推进的距离会更大些。此患如最早期治疗时,全面整体思考,颧、颞、颊部选用皮肤扩张技术,修复会更简单,效果也会更好。

(周韦宏)

病案 36 先天性右侧面颊颌部黑色素痣:全厚皮片移植技术

【病史与治疗】

诊断:先天性右侧面颊颌部黑色素痣

医疗技术:全厚皮片移植技术

患者,女,31 岁。生后右腮下颌处即有约黄豆大小黑痣,生长缓慢,23 ~ 24 岁时约有拇指甲大小,25 岁结婚,一年后生孩子,自认为此后黑痣生长较快,但无不适症状。1984 年 4 月 6 日入院时,右下颌缘上与腮部有 5.5cm×3.6cm 皮肤呈黑色,不突出皮肤表面,有汗毛生长,与正常皮肤界限清楚(图 1-2-36:A、B)。4 月 10 日手术,在与正常皮肤交界处切除黑痣,于右侧锁骨上窝处切取带皮下脂肪的全层皮肤,修剪成全

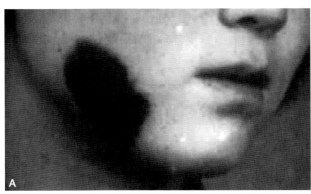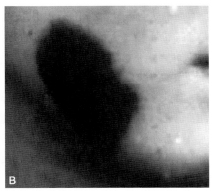

A、B 右颊颌部5cm × 3.6cm黑色素痣

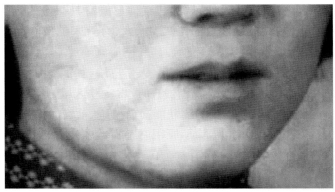

C. 术后1年复查

图 1-2-36 诊断:先天性右侧面颊颌部黑色素痣
医疗技术:全厚皮片移植技术(夏昊晨)

厚皮片,植于创面处打包压迫。术后 10 天拆线,皮片全部成活。术后 1 年复查,可见植皮痕迹,面颊下颌部弧线两侧相等,右下颌部植皮区颜色比周围略深(图 1-2-36:C),右侧锁骨上窝处缝合痕迹瘢痕已软化。

(王　洁)

病案 37　先天性左面颧颊腮部黑色素痣:全厚皮片移植技术

【病史与治疗】

诊断:先天性左面颧颊腮部黑色素痣

医疗技术:全厚皮片移植技术

患者,男,5 岁。生后在左下睑外下颧部即有黑色痣,约有 3.0cm×2.5cm 大小,不突出皮肤表面,发展较快,至 2~3 岁时已侵及下睑缘及颧颊部,无不适症状。1988 年 6 月 10 日以左面颧颊部先天性黑色素痣入院。黑色痣从下睑中内 1/3 处向外,沿外眼角略高水平线向外至耳前3cm,向下至近下颌角(口角水平下)(图 1-2-37:A、B),整个黑色素痣皮肤与皮下均有移动性。6 月 16 日手术,于左面颧颊腮部黑色素痣边缘全层皮肤切除。再于下腹部切取全层带脂肪皮肤,修剪成全层皮片,植于左面颧颊腮处创面,打包压迫。14 天拆包,皮片全部成活。一个月复查皮片周围缝合口有增生(图 1-2-37:C)。

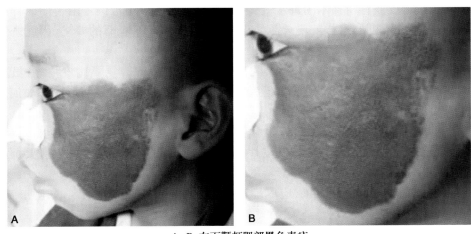

A、B. 左面颧颊腮部黑色素痣

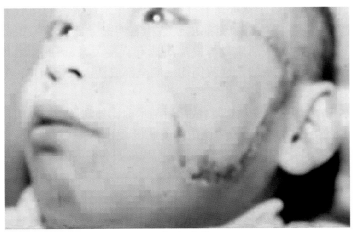

C. 术后1个月

图 1-2-37　诊断:先天性左面颧颊腮部黑色素痣
医疗技术:全厚皮片移植技术(夏昊晨)

护理要点:①皮片移植护理常规;②腹部手术护理常规。

【治疗后的思考】

1. 黑色素痣在每个人身上都会有 10~15 个,是一种常见的皮肤疾病。通常除美容目的外,绝大部分的黑痣可以不治。黑痣又分多种类型,交界痣或混合痣中的交界成分可能恶变,青春期后手掌、足底、甲床、生殖器部位黑痣一直保持交界活性,因此潜在的恶变机会较大,尽管未涉及美容美体问题,对此应预防性切除。少数黑痣可能演化成恶性黑色素瘤。

2. 本病案与本章病案 36 均用全厚皮片修复。本章病案 36 是右侧面颊颌部黑色素痣,面积较小。本病案是左侧颜面部(外露部位)大面积颧颊腮部黑色素痣,占据颧颊腮部 1/2 以上,是 20 世纪 80 年代病例,均采用皮片移植修复。创面只是全层皮肤缺失,因此目前所有的皮瓣移植到颜面颧颊腮部都会显得臃肿(临床上目前仍然没有像皮片那样薄的皮瓣),会严重影响外观。况且本病案是 5 岁儿童,也不适应用皮瓣移植。因此既往和现代,由于皮片薄,仍然是临床常用的方法。本章病案 36 切取锁骨上窝,本病案切取下腹部,全厚皮片移植于黑痣切除后右腮颌部与左颧颊腮部的创面上,供、受区是否是最佳搭配,只能研究与确定。

3. 皮片移植技术已有近百年历史,至今已是非常成熟的经典技术,对其皮肤结构、切取方法、移植手段、病理及愈合过程都有非常深入了解。现代临床除感染创面用刃厚皮片外,其他都主张用全厚皮片修复,因全厚皮片成活后近似皮瓣。全厚皮片的存活率常不如断层皮片,这也是影响其广泛应用的原因之一。因此如何提高全厚皮片移植后的成活率(高质量),是我们临床医师重要任务。

4. 我们认为无菌技术和血运好、异物少、正常皮下组织床的形成与皮片全面及创面密切接触是皮片成活的关键。虽然现代的皮肤移植技术的进步,已大大减少了皮片应用范围。由于颜面部是绝对外露部位,形态变化大,修复后不能臃肿,这样就要求薄的皮肤修复,皮片即符合薄的要求,因此既往各专家也都采用皮片修复。

5. 颜面部大面积或小面积皮肤缺损的修复,临床医师都知道皮瓣修复要比皮片好,虽然现代已有形成大面积薄皮瓣技术,如皮肤软组织扩张技术,但大面积薄皮瓣在什么部位如何形成?如何应用?仍然是目前整形科亟待解决的问题。

6. 全厚皮片移植成活后形态近似皮瓣,但也常会出现皮片收缩和色素沉着等影响外观的变化,目前仍是治疗大面积皮肤缺损的一种成熟方法。其皮片移植后,供、受区痕迹和缝合的痕迹要留一生。对于儿童期的治疗,如何能减少这些痕迹,仍然是整形科的难题。

7. 为了皮片移植能获得好的远期效果,应尽量选用与植皮区质地近似的供区,如侧上颈耳后部(供皮面积较小)、上胸部(此区也很重要)等。本章病案 36 切取了锁骨上窝处全厚皮片与颊颌部皮肤近似,一期成活。一年后复查类似皮瓣外观,只是略有色素沉着与回缩,皮下有移动性,下颌部弧线好形态佳。也不愧为一种较好的方法。只是在锁骨上窝处留有缝合口痕迹。本病案我们切取下腹部(远位)全厚皮片,会使缝合口落在腹股沟处(痕迹隐蔽),与颜面部皮肤结构有明显差距,这种选择还需大家评价。全厚皮片成活率除比中厚皮片低外,皮片的成活质量与皮片质地有直接关系,因此耐心细致植皮,保证皮片高质量的成活,为远期有较好的疗效打下基础。这两例均一期全部成活。面部植皮一定要比其他部位重视,如成活不佳或不成活就会更麻烦,不应轻视。

8. 本病案与本章病案 36 是用全厚皮片修复,成活后与术前比外观形态均有改善,随着时间延长,其皮片面积晚期还有挛缩,而皮片的生长在儿童生长中比正常皮肤慢,因此皮片的面积不会扩大,只有缩小的机会,也可为以后的再修复打下基础。关于儿童期的颜面部大面积皮肤病变的修复,临床上还没有更好的方法。

> **设想**　现代的皮肤软组织扩张技术可以制造出大面积薄皮瓣。如应用皮肤扩张技术,本章病案 36 可在口角外腮颊部重叠置放扩张器,皮肤扩张后,用扩张皮瓣向下推进或旋转修复创面,缝合口可在下颌底部。本病案可在鼻外侧、口角外与腮颌部置放扩张器(或重叠置放),扩张皮瓣向颧颞部推进,可使缝合口落在黑痣的上后侧缘,面颊部是正常皮肤。皮肤扩张技术治疗虽时间长,但最后会对颜面部形态能修复的较好,对患儿的发育也无影响。

(夏昊晨)

病案 38　先天性右颞颧部黑色素痣：皮肤软组织扩张技术

【病史与治疗】

诊断：先天性右颞颧(耳前)部黑色素痣

医疗技术：皮肤软组织扩张技术

患者，男，18 岁。生后即在右耳前颊部发现一大约有 1.5cm×1.0cm 黑色痣，以后逐渐增大，2010 年 4 月 16 日入院。右颞颊部黑痣上从眼角平行线，其上后侧端已侵袭整个鬓角，宽 5.5cm，向下至下颌角上水平，呈一上宽下窄倒立三角形，长 9cm，呈黑色，不突出皮肤表面，已非常显眼，耳前与病区间还有 2.5cm 宽正常皮肤。(图 1-2-38：A)。4 月 19 日于黑痣内切口，在眼角外侧进入黑痣内 2cm，上下超出黑痣缘 2cm 置放扩张器。术后注水扩张。8 月 10 日皮肤扩张后(图 1-2-38：B、C)入院。于 8 月 13 日行第二次手术，扩张器取出，黑痣在边缘切除，扩张皮瓣向后推进修复。术后 5 天拆线胶布减张固定，在右颞颊部可视一倒"L"形缝合口，上从眉平行线，向后弯向下至近下颌角处，缝合口较长(图 1-2-38：D)，鬓角已消失。术后 10 天出院。

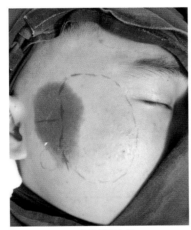

A. 颧颊部黑痣

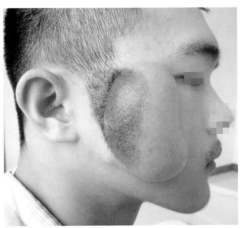

B. 颧颊部皮肤扩张

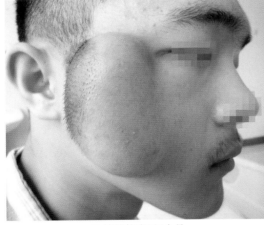

C. 持续扩张近3个月

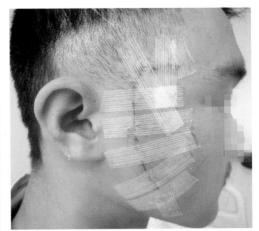

D. 术后

图 1-2-38　诊断：先天性右颧颊(耳前)部黑色素痣
医疗技术：皮肤软组织扩张技术

护理要点：①扩张器置入，注水扩张护理；②扩张皮瓣指压充血试验、血供的观测护理。

【治疗后的思考】

1. 颜面部黑痣，一般无不适症状，常不被重视。其治疗方法，据面积、部位的不同而不同，对于大于 3mm 的黑痣，建议手术切除，原则上应送病检。对于直径小于 3mm 以下黑痣，可行激光、化学烧灼治疗。

保守治疗方便，但失去作病检的机会，治疗要彻底，可以根除，尽量不要有残留病灶而重复治疗，造成反复刺激。

2. 本例是右耳前腮颊部黑痣，由于是外露部位，比较显眼，影响面容，黑痣较大，上缘已在外眼角水平线上，下缘在口角以上水平，占据面颞颊部（耳前）横径近 1/3，纵径的 1/2，在颜面部已是较大的病区。在耳前与病区间还有 2.5cm 宽，正常皮肤。我们选择现代的皮肤软组织扩张技术。显眼的黑痣已切除，用颜色、质地一样的皮肤修复，取得很好的视觉效果。但鬓角缺失，留有较长的缝合口在颞颊部，并且不易遮挡，对外露部位，多少有些遗憾。

3. 整形外科的理念 形态和功能必须统一，而形态在外露部位应更显突出。此区域形态包括三部分，一是黑痣已切除，并用颜色质地一样的皮瓣修复，另外是缝合口痕迹，其三是鬓角。因此，如何重建鬓角与缩小缝合口。是我们医师应着重思考或创造或改进的问题。

4. 本病例黑痣在颞颧部，包括鬓角，其前后均为正常皮肤，病区又较大，去除黑痣后还会残留缝合口痕迹（包括长短、位置、形态、张力），一般缝合口的最短距离应为病区周长的 1/2 至周长的全长。本例的缝合口在这个限局的面颞颊部虽未超过病区的周长，此部位已算很显眼，因此缝合口痕迹留的部位与长短也应引起重视。

5. 既往颜面部皮肤病变切除后，尤其较大面积，多由于皮片较薄，常选用全厚皮片修复，在颜面不显臃肿（如本章病案 37 是 1988 年病例），除成活率外，最大缺点为晚期再挛缩与色素沉，会给颜面部形态带来影响。1976 年 Radovan 和 Schulte 研制了第一个真正意义上的皮肤软组织扩张器。1984 年引进国内，1985 年国扩张器出现，已在全国推广，至今均已大量应用。实践证明修复后比皮片外形态更好，并且不破坏其他处皮肤。

6. 从整形美容科角度讲 治疗原则应是既去除病变的同时又用外观形态好、颜色一样的皮瓣修复，还要注重形态的重塑。因此用局部皮肤扩张技术，形成的多余皮肤，修复局部皮肤缺损是目前最好的方法。

设想 1 关于应用皮肤扩张器，最后缝合口残留的部位和形态与扩张器的位置有直接关系，术前医师就应知道。本例如扩张器上缘再向上移至眉上发际前或紧邻纵行再置放较小的扩张器，最后就不会有眉外的横行缝合口，而会落在较隐蔽的发际缘处，并易遮挡。其下位面颊部如重叠置放扩张器，能扩张出更多皮肤，会将缝合口推至耳根基底与发际前缘。但要切除耳前 2.5cm 宽的正常皮肤。

设想 2 如术前按应用皮扩张技术设计，应将黑痣的切除与鬓角的重建纳入设计范围之内。扩张器应在两个部位置放，其一在颞颊部超过黑痣上下各 2cm 置放扩张器，用皮瓣推进的方式修复鬓角前无头发区。其二在耳后发际缘内筋膜下，下缘超过鬓角下 2~3cm 置放扩张器，二期切取以颞浅血管与耳后血管反流轴型筋膜蒂头皮瓣，向前旋转，通过皮下隧道转移至鬓角区。或于头侧顶部（颞浅动脉顶支头皮瓣处）置放扩张器，形成颞浅顶支带血管或筋膜蒂头皮瓣。注意在设计头皮瓣时转移后一定要设计好头发倾斜方向应与鬓角头发倾斜一致。最后缝合口会在发际缘、鬓角前后缘。腮部，颞颧部形态会更好。

病案 39 外伤后左面神经损伤：带神经选择性股直肌瓣游离移植技术

【病史与治疗】

诊断： 外伤性陈旧性左侧面神经（上下颊支？）损伤

医疗技术： 带神经选择性股直肌瓣游离移植技术

患者，男，39 岁。2003 年 8 月因面部外伤导致面神经损伤，3 年后因面瘫不恢复就诊。2006 年 9 月 16

日入院。左口角至颧下面颊部可见原外伤痕迹，右侧可皱额、皱眉、眉毛上举，双侧睑裂在同一水平面上，睑裂等大，左侧下睑略有睑球分离，眼睑闭合略有不全，鼻唇沟变浅，鼻翼下降，人中嵴偏向健侧，不能皱鼻。左侧内眦角至鼻翼底的距离长于右侧。左颊部皮肤和皮下组织松弛、下坠。左侧上下唇变薄，闭合不全，口角下垂，口裂向患侧歪斜。两腮做鼓气动作时左侧口角漏气（额支、下颌缘支未损伤）（图1-2-39：A）。右下睑略有眼袋外观。9月20日在全麻下手术行吻合神经血管的游离股直肌肌瓣移植：患者平卧位，气管插管全身麻醉。手术分两组同时进行。供区组：取大腿前切口，近端为腹股沟韧带中点，远端至大腿中1/3。暴露股直肌内缘，游离旋股外侧动脉，追踪旋股外侧动脉降支和股神经后束进入股直肌内缘的分支。确定肌肉的血管类型，将旋股外侧动脉降支发出的其他分支结扎切断，以获得足够长度的血管蒂。向近端游离神经支，直至股神经后束，并做神经支干分离达腹股沟韧带深面，尽可能取得较长的神经蒂。沿股直肌表面双羽状肌纤维中线切开肌肉，将肌肉内肌腱完全保留在中1/3的肌瓣内，分离肌瓣时注意保护肌肉上端的次要血管神经束。肌瓣游离后，保留血管蒂，待受区准备完成再断蒂进行肌瓣移植。受区组：取面部耳前除皱切口，掀起面部皮肤，显露颧弓和颞浅筋膜，以及口角和鼻唇沟，显露健侧面神经颊支。在上唇制作隧道使两侧相通，以容跨面神经蒂通过。肌瓣移植：受区准备完毕后切断肌瓣的血管神经蒂，将肌瓣远端肌纤维部分与患侧口周肌肉缝合。肌肉内腱性部分固定于口角及下唇。向上提紧肌瓣达正常肌张力后。近端肌瓣肌纤维部分与颞浅筋膜缝合，腱性部分固定于颧弓以维持正常的肌张力，并使下垂的口角上提达正常水平或略高于健侧1cm。然后依次与面动静脉及健侧面神经颊支吻合。最后，将患侧松弛皮肤提紧，按面部除皱方法缝合皮肤。手术后6个月复查面部凹陷矫正，移植肌肉外形满意，肌肉收缩恢复面部表情，双侧口角对称（图1-2-39：B）。

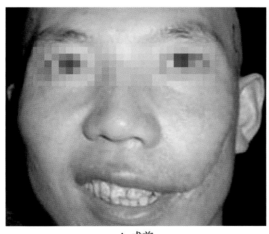 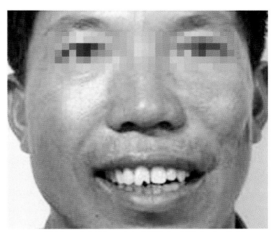

A. 术前　　　　　　　　　　B. 带神经选择性股直肌瓣游离移植术后6个月

图1-2-39　诊断：外伤性陈旧性面神经上下颊支（左侧）损伤
医疗技术：带神经选择性股直肌瓣游离移植技术（杨大平）

（杨大平）

病案40　外伤后面神经损伤：腓肠神经跨面移植与选择性股直肌瓣移植技术

【病史与治疗】

诊断：外伤性陈旧性左面神经（上下颊支）（颧支？）损伤

医疗技术：腓肠神经跨面移植与带神经选择性股直肌瓣游离移植技术

患者，男，28岁。左面部外伤后面瘫2年余。外观看面中部萎缩比较明显（图1-2-40：A）。于1999年10月3日在全麻下行一期腓肠神经跨面移植。2000年8月，术后10个月进行二期肌瓣移植：行带神经血管和肌肉内肌腱与股直肌肌瓣的吻合神经血管的游离移植术（方法见本章病案39）。术后1个月，面部肿胀消退，静态时双侧口角对称，术后8个月，患侧面部出现自主的表情活动（图1-2-40：B），2年后复查两颊部基本对称，口角可活动（图1-2-40：C）

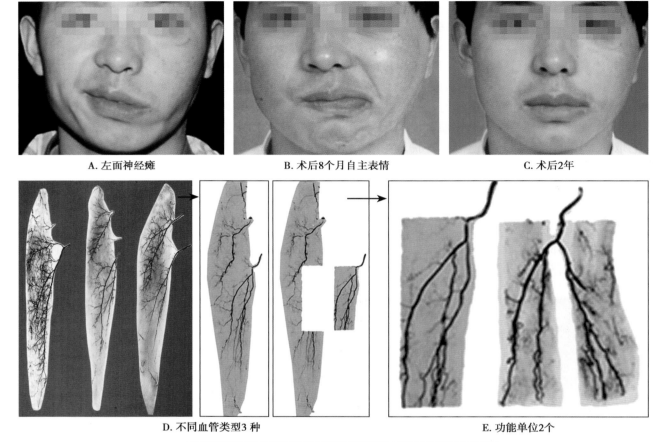

A. 左面神经瘫　　　　　　　　　　B. 术后8个月自主表情　　　　　　　　　C. 术后2年

D. 不同血管类型3 种　　　　　　　　　　　　　　　　　　E. 功能单位2个

F. 劈裂2个肌肉瓣供移植

图 1-2-40　诊断：外伤性面神经上下颊支（左侧）（颧支?）损伤
医疗技术：腓肠神经跨面移植与带神经选择性股直肌瓣游离移植技术（杨大平）

护理要点:①口腔术前、后护理;②术后面部包扎固定护理;③保持情绪稳定,避免局部过度的表情动作;④3个月后表情肌训练。

【治疗复查后的思考】

1. 本病案与本章病案39均是外伤造成面神经的上、下颊支为主损伤。

2. 晚期面瘫的治疗方法很多,随着显微外科技术的发展,应用吻合血管神经的肌肉移植术修复陈旧性面瘫重建表情肌功能,已经被公认为是有效的治疗方法。常用于吻合神经血管的肌瓣有股薄肌、胸小肌、背阔肌和前锯肌等。

3. 多年来通过临床实践,我们发现上述这些肌肉均存在不同的缺点。如因神经蒂长度不足而牺牲下肢感觉神经并需要两次手术,神经血管变异,操作复杂,术中需更换体位和肌纤维纵行排列与口角固定困难等。而按照肌内神经血管和肌腱分布选择肌肉供区,既可减少肌肉内神经血管损伤的危险性,又能避免因肌瓣移植后肌张力不佳而影响疗效。

4. Koshima 等(1994年)在解剖研究的基础上应用吻合神经血管的股直肌游离移植修复面瘫并取得满意结果。但他们的研究仅限于肌肉外血管和神经的来源和分布。在临床上,了解肌肉内血管和神经的分布既有利于肌瓣的设计又可避免在切取肌瓣时损伤血管神经。另外,有关股直肌肌内肌腱及肌外侧肌腱性组织的解剖研究及其临床意义尚鲜有报道。我们的研究发现股直肌肌肉血管存在3种不同的血管类型(图1-2-40:D)。12.5%肌肉仅接受单个动脉供应整块肌肉,此类型与Mathes和Nahai(1982年)所描述的股直肌血管类型相一致。80%肌肉接受1支优势血管和1~2支次要血管,此结果与Cormack和Lambert(1986年)所描述的股直肌血管类型相似。7.5%肌肉接受2支优势血管(图1-2-40:E),此发现与Salmon所描述的股直肌内血管类型相似。我们的解剖研究表明股直肌内神经血管供应类型以及肌肉内特有的腱组织有助于将该肌肉分成节段性游离肌肉移植,股直肌内神经血管以及肌肉内腱性组织将该肌肉分成2个功能单位(图1-2-40:E),临床上可劈裂2个肌肉瓣供移植(图1-2-40:F)。其特点在于:①股直肌位置表浅,切取方便,移植后供区无功能障碍;②股直肌神经血管解剖恒定,经神经支干分离后,神经蒂可长达12~15cm,足以达到跨面移植的目的。血管口径与面动静脉匹配;③肌肉内肌腱既有利于劈裂肌肉瓣时避免血管神经损伤,又有利于维持移植肌瓣的正常肌张力以及悬吊下垂的口角;④供区与受区两组手术同时进行,缩短手术时间;⑤手术可一期完成,缩短治疗周期。

5. 经过5年的系统研究,对照目前常规运用的肌肉,针对临床实践中存在的问题,按照肌肉供区选择的国际标准,我们发现股直肌、股外侧肌和缝匠肌更适合一期修复晚期面瘫。并首先提出按骨骼肌肌肉内神经血管肌腱分布设计移植肌肉供区的理论。我们在研究中发现股直肌神经血管解剖恒定,口径适合面部血管神经,其肌肉的肌腱有利于维持移植肌瓣的正常肌张力以及悬吊下垂的口角,而且手术切取肌瓣方便,无血管神经损伤,无肌肉供区功能障碍顾虑等优点。1999年7月以来,我们将多年来的研究成果应用于临床,采用带血管神经及肌肉内肌腱的部分股直肌游离移植修复晚期面瘫,取得良好疗效。特别是吻合血管神经的股直肌+肌肉内肌腱的移植适合于治疗各种原因引起的陈旧性面瘫,尤其适合于其他手术失败而无法恢复的病例。

6. 与当前国内外同类技术综合比较,本研究的先进性在于:①科学地按照肌肉内血管神经分布选择移植肌肉供区,而不是单凭临床经验;②吻合神经血管和肌肉内肌腱的部分股直肌移植通过肌肉内血管造影设计肌瓣可形成两个功能单位以满足多方位肌肉恢复;③按照肌肉内肌腱及血管区劈裂肌肉瓣以保证肌瓣的血供和神经支配。

7. 本病案是一期先行腓肠神经跨面移植,二期再行带神经选择性股直肌瓣游离移植。而本章病案39是一期带神经选择性股直肌瓣游离移植。

(杨大平)

病案41 原发性面瘫:生物膜片静态悬吊技术

【病史与治疗】

诊断:原发性右侧面瘫

医疗技术:生物膜片静态悬吊技术

患者,女,37 岁。于 5 年前无明显诱因突发右侧颜面运动不能,经各种非手术方法治疗,均无明显好转,于 2010 年 10 月 15 日来我院就诊。查体:面部右侧额部平坦,眉无上抬动作,双睑裂不同平面,外眦角下垂,睑裂闭合不全 5mm,右侧裸眼视力小于 0.1,左眉较右侧高 4mm,鼻唇沟消失,人中嵴偏向左侧,与中线成角 20°,右侧皱鼻不能,右颊部松弛下垂,口裂向健侧偏斜,运动时加重,右侧 5mm,鼓气时右侧口角漏气,味觉听觉未见异常(图 1-2-41:A、B)。2010 年 10 月 18 日在局麻下行"右口角、颊部静态生物膜片悬吊、右鼻唇沟整形术"。术中按术前设计于耳上发迹缘 3.0cm 至耳垂下方 2.0cm 处切开皮肤,沿上、下唇红唇缘行一长约 1.0cm 切口,自发际切口向唇切口分离,沿 SMAS 筋膜浅层,打通隧道后,取生物膜片 12cm×3.0cm 大小,切开形成 Y 型,分叉处分别与上、下唇切口下口轮匝肌缝合固定。调整耳前生物膜片紧张度,固定于 SMAS 筋膜上,去除耳前多余皮肤约 2.0cm,缝合切口。右鼻翼外侧缘行长约 1.0cm 纵形半月形切口,缝合塑形,形成鼻唇沟,纱布向耳前方向加压包扎固定。术后创口一期愈合,术后 7 日拆线,鼻和鼻头与口角已恢复中立位,鼻唇沟两侧类似,只是上唇仍有向左侧偏移,人中嵴偏向左侧(图 1-2-41:C、D)。

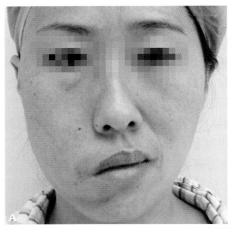
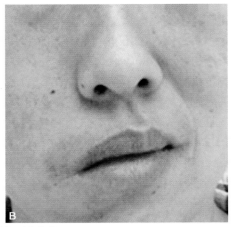

A、B. 右侧贝尔面瘫术前

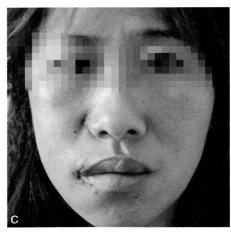
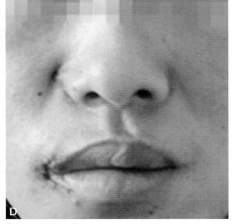

C、D. 术后七日鼻,鼻头口角中立位

图 1-2-41 诊断:原发性右侧面瘫
医疗技术:生物膜片静态悬吊技术(于冬梅)

护理要点:①口腔术前、后护理;②术后面部包扎固定护理;③保持情绪稳定,避免局部过度的表情动作。

【治疗复查后的思考】

1. 原发性面瘫 又称贝尔面瘫(Bell's palsy),是一种原因不明的急性面瘫,约 70% 的急性面瘫属贝尔面瘫,发病率为 15 ~ 20/10 0000,20 ~ 40 岁多发。内科治疗以激素、扩张血管、营养神经等为主;目前对该病进行面神经减压的适应证仍有争议,一般认为不完全面瘫患者(神经肌电图示神经变性<90%),经保守治疗 1 个月无任何恢复迹象或面肌功能恢复在 50% 以下者应施行面神经减压术;完全面瘫患者(ENOG 示神经变性>90%),应及早行面神经减压术。

2. 面瘫是由多种原因造成的面神经损害,导致面部表情肌功能丧失,对患者的生活和工作带来极大困难。本例患者主要表现为患侧面部运动丧失,鼻唇沟消失,口角歪斜,不可扬眉与上提口角,饮食时口角流涎、龈颊沟内积存食物等。

3. 面瘫的早期治疗在于设法恢复神经功能,方法包括针灸、神经减压术、神经移植术等。经早期治疗后,长时间随诊观察疗效不满意的患者,则需进行整形外科手术治疗,以纠正畸形和改善功能。

4. 晚期面瘫的治疗分为静态悬吊与动态修复两种。静态悬吊手术简便易行,是应用自体筋膜条或生物材料牵紧瘫痪的部位,以达到两侧颜面在静止状态下的平衡对称,但是面部运动时患侧不能协调运动。自体筋膜多用阔筋膜,在机体上会留缝合痕迹,而且随时间推移自体筋膜组织逐渐被瘢痕组织替代,缺少弹性,质地较硬。我们所用的生物膜片是利用具有保护、阻隔和诱导功能的生物膜,控制纤维结缔组织长入某些区域,保证特定组织细胞(成纤维细胞等)在该区域的生长,充分调动组织自身愈合的潜力,最终达到组织再生恢复和重建局部支持结构体系,重塑面颊部形态,避免了自体筋膜组织移植产生的不良反应。

5. 动态修复是应用肌肉瓣移转,目前供肌肉瓣移植已有多处(参考本章病案 39、40)。肌肉瓣移植不仅能达到在静止状态下的平衡,并能够恢复一定程度的自主表情能力,但手术难度较大、操作复杂、效果有时欠稳定。

6. 改进 本例是用生物膜片静态悬吊,术后口角基本达到对称,但上唇人中仍明显向左侧偏移,说明上唇仍牵拉不足。如在生物膜片制作时,再分出一支牵拉人中,术后形态会更好。既然是静态悬吊,就应使静止状态下,上唇、人中部位摆正。

(于冬梅)

病案 42 左耳后颅侧瘢痕疙瘩:皮肤软组织扩张技术

【病史与治疗】

诊断:左耳后颅侧瘢痕疙瘩

医疗技术:皮肤软组织扩张技术

患者,男,31 岁。2005 年 8 月下旬,一次轻微外伤,致左耳后颅侧皮肤轻微裂伤,缝合 1 针,创口正常愈合。1 个月后缝合口处有增生,时而发痒,未在意。但其增生的硬块不停地增大,局部红,曾多次就医用药治疗,未见好转。至 2009 年 4 月 10 日入院时,左耳后颅侧硬性肿块紧靠耳根部,突出正常皮肤,已有 6.6cm×4.8cm 大小,肿块表面暗红色光亮,触之质坚硬,与颅侧皮下略有移动性(图 1-2-42:A、B、C)。4 月 15 日于紧邻硬性肿块后侧置放扩张器。经过近 1 个月的注水及 2 个月的持续扩张,其瘢痕疙瘩已有萎缩现象(图 1-2-42:D)。7 月 20 日行瘢痕疙瘩彻底切除,扩张皮瓣推进覆盖创面缝合(图 1-2-42:E)。

护理要点:①扩张器置入,注水扩张护理;②扩张皮瓣指压充血时间观测护理。

【治疗后的思考】

1. 瘢痕组织是人体创伤修复过程中的一种自然产物。创伤修复有两种类型,一种类型是皮肤的表浅伤口仅仅影响表皮,由毛囊皮脂腺的上皮细胞起始,通过简单的上皮形成而愈合,修复后达到结构完整性和皮肤功能的完全恢复。另一类型是深达真皮和皮下组织的损伤,通过瘢痕来修复,留有终生痕迹。

2. 瘢痕疙瘩的发生具有明显的个体差异。大部分瘢痕疙瘩通常发生在局部损伤 1 年内,包括外科手术、撕裂伤、文身、烧灼、注射、动物咬伤、接种、粉刺及异物反应等。好发部位:胸骨前、上背部、耳垂及肩峰、颈及前胸中线处是发生瘢痕疙瘩最密集部位。病理:纤维组织增多,被成纤维细胞紧紧包裹继续增大,形成螺旋状纤维细胞团。

3. 临床表现 瘢痕疙瘩的临床表现差异很大,一般表现为高出周围正常皮肤,超出原损伤部位的持

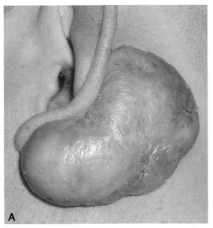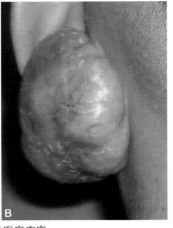

A、B. 右耳后瘢痕疙瘩

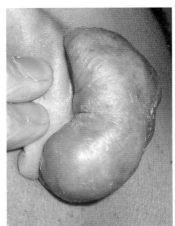

C. 暗红色光亮硬

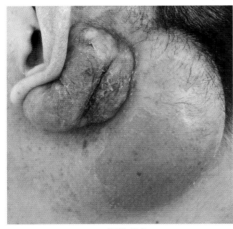

D. 萎缩现象

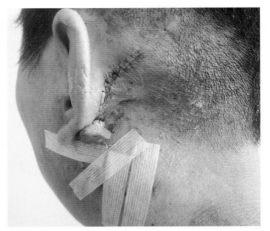

E. 扩张皮瓣修复

图 1-2-42　诊断:左耳后颅侧瘢痕疙瘩
医疗技术: 皮肤软组织扩张技术

续性生长的肿块,扪之较硬,弹性差,局部痒或痛,早期表面呈粉红色或紫红色,晚期多呈苍白色,有时有色素沉着,与周围正常皮肤有明显的界限。病变范围大小不一,从 2～3mm 丘疹样到大如手掌的片状。其形态呈多样性,可以是较为平坦的,有规则边缘的对称性突起,也可以是不平坦的,具有不规则突起的高低不平的团块,有时像蟹足样向周围组织浸润生长(又称蟹足肿)。其表面为萎缩的表皮,但耳垂内瘢痕疙瘩的表皮可以接近正常皮肤。大多数病例为单发,少数病例呈多发性。瘢痕疙瘩在损伤后几周或几个月内迅速发展,可以持续性连续生长,也可以在相当长一段时间内处于稳定状态。病变内可因残存的毛囊腺体而产生炎性坏死,一般不引起功能障碍。瘢痕疙瘩一般不能自行退化,偶有报道病变在绝经期后退化,其退化与病程、部位、病因或症状无关。瘢痕疙瘩的恶变曾有报道,但发生率很低。

4. 瘢痕疙瘩的发生具体原因不清,可能与体内生物化学、离子、激素、生化组合、内分泌等因素有关,故也有人称"瘢痕性体质",许多患者的原病史可能被忘记,常因极轻微损伤(如指甲轻微刮伤)即可发生。虽有些方法治疗,但无法制止其发生发展。目前人们已清楚地阐释瘢痕疙瘩的某些特点和规律,如发生部位、张力、种族等。

5. 瘢痕增生易发生于张力高的部位。临床上常可见到在有瘢痕疙瘩的患者,在无张力部位存在正常瘢痕。Snssman 研究了伤口方向与张力的关系,证明垂直于皮肤松弛线切口的张力,是平行于皮肤松弛线切口张力的 3 倍,张力大,可刺激纤维组织形成。因此,手术切口选择不当而产生较大张力,是促使瘢痕增生形成的因素之一。

6. 此患耳后颅侧瘢痕疙瘩呈肿瘤型,瘢痕超出原有基底,逐渐向四周正常皮肤浸润扩大,病程缓慢,不断增生。

7. 瘢痕疙瘩一般单纯切除缝合,由于其出现张力,术后极易复发,且忌在有张力和创口方向与皮肤纹理或皱褶不一致的情况下直接缝合,常应植皮减少张力。缝合时应用较细缝线,拆线可提前,尽量减轻异物刺激,术后应放射治疗预防复发。许多学者认为,单纯的手术切除治疗瘢痕疙瘩无意义,需结合其他方法进行综合治疗,方可取得较好的效果。我们对此例采用了皮肤扩张技术,用扩张的多余皮瓣修复瘢痕疙瘩彻底切除后的创面,并向前推进固定皮瓣,使缝合口无张力,手术后行放射治疗。

8. 扩张器紧邻瘢痕疙瘩后侧置放,有利于扩张皮瓣推进,扩张器不断扩张,3 个月后复查,由于扩张器的挤压,瘢痕疙瘩有萎缩,硬块有折叠,表面失去光亮发暗现象(图 1-2-42:D)。Lawrence 对一例瘢痕疙瘩加压治疗数月,1 年后仅留一薄层瘢痕。之后,Rayer 又报道压力疗法更为成功的病例。因此,压力疗法适用于不适宜放疗或局部药物治疗者。但治疗时间长,要有耐心。

9. 此患耳后颅侧瘢痕疙瘩切除后,扩张皮瓣向前推进逐段皮下用可吸收线缝合固定,最后使皮瓣推进至耳根部皮肤松弛无张力缝合,在此部位无垂直张力。

10. 关于瘢痕疙瘩的治疗　我们是利用皮肤扩张技术产生多余皮肤,修复瘢痕疙瘩切除后的创面,可使创面无张力缝合。去除既往创面植皮的方法,减少了体表痕迹残留,手术简单,效果好。本方法可以解决缝合口张力问题,但不等于可治疗瘢痕疙瘩。各部位的瘢痕疙瘩仍然是整形美容外科研究的主要内容。

病案 43　左侧颜面颈部爆炸物纹面:额枕上胸肩部皮肤扩张技术

【病史与治疗】

诊断: 左侧面颊、腮、额、颞、颌、颈部爆炸物纹面,左眼球缺失。

医疗技术: 额、枕、上胸肩部皮肤软组织扩张与皮瓣推进旋转技术

患者,男,32 岁。2009 年 2 月 17 日上午 8 时 30 分许因雷管爆炸,爆炸物伤其左侧颜面部,当即昏迷,入当地医院抢救,清创并眼球摘除(图 1-2-43:A),一周后左颜面部各创面逐渐愈合,8 天后完全清醒。皮内(或皮下)遗留多量异物,影响外观来诊。2009 年 3 月 16 日第一次住院,左侧额、上下睑、颞、颧、颊、腮、耳郭、颌颈部均有密度较高的异物纹面,上睑外翻,眉外侧向上移位,外眼角上移,眼球缺失(图 1-2-43:A、B、C、D),左颞部鬓角区有一肉芽创,局部换药。3 月 23 日行左侧颞部肉芽创植皮,皮片成活(图 1-2-43:C)。2009 年 4 月 24 日,分别在前额、左侧耳后发际内侧枕部各置入 600ml 扩张器,左侧上胸肩部皮下延续置放大容量扩张器 2 个,注水扩张后(图 1-2-43:B、C、D)。2009 年 9 月 22 日第二次住院。10 月 14 日手术按设计(图 1-2-43:D、L),切除左额、颧、颊、颌、颈部皮内有异物发黑的皮肤,皮下仍可见散在的异物,左眉区皮肤保留在原位(图 1-2-43:D、E、F、M)。①前额扩张皮肤向左侧推进修复左侧上睑缘以上的额颞部创面(图 1-2-43:E、F、G、H、I、J),左侧头部扩张皮瓣向前推进与旋转成形左侧额颞部发际缘及鬓角固定,在确定左侧眉的位置后,在额部皮瓣上相当于眉的位置与眉毛等长横形切开,显露眉毛,皮肤缝合(图 1-2-43:J、K)。②在左肩上胸部扩张皮肤上按左面颊颧部创面设计蒂在侧前颈部的带蒂皮瓣(蒂与长 1∶2)(图 1-2-43:L),切取皮瓣,切除纤维包囊(图 1-2-43:N),由于肩及上前胸部有较多扩张皮肤,将这些皮肤向颈面部推进至颈基底,并使形成的带蒂皮瓣向上旋转(图 1-2-43:M、N、O),其皮瓣蒂部后侧作一切口形成一小三角瓣,插入左侧颈下外侧(图 1-2-43:N、O),最后将皮瓣各角缝合(图 1-2-43:O),各方面都适当后,即可覆盖左下睑缘以下的面颧颊下颌缘颈部创面,缝合皮肤(图 1-2-43:O、P、Q)。术后创口一期愈合。10 月 27 日出院。2009 年 11 月 10 日(术后 1.5 个月)复查,所移植的皮瓣颜色与局部颜色略深,但均匀一致,面颊部弧度较右侧略差,饱满度不足,内眼角略有下移,但眼裂在同一平面上。形成的左眉较右侧高。左鬓角已形成,但较右侧小。前额部发际缘形态可,下颌部颌颈角存在(图 1-2-43:S)。在两眼及眉中间及鼻旁耳前留有缝合痕迹。左肩部留有"Z"形缝合痕迹(图 1-2-43:R、S)。

护理要点: ①皮片移植护理常规;②密切观察每次注水后扩张皮肤充血时间;③术后仰卧头颈略左屈位 3 天;④二期术后引流量、皮瓣颜色观测;⑤手术区域有无积液、积血;⑥缝合口皮缘指压充血时间测试并记录。

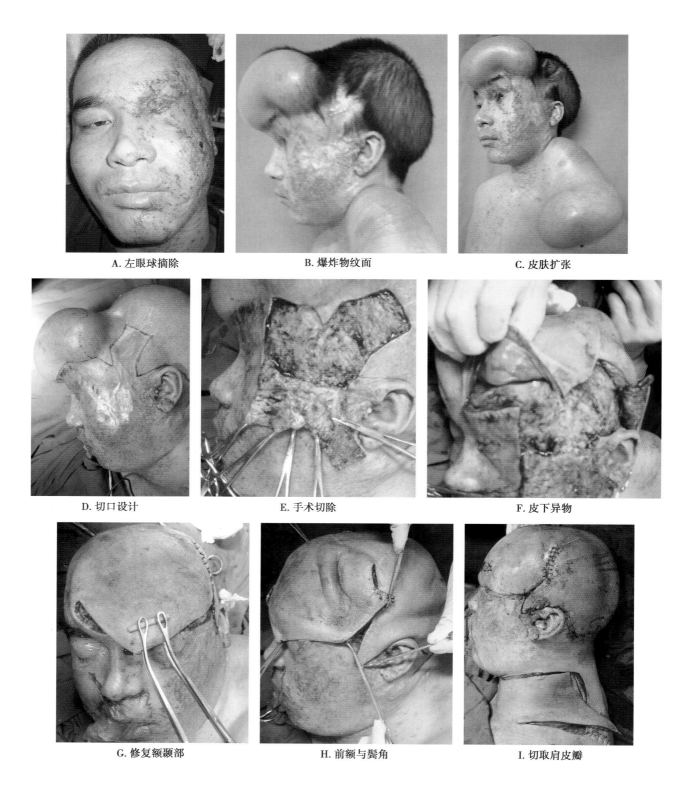

A. 左眼球摘除　　　　　　　B. 爆炸物纹面　　　　　　　C. 皮肤扩张

D. 切口设计　　　　　　　E. 手术切除　　　　　　　F. 皮下异物

G. 修复额颞部　　　　　　H. 前额与鬓角　　　　　　I. 切取肩皮瓣

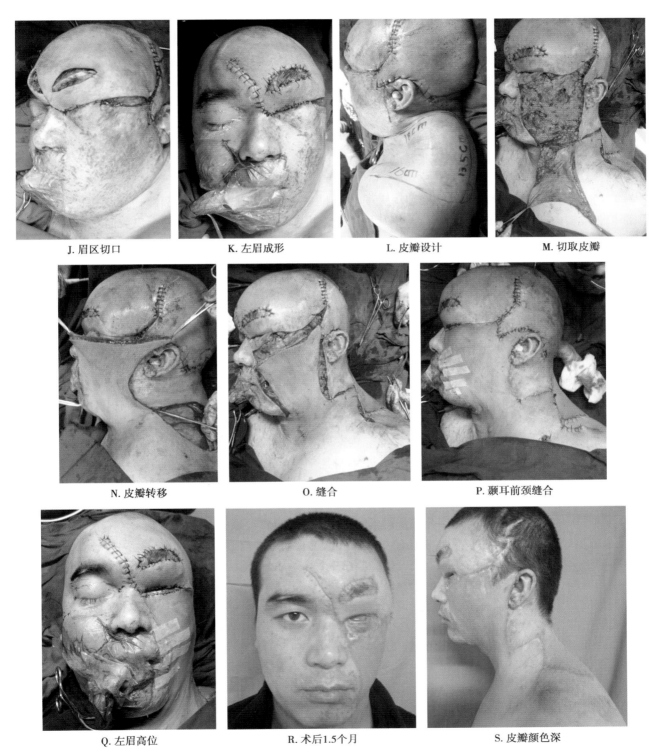

J. 眉区切口　　　　　K. 左眉成形　　　　　L. 皮瓣设计　　　　　M. 切取皮瓣

N. 皮瓣转移　　　　　O. 缝合　　　　　P. 颞耳前颈缝合

Q. 左眉高位　　　　　R. 术后1.5个月　　　　　S. 皮瓣颜色深

图 1-2-43　诊断:左侧面颊腮额颞颌颈部爆炸物纹面,左眼球缺失

医疗技术:额、枕、上胸肩部皮肤软组织扩张与皮瓣推进旋转技术

【治疗复查后的思考】

1. 面颊部皮肤病变小面积时可行改形技术修复,略大点面积的缺损可选用颞浅耳后等岛状皮瓣,再大面积的皮肤缺损是临床上治疗难点及热点,如半侧颜面缺损在一定程度上属于换脸范畴。

2. 此患者是左半侧颜面爆炸物纹面,大部分为无发区,左颞部和鬓角为有发区。如切除植皮是既往常采用的方法,但由于颜色、收缩、成活等问题,使整形科医生又必须寻找新的更好的方法。由于皮肤扩张技术能在增加皮肤面积的同时又可使皮瓣变薄,因此我们设计了上胸肩部延续置放大容量扩张器,目的是用带蒂扩张皮瓣转移修复左侧面颈部。前额部无头发区置放扩张器,目的是修复左侧前额部。耳后有发区,置放扩张器目的是修复颞与鬓角成形。三部分大容量扩张器一次置入的方法(图1-2-43:B、C、D)。

3. 本例是用扩张的薄皮瓣修复前额、左面颊颌颈部(无发区)、鬓角(有发区)。由于是三部分扩张皮肤,因此在术前就应全面协调设计扩张器的位置、容量,扩张后的转移方式,以及三部分缝合口的位置应在隐蔽部位。

4. 左前额部瘢痕切除后,用前额扩张皮瓣向左侧推进旋转修复上睑缘以上额部;前额左侧发际缘,用顶部扩张皮瓣向前推进形成;鬓角有发区用耳后发际内皮瓣向前旋转修复。在两个皮瓣向对侧推进旋转时,必须与前额右侧发际缘及鬓角位置相同。只有左右对比,才能确定扩张器置放位置与容量。因此左右对比是手术前设计的思维基础。

5. 颜面部大面积皮肤缺损的修复,局部又无皮瓣供区,需薄的较大面积的皮瓣。目前应用扩张技术可制作出薄的大面积皮瓣,问题是选择什么部位为供区,我们将供区设定在同侧与颜面皮肤近似的前上胸肩部,此区有足够的正常皮肤面积和置放扩张器的空间,应用带蒂转移方式。皮瓣蒂部设计在肩前部位(图1-2-43:I、L),蒂部上侧点在左颈颌角近病变皮肤处,下侧点设计在肩前近中1/3处,皮瓣横行向肩上后侧设计,皮瓣长为16～18cm,远侧宽为13.5cm,蒂宽12cm。皮瓣要从肩部转移到颜面部,距离较远,而且皮瓣还要旋转90°余。我们是应用延续置放扩张器技术,即紧邻蒂部置放方法,在蒂部外4/5前上胸部及肩上侧各置放一个较大容量扩张器(图1-2-43:C、L),意在皮瓣蒂部外4/5的前上胸有较多扩张皮肤,可向颈基底部推进皮瓣蒂部,而且蒂部上点皮下也作分离,也可向上移位,以蒂部上点为旋转中心,而下侧点的肩前上胸部有较多扩张皮肤,使皮瓣蒂部下侧点与蒂部推进旋转到颈基底,这样皮瓣蒂部上侧点以下均可向后上旋转90°角,由于蒂部的旋转,使皮瓣本身几乎无旋转,蒂部的上侧点也不会出现猫耳朵,同时增加了旋转距离。肩上、外上、后侧的扩张皮肤可向颈前侧推进,也有利于皮瓣旋转。因此最后缝合口只留在侧颈部及肩上内侧(图1-2-43:P)。

6. 本例肩部扩张皮瓣在向面颊颈部旋转后,为不出现长的直线缝合口,皮瓣蒂部后侧切开一小三角瓣,插入侧后颈部,会使侧颈部松弛,也会使局部不会出现直线缝合口,形态好。

7. 薄皮瓣的制作　我们是在皮下带有少许脂肪层(剥离时不要破坏真皮下血管网)剥离成腔隙;延长持续扩张时间,本例皮肤扩张5.5个月(2009年4月24日左侧肩部扩张器置入至10月14日手术),目的是使扩张皮瓣变薄(术后显示又不丰满),移植到面部时其回缩率更小(持续扩张时间越长,利用率越高);在皮瓣移植前,除缝合固定点外,纤维包囊的全部切除也值得思考。

8. 颜面部最显眼部位是眼、鼻、口,而眼与眉毛又在左右两侧,为修复带来参照物,也为视觉提供了对比基础,有一点差距就会显现出来。本例左眉位置上移是本手术最深刻的教训,提示医师特别要重视。

9. 此患还有下颌左侧,左下睑少部分,左耳前部分未修复,都是因扩张皮瓣面积不足而放弃,还需以后再治疗。

10. 提示　颜面部是对称性的外露部位,一侧面部的修复与对侧对应的组织器官,能否在部位形态上达到一样或近似,是整形外科医师的最终目的。本例术后出现了左眉毛(图1-2-43:R)、鬓角(图1-2-43:Q)、面颊弧度(不丰满)(图1-2-43:S)、皮瓣颜色(图1-2-43:T)等形态不满意的地方,是术者对具体的部位形态掌握的不准确。因此提示医师,如有对称性部位的组织器官形态修复时,因术中正常侧常在下面,被遮挡,不易反转,术前一定要有对侧组织器官形态部位的深刻印象或测量数据或当时对比,最好有术前各部位不同角度的照片。在扩张器置放层次、扩张时间等方面,对具体部位看来还应有所不同。设计、切取、移位也应深入思考。耐心细致不厌其烦的对比操作是一具体方法,提示各细节是整形科医师对形态修复的成功关键。

设想 1 由于原眉毛的位置已有上移,手术中已将其周围瘢痕皮肤切除,应在眉上缘切开,在颅骨表面向下剥离,使眉向下移位恢复到正常位置,但怕影响血供,未作处理,这是我们整体定位能力差的原因,再加上术中没有反复确认位置,应引以为戒。以后手术应在额部扩张皮瓣推进旋转到眼角平行线及上睑缘位置后(与对侧对比),在确定上睑间的宽度,再横形切开确定眉的位置,可能会更准确些。

设想 2 鬓角形成与对侧比略小,是我们在切取耳后发际内皮瓣时怕影响皮瓣尖端的血供,切取的较小与较短造成的。如何能切取与对侧的鬓角一样的皮瓣,其尖端还不能出现血供障碍,如在移植前先作一次延迟,值得总结经验。此患外伤后左眼球破损,清创时已切除,眼窝需二期再形成后,安装义眼。

设想 3 皮瓣修复后比原面部形态明显好转,虽颜色均匀一致,但颜色与对侧仍有差距,饱满度较对侧差,是皮瓣面积与组织量不足的结果。如再有类似修复,扩张器应置放在皮下脂肪深层,移植的皮瓣(面积量)面积要极度松弛或堆积,以使皮瓣萎缩与皮下脂肪增殖,使皮瓣组织量增多(这里还包括皮瓣扩张期、扩张持续时间、移植皮瓣面积等都应掌握到恰到好处)。因此,超量扩张能给修复带来轻松的空间。要使移植的扩张皮瓣松弛(面积大),可增强被修复区的饱满(组织量)度,形成与对侧一样的弧度。

设想 4 本例是应用皮肤软组织扩张技术,在肩前预制大面积薄皮瓣,修复一侧面颊部皮肤缺损的一种尝试。实践证明还有很多不足,需完善,但可以成为修复面颊部大面积皮肤缺损的一种方法。如在肩与上胸部再加上重叠扩张,会获得更多的扩张皮瓣,修复到下眼睑的内侧及颧颊颞部更易。

病案 44 面部烧伤后增生性瘢痕并睑、鼻翼、唇外翻:上胸肩部皮肤软组织扩张技术

【病史与治疗】

诊断:右下颌、口周、腮、颊、上下睑、前额烧伤后增生性瘢痕并:①右上、下睑外翻;②开口受限;③右鼻翼外翻;④上唇轻度外翻;⑤右眉毛外 3/4 缺失;⑥右耳轮下 2/3 及耳垂缺失

医疗技术:上胸肩部皮肤软组织扩张技术

患者,女,40 岁。2009 年 12 月 26 日早晨 6 点被硫酸烧伤面部,外用烧伤药膏,3～6 个月创面愈合,遗留面部明显瘢痕及畸形。2010 年 8 月 1 日入院,右前额瘢痕并有黑紫色瘀斑;右眉外 4/5 缺失;右上睑外翻,闭眼时明显(图 1-2-44:A、B、C);右鼻翼外翻,但鼻翼缘良好(图 1-2-44:C);增生性瘢痕从鼻右侧、下睑下、鼻唇沟上下、唇外上侧沿颌缘上下(颌缘下延至颈侧),向后至右耳垂耳轮;向前沿下颌上下至口角左侧形态宽度不等的瘢痕(图 1-2-44:C、D、E、F),左口角与鼻唇沟处条索瘢痕,口周只在上唇人中左半侧是正常皮肤,但鼻唇沟处有条索瘢痕,致开口困难(图 1-2-44:G),已 8 个月余。2010 年 8 月 4 日行右上睑瘢痕松解游离植皮,下睑 V-Y 成形术(图 1-2-44:G、H)。8 月 19 日行前额、右耳后颈部单个扩张器置入及右锁骨上胸部位皮下延续置放扩张器(并排 2 个),注水扩张(图 1-2-44:I、J、K)。再于 2011 年 3 月 28 日,切除右前额部瘢痕皮肤,取出扩张器,用前额扩张皮瓣向右下旋转推进修复前额瘢痕(图 1-2-44:L)。切开右腮、颊、鼻旁、唇外及下唇下至左口角下瘢痕,于浅筋膜深层剥离,将瘢痕皮瓣向下翻转至颈、下颌瘢痕与正常皮肤交界处,形成一衬里的瘢痕皮瓣,修齐备用。按略大于预计切除的颊腮颌部瘢痕形态,在右锁骨上下、前上胸的扩张皮肤上设计蒂在下的宽 19.5cm,长 7.5～13cm 带蒂皮瓣,切开取出扩张器,并切取皮瓣,将皮瓣蒂部以下的前上胸扩张皮瓣向上推进,使蒂部上移至锁骨部位,皮瓣与腮颊颌部创面缘对应

缝合,原下翻的瘢痕皮瓣与皮瓣蒂部吻合,形成闭合的带蒂皮瓣(图1-2-44:M)。顺便切除左口角与鼻唇沟处条索瘢痕缝合。又于4月26日,切断蒂部,切除蒂内面瘢痕皮瓣,皮瓣与颈、下颌皮缘缝合(图1-2-44:N、O)。术后3周复查,右前额以用正常皮瓣覆盖,右鼻翼及上唇外翻已得到矫正,开口已不受影响,右腮颌部皮瓣颜色深(图1-2-44:P、Q)。

护理要点:同本章病案43。

【治疗复查后的思考】

1. 本例是化学烧伤后增生性瘢痕,致使开口受限,右上睑、鼻翼外翻畸形。从左口角外下沿下颌缘至右耳下缘,下颌缘上下均为增生性瘢痕,长17.5cm,宽6.5～11cm。颈部瘢痕下缘与正常皮肤交界处较整齐,向上瘢痕宽度不等,如切除形成一横径长19.5cm,纵径长6.5cm、7.5cm、11cm的缺损区。这样形态的皮肤缺损区,是用颈部皮瓣修复?还是用其他处皮瓣修复?用什么方式方法修复?值得研究。

2. 由于本例是皮肤瘢痕,腮颌颊部的瘢痕切除后,既往常用皮片修复,因不臃肿。如用皮瓣修复,仍需薄的皮瓣。由于右侧颌腮颊部瘢痕已延续到侧颈部至前下颌部左侧,如能用侧颈与前颈部扩张皮瓣向上推进修复,方法会简单,并且还是局部皮瓣,颜色会比肩胸部更接近颌腮颊部。但颈部是一凹弧度明显和活动度较大的区域;右耳前至下颌左侧瘢痕的长度明显大于颈部横径,形成如此宽度(19～20cm)的推进皮瓣,在颈部实属很难,时有易压迫颈神经节等不稳定因素较多。因此,供瓣区我们选在上胸锁部皮肤面积较大区域。

3. 此患者为40岁女性,右上前胸、肩锁部乳房下垂明显(图1-2-44:K),乳头至锁骨间皮肤量较大,如在此部位形成扩张皮瓣,能否移植到颌腮颊面部,最远至右鼻翼上部,是手术设计的关键。并且还不能影响乳房位置。设计要涉及皮肤方式扩张(获得更多皮肤)、皮瓣转移形式(较远)、带蒂皮瓣的蒂部位置等。我们将皮瓣蒂部设计在锁骨下上胸部,为使蒂部能向上移位,我们采用在上胸部延续置放扩张器的方式(图1-2-44:K),用带蒂皮瓣的形式转移。因上胸部应用延续扩张的结果,使上胸部有较多的扩张的多余皮瓣,可以向上推进,使皮瓣蒂部能上移至锁骨上近至颈基底(方法参考本章病案43),因此皮瓣向上推进到面颌颊部较易。术中头颅在中立位即可缝合,术后头部略右倾斜,为减轻皮瓣张力(图1-2-44:M)。因此术前设计很重要。我们将供瓣区设定在同侧肩锁、上胸部,用现代的皮肤扩张技术,采用扩张器延续置入方式,与传统的带蒂皮瓣技术结合应用。

4. 右侧前额无发区瘢痕,上睑上黑紫色瘀斑很明显(图1-2-44:B),瘢痕已占据前额部位的一半,发际缘正常。右眉毛外侧3/4均为瘢痕,眉毛缺失。实际也存在用植皮或皮瓣修复问题?我们也选用了皮肤扩张技术(图1-2-44:J),切除了绝大部分瘢痕皮肤,用推进旋转的方式修复前额创面,实践证明颜色质地与前额一样,扩张皮瓣的厚度也与前额部类似,年龄大、前额皮肤松弛者皮肤厚度(图1-2-44:R),前额皮肤扩张后皮肤厚度(图1-2-44:S、T),皮瓣确比皮片外观效果好(图1-2-44:P、Q)。关于眉毛,以后可行文眉或眉毛再造。

5. 关于上睑的修复　此例完全可以用前额部扩张的皮瓣修复上睑,但扩张皮瓣对于上睑来说也是很厚,所以上睑先行皮片移植修复。眉毛可二期再造或文眉。目前对上睑瘢痕致睑外翻的修复,绝大多数学者仍主张用薄的全厚皮片修复,但也有主张用皮瓣修复者。如何能保持上睑良好的伸缩与折叠功能,是上睑修复的主要要求。因此为整体形态,上睑的皮肤已缺损70%～80%及以上,应在眉下用全部皮片修复。

6. 颜面部整体形态的修复:右前额部用左前额扩张皮瓣(带有少量的色素脱失区皮肤)修复,其颜色一样,在眉上与颞部发际缘留有缝合痕迹。右下颌上下及颊腮区是前胸皮肤修复与颜面部颜色有差距,总体形态比术前有明显好转。但与正常形态还有差距。

7. 在20世纪70年代以前,面部烧伤均以植皮修复为主,为了面部整体形态,已有分区域植皮或整张皮片植皮的做法。20世纪70～80年代以后,皮瓣移植技术的不断进步,已进入皮瓣修复创面的年代,尤其皮肤软组织扩张技术出现,用皮瓣修复颜面部创面,已是经常采用的方法。但如何去修复某一区域或两个与三个区域在一起修复,仍是值得深入研究、实践、体会、确定的问题,以防多种手段的痕迹残留在一处(如本章病案35),影响形态。对具体患者的治疗,应有计划,统一整体思考按步治疗。

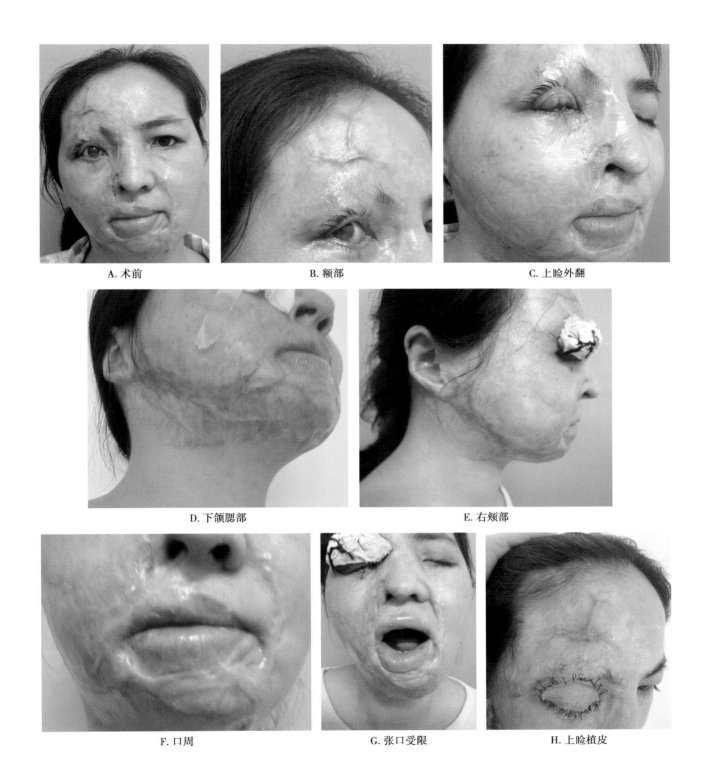

A. 术前　　　　　　　B. 额部　　　　　　　C. 上睑外翻

D. 下颌腮部　　　　　　　E. 右颊部

F. 口周　　　　　　　G. 张口受限　　　　　　　H. 上睑植皮

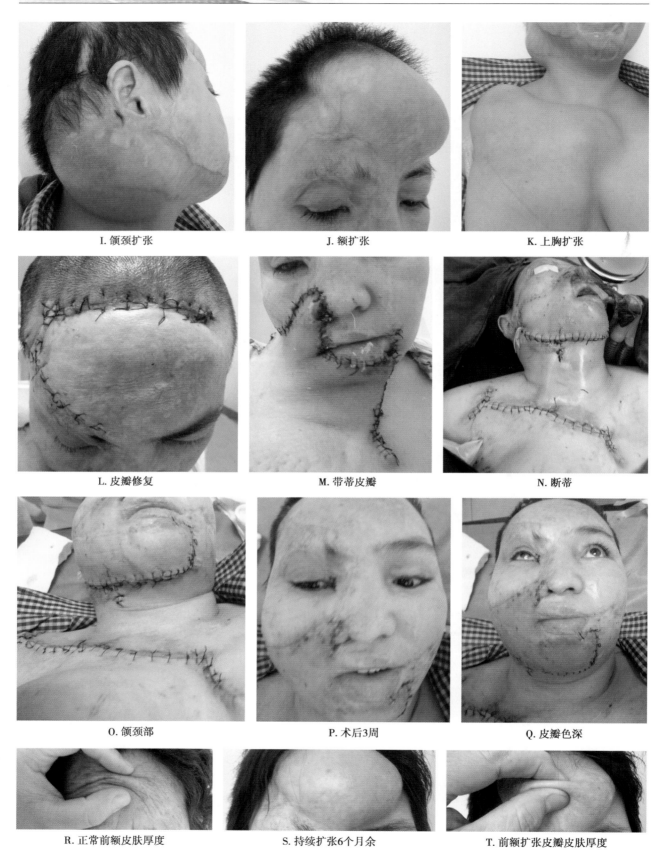

I. 颌颈扩张

J. 额扩张

K. 上胸扩张

L. 皮瓣修复

M. 带蒂皮瓣

N. 断蒂

O. 颌颈部

P. 术后3周

Q. 皮瓣色深

R. 正常前额皮肤厚度

S. 持续扩张6个月余

T. 前额扩张皮瓣皮肤厚度

图 1-2-44 诊断:右下颌口周腮颊上下睑前额烧伤后增生性瘢痕
并:右上下睑上唇外翻、开口受限右鼻翼外翻右眉毛外 3/4 缺失
医疗技术:上胸肩部皮肤软组织扩张技术

8. 本例是采用现代的皮肤软组织扩张技术,与传统的带蒂皮瓣技术结合应用。使受区及供区都得到皮瓣的修复,大大提高了修复效果,去除了皮片移植处置,减少了痕迹残留。

9. 本带蒂皮瓣蒂部宽 19.5cm,修复了从右侧耳下沿下颌部向前至左侧口角外,颌缘上下(颈)与腮面部和右口角外侧瘢痕。皮瓣远侧形成一三角形插入右鼻翼上部,右上唇上部残留少许瘢痕,从尖端至蒂部长 13cm,术后其尖端内侧有 0.5cm 皮缘坏死(以后应注意)。因此,右鼻翼修复的不佳,较左鼻翼明显缩小。口周绝大部分已被皮瓣修复,只在上唇右侧残留少许瘢痕,唇缘略有上移。

10. 下颌缘由于是一凸显的双弧形(上下、左右)部位,下颌缘上下处瘢痕的修复,无明确的具体方法。本例是探索。本章病案 43 提示我们可用肩上胸部扩张皮瓣修复下颌缘部创面,提出大家指正。

> **设想**　本病案与本章病案 43、45 中扩张器已置放的很多,但仍有修复不到位之处,说明扩张皮瓣仍显不足,因此,如何再增加扩张器的置入,在什么部位增加,以什么形式增加,用什么方式转移等,都应再三斟酌。

病案 45　左侧颜面烫伤后瘢痕并睑、鼻翼、口角外翻、鬓角缺失:额、颞枕、上胸肩部皮肤软组织扩张与皮瓣推进旋转技术

【病史与治疗】

诊断:左侧颜面(左额上下睑颞颧颊)部烫伤后瘢痕并左上睑、鼻翼口角外翻、眉毛缺失、鬓角缺失、耳瘢痕萎缩小耳畸形

医疗技术:额、颞枕、上胸肩部皮肤软组织扩张与皮瓣推进旋转技术

患者,女,18 岁。2011 年 2 月 19 日在屋内用炭火取暖,一氧化碳中毒昏倒,左侧面额颊部倒在(要烧完的)炭火上,22 时 10 分家人将其急送医院,经过 4 个月,多次清创换药创面大部分愈合。烫伤后近 9 个月。2011 年 11 月 10 日入院,左侧颜面烫伤后瘢痕,从左前额向外至耳上前(鬓角缺如),向下至上下睑、鼻内侧、鼻翼、上唇、口角外至腮下颌缘均为瘢痕皮肤(瘢痕纵径长在 16.5~20.0cm,横径在 15.0cm、12.5cm、13.0cm、11.0cm 不等),瘢痕红色充血明显,左眉毛缺失,左上睑、鼻翼、口角处瘢痕已使其外翻,眼裂长:右约 3.3cm,左约 3.8cm,左耳前瘢痕萎缩致耳郭屈曲畸形(图 1-2-45:A、B)。11 月 22 日手术,先行左眼内眦部位索条瘢痕 Z 字改形,上睑外翻切开矫形,于同侧锁骨上窝切取全厚皮片植皮及上下睑粘连。之后于左肩上胸部按设计延续置放 400ml、300ml、150ml 扩张器,左侧耳后颞枕部置放 300ml,前额部(发际内外)置放圆形 300ml 扩张器,注水扩张后(图 1-2-45:F、G、H)。12 月 8 日左上睑植皮术后第 16 天检创,植皮成活(图 1-2-45:E)。2012 年 1 月 9 日来诊,左肩部扩张皮肤有坏死及扩张器外露,将左肩部扩张器内水全部抽出,第二天看皮肤坏死,无法再缝合(图 1-2-45:I、J),故在破口处将所有扩张器取出,第三天有创面外露求得家属同意嘱其回家换药。2012 年 5 月 2 日第二次住院,5 月 8 日手术。切除左额部大部分瘢痕皮肤,取出额部扩张器,将额部扩张皮瓣向左侧推进与旋转,之后切取左侧耳后颞枕部有头发区及部分耳后无发区扩张皮瓣,向前旋转推进至耳前,按此皮瓣大小切除耳前鬓角区瘢痕皮肤,与额部扩张皮瓣对合形成额左侧发际缘及鬓角,左耳上下缘行 Z 字成形,使上耳轮根部与耳垂根部向上下展开(图 1-2-45:K、L、M)。左上唇、鼻翼、鼻孔瘢痕切开矫形,从左侧腹股沟切取全厚皮片植在左上唇及鼻部(图 1-2-45:N)。5 月 9 日术后第一天左耳前皮瓣远端有发绀,以后有小部分坏死,眼角外侧缝合口裂开(图 1-2-45:O、P),再次缝合后,创口愈合。2012 年 11 月 5 日术后 6 个月复查,左侧额顶颞部发际缘(略低)及鬓角(与右侧比略大)已形成,头发生长良好,前额部略宽(图 1-2-45:Q、R、S)。双眼裂不等宽,可完全闭合(图 1-2-45:T)与睁眼,左侧睁眼时,上睑虽已形成皱褶,但上提不足(图 1-2-45:U)。左鼻翼、上唇植皮处仍有外翻,鼻尖及鼻小柱向左移位(图 1-2-45:T、U)。左肩部创面已愈合,形成瘢痕(图 1-2-45:V)。左耳除上耳轮缘有瘢痕萎缩外,耳郭大小与耳垂形态与右耳郭(图 1-2-45:W)近似。

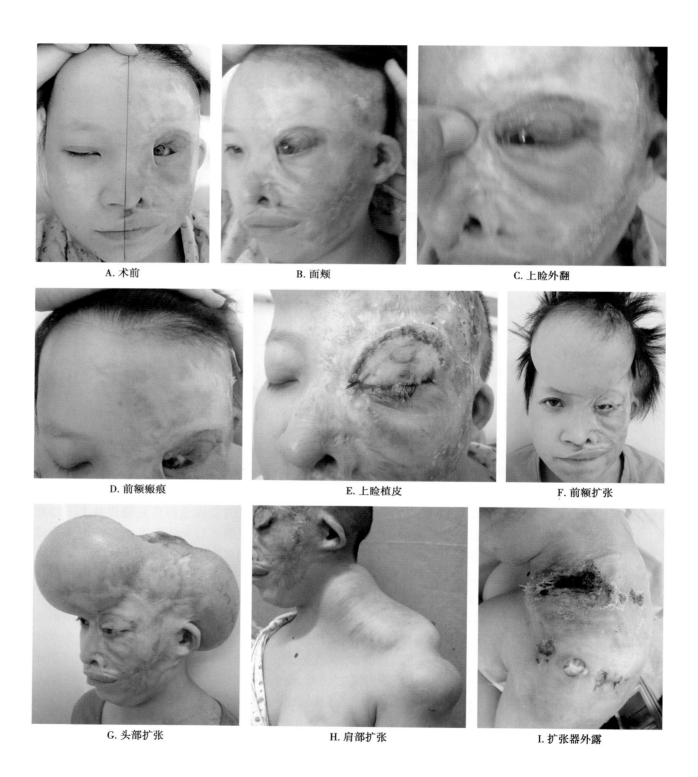

A. 术前

B. 面颊

C. 上睑外翻

D. 前额瘢痕

E. 上睑植皮

F. 前额扩张

G. 头部扩张

H. 肩部扩张

I. 扩张器外露

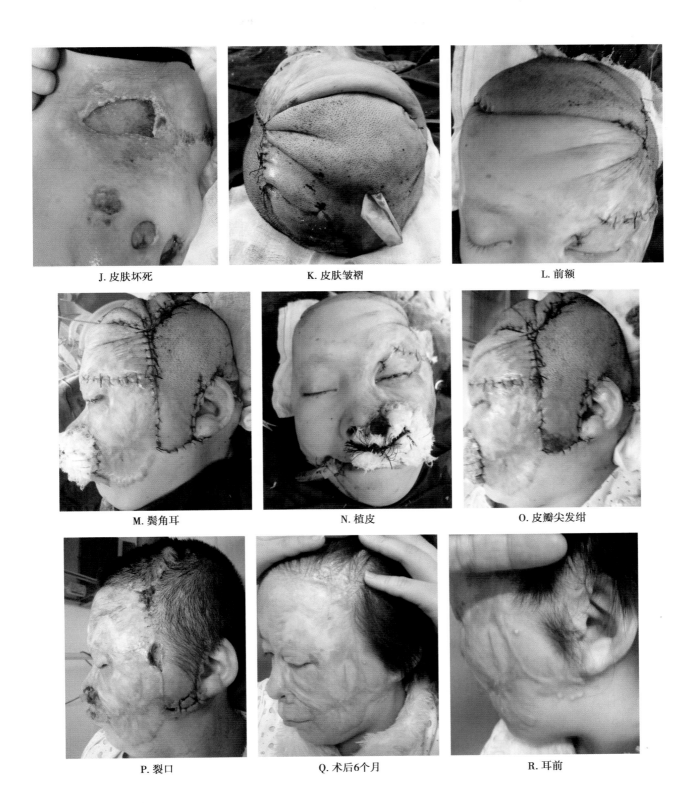

J. 皮肤坏死　　　　　　　　　　K. 皮肤皱褶　　　　　　　　　　L. 前额

M. 鬓角耳　　　　　　　　　　　N. 植皮　　　　　　　　　　　O. 皮瓣尖发绀

P. 裂口　　　　　　　　　　　　Q. 术后6个月　　　　　　　　　R. 耳前

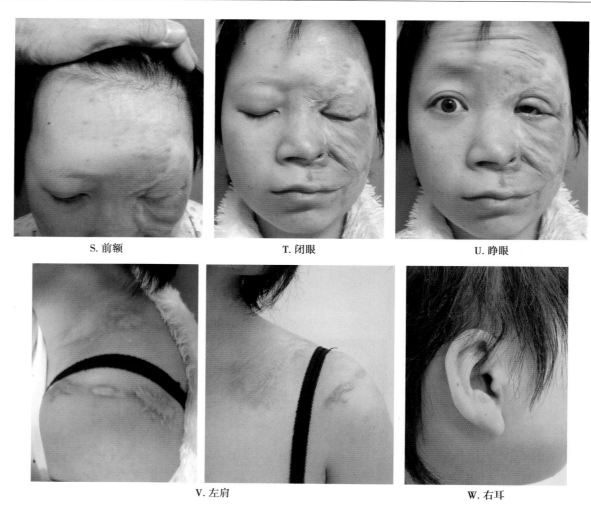

图 1-2-45 诊断:左侧颜面部烫伤后瘢痕并左上睑、鼻翼口角外翻、眉毛缺失、鬓角缺失、耳瘢痕萎缩小耳畸形
医疗技术:额、颞枕、上胸肩部皮肤软组织扩张与皮瓣推进旋转技术

护理要点:①注水扩张护理;②皮片移植护理常规;③密切观察每次注水后扩张皮肤充血时间(每次注水后观察 20 分钟);④扩张皮肤破溃、换药护理;⑤二期术后引流量、皮瓣颜色观测;⑥手术区域有无积液、积血;⑦缝合口皮缘指压充血时间测试并记录;⑧感染的观测与护理。

【治疗复查后的思考】

1. 颜面是显露的个人标志性部位,外观要求很高。此患是左侧额、颞、颧、颊部烧伤后瘢痕,瘢痕致左侧眉缺失,挛缩致左侧上下睑、鼻翼、唇外翻畸形。由于是绝对外露部位,瘢痕的面积又很大,颜面左侧所有组织器官都受侵犯,如何修复,值得深入研究。

2. 颜面是身体特殊部位,有重要的组织与器官,各有形态、弧线、凹凸不平的外观,因此修复要求高。现代的皮肤软组织扩张技术,是目前修复瘢痕切除后创面的最好方法。此患前额右侧是正常皮肤,有条件置放扩张器。但颜面部不能应用对侧皮肤,因面积大,如用皮瓣修复,势必从邻位选择供区。我们在邻位即上胸肩部设计扩张的带蒂皮瓣,二期转移修复颜面部,虽与颜面皮肤(质地颜色等)有差距,但局部有条件制作出薄的大面积颜色均匀一致皮肤,是目前修复颜面部大面积皮肤缺损最邻近的区域。

3. 本病例原计划为右前额扩张皮瓣修复左侧额部瘢痕皮肤,耳后发际内扩张皮瓣形成左侧颞部发际缘和鬓角,上胸肩部扩张皮瓣替代面颧颞颊部瘢痕皮肤,同时矫治鼻翼、唇外翻畸形(是本设计最重点部分)。但在注水即将要结束时,最后一次注水量大一些,自觉胀感明显,没在意,回家一周后出现皮肤破溃,扩张器外露(图 1-2-45:J),无锐性物触碰史(2012 年 1 月 9 日 8 时许来诊,1 个月 18 天)。被迫扩张器取出,颜面部修复计划失败。

4. 深刻教训　在注水晚期,扩张皮肤的张力已很大,注水略超量,即可造成扩张的最凸出部位供血不佳(皮肤破溃正在扩张最凸出部位图1-2-45:H、I、J),如超过1~2小时后,会出现皮肤坏死。这是注水后没有观察即放回家,也没有嘱其观察,供血不好即来诊的结果,应引为借鉴。颜面部的修复需大面积薄皮瓣,目前可用皮肤扩张技术制作,问题是供区。头部不能成为供区,必须从身体其他部位切取,同侧上胸肩部皮肤范围大,是最邻近的供区,可用最简单的带蒂方式转移。但现在同侧肩上胸部皮肤已有散在瘢痕(图1-2-45:V),不能再作为移植供区。这样给下次治疗带来极大的困难?只能用较复杂的游离移植技术,供瓣区可在任何部位。因此,医生的耐心、细致、周全的工作,会有助于及时发现问题与及时解决问题,预防并发症的发生。

5. 本例左上睑外翻切开矫形,于同侧锁骨上窝切取全厚皮片植皮,皮片成活后,闭眼时与对侧接近一样(图1-2-45:T),但睁眼时上睑可以形成皱褶(图1-2-45:U),但由于皮片厚,与对侧不一样,而且上睑上移也受到限制,眼裂小。因此,上睑以什么部位为供皮片区应值得研究。

6. 左前额部是萎缩性瘢痕皮肤(无头发区),颜色浓淡不均,右侧前额一半是正常皮肤,用一半正常皮肤,以扩张技术来修复另一半有一定难度。本例扩张出的皮肤向左侧移位,切除了大部分瘢痕皮肤,仍在前额左侧留有部分瘢痕皮肤,左发际缘留有缝合痕迹,但术后外观(图1-2-45:S、T)明显好于术前(图1-2-45:D)。

7. 关于鬓角的修复　鬓角的下端一般在耳屏平面以上,向上逐渐增宽,前缘组成额部侧发际缘。一般用耳后颞部发际内扩张皮瓣向前旋转修复,要想使再造的鬓角下端能达到耳屏前水平,在置放扩张器时,应顺耳后发际缘走行靠近耳根斜形置放,扩张囊下缘应近颈项部发际缘,高度应在耳上4cm左右。此例耳后颞部发际内扩张皮瓣在设计切取鬓角皮瓣时,携带部分耳后皮肤,形成的较长,形态较好较宽,鬓角后缘紧靠耳前。如单独形成,为了预防鬓角尖端坏死,不能太窄太尖,但鬓角前缘应与对侧一样,而后缘可至耳根部。设计时要用尺测量好再切取。本例除要形成鬓角外还携带了部分耳后无发区皮肤(图1-2-45:M),转移后皮瓣尖端有供血不佳区与皮肤裂开(图1-2-45:O、P)几日后坏死处重新缝合(图1-2-45:Q)。如何能形成正出常形态的鬓角,还需临床不懈努力。

8. 前额与头顶部扩张皮瓣缝合后均有较大的皱褶(图1-2-45:K、L、M、N),由于是扩张的皮瓣,在缝合时必须确定好发际缘及鬓角的位置与基底缝合固定后(图1-2-45:M、Q),再将皱褶皮瓣均匀的对应缝合,不应与基底固定。经过3~4周以后皱褶可完全展平(图1-2-45:O、P、Q)。

9. 修复后的颜面部,除额与鬓角有较好的形态外,左侧面颊、鼻、口角,虽经植皮,但整体面颊部形态没有得到根本改善。肩、上胸部扩张皮瓣的失败,造成了经济的损失,时间的浪费,痛苦的忍耐,更严重的是给下次修复带来巨大困难与风险。

10. 本例前额部虽没有完全修复,但基本可以,可不再修复,左侧眉毛缺失,以后可文眉或再行眉再造(带血管头皮瓣或头皮片)。

11. 颜面部大面积皮肤瘢痕,还是既往的整张皮片修复,还是用皮瓣修复。各专家均认为皮瓣效果好于皮片。因此,如用皮瓣修复,急需研究如何形成大面积薄皮瓣的供瓣区部位,形成方法,转移方式等。以利临床医师实践,总结经验。我们设计以肩前上胸部为供区(此患是18岁女性,上胸部很重要),应用皮肤扩张技术形成大面积薄皮瓣,用传统的带蒂皮瓣技术转移,修复颜面大面积瘢痕可能成为一种较好的方法。还应去实践。我们在尝试如本例与本章病案43、44。

> **设想**　此例用前额右侧1/2正常皮肤扩张皮瓣,扩张器已超量扩张(图1-2-45:G),但仍未全部修复左侧前额部瘢痕皮肤,是皮肤扩张的不足?是否应采用重叠扩张?还是转移方式有缺欠?还是供瓣区承担有困难?值得同道们深入研究与实践。

病案 46　下颌囊状水瘤切除后贴骨性皮肤：颞浅动脉筋膜瓣充填技术

【病史与治疗】

诊断：下颌囊状水瘤切除后贴骨性皮肤

医疗技术：颞浅动脉筋膜瓣技术

患者，男，41 岁。16 年前因下颌部患囊状水瘤手术切除后遗留下颌部皮肤与下颌骨粘连，局部凹陷，颜色与周围一致，只是外观不佳。无不适症状至今，因外形皮肤成贴骨性凹陷畸形。1998 年 4 月 1 日以下颌囊状水瘤切除后贴骨性皮肤诊断入院。下颌下 1/2 至下颌缘下，左右达口角外纵轴线外，长 6cm、宽 4cm 皮肤凹陷区，皮下有轻微移动，其边缘与皮下无移动性，颜色与周围一样，有胡须生长，痛觉存在，（图 1-2-46：A、B）。4 月 7 日手术，于下颌贴骨皮肤右侧原切口处，切除部分瘢痕皮肤，在下颌骨膜表面剥离，使与骨分离，略超出皮肤凹陷区域边缘，形成腔隙，充填纱布压迫，之后于右侧颞顶部设计颞浅动脉头顶部筋膜岛状瓣（图 1-2-46：C），按事先设计于耳前切口，在头皮下剥离，切取颞筋膜蒂与筋膜瓣，其筋膜瓣上下尽多的保留疏松结缔组织（图 1-2-46：D）。为更好地平整稳定地充填于下颌部，在筋膜蒂和瓣与隧道和腔隙周围设计各相应点，用直长针长线，从皮外各点进针，穿过筋膜蒂与瓣的各点，再从皮肤出针。将筋膜蒂与瓣通过颞颊部皮下隧道转移至下颌部剥离的腔隙内（图 1-2-46：E、F），拉紧各缝合线（我们反复两次），使筋膜蒂与瓣充分伸展后结扎固定（图 1-2-46：G）。术后第 7 天创口愈合佳，皮肤已隆起，触之皮肤下有移动性（图 1-2-46：G）。

护理要点：①右面部术后组织反应观察护理；②局部按摩护理。

【治疗后的思考】

1. 带血管蒂颞浅筋膜瓣移植是 1980 年由 Smith 首先报告。此后在创面覆盖，充填腔隙，器官修复与再造等方面均有报道，近些年作为充填材料修复面部凹陷畸形也取得较好效果，学者们认为，尤其更适合面部软组织被粘连到骨面而引起的凹陷畸形的充填。

2. 本患者的治疗要求简单直观，将下颌部位凹陷处充填起来并且有移动性即可，而下颌部位又是经常被揉擦部位。这样可在其皮下充填一层薄的脂肪组织、疏松结缔组织、筋膜组织、网膜组织等。而带血运的一层较薄的脂肪、疏松结缔组织不易形成。而较薄的一层带血运的筋膜与网膜组织较易。网膜组织需开腹，还需显微外科技术，较复杂。颞浅动脉筋膜瓣在其邻近，手术较简单，我们选用了已有文献报道的颞浅动脉筋膜瓣方法。

3. 筋膜一般指皮肤与肌肉之间及肌肉与肌肉之间的结缔组织，包括浅筋膜、深筋膜和筋膜隔 3 部分，厚薄不一。深层为膜性层，含有弹性组织，薄而富有弹性。浅筋膜的浅、深两层紧密相贴，不易分离。在浅筋膜浅、深两层之间含有浅部的血管、淋巴管和神经。

4. 颞部筋膜在应用上可分为两层，即颞浅筋膜和颞深筋膜。颞浅筋膜表面有颞浅动静脉分布，形成丰富血管网。颞深筋膜覆盖在颞肌表面。颞浅筋膜与面部的表浅肌肉腱膜系统连成一片。

5. 手术在右侧原切口（凹陷处右侧）处切开，在凹陷区下颌骨膜表面剥离，发现下颏部皮下仅有少许皮下组织，无皮下脂肪组织，在剥离颏孔区时特别小心，未发现双侧颏神经被剥离（可能在凹陷区上位或已粘连于骨膜上或原已破坏），纱布充填压迫止血。再于右耳前向上直切口，在皮下及帽状腱膜深层切取设计好的颞浅筋膜为蒂（宽 4cm），远端携带筋膜瓣（上下尽多的保留疏松结缔组织）长 10cm、宽 6cm，总长 20cm。在设置放到病区以前，各固定点位置与相应各点，事先用直长针长线缝合皮肤筋膜瓣各点，然后在从凹陷处皮肤各点穿出备用，各点缝合好后牵拉各固定点缝线，皮外推挤使筋膜瓣疏松的展平，观察筋膜瓣充填及蒂展开情况，如充填不理想，取出重新缝合至充填到理想后为止，结扎固定。术后颏部痛觉与术前一样。当即矫正凹陷畸形，触之有明显移动性。

6. 脂肪游离移植常用于凹陷部位的充填，如抽取脂肪注射于下颌部凹陷区是个好办法，但脂肪游离移植成活率的高低（成活率常在 30% 左右）与受区的血供有关，此患下颌骨区域骨表面与皮下血供不会很好，再加上注射脂肪能否将皮下与骨分离开，值得思考。因此我们没有选择脂肪注射的方法。

7. 手术后 3、5、8 天检查，无感染症状，愈合良好，颏部皮肤与皮下有明显移动性，痛觉存在（可能是原

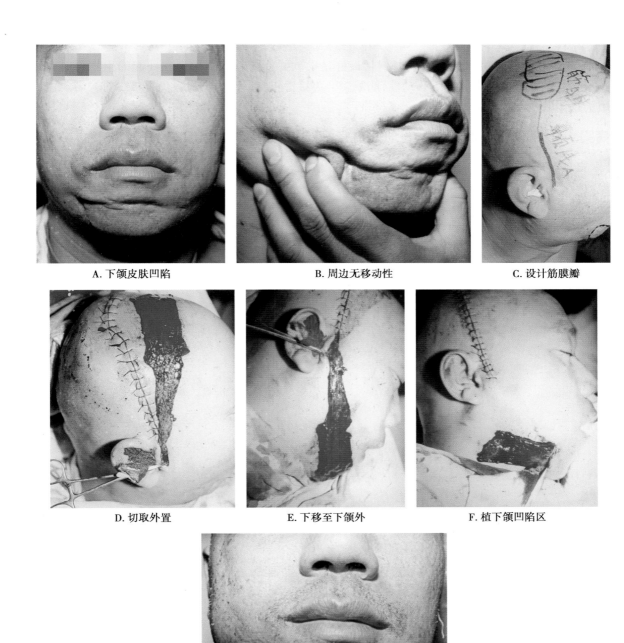

A. 下颌皮肤凹陷　　　　　B. 周边无移动性　　　　　C. 设计筋膜瓣

D. 切取外置　　　　　E. 下移至下颌外　　　　　F. 植下颌凹陷区

G. 术后7天

图 1-2-46 诊断:下颌囊状水瘤切除后贴骨性皮肤
医疗技术:颞浅动脉筋膜瓣技术

神经或其周围神经代偿),有胡须生长,9 天拆线出院。

8. 下颌部除形态外,由于每天都要对其揉动(如洗脸等),因此皮下移动性也尤其重要。本手术虽略显复杂,是有血运组织移植,因其筋膜有一定韧性,并且还可以形成一定的移动性。我们认为是充填此部位的最佳材料。

9. 临床上应用的充填材料还有生物材料,最好是柔软并能与软组织融合在一起的生物材料,如膨体等,均能起到充填作用,但就其皮下移动性,筋膜瓣会更接近正常。而生物材料仍有极少排异者。因此,我们选用了自体颞浅动脉筋膜岛状瓣为充填材料。

病案 47　先天性下颌部皮肤婴幼儿血管瘤:下颌部皮肤软组织扩张技术

【病史与治疗】

诊断:先天性下颌部皮肤婴幼儿血管瘤

医疗技术:下颌部皮肤软组织扩张技术

患者,男,27 岁。生后下颌与颌缘下,各有一黄豆及拇指头红色斑,以后逐渐增大至颌颈部,无不适症状。为下颌与颈部形态求医。1986 年 3 月 9 日入院,红痣分两部分,一部分从下唇红白唇缘向下至下颌缘,另一部分在其右下外侧至颌底颈前。两部分之间有 0.5～1.0cm 正常皮肤。其红斑形态不等,指压充血明显,不突出皮肤表面。3 月 14 日行左下颌部扩张器植入术,2 周后注水扩张(图 1-2-47:A)。又于同年 6 月 21 日行颌部皮肤血管瘤切除,扩张皮瓣旋转推进修复,术后 15 天复查(图 1-2-47:B)。皮瓣成活,下唇左侧红白唇缘与红唇向上移位,显得红唇增厚。下颌缘与两侧颌腮部对称。右侧颌缘上下病区未处理。

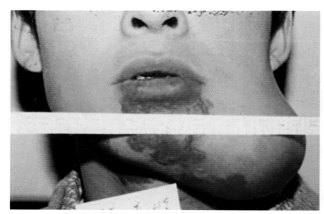
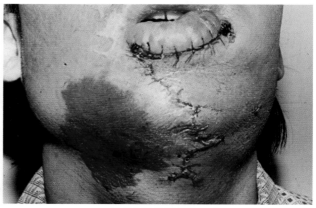

A. 术前下颌颏区皮肤血管瘤皮肤扩张　　　B. 扩张皮瓣修复术后15天

图 1-2-47　诊断:先天性下颌部皮肤血管瘤
医疗技术:下颌部皮肤软组织扩张技术(夏昊晨)

护理要点:①注水扩张护理常规;②术后皮瓣充血观测护理。

【治疗复查后的思考】

1. 下颌部　下颌下缘前突上翘与下唇之间有一凹称颏唇沟,下颌平行向后与颈部弧形连接,下颌皮肤致密略粗糙至颏部明显增厚,绕至下颌下皮肤变薄皮下脂肪增多,脂肪易在此部位堆积,至颈部逐渐变软,皮下脂肪减少。男性颏部有胡须,可延下颌缘生长。下颌向上颌运功。男性颈颌角下有喉结皮肤凸起。下颌骨两侧有颏孔,有颏神经穿出,支配颏区皮肤感觉。

2. 下颌部是由下颌骨支撑出的形态,弧度较大,两腮下唇皮肤向下至下颌缘成 90°角(此角度大小不等)弯向颈部。皮肤厚薄变化较大,皮下脂肪增减明显,给修复带来一定难度。

3. 关于"血管瘤"诊断与分类　1982 年 Mulliken 提出了基于血管内皮细胞生物特性的分类方法,将血管性疾病分为血管瘤和血管畸形两大类,认为两者的根本区别在于,是否存在血管内皮细胞的异常增殖,成为现代分类标准的基础。1996 年国际脉管疾病研究学会(ISSYA)制订了一套较完善的分类系统,成为世界范围内研究者交流的共同标准。按 ISSYA 标准本例属于先天性婴幼儿血管瘤。

4. 婴幼儿血管瘤以早期快速生长,能自然消退为特征,5 岁以内的自然消退率为 50%～60%,7 岁以内为 75%,9 岁以内达 90%。大部分瘤体经过 2～5 年可完全消退,局部皮肤恢复正常,少数残留皮肤改变,如灰白色或毛细血管扩张,皮肤松弛、瘢痕或萎缩。婴幼儿血管瘤属于真性血管瘤。有 10%～30% 不完全消退。血管瘤的起源有数种学说。

5. 此例是婴幼儿血管瘤,病变可涉及皮肤皮下,是皮肤疾病。皮肤血管瘤面积占下颌部较大区域,既往常用皮片移植修复。下颌部是外露部位,皮肤的颜色是患者治疗的目的。皮肤扩张技术可能在邻近制作出多余颜色一样的皮肤,因此我们选用了此项技术。1986 年时由于对此项技术认识粗浅,简单,不深入,思考的不周全。(1976 年 Radovan 和 Schulte 研制皮肤软组织扩张器。1984 年引进国内,在国内张涤生等,于 1985 年首次报告道了皮肤扩张术在 10 例烧伤后遗畸形中的应用,1985 年国扩张器出现),只置放一个容量较小的扩张器。因此修复受到限制,修复后出现左口角上移(图 1-2-47:B)。右颌颈部未得到修复。增加了治疗时间。

6. 下颌部应用皮肤扩张技术病例较少,在这个突显部位,如何应用皮肤扩张技术,如扩张器置放的位置与大小,用什么形式转移,缝合口形态与落在什么部位,以及对口角与下唇的影响等。确实在临床上应用与实践,取得经验。

7. 此患是男性,用腮颌部皮瓣修复下颌前部,会显出颏部前突上翘的形态,但颏部的胡须不能生长,也是一种遗憾。因此如何修复使颜色质地与局部一样,痕迹少,还可生长胡须,值得进一步研究。

设想 本例是 1986 年病例,30 年以后的今天看,用扩张皮瓣修复仍比皮片修复要好,而在下颌部置放扩张器对这个病案确有一定难度?如用皮肤扩张技术,此部位最后缝合口能落在口角一侧绕至颌底再横行于颌颈角处,呈一"工"字形为最佳。因此,应将两处病区当一处病区看。在病区右外上侧腮部,左侧腮部,右前颈部置放扩张器(略大)。最后可将病区全部切除,缝合口可落在下颌正中与颌底。

（夏昊晨）

病案 48　先天性下颌部黑痣:颏下动脉穿支皮瓣技术

【病史与治疗】

诊断: 先天性下颌部黑痣

医疗技术: 颏下动脉穿支皮瓣技术

患者,男,16 岁。出生后右口角外下侧即有一长条形黑痣(黑色素细胞痣),无不适症状,生长缓慢。2004 年 7 月 7 日来诊,右口角下侧可见椭圆形,长 4.5cm,宽 1.8cm,上从红唇缘下向外斜形至下颌缘下,呈黑褐色,界限清楚(图 1-2-48:A)。术前用超声多普勒对颏下区的穿支进行定位,同时标记出颏下动脉在下颌部的投影(如颏下动脉穿支皮瓣的标记图 1-2-48:B),7 月 11 日手术切除黑色素细胞痣,并按设计于下颌部切取皮瓣,于浅筋膜深层分离颏下动脉穿支岛状皮瓣,蒂部携带较多软组织,未作精细分离(图 1-2-48:C),提起岛状皮瓣向上直接转位至右下颌外侧创面处,直接缝合供区(图 1-2-48:D)。术后 7 天拆除缝线,皮瓣完全成活,供、受区愈合良好,皮瓣颜色、质地与颌部极近似,在右侧下颌部与下颌底部留有缝合痕迹(图 1-2-48:E、F)。

护理要点: ①观察皮瓣血运情况;②观察局部出血、肿胀情况;③保持室温 25～28℃,局部 100W 白炽灯照射,注意保护眼部及面部;④保持情绪稳定,避免大幅度面部表情动作;⑤保持术区敷料清洁、干燥、固定可靠,防止感染;⑥流质、半流质饮食,避免咀嚼硬的食物。

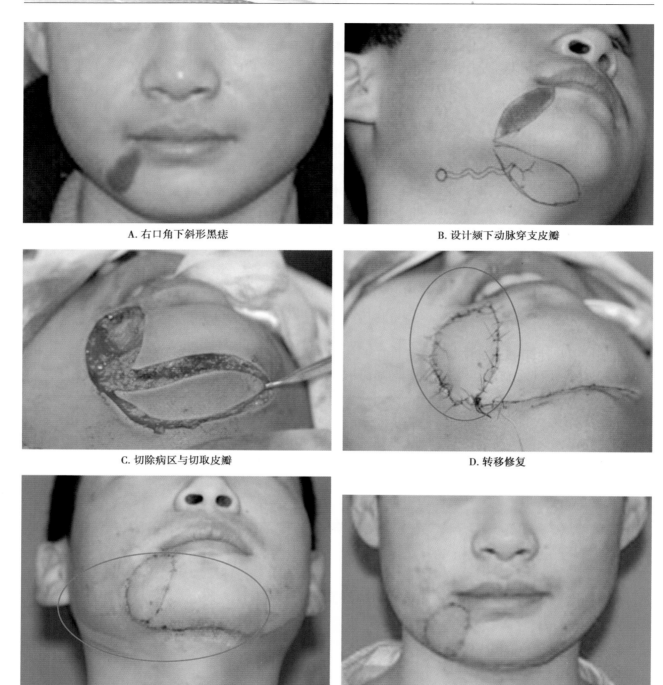

A. 右口角下斜形黑痣　　　　　　　　　　　B. 设计颏下动脉穿支皮瓣

C. 切除病区与切取皮瓣　　　　　　　　　　D. 转移修复

E. 术后7天　　　　　　　　　　　　　　　F. 术后15天下颌部形态

图 1-2-48　诊断:先天性下颌部黑痣
医疗技术:颏下动脉穿支皮瓣技术(杨大平)

【治疗复查后的思考】

1. 颏部是人体面部重要的美学标志,其上界为颏唇沟,下界为下颌缘,两侧以唇面沟为界。颏点是面部测量的定点,正常或上翘的颏,不但被视为美的标志,而且被看成是智慧、有魅力的象征。

2. 此患者出生后即在右口角下侧有黑色素细胞痣,呈椭圆形至入院时长 4.5cm、宽 1.8cm,上从红唇缘下向外斜形至下颌缘下,此部位虽不在下颌的正中,也是绝对外露部位。因黑褐色影响外观要求治疗。

3. 用于面部重建的理想皮瓣应该薄且柔软,具有一定的活动性,颏下皮瓣正符合这些标准,再加上创面修复原则是缺多少补多少。我们选用了颏下动脉穿支皮瓣移植修复。临床和解剖研究证明,颏下动脉供血的颏下区域都存在一个或两个固定的穿支。颏下动脉起自面动脉,穿过下颌舌骨肌并走行于下颌骨下方,它由浅层或深层延伸至二腹肌前腹。颏下动脉供应几乎整个颈部的颏下区域,及超过中线的部分皮肤。颏下动脉穿支皮瓣有很长的血管蒂,可用于面部和口腔内侧的重建。选择颏下皮瓣重建面部缺陷已成为可靠的做法。此皮瓣与面部的肤色相近,并且可转动很大角度,它可以扩展到同侧面部的下三分之二。颏下皮瓣也具有多样性,可用作皮瓣、肌筋膜瓣或骨皮瓣。下颌重建术中,利用颏下区域组织松弛柔软的优势,既保持了下巴的美观又预防了下唇回缩。

4. 应用解剖 颏下动脉是面动脉最主要的分支之一,其皮支营养下颌前区和颈前区的皮肤。它从面动脉在下颌舌骨肌的表面离开下颌下腺处发出,然后穿过二腹肌前腹或是贴于其表面行走,沿途发出分支至下唇和舌下区,最后与对侧血管在颈前正中区的皮下血管网相吻合。颏下动脉在面动脉起始处的直径为(1.7±0.4)mm,沿途发出(1.8±0.6)穿支(直径≥0.5mm)至颏部的皮肤。其营养的范围为(45.0±10.2)cm²。经解剖发现,其最大的一个穿支是从二腹肌前腹内侧缘后面发出。而且,它还是颏下动脉营养颈阔肌的主要来源。

5. 皮瓣设计 皮瓣设计为椭圆形。皮瓣的边界:上缘为下颌骨下缘以下1cm;通过对轴心血管的阻断试验来测定,如需直接拉拢缝合,由两指夹捏法进一步确定;前缘可越过中线到对侧;后缘位于下颌角下方颈阔肌后缘的前面。皮瓣的大小根据受区的大小可做适当调整。

6. 本例修复后皮肤颜色、质地与颏外侧极近似(邻位皮瓣),只是留有环形缝合口痕迹,两颌腮部弧线右侧略饱满(患者是16岁青年,以后能发育),下颌底部缝合口隐蔽。可算是一种手术简单、易行,风险小,效果好与适用的方法。

7. 关于此部位,只是皮肤病变,宽度并不大,而长度略长,病区外、下侧有大量正常皮肤,可以切除,外侧颌腮部皮下剥离向前牵拉移位与创面前缘缝合(其横径可能在局部皮肤伸缩性、弹性、可移动性的范围内),手术会更简单,并且痕迹小。

设想1 此病区宽1.8cm而略斜行向外,如切除其宽度可在2cm,再加上面颊部全是正常皮肤,此部位的皮肤伸缩性、弹性、移动性完全可以用改形技术修复(如双轴平行法旋转皮瓣技术,参考本章病案27~30),手术简单、易行,缝合口的长度,完全可以达到大于其周长的1/2,并且呈曲线,痕迹会留的更小,缝合口的位置只在病区的内侧缘,不破坏其他部位,而且还不会影响面部的对称性。

设想2 本例在右口角下外侧缝合口较长,并且还呈椭圆形,下颌底有一直线缝合口。如在病区内侧(颏颌部),扩张囊上缘靠近红唇缘,下缘到颌底(超出病区2~3cm)置放一适量扩张器,最后可将扩张皮瓣向外侧旋转修推进复创面,缝合口可落在病区的外侧缘,呈一向外弯曲的弧线(预防晚期挛缩)。手术简单易行,痕迹会比上述方法小得多。

(杨大平)

病案49 先天性左下颌皮肤色素痣:局部旋转皮瓣技术

【病史与治疗】

诊断:先天性左下颌皮肤色素痣

医疗技术:局部旋转皮瓣技术

患者,男,2岁。出生后妈妈发现下颌部位偏左侧皮肤一胎痣,约有拇指头大小,随发育其逐渐扩大。2013年1月4日入院。下颌底偏左侧,有一斜向外侧长6cm,宽2.5cm色素沉着区,其内有散在米粒大小色素加深区,触之软,不凸出皮肤表面,皮下移动性良好(图1-2-49:A、B)。1月6日手术,于病区设计切口线(图1-2-49:B),首先于浅筋膜深层切除病灶(图1-2-49:C),创面左、右、前侧皮下分离,按设计切取皮瓣,蒂在近颈部,皮瓣皮下只分离远侧2/3,向前外旋转与周围缝合(图1-2-49:D)。术后皮瓣愈合良好。

术后 2.5 个月复查局部皮瓣颜色、质地与周围一样,缝合口呈一"Z"字形,皮下移动性良好,缝合口较长,略有增生(图 1-2-49:E、F)。

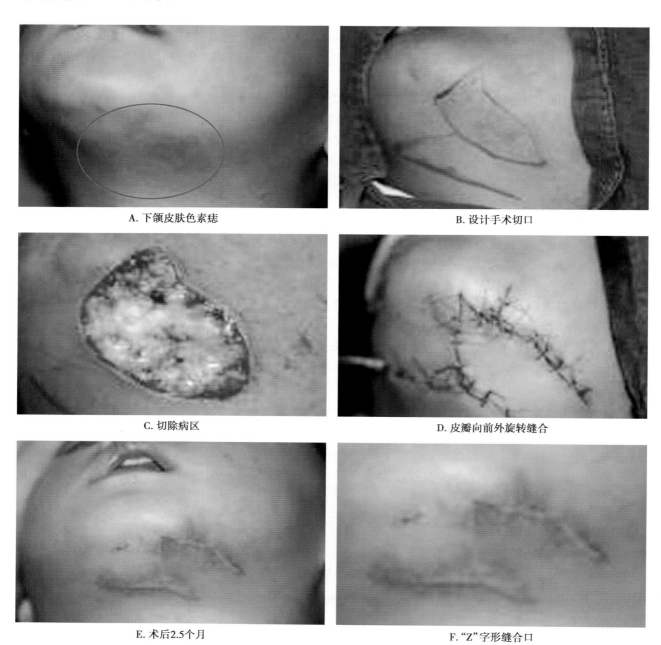

A. 下颌皮肤色素痣

B. 设计手术切口

C. 切除病区

D. 皮瓣向前外旋转缝合

E. 术后2.5个月

F. "Z"字形缝合口

图 1-2-49 诊断:先天性左下颌皮肤色素痣
医疗技术:局部旋转皮瓣技术(李庆春)

护理要点:同病例 52。

【治疗后的思考】

1. 本例是先天性左下颌部皮肤色素痣,呈浅褐色,与周围比略深,有扩大趋势,而要求治疗。我们采用了旋转皮瓣技术修复。

2. 旋转皮瓣技术是传统的经典的局部皮瓣,由于是局部皮瓣,在皮肤质地、颜色与局部一样,外观形态好,而流传近百年,仍被临床应用。至目前也有许多改进的方法。使其更完善。而目前整形外科对创面的修复,已不是 20 世纪 50 年代以前,只要能修复创面,不管什么方法,都认为很好。现代已明确要求:修复后形态、供瓣区损伤少、痕迹残留的小。本例修复后形态好,但切口较长,缝合口也较长,相对损伤也略增大。

3. 关于创面缝合后(皮瓣修复)其缝合口的长度,我们认为应是创面周长 1/2 至周长全长之间。如超出此范围即为医师造成的,医师应努力缩小缝合口痕迹的残留(参考本章病案 33、34)。

4. 本例病区位于颌底偏左侧近似梭形,但在下颌缘处向前又多出一的三角形,近颈部又似三角形,因此应为类似于子弹形。为使创面规整,经局部缝合(多出的缝合口),创面又呈一两头尖的梭形。因此,皮瓣远端设计成尖形。这样皮瓣蒂与长之比略超出 1:2,为怕影响皮瓣尖端血供,我们将皮瓣浅筋膜下只分离远侧 2/3,蒂部内侧切口略短些,实际蒂宽与皮瓣长之比在 1:1.5 左右。术后皮瓣血供好。蒂外侧由于旋转角度小又在颌颈部突的弧度部位。因此,本旋转皮瓣的设计是不经典的设计方法,手术中也略有差距。

5. 本例由于术前设计与手术实际略有差距,出现"猫耳朵"迫使增加切口。所以缝合口不规整。虽外形(颌底部)较好,但增加了缝合口痕迹。也多少有点遗憾!

6. 关于皮肤成形技术,均是利用周围皮肤的伸缩性与可移动性,修复一定范围的皮肤缺损。如超出伸缩性与可移动性的范围,既往缝合不上的创面势必植皮。而现代皮肤扩张技术与皮肤成形技术结合应用,可极大地扩大其适应证。

设想 1　如在病区下内侧设计改进的旋转皮瓣可能会使手术后痕迹残留的少些,如双轴平形法旋转皮瓣(参考本章病案 27~30)。

设想 2　现代的皮肤软组织扩张技术,已是修复局部创面的最佳方法。此患如在左下颌缘处病区前外侧(进入病区 1/3),事先置放扩张器,待皮肤扩张足量后,只是扩张皮瓣推进修复创面,痕迹会留在颌颈角处,并且缝合口的长度不会超出周长的长度。因此,手术损伤小,痕迹残留的小,并可在更隐蔽部位。

(李庆春)

病案 50　下颌外伤后皮肤缺损并慢性肉芽肿:颏下动脉岛状皮瓣技术

【病史与治疗】

诊断:下颌外伤后皮肤缺损合并慢性肉芽肿

医疗技术:颏下动脉岛状皮瓣技术

患者,男,51 岁。该患者于 5 个月前,下颌缘处外伤致小面积皮肤缺损,有下颌骨外露,曾在当地局部处理,肉芽生长,但不愈合已近半年。2013 年 3 月 8 日入院。下颌颏部正中略偏右侧,可见一指甲大小局部皮肤破溃,周围发红,已有瘢痕围绕,移动性差,血供较差,伴有分泌物渗出(图 1-2-50:A、B)。3 月 12 日手术,设计病区切口,切除病灶,少许下颌骨外露(图 1-2-50:C)。在邻近创面右侧,距下颌骨下缘 1cm 处,设计皮瓣(图 1-2-50:C),先做皮瓣下切口,切开皮肤皮下,从创缘和皮瓣下缘,于浅筋膜深层与下颌缘下二腹肌前腹浅层剥离,连同颏下动脉一起从前下向后上掀起皮瓣,能向前上移动至创面远侧缘为止,未作血管解剖(图 1-2-50:D),顺之松动其他处皮下软组织,使其全部皮瓣能向内前移位 2~3cm,将皮瓣牵拉向受区推进,修整皮瓣前端,覆盖创面缝合,其供瓣区残留的创面与皮瓣 V-Y 成形术式缝合(图 1-2-50:E)。术后半个月复查,皮瓣成活良好,皮瓣颜色与周围一样,颌缘与颌底部残留一椭圆形缝合痕迹(图 1-2-50:F、G、H)。

护理要点:同病例 52。

【治疗后的思考】

1. 由颈外动脉前壁发出的面动脉至下颌角下发出颏下动脉,颏下动脉比较固定,距离下颌骨下缘 1cm 左右,向前走行于下颌下腺的上缘,而后位于下颌舌骨肌的浅面,穿行于二腹肌前腹浅(深)面。皮支有

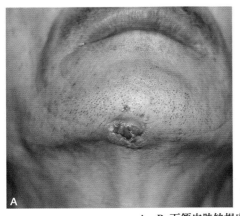
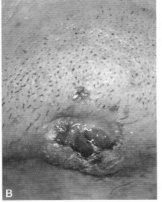
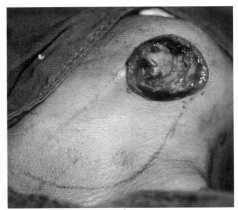

A、B.下颌皮肤缺损肉芽创   C.设计切口病区切除

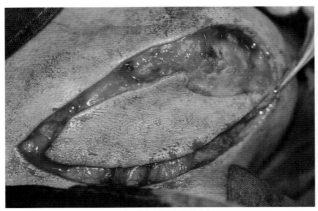
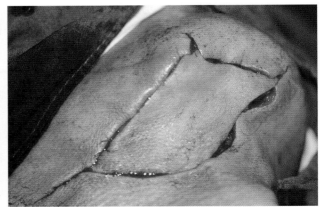

D.切取颏下动脉皮瓣   E.皮瓣推进覆盖创面

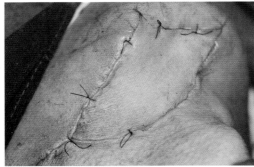
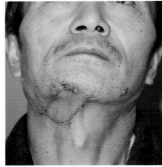
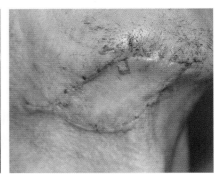

F.术后半个月   G.皮瓣成活   H.颌底形态

图 1-2-50　诊断:下颌外伤后皮肤缺损合并慢性肉芽肿
医疗技术:颏下动脉岛状皮瓣技术(李庆春)

3~6支,分布于颏下区皮肤。其远端与对侧同名动脉相吻合。

2. 颏下岛状皮瓣　Martin(1993年)首次报道应用于口腔颌面部组织缺损的修复重建。目前已有修复颜面、口腔、咽腔等部位中小面积的组织缺损的报道。有下蒂型颏下岛状皮瓣、上蒂型颏下岛状皮瓣、颏下岛状骨、肌皮瓣。颏下动、静脉是面动脉的一个较为恒定的分支。本例是以颏下血管为蒂的岛状皮瓣,解剖后向前推进修复创面,是知名的皮血管岛状皮瓣。

3. 此患修复后局部皮肤质地、颜色完全与周围一样,形态良好,只是留的缝合口的痕迹较长,并且还是一椭圆形(是造成晚期缝合口瘢痕挛缩,皮瓣凸起的潜在因素)。与现代修复要求缝合口呈曲线,缝合痕迹短。按创面缝合口的长短,应在其周长的1/2至周长全长的长度之间,此患缝合口明显增长。

4. 颏部颏下区皮肤质地、色泽与周围组织接近,是头、面、颈部修复重建的较好供区,并且是隐蔽区,颏下岛状皮瓣是修复颏、面部皮肤缺损较好的方法,但不是最佳方法,此皮瓣也可形成游离皮瓣,行远位转移。只是提供皮肤面积受限,因此修复面积也受到限制。颏区皮瓣适合于颏下或颈部皮下组织较为松弛的老年人,而不适用于青少年和幼儿。

5.关于颏部皮肤缺损的修复,颌底部是隐蔽区域,如大面积缺损:目前无明确的修复方法,也无明确的最佳供区,常以皮片移植修复。因此,临床还应探讨、研究、实践最佳修复方法。

设想1 此患,男,51岁,颏部病区范围3cm×2cm。是在下颌缘略下一凸显的颏部,有胡须区,如何修复,值得深思。现在回过头来看,颏部上下有正常的皮肤与皮下组织,移动性正常,按此创面宽4cm,长3cm,临床上如此面积的创面,完全可以用几种成形技术修复(如颌底部双轴平行法旋转皮瓣或经典旋转皮瓣),均可得到损伤小,痕迹少的结果。修复后皮肤色泽、质地与正常皮肤相同,术后瘢痕隐蔽。术中不损伤面部主要血管,无供区继发性缺损,手术简单、损伤小、痕迹残留的少,并且手术可Ⅰ期完成,不需要二次手术,治疗周期短。而横的梭形切除,向上剥离,使皮肤向下移位1~1.5cm固定(缝合口不能在下颌最突出部位),再将颌底作剥离,向前上移位1~2cm,与上创缘对合,如此推进皮瓣进行修复,也是一种行之有效的方法,缝合口在下颌缘或略缘下,但是直线缝合口,还可能出现"猫耳朵"会延长缝合口。

设想2 关于现代的皮肤扩张技术,已是修复局部皮肤缺的最佳方法。此患如在颏上(病灶上方)或颏部置入一50ml扩张器,扩张后推进修复,缝合口会落在下颌缘下(颌底),缝合会更轻松,形态会更好,痕迹会更小。

（李庆春）

病案51 颌、颈、胸部烧伤后瘢痕并颏胸粘连:中厚皮片移植技术

【病史与治疗】

诊断:颌颈胸部烧伤后瘢痕并颏胸粘连

医疗技术:中厚皮片移植与"Z"字成形技术

患者,男,38岁。1982年3月24日在工作中煤气烧伤,经医院治疗,并行邮票植皮,2个月全部愈合,逐渐颈颌部瘢痕紧硬,影响颈部活动。1985年6月8日以面颌颈胸肩部烧伤后瘢痕并颏胸粘连3年入院。腮部瘢痕已软化,颌、颈前、右侧胸邮票植皮后瘢痕皮肤,颏胸部瘢痕粘连挛缩,颌颈角消失,颈部短缩,颈部活动受限,不能后仰。瘢痕皮肤触之略硬与皮下有移动性(图1-2-51:A)。6月16日行颌颈胸部瘢痕大部分切除,软组织松解,显露下颌角及颈、颌、上胸部正常皮下组织,颈后仰位。于双侧大腿内前用鼓式取皮机,切取3鼓中厚皮片,适当移植在颌颈(前及两侧)上胸部,96%成活。半年又行侧颈部"Z"字成形术。1988年12月1日(术后3、5年)复查颈部活动良好,下颌缘突显,颌颈角存在,植皮的颜色发深,但已较软(图1-2-51:B)。

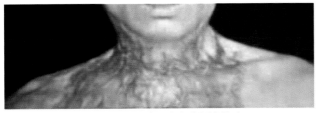
A.颌颈胸部烧伤后瘢痕并颏胸粘连

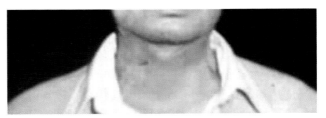
B.中厚植皮与Z字成形术后3.5年

图1-2-51 诊断:颌颈胸部烧伤后瘢痕并颏胸粘连
医疗技术:中厚皮片移植与侧颈部Z字成形技术(夏昊晨)

（隋广嶷）

病案 52 颈、颜面部烧伤后瘢痕并颏颈粘连唇外翻畸形：中厚皮片移植技术

【病史与治疗】

诊断： 颜面颌颈胸部烧伤后瘢痕并颏颈胸粘连唇外翻畸形

医疗技术： 中厚皮片移植技术

患者，男，42 岁。1981 年 6 月中旬在工作中，燃气瓶爆炸，致面、颌、颈、上胸部烧伤，经抢救治疗，颈、颌、面部行散在的三次邮票植皮，经历 3 个月余创面瘢痕愈合。以后逐渐后仰受限至后仰不能，颏颈成一条直线。1984 年 8 月 14 日入我院，面部瘢痕已有软化趋势，双侧上下睑轻度外翻，上下唇外翻，以下唇外翻明显，下颌与胸骨凹处以瘢痕皮肤相连，下颌缘消失，此处瘢痕皮肤硬厚移动性很小，张口时下唇外翻严重（图 1-2-52：A）。8 月 22 日手术，从下唇下缘，口角外侧沿下颌角至颈两侧，再向下至颈基部，前至胸骨上切迹下，于正常皮下组织层切除，松解皮下软组织，使下颌缘外显，颈颌角显现，颈后仰位，彻底止血。再于双侧大腿内侧用手动鼓式取皮机，切取 2 张中厚皮片，供皮片区油纱布包扎，将两张中厚皮片适当植于下颌颈前及两侧，打包压迫包扎。2 周拆包后皮片成活较好。术后 3 周复查，皮片大部分成活良好，下唇皮缘处与上胸皮缘处，皮片色深紫色，表皮淤血，质软，无感染。下颌缘与颏颈角已显现，颈部可后仰位（图 1-2-52：B）。

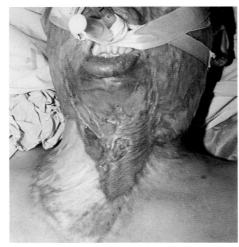 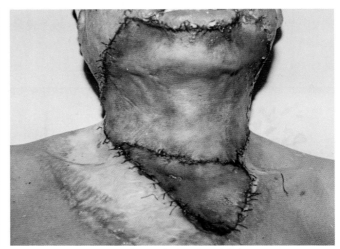

A. 颌颈胸瘢痕粘连   B. 中厚皮片移植术后3周

图 1-2-52 诊断：颈面部烧伤后瘢痕并颏颈粘连唇外翻
医疗技术：中厚皮片移植技术（夏昊晨）

护理要点： ①术后颈后仰位包扎护理；②中厚皮片切取与植皮护理常规；③局部肿胀、渗出、皮肤颜色、压痛等观测；④皮片成活颈后仰位包扎固定 3 周。

【治疗后的思考】

1. 皮片移植技术已有近百年的历史，开始即用手工切取，其宽度与厚度与面积都较难掌握。滚轴式切皮刀的出现，又称 Humby 切片刀，较易掌握，但皮片上下边缘不齐，宽度不足，受解剖部位限制，以及不能充分利用供皮区的有效使用面积等。1936 年 Padgett 和 Hood 共同研制的鼓式切皮机，也称 Padgett-Hood 切片机。其后出现吸引式、电动式、风动式切皮机等，目前临床上以鼓式切皮机的应用最为普遍。由于皮片移植技术已很成熟，方法也较简单，早已被临床医师掌握，普遍应用于临床。但近代皮肤移植技术的进步，皮片移植逐渐减少，取皮机的应用也在逐渐减少。

2. 本病案与本章病案 51 是颌颈部瘢痕挛缩畸形，治疗除矫正畸形外，还应恢复颈部的活动度（即皮肤应有一定的伸缩性），最好再能恢复面颈部视觉形态。既往体表大面积皮肤瘢痕，由于整张的中厚皮片植于创面上，愈合后局部光滑、挛缩小。因此是 20 世纪 80 年代以前整形外科修复体表皮肤瘢痕最常用的方法。

3. 植皮手术这一技术（Padgett-Hood 切皮机 1939 年）已有 80 余年历史，技术成熟，简单。已被临床医师掌握的很精炼。但常被忽视，被简单粗糙处理，造成植皮成活率低，因此越简单手术，越应重视处理。

4. 颈部瘢痕挛缩的分类很多。如以瘢痕挛缩对颈部功能影响和对邻近器官的牵拉程度分类,最能说明挛缩程度,并且在选择治疗方法时作为依据或参考价值最大,分 4 度分类法。本章病案 51 可为 2 度颏-颈-胸瘢痕粘连挛缩,本病案可为 3 度下唇-颌-颈瘢痕粘连挛缩。关于创面修复,Dowd(1927 年)首先大力提倡应用皮瓣修复;Padgett 等(1932 年)提倡用全厚皮片移植;Greely(1944 年)提出改用中厚皮片移植,以后应用的人更多。其他如 Spina 等(1955 年)主张颈前区应植以皮瓣,颏下区和胸部植以中厚皮片。Harii 和 Ohmori(1974 年)首先应用吻合血管的游离皮瓣移植。创面修复方法很多,选用何种方法,必须根据患者具体情况考虑。

5. 我们对本病案与本章病案 51 是采用传统的植皮方法,用鼓式取皮机分别从左、右大腿内前侧切取 2~3 整鼓中厚皮片(在供皮区会留有取皮痕迹)。不带血供的游离移植于受区,打包压迫。

6. 皮片游离移植,必定会存在成活率问题。而成活的关键是:清创时创面是否血运好,其表面是否有层坏死组织(坏死细胞或异物),如创面血供好,皮片与创面全面密切接触,就成为植皮的关键处置。因此医师能否耐心、细致、周全地处置与皮片成活率有直接关系。因此重视植皮这一重要环节,是医师的责任。

7. 植皮晚期挛缩通常是受区收缩而非皮片收缩。我们是将瘢痕彻底切除,显露正常皮下组织,压迫止血后,颈部极度后仰位,尽量扩大创面面积,皮片松弛状态下(皮纹尽量横行)植于创面,打包压迫。皮片成活后的形态与皮片成活质量有关。如皮片成活质量好,一般晚期回缩不明显。术后颈仰位固定 3 周。中厚皮片移植,修复面颈部,由于薄修复后不臃肿,晚期复查颈颌部形态尚好,基本恢复正常形态,不影响功能,只是有色素沉着与周围不太协调。

8. 本病案术后 2 周拆包后皮片绝大部分红色,成活较好。只有少部分暗紫色,是术后打包压迫此部位略欠缺的结果。中厚植皮这一操作,除严格的无菌技术外,皮片各部位与创面密切接触是皮片成活与成活质量的关键。因此,创面血供好、无坏死组织和异物,再加上植皮后打包这一关键处理,一定要耐心细致操作。因为皮片成活后的形态与皮片成活质量有直接关系。

9. 关于皮片移植后有色素沉着,是由于激素或阳光中的紫外线刺激黑色素细胞分泌更多的黑色素所引起。但皮瓣移植后也有色素沉着者。

10. 本病案与本章病案 51 伤后均多次用邮票植皮覆盖创面,由于挛缩,造成畸形。而本章病案 51 以整张的中厚皮片修复,术后 3.5 年显示皮片修复后的颈颌部形态良好,也是一种较好的方法(图 1-2-51:B)。因此在某种情况下临床上还在应用。本病案显示术后成活情况(图 1-2-52:B)。

11. 本病案与本章病案 51 面、唇、颌、颈、胸部瘢痕面积较大,颌颈胸凹凸的弧度又很大。都没有彻底切除瘢痕皮肤,是一治疗畸形为先的原则。如此大面积的瘢痕皮肤,如何能全部修复是目前更难的问题。

12. 无论中厚或全厚皮片移植成活后都存在回缩与色素沉着等缺点。近代的皮肤软组织扩张技术出现以来,替代了很多游离植皮的适应证。因此颌颈部是绝对外露部位,皮肤颜色质地对视觉影响很大,皮肤扩张技术能制作出薄的大面积皮瓣,可能成为修复外露部位的主要来源材料。

13. 自有外科皮肤移植技术以来至 20 世纪 60 年代,皮瓣移植发展初期,皮片移植技术得到全面深入发展,已很成熟普及。在 20 世纪 80 年代以前,中厚皮片移植(尤其大面积)修复瘢痕皮肤已是常规手术。

> **设想 1** 本病案与本章病案 51 是 1981 年与 1982 年的病例,近代由于出现了几种大面积全厚皮片切取方法(如皮肤扩张技术,下腹整形技术等),损伤比断层皮片小,全厚皮片修复颈颌部形态会更好。
>
> **设想 2** 关于大面积薄皮瓣,目前已有形成大面积薄皮瓣的制作方法,如本章病案 43、44 和 45,以及第二章病案 12 等,上胸肩部大面积扩张的薄皮瓣。本病案左右肩上胸部皮肤正常与本章病案 51 左肩上胸部,可视为制作大面积薄皮瓣的供区。

(夏昊晨)

病案 53 外伤后下颌颈部皮肤瘢痕下颌骨外露：带血管蒂背阔肌岛状皮瓣技术

【病史与治疗】

诊断： 外伤后下颌颈部皮肤瘢痕下颌骨外露

医疗技术： 带血管蒂背阔肌岛状皮瓣技术

患者，男，46 岁。1996 年 9 月 11 日下午 3 时许车祸致颈、颌、腮部皮肤撕脱伤，右侧和颊颌唇上胸部等多处皮肤裂伤与右上肢和右下肢毁损外伤。经医院抢救，行右前臂、左上臂、右大腿急症截肢，清创缝合与颈颌部换药，3～4 天后生命体征平稳。以后又行植皮手术，经一个多月的治疗，右前侧颈、右颊、下颌、唇部瘢痕愈合，但右侧下颌骨外露。1997 年 11 月 24 日以外伤后下颌颈部皮肤瘢痕下颌骨外露颈右倾 6 个月诊断入院。右颌肩瘢痕粘连使颈右倾，颌缘与颈凹消失，瘢痕向前与口角相连，使口角向外移位，致颈前有植皮痕迹，下唇外翻右侧明显，下唇缘下可视外露的下颌骨，有少量分泌物。瘢痕延续至左口角外下侧及左下颌角前、颌颈部。颈部强制位，不能左倾（图 1-2-53：A）。前胸与其他部位也有外伤性瘢痕增生。12 月 3 日行右腮、下颌、颈、下唇、下颌至下颌角处瘢痕切除，外露的下颌骨面清除一层骨质，松解软组织，使颈、口角、下唇矫形复位（图 1-2-53：B），将颈前部正常皮肤在皮下分离，推向下颈部，纱布覆盖。患者右侧前倾位，按设计切取以胸背动、静脉为蒂的背阔肌岛状皮瓣，于锁骨下隧道转移到颈颌腮部（图 1-2-53：C），调整位置，覆盖在颈颌腮颊部创面上，缝合（图 1-2-53：D）。右口角外侧三角创面植皮。术后 10 天拆线，右口角外侧植皮成活欠佳，换药愈合。伤后已行右前臂、左上臂、右大腿急症截肢（图 1-2-53E）。术后近 2 个月复查，背阔肌岛状皮瓣基底有挛缩使皮瓣隆起，皮瓣明显臃肿，颈部仍有右倾，各缝合口处均有增生瘢痕，局部红痒（图 1-2-53：F）。左侧腰背部供瓣植皮区有小片状肉芽创，皮片周边也有增生（图 1-2-53：G）。

护理要点： ①皮片移植护理常规；②带蒂皮瓣血供观察，皮瓣护理常规；③术后左上肢外展位 3 天。

【治疗复查后的思考】

1. 本例是男性，46 岁。外伤严重，左右上肢与右下肢已缺失，颌腮颈部瘢痕致口唇外移，颈部右倾位，下颌骨外露已 6 个月。如要治疗，下颌骨必须覆盖，而覆盖必得用皮瓣，其周围环境无局部皮瓣可用，只能取远位皮瓣。而瘢痕切除矫形后，形成了从右肩上靠近颈基底处颈外侧，经过颈、下颌、腮、前下唇下、前下颌至左口角外下侧，下颌缘中 1/3 处，长 33～35cm、宽 18～22cm 的创面（图 1-2-53：B）。如此大的创面，背阔肌皮瓣（切取长 35～37cm、宽 20～25cm）可能修复。因此我们选用了左侧背阔肌岛状肌皮瓣移植覆盖创面，以后再经过 1～2 次皮瓣下修薄手术（如第二章病案 1），会使腮颌颈部形态显现。

2. 背阔肌皮瓣移位首先由 Schottotaedt 于 1955 年报道，用于修复胸壁软组织缺损。背阔肌肌皮瓣是身体上可供移植（游离或带蒂）范围最广，功能最多的皮瓣之一。该供区可制成移植的皮瓣、肌皮瓣、肌瓣、骨肌瓣、分叶肌皮瓣、复合肌皮瓣或复合骨肌瓣以及管状肌瓣等。是整形外科最常选用的移植皮瓣供区。该供区血管分布恒定；供吻接的胸背动、静脉外径在 1.5～2.0mm 以上；移植皮瓣的血管蒂长可达 6～8cm。王炜（1989 年）将该供区制成血管神经蒂长达 12.0～17.5cm 的肌皮瓣供移植，可移植的皮肤达（8～23）cm×（20～40）cm。有供区隐蔽、血供丰富等优点。

3. 肌皮瓣本身就厚。背阔肌肌纤维呈扇形，肌宽约 20cm，厚约 0.8cm。再加上皮肤皮下组织，可达 2～2.5cm 厚，这在体表部位就会显得臃肿。而既往游离皮瓣和岛状皮瓣多数都会显出此缺点。因此，临床需开发研制大的薄皮瓣。

4. 设计 由腋后皱褶最高点与髂嵴最高点画线，为胸背动脉的投影线，以此线两侧设计皮瓣，一般背阔肌皮瓣上界为肩胛上 3cm，下界为髂嵴上 5cm，外界为背阔肌外缘 5cm。

5. 整形外科是功能与形态统一的学科，在进行体表组织器官修复与再造时，除病变区域的切除，修复后的形态是整形外科的努力方向，在一定情况下，形态重于功能修复（如颜面、鼻再造等）。因此形态是我们整形外科医生必须追求的。颊颌颈部外形弧度变化很大，给修复形态带来难度。本例术后形态不佳，需进一步整形。另外由于是远位皮瓣，皮肤颜色和质地与颈颌部周围有差距。

6. 此例术后近 2 个月复查，皮瓣基底挛缩，臃肿严重。可能是右颈、腮、颌部基底床瘢痕清除的不彻

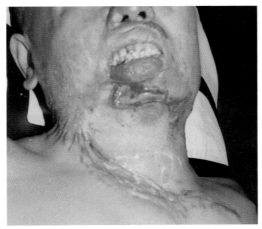

A. 颈颌瘢痕下颌骨外露

B. 瘢痕切除

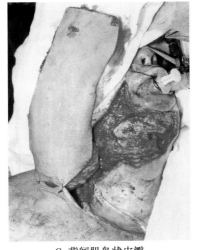

C. 背阔肌岛状皮瓣

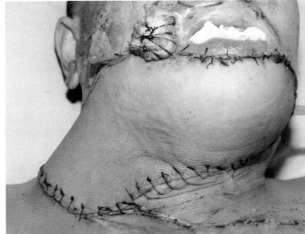

D. 移植于颌颈部

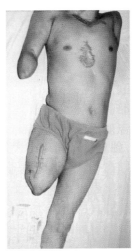

E. 截肢

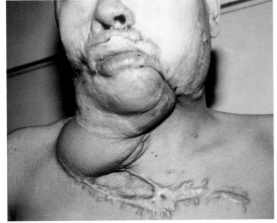

F. 术后2个月皮瓣臃肿

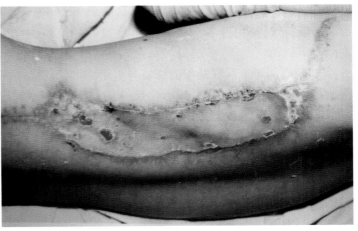

G. 供瓣区小片肉芽周边增生

图 1-2-53 诊断:外伤后下颌骨外露颈颌部瘢痕
医疗技术:带血管蒂背阔肌岛状皮瓣技术

底;或基底床呈圆形易挛缩;失神经的背阔肌挛缩;术后没有矫枉过正位固定等原因引起。而第二章病案1(2004年)与此病案类似,经过1~2次的皮下修薄手术,颌颈角显现得较好。而本患者实无能力再进行治疗。

7. 本例是从侧后腰背部切取长35~37cm、宽20~25cm背阔肌岛状皮瓣转移修复颈、颌、腮部,而供瓣区创面是用大腿内后侧切取的中厚皮片覆盖,供皮片区创面自行愈合。是典型传统的拆东墙补西墙方法。这种手术方法较为复杂,最后在体表留有两处面积样痕迹,一处线形样痕迹(图1-2-53:F、G)。

8. 颌、腮、颈是头面部下方突显弧度大,活动度大,有凸有凹,有宽有窄的部位,而且薄皮瓣的面积还要求宽大,为修复带来难度。因此用什么方法制作薄皮瓣;选什么部位为供区;用什么方式转移等都应进一步临床实践。

设想1 此例是1997年的病例。皮肤软组织移植技术至今已有很大的进步,实现了在病区邻近可制作出薄的皮瓣,修复邻近创面,能取得颜色、质地一样的皮肤。也可在其他部位制作大面积薄皮瓣。此例肩与上胸部是正常皮肤,比腰背部离病区近,如应用皮肤扩张技术,在此部位制作出大面积薄皮瓣,带蒂转移修复颈、腮、颌面部,如本章病案43(2009年10月)、病案44(2010年3月)、病案45(2011年11月)以及第二章病案12临床实践证明,用肩上前胸扩张皮瓣,以带蒂的方式转移至颈、颌、腮、面部,并且皮瓣不厚,临床应用是完全可行的,应再取得经验。

设想2 如背阔肌肌皮瓣与皮肤扩张技术结合应用,有两种方式:①扩张器置放在背阔肌肌皮瓣周围;②背阔肌肌皮瓣与其周围均扩张。如使用第二种方式,既能将背阔肌肌皮瓣变薄与增大面积,又能用扩张的皮瓣修复肌皮瓣供区。扩张的肌皮瓣转移后,仍较厚,第三期去除肌肉修薄皮瓣。参考第二章病案1的思考6。

第三节 头、面各部位治疗特点

1. 头颅面部除头顶与后侧呈半圆形外,颜面部是个人外露的标志性部位,有各种组织与器官,每个器官都有固定位置,其形态又是各不相同,每个部位与器官都有各自的功能、形态与特点。颜面部器官密集,组织形态特殊,是周身各部位修复难度最高的区域。修复常要求本来面目,但与临床技术能力有很大差距。

2. 颜面部组织器官缺损的修复与重塑,要求形态与原组织器官一样或近似,颜色与周围一样或协调,质地与原一样或近似,弧度不大不小,丰满但不臃肿与缝合口痕迹短小隐蔽等。颜面部的修复无论是器官再造还是创面修复都是以形态修复为主,是全身各部位形态要求最高部位,也是整形科的重点部位。对临床医师难度很大,但应努力。

3. 头面部皮肤器官缺损、畸形的修复与重塑,存在创面覆盖后功能与形态问题,因此创面的修复与器官重塑,医生在治疗前如何思考很重要。最大的思考原则为形态要比功能更重要,当然形态与功能必须统一,缺一不可。

4. 圆形头颅的前一半是颜面部,总体也呈半圆形,而左右双眼、鼻与口唇,嵌在颜面中线两侧与中线上,与周围的组织将颜面分成前额部及左右两侧的面颊腮部。

5. 前额部是由前额及两侧发际缘、眉毛围绕,向前凸形,形成一无发区域。有两侧狭窄的皮肤与颞部皮肤相连,中间与眉间鼻根部皮肤相连,是一与身体其他部位皮肤隔绝区域。为皮肤缺损的修复制造了局限性与难度。

6. 面颊腮部由鼻、口、唇分成左右两侧,也呈弧形凸起,上有双眼与额部隔离,另有狭窄颞部与额部皮肤相连,外侧以鬓角耳前为界,两侧面腮部皮肤向下越过下颌缘呈 90°弯曲,形成下颌,再向下与颈部皮肤相连。因此,面颊腮部皮肤缺损,其上方不能提供皮肤材料,而两侧耳后无发区可提供少量皮肤,其下有下颌与颈部皮肤较多,可提供皮肤,但颌颈部是一弧度大、活动度大的特殊部位,如用此部位皮肤一定预防影响颈部活动与畸形的发生。

7. 两侧眉毛与眼之间皮肤是上睑,区域较小,此处皮肤是全身皮肤最薄,伸缩性、移动性最大,还可以折叠,并且是遮挡眼球的主要组织。因此上睑皮肤缺损,需薄的、回缩性小的皮肤。无局部皮肤可取。

8. 颜面部皮肤缺损,目前常以额部、左右面颊部、上睑部,各自为单元修复,两个或三个单元以上一起修复,目前难度很大(再严重时就会涉及换脸)。因此常以发际缘、耳根前、眉毛上下、外眼角至发际缘间、鼻基底、鼻唇沟、口角两侧、耳后颅侧颈部为缝合口部位。因此如缺损发生某一部位,能采用局部成形技术为最好,如不能修复,有条件可应用皮肤扩张技术,如扩张技术不能用,只能从邻位或远位移植皮瓣,尤其大面积皮肤缺损的修复是目前整形外科的难点。

9. 颜面部局部或邻位皮瓣,由于在颜面留有较大的缝合口痕迹,既往常很慎重应用。在皮肤软组织扩张技术出现以后,由于能形成局部薄的皮瓣,用推进或旋转等方式,目前临床已大量应用。

10. 耳、鼻再造与眉毛成形目前已形成较好的方法,而上下眼睑缘,上下唇的成形,大体上可以完成,但细节,如唇峰、人中、睑缘、眼角等部位仍需更细致或应在显微镜下成形。

11. 头面部修复与再造的最大特点是形态要求极高。

第二章 颈项、肩、臂、腕、手部

第一节 颈项、肩、臂、腕、手部形态学与皮肤软组织特点

1. 颈项部 上与头相连,下与肩胸背相连,圆柱形,在两肩之上。前称颈,后称项。颈部前面(耳前)呈半圆柱状,颈前下与前胸相连略有弧度,侧颈部圆滑弧度至两侧肩部,呈几近90°角。颈前上部与下颌底相连,其颌颈角圆滑与下颌底呈90°角,颌颈角至胸骨凹与锁骨水平,一般长度有10cm左右,为前头颌部左右活动提供空间。前颈部正中男性有可见的喉结使皮肤凸起,喉结随吞咽而活动。女性外观平圆。当头面部左右活动时胸锁乳突肌腹明显可见,再加上锁骨上窝及胸骨上凹,使前颈部显现凹凸变换,形成不是固定的圆柱体,凹凸的动感的变化显得活泼,也是美学的一部分。项部有圆滑凹凸的弧度,发际缘分割成有发区与无发区,形态简单,皮肤厚韧粗糙与皮下组织连接紧密,移动性小。项肩部经常负重时,可致皮下脂肪增厚,形成脂肪垫。项部皮肤是头皮与背部连接部分,沿两侧颈部向前至侧颈部,皮肤逐渐变薄,皮下组织逐渐松散,移动性增大。至颈前部,皮肤变薄柔软,皮下有疏松组织,移动性较大,后仰时皮肤伸展,屈曲时皮肤无皱褶回缩,皮肤伸缩性好。颏部稍前突,颌颈角明显,颈部修长挺直也是美学的一部分。

2. 肩部 肩分左肩及右肩,两侧对称凸圆均等形,与前胸、侧颈、后背相连,下方与侧胸相连。肩的腋部,由于前有胸大肌,后有背阔肌与肩部下方形成一凹陷区即为腋窝。肩部皮肤是背部皮肤的延续,厚韧光滑,皮下脂肪紧密,皮下有疏松结缔组织,有移动性,向内至锁骨下皮肤变薄,围绕肩部至腋窝部皮肤变薄柔软,有腋毛生长,汗腺较多。肩部形态圆顶状与颈胸背线条和谐,是衬托颈胸背形态美的基础。

3. 臂部 臂分左臂及右臂,两侧对称均等,各臂又分成上臂及前臂,上臂形态近似圆柱形,至肘关节很快变成椭圆柱形,一直延续至腕关节成一上粗下细的椭圆柱形。臂部后外侧皮肤是肩背部皮肤的延续,厚韧,皮下脂肪紧密,逐渐向臂前内侧皮肤变薄,皮肤柔软,皮下脂肪松散。肘窝与腋窝皮肤薄,皮下缺少脂肪组织,伸缩性好。上臂与前臂连接处为肘关节,由肱骨远端与尺骨近端构成,肘部外观呈椭圆形,肘后皮肤粗糙较薄,移动性大,但耐磨耐压,皮下疏松组织较多,肘前呈肘窝,皮肤较薄,有皮下脂肪,肘前后皮肤伸缩性较强。

4. 腕部 腕部分成左腕及右腕,两侧对称均等,腕背尺侧可见尺骨茎突皮肤凸起,腕背桡侧当拇指背侧轻度外展时,可见拇长伸肌腱与拇短伸肌腱间有一三角形凹陷称鼻烟窝。皮肤是前臂屈伸侧的延续。腕掌侧有前臂与手的交界线即腕掌横纹、背横纹,背侧较多,掌侧较少。腕掌侧皮肤薄,背侧厚,但伸缩性均好。腕部有屈伸尺桡倾动作。

5. 手部 手部分成左手及右手,两侧对称均等,分成手掌与手背,手掌逐渐宽于腕部,呈扁平状,其掌骨的排列向背侧呈弧形。其手掌远侧又分拇指、示指、中指、环指、小指。手掌侧分成鱼际、小鱼际、掌心、手指,其中有鱼际纹、掌中间纹、远端掌横纹、手指横纹、手指背横纹,均是关节活动相适应部位。拇指有两节指骨,拇指与示指间,即相当于拇示指间指蹼为虎口,可外展90°。其他四指均为三节指骨。手指掌侧,

在指蹼远侧(相当于近节指骨中 1/3 处)有近节指横纹,在近、中节间关节处掌侧,有中间指横纹(两条)远侧指横纹(一条)。手指腹侧的皮纹各不相同,有强化指腹感觉作用,也是刑事侦查中的一项重要依据。手背皮肤薄皮下组织少移动性较大,是相对外露部位,皮肤的伸缩频率高,容易沉积色斑、雀斑、老年斑部位,岁月的痕迹(弹性、张力、质地、纹理、颜色、光泽、细腻)也容易残留在手背皮肤上。手部皮肤以手掌部皮肤为重要,其特点:角化层较厚;皮下有较厚的脂肪垫;有许多垂直的纤维间隔将皮肤与掌腱膜、腱鞘和滑膜等组织紧密相连;富有汗腺,但无毛发和皮脂腺;皮肤乳头层有丰富的感觉小体,尤其是实体感觉小体;手掌侧皮肤皱纹与关节活动相适应称皮肤关节。因此手掌部皮肤坚韧,弹性差,皮肤不易滑动,有利于握、提等功能,疼痛觉特别敏感,实体感觉很强,甚为重要。手掌侧皮肤(尤其手指腹侧)是人体高度分化的特殊化的一块皮肤,因此具有"手是人的第二双眼睛"之称,无法用身体其他处皮肤替代,所以十分珍贵。

手背皮肤与手掌皮肤相反:其特点为手背与手指背侧皮肤薄、柔软、松弛、软而富有弹性;皮下组织松软,可滑动,伸缩性大,有利于手握拳,但易造成撕脱;手背皮肤只在近指骨背侧有毛发生长。

手又是一个感觉器官,具有丰富的感觉神经,尤其手指腹侧以及正中神经分布区域,通过手的触觉可以知道物体的大小、重量、质地和温度。由于手指指腹完善的感觉,人们可以不借助视觉完成各种动作,盲人可用手指来读盲文。手部皮肤还有触觉、痛觉、温度觉、位置觉等感觉。

手部皮肤的神经大部分形成真皮下神经网,且是无髓鞘神经,对外界刺激敏感,手部绝大多数部位都接受两条或两条以上神经支配,所以神经损伤后皮肤感觉丧失区域远比实际分布区域要小。

手的姿势千变万化,但有重要的四种姿势:①手的休息位:手位于自然静止状态(如全麻或睡眠),此时手部各种肌肉呈现相对平衡状态,手呈现一种半握拳姿势;②手的功能位:手发挥最大功能的位置,通常是指手握茶杯的姿势;③手部捏的姿势:拇指与示指产生捏物的姿势;④手的紧握姿势:紧握拳的姿势,也是手集中的姿势,有力量的姿势,用拳击人或物的姿势。

第二节 病 案 分 析

病案 1 下颌颈前胸烧伤后瘢痕:周围扩张的背阔肌岛状皮瓣技术

【病史与治疗】

诊断:下颌颈前胸烧伤后瘢痕

医疗技术:周围扩张的背阔肌岛状皮瓣技术

患者,女,21 岁。2002 年 6 月 8 日在家吃火锅时被已成火焰的酒精溅于前胸肩臂及下颌颈部致烧伤,急送医院,经过近 3 个月的治疗,瘢痕化愈合。于 2002 年 10 月 28 日入我院。瘢痕从双侧耳前后,向下延至侧颈与下颌部,经过肩至前胸与上臂,右侧前臂周径性瘢痕,瘢痕淡红色,充血明显,有痒感,触之韧硬与皮下有移动性,颈后仰受限。颈颌角以下前颈部有 6cm×3.5cm 的正常皮肤。(图 2-2-1:A、B、C)。于 11月 2 日在左侧背阔肌两侧与下方,置放五个扩张器(图 2-2-1:D),以后注水扩张。2003 年 3 月 10 日行两侧下颌缘以下的下颌与颈部瘢痕切除,颈前残留的部分正常皮肤向下推移至胸骨凹处以下,形成下颌缘以下至胸骨凹处,左右到侧颈部 23cm×16cm 创面。按略大于颈部创面设计皮瓣,切取背阔肌岛状皮瓣,切断胸外侧动脉与旋肩胛动脉和胸背神经,形成以胸背动脉及有两条伴行静脉为蒂的背阔肌皮瓣,左后腰背部用剩余的扩张皮瓣推进缝合(图 2-2-1:E)。皮瓣通过锁骨下隧道转移至颈前部创面缝合(图 2-2-1:F)。时于右肩背侧紧靠颈根部置入大容量扩张器(图 2-2-1:G、H)。术后皮瓣成活良好,创口一期愈合出院。8月 29 日再次入院,行颈部右侧半皮瓣修薄手术,皮瓣向后牵拉,再切除部分侧颈部瘢痕皮肤,使其右下颌角形成的更好(图 2-2-1:J),缝合。之后又于右侧颈肩部扩张器取出,切除瘢痕皮肤,右肩上与颈项部扩张皮瓣,推进缝合。同时又于双侧耳前颊部扩张器置入,两周后注水扩张(图 2-2-1:I)。2004 年 1 月 6 日再行两侧耳前后瘢痕切除,扩张器取出,颊部扩张皮瓣向后推进缝合于耳前根部。顺便将左侧颈部皮瓣(背扩肌皮瓣)分离修薄,并向后牵拉,使其左下颌角形成的更好,缝合切口。术后 2 年(2006 年 3 月 2 日)复查,前胸肩上臂仍有原瘢痕,也以软化,色变淡(图 2-2-1:J)。背阔肌皮瓣供区缝合口也已软化(图 2-2-1:K)。颈部形态良好,下颌部弧度与颈颌角正常,只是皮肤颜色与面颊部有差距,移植的皮瓣与面部的缝合口,正在下颌缘下处(图 2-2-1:L、M),耳前缝合口,都已软化颜色已变淡。

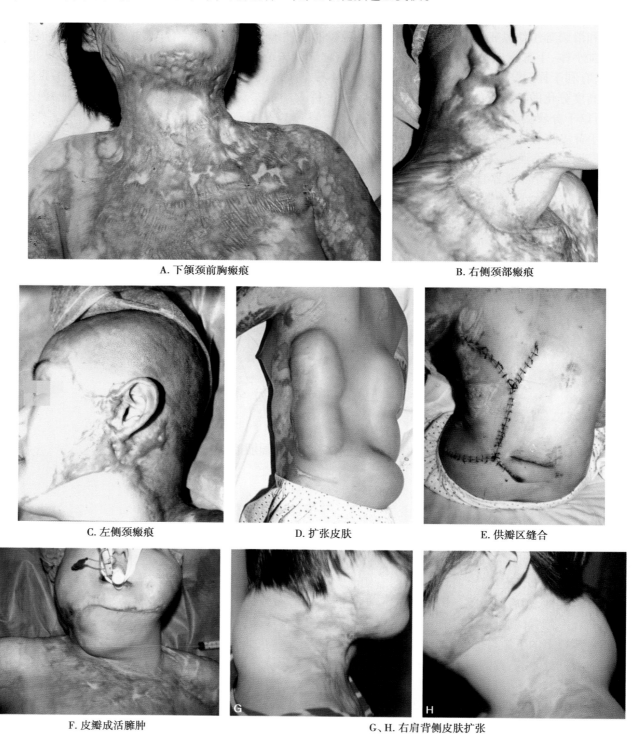

A. 下颌颈前胸瘢痕　　　　　　　　　　　　　　　B. 右侧颈部瘢痕

C. 左侧颈瘢痕　　　　　　D. 扩张皮肤　　　　　　E. 供瓣区缝合

F. 皮瓣成活臃肿　　　　　　　　　G、H. 右肩背侧皮肤扩张

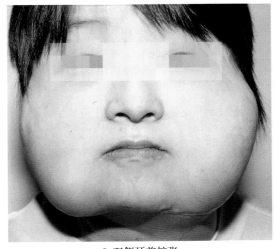

I. 双侧耳前扩张

J. 皮瓣成活

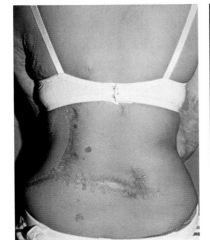

K. 术后2年

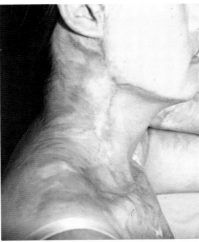

L. 侧颈上胸部

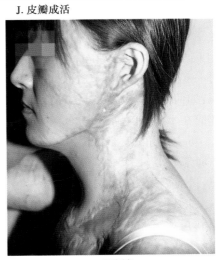

M. 颈颌角

图 2-2-1　诊断:下颌颈前胸烧伤后瘢痕
医疗技术:周围扩张的背阔肌岛状皮瓣技术

护理要点:①术前准备清洁、消毒、包扎;②扩张器注水后皮肤血供的观测护理;③后仰卧左上肢外展位 1 天;④术后皮瓣指压充血时间测定,记录;⑤术区引流、积液、积血观察。

【治疗复查后的思考】

1. 此患者是颌、颈、胸烧伤后瘢痕,颈后仰受限。按瘢痕挛缩对颈部功能的影响和对邻近器官的牵拉程度分类为 2 度颏-颈-胸瘢痕粘连挛缩。既往用大面积中厚皮片修复,学者们均认为皮瓣修复要比皮片修复晚期效果好,我们设计了背阔肌岛状皮瓣与皮肤扩张结合应用技术。

2. 此次就医距离烧伤后近半年时间,瘢痕刚刚形成,充血明显,还不到瘢痕软化期,此时是等待其软化后再治疗,还是立刻治疗?我们认为既然要治疗,瘢痕皮肤早晚都要切除,故没必要一定要等到瘢痕软化期。另外如选用皮肤扩张技术,还需等待 3 个月左右的注水扩张期。因此我们即时行扩张器植入术。

3. 背阔肌皮瓣移位首先由 Schottotaedt 于 1955 年报道,用于修复胸壁软组织缺损。Baudet(1976 年)首先报告了背阔肌肌皮瓣游离移植成功经验。背阔肌肌皮瓣是身体上可供移植(游离或带蒂)范围最广,功能最多的皮瓣之一。可供移植的皮肤可达(8～23)cm×(20～40)cm。背阔肌是背部一块扁平且范围宽阔的三角形肌肉,位于下半背腰部的皮下。血管支配是肩胛下动脉在腋动脉下方 3cm 处分出的胸背动脉,胸背动脉有两条静脉和胸背神经伴行。

4. 下颌与颈部是一弧度大、移动度大、活动度大的特殊部位,皮肤瘢痕,易引起功能障碍。既往常常采用传统成熟的皮片移植,虽然存在成活率、颜色、挛缩等问题,且简单易行。但专家仍主张皮瓣好于皮片。但用什么部位?什么形式皮瓣仍是各家在探讨中。背阔肌皮瓣因其提供的皮肤面积大,并且又在侧后腰背部,供瓣区隐蔽。我们选用了以胸背动、静脉和胸背神经为蒂的其周围扩张的岛状皮瓣,转移修复。

5. 由于背阔肌血管神经解剖位置恒定,一般解剖较易。背阔肌皮瓣从其外侧缘进入,翻转背阔肌即可看到胸背动、静脉的走行,顺血管神经蒂向上分离,结扎旋肩胛动脉,剥离至腋动脉第 3 段,于皮下锁骨下剥离隧道,将皮瓣通过隧道转移至受区。一般背阔肌皮瓣上界为肩胛上 3cm,下界为髂嵴上 5cm,外界为背阔肌外缘 5cm。如需超出上述界限,则需作皮瓣延迟或皮肤筋膜瓣。

6. 背阔肌虽然是扁平三角形肌肉,但与皮肤在一起,移植到颈前部,仍然显得很臃肿(图 2-2-1:F)。我们是分别在 6 个月与 10 个月,做肩部手术时,行左右半侧皮下脂肪背阔肌筋膜等切除,使皮瓣变薄,最终形成正常形态的下颌弧度与颈颌角(图 2-2-1:L、M)。

7. 此患下颌、颈、前胸、上臂等处瘢痕面积较大,为了颜面与颈部的形态,在面颊、腰背、肩等多处共置放 9 个扩张器。手术虽取得较好结果,但进行了四次手术,耗时 1 年零 2 个月(2002 年 11 月 22 日至 2004 年 1 月 6 日)。如能在术前与患者沟通清楚,第一次手术时就应在不同部位全部置上扩张器,第二次手术时一起进行修复,会节省时间。因此,手术前的设计与计划是此类手术的关键部分。医生对此类手术的认识:如何修复,最后几处的修复如何凑在一起,缝合口的形态及部位,切除多少瘢痕皮肤,矫治畸形如何等,都应在术前设计清楚。

8. 两侧面颊部皮肤扩张,修复了耳前颊部与耳后瘢痕(图 2-2-1:B、C、L、M)。右肩背侧扩张皮肤修复了肩部瘢痕(图 2-2-1:G、H、L、M)。但侧后颈、肩、前胸仍留有瘢痕皮肤,因此身体上超过一定量的皮肤瘢痕,目前仍无法一次修复。

9. 颌颈部形态(术后 2 年),颈颌部与颜面皮肤颜色比有差距(图 2-2-1:L、M)。下颌颈部弧度与颈颌角形态良好。在下颌缘下、侧颈部、锁骨、胸骨上窝处与耳前后,留有缝合痕迹,左侧后腰背部(供瓣区)留有较长的缝合痕迹(图 2-2-1:K)所有瘢痕已软化。前胸与上臂瘢痕也软化,但仍是瘢痕皮肤。

10. 目前皮肤软组织扩张技术已在身体上大量广泛地应用,已取得丰富经验。由于皮肤软组织扩张技术能制作出大面积薄的皮瓣(薄皮瓣是整形科医师多年追求的),修复面颊颈部及外露部位,提供了一个非常好的方法,至于如何应用,在什么部位应用,值得临床医师探讨与实践。如能用扩张技术 1~2 次修完,就会显得此例有点笨拙。本例是 2002 年 6 月病案,另外,我们于 2009 年以后采用上胸肩部为扩张皮瓣供区,以带蒂皮瓣的方式转移修复颌颈面部瘢痕(如第一章病案 43~45 与第二章病案 11),与本病案比较损伤会更小,但上胸肩部皮肤比后腰背部薄。

11. 本例在供瓣区切取了长 26cm、宽 17cm 的肌皮瓣,用局部扩张皮瓣修复供瓣创面,术后供瓣区较右侧不丰满(图 2-2-1:E)。术后 2 年复查,供瓣区与对侧一样(图 2-2-1:K),只是有较长的缝合痕迹。屈伸腰功能正常。

12. 对设计思维理念的冲击　现代皮肤移植技术的进步,尤其皮肤软组织扩张技术(能在邻近大量增加质地颜色完全一样的皮肤面积),目前临床已大量应用,对体表皮肤软组织的更换已有了全新的看法。体表皮肤病变,尤其皮肤烧伤患者,小面积瘢痕,临床有较多的技术方式处理,而大面积烧伤或皮肤缺失的患者(有功能问题也有皮肤外观形态问题),在治疗这些大面积皮肤病变中,我们的一些病例证明,治疗理念仍然停留在以功能为主的思维中,大体传统的思维设计,均显示出顾此失彼的结果,如本例与第一章病案 43、44、45、53 等。不能整体全面设计是我们的不足。

设想　如背阔肌肌皮瓣与皮肤扩张技术结合应用,有两种方式:①为扩张器置放在背阔肌肌皮瓣周围,如本例;②为背阔肌肌皮瓣与其周围均扩张(未见报道)。本例如用第二种方式,即能将背阔肌肌皮瓣变薄与面积增大,又能用扩张的皮瓣修复肌皮瓣供区。扩张的肌皮瓣转移后,如仍较厚,第三期去除肌肉修薄皮瓣。此种方式的可行性是存在,如有类似病例,应实践。另外,对于前胸部瘢痕皮肤的周围也应在一期置放各不同容量的扩张器,二期手术时,会缩小前胸部瘢痕皮肤面积,为再次修复打下基础。

病案 2　左下颌颈部开水烫伤后瘢痕颈后仰右倾受限:皮肤扩张与交错皮瓣技术

【病史与治疗】

诊断: 左下颌颈部开水烫伤后瘢痕颈后仰右倾受限

医疗技术: 皮肤扩张与交错皮瓣技术

患者,女,20 岁。1999 年 2 月 8 日开水从左下颌流至颈部,至医院诊断 2 度烫伤,经局部处理 2 周好转创面愈合。当时只在左下颌至颈部留有瘢痕,未影响颈部活动。半年后瘢痕颜色接近正常皮肤,以后逐渐出现头后仰右倾受限,并牵拉左口角移位。2006 年 12 月 5 日以烫伤后颈部活动受限 8 年入院。中立位时,左侧下颌至颈部有索状瘢痕颜色近似周围皮肤,头部右倾后仰时,索状瘢痕明显突起,牵拉左口角向下移位(图 2-2-2:A、B、C)。12 月 13 日行左颈部瘢痕左右侧扩张器植入,2 周后注水扩张(图 2-2-2:A、B、C)。又于 2007 年 3 月 9 日手术,于扩张皮肤上设计交错皮瓣:上点设计在近下颌角下侧颈部,下点设计胸骨凹处,其中轴线设计在索状瘢痕上,连接各点形成"Z"字形,其上角大于 90°,下角 90°(图 2-2-2:D)。切除宽 1.5cm 索状瘢痕,取出扩张器,先切取颈前三角瓣,然后向侧颈后牵拉,找到颈侧方皮瓣尖端点,以此点切开对侧皮肤,将颈前三角瓣插入缝合,之后据皮瓣切开三角瓣交错叉入各角缝合,侧颌下三角瓣交错缝合(图 2-2-2:E、F)。形成双"Z"字改形切口,只切除深层纤维包囊。术后 10 天复查,颏颈角形成的弧度较大(图 2-2-2:G、H、I),颈后仰时颏颈部近似直线(图 2-2-2:J),左口角已不被牵拉。

护理要点: ①术后引流护理;②手术区域积液、积血观察护理;③皮瓣尖端充血时间测定。

【治疗复查后的思考】

1. 蹼状瘢痕或索状瘢痕,最多见于关节屈侧,偶见于管腔在体表开口部位。蹼状瘢痕是垂直跨越关节屈侧面的狭窄长条创面,或纵行直线切口和沿管腔开口游离缘的线状创口愈合后,瘢痕两侧向中央收缩所致。由于瘢痕挛缩,随之出现关节的屈曲变形,管腔游离缘的瘢痕由弧形向直线转变,同时带动和牵引

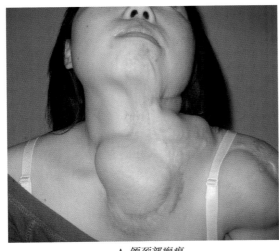

A. 颏颈部瘢痕

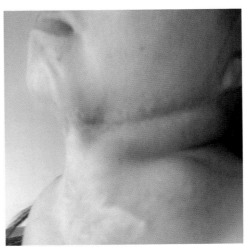

B. 颏颈角左侧

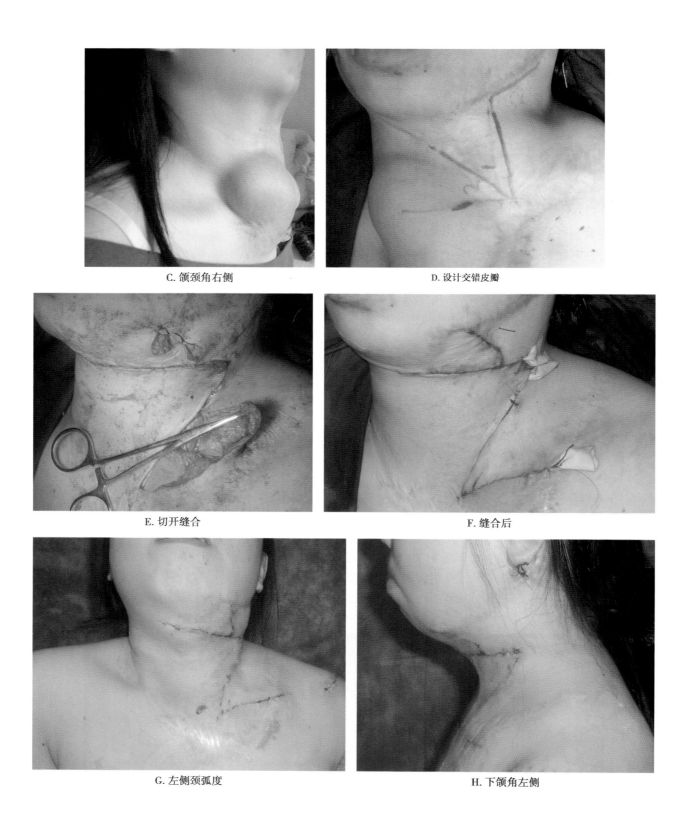

C. 颌颈角右侧

D. 设计交错皮瓣

E. 切开缝合

F. 缝合后

G. 左侧颈弧度

H. 下颌角左侧

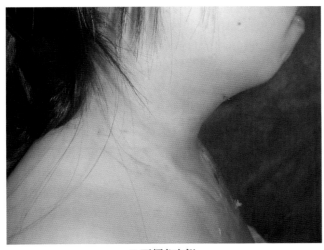
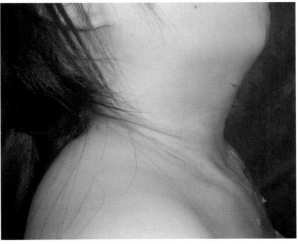

I. 下颌角右侧　　　　　　　　　　　　　　　J. 颈后仰

图 2-2-2　诊断：左下颌颈部开水烫伤后瘢痕颈后仰右倾受限
医疗技术：皮肤扩张与交错皮瓣技术

瘢痕两侧及基底部有弹性的松动皮肤和皮下组织随同瘢痕一起，向远离关节屈侧的方向和管腔的中心方向移动和移位，逐渐形成皱襞而成为蹼状瘢痕。本例为左侧下颌缘至左侧锁骨下形成的索状瘢痕，牵拉影响左口角。

2. 皮肤软组织扩张技术于 1976 年由美国 Radovan 首先应用临床，1984 年国内张涤生报道。由于能在邻近提供颜色质地一样皮肤，至今已广泛应用，替代或扩大了很多既往局部皮瓣的应用范围。已是一项成熟技术。本例是索状瘢痕，发生在颌与锁骨下。颌颈部是一弧度很大部位，需皮肤面积量大，估计其索状瘢痕两侧正常皮肤的面积量不足。由于皮肤扩张技术能增皮肤面积，因此我们将皮肤软组织扩张技术与交错皮瓣技术结合的方式应用于临床。

3. Z 字成形术　是临床常用的一种方式，是一种古老简便而效果确实的局部皮瓣技术，Horner 于 1837 年最先应用这一技术。是应用轴线两侧皮肤和皮下组织弹性和移动性，通过皮瓣交错易位，改变挛缩、牵拉及力线方向。交错皮瓣又称易位皮瓣或对偶三角皮瓣，简称 Z 字成形。交错皮瓣是传统的经典的皮肤成形技术。整形美容外科应用最多最广的一种局部皮瓣，因操作简便，效果又好而备受医患欢迎。该皮瓣适用于蹼状瘢痕挛缩畸形的松解，条状、索状瘢痕（多发生在颈部、腋部、会阴、腘部等）及组织错位的修复，鼻腔、外耳道的环状狭窄，小口畸形开大，以及肛门，阴道膜状闭索畸形的整复等。交错皮瓣技术是以皮瓣交错的方式，使组织器官复位，同时延长轴线长度，也改变了力线方向，一举三得。

4. Z 字成形术理论延长效果及计算：①中轴线越长，所获得的延长距离越大，如中轴线为 1cm 成形后达 1.75cm；2cm 为 3.5cm；3cm 为 5.25cm。②Z 形三角瓣越大，移动的组织越多，延长的距离越大。③Z 角越大，成形后延长的距离越多。在临床工作中，其实际延长度与皮肤组织弹性、松弛度等因素有关。延长距离往往比理论上延长效果要少得多。

5. 此例应用交错皮瓣技术已是一很好的方法。但其索状瘢痕两侧的正常皮肤的面积量尚不充足。因此我们将经典的交错皮瓣技术与现代皮肤扩张技术（能充分利用扩张技术能增加皮肤面积这一优点）结合应用。为了颈颌部形态与缝合口应落在颈侧方，我们在颈前设计大的三角瓣时，上点设计在近下颌角下侧颈部，下点设计在胸骨凹处。实践证明颈颌角有很大改变，但形成的弧度较大，颈后仰时颌颈部近似直线，只是左口角已不被牵拉。

6. 本例术后颈颌部虽已得到较大矫正，但左侧颌颈部略饱满，颌颈向内凹的弧线消失（图 2-2-2：G）。颌颈角虽有，但颏无前翘，颌颈角度变大，颈后仰时颌颈只有略小弧线（图 2-2-2：H、I、J）。治疗仍未到位（实际扩张皮肤的面积仍不足）。可能与皮肤扩张的不充分（注水与持续时间共 2 个月 26 天），或设计仍存在问题，应引以为戒。

7. 由于皮肤软组织扩张技术，能人为增加皮肤面积，皮肤软组织扩张技术与皮肤成形技术结合应用，能极大地扩大适应证,为临床应用带来简单方便,效果好,皮肤颜色一样的,并且可靠的局部修复方法。

8. 皮肤成形技术即局部皮瓣,又称邻近皮瓣。是利用缺损区周围皮肤软组织的弹性、松动性或可移动性,在一定的条件下重新安排局部皮肤的位置,以达到修复皮肤缺损的目的。因局部皮瓣色泽、质地、厚度、柔软度均与受区一样,且手术操作比较简单,可即时直接转移,一次完成,修复的效果比较理想,因而是极为常用的方法。局部皮瓣包括:推进皮瓣(矩形、三角形、双蒂推进);旋转皮瓣;交错皮瓣等。这些皮瓣都限定在局部皮肤伸缩与移动性范围内,如能增大其皮肤面积,会大大的增加其适应证。因此,皮肤扩张技术与皮肤成形技术结合应用会有极大的空间。目前结合应用的临床报道甚少,需进一步研究与实践。

设想 在凸显扩张的皮面上设计交错皮瓣,方便易行,但各点易出现错误。另外纤维包囊去除后,还存在回缩或伸展等变化。要想形成正常的颈颌角,在颈颌角的顶点部位,必须有向后上(侧颈)牵拉的作用力,本例实践证明,颈前三角瓣基底的上点应再向内上移位3cm左右,大三角瓣向后上牵拉,颈颌角会形成得更好,下点也应向外上移位至右锁骨上。如在取出扩张器与切除纤维包囊后,经牵拉再确认各点位置,及时更改,可能避免上述缺点,颈颌部形态会更好。因此在凸显的皮面上和有回缩率的扩张皮肤上做交错皮瓣设计时,应立体全面思考再确定各点。

(王 洁)

病案 3 右耳前下侧颌颈部烫伤后增生瘢痕:皮肤软组织扩张技术

【病史与治疗】

诊断:右耳前耳下侧颌颈部烫伤后增生瘢痕

医疗技术:皮肤软组织扩张技术

患者,女,25岁。1987年2月8日炸鱼时煮沸的油溅到右耳前及耳下烫伤,经医院局部换药1个月余瘢痕愈合。2~3个月后瘢痕增生,局部痒红。曾外用药治疗,不见好转。9月26日来诊以右耳前耳下侧颌颈部烫伤后增生瘢痕入院。紧邻右耳根前可见从耳轮向下至耳垂前有一长4.6cm宽1.5cm的隆起增生瘢痕,下端有宽0.5cm、长1.0cm的瘢痕与耳下颌缘瘢痕相连,向前沿下颌缘向下颌下,向后沿耳垂下、发际下至侧后颈部,长14.0cm,最宽处(耳下)5.5cm瘢痕,凸出皮肤表面,呈红色,指压充血明显,有痒感,与皮下有移动性(图2-2-3:A、B),侧颈颌部弧度变直。于9月29日行紧邻瘢痕下位在肩部扩张器置放,2周后注水扩张(图2-2-3:C)。同年11月16日行第二次手术,右耳前耳下瘢痕切除,扩张器取出,纤维包囊切除,耳前及颊腮部皮下剥离,向后下牵拉,上部缝合于耳前根部,颌部皮缘向下后牵拉皮下固定于下颌缘下,扩张皮瓣向前上推进缝合(图2-2-3:D)。

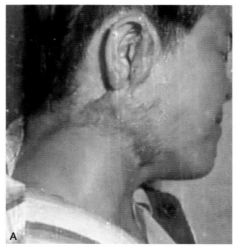
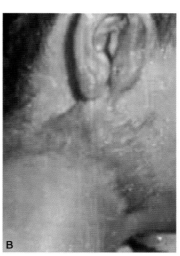

A、B. 右耳前下侧颌颈部增生瘢痕

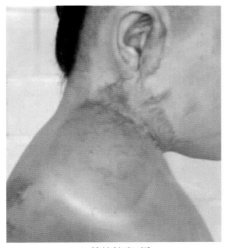
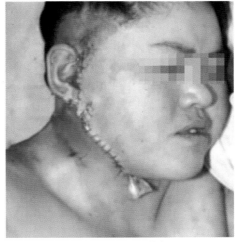

C. 持续扩张3周　　　　　　　　　　　　　D. 扩张皮瓣推进修复

图 2-2-3　诊断：右耳前下侧颌颈部烫伤后增生瘢痕
医疗技术：皮肤软组织扩张技术（夏昊晨）

（夏昊晨）

病案 4　左侧颈颌部烫伤后瘢痕：皮肤软组织扩张技术

【病史与治疗】

诊断：左侧颈颌部烫伤后瘢痕

医疗技术：皮肤软组织扩张技术

患者，男，28 岁。1988 年 3 月 13 日左侧颈颌部开水烫伤，经外用药治疗 1 个月余创面愈合，自觉左侧颈部发紧，以后逐渐加重并有牵拉左口角向外下移位。1989 年 9 月 26 日入院，左耳下至颈部有萎缩性瘢痕，较柔软，至颈部有横行约长 10cm、宽 5cm 较硬厚的瘢痕（图 2-2-4：A、B）。无痒，皮下有移动性，颌颈部弧度变直。28 日行瘢痕下位扩张器植入术，以后注水扩张（图 2-2-4：C）。同年 12 月 4 日行瘢痕全部切除，扩张器取出，纤维包囊切除，扩张皮瓣推进缝合（图 2-2-4：D）。

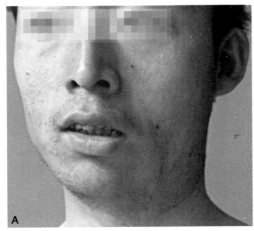
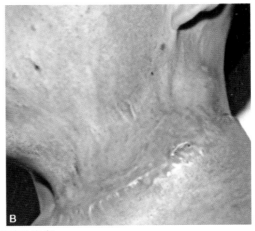

A、B. 颈颌萎缩性瘢痕

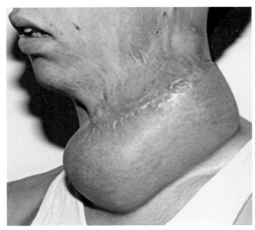 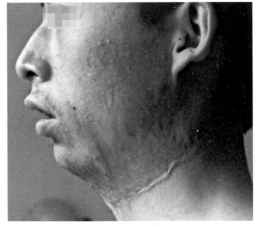

C. 持续扩张1.5个月　　　　　　　　　　D. 扩张皮瓣推进缝合

图 2-2-4　诊断：左侧颈颌部烫伤后瘢痕
医疗技术：皮肤软组织扩张技术（夏昊晨）

（周韦宏）

病案5　右下颌肩胸部烧伤后瘢痕：皮肤软组织扩张技术

【病史与治疗】

诊断：右下颌颈肩胸部烧伤后瘢痕

医疗技术：皮肤软组织扩张技术

患者,女,36 岁。1990 年 9 月 8 日右颌颈肩前胸部煤气烧伤,经医院治疗瘢痕愈合,瘢痕逐渐增生凸出皮肤表面,充血,红痒,逐渐牵拉右侧下唇,张口时明显外翻。以后经多次外用药治疗。于 2003 年 7 月 2 日来诊,右腮颌部从下颌近中间向右沿下颌缘上下至下颌角处,有长 12.5cm,宽 3~8cm 不等的增厚的瘢痕,与皮下有移动性。腮、颈前、肩、上胸有凸出皮肤表面的瘢痕,发红,充血,颌颈弧度变直。7 月 8 日于右侧颈部置放一 600ml 扩张器,切口愈合后注水扩张（图 2-2-5:A、B）。10 月 27 日手术,右腮颌部瘢痕切除,扩张器取出,纤维包囊切除,扩张皮瓣推进修复创面,前颈部条状瘢痕切除交错皮瓣缝合。术后 4 个月复查,缝合处有红色增生瘢痕,下唇右侧下唇下凹消失,牵拉红唇（图 2-2-5:C）。

护理要点：①扩张器置入术后出血、感染观察;②注水扩张护理;③停止注水后皮肤的观察与保护;④二期手术后皮瓣血供观测护理。

【治疗复查后的思考】

1. 侧颌颈部形态　耳后颅侧向下与侧颈部形成一直线,至肩与背部形成圆滑的弧度,从下颌角处开始向前下沿下颌骨下缘,逐渐凸起,至颏处最明显,并与颈部逐渐形成增大的弧度至颌颈角处,再向下至锁骨上后侧有皮肤凹陷,称锁骨上窝。这一区域皮肤有轻微或较大弧度,有凸有凹,有较大的移动性与伸缩性,不但是颌颈部美学基础,也是颌颈部功能的基础。

2. 侧颌颈部皮肤软组织是颈侧屈与旋转的关键部位。本章病案 3 瘢痕在颌部,本章病案 4 瘢痕在侧颈部,本病案瘢痕在颌颈部,均能影响颌颈原有弧度与颈侧屈与颈旋转。

3. 皮肤软组织移植技术的不断进步,给创面修复及器官再造带来修复的新时代。尤其是皮肤软组织扩张技术（1976 年）的出现,能人为地制作出与创面皮肤颜色、质地完全一样的皮肤,而且还是薄的局部皮瓣,使创面修复后的形态能达到较为理想新时期。

4. 皮肤直接缝合是最简单、最方便的方法。既往在皮肤缺损无法缝合时,可采用皮肤成形技术,如果成形术也不能闭合创面时,势必采用皮片或皮瓣移植覆盖创面。如本病案与本章病案 3、4 瘢痕切除后,根本不能直接缝合。皮肤软组织扩张技术的出现,由于其能增加皮肤面积,使最古老的直接缝合技术,又重新可随意应用。

5. 既往侧颌颈部皮肤瘢痕切除后均以中厚皮片移植修复。临床医师常对其修复不如颈前重视,因此

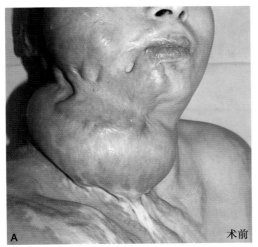
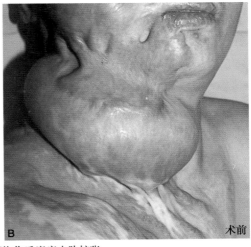

A、B. 右下颌颈肩胸部烧伤后瘢痕皮肤扩张

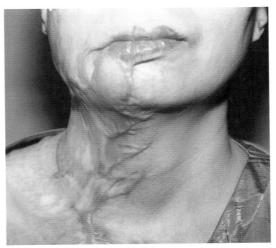

C. 术后4个月

图 2-2-5　诊断：右下颌颈肩胸部烧伤后瘢痕
医疗技术：皮肤软组织扩张技术

常常忽视了侧颌颈部这些微小弧度与皮肤张力的变化，再加上晚期有色素沉着及挛缩，而致使形态与功能不令人十分满意！多年的创面修复，各专家均认为皮瓣在颜色质地明显好于皮片。但侧颌颈部的凹凸弧度仍未引起十分重视。本病案与本章病案 3、4 虽用扩张皮瓣修复，切除皮肤瘢痕，但局部皮肤的张力、凹凸、弧度仍未得到彻底解决。是皮肤扩张面积不足引起，上述三个病案分别为 1987 年、1988 年、1990 年的病例，是对皮肤扩张理念的认识不深入的结果。

6. 颈部是一凹度很大的部位，颈部的周径与腮颌部周径有很大差距，用周径小的部位皮肤扩张，修复周径大的部位，其本身就有一定难度。再加上颈颌凹陷部位皮肤扩张，如向外扩张其弧度与颈部内凹弧度一样时，等于皮肤没有扩张，必须扩张的更大，才会有多余皮肤。所以颈部扩张与其他部位有很大的不同。上述三个病案颌缘的凹凸的弧度均不满意，说明有张力，证明皮肤扩张的不足或扩张后持续的时间不足。病案 3 从注水至第二次手术才 1 个月，病案 4 也只有 1 个半月，本病案 2 个半月。因此颈部是否适合置放扩张器，在什么部位置放扩张器，在什么情况下置放扩张器，临床应深入研究与实践。

7. 关于本病案的缝合口，虽在下颌至颈-上胸部呈曲折线，但仍然是颌颈胸最易挛缩部位，缝合口落在此部位是晚期颌颈胸粘连的潜在因素，是我们思考不到位的结果，提醒应重视。

8. 关于下颌的修复　下颌下缘前突上翘与下唇之间有一凹称颏唇凹，下颌缘明显突出，这一局部形态是下颌区域动感美的重要部分。再加上要涉及下唇向前弯（颏凹）口角。从美学要求，本病案 5 与其上位病案 3 和 4 的修复太显粗糙，只能说修复，不能说是形态。因此还应努力。

9. 耳下至侧下颌缘再至侧颈部,皮肤有凹陷,向前越渐明显,形成下颌缘及成 90° 角的下颌底。这种皮肤弧度的变化,上述三例都没有修复的很好。而下颌缘也不够突显。说明皮肤量不够充分,应引为借鉴。如何能扩张出更多皮肤,是修复颈、颌、腮部很重要的问题。

10. 本病案与病案 3、4,侧颌颈部轻微的凹凸弧度消失,缝合口的有瘢痕增生,本章病案 4 和本病案口角仍有牵拉移位,说明张力过大,因此缝合口均有瘢痕增生。

设想　关于最后缝合口的位置:对颜面部皮肤的修复,最后缝合口能落在什么部位,以前医师是无法控制,而现在对一些缝合口医师是完全可以预知。如本病案与本章病案 3、4 扩张器置放在瘢痕的下位,势必扩张皮瓣要从下向上推进,缝合口就落在瘢痕近位边缘。如本章病案 3、4 和本病案扩张器置放在耳前腮颞部、耳下腮颌部、颌与左下颌部,扩张皮瓣可向下外侧推进,最后缝合口就会落在瘢痕的远位边缘,会更隐蔽,本病案可在下颌右侧留有垂直至下颌底的缝合口,形态会更好。这些病例均是较早期病例,扩张器的置入都是简单、直观、不够深入思考的结果。因此,扩张器置放的位置很重要,不能忽视。

（夏昊晨）

病案 6　颌颈部烧伤后瘢痕并颌胸粘连:皮肤软组织扩张技术

【病史与治疗】

诊断:颌颈部烧伤后瘢痕并颌胸粘连

医疗技术:皮肤软组织扩张技术

患者,女,47 岁。15 年前颈颌部火焰烧伤,以颌底与上颈部严重,经医院换药与植皮愈合。即有颌颈后仰受限。2004 年 4 月 20 日以颌颈部烧伤后瘢痕并颌胸粘连入院。下颌与左右腮部瘢痕,右侧重,瘢痕已软化,色略发红。颌底与左侧颌下颈部可见原植皮痕迹,色深(图 2-2-6:A、B、C),颈前左右侧颌部与颈基(上胸)部各有索状瘢痕,左侧重(图 2-2-6:C、D),牵拉颈部不能后仰及左右倾斜。外观颈部明显短缩(图 2-2-6:A～D)。4 月 29 日行上前胸两侧与前胸部扩张器植入术。2 周后注水扩张(图 2-2-6:A～D)。同年 8 月 14 日行第二次手术,切除下颌底部及左侧颈部前胸部瘢痕,扩张器取出,松解软组织。在右侧扩张皮肤上设计基底在右侧前颈部的三角形皮瓣,尽量向上旋转向左侧推进,剪裁皮瓣交错缝合(图 2-2-6:E～H)。术后下颌底部瘢痕已修复,但颈部仍显短缩,下颌底宽度与颈部宽度比例不协调,颈部横径与下颌底宽度仍与术前一样。颈部活动仍有受限。

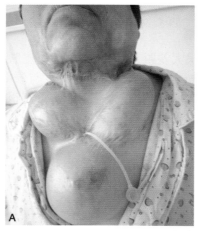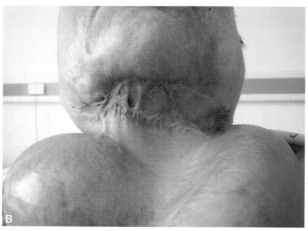

A、B. 颌颈部烧伤后瘢痕并颌胸粘连

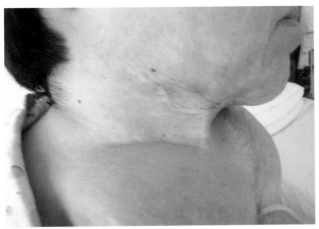

C. 右侧索状瘢痕颈短缩

D. 左侧索状瘢痕颈短缩

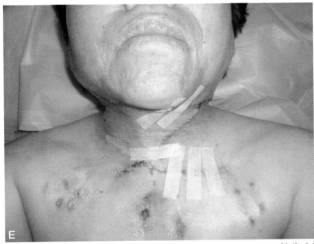
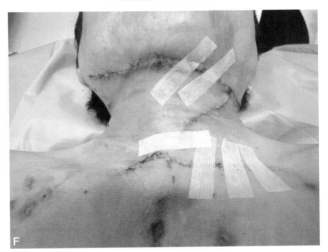

E、F. 扩张皮瓣皮瓣交错缝合

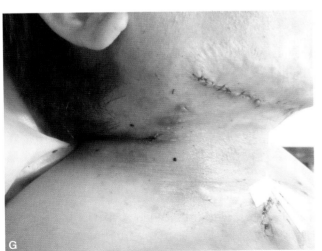
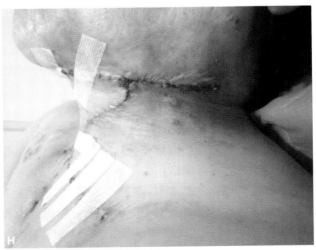

G、H. 颈部横径下颌底宽度与术前一样颈短缩

图 2-2-6　诊断:颌颈部烧伤后瘢痕并颌胸粘连
医疗技术:皮肤软组织扩张技术

护理要点：①注水扩张护理常规；②外置注射阀护理；③术后引流、积液、积血的观测护理；④皮瓣尖端指压充血观测，记录。

【治疗复查后的思考】

1. 颈项部形态学　颈部上与头相连，下与胸肩背相连，在两肩之上。前称颈，后称项。后头（耳后）与项部有圆滑凹凸的弧度，发际缘分割成有发区与无发区，形态简单，皮肤厚韧，皮下脂肪垫较多。颈部前面（耳前）呈半圆柱状，男性正中可见喉结使皮肤凸起，喉结随吞咽而活动，女性外观圆滑。颈前下与上前胸相连略有弧度，圆滑弧度至两侧肩部，呈几近90°角，颈前上部与下颌底相连，其颌颈角圆滑与下颌底呈90°角，颌颈角至胸骨凹和锁骨水平，一般长度有10cm左右，为前头颌部左右活动提供空间。头面左右转动时胸锁乳突肌腹明显可见，再加上锁骨上窝及胸骨上凹，使前颈部显现凹凸变换，形成不是固定的圆柱体，凹凸的动感的变化显得活泼，颏部稍前突，颌颈角明显，颈部修长挺直也是美学的一部分。

2. 本例是颌底、前颈部火焰烧伤15年，下颌底部可见原植皮萎缩瘢痕（图2-2-6：B），再加上前颈部有与颌底近中部索状瘢痕，使前颈部皮肤向前向上移位，外观显得颈短、颌短、颈部变粗，而颏部基本正常（图2-2-6：C、D）。其根本原因是颌底皮肤缺损，颈部皮肤上移与前移造成的此种畸形。

3. 前颈部与下颌缘之间为下颌底部，此区较隐蔽，一般常行皮片移植修复，此例已行创面植皮，如用皮瓣修复（如此大面积）此部位是临床修复难点。但此例，由于皮肤瘢痕与植皮区挛缩，使颈部皮肤前上移位，颈部变短变粗（图2-2-6：A、B、C、D），而颈前左右侧颌部与颈基（上胸）部各有索状瘢痕，使颈部活动明显受限。从颈部短粗形态与索状瘢痕看，除下颌底皮肤缺损外，颈前及侧颈部仍然是以缺少皮肤为主。

4. 本例是颌底部与颈部瘢痕，并有颌胸粘连。而下颌缘以上的面腮部皮肤也有花斑样瘢痕。既往常规用大张中厚皮片修复。由于皮肤扩张技术能增加皮肤面积，我们在颈与前上胸部锁状瘢痕两侧置放扩张器。利用颈部直径小的部位来修复颌底部直径大的部位，临床应用有一定困难，范围受限。

5. 皮肤软组织扩张技术主要是能形成多余皮肤，而这种多余皮肤用什么方式转移是临床具体问题。如采用局部推进或旋转的方式，这样扩张囊置放的位置就十分重要。再加上扩张囊扩张后除形成纤维包囊外，在其基底周围还形成一圈三角形纤维环，影响扩张皮瓣伸展。皮肤扩张技术是局部皮肤扩张，使其呈凸出体表的半圆（椭圆）形，要使半个皮球展平是不可能的，因此，如何应用扩张变薄的皮瓣是临床值得重视的问题。

6. 为了能充分利用扩张皮瓣，我们认为应用皮肤扩张技术前首先要决定用什么方式应用扩张皮瓣后，再决定扩张囊置放的位置与方式、扩张囊的容量与形态。

7. 关于扩张皮瓣应用方式，我们认为有五种，即原位方式应用（如第六章病案34）；推进方式应用；旋转方式应用（上述两种方式临床上已大量应用）；岛状皮瓣方式应用；游离皮瓣方式应用。

8. 由于扩张皮瓣的利用方式不同，扩张囊的置放位置也有所不同。我们认为原位方式应用，即在原位置放扩张囊，原位最凸出部位推进应用；推进方式应用，扩张囊的1/5～1/4应进入病区，有利于扩张皮肤的伸展，但也是有限度的；旋转方式应用，扩张囊缘应邻近病区或进入病区1/3；岛状或游离皮瓣方式应用，扩张囊应置放在轴型血管支配区域。

9. 这个病例给我们的教训是由于扩张囊的位置与如何应用扩张皮瓣有直接关系。因此在应用扩张器前，对皮肤病区及周围要充分认识，首先要思考病区在什么部位，用什么方式修复受区，在什么部位、层次形成腔穴，然后再确定扩张器置入的形式、大小与形态。

10. 皮肤软组织扩张技术是完全可以由医师控制的一项技术，可人为制造皮肤，安置扩张器位置与最终缝合口的位置与形态，能让医生充分发挥想象力和创造力，为修复创面和器官再造，给医师自由想象、发挥、创造空间。因此，在应用皮肤扩张技术的每个环节医师都应知晓，每一步工作都应按医师计划进行。要充分发挥扩张技术的优点，避免缺点与并发症。千万不可盲目置入，无计划置入，无设计置入。此例的教训提示我们，在扩张器置入以前必须设计好和明确的问题：①要达到的目的，解决的具体问题；②形成扩张皮瓣后转移的方式；③扩张器置入位置；④选择扩张器置入的方式与形态容量；⑤注意特殊部位如颈前、腋窝及特定部位如上下睑及唇等。看起来皮肤扩张技术很简单，但应用不当，就失去其价值。

11. 临床上扩张囊置入的方式：有单个置放；紧邻排列置放；重叠置放；延续置放；重复置放等。每种置放都是为其转移方式服务的。

12. 本例用如此充足的扩张皮肤,最后只修复了下颌底与左颌缘下植皮后形成的瘢痕皮肤,并没有改变颈短粗的形态,右侧三角瓣的上侧皮缘向上旋转缝合在切除瘢痕的前缘,这样使颈部前缘又向前移位,颈部又增粗变短,影响颈后仰。在治疗中一味地追求下颌底瘢痕皮肤(非重要区域)的修复,而扩张皮瓣离下颌底又远,强行又将颈部皮肤前移,使颈部增粗变短,最后将颈部非常重要的功能与形态忽视了。

13. 此例应以增加颈部长度与缩小颈部横径为治疗中心。一般用侧颈部一侧皮瓣或三角瓣向对侧颈部插入,或用双侧三角瓣插入(但三角瓣蒂部设计应准确),颈前会形成较好的正常形态。本例于右侧也设计一三角瓣,但蒂部上点设计时位置靠上,下点又靠下,三角瓣强行向上旋转到颌底部,又使颈前部皮肤前移和上胸部皮肤上移。如下颌底部瘢痕皮肤不切除,三角瓣向左侧插入时,颈部横径会缩小,形态也会好些。

14. 本例是设计颈两侧三角瓣,预计双侧插入,增加颈长度与缩小颈粗度,但三角瓣的蒂部均靠下,分别插入对侧颈上、中或下部实属困难。因此三角瓣的设计非常重要(应在侧颈部),以利皮瓣推进至对侧颈部。在这个不是平面区域,立体思维、想象,设计很关键。

15. 改进 此患颈部增粗、外形短缩是颈部重要畸形,也应是修复的重点,如何修复确实有难度。如置放扩张器,①应在颌与两侧下颌缘上置放扩张器,扩张后皮瓣向下颌底推进,形成下颌底与颌颈角处;②右颈、前上胸与左肩(紧邻)进入瘢痕(颈前侧瘢痕皮肤)区置放扩张器,最后可使颈肩部皮肤增宽上移,形成颈的长度与颈部正常形态。右侧颈颌部正常皮肤较多,应置放大容量或重叠或延续置放,以使更多的皮肤向左侧推进,既可形成颈前正常形态,又可使最后缝合口落在颈颌部的左侧。本例实际下颌底部瘢痕皮肤,可以不用处理(此区较隐蔽),切除后使下颌底皮肤缺损,扩张皮瓣又不能转移到颌底,形成下颌角,势必皮瓣前移。另外手术时,医师并没有解剖出颈颌角(说明没有意识到颈颌角),因此手术前设计或要解决的主要问题不明确。再加上扩张器盲目置入,结果不理想。

16. 本例颈上胸右侧扩张器,由于导管扭曲注水不能(扭曲原因请参考第一章病案34),才将注射阀外置。

17. 本例治疗后也有改善,但非常不理想,一些教训,提出供大家借鉴。

18. 本例与下例(本章病案7)实践证明:①手术者已认识到皮肤扩张技术的先进性,也有意识想与传统的皮肤成形技术结合应用,可能是初次结合应用,不当之处是可以理解;②手术前对颈部形态的认识基本清楚,但不深刻(功能形态与美学观念),而手术中又没有彻底松解显露颈部基本形态;③在治疗中只把颌部与颌底部瘢痕当做重点,而忽略了颈部形态与功能,颠倒了主次,而又大动干戈,只为修复下颌底小部分瘢痕,得不偿失,最后适得其反;④颌颈肩胸部是一凹凸变化大、立体形态的特殊部位,与平面区域有很多不同之处;⑤整形科的特点是功能与形态密切结合学科,在一定部位形态要高于功能,实际本例利用扩张皮瓣解决颈部皮肤前移,恢复颈颌角,既修复了颈部形态,又恢复了颈部功能。

设想 此例在颈与前胸部置入三个较大容量扩张器,注水扩张也比较充分(图2-2-6:A、B、C、D)。而右侧颈部扩张囊离颌底部较近,有2.5cm距离,左侧更远,此三个扩张器又不是延续置放,而只是单个置放。三个扩张囊之间都有正常皮肤间隔。所以要想用推进的方式修复颌底部瘢痕,如何能推进到位,确实有相当难度(外观看扩张出很多皮肤,但应用困难,实际就等于没有扩张)。其原因是扩张皮肤均离病区较远(病区在下颌底与上颈部),尤其离下颌底远。即扩张器置入的位置远离了病区。此例可以看出扩张器置入的位置应越邻近或进入病区越好,扩张皮瓣推进就会更容易。手术后发现颈部仍短缩,颌颈角虽有,但向前移位明显,颈部比术前显的粗大,颈后仰仍受限,颈部正常形态仍未显现出来(图2-2-6:E~H),与术前比类似。这是我们医师对应用扩张器认识不清楚的结果。因此扩张器的置入位置是非常重要的与二期扩张皮瓣的应用有直接关系。此例是一典型的例子,提出供大家借鉴。

病案7　左侧下颌颈前烫伤后瘢痕挛缩并口角移位畸形：皮肤软组织扩张技术

【病史与治疗】

诊断：左侧下颌颈前烫伤后瘢痕挛缩并口角移位畸形

医疗技术：皮肤软组织扩张技术

患者，女，14岁。3岁（入春时）开水溅到左侧下颌、颈、前胸部，经过近2个月换药瘢痕愈合，瘢痕区域颜色有的近似正常皮肤，但大部分有色素沉着或浅粉色、皮纹消失、表面不光滑，以后逐渐发生瘢痕挛缩致左口角外下移与颈左后仰受限畸形11年。于2010年1月17日入院。左颈颌上胸部瘢痕已软化，与皮下组织粘连，具有移动性。中立位时，左口向外下移位，颈后仰时更明显，同时牵拉左侧乳房上移（图2-2-7：A、B、C），屈颈时口角与乳房均复位（图2-2-7：D）。右侧颈颌交界处有宽2.5cm皮肤瘢痕，颌颈部弧度略变大（图2-2-7：E）。左侧颌颈部瘢痕（红色）面积较大牵拉耳垂下移，与前上胸部经颌至锁骨内侧有索状瘢痕（图2-2-7：F），致左侧口角、鼻根、面颊、颌、乳房牵拉移位及颏颈角消失畸形（图2-2-7：E～J），左耳垂下移（图2-2-7：J）。2010年1月22日，设计于左颌腮部、右前锁骨颈部、左侧颈与上前胸部索状瘢痕两侧位置入300ml×2、250ml×2肾型4个扩张器，3周后注水扩张（图2-2-7：H、I、J）。同年6月21日二次入院，6月25日行第二期手术，颌颈部瘢痕大部分切除，扩张器取出。扩张皮瓣推进交错缝合。2010年7月7日术后第12天复查，左侧口角、鼻根、面颊、下颌、乳房牵拉移位已矫正，下颌底短，颌颈胸弧度变小，无颈颌角，颈部形态与术前基本类似（图2-2-7：K～Q）。颈前皮肤仍松弛，可拉起与术前基本一样（图2-2-7：P～S）。左耳垂与右侧比仍下移（图2-2-7：T、U、V）。

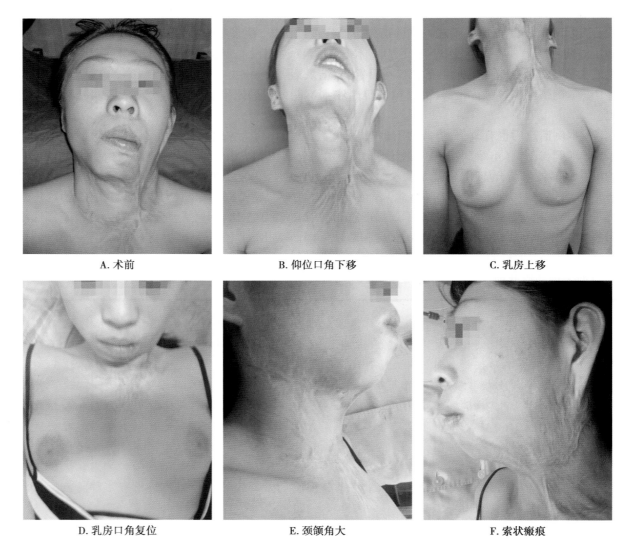

A. 术前　　　　　　　　　B. 仰位口角下移　　　　　　　C. 乳房上移

D. 乳房口角复位　　　　　　E. 颈颌角大　　　　　　　　　F. 索状瘢痕

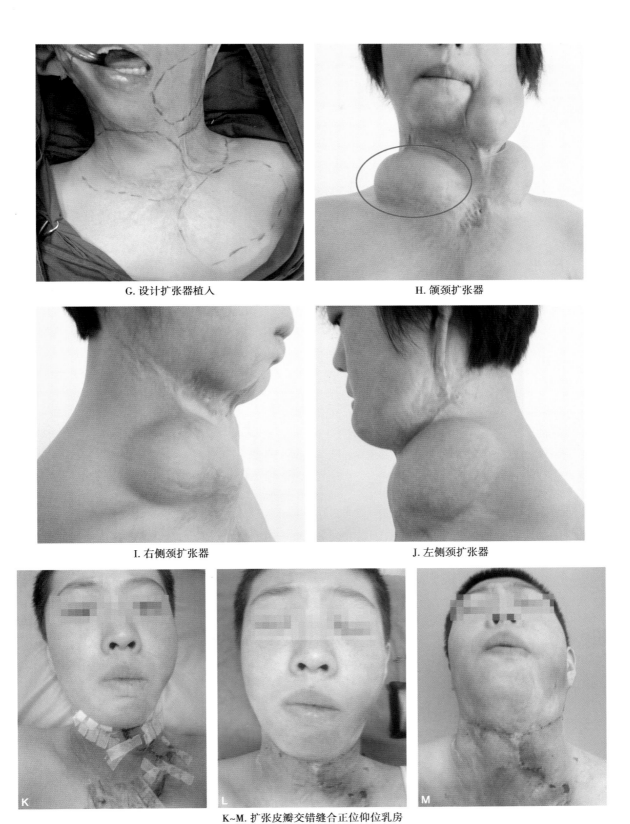

G. 设计扩张器植入

H. 颌颈扩张器

I. 右侧颈扩张器

J. 左侧颈扩张器

K~M. 扩张皮瓣交错缝合正位仰位乳房

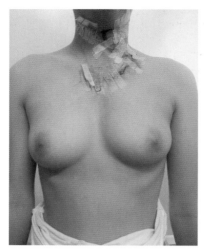
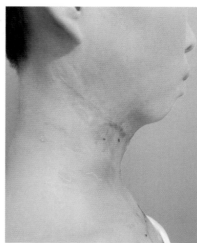
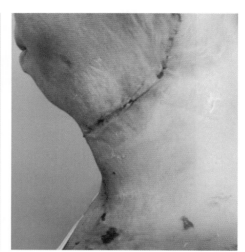

N. 术后12天 O. 左右侧颈颌角

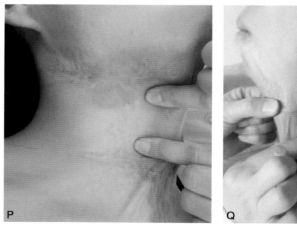
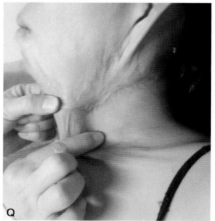

P、Q. 术前颈前皮肤

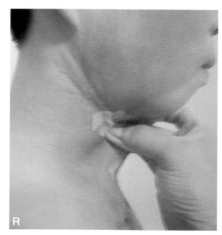
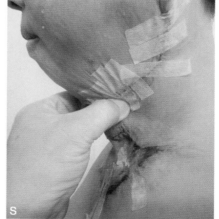

R、S. 术后颈前皮肤

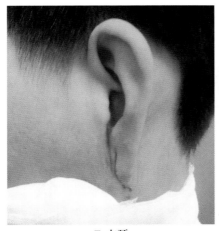
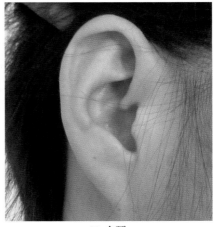

T. 左耳　　　　　　　　　　　　　　U. 右耳

图 2-2-7　诊断:左侧下颌颈前烫伤后瘢痕挛缩并口角移位畸形
医疗技术:皮肤软组织扩张技术

护理要点:同第一章病案 52。

【治疗复查后的思考】

1. 下颌部从下颌角开始向前逐渐突显,下颌前突上翘、圆滑的特点,到前正中线已成 90° 弧形角,颌至颈部向下即呈颌颈角,这个角度的存在,使颈部在以颈椎为中心前后左右活动很灵活。如有颏颈、颏胸粘连,势必会影响活动及颈部形态。

2. 本病例皮肤瘢痕是从下颌骨缘开始向颈部(颈颌角)再向下前至锁骨前形成索状瘢痕,后仰位时索状瘢痕更明显(图 2-2-7:B)。如何估量索状瘢痕两侧的多余皮肤能否修复上述缺损是选择修复方法的首先思考的问题? 如果皮肤量足够,可直接行交错皮瓣技术。如果皮肤量不够,目前已有可增加皮肤面积的皮肤扩张技术,可预制作,增大皮肤面积。

3. 此例是索状瘢痕,其两侧皮肤没有蹼状瘢痕正常皮肤多。蹼状瘢痕传统经典的治疗方法为交错皮瓣,可取得错位组织、器官复位,改变力线,延长瘢痕轴线长度,修复创面一举三得的功效。是经过长时间考验证明的好办法。我们采用皮肤扩张技术是为了增加索状瘢痕两侧的正常皮肤面积,更有利于用交错皮瓣技术整形。此例有两大特点:①为索状瘢痕牵拉使左侧口角、鼻根、面颊、下颌、乳房移位;②为颈部增粗,颈颌角前移下颌底变窄。

4. 术前后(图 2-2-7:A～D 与图 2-2-7:K～N)对比显示:索状瘢痕消失,口角鼻复位,颈后仰时口角与鼻根无移位,乳房也在正常位置。可以看出交错皮瓣改变力线的结果。由于缝合口是交错插入缝合,有预防晚期挛缩的作用。

5. 术前后颈颌角照片(图 2-2-7:E、F 与图 2-2-7:O～Q)对比显示,颈颌部只呈弧线,没有明显变化,颈部横径明显增宽(与本章病案 6 类似)。术前后颈部皮肤松弛度检查(图 2-2-7:P～S)显示,也无明显变化,颈前部基本与术前一样,仍有较多皮肤。提示我们颈前部皮瓣的利用与如何形成颌颈角,还值得深入研究与实践。此病案说明我们只重视了牵拉畸形的矫治,而忽视了颈部形态与颌颈角形成,在处理颈部时粗糙,没有全面思考及周全的处理。

6. 颈部皮肤松弛度检查时,确认颈部皮瓣没有得到充分利用,是对颈颌角的作用及其存在的意义认识不清,因此在颈部皮瓣设计上,没有以颈颌角的形成为中心设计。另外在扩张皮肤上设计改形皮瓣也是新课题。术前设计,由于颈颌部是一弧度多变的立体部位,而扩张皮肤上又是向体外突显的立体区域,两种立体形态的交叉,使设计复杂化。因此术前设计必须慎重,在立体思维的基础上,要反复考虑,对每一个点与面的位置与形态都要思考到位。尤其对要形成颈颌角的皮瓣一点也不能差(皮瓣移植后的不同层面、不同位置、不同形态等),头脑中必须反复思考,成形后,才可动刀。

7. 关于颈前的修复　我们认为应有两方面的作用力:一是横向的作用力,形成颈部的正常粗细(形成一定宽度的下颌底)。侧前颈部(左右侧均可)为蒂的大三角瓣,向左右牵拉,有利于形成明显的颈颌角,使皮瓣缝合要有张力。同时可将缝合口落在侧颈部。而三角瓣蒂部的上点一定落在移位后的颌颈角的顶点,蒂部的下点一定落在胸骨凹或锁骨部位。这样前颈部无缝合口。此例术后照片显示:颈颌角在颈部形态的重要性。如何能形成较好的颈颌角与颈部正常形态的圆柱体,颌部突出,从下颌缘90°至颌颈角再至前胸,这是一弧度变化大的部位,确实值得我们深入研究与实践。二是在前颈部的纵径要有一定的松弛度,才能形成明显的颌颈角。因此我们认为,术前周全精心的设计,术中扩张皮肤的利用,三角瓣的设计,软组织松解,下颌与颈部的皮肤必须在纵径有一定的松弛度,而横径在颈前要有一定紧张度,而缝合口还要无张力,缝合固定等各环节的处理对颈颌角的形成都起到重要作用。颈部形态(由粗变细是有条件的),颌颈角是颈颌部的分界线,是颈颌部标志区域。修复必须重视,此例是一警示。

8. 本例提示我们颈部形态与颌颈角的修复,常易被忽视。其实颈部软组织的增粗,下颌角的前移或消失,是影响颈部活动关键的皮肤软组织结构。颈部活动受限,有时对外界刺激,延缓接受的时间,延迟应激能力及接受速度,周身反应弛缓。从这点出发要比修复其他畸形还重要。

9. 此患由于颈部扩张器位置不佳,扩张皮瓣没有设计好(目地、置放、设计、转移方式等),皮瓣如何利用不明确,残留的缝合口仍在颈前,除影响形态外,还要预防晚期瘢痕挛缩(屈侧易形成挛缩)。

设想　本例共置入4个扩张器,按理说扩张出的皮肤面积,修复颈颌部的皮肤缺损是富富有余的。但扩张出的皮肤是否能充分利用,推进到颈颌部,是临床应用的具体问题。因此扩张器的置入位置与二期扩张皮瓣的应用是直接关系!不能忽视!我们在设计扩张器置入位置时,按设计颈前右侧置入这个扩张器是形成颈前大三角瓣的主要部位(图2-2-7:H),但注水时,向下移位。影响二期扩张皮瓣应用。经验告诉我们:如有变化,注水前必须矫正,不能给二期修复形态带来难度,或影响形态的修复。本例与上例结果类似。

病案8　下颌颈胸部烫伤后并蹼状瘢痕颈后仰受限:扩张的推进皮瓣技术

【病史与治疗】

诊断:下颌颈胸部烫伤后并蹼状瘢痕颈后仰受限9年

医疗技术:扩张的推进皮瓣技术

患者,男,11岁。1岁8个月时颌颈胸部(偏右)开水烫伤,经当地医院治疗,近2个月瘢痕愈合,以后逐渐瘢痕隆起增生,影响颈颌后仰。1999年6月6日来诊,左右侧颈部不对称,前颈右侧及上胸部见较大面积瘢痕皮肤,下颌偏右侧可见一蹼状瘢痕至上胸部,颈后仰右倾受限,牵拉右侧口角下移。下颌与部分蹼状瘢痕和上胸部瘢痕已软化,蹼状瘢痕内侧有多皱褶的正常皮肤,深压可至侧颈部,外侧为瘢痕皮肤,已成蹼状与上胸部瘢痕连在一起,颌颈部弧度消失(图2-2-8:A、B)。6月11日手术,术前先用手指试着从蹼状瘢痕内侧向右侧颈部推挤,估计正常皮肤可推至右侧颈位置,首先切除蹼状瘢痕与蹼的外侧部分瘢痕皮肤,蹼的内侧颈前多皱褶的正常皮肤可伸展,并向右侧推进至侧颈部,左侧颈前与颌部和上胸部行皮下分离,颌颈部右侧形成小三角瓣,顺之再切除前胸部切口外侧部分瘢痕皮肤,对应缝合(图2-2-8:C、D)。7月20日(术后1个月)复查,缝合口有瘢痕增生,两侧颈部弧形对称,中立位平视时,前颌部形态已出现,侧位颌底部臃肿,颈颌角形成的欠佳,颈部略后仰时颌底至颈下部是一条直线,颈颌角消失,再后仰仍有受限(图2-2-8:E、F)。

护理要点:①术后创面引流、积血、积液观察护理;②皮瓣指压充血时间观测并记录。

【治疗复查后的思考】

1. 此患是下颌偏右侧蹼状瘢痕至上胸部,只不过蹼状瘢痕内侧为正常皮肤,出现多皱褶,向右侧推挤可至右侧颈前,而蹼状瘢痕外侧颈部为瘢痕皮肤,瘢痕皮肤紧张(图2-2-8:A、B),左侧下颌与颌底大部分为正常皮肤。

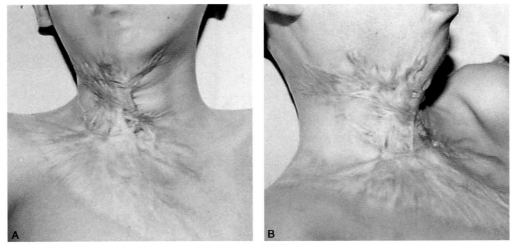

A、B. 颌颈胸蹼状瘢痕

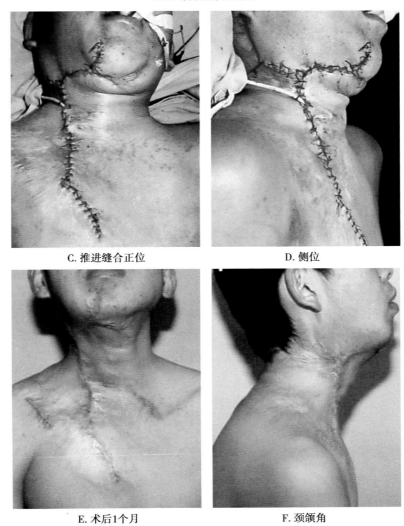

C. 推进缝合正位

D. 侧位

E. 术后1个月

F. 颈颌角

图 2-2-8　诊断：下颌颈胸部烫伤后并蹼状瘢痕颈后仰受限9年
医疗技术：推进皮瓣技术

2. 蹼状瘢痕，瘢痕呈皱襞状，形如鸭蹼。多由于垂直跨越关节屈侧的狭窄长条形创面或纵形直线创口，愈合后的瘢痕两端向中央逐渐收缩，随着瘢痕的短缩，出现关节的屈曲，并带动和牵引瘢痕两侧及其基底部具有弹性松动的皮肤与皮下组织随同瘢痕一起，向远离关节屈侧的方向移动和移位，顺之增生，逐渐形成皱襞而成为蹼状瘢痕。

3. 各专家均认为蹼状瘢痕最宜采用"Z"字成形术。"Z"字成形又称交错皮瓣、易位皮瓣或对偶三角皮瓣。由于易位后可取得了错位组织器官复位、改变力线、延长瘢痕轴线长度，修复创面一举三得的功效。是整形美容外科应用最多，最广的一种局部皮瓣，因操作简便、效果好而备受医患欢迎。

4. 本例蹼的外侧面是瘢痕皮肤，蹼状瘢痕上从下颌缘上 2 ~ 5cm，经过颈前至颌缘与胸部瘢痕相连，面积较大。如用"Z"字成形术，势必要将蹼内侧正常皮肤的三角瓣插入右侧颈上部，外侧瘢痕皮肤的三角瓣插入颈前下部，对蹼状瘢痕内侧较多的正常皮肤没有充分利用。蹼状瘢痕内侧多皱褶正常皮肤，可推向右侧颈部。即一般蹼状瘢痕可用蹼的两侧正常皮肤行易位。而本例只能用一侧的正常皮肤。因此我们选用了，蹼状瘢痕与右侧颈部分瘢痕切除，蹼状瘢痕左侧多余皮肤向右侧颈部推进的方式修复，缝合口落在颌底与侧颌颈右侧前胸部。

5. 推进皮瓣是局部皮瓣的一种：即利用缺损创面邻近皮肤的弹性和可移动性，在缺损区的一侧或两侧设计皮瓣，掀起皮瓣后向缺损区滑行延伸封闭创面的方法。推进皮瓣包括：矩形、三角形、双蒂推进皮瓣，是最古老的方式，等于切除病区推进缝合。

6. 而本例的推进皮瓣，是将颈前及左侧皮肤向右侧推进，其皮瓣前端形成一三角瓣插入侧颈颌角部位。比上述的各种推进皮瓣更简单。只不过本例是在颌颈部凹凸变化大、差距明显的区域，用平面的皮瓣修复有难度。要形成颈颌与颌颈角，比在平面上推进，增加了不可能性。术后显示：下颌缘形成的较好；侧颌颈部弧线存在；颈部前面的皮肤颜色、质地、外观良好，但颌颈角形成的不佳，皮肤多，有皱褶；下颌底皮肤堆积。侧位显示：颌底与颈前下位呈直线。可能是颈前皮肤多，再加上对下颌角处向侧颈牵拉的力不足，或术中再向侧下颌角处作一小三角瓣插入，会好些。或由于 9 年的皮肤堆积颈前皮下脂肪增多未给清除彻底的原因？皮瓣形态调整的不佳？但纵向的皮肤堆积（以后有萎缩的可能），比横向皮肤堆积要好，也为以后再形成有皮肤多的基础。

7. 关于下颌角如何形成，有三角瓣向侧后牵拉法形成；有皮瓣直接推进形成；有单独皮瓣移植法；皮片移植法等。但厚皮瓣形成下颌角总不如薄皮瓣好，所以大的薄的皮瓣是形成下颌角的基础。因此如何形成大的薄的皮瓣，是目前研究与实践的重点。

8. 虽各专家均认为颌颈胸瘢痕，皮瓣修复要比皮片为好。本病案与病案 6 和 7 提示我们：颌颈胸部，是一有颌颈角与前后左右上下弧度、宽窄、粗细变化很大的部位，如何具体（制作、改形）将一近似于平面的大皮瓣（或大的薄皮瓣）适合于凹凸变化大的颌颈胸部，是实践的具体问题，值得深入研究与实践。

设想　此患由于是颈前皮肤，颜色质地与周围皮肤一样。术后缝合口留在侧颈部（颈前无缝合口），腮、颊、颌、颈前颜色与质地与正常皮肤一样，前胸还留有部分瘢痕皮肤，缝合口增生，说明正常皮肤面积量还不足。如术前能应用皮肤扩张技术，增加皮肤面积，还会使皮瓣变薄，最后缝合口还会向侧颈外后侧与胸外侧移位，会更隐蔽，形态会更好。

（王　洁）

病案 9　面颊颌颈胸烧伤后瘢痕并颏胸粘连：皮瓣周围扩张股前外侧肌皮瓣游离移植技术

【病史与治疗】

诊断：面颊颌颈胸烧伤后瘢痕并颏胸粘连

医疗技术：皮瓣周围扩张的股前外侧肌皮瓣游离移植技术

患者，男，30 岁。1997 年 4 月中旬在工作中不慎，燃气瓶爆炸火燃烧伤，速去医院抢救，3 天后昏迷清醒。烧伤创面换药，经过 2 个月的处理，创面瘢痕愈合，颌颈部活动受限。1998 年 2 月 20 日入院，两侧腮、上下唇与颏部、颈部、前胸瘢痕，均有增生发红，有痒感，整个颏下索状瘢痕与胸骨凹粘连，瘢痕韧硬，颈屈曲位，不能后仰（图 2-2-9：A、B）。2 月 29 日于右股前外侧肌皮瓣前后各置入 600ml 扩张器，3 周后注水扩张（图 2-2-9：C）。又于 6 月 10 日手术，一组于颌颈部切除索状与颈颌部分瘢痕，松解软组织，使颈部可后仰位，形成一长 17cm、宽 13cm 创面。找到面动、静脉，解剖出与旋股外侧血管口径相似部位切断备用。二组按颈部皮肤缺损的大小略大一些设计皮瓣，切取以旋股外侧动脉降支血管为蒂的股前外侧肌皮瓣（图 2-2-9：D、E），切断神经与血管后即刻移至一组，扩张器取出，扩张皮瓣推进缝合（图 2-2-9：F）包扎。一组行皮瓣简单固定，首先吻合面静脉与股外侧静脉，然后吻合动脉，皮瓣血供与回流良好，20 分钟后，逐层缝合，手术结束。术后 2 周复查，皮瓣成活，但臃肿，左侧皮瓣缘引流口处感染有 1.5cm 裂口。颈部可后仰位，颌唇部皮肤组织无被牵拉现象（图 2-2-9：G）。

护理要点：①术后仰卧头后仰位；②术后局部保持恒温（20～24℃）烤灯护理；③引流护理；④游离皮瓣移植护理；⑤皮瓣充血、皮温、血供观测、记录护理；⑥心理护理；⑦供瓣区常规护理。

【治疗复查后的思考】

1. 本例是颌、颈、上胸部烧伤后瘢痕并颏胸粘连，后仰受限。用力后仰下唇被牵拉。为矫治畸形，既往均用大面积中厚皮片移植修复，如全部皮片成活质量很高，因其取材方便，修复后不臃肿形态好，矫治畸形还是一种较好的方法（如第一章病案 51）。但毕竟是无血运移植，有皮片不成活的可能，晚期皮片有色

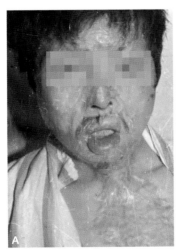
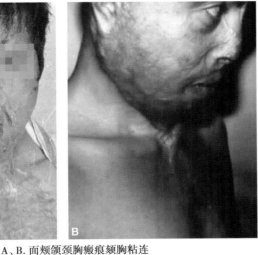

A、B. 面颊颌颈胸瘢痕颏胸粘连

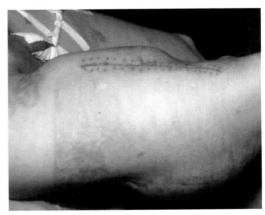

C. 肌皮瓣两侧扩张

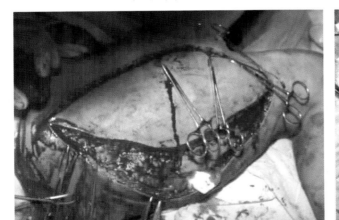

D. 切取股前外侧肌皮瓣

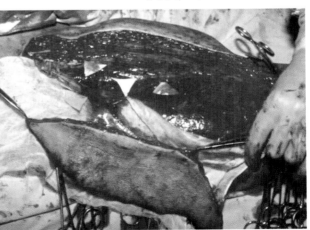

E. 旋股外侧动脉血管蒂

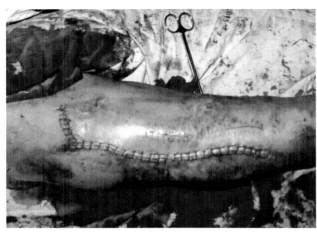

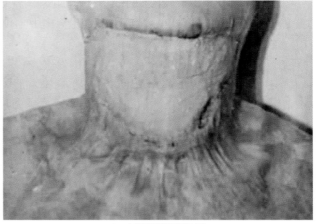

F. 供瓣区拉拢缝合　　　　　　　　　　　　　G. 皮瓣移植颈前2周

图 2-2-9　诊断:面颊颌颈胸烧伤后瘢痕并颏胸粘连
医疗技术:皮瓣周围扩张的股前外侧肌皮瓣游离移植技术

素沉着与挛缩等缺点。

2. 对于颈前部的修复　学者们均主张:皮瓣修复要比皮片修复后效果好。目前临床上可供切取较大面积的皮瓣,有背阔肌皮瓣、股前外侧肌皮瓣等,但均都显得臃肿,需二期修薄手术(如本章病案1)。我们选用了股前外侧肌皮瓣。此患是体力劳动者,股部皮肤张力较强,估计股前外侧肌皮瓣切取后的创面较大,缝合会有困难,为减除植皮这一损伤,我们事先将供瓣区两侧分别置入600ml扩张器,以后注水扩张,用扩张皮瓣修复供瓣区。

3. 股外侧肌为股四头肌的外侧部分,其上2/3与深面的股中间肌的界线较清楚,而下1/3部分与股中间肌无明显界线,两者不易分开。其主要血管为来自旋股外侧动脉的降支。血管发出后在股直肌深面沿股外侧肌前缘下降,于该肌中上1/3稍上方入肌,肌外血管蒂长约6cm。股外侧肌上部为股直肌和阔筋膜张肌所覆盖,无直接肌皮血管进入皮肤,故此部分肌肉不能形成肌皮瓣。其远端部分有肌皮支直接经皮下进入皮肤,使该肌远侧可携带一岛状皮瓣,形成股外侧肌肌皮瓣移植。一般在大腿下1/4部外侧设计皮瓣,前界不超过髂前上棘至髌骨外上缘连线,下界为髌上4cm处,皮瓣部分最大切取范围可达12.5cm×38.0cm。

4. 1983年6月由Baek首先报道吻合血管的游离股前外侧肌皮瓣的经验。由于股前外侧肌皮瓣血供丰富,多为肌皮穿支供血,尤以旋股外侧动脉降支供血最为恒定,且血管蒂长、径粗,部位隐蔽,切取后对功能和外形无影响。是20世纪80年代显微外科出现后较多用的皮瓣。股外侧肌位于大腿前外侧,其主要滋养血管为旋股外侧动脉,血管外径一般为1.4mm,常伴有1~2支静脉,皮神经为股外侧皮神经。

5. 我们在股外侧肌(设计皮瓣),其前后置放扩张器,切取了15cm×19cm的肌皮瓣,两侧的扩张皮瓣推进闭合供瓣区创面。免除了植皮操作对皮肤的损伤。由于扩张的是皮瓣两侧,对皮瓣的厚度及张力均无影响,也不存在皮瓣移植后挛缩问题。

6. 由于股外侧肌肌皮瓣表面的皮肤由肌皮动脉供血,术中操作宜轻柔,尽量避免皮肤与肌肉间的牵拉、移位,以免损伤肌皮穿支血管。在解剖中应将真皮层与肌膜暂时间断缝合数针固定,有利于稳定,不损伤血管。

7. 股外侧肌肌皮瓣由于血运好,常用于有感染创面与骨髓炎骨腔的填塞等。而用于修复颈部只是选择其皮肤面积,修复后还要切除肌肉(损伤大,不符合现代皮肤移植对供区损伤小的原则)修薄,是否有些浪费,不值得?本例修复颈部后,虽可以后仰,但在这个明显凹陷部位,臃肿明显,就像带一较厚的棉围脖。此例只是一种方法,技术难度大,有一定风险,处理繁琐,损伤大。这种方法只应在没有办法的情况下采用。

8. 本例术后颈部明显臃肿,虽切断了支配肌肉的神经,肌肉可萎缩,但也不会变得较薄,因此,还需第2~3次修薄手术,如本章病案1背阔肌皮瓣修复颌颈的减薄手术。只是皮肤颜色与受区有差距。

9. 此例虽不能称为典型的拆东墙补西墙传统方法,但供区损伤减轻了。而被修复区还需几次手术的形态成形。此种方法还需进一步改进。

10. 本例手术只是矫治了畸形和恢复功能,还在面颌部与前胸留有瘢痕皮肤,而修复形态是我们整形科很重要的宗旨。因此仍需临床工作者创造与发明出更好的修复方法与技术,为患者服务。

11. 本例皮瓣移植后成活良好,臃肿明显,只是在皮瓣左侧缝合口处有轻度感染皮肤有裂开。经换药愈合,待二期修薄手术一起处理。电话随诊自述在当地行修薄手术,感觉良好。

设想1　由于皮肤扩张技术除能增加皮肤面积的同时还能使皮瓣变薄,如何能制作大面积薄皮瓣修复面颈部皮肤缺损,仍然是整形外科临床热门话题,各家正在临床实践中。如本案应用皮肤扩张技术,应在颌、面颊、颈左侧与肩胸部置放多个扩张器。具体位置应在患者具体部位具体设计。

设想2　本例是30岁男性。在皮肤扩张技术被广泛应用的现代,我们虽将皮肤扩张技术用于供瓣区,但没有发挥皮肤扩张技术的主要优点,即形成大面积薄皮瓣。我们已进行了尝试如第一章病案43、44、45和第二章病案12等,用肩与上胸部皮肤扩张形成大面积薄皮瓣修复颜面颌部取得可行性,估计修复颈部也是有可能的。

病案10　右侧颌颈部放射性慢性溃疡恶性变:带蒂胸三角皮瓣技术

【病史与治疗】

诊断:右侧颌颈部放射性慢性溃疡恶性变

医疗技术:带蒂胸三角皮瓣技术

患者,男,64岁。3年前因右耳下颈部皮肤癌,行间断放射治疗近1年时间,局部只是皮肤瘢痕化,约半年后局部出现一处溃疡,以后散在溃疡逐渐增多,经换药仍不愈合,后经局部病检,诊断慢性溃疡恶性变。于1998年3月11日以右侧颌颈部放射性慢性溃疡恶性变入院。右耳下至侧颈部可见多数点片状溃疡,其周围为皮肤瘢痕,皮肤色素脱失,呈瘢痕样皮肤,皮下移动性较小,范围约有长14cm,宽耳下3cm向下逐渐增宽至8cm(图2-2-10:A)。于3月18日行右耳下颈部扩大切除(包括部分筋膜与肌肉)。在胸骨旁线第2肋间设计a点,b点设计在同侧肩峰,ab连线为皮瓣的轴线,该轴线相当于皮瓣血管的体表投影。在纵轴的两侧设计皮瓣,蒂在胸骨旁,宽12cm,皮瓣长20cm,皮瓣上界在锁骨水平(图2-2-10:B),于胸肌筋膜浅层掀起皮瓣,在蒂部察看胸廓内动、静脉,切取胸廓内动、静脉第2肋间穿支血供来源的皮瓣,皮瓣向上旋转覆盖创面。供瓣区用同侧大腿鼓式取皮机切取整张中厚皮片覆盖(图2-2-10:C)。

护理要点:①全麻术后护理;②引流护理;③颈部包扎中立位固定护理;④皮瓣血供观测护理;⑤植皮护理。

【治疗复查后的思考】

1. 本例,男,64岁。是右侧颌颈部放射性慢性溃疡恶性变。从耳下至侧颈部长14cm,宽8cm,溃疡皮肤与皮下组织移动欠佳。曾间断放射治疗近1年时间。手术还要扩大彻底切除,其创面必定会显露深部组织。因此是用皮片移植修复?还是用皮瓣修复?我们选用了带蒂胸三角皮瓣修复。

2. 胸三角皮瓣位于前胸上部,由胸廓内动静脉的肋间穿支供血,该皮瓣的皮下组织菲薄,皮肤细腻,质地、颜色及组织厚度与面、颈部皮肤相似,是面颈部组织缺损的良好供区。大多数情况下,不必做延迟术,有皮神经支配,可形成有感觉皮瓣。Bakamjian(1965年)报道应用胸上部区域的皮瓣带蒂移植,做咽、食管缺损的再造;Krizik(1972年)报道用此皮瓣修复颈部放射后的组织缺损;Harii(1976年)报道应用该皮瓣游离移植修复面、颈部皮肤缺损,并命名为胸三角皮瓣;Mladick(1974年)用于修复颅、面部肿瘤切除后的缺损;Bakamjian(1977年)修复额部、上颌区软组织缺损;Miyamoto(1984年)用此皮瓣与腹直肌和斜方肌皮瓣的联合移植,重建全胸段食管、覆盖创面均获得成功。国内也开展额、颊、颏、颈、眼窝、鼻、咽喉腔

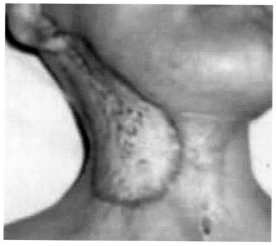

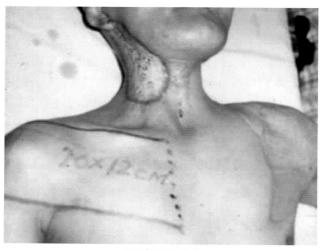

A. 放射性点片状溃疡恶变　　　　　　　　　　　　B. 右侧皮瓣设计

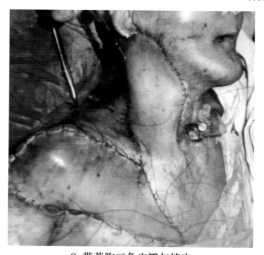

C. 带蒂胸三角皮瓣与植皮

图 2-2-10　诊断:右侧颌颈部放射性慢性溃疡恶性变
医疗技术:带蒂胸三角皮瓣技术(杨大平)

及颈段食管部分缺损的再造以及胸壁的修复等,至今是临床常用皮瓣之一。

3. 我们切取了 20cm×12cm 带蒂的胸三角皮瓣,向颈部旋转修复创面。此皮瓣长与蒂宽之比在 2.4:1 范围内,并且蒂部还有胸廓内动静脉的肋间穿支供血,实际是带血管蒂皮瓣,因此血供较好。从右大腿切取中厚皮片覆盖供瓣区,供中厚皮片区自行愈合,是传统方法,损伤较大,有三处创面。此患是老年人,又是恶性病区,早期切除及时修复是必要的。

4. 胸三角皮瓣在前胸上部,此部位皮肤由于光滑、柔软、细腻,看与触摸使人有很舒服的感觉,是身体上极少的几处易外露的重要区域。虽然是修复颈面的极佳供区,应用方式又有多种,此部位特性的缺失(植皮),是无法弥补的。因此不管男女都应慎重选用,尤其是女性,特别是年轻女性更应尽量避免使用本皮瓣。另外胸上部的胸骨柄区是瘢痕疙瘩的好发部位,因此手术医师应权衡利弊,尽量不用此皮瓣。只是在特殊或无其他办法的情况下应用。本例是 64 岁男性老人。又是右侧颌颈部放射性慢性溃疡恶性变病例。

5. 胸三角皮瓣还可以形成以胸廓内动静脉肋间穿支为营养血管的轴型皮瓣,岛状皮瓣,筋膜瓣或筋膜皮瓣,以及胸臂三角皮瓣联合应用等。胸前上部皮瓣实际上包括两部分,即在头静脉内侧的以乳房内动脉胸前穿支为蒂的轴型血管皮瓣以及在头静脉外侧的皮瓣、胸前上部皮瓣主要由乳房内动脉(胸廓内动脉)的胸前穿支及胸肩峰动脉供血。

6. 颜面颌颈部的皮肤缺损(常不能从对侧颜面、颌、颈切取),既往常以远位携带皮瓣或游离皮瓣修复。肩与前上胸部有较大面积的皮肤,又与颈颌面部较近,是面、颈颌部皮肤缺损的良好供区。目前已有:扩张的胸三角皮瓣;肋间穿支扩张皮瓣;带蒂扩张皮瓣(第一章病案43、44、45)等,用以修复颈颌面颊部。由于近代皮肤软组织扩张技术能使皮瓣变薄的同时又能增大面积,完全有可能减小对肩上前胸部形态的破坏,只是研究如何利用此部位皮瓣的方式方法问题。

设想　本例带蒂胸三角皮瓣修复颈部后,颈部形态好,颌颈部凹陷的弧度都可显现,不臃肿。手术安全可靠。只是上胸肩部需植皮,破坏了其原有形态。目前已出现预扩张的胸三角皮瓣,即能转移皮瓣,能用扩张的皮瓣修复上前胸部,极大地保留了上前胸部的形态。

(杨大平)

病案 11　颌部烧伤后瘢痕并颏胸粘连:周围扩张的肩部带蒂皮瓣技术

【病史与治疗】

诊断:颌颈部烧伤后瘢痕并颏胸粘连

医疗技术:周围扩张的肩部带蒂皮瓣技术

患者,男,32 岁。1997 年 2 月 6 日火烧伤面、颈、颌部。经过 1 个月余的治疗,瘢痕愈合。逐渐影响颈后仰。1999 年 7 月 9 日以面颌颈部烧伤后瘢痕并颏胸粘连入院。额、颈、颌部有明显色素沉着,右上睑外翻已先行矫形植皮术(图 2-2-11:A)。颌部瘢痕从红白唇下经过下颌缘与颌下前颈下部与正常皮肤粘连,使正常皮肤隆起成索状,与胸骨凹处呈一直线。瘢痕两侧至近下颌角,颈后仰受限,另外右上下睑、眼外颞部与右颌颈部仍有瘢痕(图 2-2-11:A、B)。左侧颈部皮肤正常。于 7 月 17 日,在右侧肩部设计,以侧颈肩内侧为蒂的肩部带蒂皮瓣,于其前后置放扩张器。2 周后注水扩张(图 2-2-11:A、B、C)。同年 10 月 28 日行颌缘以下颌底部瘢痕和右侧颌颈部瘢痕切除,在右肩部前后扩张皮肤之间重新设计带蒂皮瓣,其蒂部上点设计在下颌缘下,下点设计在锁骨上窝内侧。皮瓣的远端形成尖形(图 2-2-11:C),切取皮瓣(图 2-2-11:D、E),向前上方旋转覆盖在侧颌外侧与颌缘下前颈至左侧创面上(图 2-2-11:F),肩部的创面用扩张皮瓣推进修复(图 2-2-11:G)。术后 7 天拆线。皮瓣成活良好,臃肿明显,无下颌角与颌底,也无颈颌角,颈部仍不能后仰(图 2-2-11:F、G)。

护理要点:①注水扩张护理;②皮瓣充血时间测试护理;③术后颈部固定 1 周护理。

【治疗复查后的思考】

1. 本例主要是前颌部上下左右与颌底瘢痕,在治疗中由于长时间屈颈位,颈前部正常皮肤与颌前缘粘连,造成类似于颏胸粘连的结果。再加上 2 年多时间的牵拉,使颈前或上胸部正常皮肤向上移位,颌底和颈前组织量增多,造成颌颈角消失,颈后仰受限。

2. 下颌颈部与颌底瘢痕的治疗,既往是将全部瘢痕切除,中厚或全厚皮片移植,简单易行,皮片成活后,形态好,不臃肿。但总不如皮瓣好。当时皮肤软组织扩张技术在国内正处在发展初期,认为扩张后的皮瓣有回缩,担心皮瓣移植到下颌颈部会回缩影响颈颌部功能,因此用于供瓣区,也能避免植皮,也是一方面的思考。起码对传统的拆东墙补西墙方法有点改进。因此我们选择扩张技术用在皮瓣两侧。

3. 本例带蒂皮瓣蒂部的下点设计的略不很理想,转移后侧颈基底显现臃肿。两侧颈基部不对称,皮瓣臃肿,下颌部瘢痕还未切除,整体形态不佳。

4. 20 世纪 80 年代以来显微外科迅速发展,岛状皮瓣、游离皮瓣得以大力开发,以能修复全身各部位创面。在繁多的各种皮肤移植技术的今天,创面覆盖不能只是主要目的,而修复后除覆盖创面外,其形态是我们整形外科的目标。因此,在众多的皮肤移植技术中,选择哪一类,如何设计、制作、转移,是我们医师应重点全面思考、周全设计、精心手术,以达到设计目标。本例选用肩部带蒂皮瓣修复实属困难。虽可二

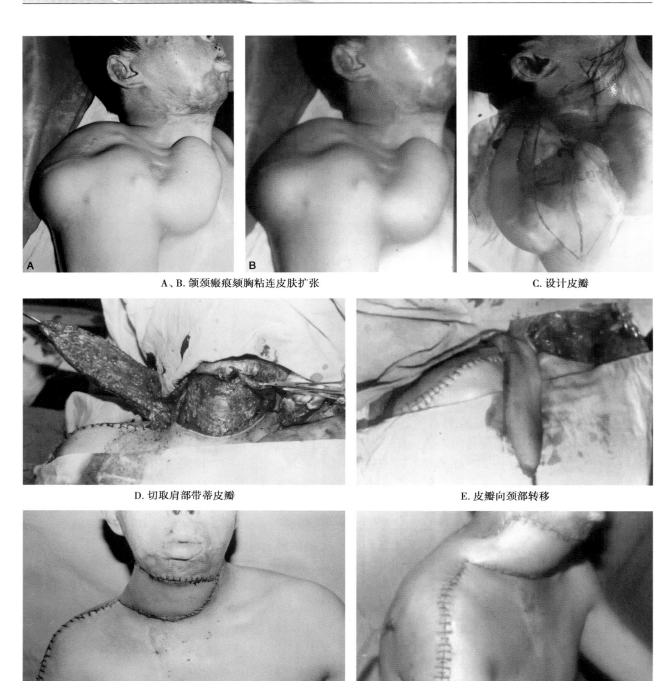

A、B. 颌颈瘢痕颏胸粘连皮肤扩张　　　　　　C. 设计皮瓣

D. 切取肩部带蒂皮瓣　　　　　　E. 皮瓣向颈部转移

F. 修复颈部创面　　　　　　G. 术后7天皮瓣成活

图 2-2-11　诊断：颌颈部烧伤后瘢痕并颏胸粘连
医疗技术：周围扩张的肩部带蒂皮瓣技术

期修薄，但皮肤面不足，应引以为戒。

5. 皮肤扩张技术（1976年）临床应用已三十余年，扩张器可置放在病区局部或邻近，已大大扩大了局部皮瓣与邻近皮瓣转位的适应证。为形成薄皮瓣，修复后不臃肿、形态好打下基础。由于是邻位皮瓣颜色近似，肩上前后是一有足够多的皮肤可用区域，再加上皮肤软组织扩张技术能增多皮肤面积与使皮肤变薄与传统的带蒂皮瓣临床应用，简单方便，效果可靠，可使手术安全无风险。

6. 颌颈颌底部瘢痕的修复，由于局部弧度变化大，除既往的皮片（皮片薄其形态好）修复外。用皮瓣修复仍无成功的形态好的经验。因此,需临床医师实践创造。

7. 此例不能算是成功病例,但给我们一些启发:肩部是否可以成为修复颈颌部皮肤缺损的供区,是否可以制作出大的薄的皮瓣,如何置放扩张器,肩部扩张带蒂皮瓣的设计,转移方式,修复范围等。在皮肤扩张技术的年代,在此部位有条件制作出薄的大的皮瓣。由于肩部距颈面部近,因此肩部作为供瓣区,以侧颈部为皮瓣蒂,向前上旋转修复颈颌面部更为方便。并且可用扩张皮瓣修复供区,也可使缝合口落在肩上或肩后。

设想　本例(1999 年)是对肩上皮肤利用的一种尝试,但肩部皮瓣修复颈颌部仍较厚,再加上皮瓣的宽度不足,因此只切除下颌缘以下瘢痕,修复后颌颈角仍未出现,形态与术前类似,仍然是皮瓣的面积不足与皮瓣较厚的结果。皮肤扩张技术在实践中证明,如第一章病案43(2009 年)、病案45(2010 年)、病案44(2011 年)以及第二章病案12,在肩上胸部为扩张皮瓣供区,能形成大面积的薄皮瓣,带蒂转移修复颌颈部是完全可行的,同时供瓣区也可用薄的扩张皮瓣修复(不影响上胸肩部形态)。本例设计不佳,如肩部(或前后)皮肤扩张,可扩张出很多皮肤,为修复颌颌颈部提供薄皮瓣是有可能的。

病案 12　左颈枕下颌腮颊部多发静脉畸形:皮肤软组织扩张技术

【病史与治疗】

诊断:左颈枕下颌腮颊部多发静脉畸形

医疗技术:皮肤软组织扩张技术

患者,男,22 岁。出生时左侧颈、左颞枕部皮肤红紫色肿物,肿物逐渐扩大,于 2006 年就医,诊断左侧颞枕颌颈部多发血管瘤,不久在某医院行左耳前上后颞部血管瘤切出植皮术(图 2-2-12:A)。2011 年 5 月 3 日入我院。左耳前、上、后侧头部有植皮痕迹(图 2-2-12:A)。血管瘤从颈前正中向左侧颈至颈后枕部,上从下颌下至颈基底到锁骨上窝,一直延续至左侧后项枕部,已有部分聚集呈红色,凸出皮肤表面,充血试验明显,无跳动(图 2-2-12:B、C、D)。于同年 5 月 7 日在血管瘤下位,左前胸及肩前紧邻血管瘤置入两个 600ml 肾形扩张器。术后注水扩张(图 2-2-12:C、D、E)。又于 2012 年 4 月 28 日手术,于下颌前侧至颈部,从颈阔肌表面掀起,切除颈前及部分侧颈部肿瘤(图 2-2-12:F、G),肿瘤均为静脉,壁菲薄,破溃后大部分溢出静脉血,有的溢出血浆,可见动脉切断后有血射出,血管壁厚。血管瘤是皮肤皮下血管瘤,由于扩张皮瓣不够修复侧颈部后部分创面,只好切除前颈及部分侧颈部血管瘤,彻底止血。切开扩张皮瓣上缘,取出扩张器,切开深浅层纤维包囊,将扩张皮瓣向上推进略有旋转,扩张皮瓣两侧(即前颈及侧颈)分别做一小"Z"字改形与下颌腮部创缘缝合(图 2-2-12:H、I),置放负压引流包扎。左侧面颊部丰满,有压缩现象(图 2-2-12:J),估计深部也有静脉畸形。9 月 7 日(术后 17 天)复查创口愈合良好,颈部形态尚可,屈伸正常。只是左侧颈及后颈枕部残留肿瘤(图 2-2-12:K、L、M、N),还需下次处理。

护理要点:①术后引流血量的观察记录护理;②皮瓣指压充血观测;③颈部术后包扎固定 1 周护理。

【治疗复查后的思考】

1. 此患者是先天性良性静脉畸形,已侵犯左侧颈部,向上延伸到下颌至下颌缘及颈项枕至发际内,向下延伸至锁骨上窝及颈基底,向前后已近颈部前后中线。另外左侧面颊腮部外观看较右侧明显丰满,充血试验明显(图 2-2-12:J),说明左腮深部也有血管瘤。其他部位未发现。

2. 1996 年国际脉管疾病研究学会(ISSYA)制订了一套较完善的分类系统,成为世界范围内研究者交流的共同标准。本例既往诊断:海绵状血管瘤或静脉性血管瘤。按 ISSYA 标准属于先天性毛细血管畸形或微静脉畸形。脉管畸形还包括淋巴管畸形、毛细血管畸形(又称"葡萄酒色斑")、动静脉畸形(又称"蔓状血管瘤")和混合型脉管畸形。

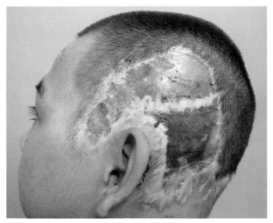

A. 血管瘤切出植皮

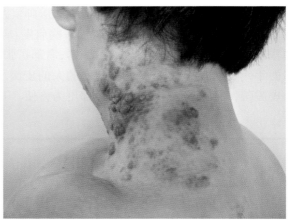

B. 左颈静脉畸形

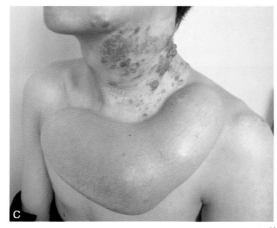

C、D. 前上胸肩前皮肤扩张

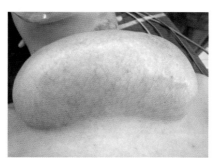

E. 持续扩张11个月

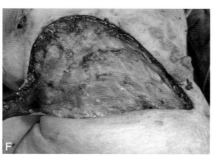

F、G. 病区大部分切除

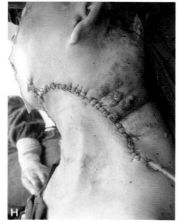

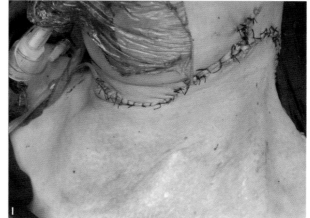

H、I. 扩张皮瓣推进缝合

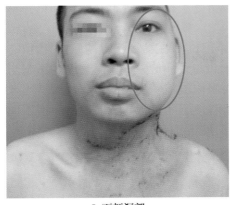
J. 面颊深部

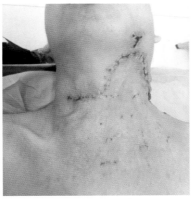
K. 术后17天后仰

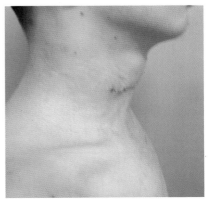
L. 右颈颌部

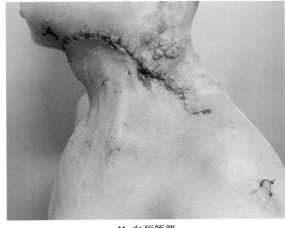
M. 左颈颌部

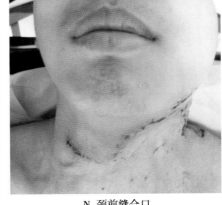
N. 颈前缝合口

图 2-2-12 诊断:左颈枕下颌腮颊部多发静脉畸形
医疗技术:皮肤软组织扩张技术

3. 静脉畸形是先天性疾病,可发生在软组织内,也可发生在骨内。软组织静脉畸形好发部位依次为:颊部、下颌部、舌下间隙、舌体和眶部。静脉畸形不会自行消失。手术切除是最快捷的方法。

4. 颌颈部是活动度大且相对外露的区域,再加上是一很大凹凸弧度部位,需修复的面积又较大,尤其前颈部,对皮肤静脉畸形切除后创面的修复,方法可能各不相同。我们是在病区下位置放大容量扩张器,用上胸肩前扩张皮瓣向上推进的方式,已修复了侧颈颌部,侧后项部还留有较多的病区。由于是局部薄皮瓣,颜色质地又一样,修复后的形态好,但是血管瘤未全部切除。

5. 本例是从颈阔肌表面掀起,静脉畸形未侵犯颈阔肌。2006 年左侧耳前、上、后侧头部病区切除植皮术至今 6 年未见复发。看来静脉畸形的彻底切除是有可能的。建议下次体表要一次切除,深部的血管瘤(左侧面颊部)经过造影检查,确定治疗方法。

6. 本例静脉畸形已 22 年。手术中见肿瘤均为静脉,壁菲薄,破溃后溢出静脉血,有的溢出血浆。可见动脉切断后有血液射出,血管壁较厚。皮肤皮下已受侵袭,易出血。但未侵犯深层组织。

7. 本例扩张器注水超量 60%,持续扩张等待近 11 个月(图 2-2-12:E),按扩张持续的时间越长,回缩率越低,利用率越高的原理,使扩张皮瓣从锁骨上缘,推进到颌缘下。本例即是回缩不明显。

8. 临床上医师与患者最愿意创口能直接对合,但实际上有很多创面不能直接对合,而专家们设计出很多方法,如植皮、皮肤成形技术、皮瓣技术等。皮肤扩张技术的出现,由于其能增大皮肤面积,又使创面能直接缝合,这一古老简单的闭合创口技术又可重新随意应用。本例,即为典型的直接闭合创口方法。

9. 本例扩张皮瓣为单侧向上推进,为使推进更多,一般常需要将深、浅层纤维包囊切开,更有利于推进。皮瓣推进越多,其两侧就会出现"猫耳朵"畸形,因此常常需要在其两侧形成小的交错皮瓣。但延长了缝合口的长度。如何能使缝合后形态好而又使缝合口短,需进一步研究。我们也进行了尝试如第一章病案 33、34,本章病案 14、23。

10. 许多病案常常在治疗后提示我们,扩张皮瓣的面积不足使某个部位(或区域)没有彻底修复,留有遗憾。这个遗憾是在置放扩张器前,医师按病区大体形态思考置放的,没有按病区皮肤实际展开的形态与面积要求置放的结果。因为目前临床完全可以多个扩张器组合置放,制作出不同形态的扩张皮瓣。因此我们主张,在置放扩张器之前,医师头脑中应思考好病区展开的实际形态与面积(尤其最远端),再按不同部位的要求,多个(大小、形态、形式)扩张器组合置放,这样思考置放扩张器可能会更准确。

设想 1　此患是 22 岁男性,由于前胸与肩部有大量的正常皮肤,因此,我们在此区域置放扩张器,实践证明左侧颈及后颈枕部残留肿瘤,如在前胸及肩前两个 600ml 肾形扩张器的左侧扩张器的下位再紧邻(延续)置放扩张器,这样会使左侧扩张出的皮肤更多,修复左侧颈部肿瘤会彻底。

设想 2　本例于 2006 年行左耳前、上、后侧头部,血管瘤切除植皮术(图 2-2-12:A)。此部位是有头发区,植皮后无头发生长,这是传统古老的拆东墙补西墙的方法。本次是用现代皮肤扩张技术,切除了病区又修复病区(图 2-2-12:F、G、K、L、M)。两种方法在一个患者身上比较,可以显示出各自的优缺点。如同时在左侧头部植皮区上前后置放扩张器,扩张后,用有头发皮瓣修复侧头区,就更能看出皮肤移植技术的进步带来的成果。

病案 13　先天性项背部黑痣:皮肤软组织扩张技术

【病史与治疗】

诊断:先天性项背部黑痣

医疗技术:皮肤软组织扩张技术

患者,男,11 岁。生后项背部即有散在、大小不等的黑痣,边缘不整齐。曾手术切除主要的一个病区,诊断不清楚,以后其他黑痣逐渐缓慢扩大,无不适症状。2001 年 2 月 18 日入院。从项部发际内 3cm、宽 17cm,右侧较多至耳后发际缘上 6cm,向下项部发际缘下有点片状、呈散在分布,再向背部集中形成倒立三角形片状聚集黑痣,偏向右侧。从项部发际内 3cm 至背部黑痣尖端总长 22cm。皮肤与皮下有移动性(图 2-2-13:A)。2 月 26 日行项背部黑痣(均进入黑痣内)两侧 4 个扩张器植入术,3 周后注水扩张(图 2-2-13:A、B)。又于同年 6 月 27 日行第二次手术,于后项部发际内 3cm 黑痣边缘向下至肩胛下角水平全部切除点片状黑痣,扩张器取出,切开深、浅层纤维包囊,扩张皮瓣向相对方向推进略有旋转修复,耳后侧颈部行小三角瓣成形。术后 8 天拆线(图 2-2-13:C)。项部发际缘略高,尤其左侧,形态不圆滑。在项后发际缘,项右侧及背部留有较长的缝合口痕迹。

护理要点:同本章病案 9。

【治疗复查后的思考】

1. 此患者出生后项、背部即有黑痣,已 11 年。从项部发际内 3cm 开始向下至肩胛骨内侧缘中下 1/3 水平,呈倒三角形,宽 17cm,长 22cm,面积较大。

2. 头后项背部是身体上较隐蔽区域,易被头发遮挡,后背部也是不经常外露的部位,但患儿父母要求对黑痣全部切除。

3. 既往皮肤移植修复创面的原则　常以次要部位修复主要部位;以中心部位修复周围部位;以非功能部位修复功能部位;以隐蔽部位修复易外露部位。此例是后项背部皮肤病变,是隐蔽部位,一般不应(除极特殊情况外)从其他部位切取皮瓣来修复,因此只能用皮片移植修复。而我们采用了皮肤软组织扩张技术修复。

4. 项背部有大面积正常皮肤,无组织器官遮挡,可充分利用,因此我们在病区左右,并进入病区两侧

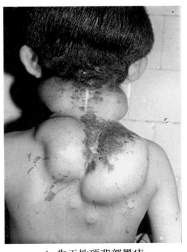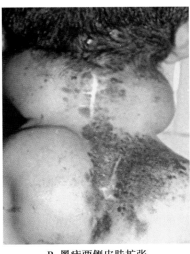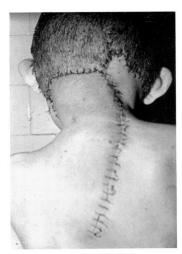

A. 先天性项背部黑痣　　　　　　B. 黑痣两侧皮肤扩张　　　　　　C. 术后8天缝合口

图 2-2-13　诊断：先天性项背部黑痣
医疗技术：皮肤软组织扩张技术（夏昊晨）

2~5cm（可使扩张皮肤推进与旋转容易）置放 4 个扩张器，注水扩张 1 个月，持续 3 个月，扩张出充足皮肤，为向对侧推进覆盖创面创造了基础条件，扩张皮瓣向前推进的同时略有旋转。

5. 皮肤扩张技术能使皮肤面积增多，又可使皮瓣变薄，修复后形态好。此例可以充分显示皮肤扩张技术的优越性：修复简单易行，并且还不破坏其他部位皮肤，用于修复创面的皮肤又是自己生长与局部皮肤的颜色、质地完全一样，只是手术缝合口略长些，应算是一种很好的方法。

6. 扩张出的皮肤越多，会为医师制造出更多的可利用空间。因此在置放扩张器时，据其创面的大小，对扩张器容量和形态与置入的方式就应深入思考，以便为自己第二次手术制造出方便易行的基础条件。

7. 皮肤扩张技术为我们提供了将既往有些不能直接缝合（必须植皮或皮瓣覆盖）的创面，变为可以推进缝合这一最古老、最常见、也是最简单、最直接、最容易的闭合创面方法。

8. 临床上在后背部置放扩张器较少，本例是在皮下脂肪层置入扩张器，超量20%注水。我们体会，由于背部皮肤较厚，皮肤与皮下组织致密，耐磨耐压。被扩张皮肤的突出部位与基底部位皮肤，外观与触感无区别，皮肤扩张后的充血期不明显。因此安全系数较高，磨破的机会较少。

9. 本例病区在项背部，为扩张后的双向推进皮瓣，双向覆盖创面较易，其缝合口在病区中间，推进的越多，常需要在其两侧形成小的交错皮瓣，但延长了缝合口的长度。项背部是较隐蔽区域，虽可不考虑缝合口长短，但缝合口短小也是很好的。局部扩张技术提供了颜色和质地与创面区完全一样的皮肤，因此缝合口的长短、形态、能否落在隐蔽部位等，是医师在术前与术中必须慎重思考处理的问题。

设想　此患彻底切除项背部黑痣，缝合后，项部发际缘略高，右侧更明显，形态不圆滑。虽然是隐蔽部位，又可用头发遮挡。说明我们对隐蔽部位修复不重视，思考的还不周全。如术前在后头枕部也置入扩张器，会将发际缘降到正常位置，在项部耐心细致设计与操作（由于皮肤面积充足），是完全可以形成很好的项部发际缘。由此认为此例手术设计比较简单，在形态上也简单化。此例警示整形外科医师，无论在什么部位，形态都不可忽视。

（夏昊晨）

病案 14　左肩烫伤后瘢痕：皮肤扩张的半圆形推进皮瓣技术

【病史与治疗】

诊断：左肩烫伤后瘢痕

医疗技术：皮肤扩张的半圆形推进皮瓣技术

患者，女，21 岁。1999 年 6 月 1 日开水致左肩部烫伤，经医院治疗近 1 个月瘢痕愈合，以后逐渐增生、痒、红，突出皮肤表面，未经任何治疗。2002 年 4 月 10 日因形态入院。左肩部有突出皮肤表面瘢痕，色与周围皮肤近似，约有 8.5cm×6.0cm 大小，形态不整，触之韧硬，略有痛感，与皮下软组织有移动性（图 2-2-14：A）。4 月 18 日于左肩瘢痕前皮下置入扩张器，3 周后注水扩张（图 2-2-14：A）。又于同年 7 月 29 日行左肩瘢痕切除，扩张器取出。先在椭圆形瘢痕切除后的创面上设计纵轴线，再在扩张皮肤上（病区的前下）设计与其中点垂直线，垂直线的两侧设计逐渐增宽，远端呈大圆弧形，按此设计皮下剥离，使扩张皮瓣向前推进中间最多，另在扩张皮肤前缘的两侧再设计切除近似三角形（角呈圆形或弧形，图 2-2-14：B），这样形成半圆形推进皮瓣（参考第一章病案 33）。切除纤维包囊和切开深浅两层纤维环，扩张皮瓣的深浅层较大范围浅筋膜深层剥离，以使所剥离的皮瓣向前推进时，垂直线部位向前推进最长，这样皮瓣远端即可形成半圆形，以利与对侧创面缘对合。可使创面缝合口达到周长的 1/2 或周长的全长之间。形成前端半圆的皮瓣向肩后推进覆盖创面（图 2-2-14：C、D、E）。皮瓣覆盖后，上肢内收位，肩部形态圆滑，外形正常，形成一圆弧形缝合口，只是肩外侧多一小切口（图 2-2-14：D、E、F）。

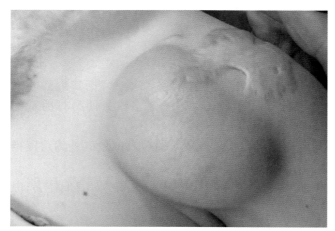

A. 左肩烫伤后瘢痕

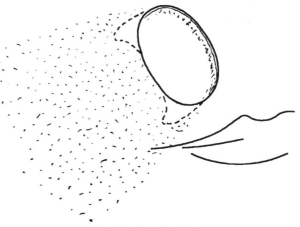

B. 设计半圆形推进皮瓣

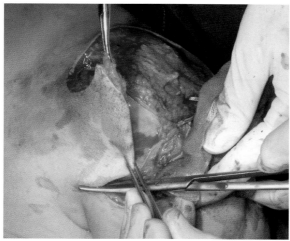

C. 切除两侧小三角形

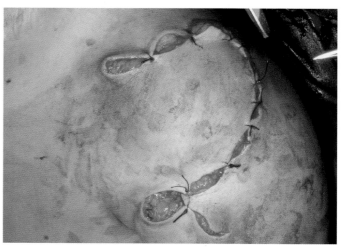

D. 形成半圆形推进皮瓣

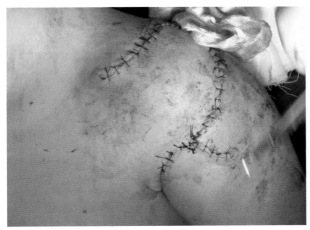

E. 推进与对侧创缘缝合

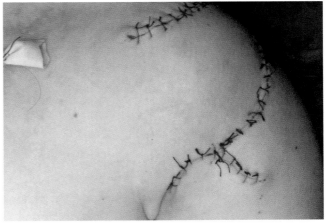

F. 缝合口

图 2-2-14 诊断：左肩烫伤后瘢痕
医疗技术：皮肤扩张的半圆形推进皮瓣技术（周韦宏）

护理要点：①局麻护理常规；②引流、积血、积液观测护理；③扩张器注水护理；④皮瓣指压充血时间观测。

【治疗复查后的思考】

1. 本例是在肩的上部外侧，一局限性占据整个肩宽度的瘢痕，突出皮肤表面，当肩背载物时有疼痛及不适感。既往常用皮片移植修复。由于此部位是凸显的部位，如肩外展位，用局部皮肤成形技术，如设计得非常恰当（是考验医师的整体设计能力），是完全有可能修复的，但估计肩部如下垂位会牵拉缝合口，易造成瘢痕增生。肩部周围有较多的皮肤，按我们设计的皮肤扩张半圆形推进皮瓣技术修复，使手术简单易行，由于皮瓣蒂宽，几乎不存在皮瓣不成活与皮瓣坏死的风险。

2. 既往的皮肤成形的推进皮瓣技术，分为矩形推进皮瓣、三角形推进皮瓣、双蒂推进皮瓣、皮下组织蒂皮瓣。是利用周围皮肤的伸缩性及可移动性，用皮肤改形设计成矩形推进皮瓣与三角推进皮瓣常用，才能将皮瓣推进到受区，修复小面积皮肤缺损与组织器官移位。

3. 关于推进皮瓣 无论是矩形推进皮瓣或三角形推进皮瓣，专家们都认为，在做推进皮瓣时，必须据部位、病区大小、皮肤的弹性与可移动性，进行术前设计（点、线、面、角），如设计准确，可按计划手术，能得到很好的结果。如设计与局部情况有差距，不能缝合或缝合不全，需植皮，会留有遗憾。设计在各个不同部位如平面、立体、弧度与邻近的组织器官等，还略有差异，有时思考不周全，还会较难，结果不理想。所以推进皮瓣作起来确实有一定难度，需一定经验。而我们设计的，皮肤扩张的半圆形推进皮瓣技术，就显得很容易，由于有充足皮肤，只要精心设计，不需植皮，缝合也容易，只是缝合口的大小与形态问题。因此皮肤扩张技术，能让医师手术时轻松。

4. 关于创面的缝合口长短 我们认为创面缝合口的长短应在创面周长的 1/2（最短）至周长的全长（最长）之间，如超出此范围，即应为医师切口不当。本例应用皮肤扩张的半圆形推进皮瓣技术，目的是使最后缝合口小于周长的长度。但如能再小会更好，仍需再改进。因此研究如何能缩小缝合口的具体的方式、方法，也是我们整形科的任务。

5. 本例扩张器置放在左肩瘢痕的前缘，目的是将缝合口推向肩的后侧，本例决不应在瘢痕的前后或瘢痕的后侧同时置放扩张器，如此，最后缝合口会落在肩的顶部或肩前。

6. 近代皮肤扩张技术的出现，使局部皮瓣技术的适应证范围大大地扩展，也大大地缩小了邻位皮瓣的应用范围。为整形外科医生在修复创面与器官重塑提供了很好的方法，但在身体上还有个别部位应用皮肤扩张技术还有一定难度。

7. 扩张的半圆形推进皮瓣与第一章病案 33 单纯的半圆形推进皮瓣，设计是完全一样的，而扩张的半圆形推进皮瓣，会扩大单纯半圆形推进皮瓣的修复面积与适应证范围（第一章病案 34）。半圆形皮瓣最后其缝合口长度会在病区周长的 1/2 至周长的全长之间。

8. 为了防止瘢痕增生,术后进行按期的放射治疗。

> **设想**　扩张的半圆形推进皮瓣技术:本方法是利用皮肤扩张技术能增加皮肤面积的特点,在扩张皮肤的中轴线即病区中轴线的垂直线,其中轴线部分皮肤扩张得最多,如使皮瓣按中轴线方向前推进,中轴线上的皮肤会向前推进的最多,两侧会逐渐缩小,再加上皮瓣前端两侧切除的小三角形皮肤与纤维包囊和纤维环,以及皮瓣近侧再作较大皮下剥离,增加了皮肤移动性,形成前端呈半圆形的皮瓣缘是可行的,即形成半圆形推进皮瓣。问题是在什么部位形成,两侧小三角形如何设计与切除仍值得深入研究与实践。

（周韦宏）

病案 15　右肩、上胸背烫伤后瘢痕增生:皮肤软组织扩张技术

【病史与治疗】

诊断:右肩上胸背烫伤后瘢痕增生

医疗技术:皮肤软组织扩张技术

患者,男,38 岁。1998 年 6 月中旬在工作中不慎,右肩、上胸背部被滚烫的沥青油烫伤,至医院诊断深 2 度烫伤,经一个月余的治疗,创面全部瘢痕愈合。以后瘢痕逐渐增生,并有痒感。1999 年 2 月 23 日以右肩、上胸背瘢痕增生入院。右肩、上胸背瘢痕,从背中线至右肩外后侧缘(长 26cm),向背侧至肩胛骨冈下缘,向前占据肩内侧 1/2(宽 7～9cm),顺颈基底绕向颈前近中线(长 25cm)至上胸。瘢痕发红,凸出皮肤表面,高低不等,触之硬韧,有充血,与皮下有移动性(图 2-2-15:A)。2 月 28 日于侧颈、后背、肩上前与前胸共置放 300～600ml 扩张器 5 个。3 周后注水扩张(图 2-2-15:B)。又于 8 月 10 日行瘢痕彻底切除,扩张器取出,清除增生的纤维包囊与纤维环,并向后背、肩外前侧、前胸部皮下松解。再将后背部扩张皮瓣向上与肩外侧和上前胸部扩张皮瓣向上内侧推进与肩颈基底皮缘对合。术后 46 天复查,颈基底缝合口处有增生,后背部向肩部推进的皮瓣有色素沉着,并有汗毛生长,右肩活动正常(图 2-2-15:C)。

护理要点:同本章病案 19。

【治疗复查后的思考】

1. 本例右肩背部皮肤烧伤后瘢痕面积较大,背肩部最宽处为 26cm,前后长 25cm,占据了绝大部分肩上、后、前部,肩部活动功能正常,也无牵拉局部引起畸形。肩部瘢痕,多半只影响外形,没有或少有挛缩畸形。因此,没有或只有轻度功能损害,一般常采用非手术疗法医治。为了外观需求,如何修复,既往可借鉴的临床经验较少。肩部虽可不承担重物,但也会被衣服日积月累地摩擦和压迫,临床常用的中厚或全厚皮片移植修复,值得慎重思考。远位移植如此大的皮瓣,是否值得,临床也无经验报告。我们采用了可以增加皮肤面积的皮肤软组织扩张技术。

2. 肩背部是一圆滑的脊形,其内侧与圆柱形的颈部相连,外侧为凸圆形的肩头。肩部与背部皮肤厚韧,耐磨耐压,皮下移动性与伸缩性较小,张力较大,抵御外侵的能力较强。肩部弧度较大。对于男性肩背部也是经常外露部位,其形态也显出男性特征。

3. 由于肩背部皮肤的伸缩性与移动性均较差,我们将扩张器置放在瘢痕边缘的颈基底、外侧、上后背(大容量 600ml、300ml、150ml)与上前胸(300ml)部的皮下脂肪层。停止注水后等待了 3 个月余,使扩张皮瓣的回缩率缩小。切除增生的纤维包囊与纤维环,并向后背、肩外前侧、前胸部皮下松解,使其皮肤的移动性增大。充分利用皮肤的移动性和扩张皮瓣,修复瘢痕切除后的较大创面。

4. 扩张皮瓣修复后术后 1.5 个月复查,右肩部形态佳,有汗毛生长,局部痛觉存在。皮瓣有色素沉着(一般认为皮瓣常不出现色素沉着),在皮肤扩张期扩张皮肤无异常变化,转移后出现,原因不清,需观察。

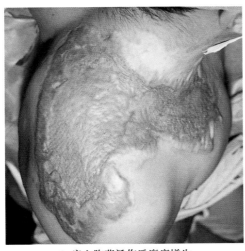

A. 肩上胸背烫伤后瘢痕增生

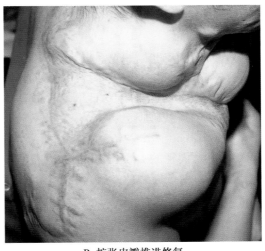

B. 扩张皮瓣推进修复

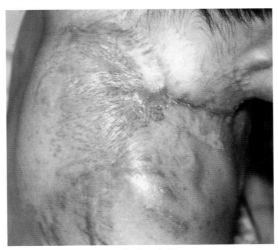

C. 术后1.5个月

图 2-2-15 诊断：右肩、上胸背烫伤后瘢痕增生
医疗技术：皮肤软组织扩张技术（夏昊晨）

我们还遇到带蒂皮瓣断蒂后色素沉着者（第一章病案17）。

5. 本例是利用背、胸与肩外侧扩张皮瓣，以简单的推进方式修复创面。皮瓣是局部扩张的薄皮瓣，颜色、质地与肩周皮肤一样，因此修复后不臃肿，形态佳。此手术是局部手术，不破坏其他处皮肤，损伤小，只是疗程长些。一般肩部皮肤瘢痕，常不必修复，我们用皮肤扩张的方法修复，目前可为一种较好的方法。

设想 本例1.5个月复查颈基底部缝合口有增生，可能是皮肤张力大（皮肤面积不足）或缝合不佳的结果，以后应重视。另外，用后背部扩张皮瓣修复背肩部，提示我们：后背腰、侧胸腹与肩上胸部皮肤较多，是身体的隐蔽部位，又无组织器官遮挡，是皮瓣极好的供区。如何在背腰、侧胸腹部形成扩张皮瓣供区，又如何转移应用，是临床值得开发研究的问题。我们对此在临床上也作了尝试，如侧胸腹部参考本章病案19、20，肩上胸部参考第一章病案43、44、45，以及第二章病案12，这些部位的扩张皮瓣如何形成，尤其如何转移以及晚期效果都应进一步观察，还有如何改进等。

（夏昊晨）

病案16 左上臂内前侧皮肤撕脱伤：胸前外侧岛状皮瓣技术

【病史与治疗】

诊断：左上臂内前侧皮肤撕脱伤

医疗技术：胸前外侧岛状皮瓣技术

患者，男，28岁。1987年5月10日早8时许车祸致左臂内侧皮肤撕脱伤，经当地医院止血包扎后下午2时来院（被撕脱的皮肤破损已丢弃）。左臂从腋窝下至前臂上1/3处前内侧皮肤缺损，显露深部软组织，长约27cm，宽约13cm（图2-2-16：A）。急诊清创后，见左上臂内侧，从腋部向下沿肘内侧至肘内髁下处皮肤缺损，宽度近上臂周径的1/3强，皮肤从深筋膜浅层撕脱，可见深筋膜，臂内侧皮神经未查到，贵要静脉在出筋膜孔处已栓塞，前臂内侧皮神经可见，但有牵拉撕脱痕迹，肱二头肌与肱三头肌表面有疏松组织与脂肪（图2-2-16：A），牵拉四周创缘皮肤复位，呈一长22cm、宽13cm近似梭形缺损，纱布包扎。于侧胸部按胸前外侧皮瓣设计，上从腋前皱褶处，下至第10肋缘，设计长23cm、宽15cm皮瓣，在腋部切口，解剖找到腋动脉第2、3段，探查腋动脉向下发出的分支，找到胸外侧动与胸外侧浅动脉，沿血管携带周围较多的疏松组织向远端游离至皮瓣，在深筋膜下掀起皮瓣，使其完全游离，查看皮瓣远端血供良好。腋部切口与创面连接，以蒂部为旋转中心，将皮瓣移至左侧臂内侧创面缝合。供瓣区拉拢缝合，残留的创面，从同侧大腿切取中厚皮片植皮覆盖。术后两周皮瓣成活良好，皮片85%成活佳，其周边几处皮片发绀，经几次换药愈合，臂与前臂功能正常，只是肘上下略显臃肿（图2-2-16：B）。

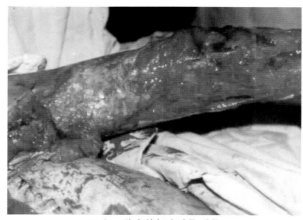
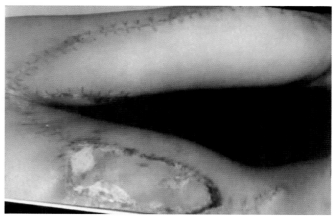

A. 左上臂内前侧皮肤撕脱伤　　　　　　　　　　B. 胸前外侧岛状皮瓣修复

图2-2-16　诊断：左上臂内前侧皮肤撕脱伤
医疗技术：胸前外侧岛状皮瓣技术

护理要点：①全麻术后护理；②仰卧左臂略外展位；③引流护理；④皮瓣颜色、充血、淤血观测。

【治疗复查后的思考】

1. 本例是急性左臂内前侧皮肤撕脱伤，面积从腋前皱褶下至肘内髁下处，宽度近上臂周径的1/3。可见深筋膜、前臂内侧皮神经、浅静脉已栓塞，创面为长约27cm、宽约13cm大小。我们选用了带胸外侧动脉与胸外侧浅动脉血管蒂的胸前外侧岛状皮瓣转移修复。

2. Boeckx（1976年）首先报道，应用腋动脉发出的直接皮动脉、胸外侧动脉或胸外侧浅动脉为蒂，在胸壁前外侧设计皮瓣，称为腋下胸外侧皮瓣。以后Quillen（1978）等应用于头部、乳房和上臂等组织缺损的修复。

3. 胸前外侧部皮肤虽然可由两条不同起源的动脉供血，其起点十分接近，且走向大致相同，但常有变异（Taylor和Daniel报道，在20具尸体解剖中有3具变异。Harii报道11例，有2例胸外侧动脉缺如）。因此可以其中1条血管为轴设计皮瓣。我们在解剖时发现本例胸外侧动脉和胸外侧浅动脉都存在，而胸外侧动脉略粗。因此以此两血管为蒂形成的皮瓣。由于不做游离移植，所以没做其根部解剖。

4. 侧胸皮瓣的适宜切取范围，各家说法不一，一般认为可切取 10cm×15cm。国内兰行简（1980 年）、杨增年（1982 年）等亦先后报道了侧胸皮瓣游离移植成功病例，在他们的报道中，皮瓣最大面积为 20cm×15cm。我们从腋下开始下至第 8 肋间，在侧前胸部切取了长 22cm、宽 13cm 梭形皮瓣，皮瓣成活。有人还认为皮瓣切取范围，前界达锁骨中线、后界达腋后线、下界为第 8 肋骨。

5. 胸前外侧皮瓣血供恒定，供瓣区隐蔽，一般创面多可直接缝合，皮瓣色泽、质地均良好，与臂内皮肤极近似。带血管蒂修复臂内侧皮肤缺损，由于血管蒂周围带有较多软组织，皮瓣旋转近 180°，不影响血供，转移极为方便。此皮瓣操作简便，手术成功率高。

6. 在腋部解剖时注意保护好腋动、静脉和在血管神经鞘内的臂丛神经，并要注意避免损伤在胸外侧动脉旁支配前锯肌的胸长神经。

7. 本例是年轻人，侧胸部切取的皮瓣略宽，所以需植皮，这样就形成传统的拆东墙补西墙的方法。

8. 此皮瓣较薄，皮肤色泽、质地均良好，与臂内皮肤极近似，供区较隐蔽，修复上臂形态尚佳。但对侧胸部破坏性较大，对女性患者，切取皮瓣对乳房的外形及血供有一定影响，宜慎用。又需他处切取皮片修复供瓣区，体表留的手术痕迹较多。

9. 胸外侧动脉、胸外侧浅动脉、胸背动脉和肱动脉皮支，根据解剖学规律，均需经过腋前、后皱襞上端连线这个门户进入各皮瓣区域。了解这一解剖特点，在皮瓣设计及手术切口时，即可灵活应用。因此可形成以胸背动脉或肱动脉皮支为蒂的腋下皮瓣。

10. 该皮瓣无明确可供移植的神经，故不能形成带感觉的皮瓣。前臂内侧虽不是持重部位，但与胸壁接触可感受夹物的力度。臂内侧皮神经清创时未查到，因此左上臂内侧皮瓣感觉的恢复存在一定困难。

> **设想** 近代关于急性皮肤缺损的修复方法，由于皮肤扩张技术（1976）的出现，可形成局部多余皮肤，手术简单易行。对于某些部位急性皮肤缺损的创面，可行适当位置扩张器植入术，同时换药处理创面使肉芽或瘢痕覆盖，待二期扩张皮瓣修复（如第一章病案 17 和第五章病案 27）。此例是否合适请同道批评指正。方法有：①可在胸外侧动脉和胸外侧浅动脉深层置放扩张器，创面换药；②可在侧胸部皮下置放扩张器，形成扩张的带蒂皮瓣（如本章病案 19、20），二期转位。关于臂部皮肤缺损处剩余的皮肤区域，能否置放扩张器，由于臂是圆柱形，置放扩张器两侧无固定点，扩张器的牵拉可使创面扩大，目前未见报道。但可事先置放扩张器，创面局部换药，待瘢痕愈合后再扩张，时间较长，是否值得，值得深思。

（王　洁）

病案 17　左前臂屈侧烫伤后瘢痕：皮肤软组织扩张技术

【病史与治疗】

诊断：左前臂屈侧烫伤后瘢痕

医疗技术：皮肤软组织扩张技术

患者，男，25 岁。1996 年 6 月中旬，在工作中不慎被热油烫伤，经医院诊断为深Ⅱ度烫伤，经 1 个月余的治疗后瘢痕愈合。1998 年 8 月 1 日以左前臂屈侧烫伤后瘢痕入院。其屈侧在前臂中上 1/3 部位，内外侧缘到前臂两侧中线，有 10cm×11cm 大小，色浓淡不均呈花斑样瘢痕皮肤，已软化，皮下有移动性（图 2-2-17：A）。8 月 6 日于瘢痕两侧（前臂尺桡背侧）皮下（前臂内外侧皮神经与贵要静脉和肘正中、副头静脉浅层）置入 300ml 扩张器各一个，2 周后注水扩张。同年 12 月 15 日行第二次手术。在扩张皮肤上设计并切取矩形推进皮瓣（图 2-2-17：B），于皮下切除瘢痕皮肤，两侧取出扩张器，切除纤维包囊，并于皮下分离，使皮下移动性大，将尺桡侧矩形皮瓣向对侧推进，为使缝合缘无张力，皮瓣皮下间断用可吸收线缝合固定减张,皮缘对合后皮下与皮内缝合。术后10天创口一期愈合,前臂外形佳,只是在前臂屈侧留有缝合口痕迹(图2-2-17:C)。

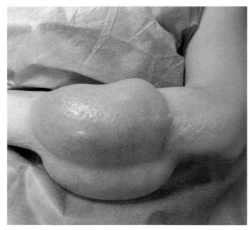

A. 瘢痕两侧皮肤扩张

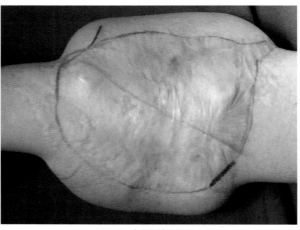

B. 左前臂屈侧瘢痕

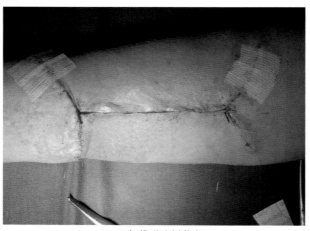

C. 双侧推进皮瓣修复

图 2-2-17　诊断:左前臂屈侧烫伤后瘢痕
医疗技术:皮肤软组织扩张技术

病案 18　先天性左腕背部黑痣:皮肤软组织扩张技术

【病史与治疗】

诊断:先天性左腕背部黑痣

医疗技术:皮肤软组织扩张技术

患者,男,23岁。生后右腕上背侧即有一长条形黑痣,宽约0.5cm,长约1.5cm,无不适症状,其黑痣逐渐扩大。曾行激光治疗,医师告之黑色素可消失,但在皮肤上会留有花斑样变化。1998年7月8日以先天性左腕背部黑痣入院。左腕背有深黑褐色与浅褐色宽8cm、长7cm病区,病区皮下有移动性(图2-2-18:A、B)。于7月13日在黑痣近位皮下(腕背静脉浅层)置放扩张器,注水扩张(图2-2-18:A)。又于同年10月23日第二次手术,黑痣切除,扩张器取出,扩张皮瓣向远侧滑行推进覆盖创面缝合。3.5个月复查,腕背侧缝合口瘢痕已软化,原扩张皮肤有色素沉着,皮肤部分缝合痕迹增宽约有0.5cm。手部功能正常(图2-2-18:C)。

护理要点:①注水扩张护理;②术后引流护理;③皮瓣指压充血时间观察记录。

【治疗复查后的思考】

1. 本病案与本章病案17均为青年男性,本章病案17是左前臂屈侧中上1/3部位烫伤后瘢痕,而本病

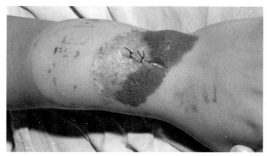
A. 先天性左腕背部黑痣

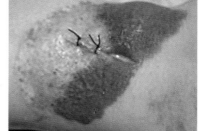
B. 皮肤扩张

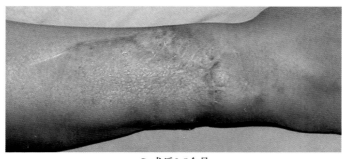
C. 术后3.5个月

图 2-2-18 诊断：先天性左腕背部黑痣
医疗技术：皮肤软组织扩张技术（夏昊晨）

案是先天性左腕背部黑痣。都是经常易外露部位，均为其外观形态来诊。

2. 本病案是腕背侧黑痣，形态为斜横行占据整个腕背侧长7cm，宽7cm，是屈腕时皮肤伸缩度最大部位。既往病区切除植皮为首选，简单易行。本章病案17是左前臂中上1/3屈侧皮肤瘢痕，呈颜色浓淡不均花斑样瘢痕皮肤外观，内外侧缘到前臂两侧中线，面积为10cm×11cm，无功能障碍。但此两例是经常明显外露的前臂屈侧及腕背侧，不易遮挡部位。对此部位的治疗，外观应协调，是治疗的目的。因此，形态（颜色质地与周围协调）是治疗的中心。皮肤扩张是不影响皮肤颜色与质地的技术，又能使局部皮肤增加面积。因此我们选用了皮肤软组织扩张技术，但也会留有手术缝合口痕迹。

3. 前臂与腕部是一圆柱体，横径与纵径上都有正常皮肤，如何利用正常皮肤，与扩张器置放的位置有关。我们在本章病案17是用其横轴上皮肤扩张，利用伸侧的一半正常皮肤，用大容量扩张器扩张，修复屈侧一半的瘢痕皮肤，即圆周的一半的皮肤扩张出其一倍。看出皮肤的潜力与皮肤扩张技术的优越性，然后用矩形推进皮瓣的方式修复。而本病案是用其纵轴上的皮肤扩张，然后只用简单的推进方式修复。哪种方式更好，值得同道们进一步研究。

4. 本章病案17的扩张器置放在皮下，并超量60%注水，停止注水后持续扩张等待3个月。病案18扩张器置放在皮下，并超量20%注水，停止注水后持续扩张待待1.5个月余（按持续扩张时间越长，回缩率越低，利用率越高的原则），手术中又切除了纤维包囊，为使缝合缘无张力，皮瓣向前推进，间断于皮下用可吸收线缝合固定减张，使术中及时回缩很小，再加上修复区域是圆柱体，有支撑力。我们去除了所有回缩因素。

5. 关于矩形推进皮瓣技术，既往虽说可在全身应用，但此种皮瓣在特定（周围组织器官及皮肤限制）部位应用，可能更适合，如鼻根部、上唇正中、指腹侧远端等皮肤（小面积）缺损。如在三个方向都可提供皮肤区域应用，就显得小题大做。缺点为切口长，缝合口多为直线，切除的正常皮肤略多，增加缝合口痕迹残留。本章病案17在前臂屈侧留有纵行与横行缝合口。而本病案在腕背侧留有横行缝合口。

6. 皮肤软组织扩张技术很简单，但扩张出的皮肤如何应用，用什么方式转移，能否充分利用，值得思考。因此，局部病区大小、部位等情况，必须先考虑用什么方式转移，然后再确定置放扩张器位置，最后确定扩张器容量与形态。

7. 由于前臂与腕部皮下有浅表静脉与皮神经(如副头静脉、前臂正中静脉、贵要静脉的分支及桡神经浅支等与其他部位不同)。如要在前臂与腕某部位置放扩张器,在设计定位时,一定要了解局部表浅血管与浅神经走行和神经血管穿出筋膜部位。由于置放扩张器的腔隙是在盲视下剥离,以便决定是在其上或下或神经血管穿出筋膜点的部位,是否给予解剖与分离等。最好不损伤为好。本病案与本章病案17,我们是在血管神经浅层皮下剥离,术前要在皮肤上标记静脉与皮神经走行,剥离时一定要耐心、细致、缓慢进行,手术动作要柔和,有静脉与皮神经的局部要在其浅层分离,绝不应破坏皮下血管网(易造成皮瓣淤血如第五章病案26),无静脉与皮神经部位要略多的保留皮下脂肪,尽量不要破坏静脉与皮神经,剥离此腔穴有一定难度,要重视。当皮肤扩张完成后,用什么方式转移都不受影响。如扩张皮瓣上有血管神经,在转位时须切断或还须解剖。因此在此部位置放扩张器时医师一定要耐心细致的解剖置放扩张器的腔隙。

8. 我们是利用皮肤扩张技术,在皮肤病区局部,制作扩张皮瓣(颜色、质地与病区完全一样),用以修复创面,能保证局部视觉满意,只是留有缝合口痕迹。

9. 本病案扩张皮瓣推进修复创面后,皮瓣上有色素沉着,原因不清,可能与局部缺血或失神经营养有关,估计以后可能恢复。

10. 本病案与本章病案17由于是局部扩张皮瓣修复后形态、弧线、颜色、质地,除缝合口外,外观良好,并且还不破坏其他部位皮肤,是自己生皮修复自己的生理方法。

(夏昊晨)

病案19　右前臂烧伤后环形瘢痕:侧后臀部扩张的双蒂"Ω"形薄皮瓣技术

【病史与治疗】

诊断:右前臂烧伤后(乙醇火)环形瘢痕

医疗技术:侧后臀部重叠扩张的双蒂"Ω"形薄皮瓣技术

患者,女,20岁。1999年7月5日吃火锅时乙醇溅于右前臂被火烧伤,2/3为Ⅱ度,1/3为Ⅰ度,经过消炎局部换药逐渐好转,留有环形烧伤后瘢痕性痕迹。影响外观。2000年10月3日来诊。从右前臂伸侧上1/4与屈侧上1/3交界处向下至腕部,除腕上桡侧有部分正常皮肤外,其他均为呈一环形瘢痕皮肤。手腕部屈伸功能良好,由于局部瘢痕,手部拇指末节背伸位,环、小指近指间关节屈曲位(图2-2-19:A、B、C)。10月10日行第一期手术,于同侧后臀外后侧,在皮下脂肪浅层重叠置放600ml扩张器2枚,其后侧延续再置放600ml扩张器1枚,2周后开始注水,超量20%以上(图2-2-19:D)。又于2001年3月21日,行前臂环形瘢痕皮肤于皮下彻底切除,保护好前臂屈伸侧浅静脉及各皮神经分支,尽量使前臂近远侧环形皮缘不成直线,在上肢自然下垂位,相当于前臂瘢痕上下缘的上下2cm,水平线与前臂、腕部相同平面,在臀部扩张皮肤上、下横行切开皮肤,取出扩张器,将延续扩张的皮瓣尽量向前推进,前方多余皮瓣向后移位,上下开口其长度是同一平面前臂、腕部周长的1/2。形成能容纳瘢痕切除后前臂的"Ω"形大皮瓣。将同侧切除瘢痕后的上肢屈曲,前臂创面套上剪除四指的手套(用长线系上)及手部戴手套(保护创面及便于在双蒂大皮瓣内通过),事先将系在手套上的长线穿过大"Ω"形皮瓣内,然后将手从扩张皮瓣上方的横切口进入,通过双蒂大皮瓣内,再从扩张皮瓣下方的横切口穿出,用线拉出套在前臂的手套,并脱掉手部手套,分别对合上下皮瓣缘与前臂上下环形皮缘,扩张皮瓣的上下缘处纤维包囊与前臂皮下或筋膜缝合,缝合皮肤,使前臂与侧后臀腰部分离1~2cm固定,形成双蒂"Ω"形皮瓣(图2-2-19:D、E、F)。术后皮瓣在前臂外上方尖部有部分血供不佳,小部分坏死(图2-2-19:E、F)。3周后4月18日行断蒂手术时坏死皮肤切除缝合。前臂术后经过间断的3年复查,屈及背侧皮肤颜色、质地与前臂极近似,形态、除前臂桡侧中部弧线略差外,其他弧线均协调(图2-2-19:G、H、I、J),皮瓣已有痛觉与温度,但较正常皮肤仍有差距。供瓣区臀部形态与对侧类似,留有较长的缝合口(图2-2-19:K),缝合口瘢痕已软化且增宽0.5~1.5cm。

护理要点:①全麻术后护理;②右前臂与臀髋固定护理;③引流护理;④皮瓣颜色、指压充血时间的观测护理;⑤断蒂护理。

【治疗复查后的思考】

1. 本例是前臂烧伤后(乙醇火)环形瘢痕,从前臂上1/4开始至腕部(下1/3桡外侧部分正常皮肤)。

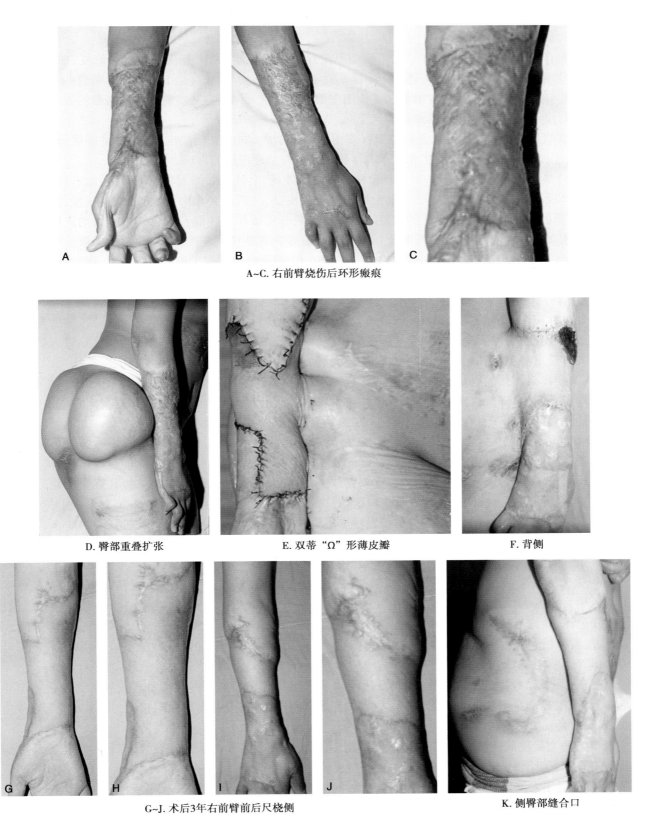

A~C. 右前臂烧伤后环形瘢痕

D. 臀部重叠扩张　　　E. 双蒂 "Ω" 形薄皮瓣　　　F. 背侧

G~J. 术后3年右前臂前后尺桡侧　　　K. 侧臀部缝合口

图 2-2-19　诊断：右前臂烧伤后（乙醇火）环形瘢痕
医疗技术：侧后臀部重叠扩张的双蒂"Ω"形薄皮瓣技术（夏昊晨）

患者是 20 岁年轻女性,前臂又是经常外露部位,基本无功能障碍,以外观形态要求来诊。如何修复,值得探讨。

2. 前臂环形皮肤瘢痕,既往由于大面积全厚皮片供区受限制,常用整张中厚皮片修复,成活后有质地、颜色的差距,局部除色素沉着外还显不丰满。对于肢体环形瘢痕,也有为了解除环形瘢痕的挛缩,将环形瘢痕纵形切除一部分,然后植皮的方法。而用皮瓣修复目前无明确方法。前臂环形瘢痕的修复,所需皮瓣面积较大,而皮瓣还不能厚。因此供瓣区受限。

3. 皮肤软组织扩张技术不仅能使供瓣区皮瓣的面积增大,同时又能使皮瓣变薄,是提供此类大皮瓣的好方法。因此我们设计了皮肤扩张技术与传统带蒂皮瓣结合应用的方法。

4. 本例是前臂皮肤烧伤瘢痕,形成花斑样瘢痕皮肤外观,上肢及手部无功能障碍,因此求医是前臂外露时形态外观不佳,是视觉要求。而目前治疗前臂瘢痕皮肤,一般应要求两方面:①是皮肤颜色应均匀一致;②是不臃肿,臃肿也是前臂形态的重要障碍。目前只有皮瓣移植才能有颜色均匀一致的皮肤外观,左侧前臂皮肤颜色与右侧完全一样,但不能切取,因此,只好从其他可供皮瓣部位,即远位提取皮瓣,但与前臂皮肤颜色仍有差距。由于环形瘢痕皮瓣的需求量较大,因此我们选用了皮肤扩张技术,同时还能制作成薄的皮瓣,我们将供瓣区设定为同侧臀部。

5. 侧后臀部扩张的双蒂"Ω"形薄皮瓣技术是利用臀部与前臂易接近,供皮范围广,利用皮肤扩张技术在增加皮肤面积的同时又可制作成薄皮瓣,最后形成双蒂"Ω"形薄皮瓣,用传统的带蒂转移的方式,将前臂环形创面置入"Ω"形皮瓣内。臀腰部皮肤较厚,我们是在皮下即真皮血管网下脂肪浅层置入扩张器。再加上大容量重叠扩张和延续扩张的方式,尽最大努力扩大局部皮肤面积,以利形成大的双蒂"Ω"形皮瓣的同时,又使皮瓣扩张的更薄。扩张后形成符合要求的薄皮瓣后,再持续扩张等待 3.5 个月,使扩张后的薄皮瓣稳定,回缩率降低。实践证明皮肤扩张技术可以制作出大面积的薄皮瓣,扩张器置入的层次一定在浅筋膜的浅层,即皮下(真皮下血管网下)脂肪层。持续扩张时间一定要长些。

6. 本例扩张器植入术采用了两种方式,一种为重叠置放;另一种为延续置放(即紧邻置放)。在最后向下位扩张囊注水中,重叠置放的下位扩张器向前移位,在设计位置的前侧,等于向前延续扩张,扩张皮肤可向后推移,不影响形成"Ω"皮瓣。关于重叠置放扩张器后,在注水过程中如何保持其重叠位置,是临床医师值得重视的问题。我们的经验是首先向下位扩张囊内注水,量在容量的 1/5 ~ 2/5,然后向上位扩张囊注水,下位扩张囊形成如托盘样,上位扩张囊注水足后(可超量 100%),再向下位扩张囊内注水,下位扩张囊注水量到容量的 80% 停止,这个时期一定注意扩张囊移位,每次注水都要观察位置,本例即在此时,下位扩张囊向前移位的。上位扩张囊注水,如稳定可超量至 100%。

7. 关于供瓣区,我们选择在侧后臀腰部,此处皮肤与前臂皮肤类似,只是皮下脂肪较密集,是较厚的皮肤区域,由于:①位置与前臂易接近;②可提供的皮肤量大;③带蒂皮瓣与前臂连接时,患者肢体舒服;④皮肤色泽,质地与前臂相近;⑤供瓣区隐蔽,且能直接拉拢缝合。实践证明手术简单易行,损伤小,形态较好,皮瓣移植到前臂不臃肿,供瓣区隐蔽(图 2-2-19:K),不需要移植皮片,残留的痕迹少,移植的皮瓣经10 ~ 18 个月后有感觉恢复。是一种修复前臂环形创面的较好方法。只是需 3 次手术,治疗时间较长。

8. 关于双蒂"Ω"形皮瓣的形成,术前测量好病区长度,以利选用扩张器的长度,皮肤扩张的量一定要足够,要采用局部重叠扩张和延续扩张的方式,有足够的扩张皮瓣,可向前或后推进,形成"Ω"形双蒂皮瓣,一般较易。

9. 本病案是皮肤烧伤,不侵及皮下,手部功能不受影响,无肿胀,也无淋巴回流障碍。在切除环形瘢痕皮肤及皮下组织时必须耐心细致解剖,对前臂浅静脉(贵要静脉、前臂正中静脉、副头静脉)各分支必须保护好,前臂屈伸侧静脉一旦破溃,必须缝合,以保证术后手部不发生肿胀,本例术后手部未发生静脉回流障碍。对皮下脂肪,据皮瓣厚度与修复后前臂外形的要求,对各部位脂肪应适量切除,以达到前臂弧线要求,为扩张的薄皮瓣(也比皮片厚)制造出空间,以使皮瓣移植到受区不显臃肿弧线好。

10. 由于本双蒂"Ω"形皮瓣,最后是形成一失神经皮瓣,如何使皮瓣移植后有神经恢复,只能靠创面末梢神经的长入。因此在切除前臂瘢痕皮肤时,一定要保留好前臂屈、伸侧各皮神经分支及末梢。术后 3年复查,不臃肿,形态佳,颜色与前臂上下皮肤近似,皮瓣在 10 ~ 18 个月有感觉恢复(图 2-2-19:G、H)。供瓣区在腰臀侧后部,有略宽的线形缝合痕迹。

11. 关于纤维包囊问题　由于切除纤维包囊较困难,未做切除,能否有阻隔感觉神经纤维长入皮内的作用,值得观察与研究。由于纤维囊是硅胶刺激的产物,去除刺激后很快会被吸收,再加上神经生长较缓慢,估计这种可能性不存在。

12. 本例利用上述方法,移植了长 16～28cm、宽 15～25cm 大的薄的双蒂"Ω"皮瓣,而供瓣区还可直接缝合。创面只有两处,免除了皮片移植及皮片供区创面,使手术损伤减小,并且还是大的薄的皮瓣,是修复体表皮肤缺损难得的材料。

13. 本例术后间断随访 3 年,各种组织已处于稳定状态,颜色均匀一致与周围近似,皮下组织可移动,前臂无臃肿,弧线佳,形态较好。皮瓣移植后在上端前外侧边缘有部分坏死,坏死皮肤切除后缝合,只是前臂中 1/3 前外侧弧度凹陷,就差这一点点,影响形态(图 2-2-19:I、J),是个遗憾。因此皮肤量的多少可决定皮肤的弧线与形态。前臂留有的缝合口痕迹在腕部及前臂上 1/3 处为横斜形,断蒂的纵行缝合口在前臂内侧。供瓣区在臀腰外后侧,是短裤可遮挡的部位。

14. 关于扩张皮瓣回缩问题　我们是将外后侧臀部扩张器注水超量 20% 后,等待了 3 个半月,扩张皮瓣的回缩率也会较低。再加上皮瓣是环形移到前臂,对皮瓣有张力,也有防止皮瓣回缩作用。

15. 本病案特点是前臂皮肤烧伤后环形瘢痕,只是瘢痕皮肤呈花斑样,视觉有差距,又是外露部位,影响心态。皮肤外观颜色能均匀一致,只有皮瓣可能形成。前臂皮下组织较少,皮片移植又显略薄,而皮瓣又显很厚,如何形成薄皮瓣是修复前臂的难题。本例是将扩张器埋置在皮下脂肪浅层的位置,皮肤扩张技术又可使皮瓣变得更薄,皮肤扩张后又等待了较长时间,再加上,在保护好末梢血管及神经的基础上,按前臂不同部位的需要,切除前臂皮下脂肪组织,以使其厚度与扩张皮瓣的厚度一致,最后前臂线条好。

16. 关于修复前臂环形皮肤缺损的皮瓣供区,靳小雷等(2004 年)是利用上腹部置入大容量扩张器,扩张后形成双蒂皮瓣,将左前臂环形黑痣切除后的创面置入其内,3 周后断蒂,但皮瓣臃肿形态不佳。我们是将侧后臀部设为供区,实践证明,侧后臀部皮肤的颜色、质地,更接近于前臂,只是皮瓣无神经支配。因此我们认为本法可成为修复前臂环形瘢痕的一种较好的方法。由于侧后臀部有大面积正常皮肤,又无组织器官遮挡,并且还是隐蔽部位。此区域皮肤应进一步开发、研究、利用。

> **设想**　此患术后在前臂外上方皮瓣尖部(此尖角大约 90°),首先出现淤血,以后有小部分皮肤坏死(图 2-2-19:F)。提示扩张皮瓣上的静脉回流值得研究,此小部分皮瓣坏死,影响前臂形态。如以后再做扩张的双蒂"Ω"形薄皮瓣时,皮瓣的两侧防止成角略小,以防皮瓣坏死。另外如何能携带皮神经移植到受区值得研究与实践。

(夏昊晨)

病案 20　右上肢皮肤撕脱伤环形邮票植皮全臂丛损伤:侧胸腹部扩张带蒂皮瓣技术

【病史与治疗】

诊断:右上肢皮肤撕脱伤环形邮票植皮、全臂丛损伤

医疗技术:侧胸腹部扩张带蒂皮瓣技术

患者,女,34 岁。2000 年 3 月 26 日在工作中不慎右上肢被机器绞入,将整个右上肢皮肤撕脱,急送医院经抢救后清醒,当时右上肢不能活动,急诊将右上肢撕脱的皮肤,反取皮后,以邮票的形式回植于右上肢。2000 年 5 月 25 日以右上肢皮肤撕脱伤环形邮票植皮术后和全臂丛损伤诊断入院。从右肩峰腋窝至腕部环形均为邮票植皮后(肩峰至腕部 45cm,腋下至腕部 39cm,上臂中 1/3 周径 30cm,腕部周长 21cm)1 个月成活的外观(图 2-2-20:A),右上肢周径性瘢痕硬韧、挛缩,右前臂中 1/3 屈侧及肩部各残留 10cm×8cm 及 4cm×10cm 创面,右手肿胀严重(图 2-2-20:A、B),受伤同时有全臂丛牵拉伤,只有右手示指(掌指

关节)略有微动。5月5日按设计(图2-2-20:C)于右腋侧胸腹至髂嵴并列置放500ml三个扩张器。之后注水扩张(图2-2-20:D、E)。在注水过程中,右上肢换药,同时密切观察右手活动情况,至6月初,中指及腕部出现伸的动作。故于同年6月23日,置入扩张器后1.5个月,正在注水期行第二次手术,先于侧胸腹皮肤扩张区设计带蒂皮瓣,蒂在胸腰后侧,蒂宽55cm,皮瓣肩部长12cm、腕部长9cm,向后掀起皮瓣,取出扩张器,纤维包囊全部切除。在于后胸腹紧邻皮瓣蒂部向后再纵行置入一排500ml肾形扩张器四个,缝合固定。将右侧上肢植皮后的环形瘢痕皮肤除肩部少许外,彻底切除,在切除瘢痕皮肤时,查看头静脉、贵要静脉已结扎,臂内侧皮神经表面有脂肪组织覆盖,在筋膜出口处可见到前臂内侧皮神经前侧的一支与前臂外侧皮神经和前臂后侧皮神经。松解整个上肢后,置于右侧胸腹部掀起皮瓣的创面上,皮瓣翻回覆盖在右上肢外侧,右上肢(除手)全部埋在侧胸腹壁下(图2-2-20:F、G)。术后第2天皮瓣中部由于水肿出现淤血水疱(图2-2-20:G),几日后好转。2周后,向埋入右上肢后侧延续扩张器囊内注水扩张(图2-2-20:H),在注水扩张中,外露的右手指及腕肘部恢复屈伸(主动)。并逐渐活动幅度增大,但手部仍肿胀。故同年10月4日(6月23日置入扩张器)第三次手术,在原皮瓣向后延续扩张皮肤上设计长43~55cm、宽21~39cm皮瓣,切开皮瓣掀起,分离右上肢与侧胸腹愈合处,右上肢携带皮瓣外展(图2-2-20:I),然后将延续扩张的皮瓣向前翻转与前上肢另侧皮缘缝合(图2-2-20:J、K)。由于切取的皮瓣面积大,在不影响右侧乳房位置的情况下,从右侧大腿取中厚皮片植皮覆盖供瓣区创面(图2-2-20:K)。术后皮瓣与植区全部成活。术后间断进行了3年复诊,皮瓣不臃肿,前臂形态弧线较好,上臂上1/2部位欠饱满,颜色与其上下近似(图2-2-20:L、M、N),上肢各关节已有活动。但手仍肿胀(图2-2-20:O、P),看不到手背静脉血管。供瓣区在侧后胸腰部,隐蔽区域,有植皮痕迹,形态尚可(图2-2-20:L、M)。手部除小指屈伸幅度略差外,其他手指屈伸均良好。3年复查右侧上肢皮瓣已有痛觉、触觉、位置觉、出汗现象,但与对侧上肢比较仍有差距。

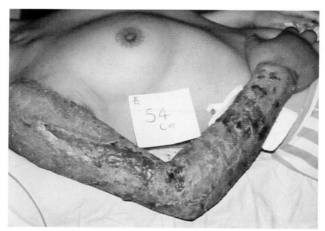

A. 右上肢环形瘢痕

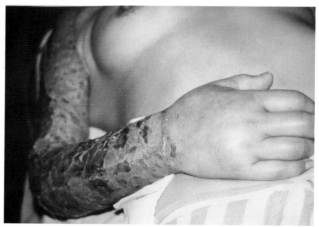

B. 右手肿胀

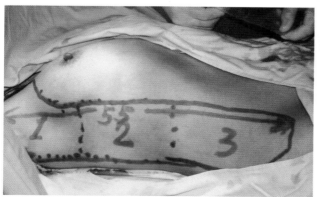

C. 设计置放扩张器

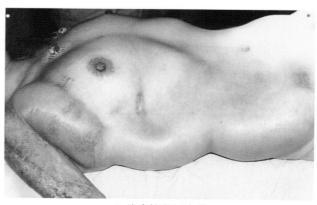

D. 注水扩张1.5个月

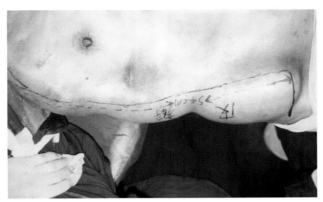

E. 设计带蒂皮瓣

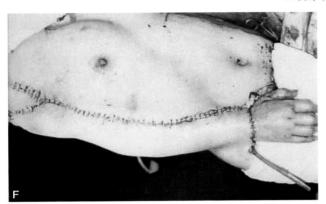

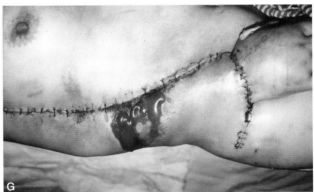

F、G. 右上肢埋入扩张皮瓣下皮瓣淤血起水泡

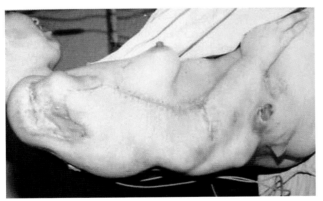

H. 后胸腹扩张

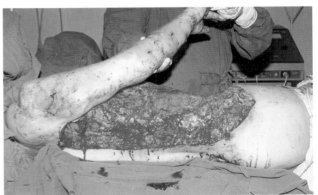

I. 上肢与躯干分离

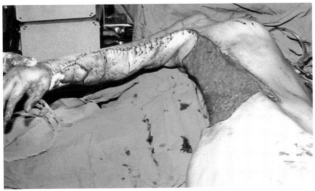

J. 皮瓣翻转修复上肢

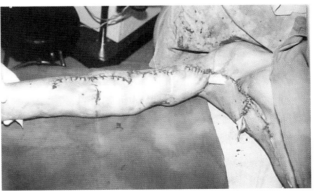

K. 供瓣区缝合植皮

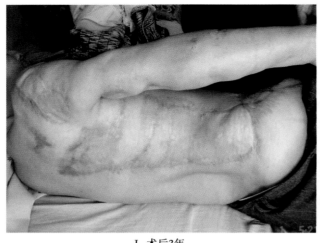

L. 术后3年

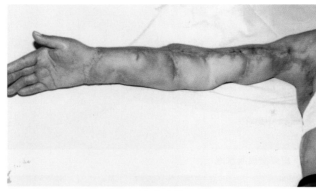

N. 右上肢

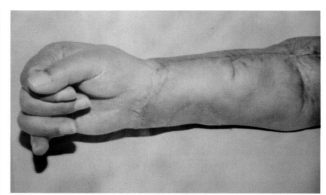

M. 侧胸乳房

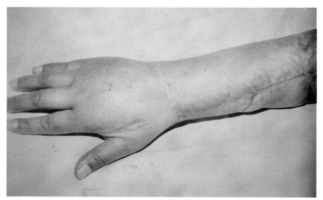

O. 右手屈曲

P. 手背肿胀

图 2-2-20　诊断：右上肢皮肤撕脱伤环形邮票植皮、全臂丛损伤
医疗技术：侧胸腹部扩张带蒂皮瓣技术

护理要点：①全麻护理；②扩张器注水扩张护理；③术后右上肢置入侧胸腹皮下，肢体固定护理；④引流护理；⑤皮瓣血供护理；⑥皮片移植护理。

【治疗复查后的思考】

1. 此患特点：①右上肢皮肤撕脱伤环形邮票植皮已术后 2 个月，除右前臂中 1/3 屈侧及肩部各残留 10cm×8cm 及 4cm×10cm 创面外，其他处已愈合，周径性瘢痕硬韧、挛缩。这样大面积的邮票植皮后瘢痕，如治疗，即再更换皮肤，如何更换？更换什么样皮肤？②全臂丛牵拉伤，只残留有右手示指（掌指关节）略有微动，手部痛觉存在。以上两大部分都是严重伤，况且上肢已邮票植皮，大部分成活。因此，臂丛神经与右上肢邮票植皮后是等待其恢复，还是继续治疗？如继续治疗，应如何治疗？

2. 此患者是上肢皮肤撕脱伤,当地医院是利用撕脱的皮肤切取皮片,以邮票植皮的形式植于右上肢环形创面上,大部分成活。既往如此大的创面,治疗到此已算基本结束,只是等待其臂丛神经恢复。

3. 此患还有全臂丛牵拉伤,全臂丛瘫痪,虽右手示指(掌指关节)略有微动,目前仍不能手术探查臂丛、不知能否恢复、给如何继续治疗增加了不确定因素。如不能恢复,对右上肢的一切治疗,均无意义。

4. 右手示指(掌指关节)略有微动,指深、浅屈肌属正中神经支配($C_7 \sim T_1$),手部痛觉由正中、尺、桡神经支配,正中神经($C_6 \sim T_1$)、尺神经($C_7 \sim T_1$)、桡神经($C_{6 \sim 8}$)。因此仍属全臂丛不全损伤。

5. 一般上臂环形瘢痕,它可能围绕上臂的全部或部分,除影响外观外,晚期局部常呈硬板样,影响肘部或肩部的活动,并可造成瘢痕远端静脉及淋巴回流障碍。宜进行手术治疗。手术目的是解除挛缩的环形瘢痕,修复皮肤缺损。手术多采用游离植皮,也可采用局部皮瓣转移或远位皮瓣修复。本例是全上肢周径性早期邮票植皮后瘢痕。是再切取大面积中厚皮片,还是从远位移植大面积皮瓣修复,目前也无此大面积皮瓣,以及如何修复值得深入思考与研究。

6. 由于右上肢已是环形邮票植皮后瘢痕皮肤,其外观形态肯定与正常皮肤形态有很大差距,再加上是环形邮票植皮,晚期一定会有环形挛缩,此患还有全臂丛损伤,考虑臂丛神经恢复是重点(神经已有恢复),以不影响神经恢复为原则。因此我们设计了皮肤扩张技术与传统的带蒂皮瓣技术结合应用的方法,供瓣区设定在侧后胸腹部。

7. 一期(2000年5月5日)在腋下侧胸腹部纵行紧邻排列置放三个500ml扩张器,在注水扩张一周时,中指及腕部出现伸的动作。为了使神经恢复不受上肢环形瘢痕挛缩影响,故在注水半个月余(实际是刚开始扩张)行第二次(6月23日)手术,上肢环形瘢痕皮肤彻底切除,松解上肢环形压力,置放在侧胸腹部刚刚扩张的皮瓣下,以利其神经恢复。将上肢埋入侧胸腹皮下的同时,于紧邻上肢的后侧排列再置入4个500ml扩张器。

8. 此患是上肢牵拉性损伤,全臂丛瘫痪,手与上肢的肌肉能否恢复运动,是能否继续治疗的关键。如不恢复,继续治疗就无意义。本例在向延续扩张器内注水扩张中,右外露的各手指及腕肘部恢复屈伸(主动)。并逐渐活动度增大,但手部仍肿胀。完全可以说明臂丛神经在顺利恢复。此时才坚定了应用皮肤扩张器的决心。

9. 本设计是应用现代的皮肤扩张技术,由于能增加皮肤面积的同时又能使皮瓣变薄的特点与传统的带蒂皮瓣技术结合应用,由于是整个上肢,再加上有臂丛神经损伤。因此利用侧胸腹部简单扩张后,估计能容纳上肢,即切除环形瘢痕将右上肢埋在体内(以利神经恢复)。之后注水扩张延续置放的扩张器,超20%注水与持续等待3个月余,最后是以上肢携带皮瓣的方式转移,修复了整个右上肢环形瘢痕。

10. 本例采用扩张的单蒂皮瓣,以上肢携带的方式移植了长43~55cm、宽21~39cm巨大皮瓣。相当于胸围(97cm)周经皮肤的1/4~1/3,既往的方法是不可能实现的。

11. 改进 此种方式移植的皮瓣是失神经皮瓣。本例术后皮瓣经12.5个月间断复查出现痛觉,13个月以后有触觉,15个月出现位置觉,23个月有出汗现象,上肢有冷感,3年复查感觉与同侧手、上臂及对侧上肢比较仍有差距,前臂下1/3尺背侧存在小面积无感觉区。因此失神经皮瓣,神经恢复到正常状态是有一定难度的。如扩张皮瓣上带有感觉神经,皮瓣移植后行感觉神经吻合,皮瓣感觉恢复的会更快、更好。

12. 提示 在切除瘢痕皮肤清创时,未查到臂部浅静脉,尤其头静脉、贵要静脉在穿出深筋膜处已缺失,而手术时也未吻接静脉,术前手部肿胀(静脉回流不佳),术后间断进行了3年复诊,虽略有减轻,但手背部仍肿胀(图2-2-20:O、P),手背看不到静脉血管。要想消肿,必须重建静脉通道。

13. 本例,由于整个右上肢皮肤缺损,皮瓣需求的面积大,因此我们设计了分期延续扩张器置入的方式,即扩张器紧邻并排置放。这样扩张出的皮瓣能使皮瓣厚薄近似,两扩张囊间只出现纤维增生的小峰(可切除),在多个扩张囊周围形成更大的纤维包囊环。有利于扩张出更多皮肤及皮瓣推进更大的距离,利用方便。

14. 经3年随诊皮瓣不臃肿,前臂形态弧线较好,只是上臂上1/2部位欠饱满,颜色与其上下近似,上肢各关节已活动良好,肘后侧皮下脂肪较少。整个上肢屈伸侧形态尚好。手功能正常,只是手背肿胀明显(图2-2-20:A、B、O、P)。

15. 在侧后胸腹部，用多个大容量扩张器，采用分期延续扩张的方式与传统带蒂皮瓣技术结合应用，形成大面积薄皮瓣，以上肢携带的方式转移修复上肢环形瘢痕，可成为一种较好的方法。

16. 本病案与本章病案 19 提示我们，侧胸腹腰背臀部有大量无组织器官遮挡与分割的皮肤，又是身体的后侧隐蔽部位。这两例是利用皮肤扩张技术与传统的带蒂（双蒂与单蒂）皮瓣技术结合应用，切取了大面积皮肤，以肢体携带的方式转移皮瓣，并且可修复供受区，这在其他部位是无法实现的，因此侧胸腹腰背部成为大面积皮瓣（片）供区，实践证明是完全可能的，应大力研究、实践与开发。可采用各种形式与方法，在临床应用，总结经验。

> **设想** 供瓣区在胸腰侧后部，是隐蔽部位。第一期皮肤扩张不充分，而第二期延续扩张，虽注水后持续扩张共 3 个月余，但发生了扩张皮肤破溃（图 2-2-20：H），因此大大影响了皮肤扩张的总面积，所以供瓣区应用皮片覆盖创面。假如在第二期胸腹侧后部重叠或再延续置放扩张器，扩张出的皮肤会更多，就有可能不植皮，修复的效果会比现在更好。

病案 21 右手腕背侧皮肤瘢痕挛缩背伸位畸形：肌肉内肌腱延长与带蒂皮瓣技术

【病史与治疗】

诊断：右手腕背侧皮肤瘢痕挛缩背伸位畸形

医疗技术：肌肉内肌腱延长技术与带蒂皮瓣技术

患者，男，15 岁。10 个月时，右腕背侧开水烫伤，在当地中药治疗，1 个月余创面瘢痕愈合，随着年龄的增长，右腕逐渐背伸位，至 3～4 岁时背伸位已很明显，右手屈曲功能受限。1986 年 4 月 4 日以右腕背皮肤瘢痕挛缩腕背伸位畸形 13 年余入院。右腕背伸近 90°位，第 3、4 掌骨背伸位略重些。腕背侧瘢痕已软化，当伸肌收缩时可触及伸肌腱。拇指功能正常，但受限，各手指末节有屈曲及伸展动作，手部感觉正常（图 2-2-21：A）。4 月 12 日手术行右腕背侧瘢痕彻底切除，形成从腕关节近侧开始至第 2、3、4、5 指近侧节指骨背侧远端，尺侧至手尺侧缘，桡侧至第 2 掌骨外侧，皮肤缺损区创面（13.5cm×8.5cm），腕背侧横韧带可见，部分切开腕背侧关节囊及紧张的筋膜。再行前臂桡侧切口，筋膜下翻转皮瓣，显露各紧张伸肌腱与肌腹交界处，在肌纤维与肌腱间分离，分别在各伸肌腱与肌纤维间进入，将各紧张的肌腱：指总伸肌、小指固有伸肌、尺侧腕伸肌、示指固有伸肌、拇短伸肌、拇长伸肌（经反复屈曲牵拉，只有拇指伸屈可达正常），在肌肉内的肌腱与腱膜上行"Z"形切开延长，肌纤维覆盖在延长的肌腱周缝合（图 2-2-21：B），将腕置于背伸 25°～30°，尺偏 10°，掌指关节屈 30°～45°位，克氏针内固定，即手部可达功能位时，皮瓣翻回缝合。在同侧下腹部按右手背缺损面积，设计带蒂皮瓣，掀起皮瓣，供瓣区植皮，最后将右手背创面置于右下腹带蒂皮瓣下，缝合形成闭合性带蒂皮瓣（图 2-2-21：C），3 周后断蒂。

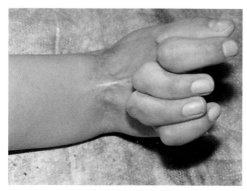

A. 腕背瘢痕背位畸形

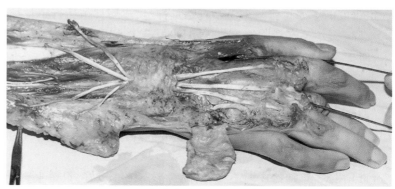

B. 肌肉内腱膜"Z"形延长

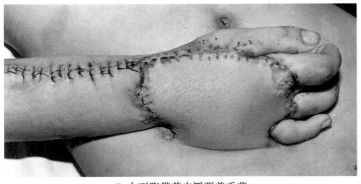

C. 右下腹带蒂皮瓣覆盖手背

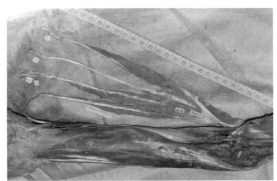

D. 总伸肌

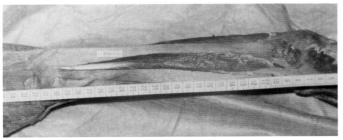

E. 小指固有伸肌腹背侧

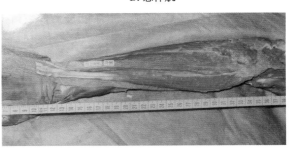

F. 尺侧腕伸肌腹侧

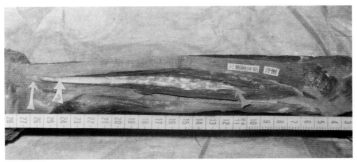

G. 尺侧腕伸肌背侧

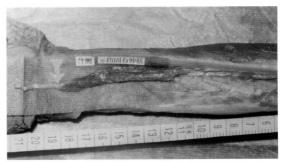

H. 示指固有伸肌腹侧

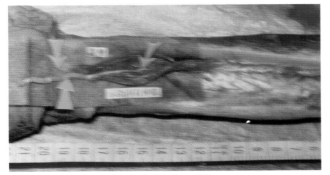

I. 示指固有伸肌背侧

图 2-2-21　诊断：右手腕背侧皮肤瘢痕挛缩背伸位畸形
医疗技术：肌肉内肌腱延长技术与带蒂皮瓣技术

护理要点：①硬膜外麻醉护理；②交腹皮瓣护理；③皮片移植护理；④皮瓣血供观察护理。

【治疗后的思考】

1. 此患男性，来诊时 15 岁，在其 10 个月大时，由于右腕背侧开水烫伤，瘢痕皮肤挛缩致逐渐腕背伸位近 90°位畸形 13 年余，腕背侧所有伸肌腱、关节囊、筋膜均发育短缩。如使腕关节恢复到功能位，筋膜、关节囊切开比较容易和简单，而所有肌腱在什么部位延长，值得研究。

2. 既往肌腱延长技术已很成熟,多采用"Z"字形延长方法,延长后又需固定 3 周以利愈合,肌腱愈合处常与周围粘连,愈合后才可进行功能练习。如练习困难或不能者,又需二次手术松解后即时练习方可。由于肌腱延长后易粘连,因此临床上如有两根以上的肌腱需延长时,一般应在不同平面进行。需延长的肌腱越多,又在这狭窄区域,有时又很难避开。此例是多根肌腱需延长,又在这些肌腱紧邻区域,如何行肌腱延长?我们在肌腱形成前的肌肉内肌腱解剖学研究的基础上,设计了肌肉内肌腱延长技术。

3. 肌腱是一传递肌肉收缩力,使远端关节运动的装置,因此肌腱必须有很大的移动性,即应有肌腱周围的滑动结构。因此肌腱能否发挥动力传递作用,其滑动结构是关键。滑动结构包括腱鞘、滑液、腱周的疏松结缔组织或皮下脂肪组织等。

4. 前臂上粗下细这个柱状体,至腕部最细。而肌腱从各肌腹形成,其间略有距离,以肌腱周围的滑动结构充填,随之向远端逐渐靠拢,至腕部肌腱紧邻接触,出腕管后又分向各指。既往伸肌腱延长手术,均以肌腱缝合口在掌屈伸位时不能邻近腕横韧带近侧缘为标准,一般肌腱"Z"字形延长创面都较长,如有 2 ~ 3 根肌腱延长,一般常不在同一平面进行。而肌腱粘连,经常是由损伤与手术造成的。

5. 我们是在形成肌腱前的肌肉内肌腱解剖学研究的基础上,经解剖学观察,各肌腱在肌肉内均伸延较长的距离,为肌肉内肌腱延长确定了解剖学基础。(指总伸肌与小指固有伸肌腹背侧(图 2-2-21:D、E),尺侧腕伸肌腹背侧(图 2-2-21:F、G),示指固有伸肌腹背侧(图 2-2-21:H、I)。根据肌腱走行特点,我们设计了肌肉内肌腱延长技术。使大部分缝合口能落在肌纤维内,各肌腱间有正常软组织间隔,可避免各肌腱间的粘连。

6. 由于腕关节背伸位已 13 年,除肌腱短缩外,背侧关节囊、筋膜也挛缩,因此,伸肌腱在肌肉内"Z"字形切开后,背侧关节囊与筋膜需切开,使腕关节能屈腕位。

7. 本例在前臂伸侧,用肌肉内肌腱"Z"字形延长肌腱的方法,延长了指总伸肌腱 4 条、小指固有伸肌腱 1 条、尺侧腕伸肌腱 1 条、示指固有伸肌腱 1 条,共 7 条肌腱。而各肌腱延长之间均有正常组织间隔,有预防粘连作用。

8. 腕背侧瘢痕切除后,形成 13.5cm×8.5cm 皮肤缺损区,创面有多条肌腱外露,我们选用同侧传统的下腹部带蒂皮瓣覆盖,3 周后断蒂。腹部带蒂皮瓣修复手背,外形臃肿,形态不佳。

9. 关于发挥手部功能的基本结构及基本条件?如何充分发挥手部的功能是手部各种结构及其特点所决定的。①动力:肌肉收缩是手部运动力的来源,任何使肌肉收缩消失的疾病如神经断裂,肌肉损伤等疾病都会使动力消失。②传导与滑动装置:肌肉收缩通过肌腱传导至远端关节,但肌腱周围的滑动结构(如腱鞘、腱膜、腱周疏松组织、滑液囊、腱钮、脂肪等)是肌腱能起传导作用的基础。如肌腱完好,而周围的滑动结构不存在(粘连等)虽然动力存在,其力也不能传至远端关节。因此肌腱周的滑动装置就显出其重要性。③起支架作用的骨骼及可活动的关节:骨骼是支撑软组织使其保持一定形态及使肌肉与肌腱能充分发挥作用的基础。上述三项基本条件是发挥手部功能的基础,缺一不可,它们是互相制约又互相协调一致的。因此,临床上手指如发生功能障碍,就应从上述三个基本条件分析其原因。

10. 本例的肌肉内腱延长技术的设计,是据解剖学基础而临床应用的。由于肌腱延长手术的损伤是必须存在的(尽量缩小损伤是医师必须尽力的),我们是躲开了既往行肌腱延长的部位,也避开肌腱的紧邻区域,不破坏肌腱周围的滑动装置,在各肌腱间隔略大的区域,肌肉内行肌腱延长,后用肌肉覆盖。此患术后没得到随访,是个很大的遗憾。

设想 整形外科是功能与形态统一的学科,此患肌腱延长是在肌肉内进行,避免了肌腱粘连,但所移植的皮瓣臃肿形态不佳。本例是 1986 年病例,如现在可事先在下腹(近腹股沟处)皮下置放扩张器,扩张后仍以带蒂皮瓣转移,会使皮瓣不臃肿,形态会好些。

病案 22 右手与前臂烫伤植皮后瘢痕挛缩畸形：骨牵引与皮肤扩张和植皮技术

【病史与治疗】

诊断：右手与前臂烫伤植皮后瘢痕挛缩畸形并：腕关节屈曲尺倾挛缩畸形，第3、4、5掌指关节背伸位（脱位）畸形，第4、5指近节指间关节屈曲位畸形，尺桡骨间膜挛缩前臂内旋位畸形

医疗技术：骨牵引、皮肤软组织扩张与植皮技术

患者，男，21岁。4岁5个月时不慎右上肢进入沸水中烫伤，当即送医院，经包扎急送大医院清创植皮术，植皮成活后出院，逐渐腕屈曲手指畸形。2012年2月15日右手与前臂烫伤植皮后瘢痕挛缩畸形16年入院。本例有如下体征与症状：①前臂至腕部呈周径邮票植皮后瘢痕皮肤，掌背尺侧是瘢痕皮肤，手掌及拇指、示指、中指屈侧基本是正常皮肤，多年右腕关节逐渐屈曲，第3、4、5掌指关节逐渐背伸至今（图2-2-22：A、B、C）；②中、环、小指指间关节屈曲位（皮肤瘢痕），掌指关节过伸位以次加大畸形，掌指关节脱位畸形（图2-2-22：A、B、C、D）；③腕关节90°位屈曲尺倾30°位畸形，主动伸屈度数很小（非正常位置活动），被动屈伸在60°～120°（图2-2-22：A、B）；④右尺桡骨间膜挛缩，前臂内旋位畸形（图2-2-22：F）；⑤手部痛觉存在，手指有屈伸动作，拇指可对应示、中、环指（图2-2-22：G）；⑥前臂发育不等长，右前臂发育较左侧短，（图2-2-22：E）；⑦右侧下肢为供皮区，从右下肢残留的痕迹（图2-2-22：H）看，大腿残留的痕迹明显，小腿残留的痕迹不明显。当时是切取的中厚或刃厚皮片。2012年2月21日行第一期手术在臂丛麻醉下，使腕部尽力背伸位，行腕掌侧80ml扩张器置入术，同时行示、中指近节指骨克氏针穿刺骨牵引术，术后打石膏牵引支具行骨牵引（图2-2-22：I）。至2012年9月8日复查（术后6个半月），腕关节已恢复背伸10°位，但尺倾角度略大（图2-2-22：J、K、L）。9月11日行第二期手术，首先腕尺侧设计"Z"字形切口，于浅筋膜深层翻转皮瓣，用力使腕向桡侧复位，但困难，尺侧屈腕肌紧张，"Z"字形切开肌腱使其延长，可使腕关节恢复到尺倾20°～25°（图2-2-22：M）。取出腕掌侧扩张器后，腕关节用力可恢复到功能位：腕背伸25°～30°，尺倾10°，在此基础上用克氏针固定。之后于手掌背侧横行切除使掌指关节向背侧脱位的瘢痕皮肤，皮下分离使2、3、4、5掌指关节复位，形成以掌背尺侧创面，并行手指克氏针掌指关节固定（图2-2-22：N、O），从右侧腹股沟切取带皮下脂肪的皮肤，修剪成全厚皮片移植到掌背侧创面上（图2-2-22：O）包扎。9月24日（植皮术后13天）拆出打包及敷料，皮片表皮有水疱，皮片已与基底床愈合（图2-2-22：P）腕部已处在伸展170°位略有尺倾位，掌指关节略过伸位，指间关节略屈曲位，手部形态明显改善，手指有屈伸动作，但仍不能握拳（图2-2-22：Q、R）。术后嘱其被动与主动功能训练，建议到康复科。

护理要点：①臂丛麻醉护理；②指骨牵引、固定支架、克氏针内固定护理；③全厚皮片移植护理；④功能练习。

【治疗复查后的思考】

1. 此患者是4岁5个月时沸水烫伤，经邮票植皮换药后创面愈合至今已16年，瘢痕皮肤逐渐挛缩腕屈曲位近90°（图2-2-22：A、B）已有12～13年，从儿童至青年，长时期腕屈曲致使骨关节、屈侧神经、肌腱、血管、筋膜、韧带、皮肤等都会出现挛缩，这是此病治疗的最难之处。伸侧的组织延长。如何延长屈侧各种组织，是治疗此病的重点与难点；腕掌侧的正中、尺神经，尺、桡动脉在伸展（不可能伸展到位）后一定会被牵拉；腕伸展达到背伸30°，彻底矫形后，腕屈侧皮肤软组织缺损面积会很大；另外如手术在腕掌侧横行切开，掌腕屈侧的皮下静脉一定都得切断，能否影响手部静脉回流以及更难的是各种组织如何延长等。因此手术的难度很大甚至已处在不可能完成的地步，并且一次治疗不能完成。因此，我们设计了慢性的骨牵引，以慢性牵拉使各种软组织延长。术后6个半月复查腕关节已恢复背伸10°位，说明各种软组织已被拉长。

2. 我们采用了传统的骨牵引技术和现代的皮肤软组织扩张技术结合应用（图2-2-22：I、J），慢性力的作用能使各种组织延长，实践证明经过半年的牵拉延长已获成功，无神经血管损伤。又经过第三次尺桡骨间膜松解及环小指屈侧植皮，手已恢复正常形态。再经过3个月的功能练习，恢复了手的劳动功能。本例经过1年2个月治疗。

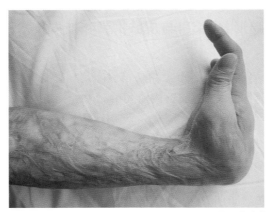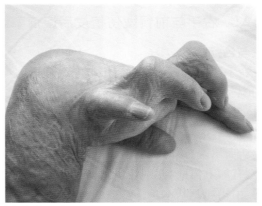

A. 腕屈曲掌指关节背伸畸形

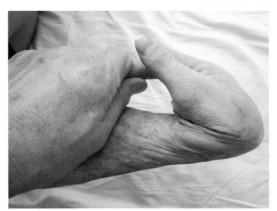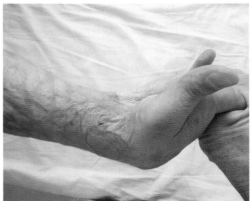

B. 腕强力掌曲背伸

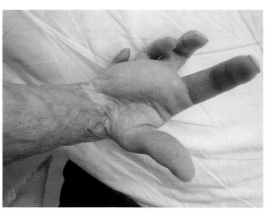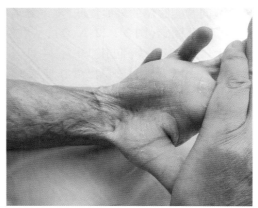

C. 掌侧与用力背伸

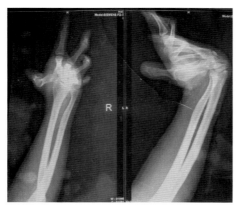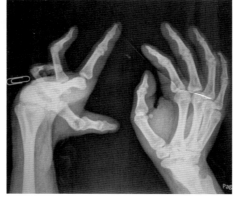

D. 腕关节与手部关节面变形　　　　　　E. 前臂不等长

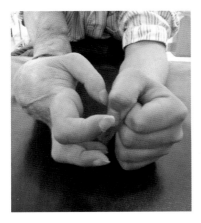
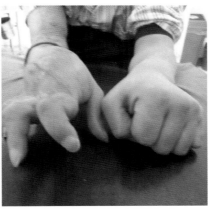
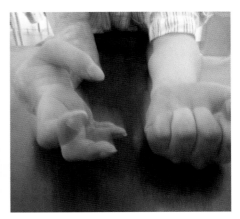

F. 前臂中立、旋内、外旋位

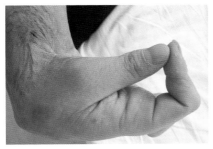
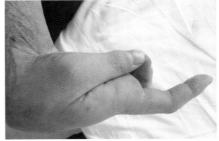
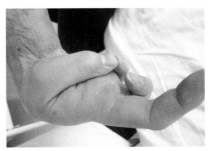

G. 拇指与示指、中指、环指对指

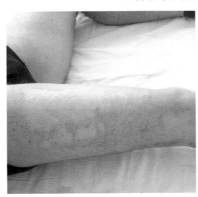
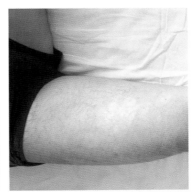

H. 供皮区痕迹

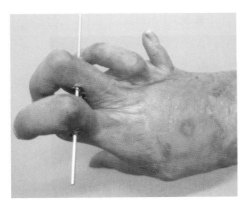
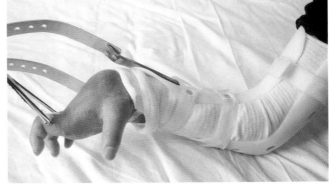

I. 示中指近节骨牵引

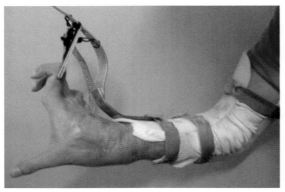
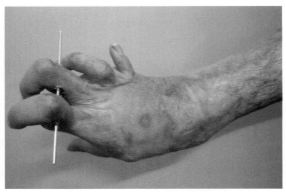

J. 牵引6.5个月背伸10°位

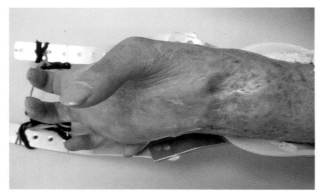
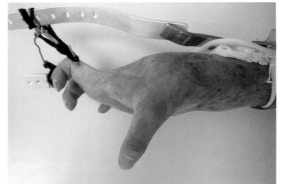

K. 术后6.5个月腕关节已背伸10°位但尺倾角略大

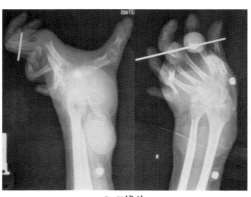
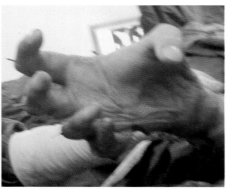

L. X线片　　　　　　　　　　　　　　M. 腕背伸尺倾位

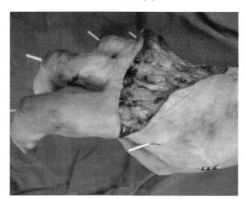
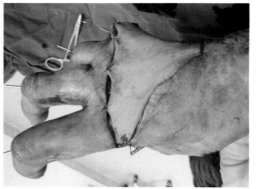

N. 掌背瘢痕切除后创面　　　　　　　　O. 创面植皮

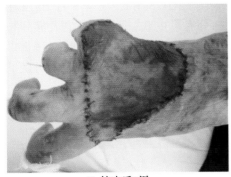
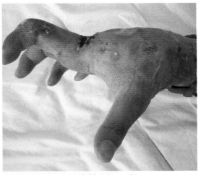
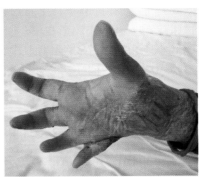

P. 植皮后2周　　　　　　　Q. 腕伸展170度　　　　　　　R. 手指屈曲

图 2-2-22　诊断:右手与前臂烫伤植皮后瘢痕挛缩畸形,并:腕关节屈曲尺倾;3、4、5 掌指关节背伸位;4、5 指近节指间关节屈曲位;尺桡骨间膜挛缩前臂内旋位畸形
医疗技术:骨牵引、皮肤软组织扩张与植皮技术

3. 此病变在腕部有屈曲位畸形(图 2-2-22:A),在掌指部位有伸展位畸形(图 2-2-22:A),在手指部位有屈侧位畸形(图 2-2-22:A),并且均有骨关节严重脱位(图 2-2-22:A、B、C、D)。腕手部存在方向相反畸形,但腕屈曲(有多种组织挛缩)畸形严重,因此我们用示、中指近节指骨克氏针穿刺骨牵引,在矫治腕屈曲位的同时又矫治了掌指关节背伸位。

4. 此患是烫伤植皮后前臂周径性瘢痕皮肤,再加手部瘢痕,挛缩造成的畸形,由于瘢痕面积大也是此病治疗的另一难点。由于手部功能重要,所以先考虑手部的治疗。如腕前臂部更换皮肤只能从远位移植。手部瘢痕也只能用皮片修复。

5. 关于腕掌侧置放皮肤软组织扩张器,在瘢痕皮肤上扩张已有成功病例报告。本例在腕掌部扩张的不理想(图 2-2-22:K),注水困难,但在牵引的同时也起到了一定作用。

6. 关于示、中指指骨牵引　此例是在示、中指近节指骨行骨牵引(牵引作用力易偏向桡侧),虽然经过多次加力与反复对支架支杆位置角度的调整,对腕关节恢复背伸 10°位已达极限,腕尺倾角度角仍较大。提示如行掌骨牵引或更容易达到腕关节背伸 30°以上及矫正腕尺倾位。具体患者的牵引支具的制作是牵引能否到位的关键。

7. 关于手部功能　此患是屈伸两侧的各种组织没在功能位发育,是发育问题。因此再三告之在牵引的过程中一定训练手部屈伸功能,牵引与功能练习必须同时进行,患者很努力,一年左右时间,手功能基本恢复正常。

8. 此患开始只是皮肤的烧伤,造成腕屈曲位与前臂旋前位畸形已 12～13 年,说明屈侧组织从浅至深部(旋前圆、方肌、骨间膜)都有挛缩,如病初期只需较简单治疗,发展成为目前已很复杂。由于长期腕屈位,肌肉、肌腱、筋膜、韧带可以行切断或延长手术,神经、血管难度高甚至不可能(延长后的结果)。因此有时还可行骨短缩手术。提醒医师与患者,早期发现早期治疗是对所有疾病的根本原则。

9. 此例由于涉及与手部所有功能有联系的各种组织,是手外科的疑难病例。关于神经延长,已有用扩张器延长神经报告。如何治疗此类病例,还需临床医师共同努力。

病案 23　左手背桡侧烫伤后瘢痕:皮肤扩张的半圆形推进皮瓣技术

【病史与治疗】

诊断:左手背桡侧烫伤后瘢痕

医疗技术:皮肤扩张的半圆形推进皮瓣技术

患者,男,24 岁。2 年前左手背侧热油烫伤,经医院诊断为浅 Ⅱ 度,经换药近 1 个月创面愈合,留有浓淡不均花斑样瘢痕皮肤,与皮下有移动性,手部功能正常。由于左手为正手,为手背外观形态就诊。2008 年 6 月 10 日以左手背瘢痕皮肤入院。左手背瘢痕皮肤从腕背横纹向远至掌指关节平面,桡侧至拇长伸肌腱桡侧,尺侧至第 3 伸肌腱尺侧,花斑样外观,触之柔软,皮下有移动性,手指伸屈功能正常(图 2-2-23:A)。

于 6 月 14 日在局麻下行手背尺侧扩张器植入术。术后 2 周后注水扩张（图 2-2-23：B）。又于 8 月 20 日在扩张皮瓣上设计半圆形皮瓣（参考第一章病案 33、34），皮瓣前端留有部分瘢痕皮肤，行手背瘢痕大部分与两侧小三角瓣切除，扩张器取出，深浅纤维包囊切开，并向尺侧分离，将半圆形皮瓣推进修复创面（图 2-2-23：C、D）。术后回病房 2 小时即发现皮瓣远 1/2 边缘有淤血现象，经局部烤灯与按摩护理，局部无明显扩大，1 天后起水疱，3 天后逐渐消退，但皮瓣尖端有小部分坏死，待结痂脱落瘢痕愈合。

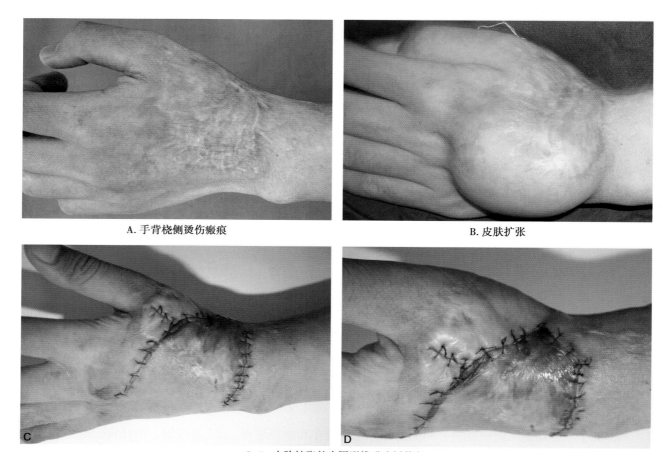

A. 手背桡侧烫伤瘢痕　　　　　　　　　　　　　　　　　B. 皮肤扩张

C、D. 皮肤扩张的半圆形推进皮瓣修复

图 2-2-23　诊断：左手背桡侧烫伤后瘢痕
医疗技术：皮肤扩张的半圆形推进皮瓣技术

护理要点：①手、腕、掌伸直位固定护理；②皮瓣淤血烤灯按摩护理。

【治疗复查后的思考】

1. 手背皮肤表皮的透明层和角质层薄，真皮内含有大量的弹性纤维。皮下组织少而静脉和淋巴管多，炎症时容易扩散，肿胀明显。因此手背皮肤薄、柔软、松弛、皮肤弹性好，移动性大，有利于手指充分屈曲握拳。皮下组织松软，可滑动，伸缩性较大，故易受损伤，创伤时也易撕脱。手背皮肤只在近节指骨背侧有毛发生长。手握拳时较伸直时皮肤面积约增加 25%。故手背皮肤缺损修复时，应充分估计握拳时的缺损范围。全身无任何部位皮肤能与手背皮肤相同，只有对侧手背。

2. 既往手背瘢痕皮肤，常用游离皮片或带血供皮瓣修复，皮片修复成活后创面要收缩，与有色素沉着也会影响外观。而带血供皮瓣臃肿，外观更不易接受。皮肤扩张技术在增加皮肤面积的同时又能使皮瓣变薄，最重要的是皮瓣的颜色、质地与手背皮肤完全一样。而此病例由于手背尺侧留有正常皮肤，为置放扩张器提供了空间，因此我们选用了皮肤扩张技术。

3. 关于在手掌背侧置放扩张器是临床较少应用部位。受掌背解剖特点的限制，置放扩张器有一定难度。手背由于皮下有浅静脉走行，掌骨头近侧间还有从指总神经向背侧发出的穿支，因此我们是在手背浅静脉下掌背筋膜浅层，形成间隙置放的扩张器。由于扩张出的皮肤不够充分，所以第 1 掌骨背侧瘢痕皮肤未彻底切除。因此如何在掌背置放扩张器，有什么易发生的并发症等，还需临床大量实践。

4. 本例是皮肤扩张后，在扩张皮瓣上设计与病区垂直的中轴的两侧切除近似三角形皮肤，并切开深浅层纤维包囊并分离，使皮瓣前端形成半圆形，采用最简单的推进的方式修复创面，使最后缝合口在病灶周长的 1/2 至周长的全长之间。术后皮瓣远端出现水疱、淤血，回流欠佳现象，皮瓣长宽比例（为 1∶1.2）并不超出 2∶1，术中并没切除纤维包囊，也可能是瘢痕皮肤留的较多，其本身血运就不好，切断一侧后，回流受限的结果。再加上皮肤扩张的不充分，持续时间短。还可能是缝合的过紧牵拉造成淤血？总之术后是静脉回流受阻，因此，手背应用扩张器值得重视，还应总结经验。

5. 本例手背瘢痕皮肤，从桡侧拇长伸肌腱桡侧至第 3 伸肌腱尺侧，几乎占据手背皮肤的 1/2，用手背 1/2 正常皮肤扩张出 100%，此部位是否有一定难度（前额部局限区域的经验），或此部位扩张需有一些方式方法，需积累经验。

6. 皮瓣尖端较小面积坏死，由于正处在拇长肌腱的尺侧，如坏死组织脱落，瘢痕愈合，不会影响伸肌腱功能，因此，没作处理。

7. 由于扩张出的皮肤，在颜色、质地、厚薄等与手背皮肤完全一样，因此形态会满意，只是在这个有限、皮肤组织结构又与其他部位不一样的部位，如何能扩张出需要的皮肤？在何部位置放扩张器？采用什么方式转移？缝合口的残留部位形态等，值得深入研究与实践。

设想　由于手背皮肤薄、柔软等特点，此例从置入扩张器至第二次手术才 2 个月零 6 天，注水量不足，持续的时间还短，如再超量扩张与持续的时间更长一些，是否会使扩张皮瓣更稳定些、皮肤量更多些，如扩张器置放在静脉的浅层（增加手术难度），是否术后皮瓣不会出现淤血现象，转移后不出现并发症？因此，既应用皮肤扩张技术，就应达到其最佳效果，为自己创造最佳手术空间，不然后悔莫及。

病案 24　右手掌外伤后瘢痕并手掌萎缩手指屈曲畸形：前臂逆行岛状皮瓣技术

【病史与治疗】

诊断：右手掌外伤后瘢痕并手掌萎缩手指屈曲畸形

医疗技术：前臂逆行岛状皮瓣技术

患者，男，29 岁。1996 年 6 月中旬在工作中右手不慎被电热器烧伤，至医院治疗，诊断为大部分深 Ⅱ度、小部分 Ⅲ度烧伤，经局部换药 1 个月余瘢痕愈合，愈合后手掌伸展受限。1997 年 2 月 18 日以右手掌烧伤后瘢痕并屈曲挛缩畸形入院。右手屈曲功能位，掌心可视瘢痕牵拉小指明显屈曲，手掌不能展开，宽度缩小，当手伸展时只有示指可伸展近 180°，中、环、小指掌指关节依次屈曲加重。手掌瘢痕较硬，与掌心深层移动性较小，并有压痛（图 2-2-24：A）。2 月 22 日在臂丛麻醉手术，首先将掌心部瘢痕彻底切除，瘢痕与掌腱膜粘连，切除部分掌腱膜，深层血管神经显露均正常，使手掌充分展开，形成近从腕横纹，远至第 4 指近侧指横纹，桡侧从虎口处至第 5 掌指关节尺侧，不等形。在前臂中上 1/3 桡动脉（掩盖部）走行两侧设计皮瓣，切开皮肤至深筋膜下，于靠近肱桡肌和桡侧腕屈肌间隙分离桡动、静脉，在肌膜下锐性分离，将桡动、静脉显露部成为皮瓣的蒂部，以使桡动脉远 1/3 部皮支能通过皮下血管网营养皮瓣，术中将血管束固定在皮瓣上，以防血管主干与皮瓣分离，切断皮瓣近端桡动、静脉，翻转皮瓣，通过腕部皮下，将皮瓣移至掌心部缝合，皮瓣血供良好，供瓣区植皮覆盖（图 2-2-24：B），术后皮瓣成活。术后 25 天复查，手指可伸展至 180° 以上，屈曲正常，但握拳受限，皮瓣在掌心显得臃肿，掌心凹不明显（图 2-2-24：C）。

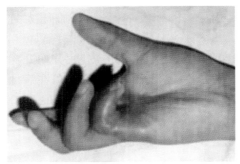

A. 手掌瘢痕屈曲

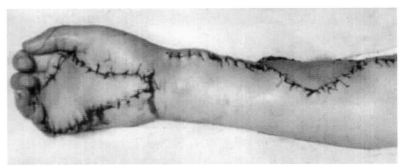

B. 前臂逆行岛状皮瓣移植

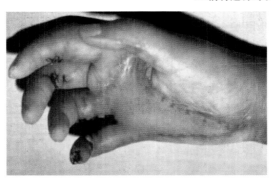

C. 术后1个月

图 2-2-24　诊断：右手掌外伤后瘢痕并手掌萎缩手指屈曲畸形
医疗技术：前臂逆行岛状皮瓣技术

护理要点：①臂丛麻醉护理；②右上肢腕伸位固定护理；③岛状皮瓣颜色、指压充血时间及血供的观测；④皮片移植护理。

【治疗复查后的思考】

1. 手掌面皮肤，皮内皮下有大量的神经末梢结构及复合神经网，故感觉特别敏感。指腹表皮内的 Meissner 小体对轻微触觉敏感，而下方存在的 Merkel 触盘感受一般触觉；真皮内 Ruffini 小体与热感觉有关，Krause 小体与冷感觉有关；真皮深层的环层小体与压力觉有关，而痛觉则由末梢的无髓鞘纤维传导。因此手掌侧皮肤是人体高度特殊化的一块皮肤，无法用身体其他处皮肤代替，十分珍贵。如缺失用其他部位皮瓣或皮肤移植修复后缺少此种结构，捏持细小或圆形物体易于滚动滑落。

2. 手部皮肤以手掌部皮肤为重要，其特点：①角质层特别厚，以增加对物理损伤的抵抗能力；②皮下有较厚的脂肪垫；③真皮与深筋膜或骨膜（指端或关节）有一种复杂的纤维与筋膜结构相连，并形成细小间隔，脂肪、结缔组织充填其间，与骨膜相连者又称为骨皮韧带，因此使得掌侧皮肤移动性较小，利于持物；④富有汗腺，但无毛发和皮脂腺，故持物较稳定；⑤皮肤乳头层有丰富的感觉小体，尤其是实体感觉小体；⑥手掌侧皮肤皱纹与关节活动相适应称为皮肤关节，有利于手与手指屈曲活动。因此手掌部皮肤坚韧、弹性差，皮肤不易移动，有利于握提等功能，疼痛觉特别是实体感觉很强，手外伤后疼痛较剧，有"十指连心"之说，特别是实体感甚为重要。

3. 杨果凡（1981 年）首先报道了前臂皮瓣临床应用，因此被称为"中国皮瓣"。由于前臂的主要血供来自肱动脉的分支桡动脉和尺动脉，此二条主干动脉在腕及手掌，有十分丰富的交通和弓形（深、浅）吻合，故可分别以尺动脉或桡动脉作为蒂形成皮瓣、筋膜瓣、骨膜瓣，进行顺行移位，还可切断动、静脉近端，以远端血管为蒂，作逆行皮瓣，筋膜瓣移位修复多种组织缺损。

4. 作此种皮瓣手术前必须做 Allen 试验，以确定前臂桡、尺动脉、掌动脉弓的完整性和无解剖变异。术中切断皮瓣近端桡动脉或尺动脉前，需先用血管夹阻断动脉近端血流，确认手及皮瓣均有良好的血供时才能断蒂。如发现手的供血不足时应放弃手术。

5. 桡动脉主要皮支位于前臂远侧 1/3,皮瓣设计应尽量包含这一部分。若要修复手部远端创面,应采用以掌深弓为血管蒂的前臂逆行岛状皮瓣,若因局部条件所限不能用此皮瓣,可将皮瓣位于前臂中上部,即桡动脉的掩盖部,桡动脉显露部成为皮瓣的蒂部,以增加皮瓣的旋转弧,但在切取时应在桡动脉蒂浅面保存一部分皮下组织蒂,或携带上一长条窄长形皮肤,以使桡动脉远 1/3 部皮支能通过皮下血管网营养皮瓣,有利于皮瓣成活。

6. 切取皮瓣时应在深筋膜深层解剖,在靠近肱桡肌和桡侧腕屈肌间隙分离桡动、静脉,在肌膜下锐性分离,注意勿损伤进入皮瓣的桡动脉皮支。尤其在前臂中 1/3 上部,更要仔细辨认,切勿损伤。因为此处桡动脉向皮瓣的分支甚少,若有损伤可能影响皮瓣成活。由于桡动脉与皮瓣联系疏松,仅以网状血管进入皮肤,术中应暂时将血管束固定在皮瓣上,以防血管主干与皮瓣分离,使网状血管不能供血。在上肢驱血,上止血带时,使前臂残留少量血液,对辨认前臂皮瓣的血管分支很有好处。

7. 关于前臂桡侧逆行岛状皮瓣的静脉回流主要靠桡动脉两条伴行静脉,保留头静脉不能增加皮瓣的静脉回流,反而将手部静脉血流倒流入皮瓣内,造成术后皮瓣肿胀。因此术中应将头静脉从皮瓣中分离出去,若皮瓣较大无法分离时,则可将远近端结扎。

8. 前臂皮瓣是指以桡动、静脉为蒂的前臂桡侧皮瓣。该皮瓣具有血管口径粗,位置浅表,解剖变异少,手术操作简单,皮瓣质地和颜色好,皮下脂肪少及厚薄均匀等优点。其最大缺点是前臂缺失一条主要血管,影响手部供血(尤其北方冬天手部温度受影响),并且是无感觉皮瓣,损失较大,移植到手掌后还臃肿,影响手握拳功能,在前臂会遗留明显的瘢痕而影响美观。因此,现在很多学者认为该皮瓣要慎用。现代皮肤软组织移植技术的进步,已有较多简单损伤小的手段,现代除极特殊情况外,已不用该皮瓣。

9. 正常时手掌心部位应有凹陷,此例皮瓣在掌心显得臃肿。手的动作精细且繁多,有钳持、握、提、夹、推、弹拨等,当握网球或握圆柱动作时掌心丰满或突出会使其不牢固。

> **设想** 手掌这个在生活与工作中应用频繁而又特殊部位,在修复时我们意见还是应以功能为主,手掌决不能臃肿,是手功能需要,再加上手掌也可以算是隐蔽部位。传统的带蒂皮瓣由于损伤小,还可形成带皮神经移植皮瓣,还可以与皮肤扩张技术结合应用,使皮瓣更薄,会比桡动脉逆行皮瓣更适合手掌部位。另外现代的皮肤扩张技术也可在邻近形成多余皮肤,或在远位形成带蒂皮瓣,转移修复手掌等,由于损伤小,都会成为一种不错的修复方法。至于什么部位皮瓣修复手掌为最佳,还需临床医师研究、开发、应用、总结。

病案 25 右虎口瘢痕挛缩畸形:前臂桡动脉穿支皮瓣技术

【病史与治疗】

诊断:右虎口瘢痕挛缩畸形

医疗技术:前臂桡动脉穿支皮瓣技术

患者,男,38 岁,2003 年 3 月中旬因压砸伤导致右虎口瘢痕挛缩畸形,手部功能受限。7 月 16 日入院,查体见右手从第 1 掌骨近端的桡背侧至虎口缘为瘢痕皮肤,已软化,虎口瘢痕挛缩,局部深凹,拇指外展受限,拇收肌完全萎缩(图 2-2-25:A)。7 月 21 日在臂丛麻醉下行右虎口瘢痕彻底切除松解,于右前臂桡侧设计桡动脉穿支皮瓣,3cm×7cm(图 2-2-25:B),切取时皮瓣下尽量较多的携带皮下软组织,皮瓣的近位端解剖出前臂外侧皮神经备用,切取桡动脉穿支皮瓣(图 2-2-25:C)以腕上 2cm 处为旋转中心向前转移修复虎口皮肤缺损,前臂外侧皮神经与桡神经一浅支显微镜下吻合(图 2-2-25:D)。术后皮瓣成活良好。手术后 3 个月复查右拇指可外展对掌位,虎口深凹部位已充填隆起,虎口外形尚满意。皮瓣痛觉已恢复。前臂桡屈侧与虎口部位有缝合口痕迹,略有瘢痕增生(图 2-2-25:E)。

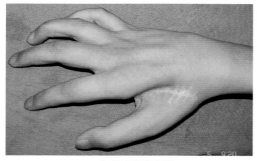

A. 右虎口瘢痕挛缩

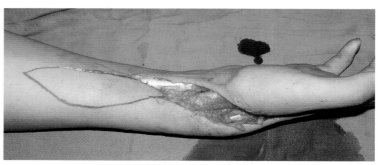

B. 设计前臂桡动脉穿支皮瓣

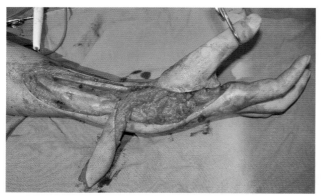

C. 切取提起带蒂皮瓣

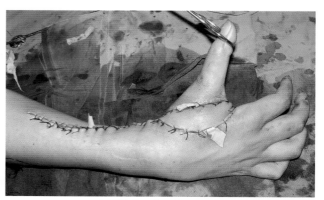

D. 皮瓣转移至虎口处缝合皮神经

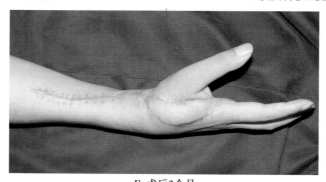

E. 术后3个月

图 2-2-25　诊断：右虎口瘢痕挛缩畸形
医疗技术：前臂桡动脉穿支皮瓣技术（杨大平）

（杨大平）

病案 26　左手虎口及手背部烧伤后瘢痕挛缩畸形：前臂桡动脉穿支皮瓣技术

【病史与治疗】

诊断：左手虎口及手背部烧伤后瘢痕挛缩畸形

医疗技术：前臂桡动脉穿支皮瓣技术

患者，女，29 岁。3 年前左手背桡侧开水烫伤，大部分浅Ⅱ度，虎口部较重（深Ⅱ度），局部换药处理，经 1 个月余瘢痕愈合。2 个月后瘢痕逐渐变硬，色素沉着，影响拇指外展，4 个月余发现瘢痕皮肤有色素脱失，外观呈花斑样，由于外观与拇指外展受限 2004 年 5 月 6 日入院，左手腕上桡背侧花斑样瘢痕，触之较厚韧，但与皮下有移动性。从第 2 掌骨头背桡侧至第 1 掌骨桡侧，上至腕上 8cm，下至虎口（图 2-2-26：A），瘢痕致左手虎口挛缩拇指内收位。术前使用 Doppler 超声血流仪确定桡动脉穿支部位。5 月 10 日在臂丛麻醉下行虎口及手背部瘢痕切除，拇指可外展位（图 2-2-26：C），遗留不规则的皮肤缺损。于前臂按皮肤缺损形状设计长 9cm、宽 8cm 桡动脉穿支皮瓣（图 2-2-26：B），于浅筋膜深层掀起皮瓣，皮瓣近端解剖出前臂外侧皮神经,切断备用,皮瓣远侧至腕上 2cm 为蒂部旋转中心,皮瓣向前旋转,供皮瓣区从同侧大腿切取中厚皮片覆盖(图 2-2-26:D),前臂外侧皮神经与桡神经一浅支显微镜下吻合,拇指外展位皮瓣覆盖创面,术后拇指外展位包扎固定。术后皮瓣与植皮完全成活。术后 2 个月复查,皮瓣色泽和质地与虎口周围皮肤相匹配,皮瓣供区皮片略有色素沉着,外形良好,拇指可外展,手功能良好(图 2-2-26:E)。皮瓣已有痛觉恢复。

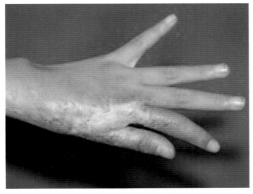

A. 虎口及手背瘢痕

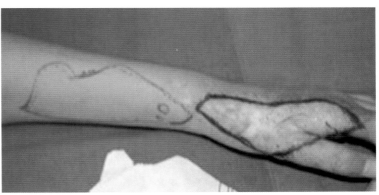

B. 设计前臂桡动脉穿支皮瓣与病区

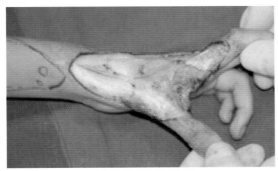

C. 虎口及手背瘢痕切除

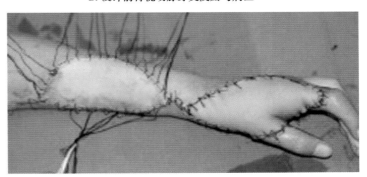

D. 皮瓣修复虎口供瓣区植皮

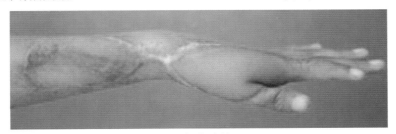

E. 术后2个月

图 2-2-26　诊断:左手虎口及手背部烧伤后瘢痕挛缩畸形
医疗技术:前臂桡动脉穿支皮瓣技术(杨大平)

护理要点:①观察移植皮瓣血运情况并记录;②保持室温 25～28℃,局部 100W 白炽灯照射;③平卧,患肢抬高,患指制动,避免皮瓣受压;④观察缝合口张力情况;⑤保持敷料清洁、干燥、固定可靠,防止感染;⑥饮食营养丰富,禁忌辛辣。

【治疗复查后的思考】

1. 位于第 1、2 掌骨间的软组织间隙称为虎口,相当于拇指、示指间的指蹼。皮肤下面在背侧为第 1 骨间背侧肌,掌侧为拇内收肌。正常虎口可外展约 90°,它的存在有利于拇指对掌、对指功能的发挥和加强握力作用。如皮肤瘢痕或内收肌挛缩使虎口狭窄,会明显影响手的功能。虎口背侧皮肤感觉是桡神经的单一支配区域,常作为判断有无桡神经损伤的标准之一。

2. 骨间背侧肌有 4 块,为双羽状肌,它收缩时使示指、环指离开中指,使中指向尺或桡侧活动,同时可使各掌骨相互接近。小指和拇指的外展分别由各自的外展肌控制。掌、背侧骨间肌,均由尺神经支配。拇内收肌主管拇内收,由尺神经支配。

3. 拇内收畸形,常由虎口瘢痕挛缩、正中神经损伤、拇外展肌麻痹等所致。拇内收肌挛缩,常伴有第1骨间背侧肌瘢痕化或萎缩,而同时出现示指向桡侧偏斜。

4. 本章病案25是右虎口部位压砸伤,致虎口皮肤瘢痕,并且还有拇内收肌与第1掌骨间背侧肌瘢痕化。拇指功能占全手功能的40%,由3个功能单位组成:掌指关节、指间关节的屈曲与伸展;内收与外展;对掌与对指。而拇指外展对掌是拇指的最大功能,如需固定,常固定在此位置。此患由于瘢痕挛缩拇指内收位,使拇指不能发挥最大功能,必须治疗。目前对拇内收肌(有人行带血供的旋前方肌移植重建)与第1掌骨间背侧肌无办法重建。因此,只能清除瘢痕,使拇指能外展对掌位,以发挥对掌与对指及掌指关节、指间关节的屈曲与伸展功能。

5. 关于拇内收畸形的治疗。一般应切除拇内收肌与第1掌骨间背侧肌和软组织瘢痕松解,最大可切至第3掌骨拇收肌起始部。这样切除瘢痕后,就在虎口部位形成一较大的皮肤软组织缺损,本病案我们是用桡动脉穿支皮瓣转移充填腔穴和覆盖创面修复。本章病案25只是覆盖创面。

6. 传统游离皮瓣和穿支皮瓣的主要区别是术中解剖皮瓣时能灵活改变术前设计。尽管术前超声可确定穿支血管大小、血流、走行及分支,皮瓣血管是动力性的,随时随地受诸多生理因素影响,术前超声仅提供血流动力状态的一个静态图像。术前所测的似乎较小的血管在术中可能较大,有可能出现术前血管痉挛。有必要将术中发现与术前超声数据比较,选择合适穿支。当选择优势穿支,需重视血管的口径和长度,穿支大小与皮瓣大小成正比,了解术前不同穿支位置与大小比仅单纯选择穿支直径更重要。

7. 术前超声与手术结合选择优势穿支血是此类手术的特点:在切口时皮瓣边缘发现血管,每个直径大于0.5mm的都应保留,这些穿支有可能以后有利于扩大动脉灌注或静脉回流。穿支皮瓣解剖原则是:如果解剖中发现更大的穿支,小穿支可切断。如果发现一个穿支进入皮瓣,皮瓣可从不同的方向掀起。如果术前超声正确,术中可容易发现优势穿支。如果术中发现某穿支大于术前测到的穿支,修改皮瓣设计。如果怀疑穿支变异,确定穿支前不应完整切开皮瓣。总之,穿支皮瓣外科技术给医生提供操纵微小血管的机会,以及灵活多变的创造性的设计皮瓣,如果有必要,皮瓣的不同血管蒂可与受区的血管吻合。最后,如果术前了解皮瓣血管解剖,医生就会更加自信地获得血供丰富的穿支皮瓣。

8. 手术注意事项　术前宜采用多普勒血流探测仪确定桡动脉穿支穿出点(一般桡动脉主要穿支常在腕上2~3cm处穿出)及走行,若探测不明显,可选用CTA进一步确定穿支。如出现血管变异情况则改用其他皮瓣。术中切取皮瓣时应先切开掌侧切口,于深筋膜深面桡侧腕屈肌表面切取皮瓣,将桡侧腕屈肌向桡侧牵拉,暴露桡动脉穿支血管。若皮瓣内无明显匹配的浅静脉,可沿血管蒂向近端游离,切取一段与血管蒂连续的尺静脉作回流静脉。

9. 总之,穿支皮瓣外科技术给医生提供操纵微小血管的机会,以及灵活多变的创造性地设计皮瓣,如果有必要,皮瓣的不同血管蒂可与受区的血管吻合。最后,如果术前了解皮瓣血管解剖,医生就会更加自信地获得血供丰富的穿支皮瓣。

10. 此皮瓣的优点　手术可在同侧肢体、臂丛麻醉下进行,创伤及风险小;血管蒂位置恒定,变异少,不牺牲主干血管,皮肤薄,带有感觉神经;皮瓣血管与手部创面血管口径匹配,利于操作;皮瓣颜色与手指肤色相近,有利于手指的外观与功能恢复,一般不需再整形;供区在前臂桡侧,皮瓣宽度<3cm可直接缝合,瘢痕隐蔽。

11. 临床上常采用示指近节背侧皮瓣(以示指根部桡侧带神经血管蒂),用于虎口区软组织缺损。本章病案25由于虎口皮肤软组织缺损较多,已形成深凹;而本病案虎口与手背缺损的皮肤面积较大。示指近节背侧皮瓣较薄,很难充填凹陷与覆盖创面。因此,我们选用了能携带皮肤宽度较大与软组织量较多的桡动脉穿支皮瓣,在前臂中下1/3处切取了3cm×7cm与8cm×9cm皮瓣,并且还吻合了皮神经。对于虎口部位皮肤软组织缺损较大的病例,此皮瓣也不愧为是一种较好的方法。但此种皮肤移植方式,仍然是传统的拆东墙补西墙的方法。

12. 前臂皮瓣与手背虎口处皮肤类似,因此修复后颜色、质地与周围较为协调,只是留有较长的缝合口痕迹,本章病案25修复后虎口部饱满,拇指可外展对掌位。本病案外观略显臃肿,形态均较为良好。

設想　关于近代临床上出现的皮肤扩张技术,由于能增加局部皮肤的面积,完全可以用皮瓣局部推进的方式修复创面,手术损伤小、残留的痕迹少、还不破坏其他部位、手术简单易行。因此,已成为目前创面修复的最佳方法。如此两例手背虎口区域病变,手掌背侧有较多的正常皮肤,是否可以在此区域置放扩张器(如本章病案 23 和第五章病案 26),临床经验还不成熟,有待进一步实践,总结经验,以便确定其应用价值。如能应用,最后缝合口能落在手的桡侧,手部外形会更好,并且无其他处损伤,但对本章病案 25 需增加软组织充填手术。

（杨大平）

病案 27　右手掌烫伤后瘢痕掌心挛缩:全厚皮片移植技术

【病史与治疗】

诊断:右手掌烫伤后瘢痕掌心挛缩

医疗技术:全厚皮片移植技术

患者,男,5 岁。2 岁 8 个月时,右手掌被炭火烫伤,经当地医院治疗近 1 个月,瘢痕化愈合,逐渐手掌伸展受限,2000 年 2 月 10 日以右手掌瘢痕 2 年 4 个月入院,右手掌心部瘢痕从鱼际纹尺侧至手掌尺侧缘,远侧至第 3、4、5 指蹼缘近侧 1～1.5cm 处,瘢痕突出皮肤表面红色,触之韧硬,手掌不能伸展,尤其第 3、4、5 指(图 2-2-27:A)。2 月 15 日手术行右手掌瘢痕彻底切除显露皮下正常组织,使手掌可极度伸展位(图 2-2-27:B),从同侧腹股沟处切取带皮下脂肪的皮肤,去除皮下脂肪形成全厚皮片,适当的植于右手心部创面上(图 2-2-27:C),打包压迫包扎。

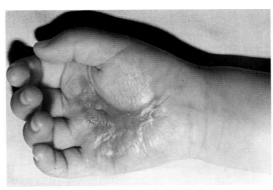

A. 手掌烫伤后瘢痕掌心挛缩

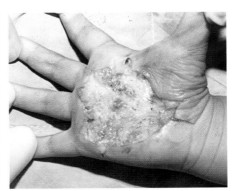

B. 切除后创面

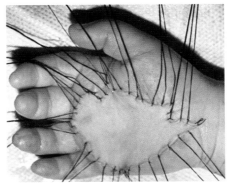

C. 全厚皮片移植

图 2-2-27　诊断:右手掌烫伤后瘢痕掌心挛缩
医疗技术:全厚皮片移植技术(夏昊晨)

（夏昊晨）

病案 28 左手烧伤后瘢痕并第 2、3、4、5 指近指间关节屈曲末节缺如:全厚皮片移植技术

【病史与治疗】

诊断: 左手烧伤后瘢痕并第 2、3、4、5 指近指间关节屈曲末节部分缺如

医疗技术: 全厚皮片移植技术

患者,男,32 岁。29 岁时在工作中左上肢被煤气烧伤,经 3 个月余的两次清创植皮,创面大部愈合。以后又行一次植皮,创面全部愈合。1986 年 11 月 2 日以左手烧伤后瘢痕并第 2、3、4、5 近指间关节屈曲末节部分缺如 3 年入院。左上肢及手部多处植皮外观,肘关节可屈伸,掌指关节伸展位,可屈曲,但握拳不彻底。第 2、3、4、5 指指腹侧瘢痕,致近远节手指屈曲位,不能伸展。示指远端少部分缺失,3 4 指末节缺损 1/2,5 指末节全部缺损(图 2-2-28:A、B)。11 月 6 日手术行第 2、3、4、5 指指腹侧瘢痕切除,由同侧腹股沟处切取带脂肪皮肤,清除皮下脂肪形成全厚皮片,分别适当移植在第 2、3、4、5 指指腹侧,打包压迫,12 天拆包,皮片全部成活。术后 56 天复查,第 2、3、4、5 指伸展位,可屈曲,指腹侧成活皮片较软(图 2-2-28:C、D)。

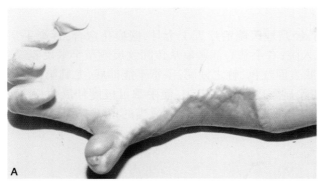
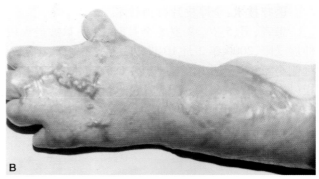

A、B. 近指间关节屈曲末节部分缺无

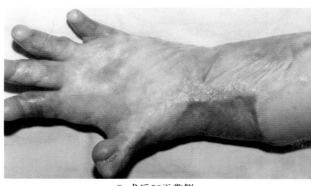

C. 术后56天掌侧

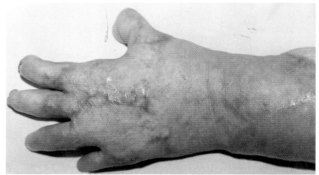

D. 背侧

图 2-2-28 诊断:左手烧伤后瘢痕并 2、3、4、5 指近指间关节屈曲末节部分缺无
医疗技术:全厚皮片移植技术(夏昊晨)

护理要点: ①全厚皮片移植护理;②手部包扎护理;③外露指端充血的观测及护理。

【治疗复查后的思考】

1. 本病案与本章病案 27 均为手掌指腹侧皮肤瘢痕,瘢痕切除植皮是传统成熟的方法,因皮片不臃肿,临床上仍在应用,尤其手与手指部。既往瘢痕切除后均用中厚皮片修复,专家均认为全厚皮片成活后,在质地、颜色上要比中厚皮片好。因此我们选用了全厚皮片。由于需皮片的量不多,均在腹股沟处手工切取全厚皮片,移植在创面上。在没有更好的方法(皮瓣)出现以前,皮片移植技术修复手及手指仍不愧为一种较好的方法,暂时不能丢弃。

2. 本章病案 27 是 5 岁儿童,植皮修复,虽有以后再次植皮的可能,但学者们一般不主张在儿童期用皮

瓣修复。本病案是 32 岁的成年人,烧伤后瘢痕或植皮后的手指已显得粗肿,也不适合皮瓣修复。因此我们选用皮片移植技术。

3. 皮片移植的应用始于 19 世纪后叶,当初仅限于刃厚皮及全厚皮的采取和移植。自 1939 年 Padgett-Hood 发明鼓式取皮机后,临床已广泛应用。目前按皮片厚度可分为断层皮片(刃厚、薄中厚、一般中厚、厚中厚)、全厚皮片及含真皮下血管网皮片。刃厚皮片最薄,在各种创面上易成活是其优点,但后期收缩、色泽改变最显著。中厚皮片存活较易,收缩、耐磨性、色泽改变近似全厚皮片,既往在整形外科广泛应用。全厚皮片及含真皮下血管网皮片,存活较难,但存活后质地、收缩、色泽改变不明显,其皮源受到限制。

4. 手及手指部位的瘢痕,此 2 例均切取的全厚皮片,由于面积较小,在任何部位都可切取。如需大面积,既往就受到限制而不能应用。现代皮肤移植技术的进步,完全可以提供大面积全厚皮片的多种切取方法,如皮肤扩张技术方法(如第五章病案 5)及腹部成形技术方法(如第三章病案 8、9)等。

5. 全厚皮片,一般认为存活较难,但存活后质地、收缩、色泽改变不明显,我们认为全厚皮片植皮床应无瘢痕血供好,再加上全厚皮片紧密与床接触,是成活的关键。因此,对植皮的每一步都要耐心细致确切处置,成活率也会很高。

6. 皮片的感觉恢复,完全由基底创面的神经末梢长入,因此基底创面必须是正常的软组织,尽量少有甚至没有结扎线、烧焦物,以利皮片的愈合与神经末梢长入皮片内。皮片恢复痛、触、热、冷感觉与受区相一致,植皮后 3 周感觉开始出现,1.5～2 年后恢复到最佳状态,起初有痛觉过敏,但数月后恢复正常。一般要比失神经皮瓣早的多。因此,在手掌侧指腹侧部位如有正常的皮下软组织,尤其有皮下神经网者(手部皮肤的神经大部分形成真皮下神经网,而且是无髓鞘神经),全厚皮片成活后,经过 1～2 年的恢复,能形成正常的感觉,要比皮瓣(或带皮神经)修复为好。

7. 全厚皮片移植成活后,虽比刃厚、中厚皮片在晚期再挛缩与色素沉着方面要好,但仍不如皮瓣质地、颜色好。皮片移植后最大缺点为创面的挛缩,此两例又是掌指屈侧,由于经常屈曲,更易使其挛缩。

8. 本章病案 27 是儿童,在以后的发育过程中,身体在生长,手也要长大,一般皮片在没有神经恢复以前不能增大,皮片的增长速度要较身体生长速度慢,所以在儿童的活动部位或易回缩部位植皮,常有二或三次再植皮的可能。

(夏昊晨)

病案 29　右手掌远侧皮肤撕脱伤皮肤缺失:大腿内侧桥形皮瓣技术

【病史与治疗】

诊断:右手掌远侧皮肤撕脱伤皮肤缺失

医疗技术:大腿内侧桥形皮瓣技术

患者,男,26 岁。2001 年 8 月 6 日上午 10 时许,因搬家撞击车翻,右手掌侧皮肤被箱角刮掉,急到医院。经当地医院清创包扎。8 月 7 日下午 2 时 20 分以右手掌远侧皮肤撕脱伤皮肤缺失,急诊入院。右手掌,相当于掌指关节掌侧,掌横纹以远有一创面,尺侧至手掌尺侧,桡侧至第 1 掌骨头桡侧,远侧至指蹼的近侧,创面有少量分泌物,示指、中指、环指近节指骨屈侧有缝合痕迹,各手指中远侧节指骨有屈曲动作(图 2-2-29:A)。急诊手术清创,形成在手掌远侧,一长 8cm、宽 2.7～3.0cm 横形创面,第 2、5 指肌腱外露(图 2-2-29:A、B)。又于同侧大腿内侧设计一纵行桥形皮瓣宽 3.5cm、长 12.0cm(图 2-2-29:C),提起桥形皮瓣,前后侧皮缘向对侧推进闭合创面(图 2-2-29:D),将右手掌伸入桥形皮瓣下,创面与皮瓣软组织面对合,皮缘缝合(图 2-2-29:E)。三周后皮瓣已与创面愈合(图 2-2-29:F)断蒂,皮瓣成活。10 天复查,皮瓣在手掌远侧略臃肿,手指屈伸运动存在,但握拳略受限(图 2-2-29:G),供瓣区愈合,局部略有凹陷(图 2-2-29:A、H)。

护理要点:①术后皮瓣手与右侧大腿内侧位置固定护理;②皮瓣颜色、指压充血观测。

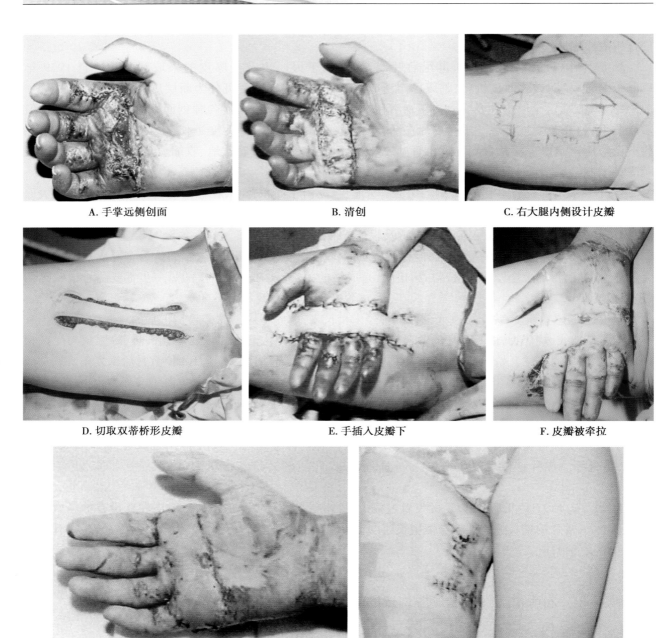

A. 手掌远侧创面　　　　　　　B. 清创　　　　　　　C. 右大腿内侧设计皮瓣

D. 切取双蒂桥形皮瓣　　　　　E. 手插入皮瓣下　　　　　F. 皮瓣被牵拉

G. 断蒂后10天　　　　　　　　H. 供瓣区

图 2-2-29　诊断：右手掌远侧皮肤撕脱伤皮肤缺失
医疗技术：大腿内侧桥形皮瓣技术（周韦宏）

【治疗复查后的思考】

1. 手掌皮肤厚而坚韧,厚1~4mm,在鱼际处较薄,掌心及小鱼际处较厚;角化层厚,对多种物理和化学刺激有很强的耐受力,能阻止异物和病原体侵入及耐受机械性摩擦。皮肤弹性差,不易移动;皮肤深面有许多垂直的纤维束将皮肤与浅筋膜、深筋膜、腱鞘和骨膜等深部结构相连。这种结构使皮肤缺乏弹性,不易移动,有利于抓、握和持物;皮肤无毛和皮脂腺;手掌侧皮肤有丰富的汗腺,无毛和皮脂腺。故手掌侧皮肤不油滑,不会发生皮脂腺囊肿。

2. 本例是手掌远侧横行长条状皮肤缺损,远侧只差0.5~1.0cm到指蹼,相当于掌指关节掌侧,正是手指屈曲时掌心的远侧部位。由于缺失皮肤是长条横形(宽3.5cm、长12.0cm)在手掌远侧,又离指蹼缘较近,清创后又有肌腱外露。如何修复值得商榷？如手指可屈曲位强行缝闭合创面,由于手掌皮肤伸缩性很小,缝合后势必使指蹼向近侧移位,手指不能伸展,二期还得处理;也可以牵拉软组织缝合覆盖肌腱后植皮;单蒂皮瓣,由于缺损创面在手的中间,而且是与手掌横行,其蒂宽与皮瓣长之比为1∶3以上又超出1∶2,会出现血供障碍;手掌近侧皮瓣推进,其皮瓣两侧切口要到腕上,将大小际皮肤向掌前移位,又觉不值得。

3. 此患是手掌侧远端横行长条状面积不大的皮肤缺损,又有肌腱外露,是比较特殊的部位与形态和位置。直接的单蒂携带皮瓣与身体常用的区域无法形成安全的皮瓣。因此我们设计了在大腿内侧(皮肤与手掌皮肤差距较大)为供瓣区。形成双蒂桥形皮瓣的方式,手掌插入桥形皮瓣下。

4. 双蒂皮瓣也称桥形皮瓣,与教科书中的双蒂推进皮瓣基本类似,只不过皮瓣在原位直接覆盖创面,而不是推进。此皮瓣长与宽之比在1∶4,由于是双蒂供血,实际蒂宽与皮瓣长之比仍在1∶2之内。

5. 大腿内侧皮肤薄皮下组织松散,移动性大。移植到手掌心部位显得臃肿,可二期行修薄手术,但仍然是失神经皮瓣。正常时掌心部位应有凹陷。手部动作很精细,有提物、夹物、平持、钳捏、握圆柱、拧圆盘等动作,其中如握网球或圆柱时,掌心丰满会使其不牢固。再加上皮肤薄,移动性大,与手掌部皮肤有很大差距,并且皮瓣还无神经支配,因此大腿内侧不应成为手掌部皮肤缺损的皮瓣供区,此例只是个案。如手掌缺损面积大,创面的形态是纵形的,决不能用大腿内侧为供瓣区。

6. 由于带蒂皮瓣形成后要固定3周,临床设计带蒂皮瓣时,医师思考最主要问题是,肢体固定舒服。此例是手掌侧特殊位置与形态的皮肤缺损,只可在同侧大腿内侧、对侧臂内侧、对侧前臂的外(内)侧或同侧臀腰部外后侧设计双蒂皮瓣,上肢可在功能位或休息位固定,其他位置必须在强迫位置固定。此例是在大腿内,坐位时肢体很舒服,但仰卧位时皮瓣被牵拉移位(图2-2-29∶E),因此,此种固定也是不舒服的位置。但大腿内侧可算是隐蔽部位。

7. 此例的修复只能算覆盖创面的一种方法,不能是较好的方法。如何修复手掌部位横行长条形皮肤缺损,选择什么部位为供区,确实值得临床实践与研究。此例如牵拉创缘皮下软组织缝合能覆盖肌腱后植皮,尤其对只有皮肤缺损者(手部皮肤的神经大部分形成真皮下神经网,而且是无髓鞘神经),创面已是正常的皮下软组织,全厚皮片成活后,经过1~2年的恢复,能形成手掌部正常的感觉,并且不臃肿,对手的功能不影响,要比用皮瓣或带皮神经皮瓣(神经要经过替代过程均臃肿)修复为好,可成为修复手掌皮肤缺损(一定有正常的皮下软组织)的一种较好的方法。

> **设想** 如来诊时于手掌皮下置入扩张器,局部换药使其瘢痕愈合,二期清创用手掌扩张皮瓣向远侧推进修复,可能用手掌的皮肤修复,效果会更好。但手掌侧置放扩张器目前未见报告,可否试用值得探讨。我们曾在腕掌侧应用(本章病案22),但失败。

(周韦宏)

病案30 右手外伤后并第5掌指骨小鱼际缺失,第2、3、4指尺倾移位:带股外侧皮神经的股前外侧肌皮瓣游离移植技术

【病史与治疗】

诊断:右手外伤后遗症并小指第5掌骨小鱼际缺失,第2、3、4指尺倾移位,手掌与手背尺侧瘢痕

医疗技术:带股外侧皮神经的股前外侧肌皮瓣游离移植技术

患者,男,39岁。1988年5月21日下午2时许在工作中不慎右手被机器压轧伤。当即右手尺侧组织已不清,小指与手掌尺侧缺如,急到医院,手术清创缝合,术后换药20余天创口愈合。同年12月12日以右手外伤后遗症入院。右手小指第5掌骨小鱼际缺失,手掌明显窄,皮肤瘢痕从手掌尺侧(上至腕,下至第4掌指关节尺侧)向手背至第1掌骨尺侧,向手掌有一线状瘢痕直至示指中节指尺掌侧,瘢痕牵拉使示指屈曲尺倾位,尺侧瘢痕牵拉,同时使第2、3、4指尺侧倾斜,瘢痕形态不正(图2-2-30∶A、B)。于12月21日

手术,首先于手掌尺侧切口,见瘢痕与第3、4掌骨,屈伸肌腱紧连,彻底切除瘢痕,松解挛缩筋膜,使第2、3、4指向桡侧复位,而3、4指掌骨与3、4指屈伸肌腱外露。之后在腕尺侧纵向切口,翻转皮瓣显露尺动、静脉及尺神经掌支,在正常血管处解剖血管、神经备用。再于右侧大腿下1/3部外侧面设计长13cm、宽11cm梭形皮瓣,在髂嵴和髂前上棘处的切口内找出股外侧皮神经,使其包括在肌皮瓣内。在股外侧肌与股直肌间隙,显露旋股外侧动脉降支至入肌处,切断结扎其他血管,按设计切取皮瓣,并将皮缘与肌膜作缝合固定,在切口上部将股外侧肌与股直肌及股中间肌钝性分离,自下而上掀起皮瓣,将股外侧肌上端切断,并循降支向上解剖分离旋股外侧动、静脉,形成岛状肌皮瓣,按蒂长度需要离断血管与皮神经,移植到受区简单固定后,股外侧皮神经与尺神经掌支吻合,旋股外侧动、静脉与尺动、静脉吻合,血供及回流良好后缝合。术后皮瓣成活良好,术后第2天用暖水袋时不小心烫伤(图2-2-30:C),术后27天复查,皮瓣成活良好,右手掌与腕部明显增宽,第3、4指形态正常,手指屈伸良好。示指屈面尺侧仍有瘢痕牵拉,使示指仍屈曲位,但有屈伸动作(图2-2-30:C、D)。

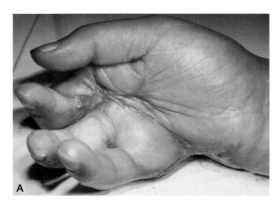 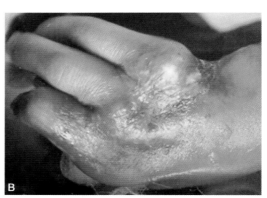

A、B. 第5掌骨小鱼际缺失

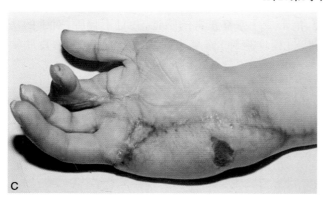 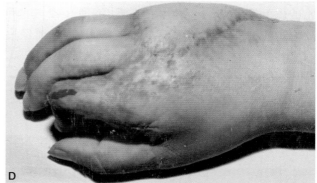

C、D. 股前外侧肌皮瓣游离移植术后27天掌背侧

图2-2-30 诊断:右手外伤后遗症;并(1)小指第5掌骨小鱼际缺失;(2)2、3、4指尺倾移位;(3)手掌与手背尺侧瘢痕
医疗技术:股前外侧肌皮瓣游离移植技术

护理要点:①全麻护理;②仰卧右上肢外展位;③局部保温、烤灯护理;④皮瓣颜色、充血时间观测护理。

【治疗复查后的思考】

1. 本例,男,39岁。右手尺侧机器压轧伤,致右手尺侧部分缺失。其中包括,活动度较大的小指,与相对稳定手掌尺侧第5掌骨小鱼际。缺损除影响手的功能外,还影响手部外观形态。

2. 关于小指、掌骨与小鱼际再造,目前无病例报道。因其中包括4个小关节,5个小肌肉,4条肌腱及腱钮、腱滑、膜鞘等,结构非常复杂,现代的组织材料与临床技术无再造的可能,还有待进一步研究。另外小指只有手功能的5%。第5掌骨与小鱼际及皮肤软组织缺如,只是手掌变窄,影响手掌功能,如握网球或圆盘时与拇指的对应点消失;按压时小鱼际面消失;托物时支撑面变窄等。

3. 此患右手尺侧瘢痕切除,第 2、3、4 指矫形后,第 3、4 掌骨,屈伸肌腱外露,手掌明显缩窄,小指、第 5 掌骨和小鱼际缺如。如何修复此类病变值得思考?我们是用组织移植的方法填补缺损,在矫治手指尺倾畸形的同时增宽手掌宽度,也会随之改变手掌形态。

4. 因本例右手掌变窄,但示指、中指、环指均有屈伸功能,由于掌指关节尺倾,明显影响手指功能,另外拇指正常。虽已是残手,如何发挥右手残留的功能,是治疗本病的重点。本例是重建小指、第 5 掌骨及小鱼际(暂无办法);是用手背旋转皮瓣覆盖创面,供瓣区植皮;还是用足趾移植再造小指,小指只占手功能的 5%,是否值得?由于小指与小鱼际无法再造。此患就目前医疗水平和技术能力以及缺损部位的重要程度,去除瘢痕,矫正畸形,发挥残手指功能增加手掌宽度及修复形态是目前可行的。因此我们以此为出发点,由于需充填组织量,所以我们选择了游离股外侧肌皮瓣移植,既能矫治畸形,覆盖创面的同时又能充填缺损,在手部形态上可得到补充,也能为下次修复或再造提供了组织基础。

5. 股外侧肌是股四头肌中最宽大的肌肉,由旋股外侧动脉的降支供血。可形成单蒂或广蒂肌瓣移位,充填骨腔及软组织缺损。该肌中下部分可形成肌皮瓣,用于修复压疮创面等。1986 年农海生报道了临床应用成功经验。

6. 股外侧肌皮瓣解剖恒定,血管口径较大,手术较简单,在充填组织缺损时是经常选用的肌皮瓣。皮瓣在大腿下 1/4 部外侧面设计(长 12cm、宽 10cm),前界不超过髂前上棘至髌骨外上缘连线,下界为髌上 4cm 处,切开皮肤,皮下及深筋膜,显露股外侧肌。钝性分离股外侧肌与股直肌间隙,在该间隙内显露旋股外侧动脉降支,追寻血管至入肌处。按设计梭形切取肌皮瓣,将皮瓣与阔筋膜和肌肉作缝合固定,以免两者分离影响皮瓣血供。在切口上部将股外侧肌与股直肌及股中间肌钝性分离,将股外侧肌上端切断,并循降支解剖分离血管蒂至旋股外侧动脉的股动脉的始发处,形成岛状肌皮瓣,按蒂长度需要离断血管,移至受区。

7. 手尺侧是经常与物体接触与摩擦部位,因此我们移植肌皮瓣时携带了股外侧皮神经,到受区与尺神经掌支吻合。

8. 由于第 2、3、4 指复位到正常位置,肌皮瓣移植到手部尺侧充填缺损,也可为二期修整打基础,虽略显臃肿,但较术前手部形态有明显顺眼。

9. 此患修复后第 2、3、4 指尺侧倾斜畸形得以矫正,手掌增宽,对于示指屈面尺侧仍有瘢痕牵拉,使示指仍屈曲位,本应在手术同时给予处理,会使手的功能得以最大的恢复,这是医师忽视的结果,是个遗憾。提示医师全面思考,制定治疗计划是非常重要的。另外建议:此患是 39 岁男性,如示指给予矫治后,手的功能只损失 15% 左右。手是外露器官,有条件时行腕掌部位塑形治疗。

病案 31　外伤后左手示指中节腹桡侧皮肤缺损:带指背神经和指固血管中指背侧岛状皮瓣技术

【病史与治疗】

诊断:外伤后左手示指中节腹桡侧皮肤缺损肌腱外露

医疗技术:带指背神经和指固血管中指背侧岛状皮瓣技术

患者,女,42 岁。1999 年 2 月 20 日在工作中不慎,左手示指中节腹侧被机器挤压伤,皮肤缺损,在当地局部换药治疗,创面不愈合来诊。3 月 21 日以左手示指外伤后皮肤缺损肌腱外露 1 个月入院。左手示指中远节指骨桡掌侧皮肤缺损肉芽创,局部有脓性分泌物,已有肉芽覆盖肌腱,但仍可见肌腱外露,示指远端腹桡侧痛觉明显减退,尺侧正常(图 2-2-31:A)。经过几日换药,于 3 月 27 日手术,进行彻底清创,切除示指桡侧肉芽及炎症组织屈指深肌腱外露,指神经血管已缺失,尺侧指血管神经束正常。于中指中节背侧设计皮瓣(图 2-2-31:B),切取携带中指桡侧指血管与指背神经蒂皮瓣(详细参考本章病案 34 手术过程),通过手掌侧及示指尺侧切口将皮瓣转移至示指屈侧中节指骨掌桡侧创面上(图 2-2-31:C)。中指背侧创面以游离全厚皮片覆盖。术后 12 天皮瓣与皮片成活良好,形态佳(图 2-2-31:D、E)。皮瓣即刻有感觉。

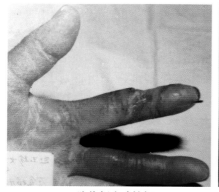

A. 腹桡侧皮肤缺损

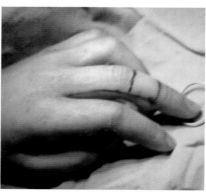

B. 设计皮瓣

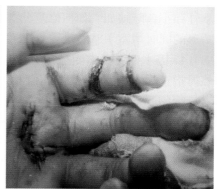

C. 皮瓣修复12天

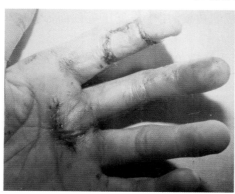

D. 示指掌侧

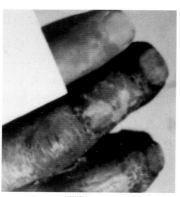

E. 供瓣区植皮

图 2-2-31　诊断：外伤后左手示指中节腹桡侧皮肤缺损肌腱外露
医疗技术：带指背神经和指固血管中指背侧岛状皮瓣技术

病案 32　外伤后中指残端屈曲畸形：带指背神经指固有血管环指背侧岛状皮瓣技术

【病史与治疗】

诊断：外伤后右中、环指部分缺失并中指中节残端屈曲畸形

医疗技术：带指背神经和指固有血管环指背侧岛状皮瓣技术

患者，男，32 岁。1994 年 12 月中旬右手外伤，右手中指从中节近 1/3 处及环指远节以远手指破损伤，清创缝合，以后逐渐中指中节近侧残端屈曲。于 2000 年 6 月 4 日入院。中指中节近侧残端屈曲位畸形不能伸展，但略有屈曲动作已近 6 年余（图 2-2-32：A、B）。由于右手中指残端屈曲影响手握持功能，要求矫形。6 月 8 日手术，首先切除中指近侧指间关节掌侧小部分瘢痕至手指两侧，可见两侧指神经血管束，并向近侧松解使手指彻底可伸直位。按环指中节背侧设计皮瓣，切取携带环指桡侧指血管与指背神经蒂皮瓣（详细参考本章病案 34 手术过程），通过手掌侧及中指尺侧切口将皮瓣转移至中指屈侧近节指间关节掌侧创面上。环指背侧创面以游离全厚皮片覆盖。术后 25 天复查，中指皮瓣与环指背侧片皮成活良好，不臃肿，形态佳，皮瓣痛觉即刻可测，中指中节残端可自然伸直位（图 2-2-32：C）。

护理要点：①臂丛麻醉护理；②皮瓣血供、痛觉观测；③植皮护理。

【治疗复查后的思考】

1. 本病案与本章病案 31 均为手指腹侧皮肤缺损，而不是指端或指腹。本章病案 31 有肌腱外露。由于手指血供佳，因不臃肿常选用全厚皮片移植，经过 3～6 个月的恢复，可有痛觉。如有肌腱、血管、神经外露，需皮瓣移植，其皮瓣是否带有神经，在此部位并不显得十分重要，因此常以邻指带蒂皮瓣（此皮瓣是失神经皮瓣）方法修复。术后需固定 3 周，二期断蒂。

2. 邻指带蒂皮瓣，是直接皮瓣又称直接带蒂皮瓣，即皮瓣自供皮瓣区直接转移至缺损区，如邻指皮

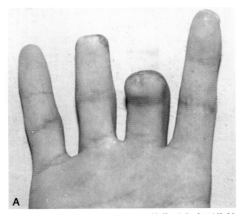
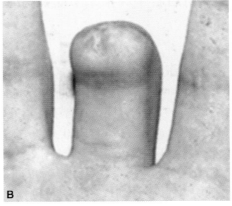

A、B. 外伤后右中环指缺失并中指中节残断屈曲畸形

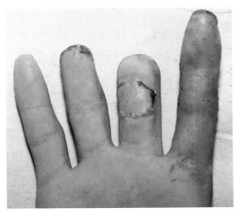

C. 环指背侧岛状皮瓣修复

图 2-2-32　诊断：外伤后右中环指部分缺失并中指中节残断屈曲畸形
医疗技术：带指背神经和指固有血管环指背侧岛状皮瓣技术（夏昊晨）

瓣、交腹皮瓣、交臂皮瓣等。邻指带蒂皮瓣是最传统最经典的，临床应用已是非常成熟的皮瓣。缺点是：失神经皮瓣，三周固定，二期断蒂。手部是人一生工作和生活中与外界接触最频繁直接部位，是创造世界的最具体部位，尤其手的腹侧，每个小部位都很重要。

3. 手是劳动器官，手指指腹及指端是劳动器官最先与物体接触部位，有痛觉、位置觉、实体感等各种神经小体，而手与手指掌侧皮肤尤其重要。既往带神经皮瓣多用于指腹及指端，而不用于手指腹侧。而此两例是示指与中指，是手指的主要部分，又紧邻手指末端，因此，我们选用了带指背感觉神经支的指背岛状皮瓣修复。

4. 本方法是利用手指背侧，是手指皮肤最次要部位，并带有指背神经，指两侧的指固有神经均保留在原位，手指腹侧及指腹的感觉完整保留，只是破坏了一侧指动脉及中节背侧神经。用皮瓣修复指腹，其厚度、质地、感觉会明显好于皮片，对手部功能不会影响。

5. 本病案中环指已有缺损。中指是手指最长者，中指功能占手功能的 15%，缺失了中节近中 1/3 以远手指，这样损失了中指功能的 5% 左右。而环指末节缺失，环指占手功能 10%，只缺失 3% 左右。关于手指长度，由于示指正常，可代偿一些对手指功能的影响。如需要，可行手指延长手术。

6. 本病案与本章病案 31 手术主要是解决功能，是指背皮瓣（用次要部位修复重要部位）与指腹侧皮肤在质地、颜色、感觉、耐压及耐磨上极为近似，并且还带有神经，因此修复后的形态与功能比皮片修复要好得多。

（夏昊晨）

病案 33 外伤后右手环指末节腹侧瘢痕:带指背神经和指固有血管同指背侧岛状皮瓣技术

【病史与治疗】

诊断:外伤后右手环指末节大部缺失并指腹侧瘢痕

医疗技术:带指背神经和指固有血管同指背侧岛状皮瓣技术

患者,男,26 岁。1991 年 4 月 16 日右手环指外伤,经医院行末节大部分切除后,仍在残端腹侧留有创面,经长期换药 3 个月后愈合。1999 年 10 月 26 日入院,右手环指末节大部分缺失,远端腹侧有瘢痕增生,触之有疼痛,不能触物,中节指有屈伸动作(图 2-2-33:A、B、C)。11 月 2 日手术在臂丛麻醉下进行,环指端腹侧瘢痕皮肤切除,瘢痕直达指骨,未见肌腱,以同指背侧远端皮肤(背、尺桡、远侧)为皮瓣供区(图 2-2-33:D)。从指桡侧切口,按设计切取环指端背侧皮瓣,形成带指神经背侧支与指固有动、静脉蒂的指背岛状皮瓣(图 2-2-33:D、E、F),详细参考本章病案 34 手术过程。通过切口将指远端背侧皮瓣向指屈侧旋转移位到同指腹侧创面上,缝合(图 2-2-33:G)。最后在指端背侧形成供瓣区创面,以游离的全厚皮片覆盖(图 2-2-33:H)。手术后皮瓣略有淤血,第 3 天起水疱,6 天好转,10 天皮瓣及植皮区成活良好(图 2-2-33:I、J)。术后 4.5 个月复查环指端圆滑,皮瓣与植皮区颜色与周围协调,指腹饱满,外观形态佳(图 2-2-33:K、L),痛觉存在,触及物品有感觉。

护理要点:①臂丛麻醉护理;②皮瓣血供观察;③植皮护理。

【治疗复查后的思考】

1. 手指尖端的修复是手部修复最难的部位。如无骨外露最简单的方法是行植皮术;一般多以桡尺(或掌侧)侧 V-Y 皮瓣推进修复,有时需去除少许残端骨;带血管神经束的推进皮瓣,掌侧指根部创面还需植皮;以及目前已很少用鱼际皮瓣、邻指皮瓣及交臂皮瓣等。一般不采用短缩指骨剩余皮肤缝合的方法。手指一般应具备一定长度及感觉,另外还要求形态。因此修复需要有感觉的薄皮瓣,也不应轻易去除手指长度。

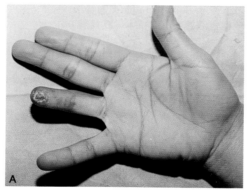
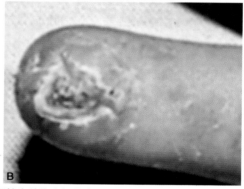

A、B. 无名指末节大部缺失并指腹侧瘢痕

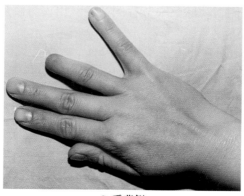
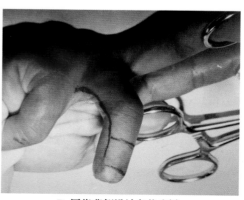

C. 手背侧   D. 同指背侧设计岛状皮瓣

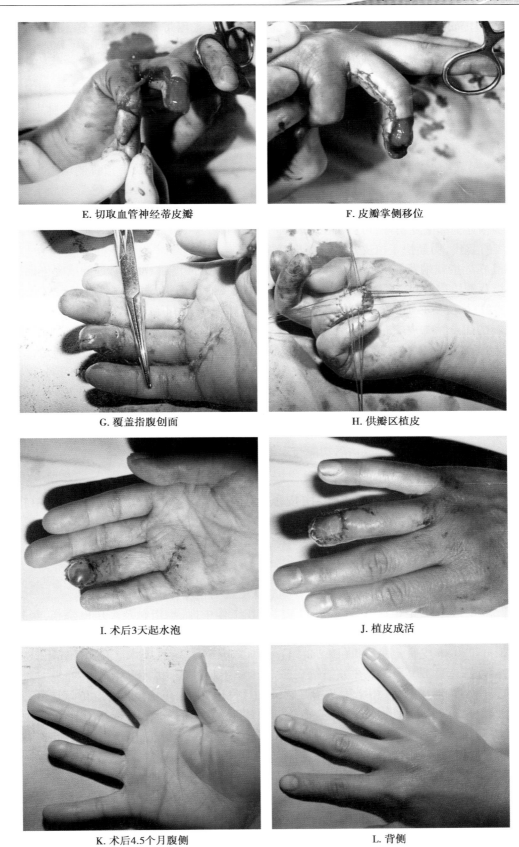

E. 切取血管神经蒂皮瓣

F. 皮瓣掌侧移位

G. 覆盖指腹创面

H. 供瓣区植皮

I. 术后3天起水泡

J. 植皮成活

K. 术后4.5个月腹侧

L. 背侧

图 2-2-33　诊断：外伤后右手无名指末节大部缺失并指腹侧瘢痕
医疗技术：带指背神经和指固有血管同指背侧岛状皮瓣技术

2. 手指指腹皮肤瘢痕,影响手指端触物及感觉,既往也主张用带神经皮瓣修复,如指固有动、静脉神经的中环指端尺侧皮瓣转位修复,对供瓣手指损伤较大。而邻指带蒂皮瓣,因皮瓣无感觉,又需二期完成手术。我们设计带指背感觉神经支的指背皮瓣,一期转位修复。

3. 此皮瓣的血管,指固有动脉走行在手指侧方的腹侧,在切取皮瓣时还要保留手指侧中线腹侧皮肤,这样尽多的保留指固有动脉周围和指背皮下相连的软组织,是切取皮瓣的关键。指动脉走行在与皮瓣相连的软组织一边,所以皮瓣供血是从软组织向皮瓣供血。

4. 手指背侧皮肤感觉　示、中指中节中 1/3 以远的背侧皮肤与环指中节中 1/3 以远的背侧桡侧半均由指神经背侧支支配,属正中神经。近侧均由桡神经支配。环指尺侧半及小指背侧均由尺神经背侧支支配。手背皮神经支配变异较大。所以每个手指指背(除小指外)皮肤不属单一感觉神经支配。严格讲指背皮瓣只带有一侧指神经背侧支,其他皮支均切断,皮瓣属有神经支配区域只是一小部分。皮瓣移植后 2 个月左右皮瓣感觉全部恢复正常,可以看出带皮神经的指背皮瓣,虽部分带有感觉,但失神经支配区域很快被指背神经所替代,明显快于植皮及失神经皮瓣恢复。

5. 此例是在环指残端背侧形成皮瓣,向前(远端)旋转 180°推进后,覆盖略远的指腹创面(实际是形成的指腹),手指背侧植皮。我们是通过:①血管神经蒂设计在靠近伤指侧;②血管神经蒂必须游离到掌心;③皮瓣易于转位,虽皮瓣必须旋转 180°,而蒂部并没有旋转 180°,也不致影响血供。

6. 本皮瓣的优点　①皮瓣带有血管神经蒂,一期完成手术;②此种皮瓣移植使供指功能丧失最小;③既移植了带感觉皮瓣,又不损害供指感觉功能;④修复后手指外形满意,有时不易区别是否有伤;⑤手术不需吻合血管,操作较易。此皮瓣属手部微小皮瓣,皮瓣面积小到 2.0cm×2.5cm 或可更小。

7. 手指的指端、指腹、手指腹侧皮肤缺损,修复的方法较多,尤其有骨骼肌腱外露者多需皮瓣覆盖。多年来已证明传统的邻指皮瓣,即用指背皮瓣修复邻指腹侧皮肤缺损,二期断蒂,优越于其他处任何皮瓣,只是断蒂后皮瓣无感觉。我们将邻指皮瓣进行改进,设计成带指固有血管与指背感觉神经支的指背岛状皮瓣,且一期完成皮瓣转移。皮瓣成活后功能与形态均良好,并且即有感觉。

(王　洁)

病案 34　拇指指腹示指桡侧电击伤皮肤坏死:带指背神经和指固有血管中指背侧岛状皮瓣与植皮技术

【病史与治疗】

诊断:拇指指腹示指绕侧电击伤皮肤坏死

医疗技术:带指背神经和指固有血管中指背侧岛状皮瓣与植皮技术

患者,男,26 岁。1991 年 6 月 10 日上午 11 时许,在工作中拇、示指触及高压电烧伤,经换药处置,一周后拇、示指皮肤发黑。6 月 21 日就诊,以拇、示指皮肤坏死入院。拇指指腹 2.3cm×2.6cm 及示指近指间关节桡侧 1.5cm×2.0cm 皮肤干性坏死(图 2-2-34:A)。又于 6 月 28 日手术。按 2.4cm×2.8cm 在中指中节背侧设计,远近不超过 DIP 及 PIP 皮肤皱褶 0.5cm,两侧不超过指侧中线范围的带指背神经的中指中节背侧岛状皮瓣(图 2-2-34:B)。于中指中节指背,做中指桡侧中线,远侧掌横纹、鱼际切口,逐层切开,在距指侧中线掌侧 0.2~0.5cm 处,找到指固有血管神经鞘并且纵行打开鞘膜,远至中节指侧皮瓣处,近至指根,顺指固有动脉的掌侧分离出指固有动脉,其血管背侧与软组织相连,再于指根处找到指神经背侧支,顺指神经背侧支与指神经向近侧行支干分离至掌浅弓处,至此再将第二指总血管与神经背侧支一起向远侧分离,返回指根处,再顺指神经背侧支携同指固有血管一起在皮下疏松组织下向尺侧分离至中节指背侧掀起皮瓣,切断皮瓣远侧缘平行处指动脉结扎,使其形成含桡侧指神经背侧支与指固有血管的指背皮瓣(图 2-2-34:C)。将皮瓣通过鱼际掌纹切口至拇指创面皮下隧道,转移至拇指指腹创面上缝合(图 2-2-34:D)。示指近节指间关节桡侧坏死皮肤切除,中指中节背侧及示指桡侧创面全厚皮片植皮,打包压迫。术后 7 天拆线,皮瓣及植皮成活良好(图 2-2-34:D、E、F),右手拇指指腹局部窦凹(图 2-2-34:G),皮瓣在拇指腹侧即有痛觉和位置觉。修复后 3 个月复查,右拇指指腹丰满,形态尚可(与正常指腹相比),痛觉存在(图 2-2-34:H),位置觉已有双重感,拇指功能正常。

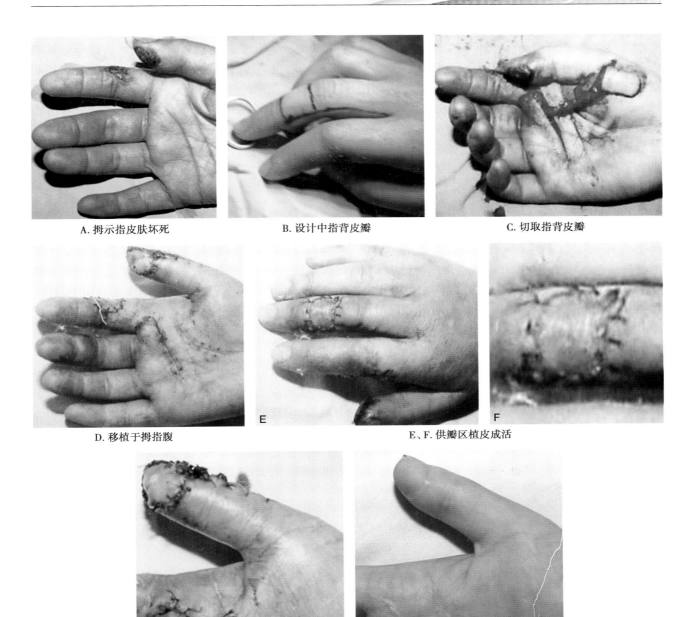

A. 拇示指皮肤坏死　　　　B. 设计中指背皮瓣　　　　C. 切取指背皮瓣

D. 移植于拇指腹　　　　E、F. 供瓣区植皮成活

G. 指腹塞凹　　　　H. 术后3个月指腹丰满

图 2-2-34　诊断：拇指指腹示指绕侧电击伤皮肤坏死
医疗技术：带指背神经和指固有血管中指背侧岛状皮瓣技术

护理要点：同本章病案32。
【治疗复查后的思考】

1. 手是一个感觉器官，具有丰富的感觉神经，尤其是手指腹侧以及正中神经分布区域，通过手的触觉可以知道物体的大小、重量、质地和温度。由于手指指腹完善的感觉，人们可以不借助视觉完成各种动作，如系鞋带、扣纽扣等，而盲人还可用手指来读盲文。另外手部还具有触觉、痛觉、温度觉、位置觉等基本感觉。特别是指腹（或称指肚）螺纹处有更完善的感觉。因为皮肤内有丰富的感觉小体，如球形小体在真皮内，多位于汗腺开口周围，在皮肤组织中尚有环层小体，呈圆形，在真皮深层，与压力觉有关。手部皮肤知觉较腹部皮肤敏感约 20 倍。所以，人们在工作及日常生活中能做许多精细动作。指腹外伤缺损后，虽可植皮修复，但很难完全恢复全部感觉功能。手部皮肤的神经大部分形成真皮下神经网，而且是无髓鞘神经，所以对外界刺激敏感，两点辨别能力强。神经网在手掌侧较稠密，感觉较手背侧灵敏。手部绝大多数

部位都接受两条或两条以上神经支配,所以神经损伤后皮肤感觉丧失区域远比实际分布的区域要小。

2. 手掌和指掌侧皮肤神经末梢丰富,皮肤的乳头层内有丰富的感觉神经末梢:有触觉小体与触觉刺激感受有关;环层小体与压力和振动刺激的感受有关;Merkel 触盘与压力刺激的感觉有关。尤其是在指端更加密集,因而有"手是人的第二双眼睛"之称,指的是指端及指腹侧的感觉功能。

3. 手指血管与神经的解剖学　指掌侧固有血管神经走行于指纤维鞘管的两侧,稍偏掌侧面。它沿途发出若干小支至掌面、侧面和远节背面的皮肤,并分布到掌指关节和指间关节。分布到皮肤的小支末端呈球状,为触觉小体和环层小体。指固有神经位于动脉掌侧,指掌侧固有神经在近侧基部恒定地发出一较大的背侧分支,斜行走向近侧指间关节的背侧,供应一侧中及远指背侧皮肤。其指固有动脉在每节手指都恒定发出 3~4 条背侧支,穿软组织向指背皮肤供血。

4. 拇指指腹的修复方法较多,由于拇指腹侧的感觉非常重要,传统的无感觉邻指带蒂皮瓣,常不易被患者接受。既往常用 Moberg(1955)描述指侧腹皮瓣,以指掌侧固有神经和指血管束为蒂,转移于拇指或示指指端掌侧后,不但能恢复一般的痛觉、冷热觉等,还能恢复良好的实体感觉,是一个重建指端感觉功能的良好皮瓣。1956 年由 Litler 也提出指神经血管(指固有动脉及神经)蒂皮瓣,当时仅用于重建拇指腹侧和示指桡侧半感觉,多以中指尺侧远端为供瓣区。1978 年 Foucher 正式将示指近节背侧皮瓣应用于临床。但早在 1963 年 Wilson 和 Holevich 就报道了以示指根部桡侧带神经血管蒂皮瓣移位到拇指,作拇指感觉重建。带示指背侧神经支和示指背桡动脉的近节背侧皮瓣与带指固有神经血管蒂的指侧腹皮瓣,修复拇指指腹皮肤缺损,都是很好的方法。

5. Rose(1983)将指固有神经从侧指腹皮瓣中分离出来,其保留了指掌侧固有神经,克服了带指神经引起的供指感觉功能障碍,皮瓣内只有营养血管,用于非感觉重要区的皮肤缺损修复。国内侯春林等(1986)提出带有指背感觉神经,不含指神经的手指侧方皮瓣,但皮瓣位置仍在手指侧方。在以上基础上,我们设计了中指中节指背侧带指背神经的指背皮瓣,其皮肤面积(可以修复拇指指腹部分或大部分皮肤缺损)大于其他手指,又是手指皮肤功能最次要部位。虽然指背侧皮肤薄、柔软、皮下组织松软无脂肪,皮肤感觉神经末梢不如拇指指腹丰富,皮瓣也不能使拇指指腹丰满(图 2-2-34:G),但带有感觉神经,这是修复拇指指腹最重要条件。

6. 本皮瓣设定在中指中节指背侧,两侧不超过手指侧中线,这样指背皮瓣桡(尺)侧缘与指血管束之间隔有 0.2~0.5cm 皮下组织,血管束与指侧中线平行穿过,且不进入皮瓣而至指端,在解剖皮瓣旁指血管束时,只有背侧连同软组织,类似于蒂的一部分与皮瓣相连,血管束走行在距皮瓣旁 0.2~0.5cm 软组织的一侧,在中节指处有向背侧的分支。陆云涛等解剖证实,其动脉在每节手指都恒定发出 3~4 条背侧支,穿软组织向指背皮瓣供血。这与指侧方皮瓣血管走向皮瓣内呈树枝样供血完全不同。皮瓣是通过丰富的指背静脉网及弓,指动脉伴行静脉及血管神经周围软组织内静脉网,回流至指掌侧总静脉。因此,尽多的保留指血管束与皮瓣间和血管神经蒂周围的软组织,才能保证皮瓣血供,是皮瓣成活的关键。

7. 本皮瓣是带有一侧的指神经背侧支,另一侧切断,失神经侧皮瓣感觉降低区域占整个皮瓣 1/2(尺或桡侧半),另一侧指神经背侧支保留在原处。邢丹谋等与任玉琦等解剖学认为,各手指桡侧的背侧支(感觉优势侧)较为恒定,且其直径明显大于尺侧。术后观察,桡、尺侧背侧支的感觉恢复无明显区别。由于皮瓣只携带一侧指神经背侧支,皮瓣移植到拇指指腹后,失神经侧皮瓣经过 1~2 个月感觉全部恢复。无发生皮瓣痛觉过敏现象,可能与神经蒂周围软组织尽多的保留有关。受区皮瓣感觉定位,一般应经过半年以上训练,才调整到受区位置。

8. 拇指指腹皮肤厚韧,皮内有丰富感觉神经小体,皮下有较厚脂肪垫及很多垂直纤维,使其饱满,有凸显的形态及带有感觉。本例为指背供区,最近似指腹部位皮肤,又带有感觉,但皮瓣薄,皮下组织(或结构)量缺少,移植到拇指指腹后,局部寡凹,形态不佳(图 2-2-34:G),但经过 2~3 个月修复,可能由于受区周围,都是指腹正常的皮下各种组织和经常触碰应用的结果,使其增生,充填,指腹(皮瓣下)逐渐充盈,丰满,形态佳(图 2-2-34:H)。指腹皮下有正常的皮下组织是缺损充盈的基础。

9. 拇指指腹缺损的修复方法,由于指腹感觉的重要性,带神经皮瓣移植是其主要方法。目前带指固有神经血管蒂皮瓣,由于携带手指尺侧远端皮肤,皮下组织量略大,皮肤感觉神经末梢(正中神经)及感觉小体会更接近拇指指腹皮肤。而带指背侧神经支的中指背侧皮瓣和示指背桡动脉腕背支的近节背侧皮瓣,都取自手指背侧,皮肤组织结构类似,缺少皮下组织,各种神经末梢及感觉小体,不如带指固有指神经血管蒂皮瓣,但供瓣区是手指皮肤功能最次要部位,对供区损伤小。而本法损伤更小,皮瓣只有单侧神经支配,但经过3个月随访,皮瓣下已丰满,形态佳,痛觉正常,由于同是正中神经,位置觉已有拇指感觉。作者认为带指背神经的中节指背岛状皮瓣是修复拇指指腹部皮肤缺损的一种较好的方法。

10. 手指部带神经皮瓣移位后,位置觉,患指经过一段时间使用,一般可在2~4周开始由:"健指感觉"演变为"双重感觉"。很多学者认为,在6~12个月内绝大多数患者经"健指感觉","双重感觉"转换为"患指感觉"。术后多使用患指,可缩短感觉转换的进程。手指皮瓣需牺牲一条指掌侧指固有动脉,是其缺点。

病案35 右手外伤后示指末节缺失、中指末节屈曲畸形:带指背神经和指固有血管中指中节背侧岛状皮瓣,示指延长技术

【病史与治疗】

诊断:右手外伤后示指末节缺失、中指末节屈曲尺倾畸形

医疗技术:带指背神经和指固有血管示、中指中节背侧岛状皮瓣技术,示指延长术

患者,女,30岁。1989年2月3日外伤致右手示、中指末节砸伤,致示指中末节粉碎骨折皮肤挫灭伤,中指末节骨折指腹皮肤挫伤,经清创后示指末节清除,中指清创缝合,后经换药愈合。要求矫形,1991年8月15日入院,示指末节缺失,中指末节尺倾屈曲畸形已2.5年(图2-2-35:A)。在8月22日臂丛麻醉下进行手术,首先在示指残端背侧设计向远侧反转皮瓣,切开皮瓣,在软组织深层剥离,显露中节指骨远端,清除软组织及软骨,显露指骨断端骨髓腔,从髂骨取1.5cm长,宽0.5见方的松质骨骨块,用克氏针略有屈曲固定于指骨远端。又于中指中节指骨背侧设计带指背神经的指背岛状皮瓣长2.5cm(图2-2-35:B)从中指桡侧切口,切取带指神经背侧支和指固有动静脉的指背岛状皮瓣,通过示指尺侧切口皮瓣转移到示指远端背侧与示指已反转至指掌侧皮瓣瓦合,缝合形成示指延长的远端(图2-2-35:C、D)。再于中指远端尺侧切口直至末节指骨,剥离成角处骨膜,用小骨凿折断矫形后克氏针固定,切除指端尺侧少许瘢痕,连同指背侧行全厚皮片植皮(图2-2-35:C、D),包扎压迫。术后皮瓣及皮片全部成活。术后3个月X线片显示骨已愈合,拔出克氏针,功能练习。术后6.5个月复查,示指长度接近正常,痛觉存在。中指畸形已矫正,手指屈伸正常。只是示中指植皮区与示指远端,组织量少,局部显得不丰满(图2-2-35:G、H)。

护理要点:①臂丛麻醉护理;②皮瓣血供观察;③植皮护理。

【治疗复查后的思考】

1. 根据拇指与各手指能完成的各功能要求,腕、手掌及各手指已形成最佳最完美结构、形态与长度。其手指,中指最长,次之为环指、示指、小指。由于手指远端需有感觉、耐磨、圆钝的形态等,是上肢的最远区域,因此手指远端的修复与延长,是手部最难处理的部位。手指长度的缩短会影响手部的功能(不应轻易去除手指长度)与形态。如何修复手指远端(指腹与指甲)及延长指端,既往方法较多,但无成熟可佳的方法。

2. 手指延长 本例是示指末节缺如,属2度缺损,丧失示指功能的45%,丢失手功能的9%。看出示指长度的重要性。示指2度缺损的再造:要求略短于正常示指长度;良好血供(我们是带指动脉蒂皮瓣血供良好);要有良好感觉;要有有力的伸屈;圆钝的指端形态。因此,不应轻易去除手指残端缩短长度,尤其示指、中指长度更应重视。

3. 手指(端及腹部)需一定长度及感觉(一般认为手是第二双眼睛,常指的是手指端及指腹侧的感觉功能),另外还要求形态。因此我们采用指背皮瓣携带指背神经,虽然神经支配的区域很小,但临床实践证明,此皮瓣移植后2~3个月皮瓣感觉全部能恢复正常,失神经支配区很快被指背神经所替代,明显快于和好于植皮及失神经皮瓣恢复,而且是同一正中神经范围。

4. 指甲的作用是加强指腹在抓、捏、压等动作的力量,也是手指外形的基本条件。指甲即有保护指端,使指端有良好的捏持功能,使指腹受压更为明显,有增加指腹感觉强度的作用。并赋予手指以美观和功能。辅助手指作一些特殊动作如细小的剥果皮、搔抓、解绳结和弹拨小物体等。指甲也是人体美的重要

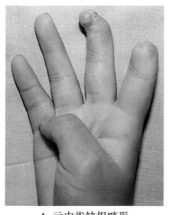
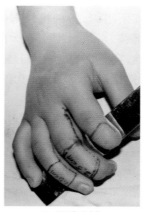
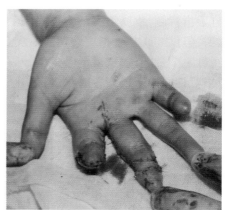

A. 示中指缺损畸形　　　　　　　B. 设计皮瓣　　　　　　　　C. 皮瓣修复

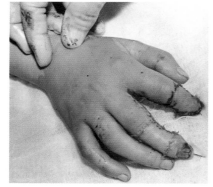
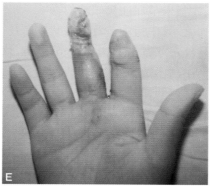

D. 供瓣区植皮　　　　　　　E、F. 术后皮瓣植皮成活腹背侧骨愈合

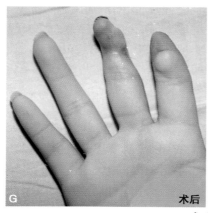
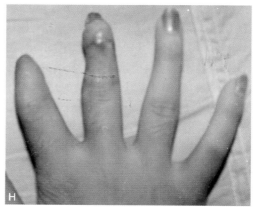

G、H. 术后6.5个月腹背侧

图 2-2-35 诊断：右手外伤后示指末节缺失中指末节屈曲尺倾畸形
医疗技术：带指背神经和指固有血管示、中指中指背侧岛状皮瓣技术示指延长术

修饰部位,缺乏指甲的手指会给人一种异常的感觉,影响美观。第2(或3趾)足趾游离移植再造示、中指末端能形成圆钝的指端形态,并且有指甲(但指甲形态与手指指甲形态不同)。手术难度大,还有失败率。如何重建示指、中指、环指、小指末端及指甲,是临床值得深入研究及实践的问题。

5. 本例是用示指残端背侧皮瓣向掌侧反转,其皮瓣质地、厚度应极近似指腹,形成延长手指的指腹,植骨后,用中指中节背侧带指背神经的岛状皮瓣(此皮瓣薄柔软皮下组织量少)与反转皮瓣瓦合,延长示指形成指端。关于手指延长还有多种方法,各有其优缺点。

6. 术后6.5个月复查,虽示指已延长,中指已矫形,但手指远端形态欠佳,示、中指组织量少,显得不丰满(图2-2-35:G、H),指端不丰满是皮瓣及皮片的组织量不足而引起,也显示出此皮瓣的缺点,即提供的皮肤软组织量受限。如何能形成符合手指腹背侧要求的皮瓣及形成手指的指甲,是我们整形科医师的努力方向。

7. 目前各学者都认为修复手指腹侧皮肤缺损,邻指带蒂皮瓣为最佳,而邻指带蒂皮瓣是用手指背侧皮肤,但无感觉。我们将邻指背侧皮瓣携带指固有动脉及指背神经形成岛状皮瓣,一期转位修复邻指创面。

8. 各学者均主张:切取手指皮瓣时应在手指非重要感觉区,整个拇指是重要感觉区,以及示、中指桡侧和小指尺侧,其他部位为非重要区。常用的皮瓣切取部位是中指和环指的尺侧。手指感觉的重要性因手指的部位不同而有相当大的差别,拇指的掌侧面,示指掌桡侧,中指的桡侧半和小指的尺侧半都很重要。剩余的尺桡侧为次要区,而背侧是更次要区域。

9. 指端损伤(骨外露)的修复方法较多。如邻指皮瓣,常不用于拇指与示指;带指血管神经蒂的指远端尺侧岛状皮瓣,可保证感觉和丰满的外形,但破坏了手指一侧的感觉功能;带指背神经与指血管的远端尺侧岛状皮瓣;带指背神经及指动脉的中节指背侧岛状皮瓣;推进皮瓣对拇指与示指最为适合,可保证指腹感觉和丰满的形态;示指近节背侧带血管神经蒂岛状皮瓣等。如何选择与病情与医师的习惯有关。但还应以功能好、形态佳、损伤小三原则为主。

病案36 烫伤后右手中、环指掌侧瘢痕:带指背神经和指固有血管全指背侧岛状皮瓣技术

【病史与治疗】

诊断:烫伤后右手中、环指掌侧瘢痕挛缩畸形

医疗技术:带指背神经和指固有血管全指背侧岛状皮瓣技术

患者,男,24岁。1987年3月16日在工作中不慎被热铁器烫伤右手中、环指屈侧,当即皮肤烧焦发黑,经换药结痂逐渐脱落,形成瘢痕,近10个月余中、环指逐渐屈曲,不能伸直。1991年4月12日入院时右手中、环指,从近指横纹以远0.5~0.8cm至远节示指横纹以远0.8cm,环指指横纹以远0.4cm处,中、环指呈屈曲握杯位,不能伸展,但中、环指指腹痛觉存在。于1991年4月18日手术,在臂丛麻醉下进行,首先在中、环指指腹侧远近瘢痕,正常皮肤处切口,彻底切除瘢痕同时有部分腱膜被切除,即见紧张的神经血管鞘,向近侧松解使手指可完全伸展。按略大于指腹皮肤缺损面积,于示指及小指全指背侧设计皮瓣,示指尺侧,小指桡侧切口,从皮下向手指掌侧剥离至指血管神经束,打开束膜,在指动脉与神经间靠近神经锐性分离,尽可能多保留指动静脉周围软组织,于指动静脉深层再转向背侧,在伸肌腱处疏松组织中剥离至对侧,然后顺指固有动、静脉向指根部剥离,在近指根部找到指神经背侧支,并向远侧剥离,使其与皮瓣相连。再于手掌切口,顺已剥离的指固有动、静脉及指神经背侧支向掌心分离,将指背神经背侧支与指神经干在肉眼或显微镜下行支干分离。于皮瓣近端切断(或保留)对侧指神经背侧支;在皮瓣远端切断结扎指动、静脉;按设计提取皮瓣,形成带示指尺侧与小指桡侧神经背侧支及指固有动静脉的全指背岛状皮瓣(图2-2-36:A、B),通过切口将示指背皮瓣转移至中指掌侧(图2-2-36:C),小指背皮瓣转移至环指掌侧创面上。供瓣的手指背侧创面以游离全厚皮片覆盖(图2-2-36:D)。术后3个月复查,中、环指外形基本可以,手指可屈曲在手握水杯位,伸展在手指休息位,皮瓣痛觉已有恢复(图2-2-36:E、F)。

护理要点:同本章病案35。

【治疗复查后的思考】

1. 人类手指指腹侧具有非常精细的感觉,特别是具有良好的实体感觉,因此才充分发挥了手的作用。在手的皮肤、软组织损伤后,用一般断层皮片移植或皮瓣转移,均不能恢复手的实体感觉。

2. 本例是中、环指腹侧瘢痕,瘢痕切除后,从近侧指横纹至远侧指横纹皮肤缺失,神经血管肌腱正常。修复双指腹侧皮肤大面积缺损,是临床难题,如何修复?各家各有不同方法。一般此种情况,可先形成并指后植皮,二期分指,或并指后与腹部形成带蒂皮瓣,二期断蒂,三期分指,皮瓣臃肿还没有感觉。由于陆云涛等解剖证实,其指固有动脉在手指每节都恒定发出3~4条背侧支,穿软组织向手指背侧供血。在带指背神经支及指固有动脉岛状指背侧皮瓣的基础上,我们扩大了皮瓣设计面积,从近节指骨近中1/3处向远至远节指间关节背侧横纹近侧0.5cm处,示指切取长5cm,小指切取长4.5cm。形成由一侧指固有动脉

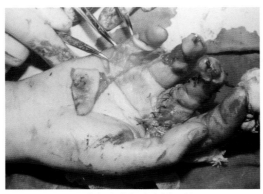

A. 掌侧瘢痕切除皮瓣移植

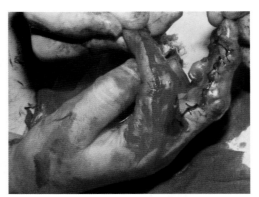

B. 切取全示指背皮瓣

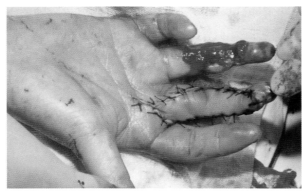

C. 皮瓣移植于中指腹绕侧

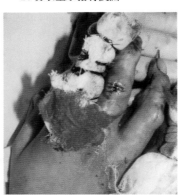

D. 指背植皮

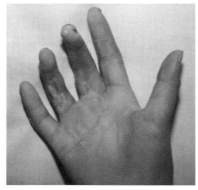

E. 术后3个月腹侧

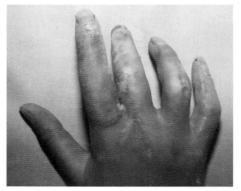

F. 背侧

图 2-2-36　诊断：烫伤后右手中、环指掌侧瘢痕挛缩畸形
医疗技术：带指背神经和指固有血管全指背侧岛状皮瓣技术

供血带指背神经的全指背岛状皮瓣，旋转 180°修复中、环指腹侧创面获得成功。

　　3. 目前临床上尚无修复手指腹侧大面积（大部指屈侧或背侧皮肤缺损）皮肤缺损的尚好方法，更无适当皮瓣可用。以邻指带蒂皮瓣为最佳，但皮瓣无感觉，并且需二次断蒂手术。真皮下血管网皮瓣也是一种较好方法，与全厚皮片移植类似，也存在不成活的可能与皮肤感觉问题。小鱼际皮瓣，是以小指固有动脉和尺动脉的直接分支供血，尺神经浅支可供吻合神经，1980 年 Chase 首先报道，切取范围较手指供瓣区大，供瓣区可直接缝合，是修复全指指腹皮肤缺损的较佳供区。左焕琛（1985）对该区血供作了解剖学研究，提示该区皮肤供血有 2 个来源，一为小指指掌侧指固有动脉，一是尺动脉掌深支。勿损伤尺神经。认为该皮瓣修复拇指全指腹皮肤缺损还算值得，如修复其他手指全指腹皮肤缺损，是否有点违背了用次要部位修复主要部位的原则。

　　4. 手指感觉的重要性，因手指的部位不同，而有相当大的差别，拇指的掌侧面，示指掌桡侧，中指的桡侧半和小指的尺侧半都很重要。因此手指背侧是最次要部位。

5. 由于近节指背及中节指背近端是由桡神经支配，所带指背神支配中节中1/3以远及末节背侧，中节背侧皮瓣只是中指背侧的一半，因此示指全指背皮瓣实际携带的指背皮神经所支配的区域很小，移植到中指腹侧，都是正中神经支配范围。而小指背皮瓣移植到环指腹侧，小指背侧皮瓣均归尺神经管，而移植到环指即有正中神经也有尺神经支配区域。

6. 由于从指背切取皮瓣，指背必须植皮，植皮又以全厚皮片为好，而皮片是游离（无血运）移植，还是全厚皮片（较刃厚与中厚成活率低），就存在成活问题，一旦不成活就会影响手指功能，因此，在手指背植皮必须重视，一步步耐心细致地进行，确保皮片全部成活。病例选择要慎重，此例可算是一种较好的方法，但不是最佳方法。

7. 术后25个月复查，手指形态基本可以，屈伸在手指的休息至轻握拳位，指腹部痛觉已有大部分恢复。

8. 如何能形成邻位或远位，修复手指腹侧大面积皮肤缺损的皮瓣，是我们整形科医师的艰巨任务。

病案37 外伤后尺神经卡压综合征：神经松解技术

【病史与治疗】

诊断：外伤后尺神经卡压综合征

医疗技术：神经松解技术

患者，男，27岁。1995年7月7日上午10时许右腕上尺侧压轧伤，急到医院检查，右腕上掌侧皮肤有淤血挫伤，以尺侧为重，手指、腕有屈伸动作，无骨折。药物外敷及口服药物治疗，3周以后逐渐好转，无不适症状，手功能正常，只是腕上屈侧皮肤留有花斑样改变。1个月以后逐渐出现右手掌指关节伸展受限，渐加重。1995年9月28日以尺神经卡压综合征入院。右手拇指内收位，第2、3、4、5掌指关节屈曲，指间关节伸直位，手指内收强制位。手掌尺侧半与手背尺侧半和尺侧两个半指手背侧皮肤痛觉明显减退。腕上掌侧皮肤花斑样，皮下移动性，桡侧较好，尺侧较差，尺侧触之皮下软组织较韧硬，并有触痛，下窜感不明显（图2-2-37：A）。2月21日手术，麻醉后，手部僵硬即有缓解。鱼际纹至掌横纹至前臂尺侧"S"形切口（图2-2-37：B），翻转皮瓣，在尺侧屈腕肌的桡侧，见尺神经与尺动脉被瘢痕组织包裹约有3cm长，在近腕部可见尺神经手掌、背侧皮支。在肉眼与显微镜下，耐心彻底清除瘢痕组织，尺动、静脉血管扩张，尺神经虽变细、苍白，但触之较软无硬结，表面看不到血管走行，清除神经外膜，显微镜下见神经束间疏松无瘢痕，故未作部束间分离，松解后掌指关与指间关节即出现彻底的手部休息位形态（图2-2-37：B），神经回植原位，皮瓣翻回缝合。术后患者即有腕与手部轻松感，术后第1天右手尺侧痛觉过敏，术后第2天手指可屈伸，均处在手的休息位，第5天痛觉过敏消退，手掌与手背痛觉接近正常，术后1个月复查，手部各肌肉出现收缩，各运动已出现（图2-2-37：B）。

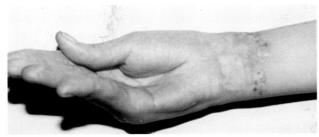 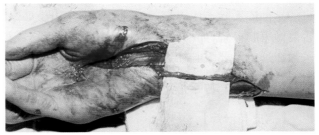

A. 外伤后尺神经卡压综合征　　　　　B. 尺神经变细显微镜下见神经外膜清除

图2-2-37 诊断：外伤后尺神经卡压综合征
医疗技术：神经松解技术

护理要点：①屈肘位石膏托固定2周；②手指血运与休息位形态观察；③功能练习。

【治疗复查后的思考】

1. 尺神经卡压综合征多发生在尺管，临床上由于尺管有其特殊结构：腕尺管是腕横韧带（屈肌支带)的尺侧端与其浅面的腕掌侧韧带围成的骨纤维鞘管,管内有尺神经血管通过。这一解剖结构,Guyon(1861 年)描述,故又称 Guyon 管。Hunt(1908 年)最早报道腕部尺神经卡压病例。Dupont(1965 年)首次报道尺神经在腕尺管卡压而产生手运动和感觉功能障碍,内在肌萎缩综合征,称之为腕尺管综合征或 Dupont 综合征。

2. Guyon 管是位于小鱼际肌区的近端,豌豆骨和钩骨钩之间的一个狭窄三角形的骨纤维鞘管。内侧壁是豌豆骨和尺侧腕屈肌腱,底部为屈肌支持带浅面及豆钩韧带、豆掌韧带,顶部为腕掌侧韧带、掌短肌。管长约平均为 21mm。内容物是尺神经,尺动脉及其伴行静脉以及脂肪组织。在管内,尺神经最终分为深支和浅支。

3. 此患是在腕上尺侧屈腕肌腱与指浅屈肌腱之间,血管和尺神经周围的疏松组织中,外伤后出血瘢痕萎缩压迫尺神经而致,部位在腕上约 2.5cm,而不是在腕尺管。因此尺神经是在未进入腕手部以前受压,所以尺神经所支配手部的运动及感觉都受影响,表现拇内收,第 2、3、4、5 指掌指关节屈曲,指间关节伸直,手指内收强制位。是挛缩表现。手尺侧半痛觉明显减退。

4. 尺神经在前臂远侧位置表浅,尺神经支配拇收肌、小指展肌、小指短屈肌、小指对掌肌、第 3、4 蚓状肌(屈掌指关节、伸指间关节)、掌背侧骨间肌(骨间掌侧肌为内收,骨间背侧肌为外展)。尺神经在前臂远侧发出尺神经掌皮支及尺神经手背支,于尺骨茎突上方约 2.0cm 绕向手背,分 3 支分布于手背尺侧半及尺侧两个半指背侧皮肤。

5. 本例临床表现 尺神经深、浅支均受压;出现小指和环指尺侧掌面麻木,感觉减退,典型爪形手畸形,小鱼际肌与骨间肌萎缩不明显,手指分开,内收障碍,小指对掌外展受限。而此患临床表现为神经所支配手背部的肌肉挛缩,手部僵硬,与爪形手肌肉瘫痪正相反。而且有尺神经掌皮支及尺神经手背支麻痹症状。

6. 此患是伤后 2.5 个月。麻醉后,手部僵硬即有缓解,术中见神经苍白,在显微镜下,清除瘢痕及神经外膜,神经虽已变细,但回病房后手部已松软,第二天自述手部轻松,拇指可内收伸展,手指已呈休息位,手尺侧有痛觉敏感现象。缝合口一期愈合。术后 1 个月复查,手部各肌肉出现收缩,各运动已出现。

7. 关于卡压综合征的松解时间 卡压综合征多发生在有骨纤维性管道内,由于神经血管又走行在其中,管道内的占位组织挤压神经所引起。而本例是在腕上约 2.5cm 处瘢痕受压,而不是在腕尺管,症状与尺管受压一样。神经细胞受压会从正常经过逐渐加重至细胞坏死这一过程,临床上无明确指标确定,神经细胞是可逆期或不可逆期,如是不可逆期神经所支配的运动和感觉会永久丧失。因此临床医师应掌握患者在可逆期进行减压,以利神经能恢复正常。但无明确指标可遵循。因此医师也只能遵循早期发现早期治疗这一原则。此例伤后 2.5 个月,手术减压即有恢复征象,看来神经卡压如能及时松解,神经所支配的功能会及时恢复。

8. 关于神经松解手术 一般认为如症状较轻者,可经 4~6 周非手术疗法无效者可手术探查。手术的目的是彻底去除卡压因素。将神经外卡压组织如瘢痕、肿物等和神经外膜切除已是各学者的共识,至于是否要做束膜松解,如神经已变细、苍白、触及硬结或神经外膜增厚等,均应行束膜松解。即要行松解手术,医师在这点上要耐心细致查到卡压因素,松解必须彻底。

病案 38 右手腕尺侧割伤后并爪形手畸形:显微镜下尺神经吻合技术

【病史与治疗】

诊断:右手腕尺侧割伤后并爪形手畸形

医疗技术:显微镜下尺神经吻合技术

患者,男,30 岁。1989 年 4 月上旬在工作中被锐器割伤,在当地清创缝合,愈合后发现手尺侧麻木,手指不灵活。1989 年 5 月 24 日以尺神经损伤诊断入院。右爪形手畸形,手指外展位,不能内收,尺侧手指掌指关节背伸、指间关节屈曲位,手掌尺侧,小指全部和环指尺侧半感觉消失,尺侧皮肤干燥(图 2-2-38:A)。Allen 实验阳性(图 2-2-38:B)。5 月 31 日手术,于原腕部缝合口切开并向掌心及腕尺侧上延长切口,翻转皮瓣,清除瘢痕组织,见尺神经和尺动脉与尺侧屈腕肌腱断裂,两断端分离约有 1cm,近与远侧行简单松解,腕部伸直位两神经血管即可较易对合(图2-2-38:C),从近远侧提起神经、血管、肌腱,清除断端瘢痕,显露正常的神经、血管、肌腱断端,在显微镜下首先吻接尺静脉、尺动脉,然后将尺神经两端解剖,找到尺神经浅支与深支,束膜上近远侧找到血管为吻合对接位置,进行束组缝合。(图2-2-38:C),最后缝接尺侧屈腕肌腱。翻回皮瓣缝合(图2-2-38:D),术后腕略屈曲位固定。术后创口一期愈合。3个月复查,手部各肌肉出现收缩,各运动已出现。

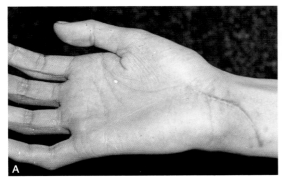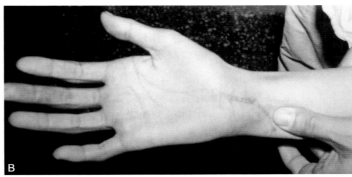

A、B. 右手腕尺侧割伤并爪形手畸形

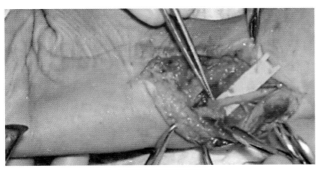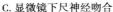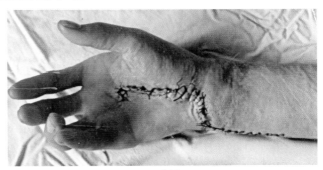

C. 显微镜下尺神经吻合　　　　　　　　　　　D. 术后

图 2-2-38　诊断:右手腕尺侧割伤后并爪形手畸形
医疗技术:显微镜下尺神经吻合技术

　　护理要点:①右腕略屈曲位石膏托外固定3周护理;②手指血供观察;③手指伸与屈曲活动,促进手部血液循环护理。

　　【治疗复查后的思考】

　　1. 尺神经损伤时,手部出现手指展开,以尺侧为主的掌指关节背伸,指间关节屈曲的爪形手,以及手部尺侧一个半或两个手指的感觉障碍,为其手部特征畸形,也称为Spinner征。本例是典型的爪形手畸形。在腕部尺、正中、桡神经损伤后,痛觉绝对支配区域为:小指远端两节半为单独尺神经支配区。示指及中指末节为其单独正中神经支配区。而虎口背侧为其单独桡神经支配区。但在临床,上述三个痛觉绝对支配区域也有手部其他神经参与,因此,常有痛觉不同程度存在。

　　2. 尺神经解剖　尺神经在前臂与尺动、静脉一起沿尺侧腕屈肌与指浅、深屈肌间下行。在腕上5~7cm处,尺神经发出手背支向外下行走,支配环、小指一指半的背侧皮肤感觉。尺神经主干继续下行,至腕部紧贴豌豆骨外侧,经腕横韧带内缘及掌短肌深面,钩骨钩的外侧进入手掌。在豌豆骨及钩骨之间,尺神经分为浅、深两支,经小指展肌和小指屈肌之间贯穿小指对掌肌,分支支配小鱼际部3块肌肉,而后转向桡侧,分支支配全部骨间肌及第三第四蚓状肌,最后分支支配拇收肌、拇短屈肌深头。

　　3. 尺神经干内运动纤维占40%,感觉纤维占60%,两者相差较小。在尺神经上臂段均为混合束,无自然分束,应选用外膜缝合法;前臂上部横断面后侧有一支配前臂尺侧腕屈肌的小运动束,其余均为混合束;而中段神经干内侧有分界明显的尺神经手背支感觉组,中间及外侧为运动束和混合束,可选用束组缝合法;本例是在近腕部3cm处端裂,分别找到尺神经浅支(所代表的感觉束组位于前部)与深支(代表的运动束组位于后部),在显微镜下分别行束膜吻合。

4. 关于周围神经损伤的变性与再生　周围神经切断后,近段断端神经轴突只有小段发生变性,其变性改变一般不超过一个郎飞结,神经鞘膜也可增生。远段发生神经轴索变性、髓鞘分解消失和神经鞘膜增生等一系列改变,称为沃勒变性。神经断裂 7 ~ 10 日,近段神经轴突开始向远侧生长。如行缝接,以后每天长 1 ~ 2mm,即使能长至末梢器官,其功能恢复也需一段时间。如神经断端有距离,近侧轴突不能进入远段神经鞘,逐渐与瘢痕组织混杂生长成为一团,形成神经断端假性神经瘤。

5. 关于神经吻合时间　一般认为伤后 1 ~ 3 个月是神经修复的最佳时间。但由于神经轴突生长缓慢,每天只能长 1 ~ 2mm,另外神经干内包括运动与感觉神经纤维束,据医师对神经横断层解剖的理解与术中对两断端形态的确认,离断后,越早期越易辨认神经断端两侧的对合方向,更能使其准确对接。神经的准确对合是神经恢复的一个很重要的因素。因此神经的最佳吻合时间应为 10 天之内(当然越早越好),本例是 1 个月余,在显微镜下可明显见神经束膜。7 ~ 10 日以后近侧断端的轴突生长,远侧断端神经轴索变性、髓鞘分解消失,更不易辨认对合方向。至晚期两断端已形成神经瘤更不好确认。

6. 本例是尺神经断裂　尺神经缝接术的效果不如桡神经和正中神经好。桡神经在远侧为纯运功纤维,正中神经远侧大部分为感觉神经,而尺神经中感觉纤维与运动纤维大致相等,故缝合时尤需准确对位,不可有旋转。我们是在了解尺神经腕上部横断层解剖,尺神经浅支所代表的感觉束组行束膜吻合,深支代表的运动与感觉,手术时在显微镜下仔细观察两横断面的形态及神经外膜的血管走行,在确定好某两断端束对合时,吻合了两个束组,之后行神经外膜吻合。

7. 关于神经断端运动与感觉神经束的确定问题　目前有神经束图定性法;神经束电刺激法;神经束松解分辨法;组织染色法;神经束外形定位法等。上述方法临床上都不能马上明确束的性质。因此在吻合神经时,能分辨认运动与感觉束部位应分开吻合,不能辨认部位只能据神经外膜上的血管走行、断端形态、束的粗细等进行对接。

8. 关于神经吻接后的感觉与运动恢复　Hueter(1873 年)最先应用缝合方法治疗周围神经断裂伤以来,已有 100 多年历史,神经吻合技术的不断进步以及神经趋化性研究、神经生长因子的研究、Schmann 细胞在周围神经再生中的功能研究等,对神经的恢复起到一定作用,但至今神经的恢复仍不令人满意。

病案 39　右手腕刀伤后正中神经反支断裂:显微镜下神经吻合技术

【病史与治疗】

诊断:右手刀伤后正中神经反支断裂

医疗技术:显微镜下神经吻合技术

患者,男,32 岁。1985 年 7 月 20 日中午酒后刀刺伤。急送医院,鱼际纹外侧有一长 0.8cm 伤口,伤口缘整齐,拇指外展及旋转对掌的功能消失,拇指痛觉消失。急诊手术,右手鱼际伤口处,按鱼际纹的弧度向远、近延长,近侧延长至腕桡侧再转向前臂桡侧,切开转翻皮瓣,见锐器从腕横韧带桡侧 0.5cm 鱼际肌缘前方位置进入,扩大分离组织,将鱼际肌向外侧牵拉,即可见到正中神经,其断裂处正在桡侧股根部,即鱼际肌支(又称正中神经返支)、拇指桡掌侧固有神经支和第一指掌侧总神经与尺侧股刚分开 0.5cm 处断裂,神经近、远位断端较整齐,神经断端面略有向桡侧倾斜(图 2-2-39:A),远侧断端已移至肌内,略牵拉肌肉即见远位断端,牵拉远位断端即看到第一指掌侧总神经,认准第一指掌侧总神经的远位横断面与近位横断面后,分离近远侧神经束,形成鱼际肌神经支束与第一指掌侧总神经束,分别在神经两断端位置确定后,在显微镜下行神经外膜缝合,拇指略外展位缝合皮肤(图 2-2-39:B)术后拇指略外展位包扎固定。术后创口一期愈合,三周后撤出外固定,手部自由活动。

护理要点:①臂丛神经麻醉护理;②拇指略外展位包扎固定护理;③外展手指血供观察与屈伸活动护理。

【治疗复查后的思考】

1. 此患是右手掌大鱼肌起始部前外侧锐器伤,更巧合的是锐器的尖端,正切断正中神经桡侧股的起始部,其他神经血管均未损伤。

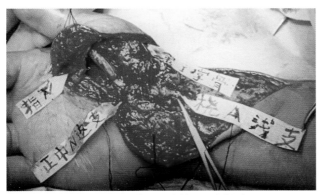
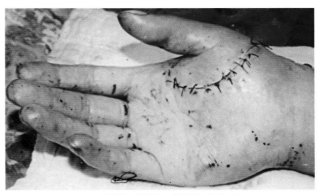

A. 右手腕刀伤后正中神经反支断裂　　　　　　　　B. 显微镜下行神经外膜缝合术后

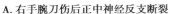

图 2-2-39　诊断：右手腕刀伤后正中神经反支断裂
医疗技术：显微镜下神经吻合技术

2. 正中神经解剖　正中神经在腕前区位置浅在，位于桡侧腕屈肌与掌长肌之间，或在掌长肌腱的深面，指浅屈肌腱的外侧，在进入腕管前发出掌皮支，支配手掌桡侧鱼际区皮肤。正中神经于腕横韧带之上经腕管进入手掌。正中神经在腕及掌部的重要分支均在该神经的桡侧发出。正中神经进入腕管后分成较粗的桡侧股和稍细的尺侧股。桡侧股分为鱼际肌支（又称正中神经返支）、拇指桡掌侧固有神经、第一指掌侧总神经。尺侧股分为第二、三指掌侧总神经。第二指掌侧总神经分两条指掌侧固有神经，分布于示指尺侧和中指桡侧；第三指掌侧总神经也分两条指掌侧固有神经，分布于中指尺侧和环指桡侧。

3. 正中神经干内运动纤维占 33%，感觉纤维占 67%。一般外科修复后，往往感觉功能恢复的较好，运动功能恢复较差。正中神经于腕管上方横断面呈扁的圆形，神经干的外侧有鱼际支的运动束或束组，其余为感觉束。由于正中神经近腕管处结缔组织所占比例约为 70%，所以据不同情况，在修复时可采用束膜吻合，外膜吻合或束组吻合。

4. 拇指的功能占手功能的 40%。鱼际肌支（又称正中神经返支）；是纯运动神经支，支配拇短展肌、拇对掌肌、拇短屈肌浅头。神经断裂后拇指会出现，拇指屈曲、外展及旋转对掌的功能消失，拇指内收旋后位，鱼际萎缩，丧失手的功能近一半。因此正中神经的返支的离断伤必须认真修复。我们是将鱼际肌神经束与第一指掌侧总神经束分别吻合。由于鱼际内还有拇短屈肌深头及拇内收肌由尺神经支配，鱼际不会全部萎缩。

5. 本例是急性正中神经桡侧股断裂，而桡侧股又分成：鱼际肌支（又称正中神经返支）；拇指桡掌侧固有神经支和第一指掌侧总神经支。在手术中我们可明确分辨：鱼际肌支和拇指桡掌侧固有神经支与第一指掌侧总神经支，因此分开吻合。临床实践证明，单独的运动束与运动束或感觉束与感觉束吻合，效果会良好。因此，在神经吻合时最好行运动支与运动支吻合，感觉支与感觉支吻合，混合支与混合支吻合，但在实践应用中有一定难度。

6. 关于肌腱、血管、神经吻合　肌腱吻合只要求肌腱外膜光滑无异物，有一定张力即可；血管吻合要求血管内膜光滑无异物；而神经吻合，最好用细的可吸收线缝合，每一针都要准确，神经膜内不应有结节异物，即应膜外翻缝合，而神经吻合是为了近位神经轴突向远位神经鞘内生长。因此，运动与感觉束，应分别长入相应的神经鞘内。因此神经吻合要求更高些。

7. 关于神经吻合方法，大致分为神经外膜缝合法与神经束膜或束组缝合法两种。神经外膜缝合法，如能准确对接多可取得较好的效果。但多是有条件可使医师能对合较好的病例（如新鲜病例或两断端清创后有对合标准的病例）。神经束膜或束组缝合法，应在显微镜下分离两断端的神经束，将相对应的神经束膜吻合，此法可增加神经束两端对合的准确性。但术中如何准确认定两断端的性质，目前尚无快速可靠的方法，只凭医师的认识与经验。因此，束膜缝合有错对的可能，广泛的束间分离会增加瘢痕形成，甚至损伤束间神经支，而且缝合后将在神经内留有缝合线。因此，目前神经吻合是医师尽力，但又难于准确实施，术后只靠恢复而验证的手术。

病案 40　左手拇指断指:断指再植技术

【病史与治疗】

诊断:左手拇指断指

医疗技术:断指再植技术

患者,男,28岁。1983年4月17日下午2时10分左右,在工作中不慎被机床刀具切割,致左拇指离断,2时40分到医院,左拇指从近节指骨中、近1/3处离断,骨与软组织不在同一平面,皮肤缘不整齐(图2-2-40:A、B)。急诊手术。手术分两组进行,各组首先将近、远侧断端创面清创,切除不佳的皮肤软组织及少许骨质(约有0.3cm),在拇指尺桡侧切口,找到指背两条静脉,伸拇长肌腱、桡神经浅支(2条),在屈侧找到拇主要动脉与尺桡掌侧指固有动脉,拇指两条固有神经、屈拇长肌腱,在显微镜下解剖备用。之后两组合并在一组,先行克氏针固定拇指,然后,在显微镜下缝合伸、屈、拇长肌腱,2条桡神经浅支与两条指固有神经,再吻合指背的两条静脉后,吻合两侧指固有动脉,观察20分钟供血与回流良好后,缝合皮肤,拇指略外展位包扎固定。术后再植左拇指成活良好(图2-2-40:C)。

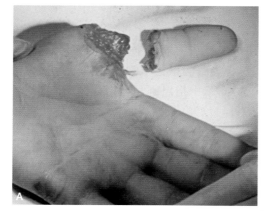 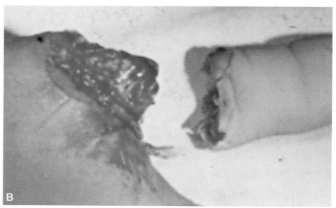

A、B. 左手拇指断指

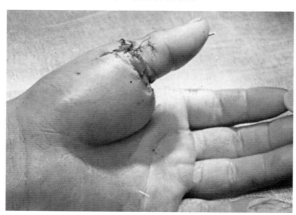

C. 指再植术后

图 2-2-40　诊断:左手拇指断指
医疗技术:断指再植技术

护理要点:①臂丛麻醉护理;②仰卧左上肢外展位石膏托护理;③局部烤灯恒温护理;④外露左拇指端颜色、皮温、指压充血时间的观测护理;⑤精神、情绪疏导护理。

【治疗复查后的思考】

1. 本例是左手拇指近节指骨中、近1/3处离断,按王炜的6型分类法(1型:拇指末节,甲根以远缺损;

2 型:拇指指间关节以远缺损;3 型:近节指骨中部以远缺损;4 型:掌指关节水平以远缺损;5 型掌骨中部以远缺损;6 型:掌骨基底及腕掌关节以远缺损),本例属于第 3 型。虽鱼际可出现对掌位,但拇指已失去近乎全部长度,无与其他四指对指功能。

2. 拇指功能占手部功能的 40%;拇指感觉功能占拇指功能的 50%;远节拇指缺失,拇指失去功能的50%,两节拇指缺失,失去功能的 100%;拇指屈伸功能占拇指功能的 20,内收及外展功能占拇指功能的20%,对掌功能占拇指功能的 60%。按上述标准,本例左手已丧失拇指功能的 100%。

3. 自陈中伟(1963)完成我国首例成人断腕再植成功以来,随着显微外科的发展,至今已很普及。

4. 断指分完全性断指和不完全性断指:完全性断指是指体远侧完全分离或只有少许挫伤的组织,但在清创时又必须将这部分组织切除后方可再植。不完全断指是断面相连的软组织少于断面总量的 1/4,主要血管神经断裂或只有肌腱相连,不吻接血管可引起指远端坏死者。本例是完全断指。

5. 本例在显微镜下吻合了 2 条静脉、两条动脉、4 条神经、两条肌腱,供吻合 10 个对合点。共用 6 小时 35 分钟。术后经过顺利。

6. 再植技术是离断肢(指)体、皮肤软组织、组织器官等,能重新与机体融合的唯一技术,常需要行动、静脉与神经吻合,是挽救离断的肢(指)体、组织器官,重新能在身体上成活的唯一的方法。因此显微外科技术是整形外科医师的特殊臂膀,不可缺少。

第三节　颈项、肩、臂、腕、手各部位治疗特点

1. 颈项部上与头颅相连,下与肩背接续,颈椎是头颅部活动的中轴,颈项部在头与肩背之间,形成很大的凹陷形态。而颈项部皮肤软组织厚韧移动性差,向前逐渐松软,变薄、伸缩性大。主要功能是使头颅屈、伸、左、右旋转,在颈前与左右侧是头颅颈活动的空间。因此颈项部治疗的重点是:形成颈前其活动的较大空间与恢复颈前皮肤软组织的伸缩和移动性。在生活中颈部屈曲的活动大大多于伸展活动,一旦有颌、颈前、胸部有直线缝合口,即有促进与形成索状瘢痕的潜在因素。因此,颈前(左右)一定要杜绝纵行直线缝合口,尤其是连接颌、颈、胸的纵行直线缝合口。颈前部植皮时或皮瓣修复时,必须颈后仰位,皮肤边缘上在颌颈角,下在锁骨下,左右在侧颈中线;形成交错皮瓣时,一定向左右牵拉。其目的是建造其活动空间,使颈部横断面积不能扩大,尤其颈部横断面的前或左前与右前部分不能向前外侧移位,恢复颈椎的中轴功能。颈部的修复,常是面积较大,目前应以功能为主,形态的修复是我们整形外科亟待努力的方向。颈项部皮肤软组织损伤,临床上经常遇到的是烧伤与晚期后瘢痕。

2. 肩部是由肩胛骨、锁骨与冈上肌、冈下肌、三角肌、胸大肌支撑的圆顶形态,肩部切口常在前面,自胸锁乳突肌中点,沿其后缘到胸锁关节,再沿锁骨上一指向外延长到锁骨中外 1/3 交界处,再于三角肌与胸大肌间隙向远延长至腋窝皮肤皱襞,在转向腋窝。由于肩部是身体上唯一似平台形态部位,因此,肩担物在日常生活中是经常发生的事。所以肩顶部不应有切口与缝合口。肩关节是上肢活动的基础,肩周皮肤软组织不能僵硬。腋窝皮肤薄皮下组织少,伸缩性大,区域凹陷,是最易发生挛缩部位。因此,不能有上臂、腋窝、侧胸壁呈直线切口与缝合口。腋窝部位应以横向切口与缝合口为佳。如需延长应在横切口的腋前后延长。临床上经常遇到的疾病为烧伤后瘢痕使肩外展受限及腋窝处臂丛、神经、血管等损伤。

3. 上肢是手的支架,可使手能有较大的活动空间,由于有上肢,手才可以触及身体的任何部位。上肢分成上臂与前臂,除肘关节呈椭圆形外,上臂与前臂呈圆柱形。生活中,肘关节屈曲是其主要功能,因此,不能出现纵向切口与缝合口。一般上臂常在内外侧斜行或"S"切口。前臂常在尺桡侧切口与缝合口,如需延长,经常增加肘与腕的横向切口或至对侧的纵行口。而肱二头肌的收缩是健美与力量的象征。上肢各关节不是经常持重关节,只有在用力时,关节才持重。上肢起伏不大的各部位弧线,是上肢形态美的重要部分。某部位略凸出或凹陷是线条美的大敌。皮瓣臃肿、皮片凹陷,是常引起临床医生烦恼的事。

4. 腕部是使手部更灵活的关节部位。腕部横断面为椭圆形,掌背侧皮下组织少,再加上前臂尺桡关节的旋转,有利于腕屈伸与手部旋转。因此,腕部掌背侧不可有纵向切口与缝合口,常以横向切口与缝合

口为佳,如需延长,在尺桡侧延长纵向切口与缝合口,是腕部神经、肌腱、血管、疾病经常使用的切口。腕部是上肢最细部位,是上肢与手的分界线。腕部臃肿的皮肤修复,会大大失去手部美的基础。因此,薄皮瓣在修复细小形态、线条起伏不大的部位,显示出极大的优点。

5. 手部是劳动器官,由于活动范围大,损伤的机会增加。手掌呈宽阔扁平状,从腕部厚度向远逐渐增宽变薄至手指直径厚度,由于掌骨排列向背侧呈弧形,形成掌心,有利于握拳。手部功能细小、精致、灵活。痛觉敏感,还具有位置觉、实体觉、温度觉等,是人体上皮肤高度发达的部位,具有"手是人的第二双眼睛"之称。因此,身体上无任何部位可与其相比。为了手功能,手部手术常以手掌、背侧纹理与尺桡侧作为切口与缝合口。

6. 手在人的一生中是在不停的活动,臂、腕、手经常是被修复部位。手是功能器官,因此,修复其功能是临床的主要任务,同时手又是形态器官。人们除对颜面进行修饰外,手也是修饰的器官。由于手是一特殊功能与形态的器官,修复要求高,临床已形成专业修复的手外科。

第三章　胸、背、腹、腰部

第一节　胸、背、腹、腰部形态学与皮肤软组织特点

1. 胸背部　胸背部由肋骨、肩胛骨支撑,呈似一椭圆形圆筒状体,前胸部向前突出,胸骨柄处略有凹陷,后背部略显平坦,胸椎部位略显凹陷。上与颈和上肢相连,颈部基底向前呈弧形与胸部相连。除前胸两侧对称性的乳头及乳晕外,其他全部由皮肤覆盖。胸部有挺胸与缩胸动作,是肺的扩张与回缩必备的动作,是胸部扩张与肩胛骨活动的结果,但幅度不大。前胸部女性左右有对称半球形或水滴形隆起的乳房,其突出点由乳头、乳晕,位于上胸部,在锁骨中线上位于第 3~6 肋骨之间,或是第 2~6 肋间隙之间,内起胸骨旁,外达腋前线。由乳房皮肤、乳腺、筋膜构成。两乳房间的谷区称为乳沟。女性乳头直径一般为 1.2~1.8cm,乳头有 15~20 个乳腺导管开口。多数学者认为乳头的正常位置在胸骨上切迹至乳头的距离,一般为 19~24cm,平卧时升高 2~3cm;乳头间距平均为 18~24cm,胸骨中线至乳头距离为 9~12cm;乳房下皱襞至乳头的距离为 5~7cm,平均 6cm。乳晕直径为 3.5~4.5cm。乳头乳晕皮肤有色素,一般呈棕褐色。乳晕区有许多小圆形凸起,为乳晕腺。女性乳房是一功能器官,也是一性器官,而更是形体器官,是女性形体美最显著的标志。丰满而有柔韧弹性的女性乳房,是女性妩媚的象征。女性乳房的皮肤较薄,特别是外上方皮肤,乳房皮肤结构细腻、柔软、富有弹性,神经(锁骨上神经的感觉神经末梢、第 4 肋间神经的外侧皮支)末梢较丰富,这些神经末梢在乳头乳晕复合体内形成 Meissners 小体,对刺激较为敏感,并可反射性地引起乳头乳晕的收缩。女性除乳房皮肤外向周围逐渐增厚,至腋中线后逐渐接进背部皮肤。前胸部男性较平坦,也有乳头与乳晕,乳房腺体很小(不发育),只在局部略显隆起,男性乳头乳晕均小于女性。男性前胸部皮肤比女性厚,皮下脂肪较多且致密,与深部组织有移动性。背部上与项部,下与腰部皮肤相连,呈圆滑状态,背部无组织器官间隔,大面积一样的皮肤。背部皮肤较韧厚、粗糙、耐磨、耐压。皮下组织致密,结缔组织较多,与浅筋膜深层有移动性。一般较光滑,不出现明显的皮肤皱褶。女性较男性皮肤略薄。

2. 腹腰部　也呈一椭圆形圆柱状体,上与下胸部背部相连,下至腹股沟、臀部与大腿和臀部皮肤相连。腹部:腹壁由皮肤、皮下组织、肌肉、腱膜、筋膜、腹膜构成。位于髂前上棘水平腹壁线上,有皮肤凹陷的肚脐,直径为 1.5~2.0cm,常呈 T 形或纵形。腹壁是一可向前后移动的复合组织。腹壁皮肤略厚,但较软,皮下脂肪较多与皮肤连接紧密,是全身脂肪较易沉积部位。皮肤向侧腰部逐渐增厚与腰部皮肤相连。腰部:后腰部呈一向前略有弯曲的形态,脊柱中线皮下组织与棘上韧带有纤维组织连接,一般呈一纵行凹陷区,其两侧是骶棘肌,使皮肤向外凸显。腰部有屈曲与伸展、左右侧弯与左右旋转功能。后腰部皮肤较韧厚、粗糙、耐磨、耐压。皮下组织致密,结缔组织较多,与浅筋膜深层有移动性。后腰背部皮肤是人体上无任何组织器官阻隔的部位,面积最大的皮肤区,因此也是皮肤的最大供区。

第二节 病案分析

病案1 左前胸瘢痕疙瘩：前胸皮肤扩张技术

【病史与治疗】

诊断：左前胸瘢痕疙瘩

医疗技术：前胸皮肤扩张技术

患者，男，7岁。2岁半时开水烫伤前胸部，范围约有2cm×3cm大小，逐渐换药后愈合，形成瘢痕，其瘢痕逐渐增大增厚，伴有痒、痛感，2012年2月10日以左侧前胸瘢痕疙瘩（4年半）入院。左前胸乳头内上侧有7cm×4cm瘢痕，突出皮肤表面，局部红，充血明显，触之韧硬，与周围正常皮界限清楚，与皮下有移动性（图3-2-1：A）。2月14日于瘢痕内侧置入扩张器，3周后注水扩张（图3-2-1：A、B）。又于同年7月16日手术，左前胸瘢痕彻底切除，扩张皮瓣推进修复（图3-2-1：C），2012年8月1日术后第16日复查，前胸瘢痕疙瘩已切除，左前胸留有较长缝合口痕迹，左侧乳头向外下移位（图3-2-1：D）。

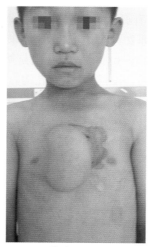

A. 前胸瘢痕疙瘩

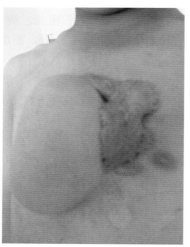

B. 皮肤扩张

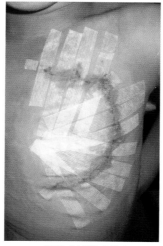

C. 扩张皮瓣推进修复

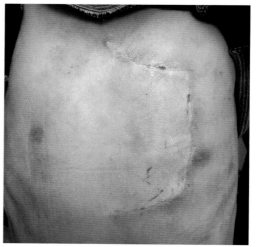

D. 术后16日左乳头左下移

图3-2-1 诊断：左前胸瘢痕疙瘩

医疗技术：前胸皮肤扩张技术

护理要点: ①扩张器注水扩张护理;②全麻术后护理;③术后引流、积液、皮瓣颜色观测护理。

【治疗复查后的思考】

1. 此患是前胸左侧乳头上内侧瘢痕疙瘩,下缘在乳头乳晕下缘0.5cm,上缘在胸骨凹下7cm,瘢痕疙瘩长7cm、宽4cm。乳头的正常位置在锁骨中线的延长线上。

2. 瘢痕疙瘩一般表现为高出周围正常皮肤、超出原损伤部位的持续性生长的肿块,扪之较硬,弹性差,局部痒与痛,血供差,早期表面呈粉红色或紫红色,晚期多呈苍白色,有时有过度色素沉着,与周围正常皮肤有较明显的界限。瘢痕疙瘩的发生具有明显的个体差异。瘢痕疙瘩好发于胸骨前、上背部、耳垂及肩峰等。病程长,多数年乃至十几年,多持续增大。大多数病例为单发,少数病例呈多发性。一般不发生挛缩,不能自行退。瘢痕疙瘩的恶变曾有报道,但发生率很低。镜检:含较多成纤维细胞,并可见分裂象;后期呈嗜酸性透明样胶原纤维,具折光性,较密;纤维方向不规律,呈漩涡状,与周围皮肤分界清楚。

3. 头、颈、前胸、肩、上臂是瘢痕疙瘩多发部位,其中头、颈、前胸是瘢痕疙瘩最密集部位。瘢痕组织是人体创伤修复过程中的一种自然现象。皮肤软组织损伤是通过瘢痕形成来修复。瘢痕对损伤前组织来说,是一个不完善的替代。

4. 前胸部常由烧伤、损伤后形成瘢痕疙瘩,而还有一部分患者是未引起患者注意的极轻微损伤如蚊叮等,也可形成瘢痕疙瘩,因此前胸部的扩大损伤(如手术等),更易造成瘢痕增生。在这个特殊部位如何手术治疗,值得深思。

5. 既往前胸瘢痕疙瘩的治疗:由于切除再缝合的方法极易复发,常采用瘢痕疙瘩切除后,尽量使创面周围无张力,一般要求植皮的面积应足够大,不能有张力。术后还要求核素或其他方法预防瘢痕增生的治疗。

6. 本例我们采用了皮肤软组织扩张技术,利用扩张增多的皮瓣向瘢痕切除后的创面推进,在皮瓣蒂部应尽力向前推进后用可吸收线皮下几排固定,逐渐减低皮瓣张力,最后使皮缘松弛下无张力缝合。比植皮的方法好,我们认为是目前最佳的方法。

7. 此例前胸部扩张出的皮肤与瘢痕比较,用扩张皮瓣修复瘢痕切除后的创面是富富有余。为医师制造出轻松的空间。但也可以看出扩张皮肤基底部的周长,明显大于瘢痕疙瘩的周长。而医师又是在扩张皮肤的左侧一半的基底缘处切口,为了推进方便,只考虑扩张皮瓣的充分利用,忽视了会使缝合口延长与乳头移位,扩张皮瓣向左侧推进,致使瘢痕疙瘩切除后的创缘大大伸展,最后缝合口落在锁骨中线外侧,将乳头挤向外下方,在有组织器官对称部位(如无组织器官分割部位还可以),是不应该发生的问题,并且缝合口还较长,这是一很大的教训。

8. 皮肤扩张技术能制造出较多皮肤,虽可为医师制造出轻松的修复空间,但也会诱导医师按较大的扩张皮肤来利用,这样切口就会增大,在体表留有的痕迹增多,此例即为典型的例子。因此,不管扩张出多少皮肤,还应以既修复创面又残留的痕迹小为主。

9. 本例两侧乳头术前位置正常,手术中是由于剥离了左乳房下组织,并向外下移位,再加上前胸扩张皮瓣尽力向左侧推进,缝合时又没有参照右侧乳头位置,而自行缝合的结果。修复后两侧的乳头不在同一平面上,左侧乳头向外下移位。虽然是男孩也会影响前胸部形态(尤其至青年男性胸部乳房发育)。这是一个教训:在有标志性对称性部位,最后缝合时一定要参照对侧固定缝合。使标志性组织器官移位,临床较多见,是疾病引起,如瘢痕推挤或牵拉,治疗常由医师给予矫治,此例是手术医师造成,实属不该。

10. 前胸部是瘢痕疙瘩易发区(包括上背部、耳垂及肩峰等),对这类患者极轻微损伤即可形成瘢痕疙瘩,提示医师瘢痕体质的存在。因此,这些特殊部位,医生应特别重视,不应在此部位切口,更不应扩大此病区的缝合口,会给以后带来瘢痕增生的可能。此例,术后必须行放射性核素治疗,密切观察。

设想 关于扩张器置入的位置:本例扩张器置放在前胸病区的右侧缘,皮肤扩张后,扩张皮肤的上缘与瘢痕的上缘平行,而下缘已超出瘢痕长度的近 1/3 以上。如用推进的方式修复创面,应将扩张囊缘置放在病区 1/4 ~ 1/3 内,上下缘应超过瘢痕上下 2cm 即可(此例扩张器置放的位置不佳),这样有利于皮瓣的推进。如扩张器置放的位置只超过病区上下各 1 ~ 2cm,可形成半圆形推进皮瓣(如第一章病案 33、34 与第二章病案 14、23),使切除病区的缝合口落在锁骨中线之内,其长度可达到病区周长的 1/2 至周长的全长之间(如超过病区周长度的长度,即为医师设计操作不当的结果,此例为典型不当病例,提醒医师)。另外如在瘢痕疙瘩的外上侧置入一略小扩张器,内侧置入一略大扩张器,最后可使缝合口落在左乳头上内侧呈弧形或直线。对于扩张皮瓣不应只考虑如何充分利用,因最后缝合口要留有一生,有时会影响外形,所以应用扩张皮瓣修复创面,即能修复创面,又能使缝合口缩小这是关键。

病案 2 右侧前胸部静脉畸形(血管瘤):前胸皮肤扩张技术

【病史与治疗】

诊断:右侧前胸部静脉畸形(血管瘤)

医疗技术:前胸皮肤扩张技术

患者,男,21 岁。生后在右前胸皮下有一拇指甲大小肿物,1 岁左右手术切除、诊断血管瘤,先后行放射性核素及几次手术治疗,最后一次手术约 5 年前。2012 年 7 月 11 日入院,入院时肿物凸出皮肤表面,红色,约有 5cm×5cm 大小,无跳动,有压缩,与胸壁有移动性,最凸出点表面很薄,曾出血多次。右侧乳头内侧至前胸对侧与上侧均为以前手术留下的瘢痕(图 3-2-2:A、B)。7 月 13 日 B 超:右侧前胸壁实质性光团,血流丰富。7 月 17 日手术,在原瘢痕处成垂直切口(图 3-2-2:C),在血管瘤的上方,浅筋膜下可移动组织中剥离至血管瘤上缘下,形成腔隙重叠置放 600ml(在下)与 500ml(在上)凹部朝下肾形扩张器各一个,又于血管瘤下方置放一个 500ml 扩张器,缝合切口(图 3-2-2:C)。切口愈合后注水(图 3-2-2:D、E)。在注水过程中静脉畸形也在增大,并且出血多次(图 3-2-2:F)。至 2012 年 10 月 25 日(注水后 3 个月余)发现在肿瘤的上方,上位扩张器的下缘与肿瘤连接的基部已有皮肤破溃扩张囊外露(图 3-2-2:G)。上位的扩张器已移位,但扩张的较充分(图 3-2-2:H)。因此,急诊手术,在血管瘤切除的过程中,见血管瘤壁薄,易出血,均为静脉血,肿瘤基底部纤维增生明显,无明确胸壁内血管穿支,其肿瘤两侧皮下血供丰富,出血多,也有小动脉。切除静脉畸形肿物后,主要是将上位扩张皮肤向下推进,下位扩张皮瓣作为补充闭合创面缝合。术后第 12 天缝合口愈合良好,两乳头位对称(图 3-2-2:I、J、K、L、M)。

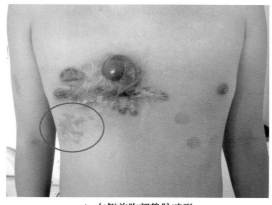

A. 右侧前胸部静脉畸形

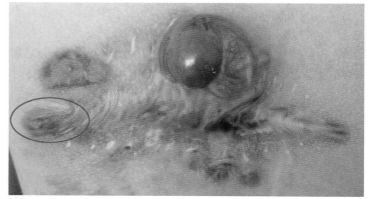

B. 手术瘢痕

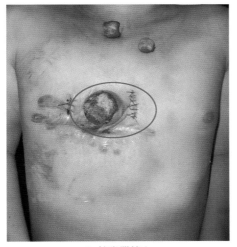

C. 扩张器植入

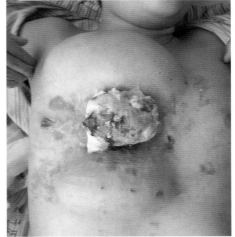

D. 注水扩张

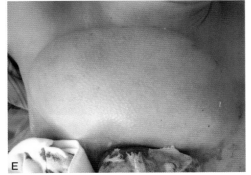

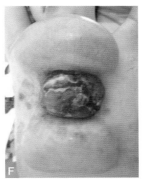

E、F. 静脉畸形增大出血

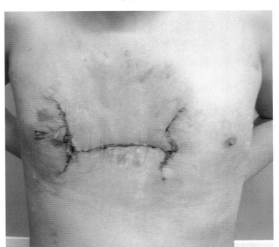

G. 皮肤破溃囊外露

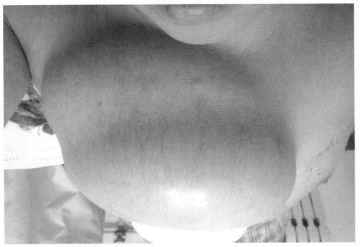

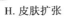

H. 皮肤扩张

I. 术后12天

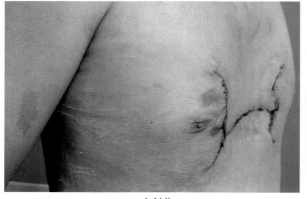

J. 右斜位　　　　　　　　　　　　　　　　K. 左斜位

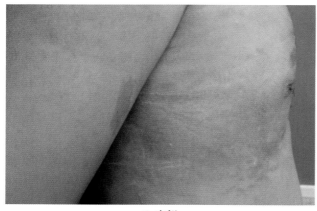

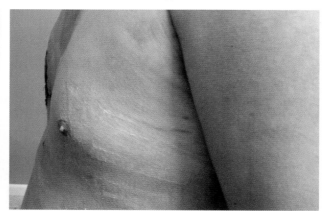

L. 右侧　　　　　　　　　　　　　　　　　M. 左侧

图 3-2-2　诊断:右侧前胸部静脉畸形(血管瘤)
医疗技术:前胸皮肤扩张技术

护理要点:①前胸血管瘤出血压迫护理;②术后引流、出血观察;③术后皮瓣血供观察。

【治疗复查后的思考】

1. 血管瘤是多见于婴幼儿的先天性皮肤良性肿瘤,多见于皮肤与皮下组织,其次为口腔黏膜和肌肉,再次为肝、骨骼、脾及神经系统,偶可发生在消化道、肾脏等其他部位。最常发生在头面颈部,其次为四肢躯干等部位。长期以来。人们习惯地认为不同血管瘤在本质上都是血管来源的良性肿瘤,然而,近年来不少学者都认识到,血管瘤在本质上可以是以血管内皮细胞异常增殖为基础的良性肿瘤,也可以是一种中胚层发育异常造成的血管畸形,区别本质是进一步进行病因学和治疗学研究的基础。

2. 1982 年 Mulliken 和 Glowdcki 将脉管性疾病分成两大类:婴幼儿血管瘤和脉管畸形。静脉畸形为先天性疾病,但出生时可无任何症状,直至数年后才被发现。大多数静脉畸形位置表浅,质软可压缩,无搏动,肿物表面皮肤可发蓝。静脉畸形病灶稳定,创伤、激素、环境改变等可刺激肿物迅速增大。静脉畸形不会自行消退。1996 年国际脉管疾病研究学会(ISSYA)制订了一套较完善的分类系统,成为世界范围内研究者交流的共同标准。本例按 ISSYA 分类属于为静脉畸形。

3. 静脉畸形也就是以往称为海绵状血管瘤或静脉性血管瘤。静脉畸形有丰富的腔窦及周围血管吻合,特别是弥漫性静脉畸形范围广,多呈渐进性向周围正常组织发展,有呈缓慢"恶性"扩展趋势,造成局部组织增生及变形。躯干静脉畸形具有以下特点:①范围多较弥漫,瘤体四周血供,常规方法(如止血带)不易阻断血流,涉及部位特殊,可侵入胸腔或腹腔,手术与注射治疗的难度和风险增加;②容易与躯干其他包块混淆,特别是静脉畸形仅表现为皮下包块,体位性体积变化不明显。

4. 此患生后即有血管瘤,曾用放射性核素治疗及间断多次手术治疗近 21 年,血管瘤仍存在,可能都是因为血管瘤切除后与创面闭合问题,每次都没能彻底切除血管瘤的结果。提示我们这次治疗必须彻底。此病的特点是彻底切除后永不复发。前胸部是皮肤紧张区域,如此大面积缺损,最简单的方法是血管瘤彻底切除后创面植皮;也可从上腹部切取局部皮瓣,供瓣区创面植皮。由于术前血管瘤与胸壁有移动性,置放扩张器时在胸壁浅层可以剥离出间隙,估计血管瘤不是从胸腔或胸壁内发出的血管。因此我们选用了皮肤扩张技术治疗此病。

5. 本例采用重叠置入扩张器的方式,经注水扩张后,下位扩张器向上移位(图3-2-2:H),虽然移位,但没有影响皮肤扩张面积。因此,重叠扩张无论扩张器是否移位,除移位较大外,不影响皮肤扩张面积,扩张后两个扩张器间有各自的增生环,但较薄不影响扩张。一般对增多皮肤面积无影响。

6. 本例病灶彻底切除后,形成较大创面。主要是将上位扩张皮瓣向下方推进可至乳头平面,与下位扩张皮肤缘对合(下位扩张皮瓣基本原位应用)。由于乳头乳晕是不可移动组织,推进皮瓣作了改形缝合(图3-2-2:I)。

7. 此病在扩张器注水与持续扩张中,肿瘤在不断增大和在肿瘤表面反复出血,每次都是经压迫止血。经过3个半月的皮肤扩张,血管瘤也增大近5~6倍(图3-2-2:A、F),术前作过一次血管造影,未发现胸腔内与胸壁有血管穿支,也经过两次的血管栓塞,未见明显效果。本例在治疗过程中,血管瘤虽不断增大出血,并没有向周围扩散,手术中证实只是局部增大,此患在以前的几次手术中,没发生类似现象。而其增大原因,可能是扩张器刺激的结果(此例血管瘤在本质上可能是以血管内皮细胞异常增殖为基础的)。手术中见血管壁较薄,破溃后均为静脉血溢出,肿瘤基底部纤维增生明显,无明确胸壁内血管穿支,其肿瘤两侧皮下血供丰富,出血多。是多见的皮肤皮下组织血管瘤。

8. 前胸部除乳头、乳晕是固定的组织,不可移动外,其上下有很大的区域,可供皮肤扩张。因此本例血管瘤上方重叠置放两枚较大的扩张器,其下方也置放较大扩张器。目的是使上胸部的皮肤尽量多的扩张,下位扩张皮瓣给予补充。另外病变皮肤切除的范围不确定,再加上要使最后缝合口向下移位。

9. 本例在扩张3个半月时出现皮肤破溃(图3-2-2:G)。皮肤破溃是皮肤扩张技术的严重并发症,尤其发生在皮肤扩张早期,一旦破溃势必停止注水,扩张器取出,皮肤扩张失败。本例皮肤破溃是发生在扩张晚期,而且是在肿瘤的上缘,扩张囊的下缘与肿块连接的基部(即纤维环形成部位),也正是下次手术要切口部位,因此不影响下次手术。此部位破溃极少见,在常规皮肤扩张中不可能发生。此部位皮肤破溃,可能是血管瘤组织被牵拉裂开的结果。

设想1 本例最后留有的缝合痕迹,落在两乳头之间(此区域是瘢痕增生易发区),由于上胸部皮肤扩张的较充分,完全可以将缝合口再向下移位,落在乳头下胸部(避开瘢痕易增生区),会更隐蔽。此患前胸部缝合口还是比较长。一般缝合口的长短,决定创面的周长与其横径的长短,最后缝合口的长短应在周长的1/2至周长的全长度之间。缝合口是留在体表的痕迹,缩小缝合痕迹也是整形医师研究的内容。另外,扩张器如何置放能使最后的缝合口落在乳晕的下位(即下胸部),值得研究。

设想2 本病案血管瘤的上位扩张皮肤较充分,如扩张皮瓣向下推进时越过乳头乳晕尽量向下推进,缝合口会落在乳晕的下方(下胸部),最后开口显露乳头乳晕缝合(如同腹壁整形),这样前胸上部不会留有手术痕迹。

病案3 前胸、上腹、右肩、上肢烧伤后瘢痕增生并扩胸受限:皮肤软组织扩张技术

【病史与治疗】

诊断:前胸、上腹、右肩、上肢烧伤后瘢痕增生并扩胸受限

医疗技术:皮肤软组织扩张技术

患者,男,20岁。1999年1月11日晚自家起火,前胸部烧伤,至医院诊断Ⅲ度烧伤,经医院治疗近3个月创面愈合。2001年4月3日以前胸烧伤后瘢痕增生入院。自述前胸发闷、发紧感,挺胸与呼气受限,不能大呼吸。前胸增生性瘢痕从右侧颈肩部向下,左肩前锁骨上向下至前胸部,前胸右侧至右侧肋骨缘下上腹部,左侧至剑突缘下,右侧从腋中线向前内,至左侧乳头纵轴线内侧。全部是增生性瘢痕,突出皮肤表

面,瘢痕发红,充血明显,有痒感,(图3-2-3:A)。左右侧乳头、乳晕存在,瘢痕只侵犯乳晕(图3-2-3:A)。于4月12日手术,在瘢痕四周及右侧上臂,进入瘢痕皮肤2~5cm处皮下置放7个扩张器,3周后注水扩张(图3-2-3:B)。又于8月26日行第二次手术。瘢痕部分切除,扩张囊取出,切除部分纤维包囊与纤维环,扩张皮瓣分别向瘢痕区推进或旋转,按扩张皮瓣推进的多少,切除瘢痕皮肤缝合(图3-2-3:C)。同时又在残留瘢痕的左右侧再置入扩张器,为下次再修复做准备。术后看前胸部瘢痕虽较术前面积明显减小,但瘢痕在前胸仍较大。皮瓣与前胸部皮肤颜色一样、协调,不臃肿,形态好。术后皮瓣成活。

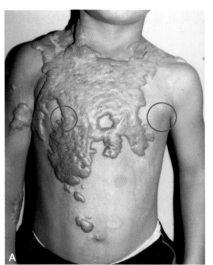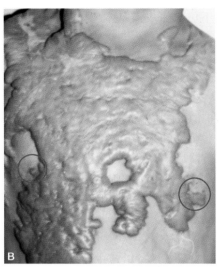

A、B. 前胸上腹烧伤后瘢痕增生扩胸受限

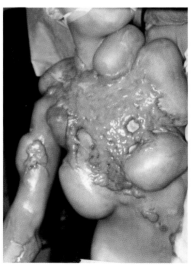

C. 瘢痕周7个扩张器

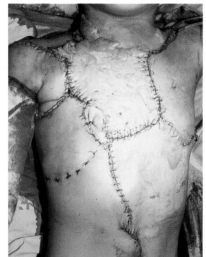

D. 扩张皮瓣推进

图3-2-3 诊断:前胸上腹右肩上肢烧伤后瘢痕增生并扩胸受限
医疗技术:皮肤软组织扩张技术(夏昊晨)

(夏昊晨)

病案4 胸腹烧伤后大面积增生瘢痕并扩胸、展腹受限:扩张带蒂皮瓣技术

【病史与治疗】

诊断:胸腹烧伤后大面积增生瘢痕并扩胸、展腹受限

医疗技术:皮肤扩张带蒂皮瓣技术

患者,女,32岁。2001年6月3日前胸、腹部火燃烧伤,至医院抢救,诊断前胸、腹部大部分深Ⅱ度烧

伤,小部分Ⅲ度烧伤。经过近3个月的治疗,创面瘢痕性愈合。瘢痕挛缩使扩胸展腹受限。2003年4月6日入院。前胸从锁骨以下至双侧腹股沟处均为增生的瘢痕,突出皮肤表面,瘢痕发红,伸腰、挺腹、展胸受限。右侧乳房皮肤大部是瘢痕,只有乳头周有正常皮肤,但有点片状瘢痕,左乳房前胸瘢痕侵及上2/3,上腹瘢痕至乳房下皱褶(图3-2-4:E)。左前臂上2/3桡伸侧呈花斑样皮肤(图3-2-4:G)。4月9日手术,按前臂带蒂皮瓣与胸部位置关系,于左前臂花斑样皮肤的前屈侧皮下置入扩张器。3周后注水扩张(图3-2-4:A)。7月28日第二次手术,在左前臂将扩张皮肤形成带蒂皮瓣(图3-2-4:B、C),按皮瓣大小与前胸的适当位置,切除乳房间下胸部瘢痕,将带蒂皮瓣覆盖在瘢痕切除后的创面上,形成闭合性带蒂皮瓣(图3-2-4:D)。三周后断蒂。术后2个月复查,下胸部移植的皮瓣成活良好,自述伸展胸腹部有所缓解(图3-2-4:F),左前臂供瓣区缝合口有瘢痕增生、发红、有痒感(图3-2-4:G)。

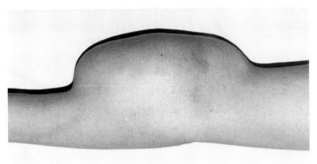

A. 前臂皮肤扩张

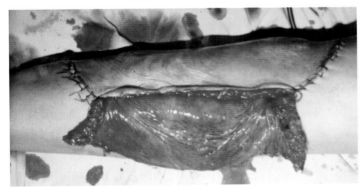

B. 切取带蒂皮瓣

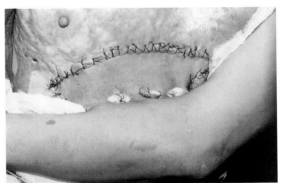

C. 形成前臂带蒂皮瓣

D. 形成交腹皮瓣

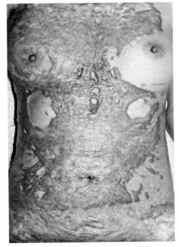

E. 胸腹瘢痕扩胸展腹受限

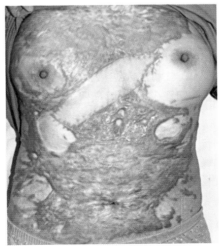

F. 断蒂后2个月腹部

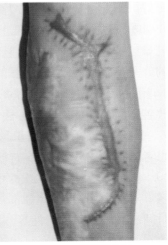

G. 前臂缝合口

图3-2-4 诊断:胸腹烧伤后大面积增生瘢痕并扩胸展腹受限
医疗技术:皮肤扩张带蒂皮瓣技术(王洁)

护理要点：①扩张器注水扩张护理；②全麻术后护理；③带蒂交胸皮瓣固定护理；④皮瓣血运观测护理。

【治疗复查后的思考】

1. 胸腹部大面积瘢痕，常使两肩向前倾，而胸部狭窄、平坦而不能充分舒张，胸腹瘢痕相连，直腰挺腹受限。由于瘢痕面积太大，无法提供如此大面积皮片，更无法提供如此大面积皮瓣。因此，既往常用的手术方法为瘢痕挛缩松解，创面植皮。一般在胸前自胸骨切迹向腹部纵形切开瘢痕，上腹部横行切开，使挛缩在纵向与横向上得到松解，创面用中厚皮片修复。只是解除一部分症状，根本无法彻底治疗。躯干广泛瘢痕挛缩手术治疗的最大难题是供皮部位的缺乏。

2. 本病案与本章病案 3 均为增生性瘢痕。凡损伤累及真皮深层，如深Ⅱ度以上灼伤、切割伤、感染、切取中厚皮片后的供皮区等均可形成增生性瘢痕，瘢痕明显高于周围正常皮肤，局部增厚变硬，无伸缩性，早期瘢痕表面呈红色并有痒和痛。增生瘢痕常不与深部组织粘连，与周围正常皮肤一般有明显界限。增生性瘢痕的收缩性较挛缩性瘢痕为小。

3. 胸廓呈椭圆筒状，前胸部男性除乳头乳晕外，全部为皮肤。女性有对称隆起的乳房。胸廓内是具有伸缩的肺脏。胸廓有 12 根肋骨支撑，其肋骨与脊柱又形成各自的关节，可随呼吸扩胸或缩胸。胸廓外面的皮肤也随其具有较小的伸缩功能。前胸部皮肤与后胸背部皮肤比是伸缩性大的部位。前胸部大面积增生性瘢痕，由于其局部增厚变硬，无伸缩性。因此影响胸廓活动，常有前胸闷压抑感、扩胸受限等。

4. 前胸部大面积瘢痕的修复是临床上的难题，甚至是目前无法治疗的难题。中厚皮片存活较易，在收缩性、耐磨性、色泽改变等方面又近似全厚皮片，供皮区广泛，可以提供大面积皮片，因此既往常以中厚皮片修复。本病案与本章病案 3 我们采用了皮肤软组织扩张技术。瘢痕区域面积大，扩张皮瓣只是替代了一部分瘢痕。因此，大面积皮肤瘢痕仍然是修复难题。

5. 既往都是以次要部位皮瓣修复主要部位，以活动度小的部位修复活动度大的部位，以不易外露部位修复易外露部位，以中心部位修复周围部位，为移植皮肤软组织的原则。本病案是用前臂的扩张皮瓣，用以修复腹壁，与上述原则正相反。此病例左前臂仍有瘢痕皮肤，只增加一缝合口，还算可以，如前臂皮肤正常，除极特殊情况外，仍不该应用。

6. 目前临床上对于胸腹部大面积增生性瘢痕的修复，大面积中厚皮片仍然是不可缺的方法。尤其对特大面积，胸腹连接增生性瘢痕，以及胸背周径性增生性瘢痕，供皮区更困难者，中厚皮片解决环形压迫及扩胸挺腹受限者，仍然是必须采用的方法。本病案虽用皮瓣终断了胸腹部分连接，但显不足，如再大些面积会更好。因此可显出中厚皮片供皮区广泛的优点。

7. 本病案女性右侧乳头虽正常，但乳晕及乳房外面皮肤均为增生性瘢痕。本章病案 3，是男性左右侧乳头乳晕已被瘢痕侵蚀。男性乳头的重建，必须是乳头位置有正常皮肤的基础上。而女性乳房外面皮肤形态的修复，需大面积柔软细腻的薄皮瓣，目前仍无明确方法。

8. 用腹部成形技术及皮肤扩张技术切取的大面积全厚皮片，也可以成为修复胸腹部大面积增生性瘢痕及改善胸腹部功能的一种方法。

9. 关于全身皮肤瘢痕面积越大，而供皮片与皮瓣区的面积也随之缩小，有时植皮需几次进行，因此对此类患者的正常皮肤，医生应有计划及节俭应用。

10. 本章病案 3 在第二次瘢痕切除修复的同时又在残留的瘢痕两侧置入扩张器，但患者未再诊，感觉很遗憾。对于大面积瘢痕（如本章病案 3 与第四章病案 8、9）再次扩张是可尝试的方法，以便掌握再次扩张的时间、操作过程、可行性等，总结经验，为开展工作打下基础。

设想　皮肤软组织扩张技术,是以能增加皮肤面积为特点的近代医疗新技术,皮肤扩张是在扩张器的基础上完成的,目前的皮肤扩张器是工厂出的定型产品,对于胸腹及背腰部是有大量皮肤可用的区域,现有的扩张器在大小及形态上都显得不足。临床上在一个扩张器显得不足时,常以重叠或延续的方式置放扩张器,可能会形成更多的"多余"皮肤,而本章病案3与本病案我们的思维落后了一步,如术前重叠或延续置放扩张器,虽不能将瘢痕全部切除,但可能修复的面积会大些。本病案如在前臂重叠置放扩张器与双侧乳房下方,现存有限的正常皮肤下也置放扩张器或重叠置放扩张器,也会使移植到腹部正常皮肤更多一些。虽也不能修复全部瘢痕,但会更好些。大面积瘢痕皮肤的修复,尤其用皮瓣修复仍是临床难题。因此,努力开发新的皮瓣供区,如在大面积皮肤的腹、背、腰部,仍是值得研究的问题。

（王　洁）

病案5　前胸部基底细胞癌（表浅型）:背阔肌岛状肌皮瓣技术

【病史与治疗】

诊断:前胸部基底细胞癌（表浅型）

医疗技术:背阔肌岛状肌皮瓣技术

患者,男,58 岁。7～8 年前因上胸偏右侧患有放射性皮炎,经数次药物治疗,皮肤呈斑片瘢痕及萎缩性变化,皮下组织减少凹陷,并行部分瘢痕切除植皮。3 年前其下方发现肿物,无不适症状,肿物逐渐增大,曾经就医建议手术治疗,因其他原因未及时手术,近一年余肿物生长较快。此患有 30 余年接触小剂量X 线史。1986 年 4 月 7 日以前胸疑恶性肿瘤入院。前胸偏右侧可视 4 个凸起（突起融合在一起）肿物,纵径 15cm、横径 18cm,触之较硬,与深部组织略有移动性,外侧移动性较大,前胸部移动性较小,与正常皮肤组织的界限清楚（图 3-2-5:A）。4 月 14 日手术,在肿物周边 2cm 切口,胸前肿物与胸前筋膜有粘连,连同肌膜及部分胸大肌一起掀起,外侧于胸大肌深层切除肿物,创面用电烧彻底止血。切取背阔肌岛状皮瓣,切断胸外侧动脉与旋肩胛动脉,形成以胸背动脉及两条伴行静脉为蒂的背阔肌皮瓣。通过侧胸部切口转移至前胸部创面缝合,供瓣区用鼓式取皮机从右侧大腿内侧切取中厚皮片覆盖。术后病理为基底细胞癌（表浅型）。术后 15 天复查皮瓣成活良好（图 3-2-5:B）。

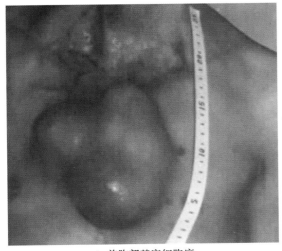
A. 前胸部基底细胞癌

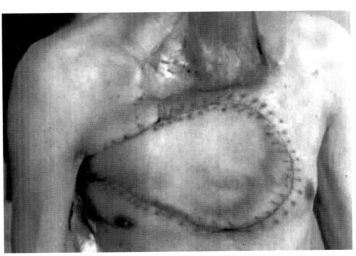
B. 背阔肌岛状肌皮瓣修复

图 3-2-5　诊断:前胸部基底细胞癌（表浅型）
医疗技术:背阔肌岛状肌皮瓣技术（杨大平）

护理要点：①全麻术后护理；②术后引流护理；③皮片移植护理；④皮瓣血供观测护理。

【治疗复查后的思考】

1. 基底细胞癌又称基底细胞上皮癌，是常发生在有毛部位的表皮基底细胞或其附属器的一种低度恶性肿瘤，主要是由间质依赖性多能基底样细胞组成。它的主要特点是生长缓慢，极少转移。早在1827年，Jacob首先对基底细胞癌进行了描述，Krompecher于1902年才提出与其他上皮性肿瘤的区别及其要点。

2. 本例，男，58岁。上胸部见一慢性病区纵径长15cm、横径18cm肿物，有30余年接触小剂量X线史，病史7~8年。基底细胞癌多发生于白种人，黄种人较少见，好发于外露部位。与日光照射、长期接触小剂量X线和长期摄入无机砷有关。

3. 基底细胞癌后期可逐渐发展成以下几种类型。①结节溃疡型：开始为小而有光泽的结节，伴有毛细血管扩张，以后结节逐渐增大，中心形成较大的溃疡，包绕的边缘呈珍珠样。此类基底细胞癌破坏性大，严重者可能累及局部软组织，甚至骨骼，可明显影响外观，又称为侵蚀性溃疡。②色素型：与结节溃疡型相似，但病灶伴有黑褐色的色素增多，应与恶性黑色素瘤相鉴别。③硬化型：表现为硬化的黄白色斑块，质硬，边界不清，其表面长期完好，到晚期才出现溃疡。④表浅型：常见于上胸部，病灶呈红斑或脱屑性斑片，逐渐向周围扩大；斑片周围可部分包绕以珍珠样边缘，斑片表面通常可见小的浅表性溃疡和结痂。一般认为结节溃疡型、浅表型的侵袭能力较差，病灶界限清晰，切除可在病灶周4~5mm的正常组织内，除个别病例外，一般不发生转移。在上述4种类型中，以结节溃疡型最多见，其次为色素型。结节溃疡型、色素型硬化型多发生在面部，浅表型（本例为浅表型）主要在躯干。

4. 外科治疗强调彻底扩大切除为原则，不因为修复困难或在五官密集区域而有所姑息，创面可行植皮或皮瓣修复。

5. 前胸壁是有扩胸与缩胸活动的部位，肿瘤切除后形成一17cm×20cm的胸壁皮肤软组织缺损区，如此大的皮肤缺损，如无胸骨和肋骨与筋膜外露，可行中厚皮片修复，但晚期挛缩能影响扩胸。最好用皮瓣修复，背扩肌皮瓣为全身面积最大的皮瓣，可供移植的皮肤可达（8~23）cm×（20~40）cm。又与前胸部邻近，因此我们选用了背阔肌岛状皮瓣移植。

6. 背阔肌皮瓣移位术首先由Schottotaedt于1955年报道，用于修复胸壁软组织缺损。血管支配是肩胛下动脉在腋动脉下方分出的胸背动脉，胸背动脉有两条静脉和胸背神经伴行。

7. 我们在肿瘤周围扩大2cm，从胸大肌深层切除。术中见，肿瘤与周围界限基本清楚，除胸前与基底有粘连外，其他部位无侵袭。我们切取了宽19cm、长22cm带蒂皮瓣，术中见背阔肌较薄，供瓣区虽是老年人也不能拉拢缝合，从右侧大腿内侧切取中厚皮片覆盖。此例是恶性肿瘤，也应及时切除后修补。是传统的拆东墙补西墙的方法，共有三处创面，对老年人手术的损伤还是较大。

8. 基底细胞癌的重要临床特点是恶性程度较低，病灶较局限，生长缓慢，很少发生转移。治疗强调早期彻底切除，不因修复困难而有所姑息。此患病史已3年余，肿瘤逐渐增大，未行早期切除，拖延了治疗，而使病区扩大，延误了治疗良机。如能早期治疗手术会简单，损伤小，此时治疗修复难度将大大增加。因此医师与患者都应十分重视早期治疗。

9. 背阔肌皮瓣为全身最大的功能最多的皮瓣，可制成多种形式的皮瓣、肌瓣、骨肌瓣等。背阔肌肌皮瓣移植后供区功能障碍虽不明显，但该肌是维持脊柱稳定平衡及臂内收内旋功能的肌肉，而且为呼吸的辅助肌肉，对某些功能不全的患者，此肌的存在是有意义的。此患是58岁的老年人，身体较弱，术前查无呼吸功能障碍，但有走路缓慢，因此，对老年人应用此肌皮瓣，要全面思考。

10. 背阔肌肌皮瓣，由于供瓣区隐蔽，切取后对功能及外形无明显影响，组织量大，血管蒂长且恒定。顺背阔肌外缘切开，将背阔肌外翻即可见血管走行，顺血管走行解剖与切取肌皮瓣。一般手术较容易。至今仍是十分常用的肌皮瓣。

（杨大平）

病案6 右胸壁乳腺癌放疗后放射性溃疡：横行腹直肌肌皮瓣（TRAM）修复技术

【病史与治疗】

诊断：右胸壁乳腺癌放疗后放射性溃疡

医疗技术：横行腹直肌肌皮瓣（TRAM）修复技术

　　患者，女，55 岁，该患 30 年前因患右乳腺癌行保留皮肤的右乳腺癌根治术，病理诊断为浸润性导管癌（硬癌）。术后 8 年肿瘤原位复发，又行局部扩大切除术，病理诊断为浸润性导管癌。术后 20 年肿瘤再次原位复发，又再次扩大切除术并去除部分受累肋骨，术后病理诊断为浸润性导管癌（硬癌）。2000 年，右胸部原切口瘢痕下方逐渐隆起，行穿刺活检诊断为"右胸壁浸润性癌"，行胸部放射治疗，放疗后逐渐出现右胸壁皮肤软组织溃烂，逐渐加重扩大，至肋骨、胸膜外肌肉缺失，第 4、5 肋骨部分缺失，肋骨断端外露，呈黑色，创面约 7cm×7cm，创面基底污秽，坏死组织较多，无明显臭味（图 3-2-6：A）。入院后经扩创、换药等充分术前准备，于 4 月 20 日在全麻下行右胸壁清创，创面有 13cm×11cm 大小，肋骨缺失，并有 6cm×4cm 胸膜外露（图 3-2-6：B）。行左侧下腹横行腹直肌上蒂法肌皮瓣带蒂转移修复术（图 3-2-6：A、C）。供瓣的腹部上下作剥离，上腹部皮瓣下移并行脐再造缝合（图 3-2-6：C）。但术后肌皮瓣近胸骨处有 2cm×3cm，皮瓣小范围肿胀，4 天后继之出现少量水疱、表层坏死，经清创换药，小创面 2 周后愈合。术后 2 周后复查，右胸壁创面闭合，局部隆起，胸部呼吸正常，胸骨旁右侧皮肤坏死区瘢痕愈合（图 3-2-6：D、E）创周多点切除组织经病检回报证实无肿瘤细胞。

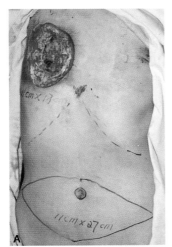 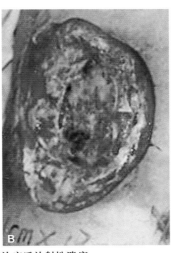 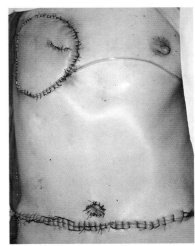

A、B. 胸壁乳腺癌放疗后放射性溃疡　　　　　　　C. 腹直肌皮瓣修复

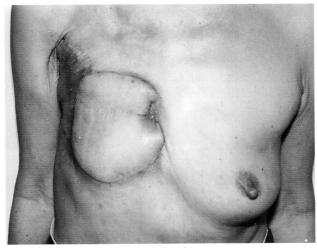 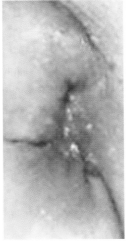

D. 术后2周　　　　　　　　　　　E. 瘢痕

图 3-2-6　诊断：右胸壁乳腺癌放疗后放射性溃疡
医疗技术：横行腹直肌肌皮瓣（TRAM）技术（陈伟华）

护理要点：同病案 5。

【治疗复查后的思考】

1. 现代乳腺癌治疗强调的是综合治疗，即按病情、病期的具体情况，合理地计划手术、化疗、放疗、内分泌治疗和生物学治疗，以达到最大限度地控制局部病灶和可能存在的周身微小转移灶，尽可能达到治愈目的。该患初次手术后没有进行综合治疗，故导致三次局部复发。第三次肿瘤局部复发，采用放射疗法治愈了复发肿瘤，但遗留了难治性的放射性溃疡创面。此患乳腺癌已 30 年，中间三次复发，本次复发近半年，虽术中创缘多点病检未见癌细胞，但不等于乳腺癌不再复发。本手术只是修复创面，因此乳腺癌的以后观测仍应继续。

2. 放射性治疗是癌症治疗的常用有效方法之一，但是，由于放疗本身所固有的副作用，可引起放射性溃疡、放射性骨炎等并发症。该患左胸部巨大放射性溃疡，伴有深部组织外露，系因乳腺癌根治术后多次复发，多次手术后行放射治疗，导致在广泛瘢痕、纤维化、局部严重血供不良的组织出现面积大、创面深的慢性溃疡，肌肉、肋骨部分已缺失，最深处仅有一层胸膜尚存，此种创面局部换药愈合可能性不存在。创面的外下侧有大量皮肤，应用局部旋转皮瓣是可以修复，但对此创面（肋骨缺如）应有较强的保护组织，而局部还不能用生物材料遮挡保护，因此，我们选用较厚的下腹横行腹直肌肌皮瓣（TRAM）带蒂转移修复胸壁缺损，由于肌皮瓣较厚，相应也会起到，对外力的缓冲作用。该肌皮瓣血供丰富，可以很好地与受区基底及周围组织重建血运，而且可提供足量的皮肤皮下组织及肌肉充填清创后的胸壁大块组织缺损。

3. 关于腹直肌肌皮瓣　Drever（1977）首先应用于临床。Hartrampf（1982）又首先应用单侧腹直肌为蒂携带下腹大块的皮肤脂肪瓣行单侧乳房再造。腹直肌肌皮瓣血供来源于腹壁上、下动脉，上、下腹壁血管至脐旁附近形成终末支，并有吻合。因此，可以形成各自为蒂的上腹壁皮瓣与下腹壁皮瓣。

4. TRAM 皮瓣有两种移植方式，即带蒂转移和吻合血管游离移植。游离移植通过腹壁下动脉供血，成功率高，但技术要求高，不容易推广。带蒂转移时，皮瓣靠腹壁上动脉及与腹壁下动脉的吻合支供血，操作简单，易于掌握，但只有不超过 60% 的下腹部组织可以安全地用于移植。本例皮肤小范围坏死区正在脐部，可能剥离时较薄，影响血供的结果。

5. 胸部放射性皮肤缺损伴有深部组织暴露在临床上较少见。术中尽可能清除各种坏死组织，小心剥除增厚之壁层胸膜表面的纤维化组织，胸膜外仍应彻底清创为原则。清创后创面约 11cm×13cm。本例下腹 TRAM 皮瓣设计：梭形设计，其中心位于脐下区，上缘正好位于脐下，下缘在耻骨联合上，为耻骨联合上的皮肤自然皱褶处。面积约 11cm×27cm。皮瓣切取后切口直接拉拢关闭。

6. 单蒂 TRAM 皮瓣技术　是以一侧腹直肌上方为蒂，皮瓣的剥离从肌皮瓣的外侧缘开始，向内掀起达肌肉蒂的外排血管穿支。剥离对侧时要切断对侧穿支，在腹直肌前鞘上剥离，越过中线达皮瓣蒂部的内侧穿支。自外排穿支的外侧切开腹直肌前鞘，确认腹壁下血管并予以结扎。切断腹直肌远端，自前向后钝性分离腹直肌，充分游离以腹直肌近端为蒂的腹壁横行肌皮瓣。注意尽可能多地保留腹直肌前鞘并在半环线以上切断腹直肌以最大限度地减少对腹壁完整性的损害。从乳房下皱襞内侧至剑突在深筋膜层向右胸壁方向分离形成隧道，将肌皮瓣通过隧道转移至右胸壁缺损区，修剪肌皮瓣至合适大小后与受区逐层缝合。腹壁创面充分游离后按腹壁整形术原则处理。

7. 该患者为老年女性，腹部皮肤松弛，脂肪堆积明显，在横行切取腹部肌皮瓣的同时，做了腹部整形术，不但经久不愈的创面得到治愈，腹部多余的赘肉也同时切除，收到了一举两得的效果。本术式为胸部难以修复的巨大放射性缺损提供了一种覆盖方法。

8. 我们用 TRAM 修复，是纯属创面修复，虽然腹部是隐蔽部位，修复后腹部形态欠佳，致使形态的重建在治疗中没有被重视！对于此种情况，如何落实功能与形态并重的原则，仍是我们整形外科研究的问题？

9. 此患者，女，55 岁，患乳腺癌，且多次复发，最后又形成放射性溃疡，胸壁创面较大，并有胸膜外露。此例治疗过程提示我们，所谓局部扩大切除，是有可能用皮瓣或皮片修复创面的基础上进行的，如第一次复发时，即行局部（皮肤软组织、骨）扩大切除，形成的大创面，即行肌皮瓣（如腹壁上动脉穿支皮瓣等）移植覆盖，有可能避免再次复发。

（陈伟华）

病案7 外伤后左前侧腹皮肤撕脱坏死肉芽创:腹壁上动脉穿支皮瓣技术

【病史与治疗】

诊断:外伤后左前侧腹皮肤撕脱坏死肉芽创

医疗技术:腹壁上动脉穿支皮瓣技术

患者,女,46岁,2000年6月3日上午骑摩托车撞车,致左前侧腹部皮肤撕脱伤,经局部换药处理,撕脱皮肤坏死,清创残留创面。于2000年7月10日来诊,左前外侧腹壁有一16cm×10cm缺损创面,局部有感染和水肿,经清创换药,腹外斜肌外露(图3-2-7:A、B)。7月19日于连续硬膜外麻醉下,于左中下腹部按18cm×12cm大小设计皮瓣,切口至腹直肌前鞘浅层,见有3个穿支血管,顺穿支进入腹直肌分离,明确其与腹壁上动脉的直接关系后,切断结扎与腹壁下动静脉血管,向上解剖,形成以腹壁上血管为蒂的穿支皮瓣,向外上转移覆盖创面。右下腹皮肤向左外上推进,髂部皮肤向上推进缝合闭合供瓣区。术后创口Ⅰ期愈合。10天复查皮瓣臃肿明显,左侧下腹部留有较长的缝合口,局部凹凸不平(图3-2-7:C)。

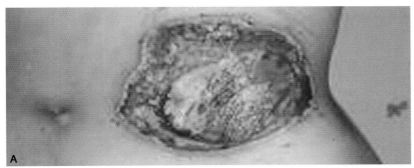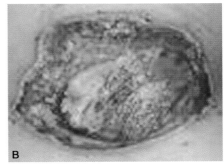

A、B. 外伤后左前侧腹皮肤撕脱坏死肉芽创

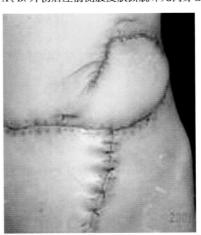

C. 腹壁上动脉穿支皮瓣修复

图3-2-7 诊断:外伤后左前侧腹皮肤撕脱坏死肉芽创
医疗技术:腹壁上动脉穿支皮瓣技术(徐学武)

护理要点:①观察移植皮瓣血运情况并记录;②保持室温25～28℃,局部100W白炽灯照射;③观察缝合口张力;④保持敷料清洁、干燥、固定可靠,防止感染;⑤平卧位,避免移植皮瓣及血管蒂受压;⑥饮食营养丰富,禁忌辛辣。

【治疗后思考】

1. 本例是女性,46岁。为左侧上腹部前外侧大面积皮肤缺损,有腹外斜肌外露,由于面积较大,不能直接拉拢缝合。最简单的方法为皮片移植,但晚期有挛缩,会影响腹肌活动,游离皮瓣移植,手术操作复杂,创伤大。我们选用了腹壁上动脉穿支邻位皮瓣修复。

2. 对于穿支皮瓣,寻找穿支血管是很重要的。术前要用 Doppler 或 Duplex 探测。手术作皮瓣紧靠创面侧的有限切口,将皮瓣向一侧提起,用肉眼观察和(或)单向 Doppler 探测,寻找穿支血管。根据术中主要穿支血管的位置,可再调整皮瓣位置。如穿支血管不影响皮瓣转移,可全部保留,如影响皮瓣转移,一定在阻断血供后观察,在不影响皮瓣血供情况下,才可切断。这一原则在术前、术中没有 Doppler 定位情况下尤为重要。

3. 随着对穿支皮瓣认识的深入,肌皮穿支皮瓣的局部转移已获得了临床应用。腹壁上动脉穿支皮瓣,应为皮血管皮瓣,但此患已是成年女性,下腹部肥胖,移植的皮瓣臃肿。

4. 20 世纪 50 年代以前,只要能修复创面,就算是一种好方法。随着现代皮肤移植技术的进步,整形外科的修复要求也在变化:局部形态、颜色、质地等,同时对供区损伤小,并且残留的痕迹少。本例是十余年前的病例,现在看修复后臃肿,形态差;破坏一条血,损伤较大;残留的痕迹明显。因此,目前针对这个病例可算是一种方法,但不能算是好方法。

设想1 腹部是皮肤面积较大区域,皮肤移动性又较大,因此,局部皮瓣完全可以修复,如左侧下腹腰部设计旋转皮瓣(第四章病案5),再作周围皮下松解,皮瓣向上旋转即可修复或双轴平行法旋转皮瓣(如第一章病案30与第四章病案1),修复后损伤小、不破坏血管、形态佳、不臃肿。

设想2 现代的皮肤扩张技术已在临床广泛应用,由于能产生多余皮肤,又是局部皮瓣,并且是临床上能形成大面积薄皮瓣最佳方法,修复后效果好、形态佳、损伤小、痕迹残留的少,并且已在急性皮肤缺损中应用,我们已成功应用于临床(如第一章病案17与第五章病案27),如在创面上外侧(底部还有肋骨支撑)大容量或大容量重叠置放扩张器,扩张后只用推进或旋转的方式修复,简单易行,不破坏其他部位。上述设想都是较好方法,破坏小、损伤小、痕迹少、形态好。

(徐学武)

病案8 双手背烫伤后瘢痕增生、双手指屈曲受限:下腹部大面积全厚皮片切取技术

【病史与治疗】

诊断:双手背烫伤后瘢痕增生、双手指屈曲受限

医疗技术:下腹部大面积全厚皮片切取技术

患者,男,23 岁。1990 年 1 月 17 日在工作中不慎双手背被燃气烧伤,经医院中药治疗近 2 个月余,双手背与指背创面瘢痕愈合。1991 年 6 月 3 日以双手背烧伤后瘢痕入院。双手背从腕至各手指远节背侧,从掌背桡侧进鱼际 1.5cm,均为增生性瘢痕,突出于皮肤表面,瘢痕发红,触之硬与皮下有移动性(图 3-2-8:E)。6 月 10 日手术。首先彻底切除双手背瘢痕(图 3-2-8:F),包扎压迫止血。再于下腹部按腹壁整形术设计腹壁皮肤切取范围(图 3-2-8:A),腹壁筋膜浅层切取下腹部带脂肪的皮肤备用(图 3-2-8:B、C)。之后仍在腹壁筋膜浅层向上剥离,环形保留脐部,向上剥离至剑突上,两侧至肋缘上,然后将上腹剥离的皮瓣向下牵拉与下肤残留的皮缘对合,脂肪筋膜层、皮下、皮肤缝合。在被拉下的上腹皮瓣相当于脐的部位,横形切开相当于脐大小的切口,将保留的环锥形的脐部脱出,与切口的皮缘缝合(图 3-2-8:D)。再将取下的下腹部皮瓣,用剪刀去除皮下脂肪,形成全厚皮片(图 3-2-8:D)。将全厚皮片适当的植于双手背(图 3-2-8:G)包扎压迫(图 3-2-8:H)。术后 12 天查看双手背及指背侧点片状发暗、成活欠佳,尤其右手第 3、4、5 指背侧,更严重的是小指背皮片。术后 1.5 个月复查,腹部缝合口愈合佳,略有增生,屈伸腹部正常(图 3-2-8:I)。左手背一般尚可,但有点状瘢痕增生,右手背也有点状瘢痕增生,小指近指间关节瘢痕屈曲位(图 3-2-8:J、K)。

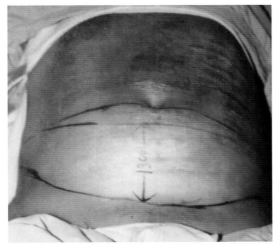

A. 设计下腹切皮范围

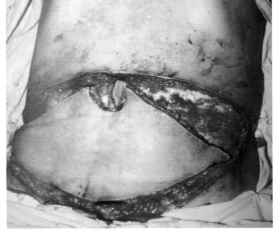

B. 切取皮肤

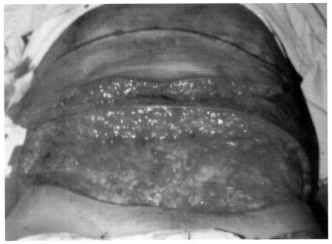

C. 切除后创面

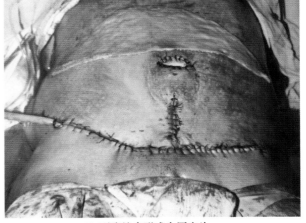

D. 下腹缝合形成全厚皮片

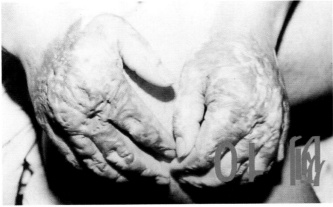

E. 双手背瘢痕增生

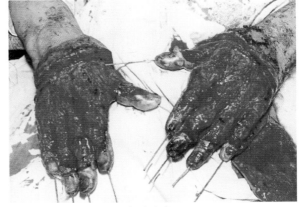

F. 切除瘢痕

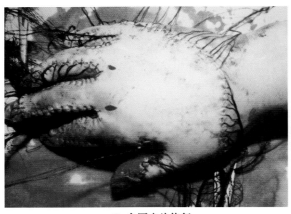

G. 全厚皮片修复

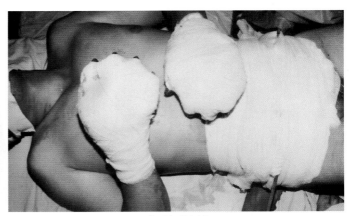

H. 术后包扎固定

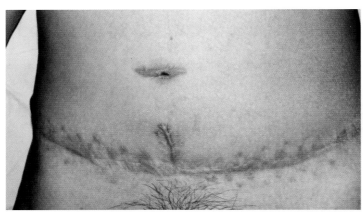

I. 术后1.5个月腹部

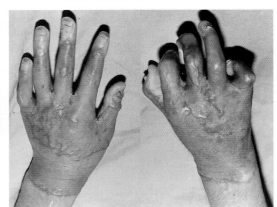

J. 术后12天手背侧点片状瘀斑

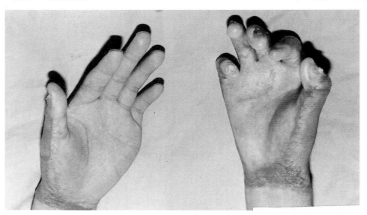

K. 手掌侧

图 3-2-8 诊断:双手背烫伤后瘢痕增生双手指屈曲受限
医疗技术:下腹部大面积全厚皮片切取技术(周韦宏)

(周韦宏)

病案9 右小腿烫伤后瘢痕:下腹部大面积全厚皮片切取技术

【病史与治疗】

诊断:右小腿烫伤后瘢痕

医疗技术:下腹部大面积全厚皮片切取技术

患者,男,3岁10个月。18个月时不慎右小腿被开水烫伤,经换药逐渐瘢痕愈合。1991年4月16日以右小腿开水烫伤后瘢痕诊断入院。右小腿从膝部向下至下1/5环形瘢痕增生,突出皮肤表面,瘢痕充血发红,触之较硬,与皮下有移动性(图 3-2-9:A)。于 4 月 22 日在全麻下手术,行右小腿前内外后侧近 4/5 环形瘢痕切除,在下腹部按腹壁整形术设计腹壁皮肤切取范围,并切取(图 3-2-9:B、C)。再将取下的下腹部皮瓣,用剪刀去除皮下脂肪,形成全厚皮片。又于头皮处用滚轴取皮机,切取中厚皮片(图 3-2-9:E)。最后将下腹部全厚皮片植于右膝前小腿上 1/2 前内外后侧,头部中厚皮片适当的植于右小腿瘢痕切除后的其他处创面上(图 3-2-9:F、G、H)。术后 1 个月复查,皮片 95% 成活。患儿腹部屈伸正常,腹部缝合口愈合良好(图 3-2-9:D)。

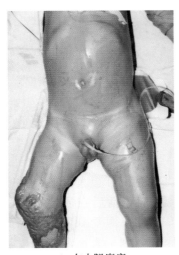
A. 右小腿瘢痕

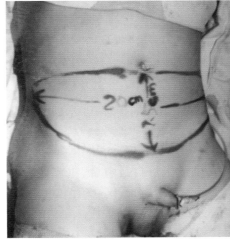
B. 设计切皮

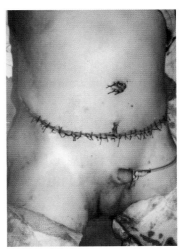
C. 切除下腹缝合

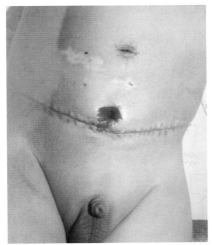

D. 术后1个月

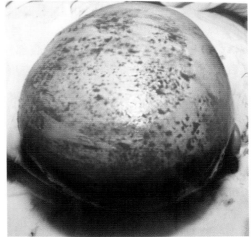
E. 切取头皮

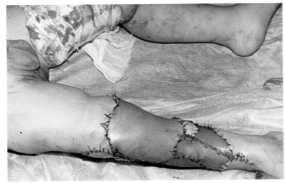
F. 皮片植于右小腿

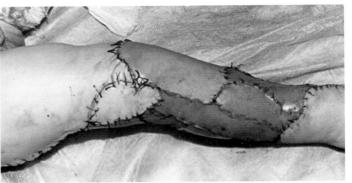
G. 全厚皮片植于右膝前内外后侧

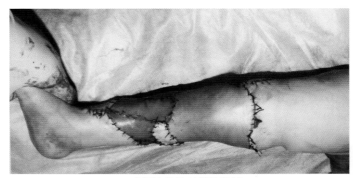

H. 中厚皮片植于其他处创

图 3-2-9　诊断:右小腿烫伤后瘢痕
医疗技术:下腹部大面积全厚皮片切取技术(夏昊晨)

护理要点:①全麻术后护理;②双髋屈曲位 3 周护理;③术后手腕前臂、右下肢功能位固定 3 周;④皮片移植术后护理。

【治疗复查后的思考】

1. 刃厚、中厚皮片由于成活率高,供皮区可自行愈合,供皮区域多,切取面积可很大,既往近 80 余年的应用历史,已使其技术成熟,广泛被应用。而全厚皮片移植存活较难,但存活后在质地、弹性、颜色、外观等方面均近似正常皮肤,是理想的皮肤移植材料。但大面积全厚皮片来源受到限制。因此既往只限定在供全厚皮片区创面能直接拉拢缝合的基础上,小面积应用。因此限制了大面积全厚皮片的临床应用。

2. 我们是利用腹部皮肤面积大、伸缩性大、移动性大的特点,在腹部成形技术的基础上用于本病案(幼儿)及本章病案 8(青年),幼儿皮肤较松软,青年男性由于皮肤紧,伸缩性强,上腹皮瓣下移有一定难度,常需屈髋屈膝缓解张力,待愈合后逐渐伸直。腹部松弛者或老年人更易切取。本手术来源于腹部去脂整形术。临床实践证明屈髋屈膝位缝合后,经过 2～3 周的屈伸即可恢复正常,因此,此种切取大面积全厚皮片的方法,可适用任何年龄。

3. 手术于肌筋膜表面(保留脐)剥离,上至剑突上及肋缘上 2～3cm,两侧达腋前线,将上腹部游离的皮瓣向下牵拉与耻骨联合处皮缘缝合。本病案在设计时位置偏上,因此最后缝合口在脐下形成,皮瓣两侧不易形成"猫耳朵",比在腹股沟处略显眼,应注意。而本章病案 8 缝合口落在腹股沟处,皮瓣两侧易形成"猫耳朵",需处理。实践证明缝合口还是落在腹股沟处为好。皮缘缝合并行脐再造(必要时屈髋屈膝)。将切取下的下腹部皮肤,剪除皮下脂肪形成全厚皮片。

4. 本病案与本章病案 8 切取了下腹部全厚皮片,由于整张植于创面上,愈合后局部光亮,挛缩小。我们也是将整张的皮肤修复手背与小腿膝前功能部位。本病案由于右小腿 4/5 环形瘢痕切除后的创面较大,又以头皮为供皮区切取了中厚皮片,覆盖全厚皮片修复后以外的创面上。而在体表下腹部留较长的缝合口痕迹,穿短裤完全可以遮挡。

5. 这种切取全厚皮片方法,虽然可切取整个下腹部皮肤,但在下腹部留有较长缝合口痕迹,在设计时要尽量靠近腹股沟,以使缝合口尽量落在腹股沟处,会更隐蔽些。优点:可提供大面积全厚皮片;缺点:手术后在隐蔽部位留有线形痕迹。

6. 用腹部去脂整形术切取下腹部大面积全厚皮片,是可行的一种方法。但由于下腹部皮肤松软、颜色、质地,是否适合受区,值得医师与患者沟通。如不适合受区,可在适当部位应用皮肤扩张技术的方法(如第五章病案 3、5),提供大面积全厚皮片。

7. 全厚皮片又称全层皮片,包含表皮与真皮全层。这种皮片因含弹力纤维、腺体和毛细血管等组织结构,存活后柔韧、富有弹性,能耐受磨压,后期收缩小,肤色变化不大,色泽和质地接近正常,功能和外观效果均较满意。但此种移植毕竟是无血供移植,移植到受区后需重新建立血液循环。因而皮片的成活质量与能否保留全厚皮片的各种性能有直接关系。由于全厚皮片移植后成活又较难,因此医师必须重视耐心细致处理植皮的每一步,确保成活率的提高。本章病案8手背全厚皮片成活欠佳,会影响全厚皮片的效果。

（夏昊晨）

第三节　胸、背、腹、腰部各部位治疗特点

1. 前胸部　前胸部无论男、女性均有左右对称的乳房,只不过女性隆起凸出。女性乳房上的皮肤是人体上高度分化的特殊皮肤,手感柔软、细腻,身体上无任何部位皮肤可替代,十分珍贵。乳房是一性器官,皮肤感觉敏感,出现性兴奋时,乳晕会发生不自主的收缩,乳头变硬,勃起。因此乳房切口常选在乳晕、乳房下皱襞、必要时可在乳房上放射状切口。虽女性乳房可以移动,但无论男女乳房的位置是固定的,位置不可改变,因此前胸部手术时,最后一定将乳房、乳头、乳晕置放在原位。而乳房上皮肤不应轻易切除。男性乳房区皮肤没有女性重要。除女性乳房上皮肤外,其他处皮肤逐渐变厚与后背皮肤类似。临床上胸部切口多采用肋间与前胸正中切口。对于皮肤缺损的修复,一般局部皮瓣即可修复或皮片修复,常不从四肢部位提供皮瓣。如不足,可采用皮肤扩张技术。

2. 腹部　腹部男女形态一样,在腹部中央均有皮肤凹陷的脐,是腹部固定不变的组织,其凹陷的脐,使光秃的腹部出现了点缀,具有了活泼气氛,生动自然,而不呆板。因此,脐的位置不能变,缺失者要重建。腹部有大量皮肤,是皮片、皮瓣移植的供区,但腹部皮瓣易有脂肪沉积,质地、颜色有差距。腹部常在正中或旁正中纵向切口,为了使切口与缝合口隐蔽,已有人将纵向切口改在下腹弧形切口与缝合口。

3. 背部　圆滑的背部完全由皮肤覆盖,无任何组织、器官点缀,为人仰卧休息、睡眠奠定了基础。由于有大面积皮肤,切口与缝合口常不受影响。临床上常有脊柱正中、脊柱旁和后胸部肋间斜行切口。皮肤缺损一般局部皮瓣即可修复,还可采用皮肤扩张技术。

4. 腰部　腰部为脊柱活动度最大部位,有一向前凸的弧度,弯腰、侧屈、旋转使头颅可转动(加上颈部旋转)几近360°,双手可触及足。因此,腰部皮肤软组织的伸缩性是保证其功能发挥的基础。腰部与背部一样全为皮肤覆盖。

5. 胸、腹、腰、背部是身体躯干部位,损伤的机会较少,虽然经常外露,但还是隐蔽部位。除前胸部外,其他部位的痕迹(如手术痕迹)常不被重视。腰、腹、背、胸部有大量皮肤,是皮瓣或肌皮瓣的供区:如肩胛皮瓣、侧胸皮瓣、侧腹皮瓣、脐旁皮瓣、髂腹股沟皮瓣、斜方肌肌皮瓣、胸大肌肌皮瓣、背阔肌肌皮瓣等。

第四章　臀髋、骶尾、会阴、肛周部

第一节　臀髋、骶尾、会阴、肛周部位形态学及皮肤软组织特点

1. 臀髋部　髋骨、骶尾骨、坐骨围拢形成大小骨盆,是人体最宽大的部位,外面包绕肌肉。骨盆在体表形成几个凸起,如髂前上棘、髂嵴、坐骨结节等。由于骨盆后面附有臀大肌等,使臀部丰满隆起,外观形成臀部:从髂嵴向下至臀沟,其外覆盖大面积皮肤,包绕其周围,其皮肤厚韧,耐磨耐压,尤其坐骨结节处,皮下脂肪丰厚。向下与大腿皮肤相连,臀部皮肤向后中线靠拢,形成两臀间沟。臀部皮肤围绕髋部,于股骨大粗隆处皮下组织较少,形成一小凹陷,再向前下与大腿、向前与下腹部皮肤相连,至腹股沟处皮肤变薄,并形成皮肤皱褶,有利于屈屈髋关节。在体外可触及髂前上棘、髂嵴、股骨大粗隆、坐骨结节。人体直立时臀部明显向后突上翘,是人体美的一部分。

2. 骶尾部　腰椎前突,骶椎逐渐向前弯曲至盆底部,腰、骶部正是交界处,是后凸的最高点,骶尾部皮肤是臀部皮肤的延续,仍较厚,但皮下组织较少,在骶尾向前至会阴部,向后至两臀间沟。骶椎后侧中部还有骶椎中嵴。仰位或半坐位骶部最易受压,是压疮易发生区。另外股骨大粗隆、坐骨结节部位也是压疮易发生区。

3. 会阴部　会阴部在盆腔的最下前端,下腹-会阴-骶尾部呈一弧形连接,左右为两侧的大腿根部与腹部形成一腹股沟凹陷区,有利于屈髋外展。会阴又分成男性会阴部与女性会阴部。

(1) 女性外阴:女性生殖器官外露部分,包括耻骨联合至会阴及两侧股内侧之间的组织。①阴阜即耻骨联合前面隆起的脂肪垫,分布呈尖端向下的三角形阴毛。②大阴唇为靠近两股内侧的一对隆起的皮肤皱襞,起自阴阜,止于会阴。两侧大阴唇前端为子宫圆韧带的终点,后端在会阴体前相融合,形成阴唇后联合。大阴唇的外侧面与皮肤相同,皮层内有皮脂腺和汗腺。内侧面皮肤湿润似黏膜。③小阴唇位于大阴唇内侧的一对薄皱襞。表面湿润、褐色、无毛,富于神经末梢,敏感。两侧小阴唇的前端相互融合并分两叶,包绕阴蒂,前叶形成阴蒂包皮,后叶形成阴蒂系带。大小阴唇的后端相会合,在中线形成一条横皱襞,称阴唇系带。④阴蒂位于两侧小阴唇之间的顶端,为与男性阴茎海绵体相似的组织,分为三部分,前端为阴蒂头,中为阴蒂体,后方分为两个阴蒂脚附着于各侧的耻骨支上,其直径为6~8mm。阴蒂头富于神经末梢,极为敏感,有勃起形态。⑤阴道前庭为两小阴唇之间的菱形区。其前为阴蒂,后为阴唇系带。在此区域内,前方有尿道口,后方有阴道口与阴唇系带之间有一浅窝,称舟状窝,又称阴道前庭窝,阴阜皮肤较厚,其下有脂肪垫,富有脂肪,有阴毛生长。大阴唇外面有阴毛、汗腺、皮脂腺,内面无毛,似黏膜,常湿润。小阴唇似鸡冠状皮肤皱襞,表面湿润,酷似黏膜,小阴唇内有较多皮脂腺与少量汗腺,神经末梢丰富。前庭表面黏膜样组织,湿润。未婚女性阴道外口覆有一层较薄的黏膜,称为处女膜,其中央有一小孔。

(2) 男性外生殖器:主要由阴茎和阴囊组成。阴茎是在男性外阴部突出体外的似一圆柱状体,由阴茎体、阴茎颈、阴茎头组成。阴茎由皮肤、皮下疏松结缔组织、筋膜、海绵体、尿道构成。阴茎由两条阴茎海绵体与一条尿道海绵体,外包以筋膜和皮肤组成,阴茎海绵体呈圆柱状,左右各一,并列于阴茎

背侧,紧密相连,后端则分成左右阴茎海绵体脚,分别附着于坐骨下支和耻骨下支的边缘。尿道海绵体位于两阴茎海绵体的腹侧,前端膨大呈蘑菇状称阴茎头,后端膨大为尿道球。尿道贯通整个尿道海绵体,开口于阴茎头顶部。三个海绵体外面由深、浅筋膜包裹。浅筋膜紧接皮肤由疏松结缔组织构成,缺少脂肪,但含有少量平滑肌纤维称肉膜。阴茎皮肤薄而柔软,富于伸缩性。在阴茎颈部皮肤形成双层环形皱襞,称阴茎包皮。

阴囊是皮肤构成的囊袋,左右两囊各含睾丸、附睾及精索的囊段。阴囊皮肤薄而柔软,含有大量弹性纤维,故富于伸缩性。皮下的浅筋膜内也含有大量平滑肌纤维,缺少脂肪,称为肉膜,与皮肤紧密结合,有热胀冷缩的特点。

4. 肛周　皮肤在肛门周围形成放射状皱襞,富于汗腺及皮脂腺。肛管位于中线,两侧为坐骨肛门窝。阴部内神经发出肛门神经至肛门皮肤及肛门外括约肌。

第二节　病案分析

病案1　外伤截瘫合并骶尾部压疮:双轴平行法旋转皮瓣技术

【病史与治疗】

诊断:外伤截瘫合并骶尾部压疮

医疗技术:双轴平行法旋转皮瓣技术

患者,男,48岁,2年前车祸致腰椎骨折合并双下肢不全截瘫,在卧床治疗2.5个月时发生压疮,并且压疮逐渐扩大,至伤后6个月时压疮已至手拳大小,但下肢不全瘫在逐渐恢复,10个月以后可以下地行走。压疮并没有扩大及向深层次发展,至13个月可弃拐走路。1998年7月10日以骶尾部压疮近2年入院。患者可自行走路,但仍显不稳,其骶尾部压疮10cm×12.5cm大小,其基底肉芽呈乳突状红色,但略有水肿,分泌物较少,创口缘已瘢痕化发白,创口周围痛觉与上半身比较已有8成恢复(图4-2-1:A)。又于7月18日手术,设计双轴平行法旋转皮瓣及病区切除范围(图4-2-1:A),彻底切除压疮缘瘢痕皮肤及压疮内瘢痕组织,显露出正常组织。按设计切开旋转皮瓣,于其近侧与左右侧较大范围于深筋膜浅层组织剥离皮瓣蒂与蒂部左右(图4-2-1:B),使皮瓣可旋转至创面处缝合(图4-2-1:C)。术后1个月复查骶尾部皮瓣愈合良好,皮瓣不臃肿,形态佳,痛觉存在(图4-2-1:D)。

护理要点:①局麻术后护理;②引流护理;③皮瓣血供观察护理。

【治疗复查后的思考】

1. 压疮是指局部组织持续受压,产生缺血、缺氧、营养不良,造成组织坏死而形成的溃疡,通常发生在有骨突起的部位。病变可从表浅的皮肤破溃,到皮下脂肪、筋膜、肌肉以及骨关节等深部组织的广泛破坏。如任其发展,常可因继发感染、败血症等导致全身衰竭而死亡。

2. 压疮的发生主要原因是局部组织受压,这是大家公认的。而受压部位是局限的,一般压疮的范围也不能无限扩大。但与患者卧床姿势、肌肉瘫痪状态等因素有关。多发生在骶尾部与坐骨结节部位。一般认为压疮的修复应选用皮瓣与肌皮瓣为好,尤其是肌皮瓣,抗感染能力强,用于骨面或腔穴的充填与覆盖,效果理想。修复方法如下方蒂局部旋转皮瓣、臀大肌肌皮瓣、臀大肌岛状肌皮瓣等多种皮瓣与肌皮瓣。

3. 本例为外伤后脊髓损伤,致双下肢不全瘫,经1年余的治疗及恢复,瘫痪已绝大部分恢复,可走路。皮肤痛觉也已恢复,压疮侵袭的只是皮肤皮下,但缺损的面积略大。本例为48岁男性,后腰骶尾部皮肤较松弛,所以我们选用了局部皮瓣修复。

4. 一般认为压疮切除后,创面修复是手术成功的关键。常用的局部拉拢缝合、局部改形及游离植皮术等效果均欠理想,术后创面易破溃、复发。而我们选用了自行设计的双轴平行法旋转局部皮瓣技术,由于皮瓣蒂宽,血供好,皮瓣移动性大,对其他部位无损伤,身体上残留的痕迹少。本例实践证明,局部皮瓣修复压疮是一简单、方便,修复后形态又好的方法。但适应证受限。

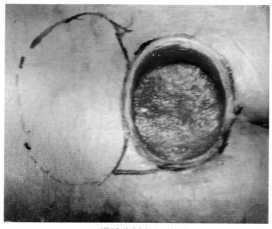
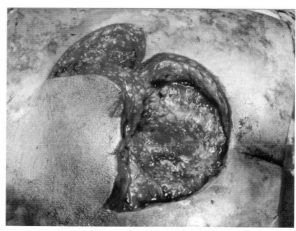

A. 设计皮瓣与切除区 B. 切取皮瓣

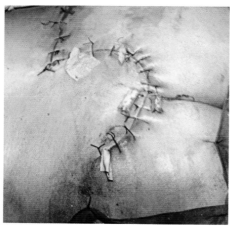
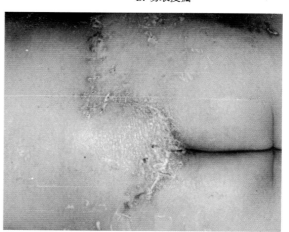

C. 旋转推进缝合 D. 术后1个月

图 4-2-1 诊断:外伤截瘫合并骶尾部褥疮
医疗技术:双轴平行法旋转皮瓣技术(王洁)

5. 双轴平行法旋转皮瓣,是在原传统旋转皮瓣的基础上改进设计的,其主要是:设计时创面轴线与皮瓣轴线平行而得名。双轴平行法旋转皮瓣最大优点为:皮瓣旋转距离短、旋转角度小;切除的正常皮肤少;修复后形态佳,无"猫耳朵"畸形(图 4-2-2:C、D)。具体手术方法参考第一章病案 27、28、29、30。

6. 双轴平行法旋转皮瓣,与传统旋转皮瓣另一点不同的是,皮瓣与病区周围(据不同部位剥离的大小不同)作较大范围的筋膜或皮下剥离,扩大了浅筋膜深层的移动范围,增大了皮瓣的移动距离,使原旋转皮瓣单一覆盖创面,变为皮瓣与创面周围皮瓣向创面移动,共同覆盖创面(此例是三方向移动)。所以扩大了原旋转皮瓣的修复范围。但也要根据局部皮肤的伸缩性与移动性而决定的,因此,医师对局部皮肤移动性与伸缩性的掌握是决定适应证的关键。故在不同部位,情况不同,适应证的差异也不尽(病区面积大小)相同。具体剥离范围与适应证参考第一章病案 30 思考 9。

7. 本例是不全截瘫后,骶尾部皮肤已恢复正常感觉,患者已下地活动,骶尾部再次长期受压的机会已不存在,再加上本皮瓣的蒂部较传统旋转皮瓣蒂部明显增宽,皮瓣血供好,皮瓣的感觉也不受影响。因此皮瓣再次受压坏死(即复发)的可能性几乎没有。

8. 关于压疮的修复,由于压疮的深浅不同,临床上各家的修复方法也是大同小异,如有骨外露缺损软组织较多的常用肌皮瓣,如只缺损皮肤皮下常用皮瓣修复。但有感觉与血供好的皮瓣或肌皮瓣为最佳。

(王 洁)

病案 2　腰骶椎压缩性骨折并骶尾部压疮：带股外侧皮神经的股前外侧肌皮瓣技术

【病史与治疗】

诊断：腰骶椎压缩性骨折不全瘫合并骶尾部压疮

医疗技术：带股外侧皮神经的股前外侧岛状肌皮瓣技术

患者，男，25 岁。1990 年 4 月中旬翻车致腰骶椎压缩性骨折并双下肢不全瘫，二便控制不全，卧床 3 个月余骶尾部出现压疮，并逐渐扩大。1991 年 8 月 4 日入院。扶双拐走路。骶尾部压疮 10cm×8cm 大小，压疮缘瘢痕有色素沉着发黑，压疮较深。可触及骶尾骨或筋膜，大腿后侧及骶尾部皮肤痛觉消失，股外侧痛觉存在（图 4-2-2：A）。于 8 月 16 日手术，彻底切除压疮，显露正常组织及骨。于左侧大腿下 1/4 部外侧设计股外侧皮神经的肌皮瓣（图 4-2-2：B），切取携带股外侧皮神经的股外侧岛状肌皮瓣（图 4-2-2：C、D），供瓣区拉拢缝合。于股直肌下，通过小粗隆内侧，转移至臀部创面处，充填腔隙及覆盖创面缝合（图 4-2-2：E）。术后回病房自觉骶尾部疼痛重，检查发现是皮瓣痛觉过敏，几日后逐渐好转，术后皮瓣成活。

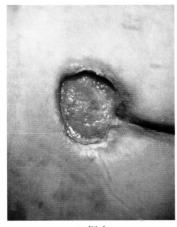

A. 褥疮

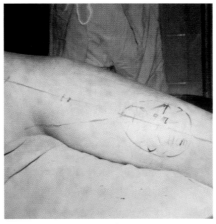

B. 设计带神经皮瓣

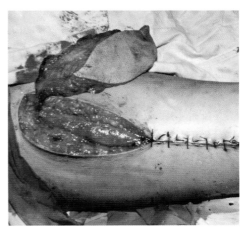

C. 切取皮瓣

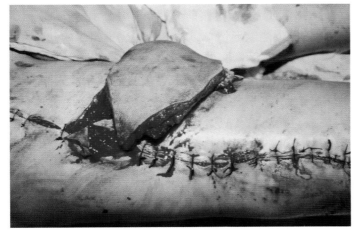

D. 转移皮瓣

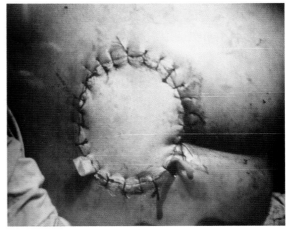

E. 术后5天

图 4-2-2　诊断：腰骶椎压缩性骨折不全瘫合并骶尾部褥疮
医疗技术：带股外侧皮神经的股前外侧岛状肌皮瓣技术

护理要点：①硬膜外后麻醉护理；②术后侧卧位；③局部引流护理；④皮瓣血供时间观察护理。

【治疗复查后的思考】

1. 以往对压疮的治疗，着重于营养的摄取，直到 1945 年，才应用外科手术方法来治疗。目前压疮的手术治疗方法较多,如臀大肌肌皮瓣、臀大肌岛状肌皮瓣、臀大肌 V-Y 形肌皮瓣、横行腰骶皮瓣、翻转臀大肌成形术、延长背阔肌肌皮瓣、臀-大腿皮瓣及带感觉岛状皮瓣等。手术要求切除全部溃疡及其周围的瘢痕组织;切除病骨,修整骨突起,降低在骨隆突部位皮肤上承受的压力;妥善止血;消灭无效腔和创面,应用皮瓣,筋膜皮瓣或肌皮瓣修复。充填腔隙及覆盖创面,通常用带蒂组织瓣修复,尤其是肌皮瓣,抗感染力强,用于骨面或无效腔的覆盖及填塞,效果理想,术后愈合稳定,较少复发。

2. 压疮的发生常与受压有关,但压疮的经久不愈是由于失神经支配与反复长时间受压的结果。某些体表特殊部位如坐骨结节处,皮肤丧失感觉及神经营养,粗糙干裂,不耐磨,不耐压,皮肤一旦破溃,压疮极易发生。因此压疮能否发生及愈合,受压部位的感觉神经支配与神经营养很重要。

3. 坐位是人在社会、工作、生活中最重要的体位,是每日反复发生的。对下肢瘫痪或不全瘫痪的患者,多数希望能坐起进行日常生活及工作,这样坐骨结节处皮肤软组织受压是不可避免的。由于局部失神经支配,日积月累的受压,发生压疮,且逐渐加重,最后经久不愈,压疮可形成较深腔隙可直至坐骨结节与骶骨,周围结缔组织增生形成很厚的囊壁,再加上局部血供欠佳,反复感染,更增加不愈因素。本例即为上述原因的结果。

4. 带感觉皮神经的肌皮瓣,治疗压疮,对那些易受压或某些特殊部位,带感觉神经肌皮瓣或重建感觉,在临床上具有特殊意义。近年来应用带感觉的肌皮瓣修复长期不愈的压疮,可达到既充填腔隙,又可覆盖创面的结果,还有血供良好,愈合快及抗感染能力强的特点,皮瓣即刻有感觉。而带感觉支皮瓣又对防止压疮再发生具有积极作用。

5. 关于股外侧皮神经在解剖时,尽多的保留进入皮瓣内的细小分支。股外侧皮神经切取后,原皮神经支配痛觉区域消失为 1/3,但经过 2～3 个月,可由其周围神经代偿。而被修复部位更重要,对预防压疮的发生有实际意义。

6. 由于股外侧肌皮瓣,血供丰富,解剖位置恒定,切取无显著功能障碍。是临床经常采用修复压疮的肌皮瓣,只是皮瓣无感觉。我们将股外侧皮神经携带在皮瓣上,使皮瓣带有感觉。本例股外侧皮神经区域痛觉正常,有条件携带皮神经。而还有一些病例想携带皮神经还不可能或需更复杂手术。

7. 股外侧肌(中上部分)位于大腿前外侧,其主要滋养血管为旋股外侧动脉降支,既可带蒂转移,也可吻合血管游离移植。

8. 手术方法与步骤 在大腿下 1/4 部外侧面设计皮瓣,前界不超过髂前上棘至髌骨外上缘连线,下界为髌骨上 4cm 处,皮瓣部分切取范围 7cm×10cm。先作皮瓣近侧纵形切口,切开皮肤,皮下组织的同时,向外侧翻转皮瓣,在髂前上棘下方找到股外侧皮神经,顺皮神经并尽量携带神经周较多的软组织,向下解剖直至皮瓣,需要时可略调整皮瓣位置。然后切开深筋膜,显露股外侧肌,辨清其与股直肌和阔筋膜张肌的解剖关系。钝性分离股外侧肌与股直肌间隙,在该间隙内显露旋股外侧动脉降支,追寻血管至入肌处。按设计作皮瓣四周切口,切开皮肤皮下组织及筋膜,将皮缘与阔筋膜及肌肉作暂时缝合固定,以免两者分离影响皮瓣血供。在切口上部将股外侧肌与股直肌及股中间肌钝性分离,自上而下掀起至远端,形成携带股外侧皮神经的股外侧岛状肌皮瓣,通过小粗隆内侧,短收肌上方所形成的隧道,转移至压疮处。如作游离移植,则将股外侧肌上端切断,并循降支解剖分离血管蒂至旋股外侧动脉的股动脉始发处,形成岛状肌皮瓣,按蒂的长度需要离断血管,即可供吻合血管远位移植。

病案3 脊柱裂合并左侧臀部压疮:带股外侧皮神经的股前外侧岛状肌皮瓣技术

【病史与治疗】

诊断:脊柱裂合并左侧臀部压疮

医疗技术:带股外侧皮神经的股前外侧岛状肌皮瓣技术

患者,男,23 岁。先天性腰骶部脊柱裂脊膜膨出,6 个月时行修补术,术后发现二便失禁,3～4 岁时才可扶持走路。20 岁又行腰骶部神经松解,术后二便控制不全,左侧坐骨结节处于 4 年前破溃,时好时坏,但逐渐加重。1991 年 6 月 7 日以骶尾部压疮不愈 4 年余入院。骶尾及臀两侧有花斑样瘢痕性皮肤,左侧坐骨结节处有一 4.5cm×4.5cm 压疮,创缘发白硬化,压疮内创面呈慢性肉芽,可探及坐骨结节及较硬的筋膜。骶尾臀部及大腿中上 1/3 后侧(S2、3、4)痛觉为 0,双侧股外侧痛觉(L2、3)为 7～8(图 4-2-3:A、B、C、D)。6 月 14 日行左侧压疮彻底清创与凿除部分坐骨结节及硬化筋膜,之后切取左侧带股外侧皮神经的股前外侧岛状肌皮瓣(图 4-2-3:E),将此肌皮瓣于股直肌下,通过小粗隆内侧,短收肌上方所形成的隧道,转移至臀部创面处,充填腔隙及覆盖创面(具体手术方法与步骤参考本章病案 2)。20 个月复查压疮未复发,骶尾臀部及大腿中上 1/3 后侧痛觉仍为 0,坐骨结节处皮瓣痛觉与正常近似(图 4-2-3:F)。

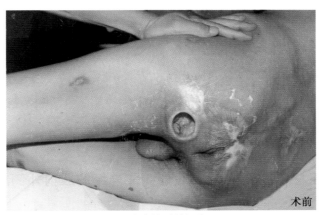

A. 发脊柱裂并褥疮

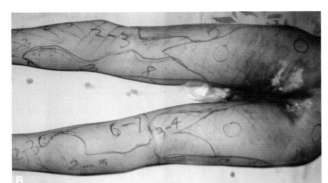
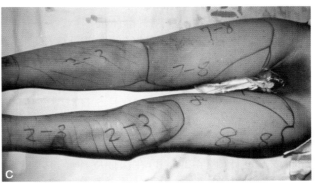

B、C. 骶尾臀大腿中上1/3后侧痛觉为0

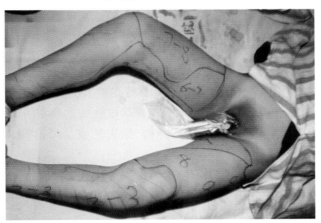

D. 双侧股外侧痛觉为7~8

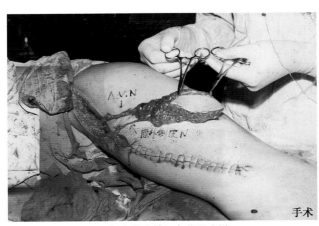

E. 切取带皮神经岛状肌皮瓣

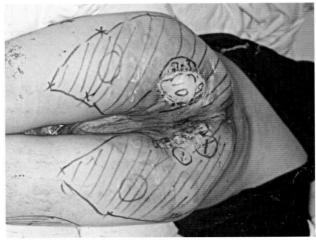

F. 术后20个月

图 4-2-3 诊断：脊柱裂合并左侧臀部褥疮
医疗技术：带股外侧皮神经的股前外侧岛状肌皮瓣技术

病案 4 腰骶裂合并左侧臀部压疮：带股外侧皮神经的股前外侧旋股外侧动脉降支外侧支（选择性）岛状肌皮瓣技术

【病史与治疗】

诊断：腰骶裂合并左侧臀部压疮

医疗技术：带股外侧皮神经的股前外侧旋股外侧动脉降支外侧支（选择性）岛状肌皮瓣技术

患者，男 20 岁。3 年前发现左侧臀部麻木不适感，未加注意，但逐渐加重。1 年以后左臀部坐位时感觉迟钝，不能坐硬板凳。半年前左臀部发生破溃，经换药不见好转，并且创面在扩大，而且皮肤坏死脱落，已至皮下软组织层。1991 年 10 月 5 日以臀部压疮半年入院，左臀部有 8cm×9cm 大小的皮肤缺损区，表面仍有欲脱落的坏死发黑皮肤，整个左臀部痛觉消失（图 4-2-4：A），两侧股外侧痛觉正常。X 线片显示腰 5 骶 1 裂，裂隙有 1cm。于 10 月 18 日手术，彻底切除病区，深至肌膜。按切取带股外侧皮神经的股前外侧肌岛状皮瓣设计（图 4-2-4：B）在保证皮神经进入皮瓣的基础上，顺血管走行，尽量少选择性携带肌肉，使肌皮瓣尽量减薄（图 4-2-4：C）。通过左髋内侧转移至左侧臀部创面缝合（具体手术方法与步骤参考本章病案 2）。术后 3 周皮瓣成活良好，痛觉存在，外形佳（图 4-2-4：D）。

护理要点：同本章病案 2。

【治疗复查后的思考】

1. 脊柱裂亦称隐性脊柱裂，多见于腰骶部。如腰骶只有裂隙，腰骶管无变化，一生无异常，因此大多数人无症状。如裂隙较大，影响腰骶管形态，马尾神经游离在扩大的腰骶部腔隙内，马尾神经束会发生变性，影响马尾神经功能。本病案男性 20 岁，有 3 年的左臀部皮肤痛觉改变的历史，并且发展成压疮。有些患者还可能出现神经系统症状，如下肢运动或感觉障碍、尿失禁或足畸形等。如能早期发现腰骶裂较大时，避免影响以后功能，应早期行骶管修补术。

2. 本病案是马尾神经在不正常环境中，逐渐发生变性，而引起左臀部痛觉消失，再加上日积月累的受压，发生压疮，且逐渐加重，半年不愈。其根本原因是皮肤失去感觉，继而发生压疮不愈。因此感觉神经的重建，是治其根本。

3. 本病案与本章病案 3 均为脊柱裂晚期致骶尾部压疮，本章病案 3 为深度侵犯滑膜、骨组织的压疮，本病案为浅度压疮。并且骶尾部皮肤都失去了神经支配。充填腔隙与创面覆盖是必需的，用局部肌皮瓣（如臀大肌肌皮瓣）等即可修复，但有感觉肌皮瓣为好。

4. 本章病案 3 压疮 4 年余，溃疡已至坐骨结节与骶骨，形成腔穴，长期存在。创面肉芽缺乏血液供应，

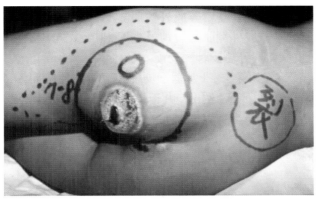

A. 臀部褥疮痛觉为零

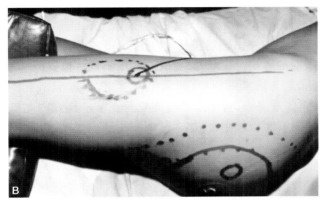
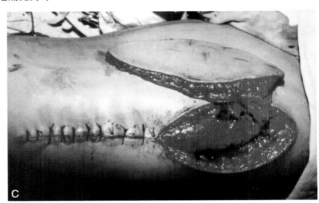

B、C. 设计切取带皮神经股前外侧岛状肌皮瓣

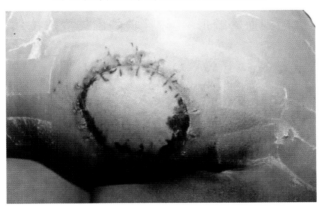

D. 术后3周

图 4-2-4 诊断:腰骶裂合并左侧臀部褥疮
医疗技术:带股外侧皮神经的股前外侧(选择性)岛状肌皮瓣技术

基底有厚厚的瘢痕组织,肉芽组织呈现苍白高出,以形成慢性溃疡,上皮明显不生长,边缘已长出瘢痕上皮卷曲,阻止了创口的收缩,而无法自愈。因此必须采用血运好的肌肉组织充填腔穴。本病案压疮1年1个月,左坐骨结节部位有8cm×9cm大小的皮肤溃疡区,表面仍有欲脱落的坏死发黑皮肤,仅局限于皮肤全层破坏。这样的创面如能及时处理或植皮,并且换药期间其创面还不能受压,上皮自然瘢痕形成或局部植皮可能趋向愈合,但仍不能耐磨耐压,如摩擦,压疮仍可再发。因此局部皮肤的感觉恢复与重建是预防压疮复发的重要因素。另外此患20岁,还有很远的征程。我们对本章病案3采用了带股外侧皮神经的股前外侧岛状肌皮瓣技术。而本病案选用了带皮神经的选择性肌皮瓣移植。

5. 本病案4左侧坐骨结节处只是浅表溃疡,皮肤皮下组织缺损,根本不需要充填腔隙,用皮瓣修复即可。本例用肌皮瓣修复就显得小题大做。我们是在该肌的中、下部分形成肌皮瓣。由于股外侧肌皮瓣皮肤的血供是由肌内的肌皮穿支供血。旋股外侧动脉降支(有两支静脉伴行)分为内侧支及外侧支,外侧支沿股直肌与股外侧肌之间向外行,沿途发支营养股外侧肌。本例解剖时在外侧支内侧尽量多的将肌肉保留在原位,以减少肌皮瓣的组织量。股外侧肌由股神经支配,神经支与旋股外侧动脉伴行,在动脉入肌点稍低的位置进入肌肉的。而皮肤由股外侧皮神经支配。

6. 本病案压疮只是皮肤皮下组织缺失,非常适于皮神经直接皮动脉皮瓣,但其邻近无此种皮瓣,如何能形成皮神经直接皮动脉皮瓣值得研究。另外,由于压疮周围仍有痛觉缺失皮肤,故也不能采用局部皮瓣。

7. 股外侧肌皮瓣是临床上较多应用的皮瓣,是由旋股外侧动脉降支供血,该皮瓣无伴行神经。我们将股外侧皮神经与股外侧肌皮瓣结合应用。形成了股外侧皮神经的股外侧岛状肌皮瓣移植修复臀部压疮区。

8. 股外侧皮神经由腰大肌外缘向下跨过髂窝,先位于髂筋膜深面,至近腹股沟韧带处即位于髂筋膜中,神经于髂前上棘内侧下方 1.0～1.5cm 处穿出腹股沟韧带的纤维性管道。纤维性管道长 2.5～4.0cm,此处的神经干较为固定。股外侧皮神经出腹股沟韧带的纤维性管道后行于大腿阔筋膜下方,于髂前上棘下方 3.0～5.0cm 处穿出阔筋膜,在此点神经亦相对固定。一般穿出阔筋膜后可分成 2～3 支,支配大腿外侧皮肤感觉。手术中见,由于皮神经常有分离,因此必须沿神经走行切取,必要时改变皮瓣设计位置。

9. 本章病案 3 经过 20 个月复查,左侧臀部皮瓣处痛觉与正常近似,自述久坐有感觉,提示应站立休息,触摸时已知是臀部,压疮未复发,局部形态好。本病案 3 周复查,臀部皮瓣处痛觉与正常一样。因此皮肤感觉的训练也有促使其完善发展的作用。由于切取的皮瓣面积较小,再加上又切取了肌肉,一般供瓣区能拉拢缝合。

10. 股外侧皮神经由于游离较长,术后痛觉有过敏现象(本章病案 2),但逐渐减轻。而本病案与本章病案 3 在解剖皮神经时尽量多的保留周围的软组织,未发生痛觉过敏现象。可能软组织的增多有利于预防痛觉过敏现象。

病案5 左侧臀部巨大毛细血管畸形:传统经典的旋转皮瓣技术

【病史与治疗】

诊断: 左侧臀部巨大毛细血管畸形

医疗技术: 传统经典的旋转皮瓣技术

患者,男 8 岁 3 个月。生后左臀部即发现有一拇指头大小红色胎痣,其红色胎痣逐渐增大,至 1 岁时已有鹅蛋大小,曾至医院就医,诊断为血管瘤。但随孩子的生长其血管瘤也随之增长,并且生长也较快,3 岁时血管瘤已占据臀的大部分,曾手术 4 次,近 3～4 个月,时而有间断出血现象。1999 年 4 月 16 日以左臀部血管瘤入院。左臀部血管瘤纵径 16cm,横径 10cm 大小,饱满突出,表面发红的肿物,其表面有红色点片状凸起、破溃、肉芽创、结痂。压迫有充血现象,无搏动感,听不到血管音,用力使臀肌紧张时,充血无变化(图 4-2-5:A、B)。血管造影未能见与周围较大血管交通。1999 年 4 月 23 日手术。在正常皮肤处切口,见血管瘤没有较完整包囊,未侵及肌肉,切除较完整。由于左髋及延续至大腿上前与下腹部有大量皮肤,我们采用了旋转皮瓣技术,筋膜浅层较大范围剥离,皮瓣旋转修复,只是旋转皮瓣蒂部内侧不能到位,残留一三角区创面,植皮覆盖。病理:毛细血管海绵状血管瘤(混合型血管瘤)术后 13 天皮瓣及植皮成活,大部以拆除缝线,皮瓣缝合处边缘愈合略欠佳(图 4-2-5:C)。

护理要点: ①全麻术后护理;②术后右侧卧位;③术后引流出血观察;④植皮护理;⑤皮瓣血供观察。

【治疗复查后的思考】

1. 血管瘤是多见于婴幼儿童的先天性皮肤良性肿瘤。多见于皮肤皮下,其次为黏膜等其他组织。由于其不同的自然病程,近年来不少学者都认识到,血管瘤在本质上可以是以血管内皮细胞异样增殖为基础的良性肿瘤,也可以是一种中胚层发育异常造成的血管畸形。

2. 关于血管瘤的诊断与分类(参考第三章病案 2):按 1996 年国际脉管疾病研究学会(ISSYA)制订了一套较完善的分类系统,本例属于先天性毛细血管畸形或微静脉畸形。脉管畸形还包括淋巴管畸形、毛细

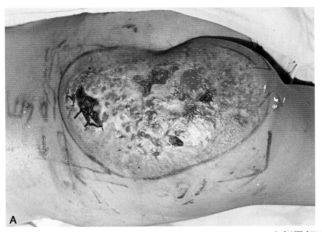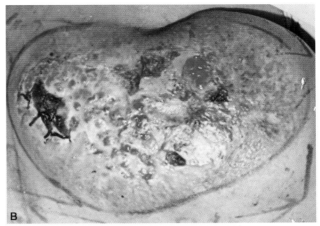

A、B. 左侧臀部巨大毛细血管畸形

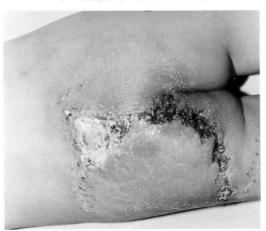

C. 经典旋转皮瓣修复术后13天

图 4-2-5 诊断：左侧臀部巨大毛细血管畸形
医疗技术：传统经典的旋转皮瓣技术（夏昊晨）

血管畸形（以往称葡萄酒色斑）、动静脉畸形（以往称蔓状血管瘤）和混合型脉管畸形。

3. 在治疗血管瘤时如能彻底切除，临床有不复发的特点。本例曾局部切除 4 次。血管瘤术前血管造影中未见与周围正常较大血管的明显交通。手术中见血管瘤无较清晰的包膜，未侵及肌肉，术中出血较多，但可彻底切除。

4. 本例皮肤毛细血管畸形（16cm×10cm）已占据整个左臀部，对于 8 岁 3 个月的儿童来讲是很大的毛细血管畸形。切除后，臀部皮肤修复问题值得深思。此例是儿童，以后还要发育，臀部又是坐位时常受压受磨的部位，皮片移植修复显然不很合适，皮瓣修复面积还很大，儿童还不适作游离皮瓣移植。臀部肿瘤的内侧是臀沟，无皮瓣可用，而外侧及绕至前侧有大量皮肤，因此我们选用了传统的旋转皮瓣技术。只是旋转皮瓣蒂的内侧残留一三角形创面，植皮覆盖，是个遗憾。

5. 静脉畸形也就是以往称为海绵状血管瘤或静脉性血管瘤（其特点参考第三章病案 2 中思考 3）。由于毛细血管畸形境界不明显，血管有增粗现象，静脉壁较薄，易出血。此患儿手术中输血 1400ml，因此术前应备有充足血液是必要的。

6. 旋转皮瓣在教科书中属于随意皮瓣里的局部皮瓣。旋转皮瓣是在缺损边缘的一侧形成一局部皮瓣，按顺时针或逆时针方向旋转一定角度后，转移至缺损区进行创面的修复。是经典有效的方法。旋转皮瓣主要是据缺损区周围正常皮肤的弹性与可移动性进行设计。其中有几个要素（参考第一章病案 32）。对此例我们是确定皮肤的伸缩与移动性后，皮瓣的手术切口延至近左侧大腿前外上部，对其创面周围作了较大范围的筋膜浅层分离，增大了创缘周围皮瓣向创面的移动性。

7. 本例为儿童,不实用远位皮瓣移植,现代的皮肤软组织扩张技术,是自己生皮,可使病区周围的皮肤面积增加,对修复邻位创面,会提供较充足的皮肤量,适合儿童应用,也会使手术医师闭合创面较轻松。本例为良性肿瘤,皮瓣缝合后仍显皮瓣量不足,皮缘有坏死,如等待 3 个月的皮肤扩张期,在一定程度上还是值得的!传统经典的旋转皮瓣技术与现代的皮肤扩张技术结合应用,会大大减少创伤,缝合口痕迹小,损伤小,适合儿童。

(夏昊晨)

病案 6 右髋部外伤后慢性溃疡:双轴平行法旋转皮瓣技术

【病史与治疗】

诊断:右髋部外伤后慢性溃疡

医疗技术:双轴平行法旋转皮瓣技术

患者,男,35 岁。1998 年 6 月 17 日由于跌倒,右髋部撞击在凸出硬物上,经检查有皮肤软组织裂伤,拍 X 线片,右髋大粗隆无骨折。由于局部挫伤较重,未行局部缝合换药处理,以后间断换药,曾愈合,但经摩擦即破溃,已反复多次,终末愈合牢固,由于未重视,至伤后 5 个月余(1998 年 11 月 26 日)来诊,以右髋部外伤后创口不愈合收入院。右大粗隆部有一长 6cm、宽 3.5cm 创面,中心有红色肉芽,触之硬(即为大粗隆的骨部)有一层纤维结缔组织,其周围为发白的瘢痕组织,瘢痕有收缩,其外有呈皱褶的皮肤,周围皮肤有色素沉着(图 4-2-6:A、B)。1998 年 11 月 30 日手术,按双轴平行法旋转皮瓣设计(图 4-2-6:A、B),瘢痕皮均为切除范围,清除大粗隆骨表面一层与所有瘢痕与结缔组织(图 4-2-6:C、D),将周围作较大范围筋膜下剥离,皮瓣向创面中心旋转推进,筋膜层及皮下缝合,最后缝合皮肤,由于大粗隆是一凸起部位,为了彻底减除皮肤缝合缘的张力,我们又作了钢丝皮管减张固定(图 4-2-6:E)。术后 3 周复查创面愈合良好,皮下与深层组织有移动性(图 4-2-6:F)。但局部外凸的弧度不明显,局部皮肤张力较大(为瘢痕增生制造了因素)。术后病理为结缔、瘢痕、肉芽组织。

护理要点:①局麻术后护理;②减张缝合护理;③皮瓣血供观察护理。

【治疗复查后的思考】

1. 溃疡是皮肤或黏膜的表面组织缺损合并有慢性感染,而且经久不愈。表面伤口与溃疡的区别就在于后者长时间不愈合。因此,凡是表面伤口在数周内不愈合者,均可称为溃疡。溃疡的诊断一般不困难,但要鉴别溃疡的性质及病因,则不易。本例是外伤造成的皮肤裂伤,由于部位正在凸显部位,血液循环末端,创口未愈合而感染,再加上又是易受摩擦受压部位,造成创口未愈 5 个月。

2. 股骨大粗隆部位也是骨突起部位,与内、外踝、腓骨小头等部位类似,其外是骨膜、疏松结缔组织、皮下、皮肤,无肌肉组织覆盖,与外界极易接触,一旦外伤就是硬碰硬,极易使皮肤软组织裂开,并且这些部位血供是末端,血供差。对于这些凸出部位,外伤后皮肤裂开,马上缝合即有张力,一定要慎重处理,不然就会形成慢性溃疡。

3. 此例大粗隆部位病变范围并不大,就是因为筋膜结缔组织较多,血供不好,又是突出、张力大、易受摩擦部位,因此一旦感染,即会出现反复增生破溃过程,使创面终不愈合。也只能用手术的方法治疗。

4. 关于如此小的病区,又在骨突起部位,病区切除植皮不易成活,切除病区拉拢缝合即可完成,是一非常简单的手术。我们认为此手术要解决好两个方面问题:一为彻底清创,我们是在正常与瘢痕交界的正常皮肤处切口,直至筋膜或骨,用骨凿清除一层骨皮质,将病灶一起清除,注意不能污染切口创面。二为使缝合口无张力,我们的措施是:①选用双轴平行法旋转皮瓣技术,能改变缝合口张力方向,不能形成梭形切除缝合后与缝合口垂直张力;②手术中将形成皮瓣后的创面周围作较大范围筋膜下剥离,筋膜层及皮下缝合,最后缝合皮肤;③再加上钢丝皮管减张缝合固定,使皮缘隆起两侧几乎无张力。缝合口一期愈合。但复查看右大粗隆局部皮肤弧度凹陷,说明皮肤仍显得紧张。

5. 双轴平行法旋转皮瓣技术,具体设计请参考第一章病案 27～30。本例还可用经典的旋转皮瓣修复,手术切口必须绕至臀部外后侧,旋转角度如大,还易出现"猫耳朵",缝合口较长。本方法只在局部留有缝合口,痕迹留的少,形态好,只是浅筋膜下剥离的范围较大。

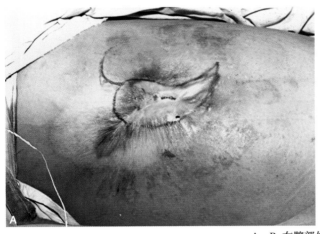 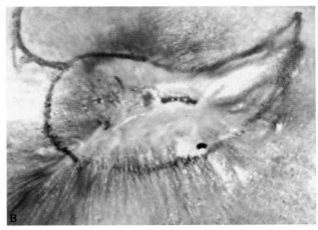

A、B. 右髋部外伤后慢性溃疡

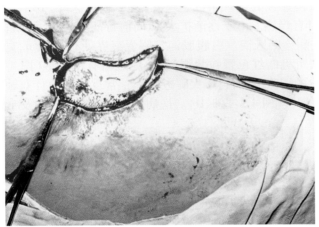

C. 切除病灶

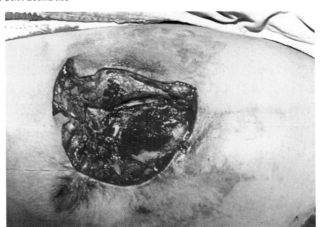

D. 清除瘢痕切取皮瓣

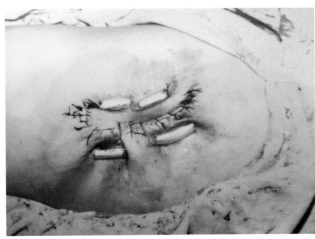

E. 旋转皮瓣修复与减张固定

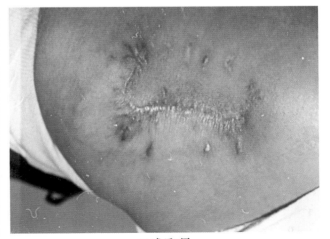

F. 术后3周

图 4-2-6 诊断:右髋部外伤后慢性溃疡
医疗技术:双轴平行法旋转皮瓣技术(夏昊晨)

6. 此患者已近半年创口不愈合,慢性溃疡已 5 个月余,如长期不愈易引起恶变。为预防恶变必须手术切除,用皮瓣修复。慢性溃疡恶变多发生在经久不愈的基础上,溃疡恶变时限不定,短者数月,长者可达 40 ~ 50 年。恶性溃疡的诊断,由病理检查确定。本例病检为结缔、瘢痕、肉芽组织。

设想 本例右大粗隆局部,皮肤应有外凸的弧度,而修复后呈凹陷,说明皮肤仍存在张力,张力的存在为瘢痕增生制造了因素。现代的皮肤扩张技术能增加皮肤面,可一期在病区前侧置放扩张器,二期将扩张皮瓣向后侧推进,缝合口可落在大粗隆后侧,大粗隆部是正常皮肤覆盖,修复会更轻松,形态也会更好,并且会预防晚期瘢痕增生与提高局部抵抗能力。

(夏昊晨)

病案7 右侧腹股沟处鲍恩病(鳞状上皮重度不典型增生):双轴平行法旋转皮瓣技术

【病史与治疗】

诊断:右侧腹股沟处鲍恩病(鳞状上皮重度不典型增生)

医疗技术:双轴平行法旋转皮瓣技术

患者,男,48岁。约1年前在洗浴时左阴囊与腹股沟连接处发现暗红色斑片,约有大豆大小,并未在意。以后其斑片变黑,无不适症状,其周围皮肤发红,时有痒感。由于逐渐扩大,2周前行病理检查,诊断:鳞状上皮重度不典型增生。2008年8月4日以鲍温氏病诊断入院。右腹股沟与阴囊交界处有长8cm、宽1.5~2cm色素沉着斑片,略突出皮肤表面,其周围皮肤可见暗红色颗粒状湿润感,触之略有粗糙感(图4-2-7:A)。8月8日手术,首先于病区设计扩大2cm以上的切除范围,再于大腿近根部正常皮肤区设计双轴平行法旋转皮瓣(图4-2-7:B),于深至浅筋膜深层切除病区(图4-2-7:C、D)。送病检。皮瓣向上旋转及小

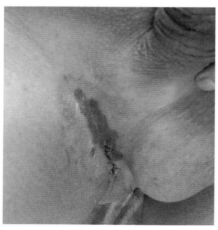

A. 鲍恩病

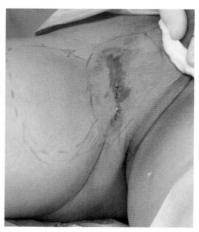

B. 设计皮瓣

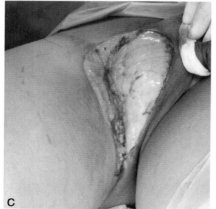

C、D. 切除病灶

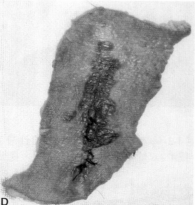

E. 皮瓣旋转修复

图4-2-7 诊断:右侧腹股沟处鲍恩病(鳞状上皮重度不典型增生)

医疗技术:双轴平行法旋转皮瓣技术

三角皮瓣向下旋转闭合创面缝合,皮瓣血运良好(图4-2-7:E)。术后第1天早查看患者,由于患者右侧髋屈曲位睡眠(术后已告知不能屈髋,但未预以固定),皮瓣在折叠处远侧淤血,经观察换药,皮瓣边缘极少部分坏死,皮瓣最终成活。术后病检为鳞状上皮重度不典型增生。

护理要点:①局麻术后护理;②由于皮瓣正在腹股沟屈侧,术后右髋伸直位休息;③皮瓣血供观察。

【治疗复查后的思考】

1. 鲍恩病(Bowen disease) 可发生在任何年龄,中老年人较多。好发于颜面、躯干及四肢远端,亦可累及口腔、鼻、咽和肛门等黏膜。皮损通常为孤立性、界限清楚、暗红色斑片或斑块,圆形、或不规则形,大小为数毫米至10余厘米不等,且缓慢增大;表面常有鳞屑、结痂和渗出,除去鳞屑和结痂,可露出暗红色颗粒状或肉芽状湿润面。少数亦呈多发性,可散在、密集或互相融合。无明显自觉症状、偶有瘙痒或疼痛感。有时皮损亦可呈不规则隆起或结节状,如形成溃疡则提示浸润性生长,约5%的患者可演变为鳞癌。治疗最好为手术切除。

2. 大腿根部内侧与阴囊皮肤相连,皮肤薄柔软,较松弛,皮下移动性较大,但大腿部皮肤皮下有脂肪组织,阴囊皮下有较多的疏松结缔组织。而此病区即在大腿根部与阴囊皮肤交界处,其周围皮肤移动性较大。

3. 此患在手术前已做病理,鳞状上皮重度不典型增生。术后病理与术前相同。提示此部位皮肤内鳞状细胞生长活跃,预示侵袭性生长。因此临床即应按鳞状细胞癌的处理原则治疗。因此,我们在皮肤暗红色颗粒状湿润感创面周围2.0cm以上,将病区扩大深至浅筋膜深层切除,皮肤缺损区域主要在腹股沟处向上延续至阴囊,由于大腿皮下移动性较大,在其创面下位,我们采用邻近的双轴平行法旋转皮瓣技术修复。

4. 此例扩大切除后形成以长11.5cm、宽6.7cm的椭圆皮肤缺区(图4-2-7:C、D)。又落在大腿根部与阴囊外侧,完全可以两侧拉拢缝合,但两侧会出现"猫耳朵",并且会使阴囊向下移位。我们是将大腿上部皮瓣向上旋转推进移位,覆盖阴囊与腹股沟皮肤缺损区,而腹股沟处小皮瓣向下旋转移位,保持了阴囊与腹股沟形态。

5. 本例皮瓣蒂宽12.5cm,长7cm,按常规随意型带蒂皮瓣蒂与长之比是1:2,皮瓣蒂部明显增宽,血供也会增加,术后由于晚间睡眠右大腿屈髋位时间较长,早查房即发现皮瓣折叠造成皮瓣淤血,虽最后皮瓣绝大部成活,给医、患造成紧张情绪。如术后给予髋关节伸直位固定,就不会出现皮瓣折叠,皮瓣淤血,皮瓣会正常恢复。提示我们腹股沟处皮瓣移植术后应行髋部伸直位固定或限制屈曲1~3周。此教训以后应重视。

病案8 烧伤后胸腹会阴大面积瘢痕并会阴部瘢痕挛缩畸形:皮肤软组织扩张技术

【病史与治疗】

诊断:烧伤后胸腹会阴大面积瘢痕并会阴部瘢痕挛缩畸形

医疗技术:皮肤软组织扩张技术

患者,女,34岁。1999年7月上旬燃气爆炸致双大腿前侧、会阴部、腹部及下胸部火燃烧伤,经抢救、换药、植皮等处置,3个月创面全部愈合。1年后曾行胸腹部植皮。会阴部形成一瘢痕索条,逐渐挛缩影响双大腿外展,2002年9月24日以会阴部瘢痕入院。下胸和腹部及双大腿前侧均为烧伤后瘢痕皮肤,胸腹交界处有植皮痕迹,会阴部在相当于阴阜部位可视一横形蹼状瘢痕索条,左右与前大腿根部内侧瘢痕连在一起,由于牵拉瘢痕下移遮挡外阴部,使大腿不能外展,蹲位时双腿外展受限(图4-2-8:A)。9月29日在会阴左右大腿根部前内侧各置入一个600ml肾形扩张器,以后注水扩张(图4-2-8:A)。于2003年1月19日第二次手术,行会阴上阴阜部蹼状索条瘢痕切除,使会阴部展开,又于左大腿内侧扩张皮肤上形成一蒂部在会阴左侧的皮瓣,切取后向上旋转移位,在双髋外展位,取出扩张器。之后根据扩张皮瓣大小,再于会阴部切除部分瘢痕皮肤,扩张皮瓣向内上推进缝合。术后45天复查,外阴部可外露,双下肢可外展,蹲位排尿正常(图4-2-8:B)。

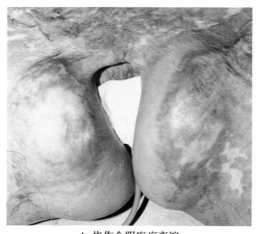
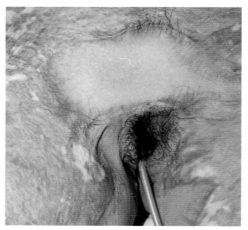

A. 烧伤会阴瘢痕挛缩　　　　　　　　　　B. 扩张皮瓣修复

图 4-2-8　诊断：烧伤后会阴部瘢痕挛缩
医疗技术：皮肤软组织扩张技术（夏昊晨）

（夏昊晨）

病案 9　双侧腹股沟会阴大腿内侧瘢痕：皮肤软组织扩张技术

【病史与治疗】

诊断：双侧腹股沟会阴大腿内侧瘢痕

医疗技术：皮肤软组织扩张技术

患者，男，7 岁。4 岁 3 个月时沸水撒在会阴大腿下腹部致烫伤，经当地医院局部换药治疗，双大腿内侧和左腹股沟部及下腹部有感染，经过近 2 个月换药，最后瘢痕愈合。以后局部瘢痕增生，致左侧大腿后伸受限。2000 年 6 月 7 日以会阴部烫伤瘢痕 2.5 年入院。会阴上下左右、大腿根内侧、下腹、阴囊、左腹股沟处有散在瘢痕。左腹股沟与阴囊基底部和左大腿前内侧瘢痕连成一片，瘢痕挛缩使阴囊略向右侧旋转，髋伸展受限。左腹股沟与左大腿内侧有较大面积瘢痕，右大腿内前侧有瘢痕。瘢痕均有增生发亮充血，触之硬，但均与皮下有移动性。阴囊下方有色素脱失与沉着的皮肤花斑区（图 4-2-9：A）。6 月 12 日于左右大腿瘢痕的下内外侧与左大腿内侧根部皮下各置入 500ml、500ml、300ml 扩张器，注水扩张。又于 10 月 11 日行下腹左右大腿瘢痕大部分切除，扩张皮瓣推进修复。术后 9 天大部拆除缝线，皮瓣愈合良好，左髋部可伸展，在左右大腿上部留有横形痕迹，于左腹股沟和阴囊部位留有缝合痕迹（图 4-2-9：B）。

护理要点：①术前、后会阴部护理；②注水扩张护理；③皮瓣血供观察护理。

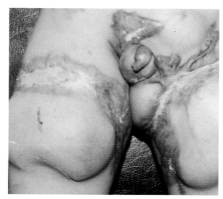
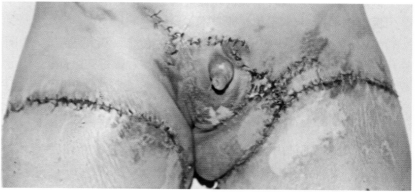

A. 双侧会阴大腿侧瘢痕　　　　　　　　　　B. 扩张皮瓣修复术后9天

图 4-2-9　诊断：双侧腹股沟会阴大腿内侧瘢痕
医疗技术：皮肤软组织扩张技术

【治疗复查后的思考】

1. 会阴部较隐蔽,烧伤机会较少。其烧伤后深度多不均匀。会阴部烧伤后可分为周围型瘢痕挛缩畸形和中央型瘢痕挛缩畸形。周围型多见,瘢痕主要累及会阴周围、大腿内侧、阴阜等,本病案与本章病案8均为周围型。

2. 会阴部在盆腔的最下前端,与下腹部形成一弧形连接,左右为两侧的大腿根部与腹部形成一腹股沟凹陷区,有利于屈髋外展。会阴部较为隐蔽,其皮肤皮下组织松软,移动性较大,外形凹凸不平,毛囊和汗腺较为丰富,烧伤后容易发生瘢痕挛缩畸形,造成外生殖器移位畸形。影响大小便的排泄和性行为。严重者两下肢不能外展及蹲坐。

3. 本章病案8为女性,瘢痕累及会阴周围、大腿内侧、腹股沟、下腹和阴阜等处。瘢痕挛缩将外阴部围绕,阴阜前联合已缺如,以小阴唇之内,结构无变化,外生殖器略移位。此患者阴阜左右横行一蹼状瘢痕,两侧大腿根部前内侧与腹股沟相连。会阴部形成一喇叭口形,造成外生殖器假性闭锁,使大腿与蹲位外展受限。也会给女性患者月经的卫生处理带来不便和痛苦。

4. 本病案为男性,瘢痕在阴囊阴茎的左上右下,不是环形,只是使阴茎与阴囊略有旋转,阴茎与阴囊形态基本正常。瘢痕增生是以左腹股沟、左右大腿上端内侧为主,只影响左下肢伸展受限。

5. 本章病案8下腹、大腿前、腹股沟均为瘢痕皮肤,是由于阴阜前部位横形蹼状挛缩瘢痕致使遮挡外阴部,大腿外展受限,蹲位时外展困难。因此阴阜前部位横形蹼状挛缩瘢痕是治疗重点。身体上大面积瘢痕皮肤,目前仍无法彻底替换正常皮肤,矫治畸形仍是原则。因此研发皮肤替代材料仍是整形外科的热门话题。

6. 会阴部烧伤后瘢痕致组织器官移位或畸形的治疗原则;治疗会阴部瘢痕的目的是松解瘢痕,恢复外阴部大体形态与矫正外生殖器移位畸形,恢复大、小便排泄和性功能。解除患者肉体上和精神上的痛苦。能否将瘢痕组织彻底切除,目前所有的皮肤移植技术也只能修复相应的面积,对大面积甚至特大面积瘢痕,目前仍以矫治畸形为主。

7. 既往行瘢痕切除植皮是一种方法,但对于烧伤的患者,身体上残留的正常皮肤是非常珍贵的,不管怎样切取,都是对皮肤的一种损伤。而对于皮肤烧伤患者(尤其大面积烧伤),最缺的就是正常皮肤。因此我们选用了能增加正常皮肤面积的皮肤扩张技术。实践证明不但没破坏正常皮肤,同时还增加了正常皮肤面积,而且还用皮瓣修复创面矫治畸形。由于被修复部位是会阴部,本章病案8阴阜没有阴毛也是个遗憾。而本病案是儿童,成年后也会影响阴毛的分布。

8. 本病案我们将双大腿瘢痕切除后,扩张皮瓣顺便推进缝合。对于圆柱体,形成横形缝合口,有类似于环形狭窄的可能,是即时行"Z"字成形,还是晚期进行,值得思考。

9. 本章病案8还有下胸、腹部、腹股沟、双大腿前侧连成片的瘢痕皮肤,如何修复目前仍是很难的问题(包括供皮区及修复方法)。

设想　第一章病案51、第三章病案3和4、第四章病案8和11、第五章病案5均为身体大面积增生性瘢痕。虽然医学技术不断进步,但仍无明确的治疗方法。近百年的皮片移植技术,仍是一种不能丢弃的方法。操作过程中还要破坏原有已很少的正常皮肤(本已很珍贵),这不符合现代整形外科切取皮肤的原则。皮肤扩张技术能增加皮肤面积,这已是有目共睹的成果。现在临床上所应用的皮肤扩张器是定型产品。如能按病区设计特形产品,大量应用于残留的正常皮肤上,会制造出更多的正常皮肤,对于大面积瘢痕能起到较为明显的效果。

（王洁　王新东）

病案 10　外阴术后皮肤坏死肉芽创：股薄肌肌瓣与阴股沟皮瓣转移技术

【病史与治疗】

诊断： 外阴术后并皮肤坏死肉芽创

医疗技术： 股薄肌肌瓣与阴股沟皮瓣转移技术

患者，女，37 岁。于 2013 年 3 月 19 日在妇产科行左卵巢囊肿剥除、盆腔粘连松解、子宫前壁、直肠前壁及阴道侧壁子宫内膜异位症切除术，术后外阴切口裂开，形成创面。于 2013 年 4 月 8 日转入我科。外阴部从阴道外口（包括部分阴道后壁）上缘以上 2cm 至肛门前 2cm，左右宽 6cm，可见一不规则类圆形缺损区，约 6cm×7cm 大小，创面较深，距离肛门约 2cm，深达肌层，缺损区内可见阴道黏膜向外生长，阴道外口已呈横行一字形，尿道外口紧邻阴道外口上，肉芽创面有黄色分泌物渗出。其创面以上可见有阴蒂，大小阴唇不明显，直肠未见异常，（图 4-2-10：A）。经过局部换药后，创面肉芽新鲜（图 4-2-10：B），于 2013 年 4 月 12 日在全麻下行外阴肉芽创清创，设计左侧股薄肌肌瓣与阴股沟皮瓣（图 4-2-10：C），切取（图 4-2-10：D、E）转移充填腔穴与覆盖创面。修复后皮瓣成活良好（图 4-2-10：F）。术后 3 个月随访可见外阴皮瓣存活良好。但外阴部形态不正常，移植的皮瓣与肌瓣臃肿、隆出，明显超出外阴部弧形平面，与对侧大腿根部可见牵拉部分，使其隆出更加明显，影响大腿外展。隆出的前凹处可见三角形发红的黏膜组织（图 4-2-10：H），偏下可见阴道圆形外口，其上有尿道外口（图 4-2-10：F、G）。

护理要点： ①会阴部术前、后护理；②术后会阴部清洁、干燥护理；③皮瓣血运观测记录。

【治疗复查后的思考】

1. 此患者的创面位于尿道口和阴道口前 2cm 至肛门前 2cm、左右 6cm 处，较深，还涉及阴道后壁 1/4 缺损，包括皮肤与黏膜缺损，皮肤面积大，黏膜面积小。我们是将阴道后壁黏膜剥离，前提至外口处（这样使创面更深），再行股薄肌瓣充填深在的腔穴，之后行阴股沟皮瓣移植覆盖在肌肉上。

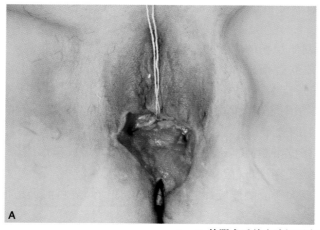
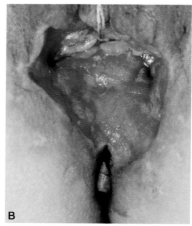

A、B. 外阴术后并皮肤坏死肉芽创

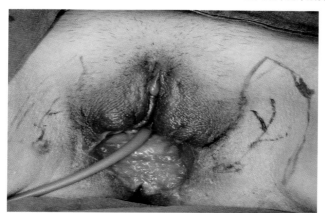

C. 设计股薄肌阴股沟皮瓣

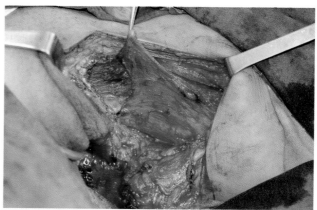

D. 切取皮瓣

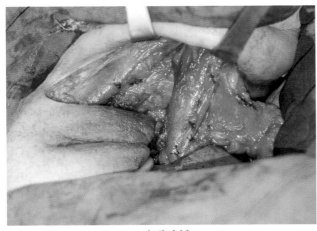
E. 切取皮瓣

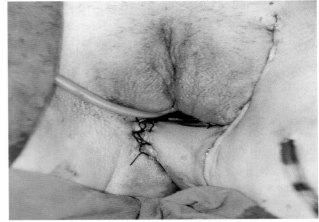
F. 修复后皮瓣成活

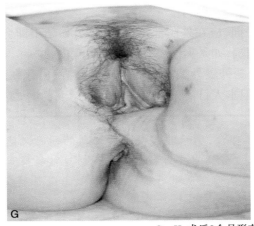

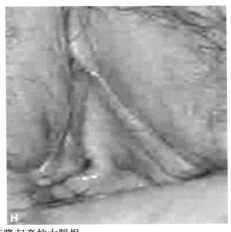
G、H. 术后3个月形态隆起牵拉大腿根

图 4-2-10　诊断：外阴术后并皮肤坏死肉芽创
医疗技术：股薄肌肌瓣与阴股沟皮瓣转移技术（任丽虹）

2. 股薄肌肌（皮）瓣　Pickrell（1952 年）报道了股薄肌肌皮瓣带蒂转移重建肛门括约肌功能，取得良好效果。Harii（1974 年）首先报道吻合血管的股薄肌肌皮瓣游离移植修复皮肤软组织缺损。股薄肌为一条扁长带状肌，位于大腿内侧皮下，长收肌内侧，位置表浅。上端以扁平宽腱起自耻骨下支前面闭孔前，向下逐渐变窄，经股骨内侧髁后方以腱索在缝匠肌止点的后方止于胫骨粗隆内侧面。其营养血管为发自股深动脉的分支，血管自股深动脉发出后，斜向内下经内收长、短肌之间走行，于股薄肌中上 1/3 相当于耻骨结节下方约8cm 部位，由肌肉深面入肌。血管入肌后在肌内纵形向下走行，沿途发出 3 ～ 5 支肌皮动脉穿过筋膜滋养浅层皮下组织与皮肤。

3. 阴股沟皮瓣是以阴部外动脉为轴心血管的皮瓣：按设计切开皮肤、皮下组织直达深筋膜下，从上端向蒂部分离形成皮瓣，再向下细心分离形成 3 ～ 4cm 皮下蒂，使带有皮下蒂的皮瓣能成80°角向中线无张力旋转，皮下蒂内有会阴动脉属支血管、旋股内动脉肌支皮动脉以及股后皮神经会阴支，为避免损伤，不需对这些血管神经作精细解剖（解剖参考第六章病案 61 思考 5）。阴股沟皮瓣何清濂（1990 年）用此皮瓣再造阴道。

4. 外阴部是一明显凹陷区域，但局部又是一前后弧形面，其中形成外阴部各种组织结构，形态复杂，结构精细，是性别标志性的区域之一。此部位皮肤黏膜薄柔软，移动性大（全身无任何部位组织可以替代），是性神经敏感区域。因此，会阴部的修复挑战性大、难度极高、形态要求复杂，目前仍然无具体成熟的方法成形，一直是整形外科手术修复的热门话题。

5. 之所以我们选择股薄肌肌瓣是由于术区凹陷较深,伴有感染,该肌瓣可以作为缺损的填充、血供好有抗感染能力、又位于大腿内侧,有众多的协同肌,切取后对大腿的功能影响不大,该肌瓣有正常的抗拉力和张力,解剖位置表浅,手术切取简便易行,是理想的供区。但在切取股薄肌肌瓣的过程中如携带皮瓣,其位置较远,恐怕血供不佳,因此只切取了肌瓣。再用阴股沟皮瓣覆盖。

6. 此患者是外阴皮肤缺损,采用阴股沟皮瓣覆盖创面,是考虑到其具有丰富的神经分布,该皮瓣具有与会阴区和大腿上区相同的性敏感度,供区隐蔽,面积充分,切取后可以直接封闭。同时该皮瓣有以下优点:①操作简单易行;②皮瓣具有充足的血液供应;③皮瓣有感觉神经分布;④供区可直接缝合。愈合后在腹股沟皱褶处留有一条线形瘢痕。

7. 本例女性 37 岁,虽然术后外阴部创面被修复,解决了患者的痛苦,但不是我们整形外科的最终目的。创面修复后无外阴部形态,又出现新的畸形,黏膜下方明显的隆起影响大腿外展与性生活。

8. 外阴部皮肤缺损如何修复,由于其特殊性,临床上常采用阴股沟皮瓣,此皮瓣虽然较薄,与会阴部皮肤仍显很厚,因此临床上又出现了扩张的阴股沟皮瓣。但如何能形成大小阴唇、前庭、阴道前庭窝以及前后唇连合等仍然是巨大的挑战。

9. 本例提示我们外阴部(男与女)修复的基础平面,应在外阴部弧形的面上,如超出即会影响大腿外展;外阴部各结构的修复,在女性很难找到类似的皮肤。如是男性还有阴茎与阴囊皮肤。

10. 本例股薄肌远端止点没有被切断,故左侧大腿外展外旋角度受限制,该病例仍存在修复的空间,术后 3 个月随访时,希望患者应进行阴部整形手术,但本人目前无条件。

设想 现代的皮肤扩张技术已广泛应用于身体各部位,由于其能使皮肤变薄的同时又能增大面积,可在局部形成薄皮瓣,是目前能在局部形成薄皮瓣的唯一可行的方法。对这些特殊部位的临床应用正在临床实践中。由于创面从阴道外口(包括部分阴道后壁)上缘以上 2cm 至肛门前 2cm(约 6cm×7cm 大小),创面较深,如何修复是难题。如此患来诊时在两大腿根部(相当于阴股沟皮瓣处)置放扩张器,之后耐心细致的局部换药处理,力图瘢痕愈合(预防阴道外口狭窄)。二期皮瓣修复,如能成功,损伤会很小。但本例不稳定因素较多,应注意。

（任丽虹）

病案 11 下腹、会阴、双侧大腿大面积烫伤后瘢痕畸形:皮肤软组织扩张技术

【病史与治疗】

诊断:下腹、会阴、双侧大腿大面积烫伤后瘢痕畸形

医疗技术:皮肤软组织扩张技术

患者,女,21 岁。10 余年前下腹、会阴、双大腿前内外侧沸水烫伤,经过近 3 个月的治疗创面瘢痕愈合,瘢痕挛缩致下腹会阴部形态变化,右大腿伸展及伸直腰受限。经过数年的伸展,完全可以伸直腰走路。2008 年 5 月 18 日入院。患者可直立走路,仰卧位时双下肢可伸直,于下腹部、会阴、右大腿上 4/5 前侧与左大腿上 1/2 外侧及臀部的瘢痕均已软化,颜色与正常皮肤近似。会阴部瘢痕皮肤顺腹股沟向外与左大腿根内侧瘢痕皮肤相连,牵拉形成较大的蹼形瘢痕皮肤,使下腹下移,完全遮挡会阴部,会阴上部明显向右侧牵拉移位(图 4-2-11:A、B),阴阜均为软化的瘢痕皮肤,无阴毛,其下,阴部形态基本正常。脐部略有向右侧移位(图 4-2-11:A、B、C、D、E、F、G)。腹部有因腹内疾病可见手术缝合口痕迹。5 月 25 日行第一期的第一次手术。按计划从瘢痕的周围向会阴部逐步进行。于下腹瘢痕上缘的两侧;右大腿内前瘢痕的外侧;左大腿外侧瘢痕的前缘分别置入 600ml 扩张器 6 个,3 周后注水扩张(图 4-2-11:B、C、D、E、F、G)。又于 9 月 16 日行第一期的第二次手术。右大腿内前侧瘢痕皮肤部分切除,扩张皮瓣推进修复;左大腿及髋部外侧的瘢痕皮肤部分切除,扩张皮瓣推进修复;下腹部扩张皮瓣向下推进,尽量使下腹瘢痕皮肤向下推进,但

移动受限,故切除少部分瘢痕皮肤。扩张器取出,扩张皮瓣推进缝合。术后 3 周复查,外阴部虽已外露,但外阴上部向左侧移位(图 4-2-11:M)。下腹部仍有下移瘢痕皮肤部分遮挡外阴部,双下肢可外展仍受限(图 4-2-11:H、I、J、K、L)。

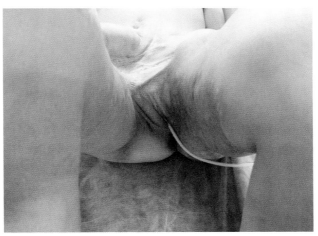

A. 腹会阴双大腿瘢痕畸形

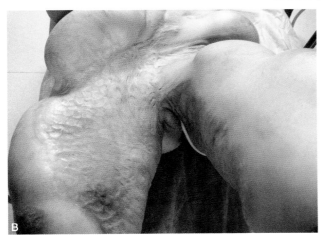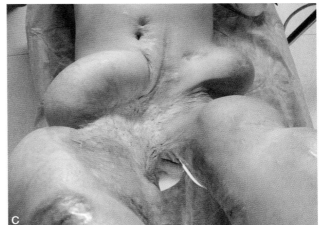

B、C.左右大腿根蹼形瘢痕会阴下移

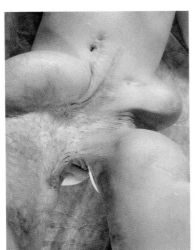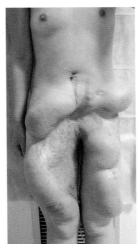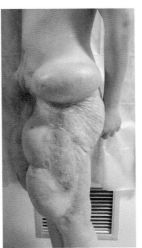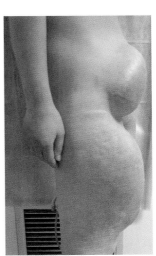

D. 脐部右侧移位　　　　E. 下腹两侧皮肤扩张　　　　F. 左大腿扩张　　　　G. 右大腿扩张

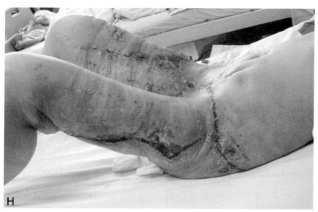
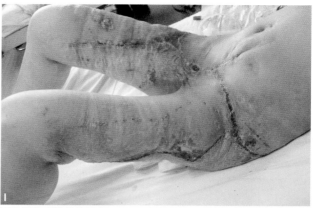

H、I. 左右大腿瘢痕部分切除扩张皮瓣推进修复

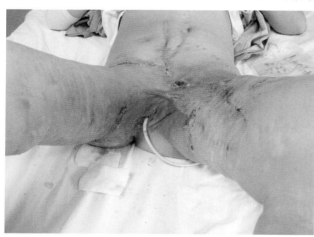

J. 下腹皮肤部分下移

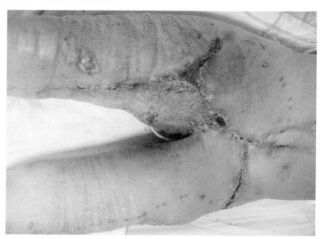

K. 瘢痕遮挡外阴下肢外展受限

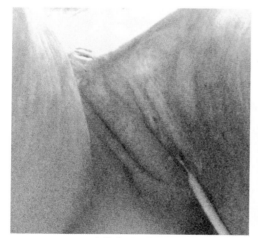

L. 术前会阴上部右移

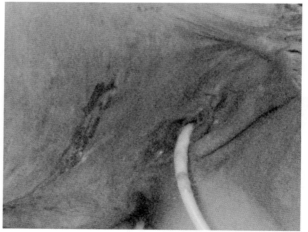

M. 术后3周会阴上部左移

图 4-2-11　诊断：下腹会阴双侧大腿大面积烫伤后瘢痕畸形
医疗技术：皮肤软组织扩张技术

护理要点： ①外阴部护理；②注水扩张护理；③术后特殊体位护理；④引流护理；⑤皮瓣血供观察护理。
【治疗复查后的思考】

1. 本例，女性，21岁。下腹、会阴、双大腿前内外侧沸水烫伤10余年，未经任何治疗。瘢痕挛缩致下腹、会阴、大腿部严重的牵拉畸形，但瘢痕已软化，由于多年不间断的伸展纵行的牵拉运功，虽使下腹、会阴部皮肤或瘢痕皮肤向下移位，遮挡会阴部，双大腿外展受限，但已不影响伸腰及走路。下腹、会阴、双大腿部畸形复杂严重,瘢痕挛缩牵拉方向不一,因此治疗较复杂,需要二次或三次,甚至数次手术矫治。

2. 会阴部皮肤松软,凹凸不平,毛囊和汗腺较为丰富。烧伤后,其深度多不均匀一致,可遗留较多的上皮岛,虽有利于伤面的愈合,但愈合后容易发生瘢痕挛缩,造成外生殖器畸形。据瘢痕挛缩程度和范围的不同,可分成周围型与中心性。本例为周围型,瘢痕累及会阴周围、下腹、会阴、大腿内侧,外生殖器移位,会阴前有横蹼,使会阴外部形成一喇叭口形。

3. 治疗会阴部瘢痕的目的是松解瘢痕,矫正外生殖器畸形或缺损,原则上均应以手术切除瘢痕并彻底松解挛缩,使器官复位为目的。创面的处理根据不同情况,采用皮片移植或皮瓣转位修复。

4. 本例下腹、腹股沟、会阴、大腿根部瘢痕,牵拉畸形严重,再加上面积很大,修复常需要多次,疗程较为复杂。由于会阴部是隐蔽部位,既往绝大多数病例采用皮片修复方法,此例如此大面积供皮片区也是难题。此病是严重病例,如何修复?各位学者可能采用不同方法。由于皮肤扩张技术能增加皮肤面,我们选用了皮肤软组织扩张技术。

5. 腹股沟区是髋关节屈伸时的皮肤折叠区,是皮肤关节区,要求皮肤松软移动性大,屈伸髋时不应牵拉周围皮肤。既往临床医师也都很非常重视关节部位的瘢痕修复,多强调整张的中厚或全厚皮片修复。本例有双侧腹股沟区瘢痕,与会阴和大腿根部瘢痕连在一起,在会阴前形成一横行蹼,牵拉使会阴上部向右侧移位(图4-2-11:L),在用扩张皮瓣推进修复时,术后又出现了会阴上部向左侧移位(图4-2-11:M)。说明我们对腹股沟处瘢痕牵拉移位的立体认识仍需加深。如下次手术应特别注意腹股沟处瘢痕对会阴的牵拉影响。

6. 下肢瘢痕的晚期修复。下肢瘢痕有时虽然不引起明显下肢功能障碍,但影响外观。本例右侧大腿中下1/3以上前内侧至腹股沟处,左大腿上1/3内侧至腹股沟处为瘢痕皮肤,面积较大。左右侧扩张器都置放在瘢痕前缘,为的是扩张皮瓣能向大腿内后侧推进,缝合口落在隐蔽部位。随着皮肤扩张技术的临床应用,在以改善下肢外观为目的的下肢瘢痕处理中显示出很好的临床应用价值,大面积瘢痕也可分次扩张。本例实践证明,扩张出的皮肤仍显不足。

7. 为了提高皮肤扩张效果,提供更多可利用的多余皮肤。一般临床都将扩张器注水量超量20%以上,至100%。另外临床多采用最大容量扩张器。置入方式可重复置放或延续置放,但皮肤扩张技术也是有限的,因此对于需要大面积扩张皮瓣的病例,仍需厂家提供更大或特形扩张器。

8. 在既往的瘢痕切除植皮的实践中(尤其那些凹凸不平,大面积特殊部位),治疗常需要多次。对于游离植皮,毕竟是无血运移植,虽绝大多数成活良好,但也会有不成活的局部或全部,植皮成活后晚期还有色素沉着与挛缩。由于大腿根与会阴部是一立体结构复杂部位,存在多种畸形,而医师又缺乏:对恢复各部位组织器(畸形)移位的具体皮肤需求量的具体数据,再加上周围均为伸缩性移动性很小的挛缩的瘢痕组织,因此大面积瘢痕部分切除后植皮矫正了当前畸形,缝合后又出现邻位的其他畸形,或在恢复过程中又出现新的畸形,所以第2或3次植皮是不可避免的,也是经常发生的。本例外阴的上部分反而又向左侧移位,下腹部仍有下移瘢痕皮肤部分遮挡外阴部,双下肢可外展仍受限。畸形没有彻底矫治,仍需下一次的治疗。

9. 关于功能与形态的认识或理念 既往强调以功能修复为主,形态在功能修复的基础上占次要位置。而20世纪初开始发展起来的整形外科,在修复再造中,形态越发引起重视,对形态要求也非常高,因此,整形外科治疗原则是形态与功能必须统一,在某部位形态要重于功能。

10. 本例应用皮肤扩张技术,所形成的多余皮瓣,修复瘢痕切除后的创面,虽没有全部修复,但已显示出此技术的明显优越性,如此大面积的修复,并没有破坏其他部位皮肤。由于是邻近的皮肤,在颜色、质地上与创面一样,因此,修复后形态好,损伤小,在体表残留的痕迹少,操作简单易行,风险小,只是疗程长(约3个月左右),在体表还会留有缝合口痕迹。

设想 目前临床上为了能扩张出更多皮肤,已采用重叠扩张或延续扩张的方式,对于此病例若有条件置放更多的大容量扩张器或特制的扩张器,可能会制造出更多的正常皮肤,会有更好的结果。至于如何置放,应进行临床实践。

第三节　臀髋、骶尾、会阴、肛周部位治疗特点

1. 臀髋部　臀髋部均为皮肤覆盖,并且与腰骶、大腿皮肤相连,大面积皮肤无组织器官间隔。因此,可有充足皮肤可利用。髋关节手术常在前外侧、后外侧、外侧"U"形、外侧、后侧等处切口,股上部外后侧切口。对于皮肤疾病(瘢痕、痣、皮肤肿瘤等),一般切除后均能用局部皮瓣修复。由于是偶尔外露部位,因此,对痕迹的残留常不在意。在修复创面,局部皮瓣面积不足时,可用皮肤扩张技术。在下肢瘫痪,长期卧床侧卧位,股骨大粗隆部位易发生压疮。

2. 骶尾部　骶部是向后凸出部位,而尾部是两臀之间向前屈曲凹陷部位,仰卧位或半坐位时骶部最易受压;侧卧位股骨大粗隆易受压;坐卧位时坐骨结节部位也是压疮易发生区。肌肉瘫痪、长期卧床的患者,骶尾部压疮是经常容易发生的,有时经久不愈,深可达骶骨。也是临床较难处理的疾病。骶尾部压疮的修复方法较多。如臀大肌肌皮瓣、臀大肌岛状皮瓣、臀大肌 V-Y 形肌皮瓣、横形腰骶皮瓣、翻转臀大肌成形术、臀-大腿皮瓣及带感觉岛状皮瓣等。如骶尾部感觉消失,局部皮瓣应用受到限制。因此,常采用远位皮瓣或肌皮瓣,以及带神经的皮瓣与肌皮瓣为最好。

3. 会阴部　女性外阴部与男性外生殖器的修复与重建,参考组织器官的修复与再造。

第五章 下肢、踝足部

第一节 下肢、踝足部形态学与皮肤软组织特点

1. 下肢 大腿上与下腹与臀部相连,由股骨支撑,其周围有大量的长梭形运动肌肉包裹,股前侧,肌肉收缩时,可明显见股四头肌形态与髌骨的上移,并可见髌韧带隆起,两侧皮肤稍凹陷。股后侧肌肉屈曲时,可见外侧的股二头肌腱与内侧的半腱肌(半膜肌腱)。股部向下与胫骨形成膝关节,上述肌肉均超过膝关节与胫骨相连。膝关节前面有圆形髌骨,覆盖在膝关节前面,并外突隆起,膝关节后面股二头肌与半腱肌腱之间软组织较少,形成了腘窝。膝关节向下与胫腓骨相连,小腿胫骨前内侧及胫骨前嵴可触及。小腿的肌肉组织均在上 2/3,小腿下 1/3 由肌腱所围绕。下肢为一上粗下细的圆柱体,由股骨、胫腓骨支撑,形成大腿和小腿的外形,其间由膝关节连接。外面由皮肤覆盖,形成大腿粗大、髌骨外突隆起,周围凹陷、髌韧带两侧略内凹、腘窝凹陷、小腿上 2/3 丰满,外形较粗,下 1/3 细小的形态,其各部位的弧线,由肌腹的长短与多少(大腿前侧股四头肌,小腿后侧肌肉)、位置所决定。大腿在体表可触及的骨性突起有:髌骨、胫骨粗隆、膝关节内外侧、股骨内外髁与胫骨平台、腓骨头、小腿的胫骨前嵴与胫骨内侧面。大腿的皮肤厚,前外侧明显,皮下软组织稍多,向大腿内侧逐渐变薄软。膝前上下与腘窝处皮肤伸缩性较大。小腿皮肤厚度和皮下组织前侧略厚、后侧略薄,皮下组织类似。大腿外形上粗下细。均略有弧度,小腿前略呈直线,后上 2/3 弧度大小影响小腿形态。

2. 踝关节 踝关节由胫腓骨与距骨组成关。由于小腿下 1/3 由肌腱围绕骨,皮肤包绕肌腱与骨,是下肢最细部位,至踝部由于有胫腓的内外踝,使踝部略粗大于小腿下端。踝部由小腿下延的皮肤包绕,后侧较厚,移动性较大,前侧较薄,前后皮肤伸缩性均较大。后侧跟腱突出,使其两侧的皮肤略有凹陷。

3. 足 足由 7 块附骨、5 块跖骨与 5 块趾骨组成,第 1 足趾为两节,其他足趾为 3 节。足包括足跟、足背、足掌、足趾,足附骨、跖骨、趾骨背侧有小的内在肌与肌腱、筋膜覆盖,使足形成略窄于内外踝并略向后膨出的足跟,向前形成足弓,从跖骨向前变薄至足趾的厚度,又分成 5 个足趾。足的皮肤,足底最厚,耐磨、耐压,皮下组织结构致密而不滑动,向两侧转向足背,皮肤变薄、变软、皮下组织松散、移动性大。

第二节 病 案 分 析

病案 1 左下肢与右侧小腿后侧烧伤后瘢痕:皮肤软组织扩张技术

【病史与治疗】

诊断:左下肢与右侧小腿后侧烧伤后瘢痕

医疗技术:皮肤软组织扩张技术

患者,女,35 岁。2001 年 5 月下旬不慎被火烧伤左下肢与右小腿后侧,经医院治疗一个月余创面全部

瘢痕愈合,不影响下肢屈伸。以后其瘢痕区域有散在增生,痒痛,经过1年以后略有好转,未经任何治疗。2003年4月16日以左下肢与右侧小腿后侧烧伤后瘢痕近2年入院。双下肢伸屈正常,左大腿从臀沟下10cm至踝上,左右再至大腿内外前侧及整个小腿后侧,右小腿后侧长条与长圆形瘢痕皮肤。瘢痕大部分已萎缩,只有散在的瘢痕增生,突出于皮肤表面,发红,时有痒,瘢痕皮肤与皮下均有移动性(图5-2-1:A、B)。于4月22日在左下肢浅筋膜略深层共置放9个扩张器,以后注水扩张(图5-2-1:A、C)。又于同年8月16日左下肢扩张器取出,瘢痕部分切除,扩张皮瓣推进闭合创面。同时于右小腿置入3个扩张器。再于11月3日行右小腿后侧瘢痕切除,扩张皮瓣推进皮缘缝合。术后56天复查,左右小腿后侧只残留缝合口痕迹,左大腿后外侧仍残留有周径不到1/4的瘢痕皮肤,腿的前外内侧均为正常皮肤,缝合口在瘢痕皮肤的边缘(图5-2-1:D)。

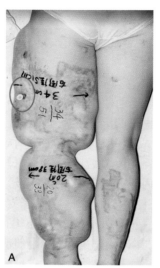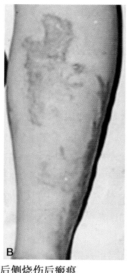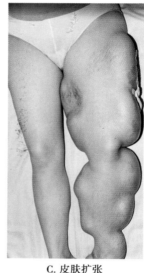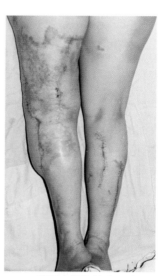

A、B. 左下肢右侧小腿后侧烧伤后瘢痕　　　　C. 皮肤扩张　　　　D. 扩张皮瓣修复后56天

图5-2-1　诊断:左下肢与右侧小腿后侧烧伤后瘢痕
医疗技术:皮肤软组织扩张技术(王洁)

护理要点:①扩张器植入术后引流护理;②注水扩张护理;③注射阀外露护理;④皮瓣血供观察护理。

【治疗复查后的思考】

1. 皮肤软组织扩张技术能增加皮肤面积,并且皮肤质地、颜色甚至细胞结构与局部皮肤完全一样,因此是修复局部瘢痕,效果最好的方法。既往的瘢痕切除后皮片移植修复,能矫治畸形,但皮片的颜色质地仍很显眼,与周围不协调,还有晚期挛缩的可能。

2. 此例患者左大腿外后内侧与右小腿后侧瘢痕皮肤,无功能障碍,还可以算是较隐蔽部位,但面积较大,不易被遮挡,夏天不能穿短裙及薄丝袜,只是要求外形美观而医治。这种美观不只是弧线形态,而是皮肤的颜色、质地。因此需局部皮瓣更换瘢痕皮肤。

3. 此患左大腿中1/3周径51cm,瘢痕宽34cm,两者之比为5.1:3.4。左小腿上1/3周径38cm,瘢痕宽20cm,两者之比为3.8:2。左大腿瘢痕相当于周径的4/5,小腿瘢痕相当周径的1/3。修复后左右小腿后侧只残留缝合口痕迹,左大腿后外侧仍残留有周径1/4的瘢痕皮肤。

4. 如此大面积的瘢痕皮肤,而且还要求颜色、质地,修复还是较困难的。此患大小腿前侧还留有正常皮肤,为应用皮肤软组织扩张器技术,提供一定的基础。因此我们采用了皮肤扩张技术,但仍未将全部瘢痕皮肤切除。因此大面瘢痕皮肤,应用皮肤扩张技术的基本条件(范围部位);如何应用扩张器或以什么方式应用扩张器;缝合口残留的位置(长短形态);能出现什么问题,如何处理等,还需大量临床实践与应用。

5. 本例左大腿外后侧,在注水足量后持续等待期,有一扩张器注射阀外露,其原因是注射阀在瘢痕皮肤下,反复摩擦造成,已注水足量,对扩张无影响,而且是第二次手术需切除的瘢痕范围。在应用扩张器早期,有人即将注射阀外置,但总结经验后,绝大多数专家仍主张内置。

6. 关于最后缝合口残留的部位 缝合口的长短、形态及落在什么部位,是应用皮肤扩张技术,最后残留在体表的痕迹,有时由于部位形态也很显眼,会给患者带来烦恼或想办法遮挡。皮肤扩张技术是预先可设计最后缝合口部位或形态的技术,因此医师在置放扩张器时就应知道最后缝合口的部位及形态。本例由于扩张皮瓣从两侧向后推进,因此,最后缝合口落在后侧。如缝合口使其落在大腿内侧,必须将前外侧正常皮肤多量扩张,扩张皮瓣要从前外侧向后内侧推进(此例可能需两次)。因此最后缝合口落在什么部位,在置放扩张器时就应慎重考虑。

7. 关于扩张器并排置放方式 现已广泛应用于临床,扩张器是厂家定型产品,规格、形态、大小已应用多年,产品不能适应病区,目前只能病区适应产品。本例由于病区较长,1个扩张器明显不足,因此我们将扩张器纵行紧邻置放,这种置放在剥离腔隙时即应使其紧邻又不能重叠,扩张后两个扩张器间最好无凹陷,这样扩张皮瓣利用率高,推进方便。

8. 本例左大腿后侧瘢痕皮肤面较大,相当于周径的4/5。用剩余的1/5的正常皮肤,扩张出修复4/5的瘢痕皮肤,确实很难。本次扩张修复后,瘢痕皮肤还剩周径的1/4,为下次能用较大面积的正常皮肤修复剩余周径的1/4瘢痕皮肤打下良好的基础。一般间隔3~6个月可再次扩张。

设想 对于那些有一定面积,颜色、质地均正常的皮肤,但又对修复病区不充分的病例,如何能使其扩张出更大的面积,是临床上急需解决的问题。本例是2003年病例,而目前已有重叠扩张或延续扩张等方法,如扩张器重叠或延续置放,会扩张出更多的正常皮肤,也会切除更多的瘢痕皮肤。如经过计算本病例完全可以用并排重叠和延续一起置放的形式,会将瘢痕全部切除。

（王 洁）

病案2 右大腿前侧皮肤鳞状细胞癌:旋股外侧动脉降支的肌皮穿支皮瓣技术

【病史与治疗】

诊断:右大腿前侧下1/3皮肤鳞状细胞癌

医疗技术:旋股外侧动脉降支的肌皮穿支皮瓣技术

患者,男,63岁。此患10年前无明显诱因出现右侧大腿下1/3前侧皮肤水疱,并出现破溃流脓后瘢痕愈合,形成硬块,以后表面破溃、出血、结痂、溃疡,反复出现,逐渐增大。近1年肿物生长迅速,并有痛痒感觉(图5-2-2:A)。2013年7月6日以右大腿下1/3前侧皮肤鳞状细胞癌入院。右膝上前侧有一8.0cm×7.0cm大小凸出于皮肤表面菜花样,触之有坚实感,基底部有浸润,边界不清,肿瘤组织有充血,表面呈乳头瘤状,有结痂。2013年7月12日手术,术前多普勒检测病灶上端的穿支(旋股外侧动脉降支的肌皮穿支),并且用红笔标注(图5-2-2:A)。于病灶周围正常组织1~1.5cm设计切口和邻近病区上方设计欲切取穿支皮瓣范围(图5-2-2:B)。穿支皮瓣宽9cm、长13cm。于股四头肌筋膜浅层(正常组织中)切除病区,送病理检查。再与股前略外侧按设计切口,于深筋膜浅层分离,找到股直肌与股外侧肌的间隙,把股直肌与股外侧肌分开,即可找到旋股外侧动脉降支,顺降支向上、向内分离至起始部,可不暴露旋股外侧动脉。沿降支由上而下分离,向内拉开股直肌,细心寻找降支向外侧发出的分支,即为肌皮穿支,其中2条穿支由股中下部向上走行,顺此为蒂(小心不要破坏血管)向上解剖,周围保留皮下组织,穿支皮瓣四周都切开并做了相应的分离,形成以旋股外侧动脉降支的肌皮穿支为蒂皮瓣。其蒂与软组织可向下移位6~7cm。最后将皮瓣向下移至创面缝合。术后创口一期愈合。术后10天拆线见皮瓣血供佳,成活好,外观形态良好,但在大腿前侧残留的缝合口较长(图5-2-2:C、D)。病理报告为:右大腿鳞状细胞癌,四周切缘与基底切缘阴性。

护理要点:①术后右大腿加压包扎护理;②右足趾血供观察;③卧床2周。

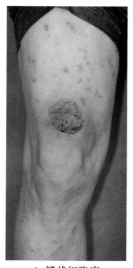

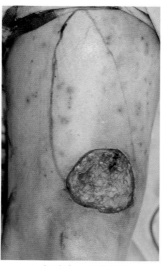
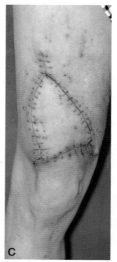
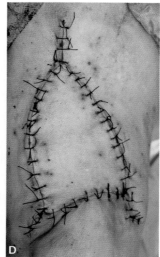

A. 鳞状细胞癌　　　　　B. 切除病区设计皮瓣　　　　　C、D. 旋股外侧动脉降支的肌皮穿支皮瓣修复

图 5-2-2　诊断：右大腿前侧下 1/3 皮肤鳞状细胞癌
医疗技术：旋股外侧动脉降支的肌皮穿支皮瓣技术（李宁）

【治疗复查后的思考】

1. 穿支皮瓣（perforator flap）的概念始于 20 世纪 80 年代后期，是在筋膜皮瓣和肌皮瓣的研究基础上发展起来的，是仅以管径细小的皮肤穿支血管供血，切取包括皮肤和皮下组织的一种小型轴型皮瓣。穿支皮瓣的出现开创了小型轴型皮瓣的新时代，穿支皮瓣对供区损伤小，对受区修复外形良好，设计灵活，并且患者术后康复很快。穿支皮瓣的临床应用可分为带蒂移位和游离移植两种形式，我们应用的穿支皮瓣技术修复方式为局部移位，局部穿支皮瓣周围全部切口分离，这样增加了皮瓣的活动度。也不用完全分离出血管蒂，只要保证它的存在即可，这样减少了手术的风险，确保了皮瓣的血供，以减少皮瓣术后缺血坏死等发生几率。

2. 此患者 63 岁，创面反复破溃不愈合，并且近 1 年来肿物生长加快，表面菜花样，基底部有浸润，边界不清，肿瘤组织有充血，这些表现，疑诊恶性肿瘤。由于是恶性肿瘤我们距病灶周围正常组织 1～1.5cm，深筋膜浅层切除。

3. 此患病灶在髌骨上缘上方，面积 8.0cm×7.0cm，邻近膝关节，病灶切除后只是皮肤软组织缺损，如膝关节屈曲位，此部位是皮肤软组织伸缩、移动最大部位，如无此伸缩与移动性一定会影响膝关节屈曲功能。再加上，膝上已显露深筋膜，因此创面修复需伸缩性好的皮瓣。我们设计了局部旋股外侧动脉降支的肌皮动脉穿支皮瓣进行创面的修复。

4. 膝前上部位皮肤软组织缺损的修复方法较多，如最简单的方法为全厚皮片移植，而成活后存在皮片回缩、伸缩性差与形态欠佳等缺点，并且局部凹陷，对于供皮区也带来一定的创伤。

5. 本例右大腿前中下 1/3 前侧有 8.0cm×7.0cm 的病区，我们是利用此肌皮血管穿筋膜后向上走行，形成血管软组织蒂，可向下移位 5cm 左右，再加上全部松解后皮瓣的移动性增大，术中可下移至创面。因此，没有切断近位的主干血管。形成了穿支为蒂的移位皮瓣。

6. 局部穿支皮瓣技术的缺点，由于穿支血管所支配的区域受限，不能修复大面积的缺损创面。术前多普勒检测也存在一定的偏差，检测技术或者术中由于体位的改变等都决定了检测的偏差，故术中应仔细查找确定穿支血管的位置及可利用性。

7. 此患者术后 10 日拆线，创口愈合良好，外形良好，但在大腿前侧留有较长的缝合口痕迹。大腿前侧是经常外露部位，外露时会影响心态。大腿前侧也是皮肤经常牵拉部位，横形和环形缝合口为瘢痕增生提供了因素。

8. 整形外科从形态学要求医生，面对复杂软组织缺损的修复，应以最小的供区代价，换取最佳修复效果。此例缝合口明显长于周长的全长,应视为选用方法或手术设计不当有关(指缝合口长)。此例如能在创面上位找到一皮肤穿支,在其支配范围内,按推进皮瓣设计,以推进方式覆盖创面,缝合口会小的很多。

设想1 关于传统的局部旋转皮瓣或推进皮瓣技术,由于本例缺损面积在 9.0cm×8.0cm。在这个部位完全可以应用。实际此例与推进皮瓣类似。而旋转皮瓣应从股内侧设计皮瓣,旋转修复后在股内侧会留有病区周长的 1/2 至周长的全长之间的缝合痕迹,在股前侧留有半环形缝合痕迹,对股前部的皮肤影响更小。如选用旋转皮瓣,最好用双轴平行法旋转皮瓣(设计与制作参阅第一章病案 27~30)。至于股前侧推进皮瓣,由于股前侧的皮肤一般即可移动 3~5cm,再加上膝部皮下作略大范围分离,推进皮瓣也是可行的,只是缝合口比旋转皮瓣略长,仍在股前侧。

设想2 皮肤扩张技术,由于能增加皮肤面积的同时还能使皮瓣变薄,已被全世界广泛应用。由于可在病区邻近应用,修复局部创面颜色、质地相同,修复后形态好、损伤小、残留的痕迹少,是修复皮肤缺损的最佳方法。如选用皮肤软组织扩张技术,此种病区可在病灶周围任何部位置放扩张器,但最好在前外侧置放扩张器,可形成前端不扩张的旋转皮瓣;也可形成推进皮瓣,半圆形推进皮瓣(第一章病案 34)。都会使最后皮肤缝合痕迹较小并且缝合口可落在大腿内侧。但皮肤软组织扩张技术要事先置入扩张器,需注水扩张近 2~3 个月,本例是恶性肿瘤,是否可用皮肤扩张技术?我们在临床上已成功应用如第六章病案 20,但仍需大量病例观察与总结。

(李 宁)

病案3 左手及左下肢烧伤后瘢痕:皮片周围扩张法大面积全厚皮片切取技术

【病史与治疗】

诊断:左手及左下肢烧伤后瘢痕

医疗技术:皮片周围扩张法大面积全厚皮片切取技术

患者,男,33 岁。1990 年 4 月 23 日在工作中因爆炸起火不慎致左手及左下肢烧伤,患者昏迷,经医院抢救清醒,左大腿外内后侧及膝上前内侧为Ⅰ度、Ⅱ度和左手背侧大部分为深Ⅱ度烧伤,经治疗 2 个月余创面愈合。以后左手背瘢痕挛缩致手指畸形。1992 年 7 月 3 日以左手及左下肢烧伤后瘢痕入院。左手掌指背侧增生性瘢痕,影响手指屈曲。左大腿外内后侧及膝上前内侧均为萎缩性瘢痕皮肤。7 月 6 日于左大腿内侧正常皮肤前后侧置放 3 个扩张器,3 周后注水扩张(图 5-2-3:A)。10 月 24 日行第二次手术,于左大腿内侧前后扩张皮肤之间切取长 29cm、宽 12cm 连同皮下脂肪的梭形皮肤,保留大隐静脉与闭孔神经在原位,取出扩张器,用两侧的扩张皮瓣向对侧推进,闭合创面缝合(图 5-2-3:B)。将切取下的带脂肪的皮肤,剪除皮下脂肪,形成全厚皮片,适当植于左手背瘢痕切除后的创面上,打包压迫。术后半个月供皮区愈合良好(图 5-2-3:C)。

护理要点:①注水扩张护理;②左大腿加压包扎护理;③左足趾血供观察。

【治疗复查后的思考】

1. 专家们都认为全厚皮片成活后比中厚皮片质地好,类似皮瓣。但既往切取全厚皮片的方法是限定在供皮片区能拉拢缝合的基础上,因此切取的面积较小,限制了大面积全厚皮片的临床应用。皮肤扩张技术能增加皮肤面积,可预先制备,因此在扩张器可能增加皮肤面积的基础上,切取相应面积的全厚皮片,再用扩张增大的皮瓣覆盖切取全厚平片后的创面,也等于既往的拉拢缝合。

2. 各专家均认为活动度大的关节部位,如果需植皮,既往由于切取大面积全厚皮片困难,一般均切取大面积中厚皮片。近年来出现用腹部整形技术切取下腹部大面积全厚皮片方法与用扩张技术在各部位切取大面积全厚皮片的方法,使切取大面积全厚皮片可在任何部位切取,此例我们应用皮肤扩张技术在大腿内侧切取大面积全厚皮片。

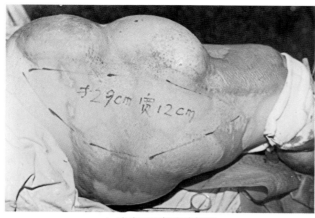

A. 取皮区两侧皮肤扩张

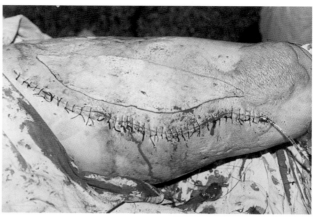

B. 切取皮肤形成全厚皮

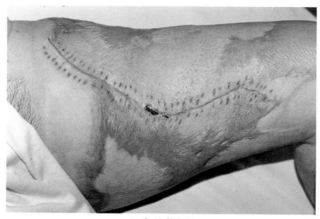

C. 术后半个月

图 5-2-3 诊断:左手及左下肢烧伤后瘢痕
医疗技术:皮片周围扩张法大面积全厚皮片切取技术(周韦宏)

3. 采用皮肤扩张技术切取大面积全厚皮片的方式有两种:①为切取不扩张的全厚皮片;②为切取扩张的全厚皮片,两种方式均用扩张的皮瓣推进覆盖供全厚皮片区创面。不扩张的皮片切取后有回缩,而扩张的全厚皮片还要加上扩张后的回缩,如要掌握好扩张后持续的时间越长,回缩率越低,利用率越高的原则,估计好回缩率,哪种方式都可以,不过切取不扩张的全厚皮片较为简单、易行。

4. 切取全厚皮片,在无神经血管部位应一直切到浅筋膜深层,如有血管与神经走行,必须保留血管与神经在原位。此例大腿内侧有大隐静脉与闭孔神经,应给予保留。切取后用剪刀剪除皮下脂肪,形成全厚皮片。

5. 既往均认为全厚皮片移植后成活率低于中厚皮片,如何提高全厚皮片的成活率,需提高临床医师的技术技能。植皮的过程各部位大体一样,但具体细节有所不同,本人认为创面均为正常组织,尽量少钳夹与结扎(压迫止血),皮片与创面全面紧密接触,打包(耐心细致制造皮片的相同压力)这一操作最重要,是全厚皮片成活的关键。

6. 实践证明用皮肤扩张技术完全可以提供大面积全厚皮片,方法简单易行,并可在身体各部位制作,是可由医师或患者决定的方法。

(周韦宏)

病案 4 左大腿烧伤后瘢痕色素脱失膝屈曲受限:皮肤软组织扩张技术

【病史与治疗】

诊断:左大腿烧伤后瘢痕色素脱失膝屈曲受限

医疗技术:皮肤软组织扩张技术

患者,男,28岁。2000年7月上旬在工作中左大腿前外侧被火烧伤,经过1个月余治疗,大部分创面瘢痕愈合,只有膝外与上外侧最后瘢痕愈合。而随之瘢痕皮肤逐渐伴有色素脱失,瘢痕皮肤发白,膝上外侧与膝内后侧瘢痕挛缩,影响膝关节屈曲,除膝外与上外侧瘢痕皮肤与深部组织移动略受限外,其他处移动性良好(图5-2-4:A、B)。2003年3月4日以左大腿烧伤后股前瘢痕色素脱失膝屈曲受限近2.5年入院。左大腿前内侧下3/4为白斑样瘢痕皮肤,膝内与上外侧瘢痕挛缩明显,并使膝屈曲至120°~140°(图5-2-4:B),小腿腹侧不能与大腿腹侧接触。3月11日行手术于膝内后瘢痕缘下、膝外下、大腿白斑样皮肤外后与前上侧置入5个300~600ml扩张器,之后注水扩张(图5-2-4:A、B)。又于7月3日手术,切除部分膝内后侧瘢痕皮肤,扩张皮瓣推进缝合,切除膝上外侧与深层有粘连的较重的瘢痕皮肤,膝外侧下扩张皮瓣推进至膝上侧缝合(图5-2-4:C、D)。大腿外后侧与上侧扩张皮瓣向相对方向推进,切除相应的白斑样皮肤缝合,术后7天缝合口愈合良好,左膝内侧索条状瘢痕切除后的创面被皮瓣覆盖,膝可伸展至180°。大腿前仍有大面积花斑样瘢痕皮肤(图5-2-4:C、D)。

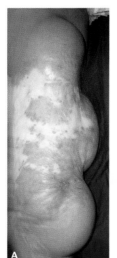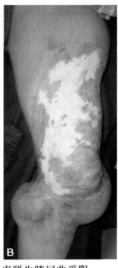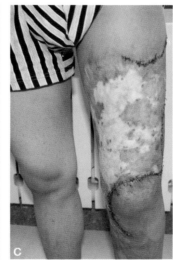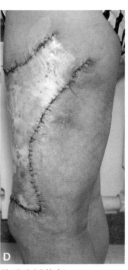

A、B. 大腿瘢痕色素脱失膝屈曲受限　　　　　C、D. 瘢痕部分切除扩张推进皮瓣修复

图5-2-4　诊断:左大腿烧伤后瘢痕色素脱失膝屈曲受限
医疗技术:皮肤软组织扩张技术

护理要点:①注水扩张护理;②皮瓣血供观察护理。

【治疗复查后的思考】

1. 此例创面在左大腿内前外侧(周径3/4),为烧伤后瘢痕皮肤色素脱失,呈白斑样,与正常皮肤视觉差距很大,膝内与上外侧皮肤瘢痕较重,影响膝关节伸展。皮肤色素脱失只是外观问题,无功能变化。膝内与外上侧皮肤瘢痕只是影响膝伸展的最后角度。因此对功能要求影响很小,但对外观形态影响很大。

2. 此病如治疗功能,膝关节伸展的最后角度受限,完全可以进行专项功能练习,牵拉瘢痕使其延长,即可达到。关于膝内与前外上侧较重的瘢痕,也可以行瘢痕切除,植皮修复,当然最好是全厚皮片。本例膝内与上外侧扩张器是为切除影响膝关节伸展的瘢痕皮肤,而其他扩张皮肤是为修复大腿外侧白斑样皮肤。

3. 左大腿内前外侧烧伤后皮肤白斑化的色素脱失,位于前侧显眼部位,面积又较大。对于此部位形态,尤其皮肤颜色的修复是临床难题。

4. 左膝关节屈曲与伸展不到位,主要是由于皮肤瘢痕牵拉,瘢痕切除、植皮均可治疗。我们应用能增加正常皮肤面积的皮肤扩张技术,切除瘢痕皮肤及部分白斑样皮肤,用扩张皮瓣覆盖膝前与膝上,既缩小了白斑样皮肤面积,还不破坏其他处皮肤。

5. 皮肤扩张技术在增加皮肤面积的同时,对皮肤的颜色、质地无影响。本例由于白斑样皮肤面积较大,如要治疗,需 2~3 次,估计完全可以去除白斑样皮肤。烧伤后白斑样皮肤,因无药物治疗。可行表皮切除,在创面愈合过程中,会有色素沉着,可改变颜色,但能否与正常皮肤颜色一样,可实践。

6. 应用皮肤扩张技术,要涉及最后缝合口落在什么部位问题,考虑到下次治疗,我们本次扩张器置放在膝内侧与膝内后下侧,大腿外侧与病区上侧,白斑样皮肤内侧没有置放。如下次再治疗,扩张器仍要置放在外侧,使扩张皮瓣在向前内侧推进,最后缝合口落在大腿内侧,大腿前外侧均为正常皮肤。如大腿白斑样皮肤内侧也置放扩张器,虽能缩短疗程,但最后缝合口要落在大腿前侧显眼部位。

7. 本例用扩张皮瓣修复了影响膝部功能的瘢痕皮肤,并覆盖了髌骨上至内侧,为膝关节屈伸,去除了皮肤软组织的伸缩性障碍。用与正常皮肤颜色一样的扩张皮瓣修复白斑样皮肤,在视觉上确实得到满足,遗憾的是没有彻底修复。值得临床进一步实践与研究,提出更好的方法。

8. 本例扩张器是置放在色素脱失瘢痕皮肤的上、外、下侧,但各扩张器没有连在一起,会影响扩张皮瓣推进。本例左大腿前侧色素脱失瘢痕皮肤的长度,已大大超过一个扩张器的长度,因此扩张器应紧邻排列置放。

> **设想**　皮肤扩张后在其基底形成环形(横断面呈三角形)纤维环,会影响扩张皮瓣推进。因此,扩张器置放的方式和位置与扩张皮瓣的利用是直接关系。如置放扩张器,就应纵行并排紧邻置放,超出瘢痕长度,扩张囊应进入瘢痕皮肤3cm左右,扩张后各扩张囊间最好只略有凹陷,这样扩张皮瓣推进更易。如再重叠置放会扩张出更多的扩张皮瓣。

(夏双印　崔志坚)

病案5　双下肢烧伤植皮后双膝伸直位:侧胸腰部皮片周围扩张法大面积全厚皮片切取技术

【病史与治疗】

诊断:双下肢(周径性)烧伤邮票植皮后双膝伸直位(不能屈曲)

医疗技术:皮片周围扩张法侧胸腰部大面积全厚皮片切取技术

患者,男,36 岁。因双下肢周径性烧伤,邮票植皮术后 13 个月,双膝周均为植皮后瘢痕性皮肤。2003 年 3 月 10 日以双下肢烧伤邮票植皮后双膝伸直位(不能屈曲)入院,双下肢(从腹股沟下 10cm 与双臀部至踝上)均为邮票植皮后瘢痕皮肤,触之韧硬无移动性,双膝关节屈伸在 120°~160°,患者不能屈膝,想站立或坐卧时,必须由他人扶持(图 5-2-5:A)。于 3 月 17 日第一期手术,供皮区设定在右侧胸腰部,以腋后线为切取皮片的中轴线,为使供皮区创面拉拢缝合较易,以梭形设计与切取,在右胸腹外前侧(预切取皮片的前缘)与胸腰后侧(预切取皮片的后缘)皮下纵行并排紧邻置入 400~600ml 肾形扩张器 5 个(前缘 2 个、后缘 3 个),经注水皮肤扩张足量后,于 9 月 26 日第二期手术,从侧胸腹外侧,前后扩张皮肤中间不扩张的皮肤上,按事先设计切取 40cm×13cm 带皮下脂肪的梭形皮肤,取出各位扩张器(图 5-2-5:B),将两侧扩张皮肤向对侧推进闭合创面。剪除皮下脂肪,形成全厚皮片(图 5-2-5:C)。按切取皮片面积大小,环形切除右膝周部分瘢痕皮肤,并将创缘(尤其膝前)于皮下向上下推移,增大创面宽度,膝关节即可屈伸。将整张的全厚皮片移植到右膝周瘢痕切除后的创面上,皮缘靠拢后缝合(图 5-2-5:H)。同时于左侧(与右侧相同位置)胸腹腰背皮下纵行并排紧邻置入 4 个 600ml、2 个 300ml 扩张器(前后缘各 3 个),用同样方法注水扩张(图 5-2-5:E)。再于 12 月 27 日用同样方法,切取扩张皮肤间的 45cm×15cm 带脂肪皮肤,处理后(图 5-2-5:F),移植到左膝周环形瘢痕切除后的创面上(图 5-2-5:H),皮片全部成活。双膝术后 11 个月复查,所植的皮肤柔软,有伸缩及皮下移动性,膝关节屈伸在 50°~180°(图 5-2-5:H),两侧胸腰部供皮区各残留 45~50cm 长缝合痕迹。其痕迹有增宽现象(图 5-2-5:D、G)。

护理要点:①注水扩张护理;②术后仰卧或侧卧位;③皮瓣血供观察护理;④植皮护理。

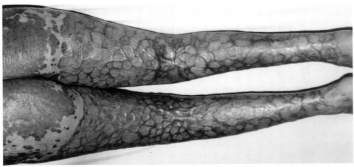

A. 周径性双下肢烧伤邮票植皮后双膝伸直位

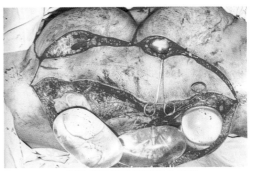

B. 切取侧胸腹两侧扩张的皮肤

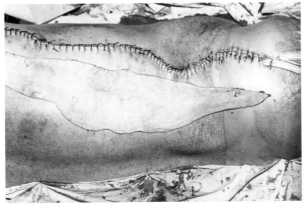

C. 形成全厚皮片

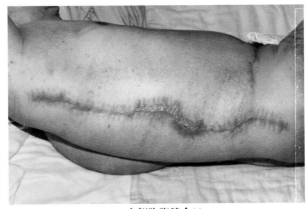

D. 右侧胸腹缝合口

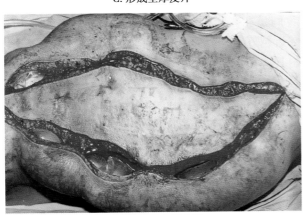

E. 左侧切取全层皮肤

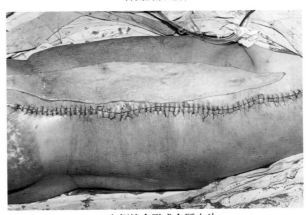

F. 左侧缝合形成全厚皮片

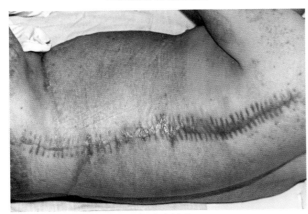

G. 左侧胸腹缝合口

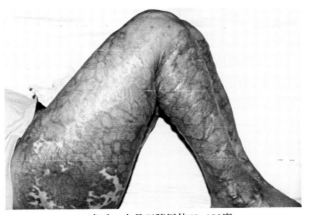

H. 术后11个月双膝屈伸50~180度

图 5-2-5　诊断:双下肢(周径性)烧伤邮票植皮后双膝伸直位(不能屈曲)
医疗技术:皮片周围扩张法侧胸腰部大面积全厚皮片切取技术

【治疗复查后的思考】

1. 此患者是双下肢周径性烧伤(大部为Ⅲ度),经过1个月余的局部换药,已有瘢痕增生,在瘢痕的基础上邮票植皮,皮片下瘢痕较厚,术后13个月后局部仍韧硬无移动性。邮票皮下瘢痕组织较多,是影响膝关节屈伸的主要原因。不过,如经过屈伸训练,也是有可能恢复膝关节一定的屈伸功能。

2. 在烧伤后皮肤形成瘢痕的患者,目前的治疗(尤其大面积烧伤)仍以切除瘢痕自身皮片移植为主。实践证明,所移植的皮片越厚(全厚皮片),成活后效果越好。各学者均认为全厚皮片是理想的皮肤移植材料,尤其对关节功能部位。既往的方式切取全厚皮片,受到严重限制,影响其在大面积烧伤瘢痕患者的应用。

3. 本病例是双下肢(周径性)大面积烧伤植皮后瘢痕,皮下脂肪组织存在,由于瘢痕挛缩,影响膝关节功能,不能屈曲,必须移植有伸缩性的,并且不能很厚的皮肤,用大面积全厚皮片修复膝周环形创面就显出其必要性。全厚皮片成活后类似皮瓣。此患局部无法应用皮肤扩张技术。大面积很薄皮瓣修复膝周可能会更好。但目前无方法形成。

4. 此患双膝周瘢痕切除后,需大量的皮肤覆盖,腹胸部已切取了刃厚皮片,如想用全厚皮片修复,其供皮区对此患是难题。由于整个胸廓周径很大,皮肤量也很多。皮肤软组织扩张技术能增加皮肤面积,因此我们将全厚皮片供区设定在侧胸腹部。皮肤软组织扩张器置放在提供全厚皮片的两侧。除提供大面积全厚皮片移植,并且还可用扩张皮瓣闭合提供全厚皮片的创面。实践证明,应用皮肤扩张技术,在侧胸腹部设定为大面积全厚皮片供区,切取大面积全厚皮片,提供移植是完全可行的。其供区还较隐蔽。

5. 既往切取全厚皮片是在供皮区创面能直接拉拢缝合为基础上,常小面积应用。本例从左右两侧,侧胸腰部切取了40cm×13cm、45cm×15cm的全厚皮片,两侧皮片最宽处之和为28cm,即相当于切取了胸围(100cm)(以剑突为平面)1/4皮肤的宽度,这在既往的方法是绝对办不到的,而供皮区也只是留有条带状缝合痕迹。是目前国内切取最大面积的全厚皮片。我们是在侧胸腰部欲切取皮片的前后缘行小切口,皮下脂肪浅层并排紧邻置放2~3个扩张器,囊缘间越邻近越好,扩张后两缘间有小的凹陷。

6. 全厚皮片的存活率常不如断层皮片,这也是影响其应用的原因之一,提高存活率是临床工作者的重要任务。皮片与组织床紧密接触,是存活的关键。我们是在严格的术前准备及无菌技术的基础上,彻底切除膝周瘢痕皮肤,使创面显出正常(皮下脂肪)组织,用压迫止血,减少创面异物或坏死组织(结扎的远端组织)。耐心细致的打包压迫,使皮片所有部位能与组织床紧密接触,逐步进行,是提高全厚皮片成活率的重要操作也是基础。此部位的全厚皮片虽然比大腿内侧及下腹部全层皮片厚,但皮片全部高质量成活。

7. 本病例是用扩张的皮瓣修复供全厚皮片的创面,用不扩张的全厚皮片修复膝周创面。临床实践证明,皮肤扩张技术与以往方法结合应用,可以提供大面积全厚皮片移植,只留有线形痕迹,是一种节省皮源,修复效果好,安全可靠,简单易行,极易推广的方法。

8. 两侧胸腹部供皮区的缝合口痕迹增宽(图5-2-5:D、G),多是局部张力大所引起,应吸取教训。本例右侧注水扩张等待时间共半年,左侧3个月。左侧缝合痕迹增宽的面积比右侧增大。侧胸腹部皮肤厚,扩张时间是否应比其他部位长,应在临床上总结。从此例看皮肤扩张后持续的时间应更充分些。

9. 双膝周植皮后由于是全厚皮片不显臃肿,弧线及形态好(图5-2-5:H),扩张皮肤有回缩率及皮片也有回缩率,为了皮片成活后尽量减小回缩率,我们选用不扩张的全厚皮片。至于晚期的色素沉着,由于膝上下是原瘢痕皮肤,外观反比其好。

设想　如再遇到此类患者,侧胸腰供皮片区前后应纵行并排紧邻置放(本例前排扩张器之间有凹陷,不利于扩张皮瓣推进),前侧应重叠置放扩张器,会制造出更多皮肤,缝合口也会向后移位,供皮区也会松弛,也为二次手术制造出轻松的空间。

(夏双印　崔志坚)

病案6　右膝关节结核性屈曲150°位强直伴右胫骨结节前内下方骨外露:腓肠神经营养血管顺行岛状皮瓣技术

【病史与治疗】

诊断: 右膝关节结核性屈曲150°位强直伴右胫骨结节前内下侧骨外露

医疗技术: 腓肠神经营养血管顺行岛状皮瓣技术

患者,女,25岁。10余岁时患右膝关节结核,并从右膝内下侧淌脓流水3年,以后逐渐好转,膝关节骨性愈合,但膝内下侧留有骨外露创面至今。2003年6月28日以右膝关节结核后骨性强直伴右胫骨结节前内下方骨外露4年入院。右膝关节屈曲在150°位强直,右胫骨结节内下侧可见骨外露,局部干燥,外露骨周围有瘢痕与骨连接(图5-2-6:A)。7月4日行手术,于小腿后侧以腘窝中点至外踝后缘内侧连线为皮瓣中轴,在该轴线上小腿下2/3段设计皮瓣(图5-2-6:B)。于深筋膜浅层与浅筋膜深层间,切取腓肠神经营养血管顺行岛状皮瓣(腓动脉穿支从踝上10cm穿出与小隐静脉伴行)后(图5-2-6:C),通过皮下隧道转移至受区(图5-2-6:E)。供瓣区植皮(图5-2-6:D)。术后3周复查,皮瓣与供瓣植皮区均皮愈合良好(图5-2-6:E、F、G)。

护理要点: ①硬膜外麻醉护理;②皮片移植护理;③皮瓣血供观察护理。

【治疗复查后的思考】

1. 股骨的两髁与胫骨平台宽大。膝部前上下左右的皮肤软组织,由于邻近膝关节,其伸缩性与移动性均较大,尤其前侧与后侧,并且皮下软组织较少,直接覆盖在骨外,无多余皮肤。一旦皮肤缺损极易骨组织外露。

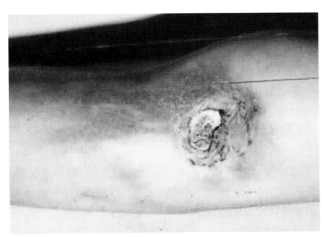

A. 胫骨骨外露

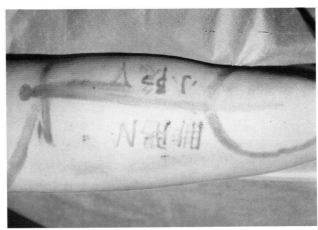

B. 设计营养血管皮瓣

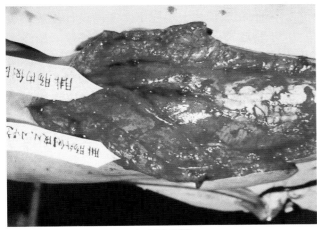

C. 切取皮瓣

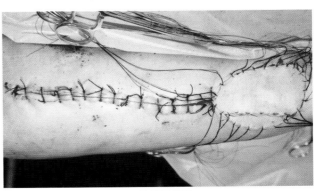

D. 供瓣区植皮

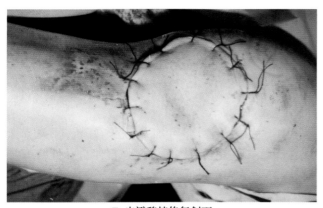

E. 皮瓣移植修复创面

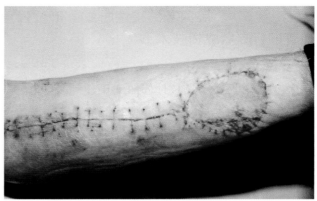

F. 供瓣区植皮成活

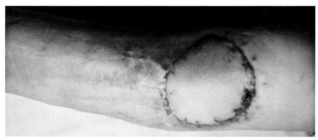

G. 术后3周

图 5-2-6　诊断：右膝关节结核性屈曲 150 度位强直伴右胫骨结节前内下侧骨外露
医疗技术：腓肠神经营养血管顺行岛状皮瓣技术（夏昊晨）

2. 由于膝部是一圆柱体，直径在 14cm 左右，膝前部又是膝屈曲的重要部分，皮肤呈环形包裹其周围，除腘窝外，皮肤都覆盖在骨和筋与筋膜外。膝部一旦有皮肤缺损，在 1～2cm 左右可拉拢或改形修复，一旦较大，邻近的局部皮瓣常无条件修复，除膝内侧皮瓣（以隐动静脉为蒂）及小腿后部皮瓣（腘窝外侧皮动脉）外，无皮瓣可移植，势必从远处提取皮瓣或皮片。

3. 我们采用同侧小腿中下 1/3 后侧部位，腓肠神经营养血管顺行岛状皮瓣技术，转移修复，皮瓣薄不臃肿，与修复区厚度类似，因此形态佳，只是供区植皮覆盖。

4. 1992 年 Bertell 和 Masquelet 等报道了腓肠神经营养血管岛状皮瓣（实际与筋膜皮瓣类似）的解剖学及临床应用，国内外对其进行解剖学研究，均确定在小腿后侧中上 1/3 处有来自腓浅动脉供血的腓肠神经营养动脉，沿神经发出许多分支除营养神经外还参与皮下血管网营养皮肤，多数学者认为节段性营养神经的血管与深浅筋膜血管网有广泛吻合。Nakajnma（1998 年）等研究发现皮神经营养网多存在于神经两侧各 5cm 范围内。所以这种皮瓣成活的关键是靠血管网的保留量及供血量，尤其是皮神经两侧的血管网保留量。

5. 此皮瓣设计以腘窝中点至外踝后缘内侧连线为皮瓣中轴，在该轴线上小腿下 2/3 段设计皮瓣。顺行切取，切开皮肤皮下，将腓肠神经与小隐静脉包括在蒂内，于腓肠神经两侧携带 3cm 宽深筋膜。始终不可使深筋膜与皮下分离，进入深筋膜下要使内侧皮神经周围携带一定量软组织，外侧皮神经仍需携带深筋膜，于深筋膜下顺神经蒂部锐性分离。切断皮瓣远端腓肠神经及血管，形成腓肠神经营养血管顺行岛状皮瓣。此皮瓣是皮神经皮瓣，又在小腿后侧，所以皮瓣较薄，是临床皮瓣中较少的薄皮瓣，顺行转位，皮瓣带有感觉（膝内侧也是易受压部位）。

6. 本例手术，腓肠内、外皮神经有交通支，所以携带了腓肠内、外皮神经。如两支相距较远或中间无交通支者，可只切取内侧支。

7. 1992 年出现了腓肠神经营养血管岛状皮瓣技术。虽已有膝内侧皮瓣（隐动静脉），小腿后部皮瓣（腘动脉及腘窝外侧皮动脉与腘窝中间皮动脉和腘窝内侧皮动脉）可供移植，由于膝部有屈伸功能，膝周皮肤是很重要区域，一般（除特殊情况外）常不以膝周为供瓣区。腓肠神经营养血管岛状皮瓣的出现，由于皮瓣薄，顺行移植还带有感觉，修复后形态好，不破坏膝周皮肤，为修复膝周提供了较好的方法。只是供瓣区需植皮,又破坏了他处皮肤。

> **设想**　1976 年出现皮肤扩张技术,由于可在局部形成多余皮肤,使修复创面趋于更简单化。现在看此例,如在局部应用皮肤扩张技术,可在创面的前侧置放扩张器,扩张后只是切除创面,扩张皮瓣向内后侧推进缝合即可。此方法不破坏他处皮肤,损伤小,在体表残留的痕迹少。另外还可在腓肠神经营养血管岛状皮瓣供区应用,可免除供瓣区植皮这一损伤。

（夏昊晨）

病案 7　右小腿开放性骨折并皮肤坏死骨外露:外固定支架与胸背动脉穿支背阔肌皮瓣游离移植技术

【病史与治疗】

诊断:右小腿胫腓骨开放性骨折合并小腿皮肤坏死与创伤性骨髓炎

医疗技术:外固定支架与胸背动脉穿支背阔肌皮瓣游离移植技术

患者,男,38 岁。1996 年 6 月 8 日因车祸致右小腿胫腓骨开放性骨折与软组织碾挫伤。在当地医院行清创缝合,胫骨复位,外固定支架固定术。手术后局部皮肤发绀逐渐加重,2 周后出现小腿大面积皮肤坏死以及胫骨外露。6 月 24 日转入我院,右小腿已行外固定支架固定,中 1/3 前外侧已有大面积淤血、皮肤脱落、肉芽创发黑的坏死组织,局部有分泌物(图 5-2-7:A)。6 月 29 日,在全麻下行彻底清创,皮肤缺损面积约 20cm×12cm(图 5-2-7:B)。手术向近位解剖找到腓肠外侧皮神经、胫前动脉一肌分支、大隐静脉一分支备用。又于侧后背部,触诊确定背阔肌外侧边缘并标记,于腋后壁下 6～8cm 及背阔肌外侧边缘以内 2～4cm 处用笔式 Doppler 血流仪测定穿支并标记胸背动脉穿支位置,按第一个穿支以下 1.5～4cm 间隔依次确定其他穿支位置。以第 1 个穿支为中心设计 22cm×12cm 椭圆形皮瓣,皮瓣长轴平行于背阔肌外侧缘,皮瓣宽度以能直接缝合供区为原则。皮神经常与第 1 个穿支伴行。若皮瓣含两个穿支,即皮瓣包含第 1 个穿支和下一个邻近的纵行穿支,皮瓣长度可达 25cm。切取了皮瓣面积 22cm×12cm,移植至小腿,皮瓣供区直接拉拢缝合。在小腿简单固定皮瓣,行胸背动、静脉的穿支血管和伴行皮神经与胫前动脉一肌分支、大隐静脉一分支及腓肠外侧皮神经在显微镜下吻合,皮瓣通血及回流良好后,闭合创面(图 5-2-7:C)。术后皮瓣完全成活。术后 5 年复查,右小腿外前侧皮瓣颜色与周围协调,虽此穿支皮瓣较薄,但在此处仍显略臃肿,局部弧线略差。小腿功能良好(图 5-2-7:D)。

护理要点:①右小腿外固定支架护理;②换药护理;③术后引流护理;④皮瓣充血观测记录;⑤膝、踝功能训练护理。

【治疗后的思考】

1. 本例是右小腿中 1/3 碾挫挤压伤,有骨折与大面积皮肤软组织挫伤至坏死,是临床经常遇到的外伤,修复方法很多。由于损伤已近肢体远端,深部组织(胫骨)大面积暴露,充足的局部血供是修复成功的基础,因此,我们选用了比较薄的胸背动脉穿支背阔肌皮瓣游离移植技术。

2. 由于皮瓣外科的不断完善,对美观和功能的要求不断提高,因而产生了穿支皮瓣的概念,即切取薄皮瓣减少受区皮瓣臃肿,保留供区肌肉,减少功能障碍。可以说,穿支皮瓣的发展标志着修复再造外科登上了一个新台阶。

3. 穿支皮瓣概念的提出,带动人们重新研究人体皮肤的穿支血管特性。我们通过形态分析背阔肌肌肉内及其覆盖皮肤的血管结构和定量分析,背阔肌肌皮穿支血管在皮肤内的走行和分布面积,探索背阔肌穿支皮瓣的切取范围和预测该穿支皮瓣的成活面积,从而提高胸背动脉穿支皮瓣移植的成功率。解剖观测胸背动脉穿支血管(口径大于 0.5mm)。胸背动脉发出 3～6 支肌皮穿支血管供应皮肤。其中最大的胸背动脉穿支起自外侧支,位于腋后皱襞下 6～8cm。该支以下从外侧支发出的穿支数可多达 3 个,每间隔 1.5～4cm 发出穿支。每个穿支斜行 3～5cm 穿过肌肉达皮肤。穿支动脉口径为 0.3～0.6mm,均有两条伴

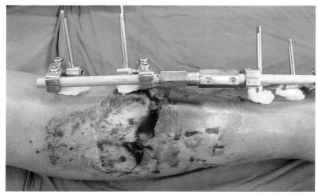

A. 胫腓骨开放性骨折并小腿皮肤坏死

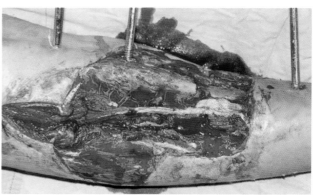

B. 清创后创面

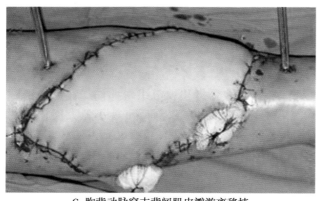

C. 胸背动脉穿支背阔肌皮瓣游离移植

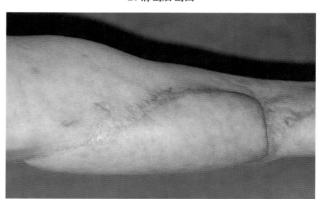

D. 术后5年

图 5-2-7　诊断：右小腿胫腓骨开放性骨折，合并小腿皮肤坏死以及创伤性骨髓炎
医疗技术：外固定支架与胸背动脉穿支背阔肌皮瓣游离移植技术（杨大平）

行静脉。

4. 胸背动脉穿支皮瓣的命名由来，整形再造外科医生面对复杂软组织缺损的修复应以最小的供区代价换取最佳修复效果。穿支皮瓣的出现和经过十多年的发展已证明符合当代组织移植发展的需要。Angrigiani（1995 年）首先报道应用胸背动脉穿支皮瓣（thoracodorsal artery perforator flap）覆盖躯干和肢体创面。他当时命名为"不含背阔肌的背阔肌肌皮瓣"。随后，该背阔肌穿支皮瓣被广泛应用于覆盖躯干和肢体创面。然而，穿支皮瓣的概念和命名仍有争论。Geddes（2003 年）对肌皮穿支皮瓣提出新的命名方法，即依据来源动脉和肌肉联合命名以避免造成混淆。例如，背阔肌穿支皮瓣的穿支来源于胸背动脉，所以应命名为胸背动脉穿支皮瓣。

5. 胸背动脉穿支皮瓣的特点　该皮瓣血供来自胸背动脉的穿支血管穿过背阔肌达皮瓣。与其他常用的穿支皮瓣（如腹壁下动脉穿支皮瓣和臀上动脉穿支皮瓣）相比，胸背动脉穿支皮瓣较薄，该皮瓣更适合四肢及头面部的修复再造。若以单一穿支为蒂，皮瓣切取范围可达 15cm×8cm。既可直接缝合供区创面，又能避免术后皮瓣静脉回流障碍。

6. 胸背动脉穿支皮瓣的设计要点　首先通过触诊确定背阔肌外侧边缘并标记，然后于腋后壁下 6～8cm 及背阔肌外侧边缘以内 2～4cm 处用笔式 Doppler 血流仪测定穿支并标记。在第 1 个穿支以下依次确定和标记其他穿支位置。以第 1 个穿支为中心设计椭圆形皮瓣，皮瓣长轴平行于背阔肌外侧缘，皮瓣宽度以能直接缝合供区为原则。

7. 胸背动脉穿支皮瓣的切取范围和成活面积　我们的解剖研究结果有助于设计穿支皮瓣。通过形态分析背阔肌肌肉内及其覆盖皮肤的血管结构和定量分析背阔肌肌皮穿支血管在皮肤内的走行和分布面积，有助于预测该穿支皮瓣的切取范围和成活面积。若以单一穿支为蒂，即由胸背动脉外侧支发出的第一个穿支为蒂，皮瓣切取范围约 15cm×8cm。若皮瓣含两个穿支，即皮瓣包含第一个穿支和下一个邻近的纵行穿支,皮瓣切取范围可达 25cm×12cm。此皮瓣切取范围和成活面积的确定可由 Cormack 和 Lamberty (1986 年)提出三个逐级扩大的皮肤血管供应区域理论解释,即以一个穿支血管为蒂可切取范围包括该穿支血管所供应的解剖区域(anatomical territory)加上邻近的穿支血管所供应的解剖区域,即动力区域(dynamic territory)。两个血管解剖区域之间由减小血管口径的细小血管吻合相连。

8. 小腿形态细小,也是经常外露部位,整形外科要求功能与形态必须同时修复。本例是小腿中 1/3 皮肤软组织大面积缺损,临床上如何形成血运好的大面积薄皮瓣,确实存在一定难度,我们选用较薄的胸背动脉穿支背阔肌皮瓣,在局部仍略显臃肿,因此,制作形成薄皮瓣仍需我们努力。我们已在上胸肩部与臀部或侧胸腹部用皮肤扩张技术制作出大面积薄皮瓣修复面颈部创面(如第一章病案 43、44)与前臂和上肢周径性创面(如第二章病案 19、20)。

> **设想**　再植技术是离断肢(指)体与组织重新与身体融合的唯一方法,技术难度高,难免会有失败。现代的皮肤扩张技术,安全系数极高,此患如来诊清创时,在左侧小腿内前侧置放大容量扩张器,注水扩张,同时创面换药,行病区清创,交腿皮瓣覆盖创面,二期断蒂(如第一章病案 17 与第五章病案 27)。在右小腿紧邻创面前内侧与外侧重叠置放大容量扩张器(有外固定支架难度较大),创面换药,促进瘢痕愈合(一旦瘢痕愈合外露性骨髓炎的风险即消失,如出现外露性骨髓炎,也易处理)。另一方面注水扩张,待皮肤扩张足量时,行二期手术,如一切顺利,手术风险极小、简单易行,损伤小、修复后形态好。此种方法目前未见报道,需临床实践,总结经验,以利临床应用。

(杨大平)

病案 8　外伤后右小腿皮肤缺损肉芽创:腓肠神经与营养血管蒂旋转皮瓣技术

【病史与治疗】

诊断:外伤后右小腿后外侧皮肤缺损肉芽创

医疗技术:腓肠神经营养血管蒂旋转皮瓣技术

患者,男,25 岁。1989 年 5 月 2 日因车祸致右小腿后外侧皮肤软组织撕裂伤,医院经清创后有皮肤缺损,深部组织外露。局部换药仍有深部组织外露,于 5 月 15 日以外伤后左小腿后外侧皮肤缺损肉芽创诊断入院。右小腿上 2/3 后外侧有一长 13cm、宽 4～5cm 创面,有肉芽生长,可见发白的筋膜(图 5-2-8:A)。经局部换药后 5 月 21 日手术,于创面的外侧设计旋转皮瓣(图 5-2-8:A),彻底切除创缘的瘢痕及肉芽,可显露大部分肌筋膜(图 5-2-8:B),将皮瓣于筋膜浅层掀起携带腓肠神经与营养血管,并向内上旋转,覆盖有筋膜外露区域(图 5-2-8:C),供瓣区从同侧腹股沟处切取全厚皮片覆盖(图 5-2-8:D)。供皮片区拉拢缝合。

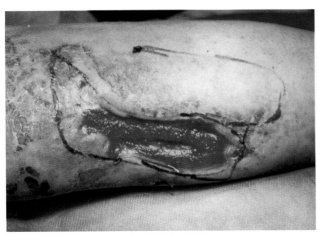

A. 设计皮瓣与切口

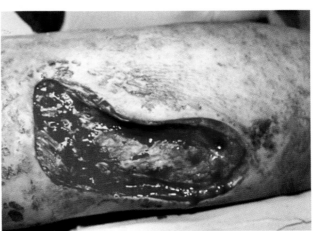

B. 清创

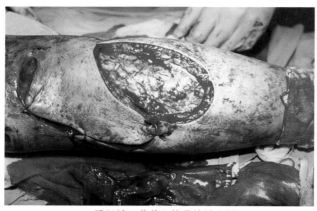

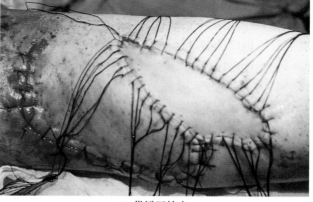

C.腓肠神经营养血管蒂旋转皮瓣   D.供瓣区植皮

图 5-2-8 诊断:外伤后右小腿后外侧皮肤缺损肉芽创
医疗技术:腓肠神经营养血管蒂旋转皮瓣技术(夏昊晨)

(周韦宏)

病案 9　外伤后右小腿皮肤缺损肉芽创:经典的旋转皮瓣技术

【病史与治疗】

诊断:外伤后右小腿后侧皮肤缺损肉芽创

医疗技术:经典的旋转皮瓣技术

患者,男,31 岁。1989 年 9 月上旬从高处跌下致右小腿后侧皮肤软组织刮伤,皮肤缺损,经换药肉芽生长。9 月 25 日以外伤后右小腿后侧皮肤缺损肉芽创诊断入院。右小腿腘窝横纹下 2cm 可见宽 8.5cm、长 17cm 三角形皮肤缺损,其表面肉芽生长良好,呈鲜红色,颗粒状,易出血(图 5-2-9:A)。9 月 29 日手术,切除肉芽创,行小腿内侧旋转皮瓣修复,供瓣区植皮覆盖。术后 54 天复查皮瓣与皮片成活良好(图 5-2-9:B、C)。

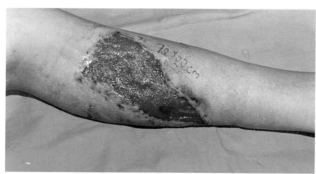

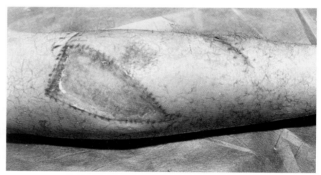

A.小腿皮肤缺损肉芽创   B.经典的旋转皮瓣修复

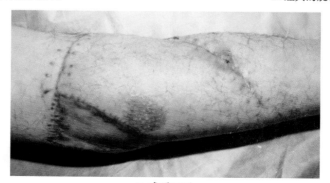

C.术后54天

图 5-2-9 诊断:外伤后右小腿后侧皮肤缺损肉芽创
医疗技术:经典的旋转皮瓣技术(周韦宏)

护理要点：①硬膜外麻醉护理；②旋转皮瓣供血观察护理；③局部加压包扎，足趾血供观察。

【治疗复查后的思考】

1. 旋转皮瓣是在缺损处的外缘形成一局部皮瓣，按顺时针或逆时针方向旋转一定角度后，转移至缺损部位进行修复。皮瓣近端的基点即为旋转的轴点，其旋转的半径长度应超出缺损的外缘。在临床上遇到缺损面积略大时，周围皮肤弹性和移动性较小，不能用推进皮瓣修复的病例可选用旋转皮瓣，它适用于圆形或三角形缺损。设计旋转皮瓣时，所作的切口长度应为三角底边长度的4倍，皮瓣的长度应较创缘长，以便旋转后蒂部不致过紧或过度扭曲。此种旋转皮瓣在旋转后，旋转轴线上张力最大，一般称之为最大张力线。遇到旋转后张力过大的情况，可在最大张力线上作与此线垂直交叉的仅深及真皮下的短小切口，这种切口叫"逆切"或"倒切"，也可在皮瓣外侧缘作延长切口。不论逆切或延长外侧缘切口对皮瓣血运都有影响，故需慎用。皮瓣旋转后在蒂部内侧可出现不同程度的皮肤皱褶，此皱褶一般不能同时切除，须待皮瓣愈合良好后再行小的修整。可有几种设计如双叶皮瓣、菱形等。

2. 既往经典的旋转皮瓣技术，以两种方式应用于临床：①旋转皮瓣转位后，各创缘均能缝合（如第一章病案7、32）；②旋转皮瓣转位后，能很好覆盖创面，但供瓣区需植皮覆盖（如本例）。如何区别其界限，是各医师对其周围皮肤的伸缩性和移动性的掌握；另外其周围是否有组织器官阻隔和筋膜浅层能剥离的范围大小以及设计等，是整形外科医师思维、技术、技能恰到好处的掌握成形技术的总体表现，尤其那些既能修复又有一定难度的成形术。

3. 关于旋转皮瓣能否旋转到位，其关键是在设计时，其皮瓣外侧蒂部至皮瓣对角的长度加上皮肤的移动性，能否使皮瓣尖端移到创面的最远端，据此设计，皮瓣的长度应超出创缘的长度。另外在设计旋转皮瓣的轴线与创面的轴线角度时，应尽量缩小，有利于皮瓣旋转及避免逆切口。

4. 关于皮瓣旋转后在蒂部内侧可出现不同程度的皮肤皱褶，即所谓的"猫耳朵"。另外在供瓣区缝合时也可能出现。皮肤皱褶的大小与皮瓣旋转的角度成正比，皮肤皱褶的轻重与局部是凸显形态和平凹形态也有关系。对于形成"猫耳朵"区域的周围作筋膜浅层较大范围松结，也会缓解"猫耳朵"的突显。

5. 旋转皮瓣是随意型局部皮瓣，一般皮瓣长与蒂宽之比应在2∶1范围内，而慎用逆切口也是因其能缩窄蒂部宽度，怕影响皮瓣血供，旋转皮瓣长与蒂宽的比例还应按2∶1安全范围内处理。另外皮瓣除供血外，还有静脉回流问题，静脉回流不佳常表现在术后几天内，也会造成皮瓣坏死，因此旋转皮瓣成活是此手术的关键。本病案皮瓣长与蒂宽之比在2∶1范围内。而本章病案8皮瓣正在腓肠外侧皮神经走行部位，分离神经近远侧，将神经连同皮瓣一起向内侧移位，最后蒂部明显变窄，皮瓣长与蒂宽之比已超过2∶1，而皮瓣成活良好，实际是带有皮蒂的腓肠神经营养血管皮瓣。

6. 本病案由于创面较大，既做了旋转皮瓣又做了植皮操作，是既往临床经常用在有神经、血管、骨、筋膜等深部组织外露创面的覆盖，而供瓣区创面植皮，是一简单易行确切有效的方法。但外部形态及手术留有的痕迹明显可见。

7. 经典的旋转皮瓣技术如第一章病案7、32，既应做了病区切除，又应用局部皮瓣修复了创面，还能直接缝合创口，局部形态还好。而对于本病案与本章病案8，还需从他处取皮（植皮后除成活率外，最大缺点为晚期再挛缩与色素沉着），破坏较大，体表留的痕迹多，与不需植皮者相比显得逊色。

8. 关于急性皮肤软组织缺损，因为皮肤面积不足，不能直接拉拢缝合，形成创面。既往对创面的修复，要求及时覆盖。因此必须破坏他处皮肤，移植皮片或皮瓣。皮肤扩张技术是自己生皮修复自己的方法，只是需等待皮肤扩张期（一般3个月左右），一旦形成局部的多余皮肤，使修复手术简单效果好。对于创面是需早期覆盖，还是二期覆盖，值得深思。

9. 旋转皮瓣为局部皮瓣，手术简单易行，修复后形态好，效果确切，是整形外科医师经常采用的，行之有效的好方法。尤其是皮瓣旋转后，各创缘又能缝合。

10. 对于皮肤成形技术，既能修复好创面又能将创面缝合为最佳，一旦创面闭合困难，势必植皮覆盖。这样术前就要求医师掌握好创面的大小与局部周围皮肤的伸缩性与移动性，或是否选用与皮肤扩张技术结合应用。

> **设想**　对选用旋转皮瓣供瓣区又需植皮的病例,而本病案与本章病案8,创面已是瘢痕愈合期,如来诊时即在创面的前侧置放大容量扩张器,继续换药处理,待扩张皮肤足量时,再行二期手术,即不需植皮、修复后形态好,痕迹残留的少,也为修复制造出轻松的环境(如第一章病案1与第五章病案27)。

(夏昊晨)

病案10　先天性左小腿后内侧上1/3黑痣:"拱顶石"样皮瓣技术

【病史与治疗】

诊断:先天性左小腿后内侧上1/3黑痣

医疗技术:"拱顶石"样皮瓣技术

患者,女,11岁。此患出生时家长即发现其左小腿部黑痣,如大指甲大小,黑痣随身体发育而渐渐增大。入院时:左侧小腿黑痣面积为2.5cm×5.0cm大小,形状不规则,色黑,触之软(图5-2-10:A)。术前在设计的"拱顶石"样皮瓣范围内,用多普勒检测是否有穿支,如有可做标示(本例未探到)。2013年7月1日行左小腿黑痣深度达肌筋膜浅层切除(图5-2-10:B),切开设计的局部"拱顶石"样皮瓣,至深筋膜浅层,皮瓣下尽量不要分离(如有穿支血管,可作适当剥离),然后做周围皮下较大范围剥离,尤其病区的下方,使其可移动到皮瓣缘即可(图5-2-10:C),最后将"拱顶石"皮瓣推进到皮瓣纵轴线的两侧缘缝合,其皮瓣纵轴的下内端皮肤行Y形缝合(图5-2-10:D)。术后3日见皮瓣血供佳,无感染及坏死表现,小腿形态尚好,只是皮瓣的左右侧弧线略膨满,小腿后上侧留有较长圆形的缝合口(图5-2-10:E)。

护理要点:同本章病案14。

【治疗复查后的思考】

1. Behan(2003年)报告了"拱顶石"样设计的皮瓣(keystone design perforator island flap,KDPIF),简称"拱顶石"样皮瓣(keystone flap),该皮瓣的形状与古罗马拱形建筑中的拱顶石相似,故名"拱顶石"样皮瓣。从建筑学角度来说,为了支撑古罗马拱形建筑的巨大重量,有必要设计一个石头来通过重力紧锁拱形建筑。该皮瓣设计简单,为皮瓣基底的血管网供应营养的形如岛状皮瓣,手术时间较短,术后外观良好,创伤小等。

2. "拱顶石"样皮瓣是一个由皮下血管网供应营养的皮瓣,其手术的特点是充分游离和动员皮瓣及缺损区周围的皮肤软组织向缺损区和皮瓣区移动,术中皮瓣的两侧底角是向中心推进缝合,形成V-Y缝合形式。实际是推进皮瓣与V-Y皮瓣结合应用。设计此种皮瓣时,术前设计一定在估计其周围皮肤的伸缩性和剥离后的可移动性范围内,不然术后缝合不上,势必再植皮。

3. 关于传统的三角形推进皮瓣,是临床常用的V-Y成形术或Y-V成形术,此种皮瓣适用于错位的组织复位及组织长度的延长。并有不少改良的设计方法,如N-Y及M-Y等。V-Y或Y-V成形术在临床上是非常有用的一种方法。此手术是在切口的周围浅筋膜深层剥离,使皮肤有较大的移动性,最后用可移动的皮瓣闭合创面。如超出皮瓣的移动性或伸缩性的范围,就不能完全闭合创面,势必植皮。而"拱顶石"样皮瓣与三角形推进皮瓣不同点是Y形上方的两臂间对应的三角瓣不能剥离,只是Y形开口处向三角瓣对合。

4. 本例是女孩,11岁。只是皮肤黑痣,其宽度仅2.5cm,就其大腿前皮肤的移动性完全在此宽度之上,因此,如只切除病区全层皮肤(不必到肌筋膜浅层),然后将创面内上侧与外下侧浅筋膜深层剥离,向对侧推进皮缘会较轻松对合,痕迹留的少,但是一直线缝合口。实际此例也是如此方式,不用切开"拱顶石"即可,增加切口。

5. 本例"拱顶石"样皮瓣,修复了创面,小腿形态尚好,在小腿后侧留有较长的缝合口,而且还是环形,这些缝合痕迹要留一生。"拱顶石"样皮瓣对其皮瓣的安全性和不稳定性,其适应证受限。此种方法不是一种好方法,损伤大、缝合口长。

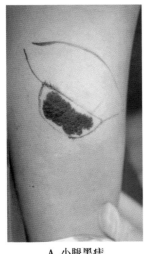

A. 小腿黑痣

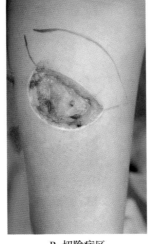

B. 切除病区

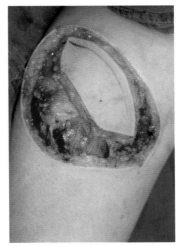

C. 成形拱顶石皮瓣

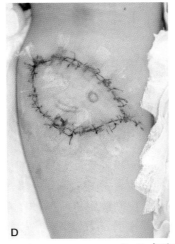

D

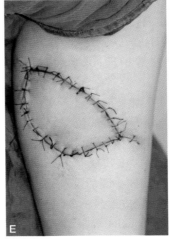

E

D、E. 术后3日皮瓣成活

图 5-2-10　诊断：先天性左小腿后内侧上 1/3 黑痣
医疗技术："拱顶石"样皮瓣技术（李宁）

6. 局部皮瓣移植技术，对此种病例，已有多种方法修复后损伤小、痕迹残留的小、手术简单易行、安全可靠。如旋转皮瓣技术或双轴平行法旋转皮瓣技术，只会留有曲线缝合口。

7. 关于缝合口形态，一般人们从视觉角度常认为直线和环形线比曲线明显。一般整形美容医师不主张形成圆形缝合口，因其是晚期环形挛缩、局部凸起或凹陷的潜在因素，常主张弧形或"S"形缝合口。因此，整形外科医师要把缝合口形成曲线，避免直线或环形缝合。

设想 1　此患黑痣面积为 2.5cm×5.0cm，在小腿后内侧。如应用经典的、成熟的旋转皮瓣技术（第一章病案7），或双轴平行法旋转皮瓣（第四章病案1），对周围损伤会更小，形态会不受影响。残留的痕迹会很小，并且不是环形而是曲线缝合口。

设想 2　现代的皮肤扩张技术，是修复皮肤缺损的最佳方法。如应用扩张技术，可形成推进皮瓣或半圆形推进皮瓣（如第一章病案33、34），最后的缝合口长度可在其病区周长的 1/2 至周长的全长长度内，并且还是曲线。不过此例病区小，用旋转皮瓣即可。

（李　宁）

病案 11　外伤后右小腿中上 1/3 前外侧皮肤缺损肉芽创骨外露：腓肠神经营养血管顺行岛状皮瓣技术

【病史与治疗】

诊断：外伤后右小腿中上 1/3 前外侧皮肤缺损肉芽创骨外露

医疗技术：腓肠神经营养血管顺行岛状皮瓣技术

患者，男，65 岁。2003 年 8 月 29 日车祸外伤，在当地急诊行清创胫骨内固定术，术后小腿前皮肤由于外伤与肿胀逐渐坏死，经过 1 个半月的多次清创与换药后，形成肉芽创，骨外露（图 5-2-11：A）。10 月 18 日以外伤后右小腿中上 1/3 前外侧皮肤缺损肉芽创骨外露诊断入院。10 月 14 日手术行彻底清除瘢痕、肉芽、外露的一层骨皮质至正常骨组织，最后创面长达 16cm、宽 10cm（图 5-2-11：C），清创后胫骨未见明显愈合，骨折处外露（图 5-2-11：C）。X 线片显示（图 5-2-11：B）骨痂不明显。在同侧小腿后侧从踝上 5cm 向上设计腓肠神经营养血管顺行岛状皮瓣，17cm×11cm（图 5-2-11：D），切取以腓肠神经营养血管为轴线的皮瓣，筋膜宽 5~6cm，在皮下向前旋转至创面缝合皮瓣（图 5-2-11：E、F），供瓣区植皮术（图 5-2-11：H）。术后第 1 天皮瓣下部内侧出现淤血现象（图 5-2-11：F）逐渐明显，10 天拆线，瘀斑处皮瓣仍较软，但半个月后皮瓣下 1/3 部分变硬坏死（图 5-2-11：G），术后 25 天将发黑坏死皮肤切除，皮下可见软组织，植皮。供瓣区植皮成活尚可（图 5-2-11：H）。

护理要点：①硬膜外麻醉护理；②术后右下肢石膏托固定护理；③皮片移植护理；④皮瓣血供观察护理。

【治疗复查后的思考】

1. 小腿前侧是经常与外界接触部位，易受外伤。修复小腿前侧的皮瓣应有感觉或以后能恢复感觉，并且应较薄，各学者所选用的皮瓣各异。

2. 此患小腿前侧中上 1/3 皮肤缺损长 16cm、宽 10cm，面积较大。远位皮瓣或肌皮瓣一般都较厚。若选用小腿带血管蒂皮瓣移植，如小腿后部皮瓣（腘动脉的腘窝外侧皮动脉）较薄，但血管蒂较短，一般转移至小腿前侧困难。由于皮神经皮瓣较薄，不破坏肌肉，因此我们选用了腓肠神经营养血管顺行岛状皮瓣。

3. 1992 年 Bertell 和 Masquelet 等报道了腓肠神经营养血管岛状皮瓣的解剖学及临床应用以来，国内外对其进行解剖学研究，均确定在小腿后侧中上 1/3 处有来自腓浅动脉供血的腓肠神经营养动脉，沿神经发出许多分支除营养神经外还参与皮下血管网营养皮肤。

4. Nakajnma（1998 年）等研究发现皮神经营养网多存在于神经两侧各 5cm 范围内。所以这种皮瓣成活的关键是靠血管网的保留量及供血量，尤其是皮神经两侧的血管网保留量。多数学者认为节段性营养神经的血管与深浅筋膜血管网有广泛吻合。

5. 本例是腓肠神经营养血管顺行岛状皮瓣，我们切取了腓肠神经两侧筋膜各 5cm。腓肠神经内、外皮神经的吻合点距腘部较近，筋膜血管蒂长 13cm。此例术后第一天皮瓣远 1/3 即有淤血，是静脉回流不佳引起，是造成皮瓣坏死的主要原因。张世民等（2000 年）认为这种供血的链式吻合血管丛，具有双向供血，既可顺流又可逆流。此例远端静脉淤血是血管内压力不足，还是静脉回流有障碍或回流方式不同，又或者是供血范围的限制？值得研究。

6. 小腿后部皮肤营养血管较多，包括腘窝外侧皮动脉，中间皮动脉及内侧皮动脉。有人认为腓肠神经营养血管蒂顺行皮瓣若设计较大时，必须包含其他营养血管或增加筋膜宽度及携带皮蒂。我们认为切取了筋膜蒂宽 10cm，会使回流更好，而未包含其他皮血管，皮瓣出现坏死，因此皮瓣坏死的原因值得研究。

7. 关于皮瓣切取范围，姜长明（2001 年）提出：切取范围有限，不能超过 12cm×10cm（我们切取了 17cm×11cm），过大皮缘坏死。但绝大多数是指逆行皮瓣而言。而本例为顺行皮瓣，虽面积较大，出现了皮瓣坏死，值得借鉴。

8. 有人提出小隐静脉与受区浅静脉吻合，有利于皮瓣的静脉回流。此例已知皮瓣较大，由于认为增宽筋膜蒂即可能增加静脉回流，因此未行浅静脉吻合，事后出现皮肤坏死。因此小隐静脉与受区浅静脉吻合在预防静脉回流上能起到很大作用。

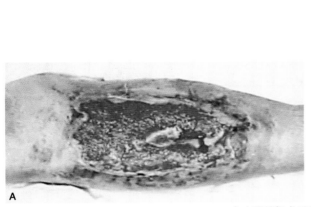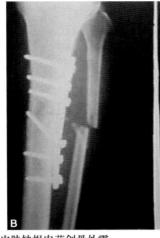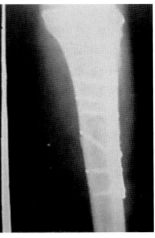

A、B. 右小腿骨折术后皮肤缺损肉芽创骨外露

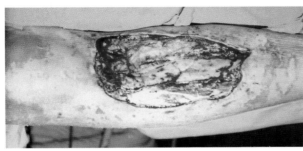

C. 清创后创面

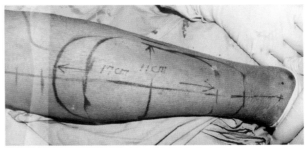

D. 设计营养血管顺行岛状皮瓣

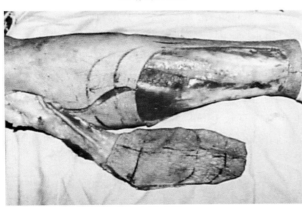

E. 切取皮瓣

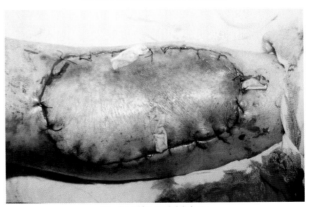

F. 术后第1天皮瓣瘀血

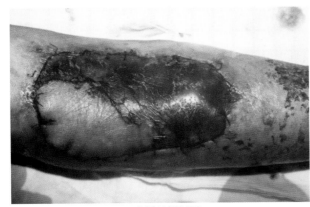

G. 皮瓣远侧坏死

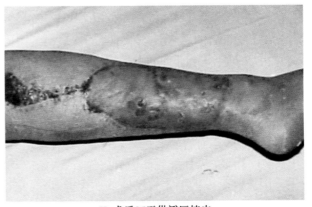

H. 术后25天供瓣区植皮

图 5-2-11 诊断:外伤后右小腿中上 1/3 前外侧皮肤缺损肉芽创骨外露
医疗技术:腓肠神经营养血管顺行岛状皮瓣

9. 本例腓肠内、外侧皮神经，交通吻合分支较早，距胭部较近，一般多以内侧皮神经为主，我们将两支携带在皮瓣上，此例内侧支较粗，外侧支较细，皮瓣坏死部分正是腓肠外侧皮神经走行范围，是否与内外侧皮神经之间的交通支有关，也值得研究。

10. 腓肠神经营养血管岛状皮瓣，由于是皮神经血管皮瓣，皮瓣较薄，是全身较少的薄皮瓣。可以形成顺行皮瓣，也可以形成逆行皮瓣，是修复小腿或足部皮肤缺损较好的皮瓣。但皮瓣面积的大小值得重视。

> **设想** 现代皮肤扩张技术已大量应用于临床。但此患骨折处与创面相通已1个半月，如长期相通，完全可能造成骨延迟愈合或不愈合以及骨髓炎等并发症。因此，早期闭合创口是非常必要的。但对创面进行严格的换药处置，保证能被肉芽覆盖，是临床医师能够完成的，因此，为了对身体损伤小、修复后形态好、并且风险还小，应用皮肤扩张技术(参考第一章病案17与第五章病案27)还是有很大可能性，值得进一步研究与实践。

（夏双印 崔志坚）

病案 12 外伤后右小腿中上1/3 双折并皮肤坏死接骨板及骨外露：股前外侧肌肌皮瓣游离移植技术

【病史与治疗】

诊断： 外伤后右小腿中上 1/3 双折并皮肤坏死接骨板及骨外露

医疗技术： 股前外侧肌肌皮瓣游离移植技术

患者，男，26 岁。2003 年 5 月 10 日车祸致右小腿中上 1/3 双折，经医院急诊手术行胫骨接骨板内固定，术后小腿肿胀明显，小腿前皮肤发绀，起水疱，5 月 15 日行小腿内外侧纵行切开减张，以后肿胀逐渐减退，但小腿前侧发绀皮肤逐渐发黑坏死，部分坏死皮肤脱落有肉芽增生，胫骨外露，5 月 27 日又行小腿内侧切开减张口缝合。6 月 2 日以外伤后右小腿中上 1/3 双折并皮肤坏死诊断入院。右小腿中上 1/3 前侧可见有皮肤发黑、肉芽及胫骨嵴外露，胫骨嵴内侧骨表面有肉芽生长，发黑结痂皮肤欲脱落，胫骨嵴外侧可探及接骨板，其腔隙内有少量分泌物(图 5-2-12：A)。小腿外侧仍有长 14cm、宽 5cm 原减张切口创面，肉芽生长良好(图 5-2-12：E)。6 月 9 日手术行病灶清除，接骨板摘除，骨折对位力线可(图 5-2-12：B)。股前外侧肌皮瓣游离移植(方法见本章病案 16)覆盖创面(图 5-2-12：C D)，术后石膏管形固定，创口处开窗。术后肿胀消退较快，6 月 18 日更换石膏管型时，皮瓣成活良好，但臃肿(图 5-2-12：E)。外侧减张处创面已缩窄，故切除肉芽创缝合。术后 1 个月 10 天(7 月 28 日)拆除石膏复查，皮瓣略显臃肿，小腿外侧切开口愈合(图 5-2-12：F)，右股部供瓣区较左侧明显瘦，骨折处已无异常活动。

护理要点： ①硬膜外麻醉护理；②石膏管形开窗外固定护理；③皮瓣血供观察。

【治疗复查后的思考】

1. 小腿是一上粗下细的圆柱体，由胫腓骨支撑，胫骨有略向前外侧成 10° 左右的生理弧度，胫骨干中上段略呈三角形，中下 1/3 交界处较细，略呈四方形。胫骨前内侧面仅有皮肤覆盖，其他均由肌肉包裹。小腿外伤后经常会造成皮肤软组织缺损及骨折和深部各种组织损伤。

2. 本例已伤后一个月，皮肤坏死，骨及接骨板外露，局部有分泌物，骨折未全愈合。由于胫骨两端有许多小孔，许多小血管经此进入骨内，故胫骨两端有充足血供。胫骨干中、下 1/3 段内完全没有血管孔，仅在上、中 1/3 段交界处之后侧面有一血管孔，滋养动脉由此血管孔进入骨干内，自上而下担负整个骨干之血供。因此胫骨中上 1/3 交界处以下骨折，是周身骨折延迟愈合与不愈合的多发区域。此例正在中上 1/3 交界处骨折，有可能影响胫骨折处的血供。

3. 此例是车祸致右小腿中上 1/3 挤压伤，除皮肤外还有其他软组织损伤以及骨折。当时又做了胫骨接骨板内固定术，术后小腿肿胀明显，皮肤发绀，起水疱，出现了间隔区综合征表现，术后 5 天急行小腿内

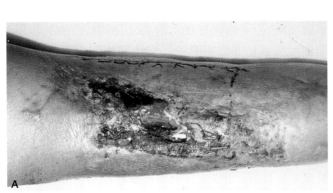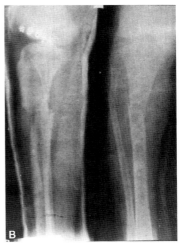

A、B. 小腿双折并皮肤坏死钢板及骨外露

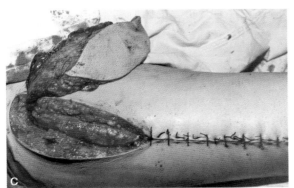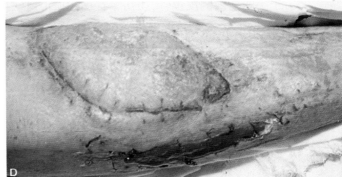

C、D. 股外侧肌皮瓣切取游离移植

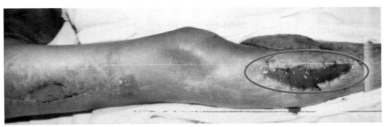

E. 术后9天外侧创面清除肉芽缝合

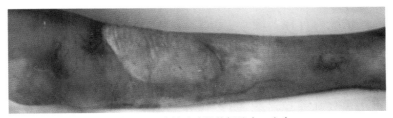

F. 术后40天皮瓣略臃肿外侧缝合口愈合

图 5-2-12　诊断:外伤后右小腿中上 1/3 双折并皮肤坏死钢板及骨外露
医疗技术:股前外侧肌肌皮瓣游离移植技术(周韦宏)

外侧纵行切开减张,以后逐渐肿胀减退,但胫骨前内侧骨折处皮肤坏死。至伤后 1 个月,坏死皮肤脱落,骨及接骨板外露,局部有分泌物。手术去除接骨板,骨折处有异常活动。此例在治疗中对疾病发展估计不足,采用手术内固定,加重了间隔区综合征的发展,应吸取教训。如先行骨牵引,待消肿后再手术,可能会更安全。

4. 此患者就诊时已是伤后 1 个月,右小腿骨折处前内侧皮肤坏死,骨与接骨板外露,创面有分泌物,说明接骨板已成异物,骨折断端,接骨板螺钉与骨间,已有感染。完全可能造成骨延迟愈合或不愈合以及骨髓炎等并发症。所以创面闭合是此病首先要解决的问题。因此本病目前的治疗应及早彻底清创闭合创面,而创面覆盖是充分利用皮肤的屏障作用,防止外界细菌感染,创面闭合后可以形成组织的正常修复环境,促进皮下各种组织的修复。我们选用了肌皮瓣,由于血供好还有消炎、抗感染、消肿的作用。因此对那些有深部组织外露的创口,即时恰到好处的创面覆盖是非常重要的。实践证明创面覆盖后(没有再感染)有抗感染及促进各种组织愈合作用。

5. 闭合创面的方式方法较多,我们切取了 14cm×9cm 同侧大腿血供较好的股前外侧肌肌皮瓣游离移植修复创面。虽达到了治病的作用,但不是修复此处的最佳方法。

6. 现代的创面修复,除最基本的创面覆盖外,还要求修复后局部形态、颜色、质地等。此例选用了股前外侧肌肌皮瓣游离移植修复,虽血供好,但修复后局部臃肿,形态不佳,供瓣区还需植皮,外观视觉差。实际用皮瓣修复要比肌皮瓣形态好,但无肌皮瓣血供好。因此,目前肌皮瓣移植与供受区形态的要求还有很大距离。

7. 由于小腿前内侧皮包骨,损伤除有皮肤损伤或缺损外,还常伴有骨折。临床应据不同部位,不同伤情,如何选择皮瓣,确实是整形外科医师理念、思维、想象、设计、技术、技能的综合表现。

设想 现代的皮肤扩张技术是目前修复局部创面最好的方法,修复后形态好,手术简单易行。总结:如果应用扩张技术,可在来诊时即在病区前内侧皮下置入扩张器,在注水的同时局部换药(覆盖深部组织是有可能的,如第一章病案 4、17),待皮肤扩张足量后,二期修复(第一章病案 17 与本章病案 27)。如何在此类病例中应用还需临床总结经验。

(周韦宏)

病案 13 右小腿外伤后皮肤缺损骨外露:腓肠神经营养血管逆行岛状皮瓣技术

【病史与治疗】

诊断:右小腿外伤中下 1/3 皮肤缺损骨外露

医疗技术:腓肠神经营养血管逆行岛状皮瓣技术

患者,男,30 岁。2003 年 10 月 20 日车祸致右小腿外伤,急至医院包扎。10 月 21 日以右小腿中下 1/3 外前侧皮肤缺损骨外露入院。右小腿中 1/3 外侧有皮肤挫伤,其下有 6cm×5cm 皮肤缺损,胫前肌及腓骨长短肌外露,创缘前可探及胫骨,无骨折,踝外前侧也有皮肤挫伤(图 5-2-13:A)。急诊行清创,切除挫伤皮肤及皮下组织,可见胫前肌及腓骨长短肌膜,前内侧骨膜(图 5-2-13:B)。按腓肠神经营养血管逆行岛状皮瓣设计,在小腿后侧,以腘窝中点至外踝后缘内侧连线为皮瓣中轴,据受区所需皮瓣大小及蒂部旋转所需长度,在该轴线上小腿中段设计皮瓣(图 5-2-13:C)。皮瓣蒂部旋转点在踝上 4～7cm 处。先从外踝部后侧切口,找到腓动脉穿支,再于踝上 9～10cm 处开始设计宽 2～3cm 皮蒂至皮瓣,将腓肠神经与小隐静脉包括在蒂内,于腓肠神经两侧携带 3cm 宽深筋膜。始终不可使深筋膜与皮下分离,进入深筋膜下要使内侧皮神经周围携带一定量软组织,外侧皮神经仍需携带深筋膜,于深筋膜下顺神经,向皮瓣锐性分离。切断腓肠神经内外侧皮神经近侧,小隐静脉腓浅动脉起始部,以腓动脉穿支供血为蒂,形成腓肠神经营养血管逆行岛状皮瓣(图 5-2-13:D)。切开外踝与创面皮肤皮下,将皮瓣转移至受区缝合(图 5-2-13:E)。供瓣区创面由同侧腹股沟切取皮片覆盖(图 5-2-13:F)。术后创口一期愈合。

护理要点:①硬膜外麻醉护理;②皮片移植护理;③皮瓣血供观察护理。

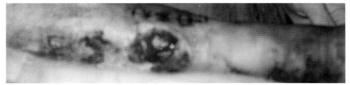
A. 右小腿外伤中下1/3皮肤缺损骨外露

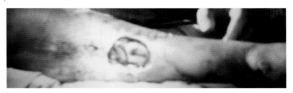
B. 清创

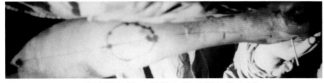
C. 设计腓肠神经营养血管逆行岛状皮瓣

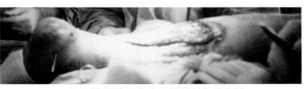
D. 切取腓肠神经营养血管逆行岛状皮瓣

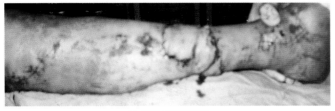
E. 转移修复创面

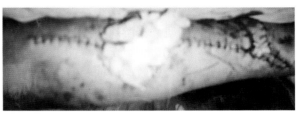
F. 供瓣区植皮

图 5-2-13 诊断:右小腿外伤中下 1/3 皮肤缺损骨外露
医疗技术:腓肠神经营养血管逆行岛状皮瓣(夏昊晨)

【治疗复查后的思考】

1. 小腿中下 1/3 创面,面积不十分大,如何修复? 既往可采用小腿后侧旋转皮瓣修复,还可用交腿皮瓣,只是供瓣区植皮。简单易行,效果可靠。留有植皮痕迹。有三处手术痕迹,是传统的拆东墙补西墙的方法。也可局部换药,生长肉芽后植皮。但本例创面有肌肉、肌腱外露,创面周围有点,片状皮肤挫伤,需皮瓣修复。

2. 腓肠神经营养血管皮瓣(1992 年),是皮神经皮瓣(实际类似筋膜皮瓣),皮瓣较薄,又可在同侧小腿后侧切取。

3. 在小腿后侧中上 1/3 处有来自腓浅动脉供血的腓肠神经营养动脉,在小腿下 1/3 段该动脉发出许多细小分支供养相应区域的皮肤。腓浅动脉伴行腓肠神经下行至小腿下 1/3 形成血管网,至踝部,在外踝后上方 4～7cm 范围内,腓动脉穿支与腓浅动脉或动脉网形成广泛吻合。小腿外侧腓动脉肌间穿支数平均3～5 支。血管走行恒定,变异较少。因此我们采用了以腓动脉穿支(3～5 支)为蒂,形成腓肠神经营养血管逆行岛状皮瓣逆转修复小腿远侧皮肤缺损。

4. 本例皮瓣从小腿后侧中段切取,从外踝后侧逆转向前内侧覆盖创面,距离较短,因此皮瓣蒂部携带腓肠神经两侧3cm 宽深筋膜和小隐静脉,并携带宽 2～3cm 皮肤是为了减张(小腿中下 1/3 外侧有皮肤挫伤皮下肿胀)。修复后形态略显臃肿。

5. 传统的旋转皮瓣技术、带蒂皮瓣移植技术等,经过了几十年甚至上百年的实践,有缺点但仍有很多优点,现代皮肤移植技术也不能完全替代。现代皮肤移植技术(如游离皮瓣技术与皮肤扩张技术等),有很大优点,但也有不足。如何结合应用,取其优点,改进不足,使其更理想,是我们整形外科医师的今后任务。

6. 关于现代的皮肤移植新技术,临床医师急需掌握,有时未免扩大了适应证。在一味体会新技术的同时,其适应证又未免牵强,使手术复杂化。本例术后,小腿前后侧有较大范围的切口,还有植皮区,并且还破坏了一处皮神经,损伤很大,残留的痕迹多,自然影响形态。皮肤移植技术的方式、方法已很多,应根据部位、损伤情况,大体上规范出目前的最佳方法及次要方法,以提高修复效果。

设想　本例病区在小腿中下1/3交界处，虽皮肤缺损不大，但由于此部位周径小，局部皮瓣常有一定难度。由于没有骨外露，最简单的方法是来诊时，即行小腿后侧扩张器植入术，随之创面换药，使其肉芽生长覆盖。同时扩张器注水扩张，待扩张足量后，瘢痕切除，扩张皮瓣推进修复，损伤会更小，效果会更好（参考第一章病案17与本章病案27）。

（夏昊晨）

病案14　右小腿碾挫伤后软组织缺损贴骨性瘢痕：背阔肌皮瓣游离移植技术

【病史与治疗】

诊断：右小腿碾挫伤后软组织缺损贴骨性瘢痕

医疗技术：背阔肌皮瓣游离移植技术

患者，男，47岁。1986年夏天，右小腿被马车轮碾挫，当时无骨折，皮下淤血明显，软组织肿胀严重，逐渐皮肤软组织坏死，经过数次清创及换药，创面3个月后全部愈合，胫骨前内外侧形成贴骨性瘢痕（图5-2-14：A、B）。1986年10月6日以右小腿外伤后贴骨性瘢痕入院。右小腿中1/3从外侧绕至前（宽9cm）侧与后侧上至中1/3以上皮肤软组织缺损凹陷，前侧缺损的面积较大，胫骨表面为贴骨性瘢痕（图5-2-14：A、B）。踝关节与足趾背伸屈曲不能，足跟与足底和足背痛觉消失，足跟有瘢痕，足背动脉可触及，但较对侧明显弱。在近侧可触及肌肉收缩，足背动脉未触及。10月14日手术，首先行病灶清除探查，小腿中1/3胫骨外露，胫骨前肌、趾长伸肌、拇长伸肌、部分腓骨长肌、腓浅神经、隐神经、大隐静脉缺损，后侧，腓肠肌与比目鱼肌中2/3内侧缺损，只有比目鱼肌外侧与跟腱相连，胫神经缺损从小腿中上1/3交界处至中下1/3交界处长11.5cm，远侧断端、粗线外膜缝合标记、胫后动脉缺损。显露缺损组织的近远侧断端，各缺损在11~5cm之间。小腿外、前、内后侧皮肤缺损的面积较大（25.5cm×10.5cm），肌肉骨外露，之后解剖出腓肠动脉及小隐静脉备用。按略大于创面，在右侧背阔肌部位设计皮瓣，于背阔肌外缘切口，显露背阔肌，在深层分离出胸背血管神经束，顺着血管束向肌肉解剖，将背阔肌的大部分与其上的皮肤一并掀起形成长27cm、宽11.5cm肌皮瓣，游离一定血管长度切断，供瓣区拉拢缝合。将皮瓣移至右小腿外前与内后侧包绕小腿创面处缝合固定，胸背动、静脉与腓肠动脉和小隐静脉吻合，通血及回流无异常后，缝合所有皮缘对

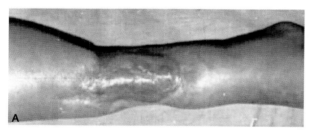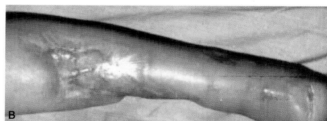

A、B. 右小腿碾挫伤后软组织缺损贴骨性瘢痕

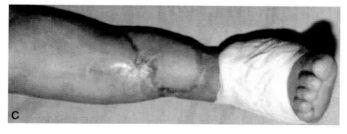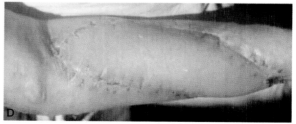

C、D. 背阔肌皮瓣游离移植后1个月

图5-2-14　诊断：右小腿碾挫伤后软组织缺损贴骨性瘢痕

医疗技术：背阔肌皮瓣游离移植技术（杨大平）

合口。术后石膏管形踝关节100°位外固定,踝上前侧开窗。术后2周皮瓣愈合良好,小腿外形基本改善,踝关节在100°,术后1个月复查(图5-2-14:C、D),皮瓣颜色与周围协调,略显臃肿。

护理要点:①全麻术后护理;②术后左侧或仰卧位;③右下肢石膏管形护理;④皮瓣血供观察护理。

【治疗复查后的思考】

1. 此例是右小腿中1/3皮肤软组织3/4环形缺损与胫骨贴骨性瘢痕。屈伸侧肌肉肌腱,血管神经缺损(缺损长度5～11cm),伴有神经血管缺损,致使足部感觉消失,供血减少,小腿外形凹陷明显。由于缺损的组织多、量大,已构成生理性截肢条件。如何修复如此多的组织,而且组织量又是如此大的病损区,为临床治疗提出了难题。因此临床是以功能修复为主,还是以形态修复为主,还是简单的截肢安假肢,值得深思。

2. 小腿前内面是胫骨,前外与后侧是小腿的肌肉组织,小腿下1/3多是骨、肌腱、筋膜组织,外包绕皮肤,形成一小腿前平直,而内外后侧均呈抛物线形弧度,上粗下细。小腿是经常外露部位,又是活动度大的部位,与外界接触多,因此小腿各部位、各种不同程度的损伤也较多,修复的手段与方法也各不相同。

3. 此患为外伤后各种组织缺损量大,足部感觉消失,无活动功能,但存在。如截肢还略显可惜。因此,我们以保留肢体为基础,修复小腿外形保护胫骨,重建肢体直立的基本功能。修复小腿形态,充填缺损,保护胫骨,除要求皮肤的覆盖外,皮下应有充足的组织量。再加上此创面长25.5cm,因此我们选用了背阔肌肌皮瓣游离移植,切取了长27cm、宽11.5cm肌皮瓣。关于足底的感觉功能,胫神经缺损长11.5cm,重建有难度,但可切取肢体非重要的感觉神经移植。

4. 小腿已有小腿内侧(胫后动静脉)皮瓣;小腿外侧(胫后动脉的腓动脉)皮瓣;小腿前外侧(腓浅动脉)皮瓣;小腿前部(胫动静脉)皮瓣;小腿后部(腘动脉及腘窝外侧皮动脉、腘窝中间皮动脉和腘窝外侧皮动脉)皮瓣等,但由于缺损皮肤软组织的量较大,都不适于本例,必须从远位移植肌皮瓣充填缺损及覆盖创面。

5. 背阔肌皮瓣移位首先由Schottotaedt于1955年报道。Baudet(1976年)首先报道了背阔肌肌皮瓣游离移植成功经验。背阔肌是一扁平且范围宽阔的三角形肌肉,位于胸侧部及下半背部的皮下。背阔肌血管神经解剖位置恒定,一般解剖较易,是临床经常采用充填组织缺损的一种肌皮瓣。我们据皮肤软组织缺损的量,采用了选择性(组织量)背阔肌肌皮瓣游离移植,修复小腿缺损区并覆盖创面。

6. 背阔肌皮瓣切取简单,从其背阔肌外侧缘进入,翻转背阔肌即可看到胸背动静脉的走行(肩胛下动脉在腋动脉下方的3cm处分出的胸背动脉,胸背动脉有两条静脉和胸背神经伴行),顺血管神经蒂向上分离,结扎旋肩胛动脉,剥离至腋动脉第3段,然后据血管蒂长度分离血管切断移植。可供移植的皮肤可达(8～23cm)×(20～40cm)。一般背阔肌皮瓣上界为肩胛上3cm,下界为髂嵴上5cm,外界为背阔肌外缘5cm。如需超出上述界限,则需作皮瓣延迟或皮肤筋膜瓣。

7. 此例我们虽已修复,对其小腿形态有所改善,同时也保护了胫骨。但对足底感觉功能还没完善(为了有感觉地走路),而且如何完善还需进一步研究。胫神经缺损长11.5cm如何重建或其他方法重建足底感觉等。如不重建,着地易磨破。

8. 此例屈伸侧,肌肉、肌腱、血管、神经缺损长度在5～11cm之间,伴有足底足背感觉消失,足部虽存在,但供血较少,小腿外形凹陷明显,已构成生理性截肢条件。此患是修复还是截肢,确实值得深入研究。

(杨大平)

病案15 左小腿外伤后皮肤缺损骨外露:右小腿后侧扩张的带蒂皮瓣技术

【病史与治疗】

诊断:左小腿外伤后皮肤缺损骨外露

医疗技术:右小腿后侧扩张的带蒂皮瓣技术

患者,男,26岁。2004年5月6日骑摩托车左小腿刮伤,致小腿前外侧皮肤软组织缺损,经当地几天局部换药,有骨外露,于5月14日以左小腿外伤后皮肤缺损骨外露诊断入院。左小腿中下1/3前外侧有长16cm、宽5cm梭形皮肤缺损区,其间有水肿性肉芽,腓骨外露,可见少量分泌物(图5-2-15:A)。5月17

日在右小腿中1/3后内侧设计形成交腿皮瓣蒂部的位置,在此位置向右小腿后外侧浅筋膜深层置放600ml扩张器。2周后注水扩张。在注水扩张期间对左小腿创面进行细致的换药,促进肉芽生长,逐渐覆盖腓骨。又于8月5日行左小腿彻底清创,肌腱与骨外露(图5-2-15:B),在右小腿后侧扩张皮瓣上切取蒂部在内侧的带蒂皮瓣,剩余的扩张皮瓣推进至蒂部缝合,两腿交叉,皮瓣翻转覆盖在左小腿创面上,缝合形成闭合性交腿皮瓣。石膏管形(开窗)外固定三周,拆除固定皮瓣成活良好(图5-2-15:C),后断蒂。

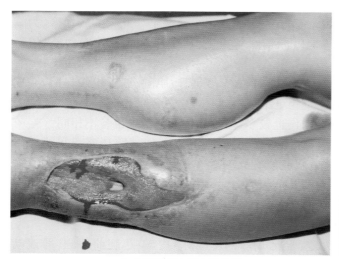

A. 皮肤缺损右腿皮肤扩张　　　　　　　　　　　B. 病区清创

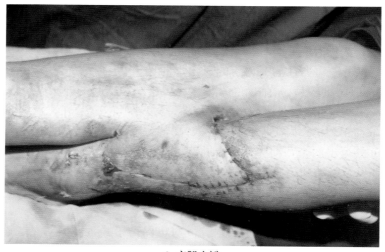

C. 交腿皮瓣

图5-2-15　诊断:左小腿外伤后皮肤缺损骨外露
医疗技术:小腿后侧扩张的带蒂皮瓣技术(夏昊晨)

护理要点:①硬膜外麻醉护理;②交腿皮瓣石膏管形外固定护理;③皮瓣血供观察。
【治疗复查后的思考】
1. 小腿皮肤软组织缺损是临床经常遇到的病例,由于无明确最适合小腿的皮瓣,因此各专家对其修复方法也各不相同。临床经常采用方法如旋转皮瓣、桥形皮瓣、交腿皮瓣、腓肠神经营养血管皮瓣或游离皮瓣或其他皮瓣等。此病例不管采用哪种方法,都可以修复。
2. 既往的皮肤软组织移植技术(除局部皮瓣外),是用他处皮瓣(游离/岛状皮瓣)修复病变区,再用另一处皮片修复供瓣区,是典型传统的拆东墙补西墙的方法。现代皮肤软组织移植的要求是:移植的皮肤软组织质地、颜色与受区越近似越好,最好一样;供瓣区损伤越小越好,最好不损伤。皮肤软组织扩张技术在一定病例中完全可以实现。

3. 皮肤扩张技术在局部能增加皮肤面积,修复后形态佳又损伤小,是皮肤缺损最直接、最简单、效果最好的方法。病区是皮肤软组织缺损,而皮肤软组织扩张技术在局部能产生多余皮肤软组织,这是最佳的结合。只是急性皮肤软组织缺损,既往需急性覆盖创面,而皮肤软组织扩张技术又必须用一段时间(一般在2~3个月)扩张与持续扩张皮肤,因此急性皮肤软组织缺损病例如何应用皮肤扩张技术,是目前值得深入研究探讨的问题。

4. 对于创面,既往强调及时用皮片或皮瓣覆盖,要及早消灭创面,避免感染。因此,不考虑对其他处的破坏,而强调消灭创面为主。现代的皮肤移植的理念是既要高质量(形态、颜色、质地等)的修复创面,又要对供皮区破坏小,甚至不破坏。因此创面是及时修复,还是等待以后修复,就存在对创面修复观念问题。我们在急性皮肤缺损病例中尝试了皮肤软组织扩张技术(第一章病案17与本章病案27),取得了修复后形态好、损伤小的结果。

5. 自从有外科以来,外科医师已全面掌握了创面愈合机制及过程,因此,目前外科医师对绝大多数创面的处理是完全可以掌握的(尤其是组织外露创面)。

6. 实践证明局部经过耐心换药,利用肉芽的屏障作用,创面的收缩作用等,肉芽完全可以覆盖骨面或其他组织(第一章病案17与本章病案27等)。而第二期手术时还需将这些增生的肉芽、瘢痕组织切除,是一种浪费。但彻底清创(清除所有的瘢痕、坏死的筋膜、部分胫骨骨皮质等,也是清除感染区域)是皮瓣覆盖创面能一期愈合的基础。因此清创术是临床外科医师消灭感染创面的一种有效手段。强调清创必须彻底,能保证创口一期愈合(图5-2-15:C)。

7. 现代的皮肤扩张技术已临床应用多年,以能产生多余皮肤为特征。由于传统的带蒂皮瓣技术(即交腿皮瓣),能形成大面积均匀一致较薄的皮瓣,缺点是供瓣区需植皮,二期断蒂,而风险极小,成功率高,而且损伤小。我们将两者结合应用,互补其缺点,发挥其优点。不须植皮,供、受区均用皮瓣修复,在体表残留的只是缝合口痕迹,皮瓣不臃肿,形态佳,皮瓣质地与受区极近似。

8. 本例手术是第一期在右侧小腿后侧置放扩张器,同时对左侧小腿创面进行细心的换药。第二期病灶彻底清创,在扩张皮肤上形成带蒂皮瓣,覆盖在创面上。第三期断蒂。治疗时间较长,还有肢体固定的痛苦。但手术在两处,各自只留有缝合痕迹,形态好,对身体破坏少,损伤小。免除了植皮这一手术损伤。本手术虽有进步表现,但还有不足之处,仍需改进。

9. 由于皮肤扩张技术能形成"多余"皮肤,并且皮肤的颜色、质地,甚至细胞结构与邻近皮肤完全一样,这一优点是临床亟待、特别需要的。由于皮肤软组织移植技术的进步,促使对创面修复理念及修复时间的重新认识,由急性处理转变为可以二期处理,这是医师有意的二期处理,就要提高创面处理的技能,必须保证肉芽生长覆盖及遮挡作用的充分发挥,不应轻视。

(夏昊晨)

病案16 外伤后右小腿中1/3皮肤缺损胫骨外露并右中前足缺如:股前外侧肌肌皮瓣游离移植技术

【病史与治疗】

诊断:外伤后右小腿中1/3皮肤缺损胫骨外露并右中前足缺如

医疗技术:股前外侧肌肌皮瓣游离移植技术

患者,男,33岁。2003年2月10日下午两车相撞致翻车,重物压轧右足小腿挤挫伤,至医院行右小腿清创,右前中足残端清创缝合,由于小腿中1/3与足部软组织挫伤较重,术前即有皮下淤血、瘀斑明显,术后出现多处水疱及皮肤散在点片状坏死,以小腿前明显,3周时行残足前与小腿内外侧植皮,约1个月时,小腿前坏死皮肤脱落,胫骨外露,其他处也逐渐消肿,残足前侧及小腿有较大面积呈花斑样瘢痕皮肤。2003年8月3日以外伤后右小腿中1/3皮肤缺损胫骨外露5个月入院。右小腿中1/3前内外侧有较大面积的瘢痕性皮肤,胫骨前有约2cm×3cm区域胫骨外露,无分泌物,局部干燥,小腿两侧有植皮痕迹,右残足前有瘢痕皮肤与植皮痕迹(图5-2-16;A、B、C)。踝关节有跖屈,但无伸踝动作。8月12日手术切除右胫前骨外露周围直径9cm瘢痕皮肤,清除外露骨一层皮质骨,向近侧切口,翻转皮瓣,找到胫前动脉一较大分支根部,与大隐静脉一分支备用。之后于同侧大腿外侧设计12cm×10cm股前外侧肌肌皮瓣(图5-2-16;D),切开皮肤皮下及阔筋膜,显露股外侧肌,分开股外侧肌与股直肌,找到旋股外侧动脉降支及伴行静脉,结扎横行血管分支,切取肌皮瓣(图5-2-16;E),离断血管移至受区与胫前动脉一较大分支及大隐静脉吻合,皮瓣供血及回流正常后,将创缘与皮瓣缝合(图5-2-16;F)。供瓣区拉拢缝合,残留的创面植皮(图5-2-16;G)。术后1个月复查,皮瓣愈合良好,只是略显臃肿,大腿供瓣区拉拢缝合部位,局部凹陷弧线欠佳(图5-2-16;H、I)。

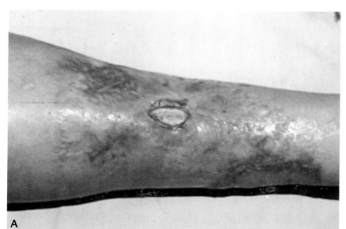
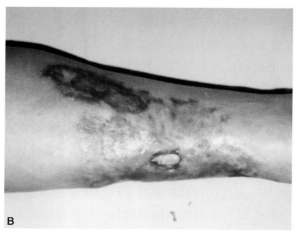

A、B.外伤后右小腿中1/3皮肤缺损胫骨外露并右中前足缺无

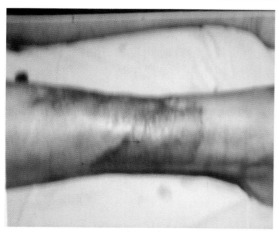

C.小腿后侧

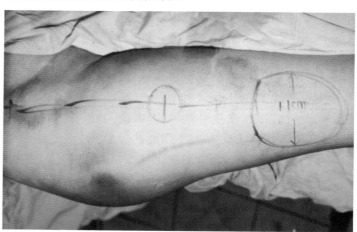

D.设计股前外侧肌肌皮瓣

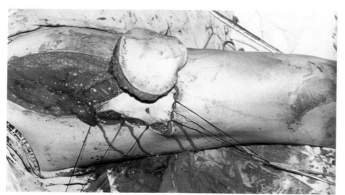

E.股前外侧肌肌皮瓣游离移植

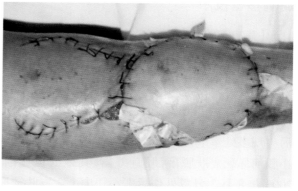

F.缝合皮瓣血供良好

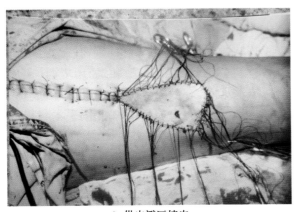

G. 供皮瓣区植皮

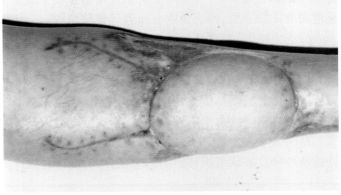

H. 术后1个月

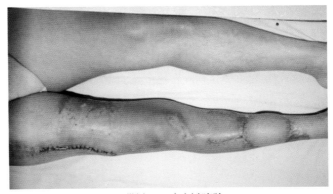

I. 供瓣区凹陷皮瓣臃肿

图 5-2-16　诊断:外伤后右小腿中 1/3 皮肤缺损胫骨外露并右中前足缺无
医疗技术:股前外侧肌肌皮瓣游离移植技术

护理要点:①全麻术后护理;②引流护理;③右下肢制动护理;④游离皮瓣血供观察护理;⑤局部加压包扎,足趾血供观察。

【治疗复查后的思考】

1. 小腿外伤是临床多见的病例,尤其前内外侧,损伤的情况与伤情各不相同,由于小腿胫骨前内侧只有皮肤覆盖,因此小腿皮肤缺损,极易出现骨外露。再加上局部周径较小,局部皮肤的利用常可能性不大,小腿虽已有:小腿内侧下部皮瓣(经后血管),国内最早(1983 年)由张善才报道;小腿外侧皮瓣(腓动静脉);小腿后部皮瓣(腘动脉的腘窝外侧皮动脉),最早(1982 年)由柏树令和李吉等报道。但临床经常需要从远位提供皮瓣移植。

2. 什么部位皮瓣最适合修复小腿,目前仍然是以各学者的技能而定,因此修复方法各种各样。无论采用哪种方式方法(都不算错误)都能达到修复的目的,各有其优缺点。但修复后形态、颜色、质地各不相同。

3. 此患由于右小腿中 1/3 前内外侧有较大面积的瘢痕性皮肤,内外侧还有植皮区,只有后侧周径的 1/4 是正常皮肤,胫骨前有 2cm×3cm 区域胫骨外露,并且还有右前中足缺如。对此例我们采用了股前外侧肌肌皮瓣游离移植修复。

4. 股前外侧肌肌皮瓣,由旋股外侧动脉的降支供血。1986 年农海生报道了临床应用经验。股前外侧肌肌皮瓣血供丰富,解剖位置恒定,切取后无显著功能障碍。是临床经常采用的肌皮瓣之一。

5. **手术设计**　髂前上棘与髌骨外上方连线,为股外侧肌的前缘,旋转轴点设计在大粗隆下 10cm 左右。手术方法:沿设计线切开皮肤皮下及筋膜。向两侧分离,显露出股外侧肌。在下段分开股外侧肌与股直肌间隙,在该间隙内显露旋股外侧动脉降支,结扎横行的血管分支,追寻血管入肌处。按设计作皮瓣四周切口,切开皮肤皮下组织及筋膜,将皮缘与阔筋膜和肌肉作暂时缝合固定,以免两者分离影响皮瓣血供。在切口上部将股外侧肌与股直肌及股中间肌钝性分离,自上而下掀起远端携带一岛状股外侧肌肌皮瓣,再将股外侧肌上端切断,并循降支解剖分离血管蒂至旋股外侧动脉的股动脉始发处,形成岛状肌皮瓣,按蒂长度需要离断血管,即可供吻合血管远位移植。

6. 皮(肌皮)瓣移植的评价标准 修复后形态好,供瓣区损伤小,在体表残留的痕迹少,技术难度低,安全可靠,易推广仍然是评价皮瓣移植的基础标准。此例是肌皮瓣移植到受区显得臃肿,如用皮瓣(薄皮瓣)会好些,但此例面积较大。而移植方式是游离移植,具有高技术难度,有一定失败率(此例虽然成功,但不等于用此法全都能成功)。供瓣区创面用另一处切取的皮片覆盖。因此,总体来讲,此例手术与局部皮瓣相比,破坏性大,组织破损大,技术难度高,具有风险,不易普及,切口多,在体表残留的痕迹多。

7. 小腿皮肤软组织缺损的修复,由于修复方法增多,值得深入研究整理或进行讨论,明确损伤程度的分级及各种皮肤软组织移植的适应证,以明确各种损伤的最佳皮瓣移植方法与适应证。

设想 我们认为小腿前内外侧大面积皮肤缺损,一般情况下,最佳修复皮瓣为对侧小腿皮瓣,与小腿皮肤颜色、质地、皮下结构一样。而本例右小腿前内外侧皮肤瘢痕面积较大,如在左侧小腿内后侧重叠置放(或在延续置放扩张器)大容量扩张器,如能扩张出大量皮肤,二期再用带蒂皮瓣技术转移修复创面,会用扩张薄的皮瓣修复大部分或全部右小腿瘢痕皮肤。皮肤扩张技术与传统的交叉皮瓣结合应用,我们已在临床上成功尝试(如第一章病案17、43、44和45,第二章病案19、20,本章病案27、28),以损伤小、安全可靠、形态佳为首选。另外还可以形成带腓肠皮神经的扩张带蒂皮瓣,转移后吻合皮神经。

(夏双印 崔志坚)

病案 17 外伤性左小腿胫腓骨粉碎性骨折及骨缺损并下1/3皮肤软组织坏死:外固定支架与髂骨+游离股薄肌肉+网状皮片移植技术

【病史与治疗】

诊断:外伤性左小腿胫腓骨粉碎性骨折及骨缺损并下1/3皮肤软组织坏死

医疗技术:外固定支架与髂骨+游离股薄肌肉+网状皮片移植技术

患者,女,23岁。2005年10月4日因车祸导致左小腿中上1/3胫骨骨折与下1/3粉碎性骨折和腓骨下端骨折(图5-2-17:A、B、C、D)。急诊于我院骨科行外固定架骨折复位及固定,下1/3内前侧皮肤逐渐出现发绀,2周后已明确出现小腿下1/3内前侧皮肤软组织坏死,10月25日行清创术,切除坏死的皮肤软组织与游离的骨块,胫骨表面、趾长屈肌和胫后肌腱、胫神经外露,胫骨出现缺损(图5-2-17:B、E)。从同侧髂骨取骨植于胫骨缺损区,之后,切取以股深动脉分支与伴行静脉的股薄肌瓣,移植于创面与近端胫后动脉(分支)与皮下静脉吻合,股薄肌移植覆盖创面+网状皮片覆盖小腿下1/3内前侧胫骨与组织外露区域。术后皮片成活良好。术后6个月复查小腿远端胫骨骨折愈合(图5-2-17:D)。12个月后复查左小腿下1/3内前侧外观不臃肿,形态佳,只是植皮区有色素沉着(图5-2-17:F)。

护理要点:同本章病案16。

【治疗复查后的思考】

1. 小腿下1/3胫前软组织菲薄,外伤易造成胫骨外露,治疗上较棘手。胫骨骨折后出现骨外露,多数为开放性骨折,且为高能量创伤所致,如车祸和重物砸伤。高能量创伤所致的下肢重度皮肤软组织和血管损伤或有皮肤缺损的病例可采用各种皮瓣转移修复。

2. 小腿远端软组织缺损修复十分棘手,传统可供选择的皮瓣如筋膜皮瓣受长宽比例限制,并不适合大面积软组织损伤的病例。岛状皮瓣需牺牲肢体的知名血管是其不足,显然不适合原本已有高能量创伤所致的下肢重度软组织和血管损伤的病例。肌皮瓣血运丰富,但对小腿远端胫骨外露者,肌皮瓣转移修复常外观臃肿。吻合血管的游离肌肉瓣加网状皮片移植覆盖小腿远端胫骨外露可解决传统可供选择的皮瓣

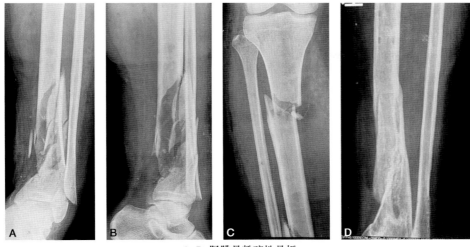

A~D. 胫腓骨粉碎性骨折

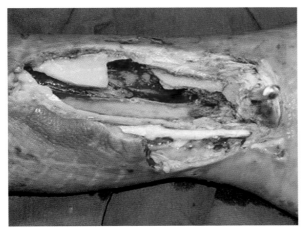

E. 骨缺损皮肤坏死清创

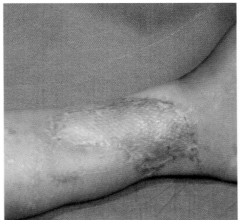

F. 股薄肌移植植皮1年

图 5-2-17　诊断：外伤性左小腿胫腓骨粉碎性骨折及骨缺损并下 1/3 皮肤软组织坏死
医疗技术：外固定支架与髂骨+游离股薄肌肉+网状皮片移植技术（杨大平）

的不足。肌肉瓣与肌皮瓣一样血运丰富，既适合覆盖单纯的大面积软组织损伤合并深部组织和骨外露创面，又可修复小腿远端慢性窦道及慢性骨髓炎骨外露创面。另外，肌肉瓣切取简单，供区无皮肤缺损、受区无皮肤臃肿等不足。还可减少在分离肌皮瓣时损伤肌皮穿支和担心皮肤层与肌肉层分离等并发症的发生。

3. 由于本例是小腿下 1/3 压轧伤，皮肤软组织也受到挤压。胫骨下段开放性骨折，用外固定架固定术后合并皮肤软组织坏死，深部组织和胫骨外露，应用股薄肌移植覆盖创面加网状皮片移植覆盖肌肉，术后肌肉瓣及皮片成活。皮片色泽、质地、弹性均良好，无瘢痕挛缩，小腿外形良好。

4. 股薄肌的解剖　股薄肌为一条扁长带状肌，位于大腿内侧皮下，长收肌内侧，位置表浅。上端以扁平宽腱起自耻骨下支前面的闭孔前缘，向下逐渐变窄，经股内侧髁后方以腱索在缝匠肌止点的后方止于胫骨粗隆内侧面。股薄肌的主要营养血管为发自股深动脉的分支，血管自股深动脉发出后，斜向内下，经长、短收肌之间走行，于股薄肌中上 1/3 处（相当于耻骨结节下方约 8cm 部位）由肌肉深面入肌。血管入肌后在肌内纵形向下走行，沿途发出 3~5 支肌皮动脉穿过筋膜滋养浅层皮下组织和皮肤。动脉起始处的外径约 2.3mm，肌外血管蒂长约 6cm。两条静脉与动脉伴行入肌。此外，旋股内侧动脉及腘动脉均有分支供养股薄肌。支配股薄肌的神经为闭孔神经前支，经长收肌深面至股薄肌上 1/3 处入肌。支配肌肉运动功能及皮肤感觉。

5. 由于胫骨的滋养血从胫骨后中上 1/3 滋养孔进入骨内滋养胫骨中下 1/3,而小腿下 1/3 骨周围被肌腱围绕,因此小腿下 1/3 骨折不易愈合,是骨折不愈合的典型区域。而血供丰富的肌肉为小腿远端胫骨骨折处提供良好的软组织覆盖,为骨折愈合创造了条件,本例愈合时间为 6 个月。小腿功能恢复正常。

6. 本例网状皮片移植覆盖肌肉瓣的优点在于:①网状皮片移植覆盖肌肉瓣易再血管化;②网状皮片的扩展性最大可达 50%,利用网状皮片的可扩展性来扩大覆盖面积,以减小供皮范围;③因引流充分有利于网状皮片的成活,同时因可避免植皮术后加压包扎而不影响肌肉瓣血运。

7. 本例小腿是挤压并有旋转性严重外伤。而下 1/3 粉碎性骨折处,皮肤软组织也有挤挫伤。行外固定架骨折复位及固定后,发生皮肤软组织坏死,三周,及时用血运丰富的肌肉覆盖,保证了骨折的愈合。因此及时的皮肤软组织覆盖创面,是保证深部组织愈合的基础,不然骨折不愈合的可能性极易发生。

8. 小腿中下部位开放性骨折是临床经常发生的病例,此例是骨缺损与软组织缺损较多,用肌肉充填软组织缺损区+植皮。如软组织缺损少,或只有皮肤缺损,皮瓣移植是经常采用覆盖创面的方法。

9. 由于外伤与皮肤软组织疾病所造成的皮肤软组织缺损,大体分成两大类;一类是皮肤软组织缺损;另一类是带有深部组织缺损。临床实践证明第一类大大的多于第二类。自从有外科修复至今,临床医师已有多种方式、方法,并且可以修复全身所有的创面。但凹陷与臃肿始终困扰我们整形外科医师,为制作或形成薄皮瓣已奋斗多年。至今已有带蒂皮瓣、头颅部的直接皮动脉皮瓣、穿支皮瓣、腓肠神经营养血管岛状皮瓣、皮肤扩张技术制作的皮瓣等,而本例以股薄肌上+网状皮片形成薄皮瓣实践证明修复小腿形态佳,也可成为一种方法。

设想 股薄肌上+网状皮片毕竟不是真正的皮瓣,一旦有肌肉萎缩皮片挛缩,会牵拉周围组织移位。我们认为小腿(大面积)皮肤缺损的最佳修复皮瓣为对侧小腿皮瓣。皮肤扩张技术是目前制作薄皮瓣的最佳方法。我们已将皮肤扩张技术与传统的交腿皮瓣结合应用(如第一章病案 17、43、45,第二章病案 19、20,本章病案 27、28),以损伤小、安全可靠、形态佳为首选。另外还可以形成带腓肠皮神经的扩张带蒂皮瓣,转移后吻合皮神经。

(杨大平)

病案 18 双小腿截骨延长后右小腿瘢痕及骨增生:皮肤软组织扩张技术

【病史与治疗】

诊断:双小腿截骨骨痂延长术后并右小腿中下 1/3 处瘢痕及骨增生

医疗技术:皮肤软组织扩张技术

患者,女,18 岁。2001 年 4 月因身高 1.52m,行双下肢胫骨中上 1/3 腓骨中下 1/3 斜形截骨,外固定支架牵引骨痂延长术,经过 3 个月的牵引延长 10cm。撤掉骨牵引后约半年,其右小腿下位的骨牵引口瘢痕增生凸出皮肤表面。2002 年 1 月 7 日以双小腿骨痂延长术后并右小腿中下 1/3 处瘢痕及骨增生诊断入院。双侧小腿内侧上、下各可见四处骨牵引皮肤残留的痕迹,均有色素沉着发黑,右小腿最下位的痕迹突出皮肤表面,触之瘢痕硬,其下有骨性增生(图 5-2-18:A、B)。1 月 11 日局麻下,在左小腿最下位瘢痕处前外侧置放扩张器,以后注水扩张。又于 5 月 20 日手术切除瘢痕皮肤,凿除增生骨组织,取出扩张器,扩张皮瓣向内后侧推进,皮下用可吸收线逐段缝合固定,最后使扩张皮瓣缘与对侧创缘缝合时皮肤松弛无张力(图 5-2-18:C、D)。术后创口一期愈合。留有较长的切口痕迹。

护理要点:①扩张器注水护理;②足趾与皮瓣血供观察护理。

【治疗复查后的思考】

1. 此例是骨牵引后右小腿内侧遗留的皮肤痕迹(色素沉积发黑)与骨增生,只是在无遮挡时,外观受影响,而肢体功能良好。

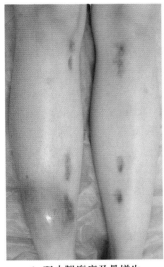
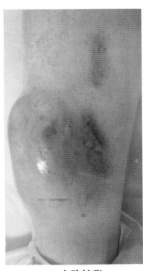
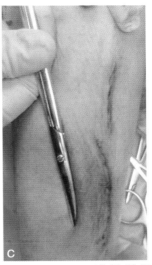
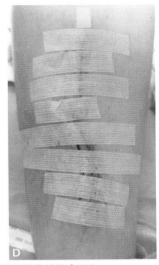

A. 双小腿瘢痕及骨增生　　B. 皮肤扩张　　C、D. 瘢痕切除扩张皮瓣推进缝合7天

图 5-2-18　诊断:双小腿截骨骨痂延长术后并右小腿中下 1/3 处瘢痕及骨增生
医疗技术:皮肤软组织扩张技术(周韦宏)

2. 此患从小腿骨痂延长治疗结束,至来诊只间隔 5 个月,其在小腿中下 1/3 处留有的皮肤色素沉积发黑与局部骨质增生,其恢复期还没到,应等待其自然恢复,估计各处皮肤痕迹也只能留有 1～2cm 大小,如 1～2 年还没有恢复,局限性骨增生,完全可以局部凿除增生的骨质,发黑的瘢痕皮肤,事先可置放扩张器(或只用皮肤改形技术),但切口不应超过发黑皮肤,关于色素沉着,完全可以等待时间自然减退。

3. 皮肤扩张技术在临床已被广泛应用,实践证明有很多优点,既往所有的皮瓣移植技术无法与其相比,但也有它的适应证。本例应用了皮肤扩张技术,实际是小题大做,在体表留有的缝合痕迹比原有的痕迹大了数倍,反而皮肤痕迹更明显,事与愿违。

4. 关于皮肤切口与缝合口　皮肤损伤至真皮层以下,会在皮肤上留有终生痕迹。由于整形科是讲究形态的学科,手术切口与缝合口也是形态的一部分,虽患者无人对切口与缝合口提出异议,但整形外科医师应对手术切口与缝合口的长短应引起重视。

5. 关于病区切除后缝合口长短问题　一般病区切除后缝合口的长短,决定其病区的周长与横径,(横径越长推进后猫耳朵越大,势必切除猫耳朵)如横径越短其缝合口长度越接近周长的 1/2,随着横径的增长,其缝合口长度也越接近周长的全长。如何能使缝合口接近周长 1/2,是临床具体研究的问题。如超出病区周长的长度,应是医师设计与操作不当的结果。本例是一明显的例子,应引为借鉴。

6. 本例病区范围不大,应用皮肤扩张技术修复,其最后缝合口比原有的痕迹大了数倍,加重了痕迹残留,是皮肤扩张器的适应证选择的错误,另外如已选用了皮肤扩张技术(扩张器选用的很大),也应以病区为修复对象,切口应在病区范围内,而不应按扩张出的皮肤来做切口修复创面,显得画蛇添足。此例为教训,提醒整形外科医师,选用皮肤扩张技术时,适应证很关键,形态始终是整形外科的灵魂。

(周韦宏)

病案 19　外伤后右胫骨下端粉碎性骨折内固定术后皮肤坏死窦道形成:股前外侧肌皮瓣游离移植技术

【病史与治疗】

诊断:外伤后右胫骨下端粉碎性骨折内固定术后皮肤坏死窦道形成

医疗技术:股前外侧肌皮瓣游离移植技术

患者,男,35 岁。1993 年 5 月 17 日右小腿下 1/3 压轧伤,急至医院。诊断右小腿下 1/3 粉碎性骨折,手术行骨折复位内固定术,术后肿胀明显,3 天缝合口有渗出液溢出,以后肿胀逐渐消退,但皮肤逐渐发黑,缝合口处有三处经常外溢液体,而创口不愈合。于 7 月 29 日来诊入院。右小腿内侧下 1/3,原手术缝合口痕迹上中下旁有三处窦道口,有少许分泌物,其缝合痕迹两侧皮肤发黑约有 12cm×10cm(图 5-2-19: A)。X 线片显示胫骨下端粉碎性骨折接骨板螺钉克氏针内固定(图 5-2-19:B)。经过近周余的换药,于 8 月 9 日手术,彻底切除发黑皮肤及皮下,大隐静脉局部已闭塞,显露胫骨下端接骨板,接骨板中段与软组织有间隙,中间螺钉已松动较易取出,上下螺钉较紧,接骨板下骨面上有少许肉芽。取出内固定物后见骨折处已有愈合(腓侧),但接骨板下骨面有肉芽,骨折端有裂隙与骨髓腔相同,凿除胫骨下端内侧皮质骨,显露部分松质骨。胫前肌与跟腱外露,在趾长屈肌腱内后侧,解剖胫后动静脉备用(图 5-2-19:C)。又于同侧大腿外侧设计切取(14cm×11cm)股外侧肌肌皮瓣,将真皮层与肌膜缝合固定,解剖旋股外侧动脉降支及伴行静脉切断(图 5-2-19:D),将皮瓣移至右小腿内下侧创面固定,旋股外侧动静脉降支血管分别与胫后动静脉吻合,通血良好后缝合。供瓣区植皮缝合(图 5-2-19:E)。术后 10 天皮瓣成活良好(图 5-2-19:F)。

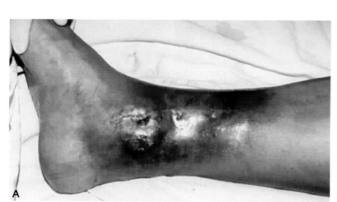
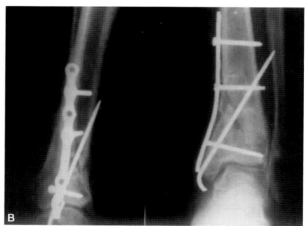

A、B. 胫骨粉碎性骨折内固定术并皮肤坏死窦道形成

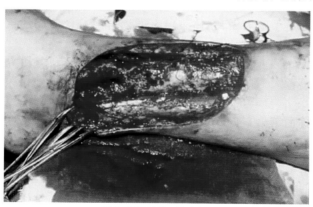

C. 清创骨肌腱外露解剖血管

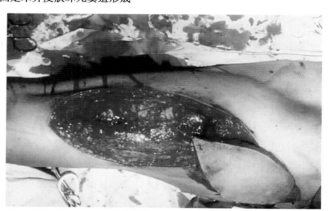

D. 股前外侧肌皮瓣游离移植

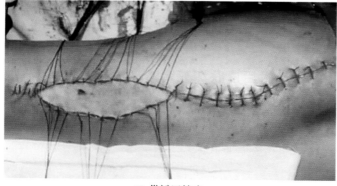

E. 供瓣区植皮

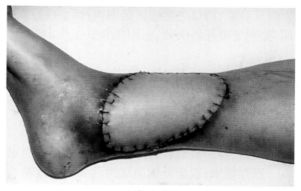

F. 术后 10 天

图 5-2-19 诊断:外伤后右胫骨下 1/3 粉碎性骨折内固定并皮肤坏死窦道形成
医疗技术:股前外侧肌皮瓣游离移植技术

护理要点:①硬膜外麻醉护理;②引流护理;③右小腿包扎外固定护理;④足趾与皮瓣血观测;⑤植皮护理。

【治疗复查后的思考】

1. 小腿中下部是易经常外伤处,又是肢体远端,是皮肤软组织缺损的修复比较困难的部位。既往经常采用传统的带蒂皮瓣技术,显微外科发展后,游离皮瓣移植为小腿远部位皮肤缺损的修复提供了多种供皮瓣区,但技术难度较高。

2. 此例是右胫骨下端粉碎性骨折,内固定术后。伤后已近 3 个月,虽没有明显淌脓流水,但已形成慢性窦道(感染的细菌毒力低,并且很早已开放)。说明已有深部组织感染。再加上覆盖在胫骨粉碎性骨折(也影响骨内血供)内前侧的皮肤皮下组织大面积瘢痕化、萎缩、色素沉着,血供不佳。内固定物已成异物。

3. 本例局部血供不佳是皮肤软组织发黑、萎缩瘢痕化,胫骨内侧(腓侧已有愈合)骨感染不愈合的直接原因。如能改变局部不良的环境与不佳的组织,会促进愈合。我们是将固定物取出后,发黑萎缩瘢痕化的皮肤皮下与胫骨下踝上的硬质骨清除,显露骨髓腔,形成一皮肤软组织骨性凹陷区。用血运好的肌皮瓣覆盖,以增加局部血供,有利于骨的愈合及抗感染能力的增加。

4. 股外侧肌肌皮瓣,由于肌瓣表面皮肤由肌皮动脉供应,皮瓣必须携有股外侧肌,因此多用于充填腔隙的病区。如股上部、髋部皮肤软组织缺损及慢性窦道切除后的充填,股骨干慢性骨髓炎病灶清除后骨腔的充填等以及股骨大转子、坐骨结节压疮等。由于皮瓣臃肿,很少用于小腿下 1/3 的修复,本例由于切除的较多的组织(包括骨皮质)局部已呈凹陷形,用肌皮瓣修复后局部形态明显好转,仍略显臃肿。由于血供好,有抗感染能力,对局部是有促进恢复作用。创口一期愈合。

5. 此肌皮瓣由于解剖位置恒定,血管无变异,切取后对供区影响小,也是游离皮瓣经常采用部位。我们主要是利用肌皮瓣血供好的特点。本肌皮瓣除技术要求高外,主要是有失败率,风险大。

6. 目前所有专家都认为游离皮瓣移植技术应在没有其他办法的情况下应用。随着皮肤软组织移植技术的进步,出现了一些手术简单、损伤小、修复后形态好、供区损伤小的移植技术,主要是覆盖创面已替代了一些游离移植的适应证。而本例除需覆盖创面外,更重要的是所移植的组织血供要佳,还要充填缺损区(腔隙),实践证明本例除小腿局部弧线略显外凸外,形态基本可以,只是留有圆形缝合口与供瓣区痕迹。

设想 关于小腿下 1/3 皮肤缺损的修复,是临床难题,目前仍然是临床热门话题。虽有很多种方法,但用哪种方法为最佳,仍未得到专家的共识。本例是 1993 年 8 月 9 日手术。1976 年出现了现代的皮肤扩张技术。小腿踝上是小腿最细部位,如能在剩余周径 1/2 皮肤上,利用皮肤扩张技术增多皮肤面积,然后修复病区,是目前最佳、最简单、效果最好、形态最佳的方法,应进行实践。但有很多难度,不如肌皮瓣血供好。不过对此例在等待 3 个月左右的注水扩张期,能否使骨髓发展更为严重,使再治疗更困难值得深思。另外还可以在对侧小腿形成带皮下组织量较多的不扩张的带蒂皮瓣,而用扩张皮瓣修复移植皮瓣的创面。但上述两种方法血供均不如肌皮瓣好,充填腔穴不如肌皮瓣自如。

(夏双印 崔志坚)

病案 20 左小腿下 1/3 外伤后皮肤坏死骨与肌腱外露:腓肠神经营养血管逆行岛状皮瓣技术

【病史与治疗】

诊断:左小腿下 1/3 外伤后皮肤坏死骨与肌腱外露

医疗技术:腓肠神经营养血管逆行岛状皮瓣技术

患者,男,36 岁。2001 年 4 月 8 日下午骑摩托车时跌倒,左小腿前下 1/3 至踝前上皮肤撕脱伤,经当地医院清创缝合,以后踝前上皮肤部分坏死结痂脱落胫骨与肌腱外露,肉芽生长。4 月 27 日以左小腿下 1/3 外伤后皮肤坏死骨与肌腱外露入院。左小腿踝上前内侧有 4.5cm×7.5cm 创面,有肉芽生长,其中内侧有黑色(筋膜)坏死结痂,创面周围皮肤发红,创缘暗紫色,小腿下 1/3 前侧有皮肤缝合痕迹(发红),其下与创面连接(图 5-2-20:A)。足背皮肤感觉正常。X 线片未显示骨折(图 5-2-20:B)。于 5 月 3 日手术,首先于病区清创,切除创缘皮肤及肉芽瘢痕,胫骨及胫前肌腱外露(图 5-2-20:C)。再于同侧小腿后侧以腘窝中点至外踝后缘内侧连线为皮瓣中轴,设计 6cm×9cm 球拍样腓肠神经营养血管逆行岛状皮瓣(图 5-2-20:D),逆行切取,于从外踝后侧切口,找到腓动脉穿支(此例第 1 支在踝上 11cm,图 5-2-20:E),在腓肠神经两侧携带 3cm 宽深筋膜,深筋膜下顺神经向皮瓣锐性分离。于皮瓣远侧缘切断腓肠神经及伴行血管和小隐静脉,以腓动脉穿支供血为蒂,形成腓肠神经营养血管逆行岛状皮瓣(图 5-2-20:F)。切开皮瓣蒂部与创面间皮肤,将皮瓣逆行转位,通过切开的皮肤间由后内侧转移至踝前上覆盖创面(图 5-2-20:G、H),供瓣区直接拉拢缝合(图 5-2-20:I)。术后 21 天复查,皮瓣成活良好,略有臃肿,颜色与局部极近似,形态佳(图 5-2-20:J、K)。

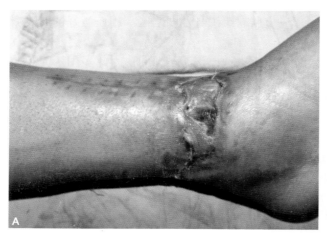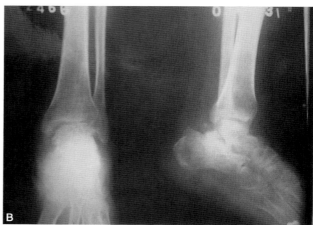

A、B. 左小腿下 1/3 外伤后皮肤坏死骨与肌腱外露

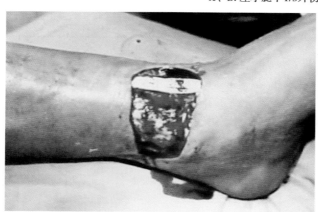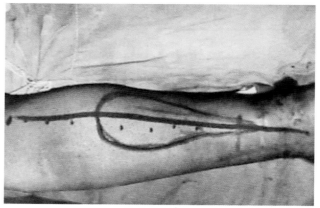

C. 清创肌腱外露　　　D. 设计神经营养血管逆行皮瓣

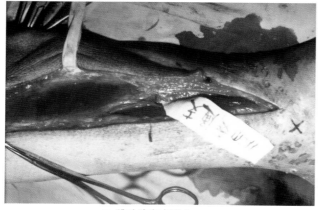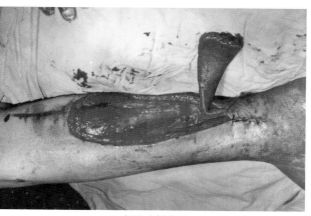

E. 腓动脉穿支踝上 11cm　　　F. 切取皮瓣翻转

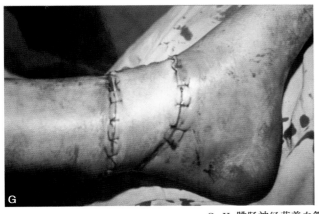

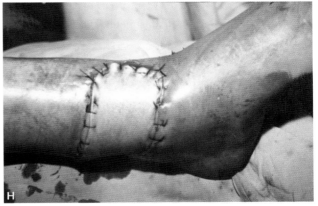

G、H. 腓肠神经营养血管逆行岛状皮瓣转移修复

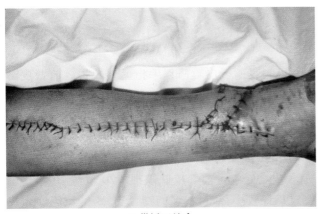

I. 供瓣区缝合

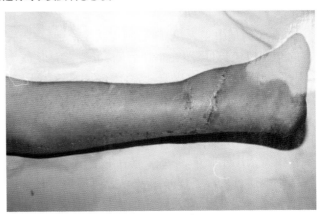

J. 术后21天后侧

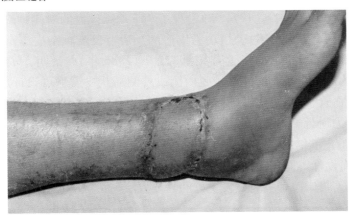

K. 术后21天内侧

图 5-2-20　诊断:左小腿下 1/3 外伤后皮肤坏死骨与肌腱外露
医疗技术:腓肠神经营养血管逆行岛状皮瓣技术(夏昊晨)

护理要点:①硬膜外麻醉护理;②皮片移植护理;③皮瓣血供观察护理。

【治疗复查后的思考】

1. 小腿下端即踝前上是活动度较大部位,皮肤伸缩与移动度较大,皮下脂肪较少,直接覆盖在骨与肌腱外,其间只有伸肌上支持带固定胫前与伸拇、趾肌腱。其外侧皮下有腓浅神经,支配足背皮肤感觉。

2. 踝前上部的皮肤缺损,由于是肢体远端,修复方法甚少。既往经常用带蒂皮瓣即交腿皮瓣,由于皮瓣薄,损伤小,修复后形态好,至今仍不愧为一种好方法。只是需二期断蒂,供瓣区常需要植皮。除此之外只能采用游离皮瓣,由于游离皮瓣需带血管蒂,皮瓣常显得臃肿。需二期修薄手术。

3. 1992 年 Bertell 和 Masquelet 等报道了腓肠神经营养血管岛状皮瓣(实际类似筋膜皮瓣)的解剖学及临床应用。可从近侧逆转修复远侧皮肤缺损,由于皮瓣不臃肿,修复小腿远侧与足部皮肤缺损是一种较好的方法。

4. 此皮瓣设计以腘窝中点至外踝后缘内侧连线为皮瓣中轴,在该轴线上小腿下 2/3 段设计皮瓣。由于此皮瓣是皮神经皮瓣,又在小腿后侧,所以皮瓣较薄,是临床皮瓣中较少的薄皮瓣,顺行转位皮瓣带有感觉,逆行转位如要保留感觉需吻合皮神经。

5. 腓肠神经营养血管逆行岛状皮瓣,是以腓动脉穿支为蒂供血,其发出部位,多数学者的解剖研究均认为在外踝上 4～7cm 范围内,本例在踝上第 1 个分支为 11cm(一般有 3～5 支)。临床逆行皮瓣常以此为旋转点。超出踝上 4～7cm 以上的穿支的重要性仍需进一步观察。

6. 修复后局部形仍略显一点点臃肿,此皮瓣实际如筋膜皮瓣,如能去除筋膜形态会更好,但会影响血供。

7. 此例是中年人,小腿后侧皮肤较松弛,皮瓣宽在 6cm,因此可以拉拢缝合,不用植皮,但小腿后侧留有的缝合口较长,虽然在小腿后侧,也会影响形态。

8. 关于逆行供血皮瓣,已有很多形式应用于临床。如指侧腹逆行皮瓣修复手指远端缺损。前臂皮瓣是我国学者杨果凡于 20 世纪 60 年代中期首先创造使用。分别形成了以桡动脉远端为蒂的前臂逆行皮瓣和以尺动脉远端为蒂的前臂逆行皮瓣。膝上内侧皮瓣(小腿内上皮瓣、隐动脉皮瓣等)最早由 Acland 于 1981 年报道,是以吻合血管的游离移植应用于临床。国内高学书于 1985 年报道。Hayshi 于 1990 年以带蒂移植方式用于临床,形成了膝上内侧逆行皮瓣。1992 年 Bertell 和 Masquelet 等报道了腓肠神经营养血管蒂小腿逆行皮瓣。1996 年史增元等报道了足背逆行岛状皮瓣修复足前部皮肤缺损。20 世纪 70 年代出现了反流轴型皮瓣,即皮瓣血供由另一轴型血管供血,经过口径较小,数目较多的吻合支,跨区反流灌入皮瓣内原血管中,以滋养该皮瓣,这种由动脉吻合支反流注入失去血供的轴型血管中以供养该区皮肤的皮瓣,就可以称为反流轴型皮瓣。陈宗基(1974 年)设计了颏下动脉供血的对侧颈阔肌肌皮瓣。王炜的耳后乳突区反流轴型皮瓣。陈宗基(1986 年)颈横动脉供血的颈肩背反流轴型皮瓣。眶上动脉供血的反流轴型耳郭复合组织瓣。阴部内动脉供血的阴股沟皮瓣。Marty(1986 年)曾证明,一条颞浅动脉可以供给全头皮的血供。颏下动脉蒂的对侧颈颈皮瓣等。足底内侧或外侧岛状皮瓣均可设计成以足底内、外侧血管远端作为血管蒂,结扎近端血管,以靠足底动脉弓的交通支供血的逆行岛状皮瓣。以上皮瓣的原供血方向都发生了反流,因此临床称为逆行、反流、跨区供血皮瓣等。

9. 越接近肢体远端的皮肤缺损,修复的方法越少,修复越困难。逆行供血皮瓣(非正常供血),多为肢体远端皮肤缺损的修复而设计。而反流轴型皮瓣,多能使皮瓣蒂部延长,使修复范围及距离扩大。对于小腿远端与足皮肤缺损,仍需临床医师大力开发更好的修复方法与供区。

设想　关于现代的皮肤扩张技术,由于能增加皮肤面积,能替代许多修复皮肤软组织的方法,简便易行,安全可靠,损伤小,修复后形态好。缺点只是需等待 3 个月左右的注水扩张期。此例如在创面的上外侧及内下侧置放扩张器,有很多不稳定因素,如局部创面感染、外伤后缝合口等。而更可靠安全的方法是对侧小腿为供瓣区,将皮肤扩张技术与传统的交腿皮瓣结合应用,如本章病案 27、28。

(夏昊晨)

病案 21　　左踝及附骨关节结核并慢性窦道形成皮肤坏死溃疡:腓肠神经营养血管逆行岛状皮瓣技术

【病史与治疗】

诊断:左踝及附骨关节结核并慢性窦道形成皮肤坏死溃疡 4 个月

医疗技术:腓肠神经营养血管逆行岛状皮瓣技术

患者,女,36 岁。2001 年 6 月中旬左踝部扭伤,几天的治疗略有好转,但以后左踝经常肿痛,内侧较明显,经过 1 年余左踝仍肿痛不见好转。左内踝处肿胀明显,经医生检查认为有脓肿,2003 年 3 月 31 日 X 线片显示右踝关节面模糊不清,间隙窄,内踝处有死骨块,诊断踝关节结核(图 5-2-21:A)。几天后右踝内侧破溃有脓液外溢,在以后的换药中有小骨块外溢,皮肤破溃坏死扩大。2003 年 7 月 30 日以左踝及附骨关节结核并慢性窦道形成皮肤坏死溃疡 4 个月入院。左踝内侧可见 6cm×3.5cm 创面,创面有坏死发白的组织,其间有窦道向前与骨相通和肉芽,创缘发黑。踝关节活动受限(图 5-2-21:B)。8 月 5 日手术,行左踝内侧,圆形切除病区发黑皮肤及肉芽坏死组织清除,显露趾长屈肌、胫后肌、胫后动静脉,窦道从趾长屈肌腱前内与胫骨内踝间后侧进入踝关节,切除部分内踝及胫骨下端骨质与距骨间软骨,彻底刮除踝关节间坏死骨肉芽组织。于同侧小腿后侧腘窝中点至外踝后缘内侧连线上,小腿后中上 1/3 处,设计 7cm×5cm 腓肠神经营养血管逆行岛状皮瓣(图 5-2-21:C)。逆行切取皮瓣,保留神经血管两侧深筋膜 4cm,皮瓣蒂长 13cm,腓动脉第 1 穿支在踝上 7cm,逆转皮瓣,通过踝后侧皮下将皮瓣转移至内踝创面处缝合(图 5-2-21:D、E、F、G),供瓣区植皮术,术后左足跖屈 100°位石膏管形外固定,开窗观察皮瓣血运良好。3 天后皮瓣从周边开始发绀,逐渐加重与扩大,术后第 8 天皮肤发黑已占大部分,但触之仍较软(图 5-2-21:H),14 天以后逐渐发黑皮肤变硬,界限清楚(图 5-2-21:I)。9 月 9 日第二次手术,发黑变硬坏死皮肤切除,皮下有部分成活的软组织,将周围皮下做较大范围剥离,向中间推进缝合。缝合口一期愈合。

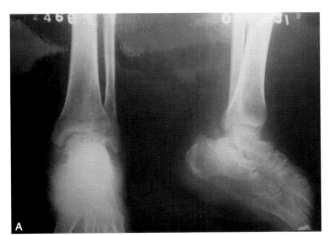
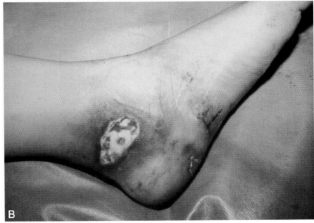

A、B. 左踝关节结核慢性窦道形成皮肤坏死溃疡

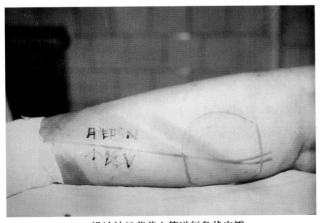

C. 设计神经营养血管逆行岛状皮瓣

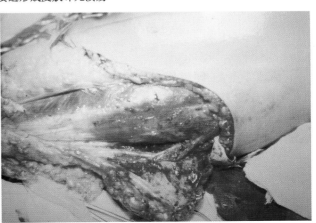

D. 切取皮瓣

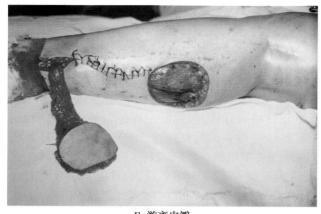

E. 游离皮瓣

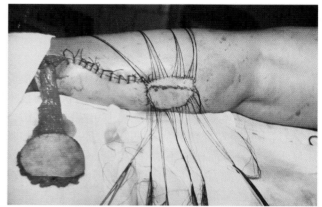

F. 供瓣区植皮

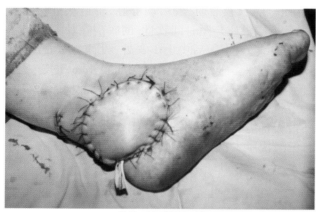

G. 移植于左踝内侧创面

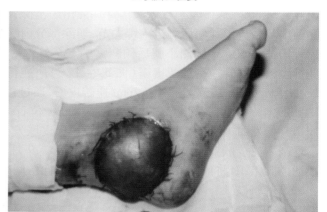

H. 皮瓣周边淤血

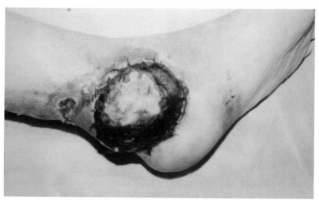

I. 术后14天皮瓣周边坏死

图 5-2-21　诊断:左踝及附骨关节结核并慢性窦道形成皮肤坏死溃疡 4 个月
医疗技术:腓肠神经营养血管逆行岛状皮瓣技术

护理要点:①硬膜外麻醉护理;②术后引流护理;③皮片移植护理;④皮瓣血供观察护理。

【治疗复查后的思考】

1. 此患病史 2 年,是踝关节结核并左内踝处皮肤坏死溃疡、慢性窦道 4 个月。一般结核病常不伴有皮肤缺损,而此例既有骨病又有皮肤软组织坏死。因此须骨的病灶彻底清除,而还须皮瓣移植覆盖创面。

2. 小腿远端皮肤缺损如何修复,始终是临床修复难题。本例选用了腓肠神经营养血管逆行岛状皮瓣(1992 年)逆转修复。修复后皮瓣周边坏死。但创面已闭合,窦道已消灭,无感染,有促进骨关节结核愈合的作用。

3. 皮瓣部分坏死原因　皮瓣术后 3 天血运良好,3 天以后皮瓣周边逐渐发绀扩大,但触之软,半个月后皮瓣周边发黑坏死界限清楚。这种皮肤坏死是从皮瓣周边开始逐渐发生的，而不是皮瓣远端。手术切除坏死皮肤仍可见皮下有间断的正常筋膜。由于此皮瓣是筋膜毛细血管网供血营养皮肤，是否与病灶周边清创不彻底，周边的炎症渗出液，刺激毛细血管痉挛，出现回流与供血障碍，而引起皮瓣周边皮肤坏死。值得思考。也提示炎症病区，彻底清创是创面愈合的基础。也可能皮瓣周边静脉回流不佳引起。

4. 小腿后部皮肤营养血管较多，包括腘窝外侧皮动脉，中间皮动脉及内侧皮动脉。有人认为腓肠神经营养血管蒂顺行皮瓣若设计皮瓣较大，必须包含其他营养血管，若不包含在皮瓣内，其皮瓣可切取范围不宜过大，且应在蒂部设计 2~3cm 的筋膜蒂与皮肤蒂，才能保证皮瓣有充足的血液供应。

5. 一般学者均以(11~12)cm×10cm 为切取范围，姜长明(2001 年)提出：切取范围有限，不能超过 12cm×10cm，过大会致皮缘坏死。但绝大多数是指逆行皮瓣而言。本例只切取了 7cm×5cm 大小的皮瓣。许汤滨等(1999 年)以皮神经两侧携带 0.5cm 宽深筋膜为蒂，并提示蒂长于 15cm(本例蒂长 13cm)的皮瓣供血可能尚嫌不足。杨大平等(2004 年)为了完全包含皮神经营养血管网，保留蒂部筋膜宽度要求 3~4cm。本例深筋膜两侧 4cm，但也出现了皮瓣周边坏死，也可能与血流动力学有关。

6. 逆行皮瓣只能依靠蒂部的小隐静脉和筋膜内小静脉回流。本例皮瓣面积并不大，也不肥胖，旋转无张力，是常规切取，但也出现了皮瓣周边坏死。此类皮瓣常因静脉回流障碍而致皮肤远端淤血、肿胀，甚至部分坏死。但此种皮瓣毕竟是逆行供血的非正常皮瓣。目前逆行、反流、跨区供血皮瓣在临床应用已较多，尤其是在肢体远端。因此，此类皮瓣的静脉回流值得深入研究。

7. 此类皮瓣常因静脉回流障碍而致皮肤远端部分坏死(如本章病案 11)。有人提出小隐静脉与受区浅静脉吻合，有利于皮瓣的静脉回流。此例皮瓣并不大，由于认为增宽筋膜蒂即可能增加静脉回流，因此，未行浅静脉吻合，事后出现皮肤坏死，也感觉很后悔。因此小隐静脉与受区浅静脉吻合在预防静脉回流上能起到很大作用，值得应用。

8. 关于小腿远端皮肤缺损的修复，腓肠神经营养血管逆行岛状皮瓣是一种方法。但也有皮瓣坏死的可能。因此开发修复小腿远端的皮瓣，是临床医师的重要任务。

> **设想**　皮肤软组织扩张技术能增多皮肤面，是修复创面的好方法。此例如事先在创面上前外侧置放扩张器，二期再行病灶清创与创面修复，值得临床实践。

（夏双印　崔志坚）

病案 22　右足跟腱处外伤皮肤缺损跟腱外露肉芽创：双轴平行法旋转皮瓣技术

【病史与治疗】

诊断：右足跟腱处外伤皮肤缺损跟腱外露肉芽创

医疗技术：双轴平行法旋转皮瓣技术

患者，男，38 岁。1999 年 7 月 14 日骑自行车跌倒，右足跟部被刮伤，皮肤掀起，急至医院，医生告之皮瓣只有少许相连，无血供，应植皮，要求缝回原处，3 天后复查，皮瓣已坏死发黑，10 天时已有感染坏死的皮肤脱落，换药处理。8 月 10 日来诊，以右足跟腱处外伤皮肤缺损跟腱外露肉芽创诊断入院。右足跟骨结节上方有一 6.0cm×4.5cm 创面，有增生的肉芽及外露的筋膜，创缘瘢痕已有萎缩现象，周围暗红，分泌物较少，其周围皮下移动性较好(图 5-2-22：A)。8 月 17 日手术，在足跟部设计双轴平行法旋转皮瓣(图 5-2-22：B)。按设计切除病灶，形成 7.0cm×5.5cm 创面，跟腱外露，旋转皮瓣交叉缝合。术后 1 个月复查，创口愈合良好，皮下略有移动性，直立位足跟可着地，走路略有受限，踝关节背屈较左侧角度差(图 5-2-22：C)。

护理要点：①局麻术后护理；②皮瓣血供观察护理。

【治疗复查后的思考】

1. 足跟部皮肤直接覆盖在比目鱼肌与腓肠肌形成的跟腱上，皮肤一旦缺损，跟腱即外露。此患正在跟骨结节上出现皮肤缺损，正常皮肤与跟腱间虽移动性较小，但也不能在肉芽创面植皮覆盖。覆盖跟腱上

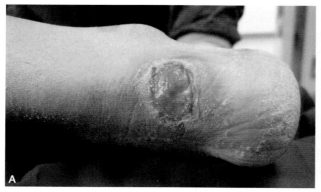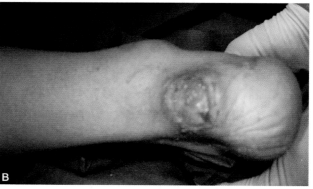

A、B. 皮肤缺损跟腱外露肉芽创,设计平行法旋转皮瓣

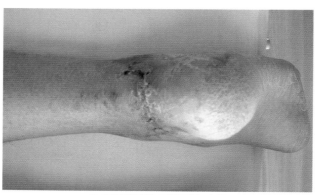

C. 皮瓣旋转修复创面后1个月

图 5-2-22　诊断:右足跟腱处外伤皮肤缺损跟腱外露肉芽创
医疗技术:双轴平行法旋转皮瓣技术(夏昊晨)

的皮肤,由于是摩擦与关节活动部位,必须用皮瓣修复。

2. 正常时跟腱处皮肤,踝背屈时紧张,跖屈时松弛,左右移动性较小。跟腱处皮肤较厚,皮下脂肪较少,皮肤能耐受摩擦,还应有感觉。因此必须用有感觉或能恢复感觉的皮瓣修复。

3. 在跟骨上这个特殊部位的创面,可用吻合皮神经的交腿带蒂皮瓣;可用带腓肠神经较大的 V-Y 推进皮瓣;可用创面内外侧的旋转皮瓣,供瓣植皮;可用创面上位的桥形皮瓣,供瓣区植皮;还可用游离皮瓣。但手术破坏性都较大。

4. 此患者,男性,38 岁。局部病灶切除后,形成 7cm×5.5cm 的椭圆形横位的皮肤缺损。据其周围皮肤的伸缩性和皮下移动性,尤其是小腿后侧下 1/3 皮肤的移动性及皮下剥离后的移动性程度,我们选用了双轴平行法旋转皮瓣技术修复。具体手术方法参考第一章病案 27~30。

5. 在选择皮肤成形技术以前,首先要深入了解,局部特点,组织器官邻近关系,创面特点及皮肤的伸缩性与皮下可移动性。在思维中形成手术中最难处理部位的可行性。尤其那些特殊部位,如此例:创面下缘为跟骨结节,皮肤移动性很小,创面左右比跟骨结节处皮肤移动性略大些,创面上缘上的皮肤伸缩性与皮下移动性均较大,并且还有大量皮肤可利用。因此,本例只有在创面上方即小腿后下侧创面上缘上形成皮瓣。此旋转皮瓣的难点为:皮瓣最大移动度,创面下缘及左右皮肤只可能向创面移动 0.5~1cm,皮瓣如能转移到位,即可完成皮肤成形术。因此,这种估计是此类手术的基础。

6. 双轴平行法旋转皮瓣设计与经典旋转皮瓣设计最大不同点是:①病灶纵轴线与其邻近设计的相似形皮瓣的纵轴线平行;②皮瓣与创面周围皮下做较大范围剥离;③大小皮瓣交叉;④皮瓣蒂部明显增宽,长度明显缩短,供血充足;⑤使皮瓣旋转的距离短;⑥正常皮肤切除的少;⑦皮瓣与创缘周围皮肤共同覆盖创面;⑧皮瓣转位缝合后呈"S"形,不出现"猫耳朵"畸形。

7. 本例实际是利用这种设计与切取,在创面上缘以上的皮肤上,形成一蒂宽 7cm、瓣长 4.5cm 的旋转推进皮瓣,利用蒂部皮下较大范围的剥离,使皮瓣能向创面旋转推进,覆盖创面(是单方向推进旋转皮瓣）。因此是带感觉的局部皮瓣,修复后形态佳,颜色一样。手术简单易行。

8. 对于应用旋转皮瓣,在术前就应恰到好处地掌握其适应证,不然就会失去良好的术后效果(既能覆盖创面又能缝合)。

9. 皮肤成形技术至今已是非常成熟的技术,已被临床广泛应用。得到医患共同认可,手术科室医师都应熟练掌握。

> **设想** 此例可先在小腿后下侧(创缘上)置放扩张器,二期推进修复。对于那些估计应用旋转皮瓣技术,但供瓣区需植皮的病例,是皮肤面积不足,移动不到位的结果,即缺少皮肤面积,此时可考虑先应用皮肤扩张技术,以增加皮肤面积,第二期再完成皮肤成形术。医师能否恰到好处地掌握其适应证,是对医师综合能力的考验。因此,传统的皮肤成形技术与皮肤扩张技术结合应用,可以扩大皮肤成形术的适应证,有很大的发展空间。

(夏昊晨)

病案 23　双下肢烧伤邮票植皮后并双跟腱挛缩尖足畸形:背阔肌肌皮瓣游离移植技术

【病史与治疗】

诊断: 双下肢烧伤邮票植皮后并双跟腱挛缩尖足畸形

医疗技术: 背阔肌肌皮瓣游离移植技术

患者,男,43 岁。1988 年 5 月下旬在工作中双下肢被火烧伤,经医院 3 个月余的换药植皮治疗,创面闭合。在家床上休养中,双膝关节屈伸活动,得到了练习,而双踝关节始终在跖屈位,而未得到活动,当半年后想下地时才发现,踝关节已在跖屈位强直,不能背伸。后又经过功能练习及按摩治疗,仍不见好转。1989 年 3 月 26 日以双下肢烧伤邮票植皮后并双跟腱挛缩尖足畸形诊断入院。双下肢从膝上 10 ~ 15cm 开始至足背与足底交界处上 3 ~ 6cm。周径均为邮票植皮后痕迹,植皮区较软,无增生现象,皮下有移动性。双膝关节屈伸正常。双踝关节跖屈位,明显可见跟腱挛缩,触之小腿屈肌有收缩,但踝关节活动度很小。右足第 2 ~ 5 趾跖趾关节背伸位(图 5-2-23:A、B)。4 月 3 日手术,第一期先在左右足跟瘢痕皮肤与正常皮肤交界处,小腿中下 1/3 交界处横行切开瘢痕皮肤至皮下,到足跟小腿的两侧,并于跟腱正中位纵行切开瘢痕皮肤,从跟腱表面向内、外侧翻转瘢痕皮瓣。再于外踝处腓肠短肌内侧找到腓动、静脉,解剖出血管备用。之后,显露左右跟腱周围正常结构,均行跟腱"Z"字形切开后,用力反复数次钝性屈伸,使踝关节背伸位,在踝关节背伸 100°位缝合跟腱。双侧跟腱延长缝合后,两足跟与小腿靠拢,左右足跟后侧内翻的瘢痕皮瓣靠拢缝合,与外翻的瘢痕皮瓣形成两小腿后侧下 1/3 处人工肢,即形成一个创面。在左侧后腰背部设计切取背阔肌肌皮瓣,切开背阔肌外缘,翻转肌肉,即可查到胸背动、静脉,逆行切取皮瓣,在确定的位置解剖血管,切断移植到小腿后侧创面处,暂时固定,供瓣区拉拢缝合,剩余创面植皮覆盖,打包压迫。将胸背动、静脉与腓动、静脉吻合,观察供血回流良好后缝合皮瓣,闭合创面。术后皮瓣成活良好(图 5-2-23:C)。术后 25 天(4 月 28 日)并肢处中间切开,使两下肢分开,切除瘢痕皮瓣,修整皮瓣分别缝合至左右小腿足跟的两侧(图 5-2-23:D)。3 周后复查,双小腿后侧皮瓣成活良好,只是臃肿明显,形态差,双足跟可着地走路(图 5-2-23:D、E)。

护理要点: ①全麻术后护理;②双下肢石膏固定 3 周护理;③皮瓣血供观测;④断蒂后双下肢功能训练护理。

【治疗复查后的思考】

1. 本案是 1989 年病例,双侧足跟骨结节以上烧伤后环形邮票植皮后瘢痕皮肤,问题之处是有跟腱挛缩。如行跟腱延长,其上的瘢痕皮肤收缩性很小,不能适应跟腱延长的要求,又必须以皮瓣更换跟腱上的瘢痕皮肤。而部位又在小腿远端后侧,需求的面积又较大,周围又无局部或邻位皮瓣可应用。

2. 足踝及其后部的跟腱区,缺乏皮下组织,在踝屈伸的活动中,局部张力大且是受摩擦较大区域。此区域易有反复摩擦,因此,皮瓣修复需有感觉。否则易形成慢性创面或慢性溃疡,影响足的功能活动。对该区域面积不等的软组织皮肤缺损的修复,一般主张以小腿逆行皮瓣、足部皮瓣或足外侧皮瓣等局部皮瓣修复。有时也用交腿皮瓣或游离皮瓣修复。各家修复方法不同。

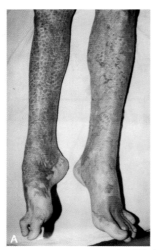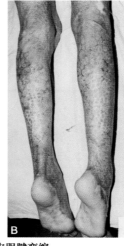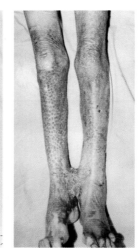

A、B.邮票植皮跟腱挛缩　　　　　　　　　C. 并肢皮瓣覆盖

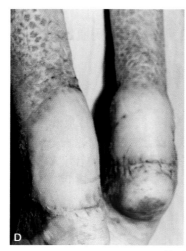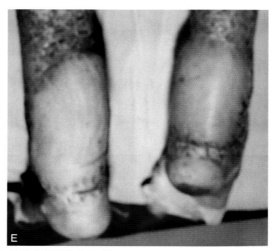

D、E. 并肢分离修整术后3周

图 5-2-23　诊断：双下肢烧伤邮票植皮后并双跟腱挛缩尖足畸形
医疗技术：背阔肌肌皮瓣游离移植技术

3. 此病是由于烧伤后植皮或卧床休养时，长期跖屈位（也是踝关节休息位）而造成。从另一个角度讲，与医生是否强调踝关节背伸的重要性也有一定关系，在植皮或休养时，医师虽重视踝关节的背伸位及功能练习，但没有再三强调，没有督促检查，没有引起患者的重视，与医生也有一定关系。由于此病完全是可以避免的，从手术到休养如能重视踝关节 90°位，就不会造成现在的严重结果。为再次修复带来难度。

4. 此患者是双小腿烧伤邮票植皮后，踝关节长期跖屈位造成的跟腱挛缩。小腿与踝周均是邮票植皮（刃厚或中厚皮片）后瘢痕皮肤。此处的瘢痕皮肤伸缩性很小。一般跟腱挛缩，只行"Z"字形延长即可，已是成形手术，跟腱延长很容易。问题是小腿后侧瘢痕皮肤无伸缩性，必须移植有伸缩性的皮瓣是其关键。为使小腿三头肌肉的收缩性与肌腱的移动性好，所以移植皮瓣的面积不应很小，应在肌腱活动范围之外，即从跟骨结节开始至肌腱与肌腹交界处以上。

5. 并肢后形成一长 20cm、宽 14cm 的创面，如此大的面积，而此区域又是肢体最细部位，选用薄皮瓣为最佳，但目前在身体上无方法形成。此区又离躯干较远，只能选用游离移植的方式移植皮瓣。

6. 由于背阔肌肌皮瓣血管神经分布恒定，一般解剖较易；供吻接的胸背动静脉外径在 1.5~2.0mm 以上；移植皮瓣的血管蒂可长达 6~8cm；背阔肌肌皮瓣移植后供区功能障碍不明显（成人）；供区在腰背部隐蔽；可供移植的皮肤可达（8~23cm）×（20~40cm）。明知道肌皮瓣厚，但可移植的皮肤面积是选用此肌皮瓣的重要指标。此肌皮瓣是临床应用十分广泛的自体组织移植的主要供区。

7. Baudet(1976 年)首先报告了背阔肌肌皮瓣游离移植成功经验。背阔肌是背部一块扁平且范围宽阔的三角形肌肉,位于胸侧部及下半背部的皮下。一般背阔肌皮瓣上界为肩胛上 3cm,下界为髂峰上 5cm,外界为背阔肌外缘 5cm。如需超出上述界限,则需作皮瓣延迟或皮肤筋膜瓣。血管支配是肩胛下动脉在腋动脉下方 3cm 处分出的胸背动脉,胸背动脉有两条静脉和胸背神经伴行。

8. 关于皮瓣臃肿与感觉　背阔肌肌皮瓣移植到跟腱区,臃肿是事先知道的,但可再通过第二或三次修薄(如第二章病案 1)手术,两侧修薄的皮瓣可再向前推进。而皮瓣感觉,此肌皮瓣原有胸背神经,但为了修薄要切除肌肉,神经自然要切除,移植时也未作神经吻合。所以是无感觉皮瓣,这是皮瓣最大的缺点,也会给预后带来麻烦。

9. 本方法修复此病例不能算是好方法。如何修复足跟与跟腱区皮肤缺损,尤其较大面积的皮肤缺损,选择什么部位? 什么样的皮瓣? 用什么方式转移? 是临床医师值得深入研究的课题。

10. 此例虽电话随访,但终未当面复查,此患未再手术,可以走路,做一般劳动,自述跟腱区域皮瓣已有萎缩,自己非常重视跟腱区域的保护,但未发生破溃。

11. 本例踝关节跖屈位已近 1 年,关节已出现纤维性强直。我们是在手术跟腱"Z"形延长后,用力反复数次钝性屈伸,一般均能使关节松解,在踝关节背伸 100°位固定。3 周下地功能练习。

病案 24　右足外伤第 1、2、3、4 跖骨骨折内固定术后皮肤缺损并第 3、4 跖骨外露、左小腿胫腓骨折复位石膏外固定:腓肠神经营养血管逆行岛状皮瓣术

【病史与治疗】

诊断:右足外伤第 1、2、3、4 跖骨骨折内固定术后皮肤缺损并第 3、4 跖骨外露、左小腿胫腓骨折复位石膏外固定

医疗技术:腓肠神经营养血管逆行岛状皮瓣技术

患者,男,39 岁。2003 年 4 月 27 日上午 10 时 30 分,重物挤压外伤,急送医院,检查右前足背皮肤有 8cm×6cm 大小,点片状挤压痕及瘀斑,肿胀,X 线片示有右足第 1、2、3、4 跖骨骨折(图 5-2-24:A、B)左小腿胫腓骨骨折。左小腿骨折复位石膏外固定。急诊手术行右足跖骨复位克氏针内固定(图 5-2-24:B),局部换药治疗,足背皮肤逐渐发黑干燥坏死脱落第 3 跖骨外露。8 月 2 日以右足外伤第 1、2、3、4 跖骨骨折足背皮肤缺损骨外露,左小腿中 1/3 双折石膏外固定后 4 个月入院。前足背有 5cm×5cm 瘢痕创面,其间有第 3 跖骨外露(图 5-2-24:E、F)。8 月 12 日手术行右足背病灶彻底清创,取出克氏针内固定物,第 2、3 伸肌腱断裂缺失约有 6cm,第 4 跖骨背侧部分清除,骨折已无异常活动,有愈合趋势(图 5-2-24:C)。设计腓肠神经营养血管逆行岛状皮瓣及 2～3cm 皮蒂(图 5-2-24:G),先从外踝处后侧切口,踝上 7cm 处找到腓动脉第 1 穿支(图 5-2-24:J),开始切取 2～3cm 皮蒂至皮瓣,将腓肠神经与小隐静脉包括在蒂内,于腓肠神经两侧携带 5cm 宽深筋膜,深筋膜下顺神经向皮瓣锐性分离,切断腓肠神经内外侧皮支近侧,小隐静脉与腓浅动脉起始部,以腓动脉穿支供血为蒂,形成腓肠神经营养血管逆行岛状皮瓣,通过外踝至创面切口,逆行转位修复前足背侧创面(图 5-2-24:H、I)。小腿后供瓣区创面植皮覆盖(图 5-2-24:H)。术后 1 个月复查,皮瓣愈合佳,皮瓣皮蒂与皮瓣显的臃肿(图 5-2-24:L)。10 月 20 日复查 X 线片,骨折处已愈合(图 5-2-24:D)。术后建议二期要行皮瓣修薄与重建伸肌腱手术。

护理要点:①硬膜外麻醉护理;②术后小腿石膏托护理;③皮片移植护理;④皮瓣血供观察护理。

【治疗复查后的思考】

1. 前足背皮肤薄,可见伸肌腱活动,前足厚度与第 1 足趾的直径相仿,再加上前足背周围三面邻近足趾与足底,近侧足背供皮范围受限,因此,越接近前足临床修复方法越少,也就越困难。如有骨或肌腱外露的较大面积皮肤缺损,以前常采用传统的交腿皮瓣。由于前足背皮肤薄,皮下是疏松结缔组织,总体也较薄,周身所有皮瓣都不适合足背创面的修复(显得臃肿),因此前足背的修复是治疗难点及热点。较小面积的缺损,局部或邻近的薄皮瓣,即能修复创面又使形态佳,而略大的缺损,如何制作或形成薄皮瓣值得深入研究。

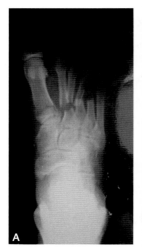
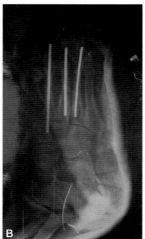
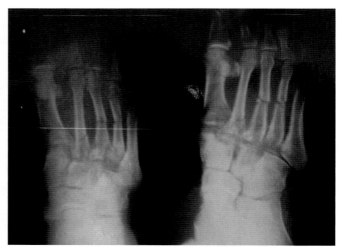

A、B. 足1~4跖骨骨折　　　　　　　　　　　　　　　C. 无异常活动

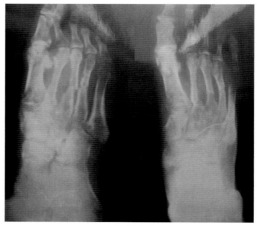

D. 骨折愈合

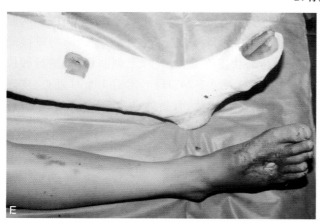
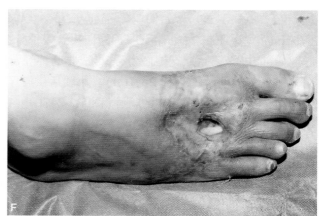

E、F. 第1~4跖骨骨折内固定皮肤缺损34跖骨外露

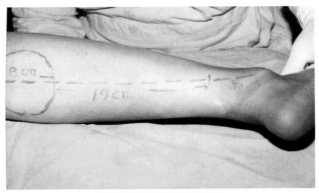

G. 设计营养血管逆行岛状皮瓣

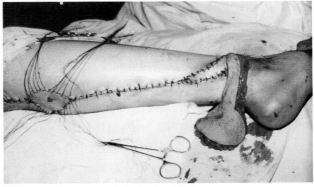

H. 切取皮瓣供瓣区植皮

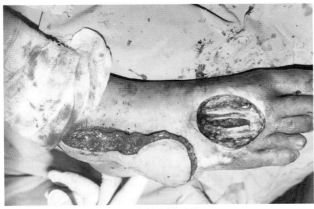

I. 病区清创皮瓣下移

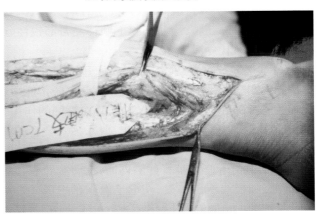

J. 踝上7cm第1穿支

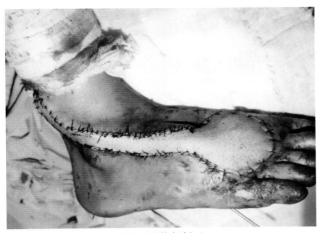

K. 皮瓣下移修复创面

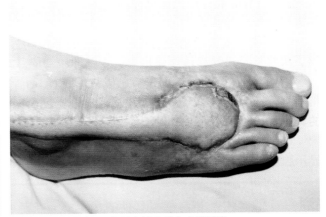

L. 术后1个月皮瓣皮蒂与皮瓣臃肿

图 5-2-24 诊断:右足外伤第 1、2、3、4 跖骨骨折内固定术后皮肤缺损并 3、4 跖骨外露 左小腿胫腓骨折复位石膏外固定
医疗技术:腓肠神经营养血管逆行岛状皮瓣技术

2. 1992 年 Bertell 和 Masquelet 等报道了腓肠神经营养血管岛状皮瓣的解剖学及临床应用,国内也有应用此皮瓣报道,并对其进行解剖学研究,均确定在小腿后侧中上 1/3 处有来自腓浅动脉供血的腓肠神经营养动脉,沿神经发出许多分支除营养神经外还参与皮下血管网营养皮肤。而位于外踝上由来自腓动脉供血的腓动脉穿支又与腓肠神经营养动脉或动脉网也形成广泛吻合。

3. 多数学者认为节段性营养神经的血管与深浅筋膜血管网有广泛吻合。Nakajnma(1998 年)等研究发现皮神经营养网多存在于神经两侧各 5cm 范围内。张世民等(2000 年)认为这种供血的链式吻合血管丛具有双向供血,既可顺流又可逆流,并有一定宽度的筋膜作保证。所以这种皮瓣成活的关键是靠血管网的保留量及供血量,尤其是皮神经两侧的血管网保留量。许汤滨等(1999 年)以皮神经两侧携带 0.5cm 宽深筋膜为蒂。杨大平等(2004年)为了完全包含皮神经营养血管网,保留蒂部筋膜宽度要求3~4cm。本例携带筋膜宽度5cm。

4. 腓肠神经多由腓肠内、外皮神经的交通吻合而成,多以内侧皮神经为主,其吻合点距腘部越近者解剖较易,距踝部越近者,常解剖内外侧支,如单干型或交通支细小者,以内侧支为主,如两支靠拢较近者一并解剖,如两支相距较远者应分别解剖,必要时据皮神经走行可对逆行皮瓣原设计的位置作适当调整。神经进入肌肉者,应将相同深度的肌肉作为肌袖附带在皮瓣上。实践证明单干型,两支靠拢较近者,两神经支吻合点近腘部及神经不进入肌肉内走行者,临床较易形成较长的蒂,可为修复前足背创面提供有利条件。

5. 手术方法 此皮瓣设计以腘窝中点至外踝后缘内侧连线为皮瓣中轴,在该轴线上小腿中下2/3段设计皮瓣。逆行皮瓣蒂部旋转点在踝上4~7cm处,逆行切取,外踝部后侧切口,找到腓动脉穿支,于踝上9~10cm处保留宽2~3cm皮蒂至皮瓣,将腓肠神经与小隐静脉包括在蒂内,于腓肠神经两侧携带3~5cm宽深筋膜。始终不可使深筋膜与皮下分离,进入深筋膜下要使内侧皮神经周围携带一定量软组织,外侧皮神经仍需携带深筋膜,于深筋膜下顺神经蒂部锐性分离。切断皮瓣近端腓肠神经及血管,形成腓肠神经营养血管逆行岛状皮瓣。

6. 本例逆行皮瓣从踝上10cm处开始携带宽2~3cm皮蒂至皮瓣。当皮瓣转移后皮瓣蒂经过踝足部时其皮下宽容度受限,蒂易受压,带有一皮肤蒂能缓解受压,并且在固定蒂部旋转点后,将皮蒂牵拉并不影响血供还有部分延长蒂部和保护筋膜血管网的作用。

7. 关于踝上腓动脉穿支发出部位,多数学者的解剖研究均认为在外踝上4~7cm范围内,本例此点在踝上7cm(图5-2-24:K),一般有3~5支,临床逆行皮瓣常以此为旋转点。

8. 本例由于修复足背远侧创面,皮瓣旋转点在踝上7cm,至足背创面距离近18cm,我们是将皮瓣的远端设计在腘横线下8cm处,切取了面积在8cm×10cm腓肠神经营养血管逆行岛状皮瓣,其蒂携有5cm宽深筋膜及从踝上10cm处开始携2~3cm宽皮蒂,蒂长17cm,蒂部逆转缝合至外踝后上部时,皮蒂与皮肤缝合后,尽量使皮蒂向前牵拉(牵拉了皮蒂而保护了筋膜血管),以使皮瓣可覆盖创面。许汤滨等(1999年)提示蒂长于15cm的皮瓣供血可能尚嫌不足。本例血供良好。由于逆转神经已切断,是失神经皮瓣,移植后还需周围神经的长入。

9. 形态 皮瓣及携带的皮蒂所经过的部位均显得臃肿,虽然将创面修复,但形态不佳。必要时还须二次修整及肌腱移植重建足第2、3趾伸肌功能。

10. 此患从外伤到创面覆盖已近4个月,创面骨外露已近3个月,手术时除切除瘢痕外还必须切除外露的部分距骨(表面一层)。在没有既能修复创面又能形成较好形态的方法时,尽早修复创面是非常必要的,至于形态(一般都是臃肿)可二期进行修整。

11. 此种手术虽然是一种较好的修复方法,但它仍然是传统的拆东墙补西墙的方式,除皮瓣修复足背显示臃肿外,因有供、受皮瓣区及供皮片区,手术在体表切口多,创面大,残留的痕迹多,手术损伤较大。

设想 此患者骨外露已近3个月,前足背皮肤皮下均很薄,缺损的修复目前无很好方法,须进一步研究。如何能制作出适合修复前足背的皮瓣,皮肤软组织扩张技术由于能制作出很薄的皮瓣,值得深入研究与实践。此患如在足背与创面的内、或外侧置放较长(扩张囊折叠使其宽度窄)扩张器,扩张后用推进旋转的方式转移修复,损伤会更小,还不破坏其他处体表。足背置放扩张器无病例报道,我们曾用于足背(本章病案26)皮肤扩张,取得一些经验。本例只是骨外露的创面,可否等待近3个月后修复,这种等待是否可能,能否使原有病情加重(带来二期修复更困难)以及等待时间的处理的改进,如何充分发挥瘢痕与肉芽的屏障作用(是医生的理念、技术、技能的综合体现),使创面瘢痕愈合,为用局部扩张皮瓣二期修复赢得了宝贵时间。因此在理念上应如何变化,在创面处理上应如何改进,在临床上应如何实践,值得研究。

(夏双印 崔志坚)

病案 25　右足前外侧外伤后皮肤缺损瘢痕并第 5 跖骨(远 3/5)缺如、第 4 跖骨外露慢性溃疡:腓肠神经营养血管逆行岛状皮瓣技术

【病史与治疗】

诊断:右足前外侧外伤后皮肤缺损瘢痕并第 5 跖骨(远 3/5)缺如、第 4 跖骨外露慢性溃疡

医疗技术:腓肠神经营养血管逆行岛状皮瓣技术

患者,男,64 岁。10 年前右足外侧及足背压轧伤,当时经医院清创,即有足外侧缺损,局部经换药治疗,逐渐消肿,足外侧大部分瘢痕愈合,但仍有跖骨外露,小趾外展位挛缩。以后足跟底部及足外侧经常破溃,由于有骨外露,局部时而有分泌物,只是间断换药,未经任何其他治疗至今。2005 年 3 月 5 日以右足前外侧外伤后皮肤缺损瘢痕并第 5 跖骨(远 3/5)缺如、第 4 跖骨外露慢性溃疡 10 余年诊断入院。右前足外侧可见第 4 跖骨外露约有 3cm×2.5cm,创面较干燥,周边略有少许分泌物。其周围为瘢痕皮肤组织,向下至足底中 1/3 处,向后至足跟后侧、足背踝前,向前至跖趾关节近侧,小趾外展位。足跟萎缩,皮下组织少,足底及后侧有点片状溃疡。3 月 9 日手术,于前足骨外露周围 1～3cm(图 5-2-25:A)处切除瘢痕及凿除外露表面一层骨皮质。从小趾侧方切开至筋膜层,切除小趾残留的所有骨及趾甲,将小趾皮瓣向近侧翻转覆盖在创面的远侧缝合。在小腿后侧设计腓肠神经营养血管逆行岛状皮瓣及皮蒂,切取皮瓣(参考本章病案 24)(图 5-2-25:B)逆行转位,通过外踝上至足外侧创面切口,转移至创面缝合,皮瓣血液循环良好。供瓣区拉拢缝合剩余创面植皮(图 5-2-25:C)。术后 2 个月复查,皮瓣成活良好,由于皮瓣无神经支配,远端有一处无意中烫伤。只是皮瓣的皮蒂略显臃肿(图 5-2-25:D、E)。

护理要点:①硬膜外麻醉护理;②皮片移植护理;③皮瓣血供观察护理。

【治疗复查后的思考】

1. 此患者,男,64 岁。右足前外侧外伤后皮肤缺损瘢痕并第 5 跖骨(远 3/5)缺如、第 4 跖骨外露慢性溃疡 10 年。由于第 5 跖骨远 3/5 缺如,足底的第 5 跖骨头持力点消失,足掌变窄,扶拐点脚走路已维持 10 年。除有第 4 跖骨外露外,其周围,包括足跟跖侧、足外底侧、足背均为瘢痕皮肤。足跟底及后侧有点片状溃疡。此患病区从足跟后侧远至跖趾关节近侧,均为瘢痕溃疡,皮肤及跖骨外露与慢性溃疡创面。只是近年外露骨部位经常感染及外露骨扩大而求诊。

2. 由于修复足踝部皮肤缺损的皮瓣甚少,修复前足的皮瓣更少。1992 年 Bertell 和 Masquelet 等报道了腓肠神经营养血管岛状皮瓣的解剖学及临床应用,国内也有应用此皮瓣报道。为足与踝部皮肤缺损的修复,提出了一种方法。本皮瓣逆行转移修复小腿中下 1/3、踝、足跟、近侧足背创面,已被许多学者在实践中证实。本例是逆行皮瓣修复远侧足背创面。

3. 本例是足背前外远侧皮肤缺损骨外露慢性溃疡,创面最远可达跖趾关节近侧,我们利用了小趾皮瓣翻回修复创面缩短了皮瓣转位的距离,但腓动脉穿支第 1 分支又在踝上 11.5cm 处,又使皮瓣旋转点上升了原设计 4～5cm。为了防止牵拉影响筋膜血管供血,我们设计携带了筋膜两侧 5cm 与宽 2～3cm 皮蒂,皮蒂有利于向远侧牵拉皮瓣,而不影响神经血管蒂的供血。本例神经血管蒂长 17cm,为了延长蒂部,将最高穿支阻断血流,观察皮瓣供血良好的情况下切断结扎,皮瓣才可覆盖足背前外侧及部分足底创面。但仍应重视穿支供血不应轻易切断某一支,超出踝上 4～7cm 以上的穿支的重要性仍需进一步观察。许汤滨等(1999 年)以皮神经两携带 0.5cm 宽深筋膜为蒂,并提示蒂长于 15cm 的皮瓣供血可能尚嫌不足。但本例术后皮瓣存活良好。

4. 此例是足前外侧有跖骨与皮肤软组织缺损,腓肠神经营养血管逆行岛状皮瓣,是皮神经皮瓣,组织量较少,修复后,足的宽度仍显得不足。如能应用组织量较多的肌皮瓣修复,可能足的形态会更好。

5. 此皮瓣在移植时没有吻接皮神经,是无感觉皮瓣,术后 2 个月时,无意中烫伤,提示以后持重时有磨破的可能。此皮瓣的腓肠神经如与足背中间皮神经吻合,实际不难,医师没有坚持。无感觉是很大缺点。另外此皮瓣逆行,虽能修复足背远侧或足底,但皮瓣质地与足底有很大差距。

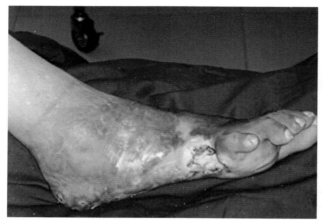

A. 右足前外侧皮肤缺损瘢痕

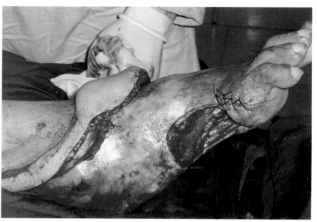

B. 清创皮瓣下移

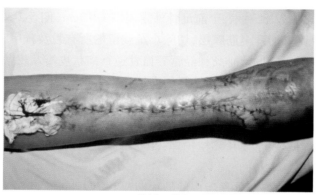

C. 供瓣区植皮

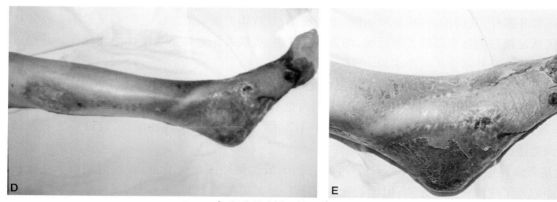

D、E. 术后2个月皮瓣无神经支配,远端无意中烫伤皮蒂臃肿

图 5-2-25　诊断:右足前外侧外伤后皮肤缺损瘢痕并第 5 跖骨(远 3/5)缺无、第 4 跖骨外露慢性溃疡
医疗技术:腓肠神经营养血管逆行岛状皮瓣技术(夏昊晨)

6. 关于慢性创面的清创必须彻底,尤其深部组织。本例清除外露的部分跖骨骨皮质,深部软组织清创到正常组织,皮瓣覆盖后一期愈合。一旦出现二期感染,会很大的影响效果。

7. 关于足背远侧皮肤缺损,尤其略大面积缺损的修复,由于其特殊性,虽不是足部的重要部分,常不被医师与患者所重视,但也会影响穿鞋与走路。除植皮外,虽可用各种皮瓣修复,但在形态上的修复仍是目前难题。

设想　此患足跟底及后侧有点片状溃疡已十多年。足跟底是身体的持力点，慢性溃疡又易恶变，再加上足前外侧骨外露慢性溃疡，如何治疗此两部分或足部整体值得深思。如全部修复足部瘢痕皮肤与创面，由于面积大，确有难度。我们认为如在对侧小腿中下 1/3 内后侧斜行形成扩张的带隐神经的交腿皮瓣，会连同足跟与前外侧足部瘢痕皮肤，一同修复，之后与局部皮神经吻合。但患者本人只要求骨外露的治疗。

（夏昊晨）

病案 26　双足烫伤后增生瘢痕挛缩伴右第 3、4、5 趾背伸位第 4、5 跖趾关脱位畸形：皮肤软组织扩张技术

【病史与治疗】

诊断：双足烫伤后增生瘢痕挛缩伴右第 3、4、5 趾背伸位第 4、5 跖趾关脱位畸形

医疗技术：皮肤软组织扩张技术

患者，男，3 岁。2009 年 1 月中旬被开水烫伤右足背外侧与踝前外侧、左足内侧及右大腿外侧，就医，Ⅱ度烫伤经换药 1 个月后创面愈合，以后逐渐瘢痕增生挛缩。2009 年 11 月 15 日以双足烫伤后增生瘢痕挛缩伴右第 3、4、5 趾背伸位第 4、5 跖趾关脱位畸形入院。右足背、踝、小腿下 1/4 前外侧与左足内侧增生性瘢痕，致右足第 3、4、5 趾背伸位，第 4、5 跖趾关节脱位，左足第 1、2 趾外展位畸形，瘢痕发红充血明显，（图 5-2-26：A~F）。11 月 20 日手术，于双足背侧静脉下与皮神经肌腱之间和右小腿下 1/3 踝前侧置入扩张器。术后 4 天（11 月 24 日）足背皮肤起水疱（图 5-2-26：G、H）术后 24 天（12 月 14 日）结痂，脱落后已留有痕迹（图 5-2-26：H、I）。以后注水扩张，扩张至术 121 天（2010 年 3 月 22 日）皮肤上已残留明显花斑（图 5-2-26：J）。2001 年 5 月 7 日手术瘢痕切除，右第 3、4、5 足趾复位，扩张器取出扩张皮瓣推进修复（图 5-2-26：K、L、M、N），包扎于足趾正常位。术后 3 天足前部皮瓣远端有淤血现象，以后逐渐好转。术后 2 个月复查，踝趾畸形已基本矫正。双足缝合口处均有增生，原有水疱结痂脱落处皮肤，也有增生，质地差。右足第 4、5 趾仍略有背伸位。其他足趾正常（图 5-2-26：O、P、Q）。

护理要点：①注水扩张护理；②皮瓣淤血按摩护理；③术后踝关节伸展位外固定护理；④皮瓣血供观察护理。

【治疗复查后的思考】

1. 足背是非功能区，足背瘢痕切除、皮片移植后，局部不臃肿，形态好，可穿正常式样鞋子又是隐蔽部位（热带患者除外）。因为任何皮瓣修复足背这个特殊部位，都会显得臃肿，严重者影响穿鞋，是皮瓣移植的最大缺点。

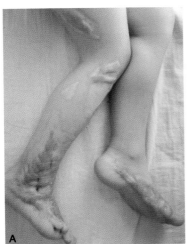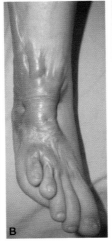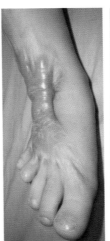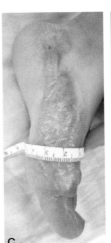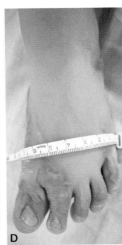

A、B. 烫伤后瘢痕右3、4、5趾背伸位，4、5跖趾关脱位　　　　　C、D. 左足内侧瘢痕

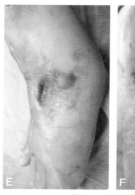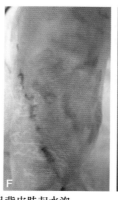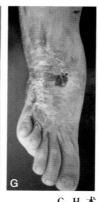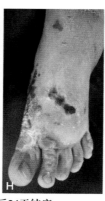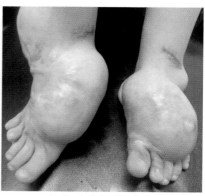

E、F. 术后4天足背皮肤起水泡　　　　G、H. 术后24天结痂　　　　I. 扩张4个月皮肤留有痕迹

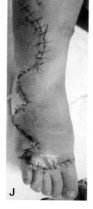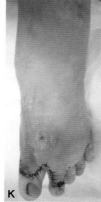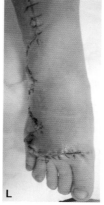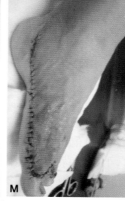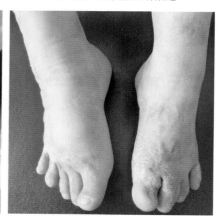

J~M. 扩张皮瓣修复3天后皮瓣远侧瘀血　　　　　　　　N. 术后2个月

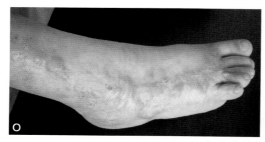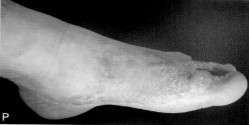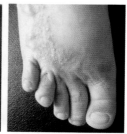

O、P. 术后2个月皮肤缝合口处有增生　　　　Q. 足4、5趾背伸位

图 5-2-26　诊断：双足烫伤后增生瘢痕挛缩伴右 3、4、5 趾背伸位 4、5 跖趾关脱位畸形
医疗技术：皮肤软组织扩张技术

2. 既往对于足背瘢痕的治疗，由于无法形成足背如此薄的皮瓣，虽然皮片移植后有色素沉着、挛缩等缺点，但皮片移植后不臃肿，因此用皮片修复足背瘢痕似乎被医生常规采用（也有质地、颜色、形态问题）。但皮瓣与皮片毕竟在质地上有差距，只是皮瓣的厚度问题。

3. 皮肤软组织扩张器技术，不仅能增加皮肤面积，又能使皮瓣变薄，在其他部位已被广泛应用。皮肤扩张技术在足背部应用临床未见报道。我们曾用对侧小腿扩张皮瓣修复足背皮肤缺损，取得一定效果（参考本章病案 27、28）。

4. 足背部皮肤皮下脂肪少，疏松的结缔组织较多。足背皮肤原本就很薄，可以看到皮下静脉与伸肌腱，前足背更薄，随着年龄的增大此处皮肤还会变薄。另外足背皮下还有静脉和动脉穿支与皮神经。如何应用皮肤扩张器值得探讨。

5. 关于扩张器置入的间隙　我们是在足背瘢痕旁切口，切口略长些。踝前与足背在伸肌支持带与长短伸肌腱鞘和皮神经的浅层，与皮下静脉深层剥离间隙，由于是盲视下剥离间隙，手感一定要好，不要着急，每一操作都要准确。另外还可在伸肌下支持带与长短伸肌腱鞘浅层，与皮神经和皮下静脉深层剥离间隙。哪种间隙适合推广,值得实践,总结经验。腔隙剥离完后,由于有毛细血管出血,压迫止血时间要长一些。

6. 此例术后足背皮肤瓣远侧即出现淤血,后出现水疱结痂(图5-2-26:E、F、G、H),说明此处静脉回流不佳,破坏了静脉网,实际是我们剥离的较薄。由于足背皮肤薄,移动性较大,皮下的交错组织如静脉、皮神经、动脉穿支等又较多。在足背皮下组织剥离时,极易损伤皮下软组织或出现厚薄不均现象,一旦损伤或保留的较少就会造成局部皮肤血流障碍。足背皮肤的静脉回流是皮下静脉网,皮下软组织的保留量越多,静脉回流越可靠。如何尽多的保留足背皮下的软组织,在足背这个部位,确实是较难处理的问题。提示我们在足背置放扩张器时,无论采用哪种间隙置入扩张器,都要尽量多的保留皮下疏松组织,才能预防皮瓣血流障碍。

7. 此例提示我们剥离置放扩张囊腔隙时,前足背一定要细心缓慢进行,在腱鞘表面,其腱鞘两侧可略多带些皮下软组织。注水扩张时要少量缓慢进行。

8. 实践证明在足背置放扩张器是完全可行的。虽然部分皮瓣皮肤上遗留有花斑样改变,影响皮瓣外观效果。由于出现了皮瓣血流障碍,也势必向后推延注水时间,使疗程延长。提示:扩张器置入的层次、方式、方法还须完善。

9. 足背部皮肤局限,左右侧为足底,前侧为足趾,只有近侧与踝小腿相连。因此足背远侧或足趾的皮肤缺损,如应用皮肤扩张技术,其皮肤来源只有足背近侧、踝前、小腿前侧单方向提供。由于此部位皮肤修复前足背为最佳皮肤,因此研究如何应用皮肤扩张技术,为前足背或足趾背侧皮肤缺损的修复提供最佳皮瓣。在此部位,如何置放扩张器,使扩张的皮肤能推向远端,值得实践与研究。

10. 本例实践证明,足背扩张皮瓣修复足背瘢痕切除后的创面,其皮肤质地、颜色、外观效果,明显好于用皮片修复的方法。由于扩张器的刺激,足背增多出"多余"皮肤与原足背皮肤一样(难得),等于局部生长出的皮肤修复局部创面。这是最佳的自己制造皮肤来修复自己的生态方法。本章病案27用小腿后侧扩张皮瓣修复前足背仍显略臃肿。

11. 本例2009年11月20日手术,双足背侧扩张器置入。扩张至术后121天(2010年3月22日)皮肤上已残留明显花斑(图5-2-26:J)。2001年5月7日手术瘢痕切除,扩张器取出扩张皮瓣推进修复。注水扩张共持续近6个月(一般3个月左右)。由于皮肤淤血起水疱,术后24天(12月14日)结痂,1个月后开始注水,注水间隔时间10天左右(其他3~5天)最后注水超量20%,持续扩张近2个月。关于薄皮肤区域,如手背、足背、阴唇、阴囊等部位,如何置入扩张器;如何扩张;扩张的并发症;如何应用;注意的问题等规律,都应在临床实践与总结。

> **设想** 如在足背(病区缘近侧)以及踝前与小腿前延续置放扩张器,能增加扩张皮瓣向前推进与旋转的距离。如能扩张出多余皮肤,以推进的方式为好,如以旋转的方式,缝合口可能较长。

(夏双印 崔志坚)

病案27 右踝前足背前烫伤后肉芽创:左小腿后侧扩张带蒂与踝前皮肤扩张技术

【病史与治疗】

诊断:右踝前内侧与足背前内侧铁水烫伤后肉芽创

医疗技术:小腿后侧扩张带蒂皮瓣技术、踝前皮肤扩张技术

患者,男,32岁。2003年11月27日工作中不慎右足被铁水烫伤,速去医院,去除鞋后,右足有两处烫伤,一处在前足背内侧,另一处在踝前内侧,均为Ⅲ度,清创后拇长伸肌腱及踝前筋膜外露,换药肉芽生长良好(图5-2-27:A),10天已将肌腱与筋膜覆盖。12月19日手术,于左小腿中1/3后侧设计带蒂交腿皮瓣,在蒂部向后侧皮下置放扩张器。在注水的同时,两处创面换药。2004年2月2日在左小腿扩张皮肤上

设计带蒂皮瓣(图 5-2-27:B),行左小腿扩张器取出,切取皮瓣向前翻转,剩余的扩张皮瓣推进至皮瓣蒂部(图 5-2-27:C)缝合,右前足彻底清除所有瘢痕,伸肌腱外露,行交腿皮瓣覆盖右前足背创面(图 5-2-27:C、D、E、F),另于右足踝前创面外上侧再置入扩张器一枚。2 月 23 日交腿皮瓣断蒂整形术(图 5-2-27:G、H)。在断蒂前至断蒂后,踝前内侧创面经换药,创面已愈合瘢痕化(图 5-2-27:I)。4 月 26 日足踝前瘢痕切除,扩张器取出,扩张皮瓣旋转推进修复瘢痕切除后的踝前创面(图 5-2-27:J、K)。术后查看足背瘢痕全部切除,均用扩张皮瓣修复,只留有缝合口痕迹,足形态佳。

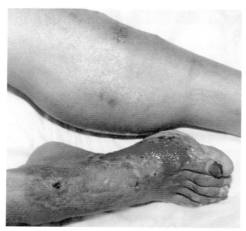

A. 右足创面左小腿扩张

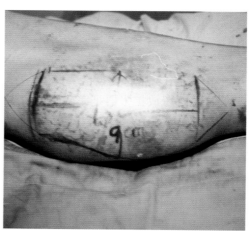

B. 设计皮瓣

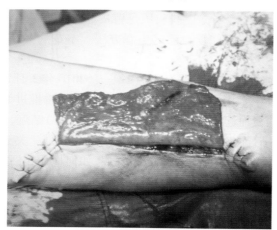

C. 形成带蒂皮瓣

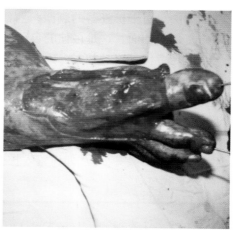

D. 右足清创

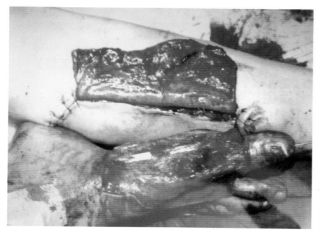

E. 右足与左小腿皮瓣靠近

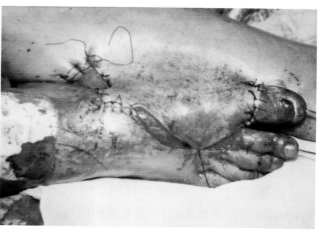

F. 形成交腿皮瓣

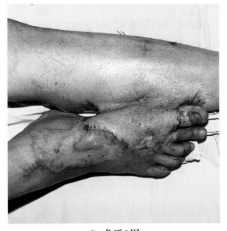
G. 术后3周

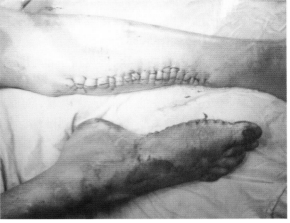
H. 断蒂

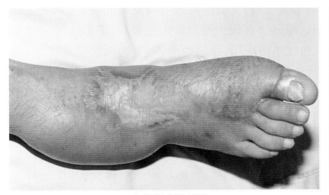
I. 右外踝皮肤扩张

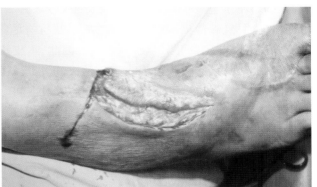
J. 足背瘢痕切除

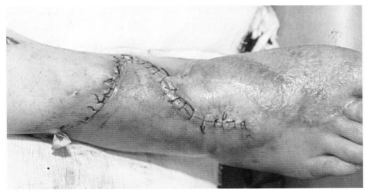
K. 扩张皮瓣推进修复

图 5-2-27 诊断:右踝前内侧与足背前内侧铁水烫伤后肉芽创
医疗技术:小腿后侧扩张带蒂皮瓣技术 踝前皮肤扩张技术(夏昊晨)

护理要点:①创面换药护理;②注水护理;③下肢交腿强迫位固定位护理;④皮瓣血供观察护理。

【治疗复查后的思考】

1. 足背皮肤较薄,有一定的滑动性,在足部活动中,其作用相对次要,修复要求不高。此患者是右足背铁水烫伤,在前足和踝前有两处创面,清创换药后,肉芽生长良好。如何修复值得思考。传统的方法是皮片移植覆盖创面,由于不臃肿,得到患者和医生的喜欢,但成活后颜色质地与周围不协调,还略显不丰满,并且还有回缩,由于瘢痕已将肌腱包裹,会影响运动。另外皮片移植不可能是100%成活,一旦不成活还需植皮,再者还有皮片供区创面。

2. 足背创面的修复,方法较多,从功能与形态的要求,虽是可不经常外露又可穿鞋袜遮挡部位,但足

321

的外露尤其足背的外露,也是整体美的一部分。因此形态的修复也是整形外科医师的努力方向。

3. 经换药两处创面已被肉芽覆盖,拇伸肌腱已被肉芽包裹,此时用皮片覆盖创面是完全可以的,但如创面闭合,瘢痕会否影响肌腱滑动,晚期瘢痕挛缩能否再影响拇跖趾关节屈曲,到那时还得行瘢痕切除,皮瓣移植,为预防上述晚期并发症的发生,因皮瓣下的脂肪组织可替代肌腱的滑动结构,早期行皮瓣移植还是有必要的。

4. 此患右足有两处创面,一处在前足背内侧,创面从足弓顶至指间关节近侧,长 12.5cm、宽 3 ~ 7.5cm,创面最远处在拇趾趾间关节背侧,几乎到趾端。另一创面在近足背踝前内侧长 10cm、宽 7cm。由于皮肤扩张技术能形成薄皮瓣,我们选用了此项技术。右前足背第 4、5 跖骨背侧是正常皮肤,供皮瓣区较小,无法置放扩张器,只好选在对侧小腿为供瓣区,用既往交腿皮瓣与扩张技术结合应用,事先在小腿中 1/3 内后侧皮下置放扩张器,扩张皮肤使皮瓣变薄,用增多的皮肤形成带蒂皮瓣移植,剩余扩张皮瓣修复供瓣区创面。而足背踝前内侧创面外上侧有充分皮肤,所以在创面外上侧皮下置放扩张器。

5. 由于左小腿皮肤扩张器注水量不充足,注水一个月,等待的时间不到一个月,2003 年 12 月 19 日扩张器置入,注水至 2004 年 1 月 16 日,2004 年 2 月 2 切取带蒂皮瓣,皮瓣扩张及等待的时间较短(切取皮瓣后回缩缩明显,致使皮瓣增厚),皮瓣的厚度与前足背相比略厚。在提供足够移植皮瓣后,供瓣区缝合略显紧张,形态弧线略有凹陷,形态不丰满。因此,本皮肤扩张技术的应用,不应因患者急,而医生随之也急,应注意。要知道:皮肤扩张持续的时间越长,扩张皮肤的回缩率越低,利用率越高,否则相反。多余的扩张皮肤充足,能为医生自己创造出灵活轻松的应对空间,为整形外科医师在体表形态上的修复打下基础。关于应用皮肤扩张器制作薄皮瓣,应注意如下因素:①扩张器置放在皮下或真皮血管网下;②皮肤扩张要足量或超量;③扩张足量后等待的时间要充足。如能使扩张皮瓣皮肤纹理出现,皮肤颜色与邻近皮肤一样,皮下有移动性,皮肤还可提起松弛,此时扩张皮瓣的回缩率几近为零。

6. 形态　足及踝前的两个创面,一个是用对侧小腿扩张皮瓣,一个是踝前外侧的扩张皮瓣,修复后前足背内侧略显臃肿(图 5-2-27:J),踝前形态正常。在足背内侧只是残留缝合口痕迹,说明局部皮瓣在颜色、质地,甚至在组织细胞结构上都要明显好于临位及远位皮瓣。

7. 右前足背内侧所移的皮瓣是失神经皮瓣,此处是足远端部位,创面基底又是筋膜肌腱等,无神经末梢,皮瓣感觉的恢复有相当的难度。此处又是跖趾关节经常屈伸部位,如肥大,穿鞋时易挤压,无感觉皮瓣很易破损。

8. 特点　本病案是铁水烫伤Ⅲ度,经清创后换药肉芽生长良好,虽有肌腱与筋膜外露,但已全被肉芽覆盖,完全可用皮片移植覆盖创面,但晚期会出现皮肤与肌腱粘连,影响伸屈功能。我们采用扩张的薄皮瓣(此例由于扩张的时间短或扩张的还够不薄)技术,虽较其他皮瓣已很薄,实践看在跖趾关节部位还略显得厚。因此还应在临床实践,已取得经验。足部可以是不外露部位,但在热天或自己和家人面前还得直视,能修复成正常形态的足背,对整形科医师来讲还是有一定难度,应该重视。

> **设想**　前足背内侧皮肤缺损的修复,须更薄的有神经的皮瓣。从这点出发,如在左小腿形成扩张的带隐神经的交腿皮瓣,移植吻接皮神经后,对皮瓣感觉的恢复有益处,值得进一步研究与实践。

(夏昊晨)

病案 28　右足背烧伤后贴骨性瘢痕骨外露:左小腿后侧扩张带蒂皮瓣技术

【病史与治疗】

诊断:右足背烧伤后贴骨性瘢痕骨外露,第 4、5 趾缺失

医疗技术:小腿后侧扩张带蒂皮瓣技术

患者,男,36 岁。右足背烧伤后经多次治疗形成足背贴骨性瘢痕和骨外露 14 个月。2003 年 4 月 2 日

以右足背烧伤后贴骨性瘢痕骨外露,第4、5趾缺失诊断入院。足背瘢痕从踝前至跖趾关节,两侧至足底边缘,第2、3跖骨外露。第4、5趾缺失,踝关节可屈伸,足趾无背伸动作(图5-2-28:A、B、C)。足背部瘢痕皮肤只有周边略有感觉,足背无感觉。2003年4月8日第一期手术,按交腿皮瓣蒂部在左小腿的位置,紧邻蒂部在小腿中1/3向内后侧埋置扩张器(800ml柱形)。经122天的注水扩张后(图5-2-28:D)。8月8日第二期右足背瘢痕彻底切除清创,切除瘢痕后,见第2、3跖骨外露去除表层骨,无足的伸肌腱,只剩下部分足背筋膜及骨膜(图5-2-28:E)。在扩张皮肤上以原设计的蒂部向小腿后外侧设计带蒂皮瓣,切取皮瓣,剩余的扩张皮瓣推进缝合于皮瓣蒂部,两腿靠拢,皮瓣覆盖在右足背创面上,形成闭合性交腿皮瓣(扩张),供瓣区直接拉拢缝合(图5-2-28:E、F、G)。术后行石膏管形外固定(图5-2-28:G)。9月1日第三期断蒂整形术(图5-2-28:H、I、J)。2003年9月25日扩张皮瓣移植后6周,断蒂后3周复查,右足背形态与正常近似,左小腿后侧供瓣区只留有切口缝合痕迹(图5-2-28:K)。

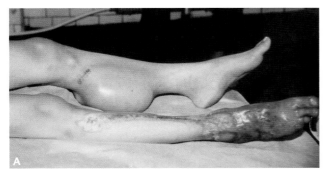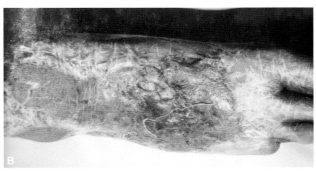

A、B. 右足背烧伤后贴骨性瘢痕骨外露4、5趾缺失

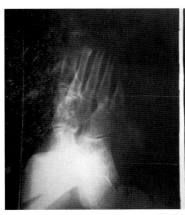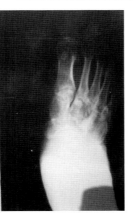

C. X线片

D. 右足与左小腿靠近

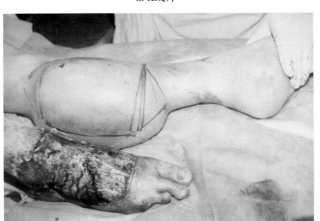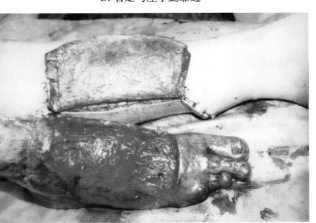

E. 右足背瘢痕切除设计皮瓣

F. 切取扩张带蒂皮瓣

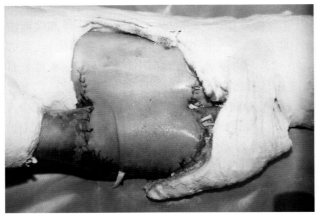

G. 图7石膏管型外固定

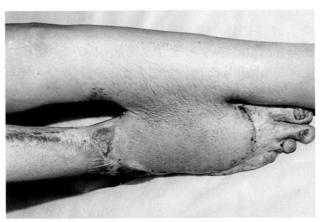

H. 术后3周

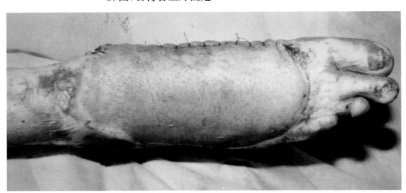

I. 断蒂后右足背

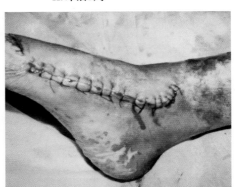

J. 右足内侧缝合口

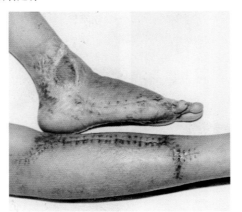

K. 断蒂后3周右足背与左小腿形态

图 5-2-28　诊断：右足背烧伤后贴骨性瘢痕骨外露4、5趾缺失
医疗技术：小腿后侧扩张带蒂皮瓣技术

护理要点：①注水扩张护理；②硬膜外麻醉术后护理；③石膏管形外固定护理；④皮瓣血供观察护理。
【治疗复查后的思考】

1. 足背为非主要功能区，足背皮肤有一定的滑动性。其软组织修复的主要目的是创面的覆盖，创面如无骨与肌腱外露时，游离皮片移植修复创面因不臃肿为首选，如创面有肌腱骨外露时，较小创面可选用足背局部皮瓣转移修复，较大创面则需考虑游离皮瓣、筋膜皮瓣、岛状皮瓣等，对于传统的交腿皮瓣，由于皮瓣也较薄，还可有均匀一致的厚度也是常用的方法。但全足背皮肤缺损，目前无修复方法。

2. 足背皮肤皮下组织少，皮肤薄，前足背可见伸肌腱在皮下，皮下组织少，但皮下移动性好，足背皮肤向两侧逐渐与足底皮肤相连。对于足背皮肤缺损的修复，基本要求皮瓣不能臃肿，有皮下组织，外形好，能穿正常式样鞋。

3. 本例是右足背烧伤后经多次治疗形成贴骨性瘢痕和骨外露 14 个月,足背瘢痕从踝前至跖趾关节,两侧至足底边缘,足背皮肤全部缺损。如此大面积缺损,如何修复无明确方式方法,是临床难题。

4. 我们是利用传统的交腿皮瓣技术,可转移有均匀一致厚度的较薄皮瓣,与皮肤软组织扩张技术能扩大皮肤面积的同时又能使皮瓣变薄结合应用,制造出更薄的可修复足背创面的皮瓣,又可使剩余的扩张皮瓣修复小腿供皮瓣区创面,不需植皮,只在体表遗留线形缝合痕迹(图 5-2-28:L),可取得供、受区皮瓣修复后形态与功能俱佳的效果。

5. 扩张器在左侧小腿后侧置放的位置与第二次手术能否形成和谐的交腿皮瓣及用薄的皮瓣修复足背创面与小腿供区创面有直接关系。我们事先设计蒂部在小腿的位置,选择扩张器其纵轴长度要大于蒂两端各 2cm,在置放扩张器时其囊的纵行一侧边缘靠近蒂部向小腿内后侧纵行置放,其目的是为了扩张后的皮瓣,靠近蒂部的近 2/3(皮肤扩张的最薄部位)用于形成带蒂皮瓣,另侧的略多的 1/3 用于推进覆盖供瓣区创面。

6. 在扩张皮瓣上设计交腿皮瓣需大于创缘 2cm。交腿皮瓣具体设计:由于蒂部在扩张皮瓣的边缘,没有扩张,保持原长度,越向扩张皮肤的中心皮肤扩张的越明显。因此首先设计出皮瓣远端与蒂部平行线,此线为皮瓣远端切线,远端切线再向两侧伸延至扩张皮肤边缘交点,再从其两交点顺着扩张皮肤边缘弧形画线至蒂部两端点,为皮瓣两边切线。此种设计切取皮瓣的方法,有利于所形成的带蒂皮瓣有充足的松弛性及剩余扩张皮瓣向前推进闭合蒂部底面的创面,缝合后不会出现"猫耳朵",外形良好。

7. 交腿皮瓣需行二期断蒂术,与一次完成的修复方法相比,是其不足,本方法需三次手术,延长了疗程,又增加了一定痛苦,然而本方法将三处创面变成两处,不需植皮,形态佳,手术简单,损伤小,省皮肤,风险极小,修复后供受区遗留的痕迹少。暂时的痛苦与能获得供、受区高质量的修复可以伴随一生相比,得大于失。

8. 形态　足是相对外露部位,在热带及亚热带赤足时间长,然而穿鞋在各地人们是经常的事,因此,能穿正常式样的鞋是足背修复的最主要标准。本例扩张皮瓣移植后 6 周,断蒂后 3 周复查足背较对侧略显丰满,左小腿内后侧有皮肤缝合口,形态佳,可穿正常式样的鞋。

9. 关于扩张皮瓣修复足背(一些特殊部位)的启示:如何选择带皮神经的扩张皮瓣移植? 如何能将皮瓣扩张的更薄? 如何选择供瓣区? 扩张器置放的层次? 如何置放扩张器? 扩张器容量? 如何扩张? 注水后须等待多长时间等? 均值得进一步研究与实践。此例在左侧小腿置入扩张器(800ml 柱形),经 4 个月(122 天)的注水扩张后,扩张后等待 2 个半月余,修复足背还显得略微肿。

10. 特点　整个足背是瘢痕皮肤,有骨外露,修复是必需的,但如何修复也是难题。较大面积的薄皮瓣目前可以制作如第二章病案 19、20,而像前足背如此薄的皮瓣如何制作,还值得临床实践,头皮与前额皮肤韧厚,可以制成较薄皮瓣如第一章病案 1、44,我们想是可以形成的。足部周围无法提供大面积皮瓣。皮片移植局部有筋膜骨膜及骨,条件不佳血供差,植皮成活困难。足背的形态要求高,能穿正常式样的鞋是足背修复的最佳尺度标准。

11. 对于足背大面积皮肤缺损,尤其有骨或肌腱外露的病例,修复的方法较多,但修复后足背形态,传统的交腿皮瓣技术与皮肤软组织扩张技术结合应用,虽有不足之处,但也可算是一种方法,值得进一步研究。

> **设想**　本方法转移的皮瓣最后是失神经皮瓣,而在足背清创后,只剩下筋膜骨膜及骨,无血管,更无足背的神经及末梢。失神经皮瓣覆盖后感觉神经能否恢复值得深思? 更值得深入研究? 如扩张皮瓣携带小腿后侧腓肠皮神经,扩张皮瓣移植后与足踝部皮神经吻合,会有感觉的恢复。此病例踝部屈伸均正常,只是足背伸肌腱缺失,是否在皮瓣移植同时重建伸趾功能,也应临床实践? 或待以后需要时可考虑重建?

（夏双印　崔志坚）

病案 29 右足跟底部皮肤鳞状细胞癌:足底内侧岛状皮瓣技术

【病史与治疗】

诊断:右足跟底部皮肤鳞状细胞癌

医疗技术:足底内侧岛状皮瓣技术

患者,男,58 岁。3 年前发现右足跟底外侧暗红色斑,有时痒,曾就医建议切除病检。以后逐渐扩大,近半年表面时而有结痂溃疡,易出血,一周前行病理检查,诊断:皮肤鳞状细胞癌。2002 年 4 月 14 日以上述诊断入院。右足跟底外侧有 4cm×2cm 红斑,触之有坚实感,边缘较清楚,有充血,边缘为污秽的黄暗红色,表面有脓性分泌物(图 5-2-29:A、B)。4 月 19 日手术,扩大至病区外 1.5cm 正常皮肤,深度至足底筋膜下,一次切除。在以胫后血管走行为皮瓣设计轴线,在足弓区(即非负重区;亦可根据足底负重部与非负重部的角化层厚度及色差来确定皮瓣位置)设计 5.5cm×5.5cm 圆形皮瓣(图 5-2-29:C)。于内踝处切口,在趾短屈肌与拇展肌间找到胫后血管神经束,沿血管神经束向远分离出足底内侧血管神经束,注意将足底内侧深支、浅支血管束及足底内侧神经的皮支包含在皮瓣内,由远端向近端掀起皮瓣(图 5-2-29:D、E),通过皮下隧道将皮瓣转移至创面区缝合,供瓣区全厚皮片植皮(图 5-2-29:F)。术后皮瓣即有痛觉。修复后 2 个月复查,足跟底皮瓣愈合良好,痛觉存在,但位置觉仍在足弓部位,正常走路,未见复发(图 5-2-29:G)。术后病理检查:皮肤鳞状细胞癌Ⅱ级。

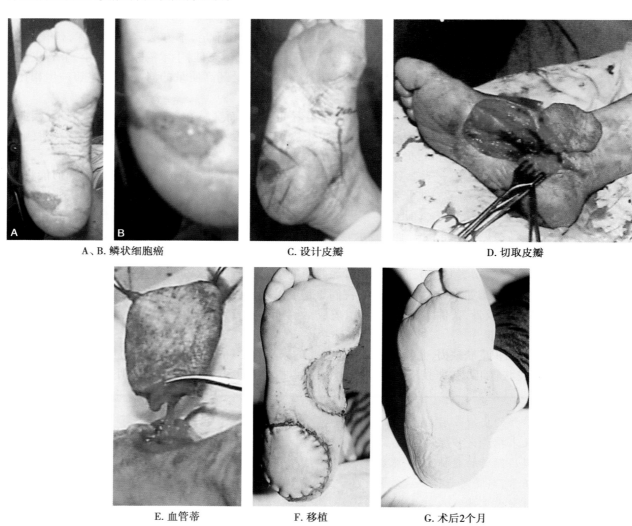

A、B.鳞状细胞癌　　　　C. 设计皮瓣　　　　D. 切取皮瓣

E. 血管蒂　　　　F. 移植　　　　G. 术后2个月

图 5-2-29　诊断:右足跟底部皮肤鳞状细胞癌

医疗技术:足底内侧岛状皮瓣技术(王洁)

护理要点: ①硬膜外麻醉术后护理;②皮瓣血供观察护理;③皮片移植护理。

【治疗复查后的思考】

1. 足由多块附骨与韧带关节囊组成,形成足的基本形态,整个足骨的排列形成纵弓与横弓,基本构成足底的三点(即跟骨、第1、5跖骨头)再加上良好皮肤软组织衬垫,使足与地面接触时既稳定又有弹性,是承载着人体直立时直接受压部位,能参与社会活动起始的最关键部位。因此足底的修复要求尽量有相同的组织结构;皮肤要厚;皮下组织结构致密而不滑动;有感觉;耐压、耐磨性好的皮瓣。

2. 鳞状细胞癌通常称为鳞癌,又称表皮样癌或棘细胞癌。是一种起源于表皮或附属器,癌细胞倾向于不同程度的角化。皮肤鳞癌由 Percival Pott(1775年)报道。白色人种鳞癌少于基底细胞癌,而我国鳞癌明显多于基底细胞癌。

3. Beoder 根据肿瘤组织中不典型鳞状细胞的多少,将鳞癌分为4级。Ⅰ级鳞癌:不典型鳞状细胞低于25%,肿瘤组织的浸润深度在汗腺以上,肿瘤组织团块边缘部分基底细胞排列完整,其他级别则紊乱甚至没有基底细胞。癌细胞排列不规则,大小不等,有不少同心圆排列的角化珠,癌组织周围可见明显炎症反应。Ⅰ级鳞癌多不转移。Ⅱ级鳞癌:癌细胞侵袭达到真皮深层,癌细胞团块与周围间质境界不清,不典型鳞状细胞约占23%~50%,角化情况较轻,仅有少数角化珠,且中心也角化不全,周围炎症反应较轻。Ⅲ级鳞癌:不典型鳞状细胞可占到50%~75%,角化不明显,基本无角化珠。核分裂象明显,周围的炎症反应不明显。Ⅳ级鳞癌:几乎所有的细胞都是不典型鳞状细胞。核分裂象多,无角化现象。当鳞癌细胞呈梭形时,与肉瘤相近。

4. 足底面皮肤厚实,皮下软组织丰富,在皮肤与筋膜之间,有致密的纤维小梁结构,能保持足底皮肤的稳定性。足底面分为负重区和非负重区两部分。负重区为足底功能区,非负重区位于足底跖弓间内侧部。而足跟底部又是足底负重区中最重的持重区域,其缺损的修复对皮瓣要求更高。足底内侧皮瓣是有感觉神经分布的带感觉皮瓣,更重要的是有相同的组织结构,皮瓣皮肤厚,耐磨、耐压,皮下组织结构致密而不滑动。使用足底非负重区来修复负重区的软组织缺损,有其他皮瓣所不可比拟的优点,足底内侧皮瓣是全身唯一符合修复足跟跖侧要求的供区,是修复此类损的首选供区。足底的动脉来自胫后动脉的两终末支,即足底内侧动脉和足底外侧动脉。皮瓣移植方式有:岛状皮瓣移植,修复同侧足跟负重部软组织缺损;游离皮瓣移植,修复对侧或同侧足底前部负重区。

5. 足跟底部是人体负重的重要的直接区域。其皮肤软组织缺损的修复,要求有感觉,耐磨性好的皮瓣。足底内、外侧岛状皮瓣移位修复跟跖侧皮肤缺损更有优越性:足底中间区大部分是不直接负重(扁平足除外);位置隐蔽,皮肤坚韧耐磨,皮下组织致密,有一定弹性;皮瓣的内侧面是跖筋膜,它与跟骨直接粘连,可防止滑动,增加稳定性;血管神经位置恒定,易于寻找及解剖;皮瓣含有神经,感觉好,有足够的保护性。切取神经后,足底内、外侧神经主干仍保留,跖底感觉不受影响。

6. 足底皮瓣分两种,即足底内、外侧岛状皮瓣,一般若修复足底负重区,尤其是跟跖侧大面积软组织缺损,采用足底外侧岛状皮瓣或肌皮瓣较好。这是因为足底外侧动脉及其分支的外径较内侧粗,能较理想地满足负重区血供丰富的要求;同时,足底外侧区皮下脂肪厚,可给跟跖侧提供一个良好的衬垫,但足底外侧也是足底负重的一部分。而足底内侧皮瓣是非负重区,皮肤质地虽较外侧差,但也类似足底皮肤,不破坏足持重的完整性。则选用足底内侧皮瓣或肌皮瓣。足底内侧动脉走行表浅,皮瓣位于足弓区,手术操作容易。因此临床上多主张采用以足底内侧血管及神经皮支为蒂的岛状皮瓣。

7. 足底内侧、外侧岛状肌瓣或肌皮瓣移位一般以足底内、外侧血管为蒂,其蒂的长度基本上能满足旋转移位的需要。若有变异,血管蒂较短,影响移位时,可以胫后血管为蒂,但牺牲了主干动脉是其缺点,在足部血管交通不可靠的病例不适用。有时可同时将足底内外侧血管包含在皮瓣或肌皮瓣内,将其向跟后推移,可修复跟后及足底较大面积的皮肤缺损,遗留创面游离植皮。

8. 此病是皮肤疾病,由于足跟底部病区范围不大,我们选用足底内侧皮瓣。设计皮瓣远端在距骨头近侧(跖骨头非负重区)切取。病灶切除的范围在其周围0.5~2.0cm的正常组织内,深度以能广泛彻底切除为度。我们是在病区外 1.5cm 正常皮肤切口，深度至足底筋膜下，一次切除。

9. 手术操作　在内踝后下方沿胫后动脉走行切开皮肤、皮下，切开跗管，显露胫后血管神经束。沿血管向下分离即可见到胫后动脉分出足底内、外侧动脉。然后沿皮瓣划线切开皮肤至跗筋膜下。在跗筋膜深面，从两侧向轴心或由远端向近端掀起皮瓣。在趾短屈肌及拇展肌肌膜下解剖至趾短屈肌肌间沟时，注意将足底内侧深支、浅支血管束及足底内侧神经的皮支包含在皮瓣内，保留足底内侧神经主干于原位，仔细从足底内侧神经主干中分离出发向皮瓣的皮支。切断拇展肌起点，分离至足底内侧动脉起始部，即形成带足底内侧动静脉及神经束的岛状皮瓣。然后向后旋转移位修复受区。供区创面用中厚皮片或全厚皮片修复。若想获得更大范围的旋转幅度，可结扎切断足底外侧血管。本例是按设计切开皮肤、皮下，于拇展肌与趾短屈肌间找到足底内侧血管神经束，顺其束，沿皮瓣划线切开皮肤至跗筋膜下，形成带足底内侧动、静脉及神经束的岛状皮瓣，由于血管蒂长度足够，未切断足底外侧动脉，以足底内侧动脉起始部为原点，将皮瓣旋转至足跟底部。

10. 足底皮瓣包含了跗筋膜，切取跗筋膜后，是否会对足弓带来影响尚需远期随访观察。杨志明提出：仅切取含跗筋膜的皮瓣对足弓无显著影响，同时切断胫后肌腱，则足弓的高度会降低。提示胫后肌肌力差者，最好不选用足底皮瓣移植。

11. 关于能被广大专家认可的某皮瓣或肌皮瓣是修复某部位皮肤或器官缺损的最佳皮瓣，临床已出现：如局部皮瓣修复局部创面是最佳供区；前额部扩张的滑车上或眶上血管岛状皮瓣是鼻再造的最佳供区；耳后扩张皮瓣是耳再造的最佳供区；示指近节或中节背侧岛状皮瓣是修复拇指指腹缺损的最佳供区，以及足底内侧岛状皮瓣是修复足跟跖侧皮肤缺损的最佳供区等。这样在临床上能为整形外科医师提供了捷径，而集中精力在形态塑造上精雕细刻。现在皮瓣或肌皮瓣以及各种形式的皮肤移植技术已很多，但能提出是某部位的最佳皮瓣不多。因此在多种皮肤移供区的基础上，临床上应再一步努力制作形成或筛选出修复某部位的最佳皮瓣是当务之急。

（王　洁）

病案 30　右足冻伤后足跟皮肤缺损肉芽创并足趾缺如：足底内侧岛状皮瓣技术

【病史与治疗】

诊断：右足冻伤后足跟底部皮肤缺损慢性肉芽创并足趾缺如骨外露

医疗技术：足底内侧岛状皮瓣技术

患者，男，75 岁。2003 年 2 月中旬的某一天晚上酒后跌倒在路旁冰雪坑中，3 个多小时被家人发现，抬回家。第二天醒后，自述双足疼痛严重，就医以双足冻伤治疗。半个月余左足已好转。右足 5 个足趾从 5～6 天以后萎缩，趾尖发黑，逐渐向近侧侵犯，足跟底部皮肤颜色发暗变黑，至 1 个月余，发黑的足趾界限清楚，足底皮肤界限也清楚，至当地医院只行足趾切除缝合。近 1.5 个月右足底部坏死皮肤脱落，以后足底换药，曾瘢痕愈合，但走路经常磨破，维持 1.5 年左右，近 3～4 个月创面不愈合。2004 年 10 月 26 日以右足冻伤后足跟底部皮肤缺损慢性肉芽创足趾缺如骨外露 1 年 9 个月诊断入院。右足跟底部有 7cm×5cm 创面，其间有瘢痕硬化组织及间断老化的肉芽组织，渗出液较少，创面周围已是瘢痕组织，足趾全部缺如，胫腓侧各有骨尖外露（图 5-2-30：A）。11 月 3 日手术行右足跟肉芽创切除，按术前多普勒探查的血管位置解剖，皮瓣位置略靠前内侧，切断向足背分支，支干分离神经，切取足内侧带血管神经束岛状皮瓣（图 5-2-30：B）（手术详见本章病案 29），通过皮下隧道转移至足跟跖部覆盖创面（图 5-2-30：C），供瓣区从同侧腹股沟切取的全厚皮片植皮，腹股沟处拉拢缝合，于足前部咬出骨尖缝合。术后 12 天皮瓣与皮片均成活良好（图 5-2-30：D）。术后病理：增生及肉芽组织。

护理要点：①硬膜外麻醉术后护理；②皮瓣血供观察护理；③皮片移植护理。

【治疗后的思考】

1. 此患者是足冻伤后皮肤与足趾坏死，足跟底部创面不愈合。由于足跟跖侧是承载人体直接与地面

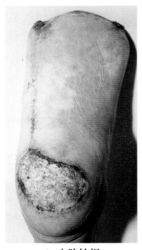
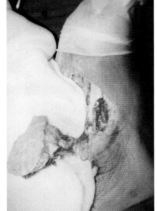
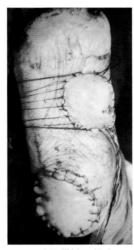
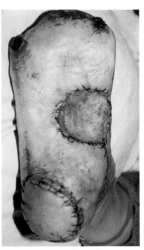

A. 皮肤缺损　　　B. 切取足底内侧岛状皮瓣　　　C. 移植供瓣区植皮　　　D. 术后12天

图 5-2-30　诊断:右足冻伤后足跟底部皮肤缺损慢性肉芽创并足趾缺无骨外露
医疗技术:足底内侧岛状皮瓣技术

接触的部位,受压是其主要的任务,是足底持重三点中最重要的一点,部位特殊。如不受压,创面愈合是完全可能的。因此修复要求有感觉,耐压、耐磨性好的皮瓣。此患再加上年龄较大,足跟底部创面已 3~4 个月不愈合,为了预防恶性变,修复是非常必要的。

2. 此患者还有足趾缺如。足趾是走路时,足跟抬起后稳定前足的主要支撑,也是走路时最后抬足的用力点,对于年轻人很重要。而老年人用足掌(面积较大)着地也是非常稳定,缓慢走路是完全可以的。因此足跟跖侧的修复更显得重要。

3. 由于足底内侧皮瓣是全身唯一符合修复足跟跖侧要求的供区。此患又是老年人,此皮瓣带有感觉,可预防术后行走再破溃,感觉的存在是保护与营养皮肤的重要因素。因此我们选用了带神经的足底内侧岛状皮瓣修复。术后即刻有感觉。

4. 此例血管神经在足底走行略有变异。足内侧血管神经束紧靠拇展肌下向足背侧走行,并向背侧发出一分支,足底内侧血管在足弓远侧有弓与足底外侧血管相连,离创面较远,影响皮瓣转至创面区,因此切断了向足背侧的分支与足底外侧血管相连的弓,并且还将足底内侧神经与趾足底总神经行支干分离,皮瓣才能转移到位。

5. 此皮瓣部位由于血管神经束走行在足的内前侧,因此切取的位置较远,紧靠近跖骨头负重区近侧。一般认为足底内、外侧岛状皮瓣或肌皮瓣远端均不应达跖骨头负重区,只能在跖骨头近侧切取,否则,由于植皮术后皮肤不耐磨,影响前足负重功能。

6. 病理　足跟底部慢性肉芽创切除后病检:增生及肉芽组织,无恶变。

7. 足跟跖侧皮肤软组织缺损的修复,由于足底皮瓣有与足跟跖侧极近似的组织结构;皮肤厚韧;皮下组织结构致密而不滑动;有感觉、耐压、耐磨性等。是其他皮瓣无法比拟的,如交腿皮瓣;腓肠神经营养血管逆行岛状皮瓣或其他逆行皮瓣;游离皮瓣等。组织结构差距很大,皮瓣需重建感觉,而且还有差距。对于足跟跖侧这个部位,是修复后,短时间休养后即可持久应用的局限特殊部位,虽然足底皮瓣供应面积受限,但修复足跟跖侧正恰到好处,而足底皮瓣就显出其特殊地位。因此国内外专家均认为是修复足跟跖侧皮肤软组织缺损的最佳皮瓣。但此种方法仍然是传统的拆东墙补西墙方法。供瓣区需植皮,植皮有不成活的病例,也有瘢痕增生病例,虽说足弓区是非负重区,但瘢痕也会影响行走步态。

8. 足底皮瓣血管解剖位置恒定,其血管神经蒂的长度,基本上能转移至足跟跖侧,肉眼解剖即可,无困难。手术先找到足底血管神经束,顺血管神经束解剖即可。若有变异,血管蒂较短,影响移位时,可以胫后血管为蒂。有时可同时将足底内、外血管包含在皮瓣或肌皮瓣内。神经可行支干分离。因此手术并不困难,极易开展。

设想 现代皮肤软组织扩张技术已临床应用多年,可提示我们,在治疗前如能于足跟内、外侧或后侧置放扩张器,待皮肤扩张足量及等待时间(约3个月左右)后,再行皮瓣转移手术,供瓣区可用扩张皮瓣推进或旋转修复,会得到更好的效果(是有感觉扩张皮瓣),在体表残留更小的痕迹。但临床未见报道,需临床实践。如足跟跖侧皮肤缺损需较薄的皮瓣,也可于皮瓣下置放扩张器,可获得转移皮瓣厚度与创面需求的厚度一样的皮瓣。这些都须临床实践与研究。

(夏双印 崔志坚)

病案31 右足跟(底部)黑色素痣:足底内侧穿支皮瓣技术

【病史与治疗】

诊断:右足跟(底部)黑色素痣

医疗技术:足底内侧穿支皮瓣技术

患者,男,27岁。右足跟底部黑痣已几年,圆形,近年有增大趋势,于2007年6月2日来诊。足底部有1.5cm左右的黑痣,境界清楚。于6月6日在右足底扩大至足底周边,切除黑色素痣,形成皮肤缺损区(图5-2-31:A)。按术前多普勒探查的血管穿支位置解剖,于足底内侧设计10cm×8cm大小的足底内侧动脉穿支皮瓣,在内踝趾短屈肌与拇展肌间找到胫后血管神经束,于足底内侧动脉沿拇长屈肌和拇展肌之间的肌间隔发出1~3个穿支至远侧,切断足底内侧动脉远端,形成以近侧血管皮神经束与穿支为蒂的皮瓣(手术方法参考本章病案32),于皮下筋膜浅层掀起皮瓣,向后转位覆盖创面,皮瓣供区用刃厚皮片覆盖(图5-2-31:B)。术后皮瓣完全成活。术后随访14个月,皮瓣色泽和质地与足底周围皮肤相匹配,皮瓣供区外形良好,痛觉存在,供瓣区有色素沉着(图5-2-31:C、D)。

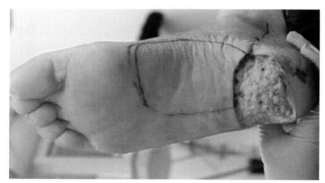

A. 足底黑色素痣切除

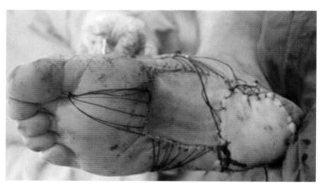

B. 移植供瓣区植皮

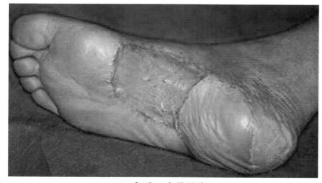

C. 术后14个月足底

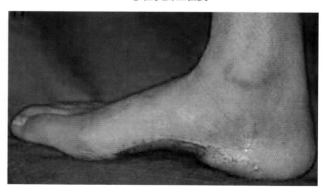

D. 足内侧

图5-2-31 诊断:右足跟(底部)黑色素痣
医疗技术:足底内侧穿支皮瓣技术(杨大平)

(杨大平)

病案 32 右足跟(后侧)部恶性黑色素瘤:足底内侧动脉穿支皮瓣技术

【病史与治疗】

诊断:右足跟(后侧)部恶性黑色素瘤

医疗技术:足底内侧动脉穿支皮瓣技术

患者,女,49 岁。2 年前右足跟后侧有一色素不均的黑痣,有时磨破,逐渐扩大,曾就医,建议手术切除送病检。2002 年 5 月 6 日入院。右足跟后内侧有 5.0cm×4.5cm,周围有黑色斑痣界限不清,不规则隆起,中间有结痂(图 5-2-32:A)。5 月 6 日手术,与病区周围 2cm 切口,深筋膜层整体扩大切除(图 5-2-32:B),送病检。于足底内设计 8cm×7.3cm 大小的足底内侧动脉穿支皮瓣(图 5-2-32:B),皮瓣转移覆盖足跟后内侧创面。皮瓣供区用刃厚皮片覆盖。术后皮瓣植皮完全成活,病检为恶性黑色素瘤。手术后 10 年随访,足跟部皮瓣色泽和质地与足底周围皮肤相匹配外形良好,皮瓣供区有色素沉着,局部凹陷。足功能良好,局部恶性黑色素瘤无复发(图 5-2-32:C、D)。

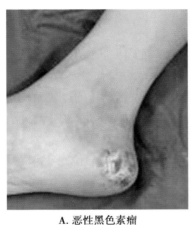

A. 恶性黑色素瘤

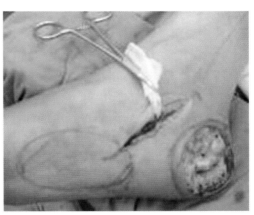

B. 设计切取皮瓣

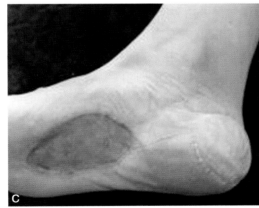

C、D. 术后10年

图 5-2-32 诊断:右足跟(后侧)部恶性黑色素瘤
医疗技术:足底内侧动脉穿支皮瓣技术(杨大平)

护理要点:①观察移植皮瓣血运情况并记录;②保持室温 25 ~28℃,局部 100W 白炽灯照射;③观察缝合口张力;④保持敷料清洁、干燥、固定可靠,防止感染;⑤避免移植皮瓣及血管蒂受压;⑥饮食营养丰富,禁忌辛辣;⑦日常生活注意保护皮瓣,减少摩擦。

【治疗复查后的思考】

1. 本病案与本章病案 31 可供选择的皮瓣供区有小腿内侧皮瓣,小腿腓肠神经血管营养皮瓣,以及小腿外侧腓动脉穿支皮瓣。手术前应全面评价受区皮肤缺损面积和形状,按"缺什么补什么"的原则选择皮瓣供区。因足跟部负重部位需要质地厚度、弹性接近的供区,所以,我们选择了目前各学者认为修复足跟最佳的皮瓣,即足底内皮瓣。

2. 传统肌皮瓣和筋膜皮瓣均以知名大血管设计皮瓣,尽管缺损大小和所需组织种类有助于确定所需皮瓣种类,即受区皮肤软组织特点与形态要求是选择供区的首要条件,因此,对每个外科医生的喜好和经验对皮瓣选择不应起决定性作用。这些原理也适用于穿支皮瓣,不过,设计穿支皮瓣不是首先选择某个特定的来源血管,而是选择最合适的穿支,即以穿支为中心设计皮瓣。

3. 足底内侧皮瓣,目前分两种:一种是传统的足底内侧血管神经蒂皮瓣,而另一种是足底内侧动脉穿支皮瓣。我们选用了后者。

4. 足底内侧动脉穿支皮瓣,是以足底内侧动脉在足底内侧有发出 1~3 个穿支血管,经肌间隔进入皮下组织,以穿支血管为蒂的皮瓣。局部转移修复足底及足跟部邻近创面。足底内侧穿支皮瓣与传统的足底内侧皮瓣相比,区别在于:①传统的足底内侧皮瓣属于筋膜皮瓣(medial plantar fasciocutaneous flap),而足底内侧穿支皮瓣一般不含筋膜,不需深部解剖,其优点在于减少供区并发症。②传统的足底内侧皮瓣以足底内侧动脉为蒂转移,而足底内侧动脉穿支皮瓣仅以一个足底内侧动脉穿支为蒂,因此该皮瓣的转移范围受限,不适合修复较大面积皮肤缺损。

5. 应用解剖　足底血供多由来自胫后动脉发出的筋膜穿支,足底皮肤血管造影显示胫后动脉发出的足底内侧动脉和足底外侧动脉穿支在足底分布范围。足底内侧动脉沿拇长屈肌和拇展肌之间的肌间隔发出 1~3 个穿支,足底内侧动脉供应足底内侧,足底内侧动脉和足底外侧动脉的血供范围因人而异,但总的来说在拇展肌表面有重叠供血。足底内侧穿支皮瓣的血供来自足底内侧动脉,皮瓣感觉由足底内侧皮神经的分支支配。

6. 手术方法　术前使用 Doppler 超声血流仪确定足底内侧动脉穿支部位。手术在气压止血带下操作,皮瓣设计在足底内侧非负重区,皮瓣长轴平行于足内侧弓,皮瓣切取范围为 4cm×3cm 至 12cm×8cm。首先于内踝后显露胫后动脉,并解剖分离足底内侧动脉与神经,切断拇收肌止点,可显露足底内侧动脉发出的穿支,穿支蒂部长为 3~5cm,通常于足底筋膜层浅面掀起皮瓣,将这些穿支与皮神经包含在皮瓣内,以穿支蒂部为旋转轴点,将皮瓣转移至足底和足跟部。皮瓣供区用刃厚皮片覆盖。

7. 足底内皮瓣转移覆盖足跟部皮肤缺损优点如下:①符合就近原则,简化手术;②以非负重区修复负重区;③皮肤质地接近,结构接近,耐磨;④外观自然,符合"缺什么补什么"的原则。

8. 本病案病区在足跟后内侧,而本章病案 31 病区在足跟底部,由于足底内侧动脉穿支皮瓣,是由足心向后侧转位。因此,术前必须用多普勒探查血管的穿支位置,如穿支的穿出点靠近足心部,会对皮瓣向后转移的距离受影响。手术时应顺行解剖,即先解剖足底内侧血管神经蒂,然后找到穿支血管位置,此时才能确定是否可形成转移的穿支皮瓣,如可形成转移的穿支皮瓣,才可酌情切断穿支以远的足底内侧动脉,如不能形成可按足底内侧血管神经蒂的方法切取皮瓣。本两例均形成了足底内侧动脉穿支皮瓣。

9. 本病案是恶性黑色素瘤,深筋膜层整体扩大切除。而本章病案 31 是足底皮肤病变,只要切除皮肤即可,不必要切的很深,甚至到跟骨表面。因此需较薄的皮肤覆盖,但还不能用皮片修复。足底内侧穿支血管皮神经皮瓣,可算是一种皮血管皮瓣,是临床上薄皮瓣的一种,其皮瓣质地与厚度与缺损区极类似。可谓是修复足跟皮肤缺损较好的方法。此例病区与供瓣区邻近,皮瓣向后移位距离较近,不必再切口,皮瓣转移方便。

10. 本病案是恶性黑色素瘤,简称恶黑,是起源于皮肤黑色素细胞的高度恶性肿瘤,多发生于皮肤,占体表恶性肿瘤的7%~20%。白色人种的恶黑发生率为10/10万,亚洲人的恶黑发生率仅为白色人种的1/10~1/7。恶黑好发于40岁以上的成年人与老年人,起源于黑色素细胞的恶黑多发于老年人,其恶性程度较低,生长缓慢;起源于黑色素痣的多见年轻人,恶性程度较高,生长迅速,发生转移较早。本例49岁,病理报告以黑色素细胞为主。10年后随访无复发。

(杨大平)

病案 33　左足跟恶性黑色素瘤：足底内侧岛状皮瓣技术

【病史与治疗】

诊断：左足跟恶性黑色素瘤

医疗技术：足底内侧岛状皮瓣技术

患者，男，56 岁。半年前无意中发现左侧足跟部黑色肿物，自行用磨脚石擦破后创面长期不愈合，用云南白药等保守治疗后，效果不佳，黑色肿物逐渐增大。2011 年 4 月 19 日于门诊行部分切除术后做病理，报告为恶性黑色素瘤，又于 5 月 2 日入院：左足跟底后侧有黑褐色皮肤病变，有 4cm×3.3cm 大小，边界不清，移动性差，表面点状破溃，较干燥无分泌物（图 5-2-33：A），腋窝与锁骨上和腹股沟区未触及肿大淋巴结。5 月 6 日按术前多普勒超声探查胫后动脉、足底内侧动脉以及穿支血管标记走行，设计 8cm×7.3cm 皮瓣与病灶切口，距肿瘤周围正常组织 2cm，深度达跟骨骨膜切除病灶（图 5-2-33：B），速送冷冻切片，诊断为恶性黑色素瘤，四个切缘及底切缘未见肿瘤细胞。于内踝后方切口至皮瓣近侧边缘，切开踝管显露胫后动脉，向下解剖出足底内侧动脉，从拇展肌浅面分离，从骨膜表面分离解剖出足底内侧动脉，形成以足底内侧动脉神经为蒂的足底内侧岛状皮瓣，血管蒂长 5cm（图 5-2-33：C，具体步骤参考本章病案 29）。皮瓣向后旋转覆盖足跟部创面缝合。皮瓣供区行全厚皮片移植（图 5-2-33：D）。术后皮瓣成活良好，植片外侧 1/3 有淤血（图 5-2-33：E），几日后好转。术后 1 年复查，足跟部皮瓣痛觉良好，位置觉已倾向于足跟底部，承重与走路正常。局部无瘢痕增生与未发现肿瘤复发（图 5-2-33：F）。

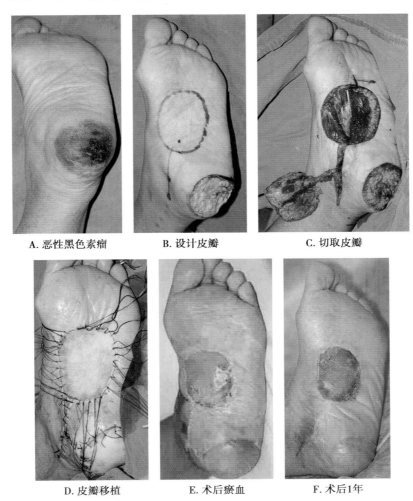

A. 恶性黑色素瘤　　B. 设计皮瓣　　C. 切取皮瓣

D. 皮瓣移植　　E. 术后淤血　　F. 术后1年

图 5-2-33　诊断：左足跟恶性黑色素瘤

医疗技术：足底内侧岛状皮瓣技术（李宁）

护理要点:①硬膜外麻醉术后护理;②皮瓣血供观察护理;③皮片移植护理。

【治疗复查后的思考】

1. 恶性黑色素瘤是起源于皮肤黑色素细胞的高度恶性肿瘤,多发生于皮肤,占体表恶性肿瘤的7% ~20% ,位于鳞癌与基底细胞癌之后,居第三位。

2. 转移与扩散是恶黑常见的发展结果,首先发生局部淋巴结转移,血流转移较晚,但多发展成广泛转移,可累及肝、肺及皮肤等。一旦出现广泛转移,提示预后不良。其5 年生存率,由于不同类型,分别为80%以上、70% ~80% 、50% ~60% 。

3. 恶性黑色素瘤是恶性肿瘤,早期诊断是治愈的关键。由于恶黑的临床表现多样化,早期识别不仅是对医务人员的要求,也希望其能成为社会常识。为此可以选择 ABCD 识别法:A. 病灶外观不对称;B. 边缘不规则,界限不清;C. 色彩斑驳或黑色;D. 直径大于0.6cm。

4. 恶黑的恶性程度较高,易于转移,预后不良,目前,尽早根治手术仍是最理想的治疗方法。对无淋巴结转移的原发病灶的切除,以病灶周围1.5 ~3.0cm 为度,深度应达深筋膜。本例男性56 岁,病史半年余,病灶与基底有移动性。我们在病灶外清楚的正常组织2cm 切口深筋膜浅层切除。针对皮肤恶性黑色素瘤原发灶切缘问题有多个前瞻性随机临床试验结果表明,小切缘组与大切缘组在术后局部复发率、总生存率及无病生存率上无显著差异。

5. 皮肤恶性黑色素瘤切除后,是否需行选择性区域淋巴结清扫,目前也仍存有争论,但是,相关文献报道行预防性区域淋巴结清扫术与未行预防性区域淋巴结清扫术两组对比,在总生存期等方面并没有明显的优势及差别。所以笔者通过文献查阅及长期病例随访的研究认为,足跟部恶性黑色素瘤扩大切除后,可以不行预防性区域淋巴结清扫,淋巴结作为一道屏障,可以防止肿瘤细胞的远位扩散,同时淋巴结清扫术也增加了手术创伤。如果区域淋巴结肿大和变硬可进行清扫,清扫范围包括:股三角区深浅组淋巴结和股三角最上端股管内的 Cloquet 淋巴结,必要时还需清扫髂外淋巴结。

6. 足跟、足底外侧及前足底是人体直立与走路时直接的负重区,足跟皮肤厚而坚韧,并有良好的感觉,角质层厚,有致密的纵隔纤维将皮肤与跟骨和足底筋膜紧密相连,形成软组织垫,具有支持体重、耐磨、减震、抗压及衬垫功能。因此,足跟皮肤缺损的修复首先要求皮瓣必须带有感觉,而且深部感觉很重要。另外,皮瓣要耐磨、耐压、耐损伤,并且皮瓣还要求有一定厚度。对于修复足跟底部这个特殊部位创面,是以皮肤的功能持重、感觉为主,不然持重后会很快出现溃疡,供瓣区的选择与修复其他处创面不同。目前足内侧皮瓣是修复足跟皮肤缺损的最佳皮瓣。

7. 足底内侧皮瓣位于足底非负重区,有类似足跟的组织结构,足底内侧皮瓣以足底内侧动脉供血为基础,同时携带足底内侧神经,血管位置恒定,沿途发出较多的肌支和皮支,血供极为丰富,皮瓣的成活率较高。血管蒂在近足跟部位,利于皮瓣的旋转。皮瓣长轴平行于足底内侧弓,皮瓣可延伸至第一跖骨非持重部位内侧,不超过跖骨头,内侧缘可达足背内侧缘,外侧缘以不损伤足底外侧负重部位为宜或者为足底中心线,后界为内踝尖垂线与足底内侧交界。术中注意在深筋膜下切取皮瓣,带部分跖腱膜,这样能很好地保护足底内侧神经并保留发向皮瓣的神经皮支。

8. 此患,男,56 岁,病史已半年余,创面长期不愈合,病灶呈圆形,按 ABCD 识别法:病区境界不清:黑褐色:直径已明显大于0.6cm。因此,我们在肿瘤周围正常组织2cm,深度达跟骨骨膜切除病灶。术后病检为恶性黑色素瘤。最简单常用的方法是皮片移植,但皮片移植根本不能满足足底功能要求。我们选用了足底内侧岛状皮瓣技术,术后1 年复查,走路正常,局部无瘢痕增生与未发现肿瘤复发。

9. 足跟部黑色素瘤切除术后的创面修复必须要考虑两个重要因素:首先皮瓣必须有感觉神经,另外皮瓣要耐磨、耐压、坚韧并有一定厚度的皮肤。带神经足底内侧皮瓣与足跟部皮肤近似,并且还带有感觉。术后皮瓣即有感觉,供区瘢痕隐蔽,皮瓣血供可靠,临床效果佳。

10. 恶黑恶性程度较高,易于转移,预后不良,因此早期治疗及制订合理的治疗方案十分重要,目前尽早根治手术仍是最理想的治疗方法。

(李 宁)

病案 34 左足跟底内外侧外伤后皮肤缺损肉芽创:带隐神经的腓肠神经营养血管逆行岛状皮瓣技术

【病史与治疗】

诊断:左足跟底内外侧外伤后皮肤缺损肉芽创

医疗技术:带隐神经的腓肠神经营养血管逆行岛状皮瓣技术

患者,男,22 岁。2003 年 12 月 2 日从高处跌伤,当时右棉鞋已破碎,右足跟皮肤撕裂伤,只有少许相连,至医院检查无骨折,只是足跟皮肤撕脱,医生告之应切除植皮,但仍原位缝合,3 天复查撕脱皮肤已发黑,但无感染。10 余天后坏死皮肤脱落,局部换药。2004 年 1 月 2 日以左足跟底内外侧外伤后皮肤缺损肉芽创诊断入院。右足跟底部从足跟后上缘至近足心长 13.5cm,两侧宽 12cm 肉芽创面,内侧呈较大三角形,外侧约有 2cm 宽至足背侧创面,肉芽较新鲜,分泌物较少,周边已有略发白的瘢痕回缩环及坏死的结痂(图 5-2-34:A、B、C)。足底痛觉存在,足趾屈伸正常。1 月 6 日手术,首先于右足跟部清创,显露跟骨与足底腱膜,在踇展肌与趾短屈肌间探查足底内侧血管神经束未见损伤(图 5-2-34:F),之后在同侧小腿后侧设计 15cm×13cn 带皮蒂的腓肠神经营养血管逆行岛状皮瓣(图 5-2-34:D),切取皮瓣(图 5-2-34:E、F),并解剖隐神经备用,逆行转位(具体方法见本章病案 24)修复足跟(图 5-2-34:G),并行皮瓣的腓肠神经与受区的隐神经吻合。供瓣区植皮(图 5-2-34:G)。术后皮瓣远端略有淤血,水疱破溃(图 5-2-34:H、I),几日后逐渐恢复。术后 50 天复查,皮瓣成活与植皮区成活良好(图 5-2-34:J),痛觉未见恢复。

护理要点:①硬膜外麻醉护理;②术后小腿石膏托护理;③皮片移植护理;④皮瓣血供观察护理。

【治疗复查后的思考】

1. 本案足跟部皮肤缺损面积较大,缺损区占全部足跟底部并伸延足跟侧缘,足跟内侧伸延至足背内侧,呈一三角形缺损,外侧伸延至足背外侧,呈一窄条(2cm)形缺损,足底前缘近足弓顶部。前后长 13.5cm,左右宽 12cm。深度达跟骨骨膜与腱膜(图 5-2-34:A、B、C)。

2. 足底皮肤缺损已近足弓顶处,虽足底内侧皮瓣是共识可修复足跟底部的最佳皮瓣,但足底内侧皮瓣切取范围最远不能超越第一跖骨头负重部所形成的角化层厚度区域,可切取皮瓣只剩下 5cm 宽,因此,所剩余的皮肤面积不能满足足跟部缺损的要求,很遗憾不能应用。

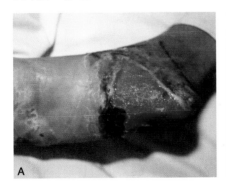
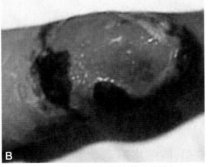
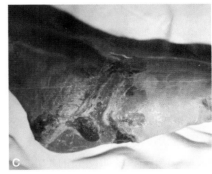

A~C. 左足跟皮肤缺损肉芽创

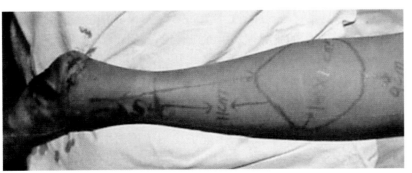
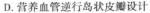

D. 营养血管逆行岛状皮瓣设计

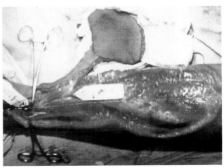

E. 踝上11cm腓动脉穿支

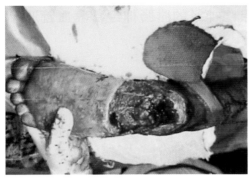
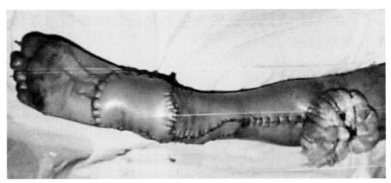

F. 切取皮瓣 　　　　　　　　　　　　　G. 移植于足跟供瓣区植皮

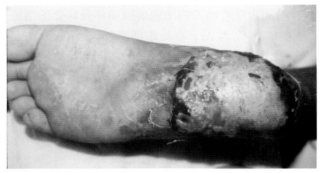
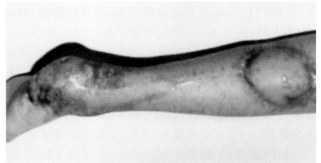

H. 术后皮瓣瘀血起水泡 　　　　　　　　　　　I. 植皮成活

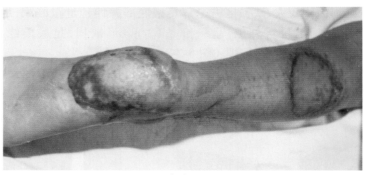

J. 术后50天

图 5-2-34 　诊断：左足跟底部外伤后皮肤缺损肉芽创
医疗技术：腓肠神经营养血管逆行岛状皮瓣技术

3. 足跟部皮肤缺损，无论其缺损的面积大小，组织量多少，修复方法各学者又各不相同。一般主张不管用岛状皮瓣，还是游离皮瓣或足背皮瓣等，在足底负重区缺损的修复，感觉的恢复是必需的。

4. 如何修复如此大的足跟皮肤缺损，既往多以隐动脉皮瓣或交腿皮瓣修复，足跟又是身体唯一与地面接触部位，地位极特殊、重要，但修复方法很少，还需创建新法。由于腓肠神经营养血管岛状皮瓣（1992年），切取简便，不损伤主要血管，可就近取材，除修复足背略显臃肿（本章病案24）外，其他部位外形佳，一期手术，简单、易行、安全、可靠。我们选用了吻接皮神经的腓肠神经营养血管逆行岛状皮瓣修复。

5. 本例腓动脉穿支第1分支在踝上11cm处，携带筋膜宽5cm，从踝上10cm处携带宽2～3cm皮蒂，筋膜血管蒂长13cm。皮瓣向远侧逆转时，筋膜蒂必须保持松弛，不能折叠，皮瓣逆转，皮蒂起始部缝合后，可向远略牵拉缝合，使皮瓣可达足跟部创面。

6. 本例是逆行旋转，术后皮瓣逆行供血的远侧（即是在小腿的近侧），出现一时性淤血现象，一般学者均以（11～12）cm×10cm为切取范围，我们切取了15cm×12cm皮瓣，出现了皮瓣远侧淤血。姜长明（2001年）提出：切取范围有限不能超过12cm×10cm，过大皮缘坏死。此皮瓣切取范围应引起重视。本皮瓣有时易出现静脉回流不佳，其静脉回流的原理仍应进一步研究。因此吻接小隐静脉，有利防止静脉回流不佳。

7. 腓肠神经营养血管逆行岛状皮瓣修复足跟已有较多报道,此皮瓣是非正常供血(逆行)皮瓣。虽是一种方法,但不能成为最佳方法。皮神经吻合后,一般都能恢复痛觉,但全部感觉能否恢复,个体有差异。

病案 35　左足跟底与第 1 跖趾底瘢痕慢性溃疡 3 年:隐神经串联交腿皮瓣技术

【病史与治疗】

诊断:左足跟底与第 1 跖趾底瘢痕慢性溃疡 3 年

医疗技术:隐神经串联交腿皮瓣技术

患者,男,46 岁。1993 年 6 月 17 日车祸外伤,左足跟跖侧及拇跖趾关节跖侧皮肤刮扯伤,致皮肤缺损,足跟跖侧面积较大,拇跖趾关节跖侧面积较小,无骨外露,经近 1 个月的局部换药治疗,瘢痕愈合。但持重走路时被磨破,不持重时创面又可瘢痕愈合。近半年破溃时间变长,愈合时间变短,而近 3 个月创面基本不愈合,走路受限。至 1996 年 11 月 26 日以左足跟底与第 1 跖趾底瘢痕性慢性溃疡诊断入院。左足跟底部及拇跖趾关节跖侧各有 6cm×5cm 与 4cm×3.5cm 大小瘢痕创面,其间有老化的瘢痕和肉芽,表面有少许分泌物(图 5-2-35:A)。1996 年 12 月 3 日手术,足底(足跟与第一跖趾关节跖侧)两处慢性瘢痕溃疡处彻底切除,跟骨与跖侧筋膜外露。顺足跟内侧创面向上切口,找到足跟内侧皮神经备用。并切开两处创面足底内侧皮肤,于跖筋膜浅层将足底皮瓣向外侧翻转。另于右侧小腿中下 1/3 前内侧,以隐神经或大隐静脉为轴线设计两处与左足底创面和谐的带蒂皮瓣,切取以隐神经串联的带蒂两处皮瓣,切断近远侧隐神经,将小腿内后侧皮肤剥离松解,向前推进靠拢在掀起的皮瓣蒂部,切除少许皮肤缝合。然后将左足底外侧靠近右小腿中下 1/3 处与其形成的两处带蒂皮瓣对应,将串联的隐神经置于足底皮瓣下缝合,两处带蒂皮瓣与左足创面对应缝合,在显微镜下将隐神经近位断端与左内踝后侧的足跟内侧皮神经外膜吻合,缝合皮肤(图 5-2-35:B)。供瓣区缝合。术后小腿交腿皮瓣肢体石膏管形固定,3 周后断蒂。移植了足跟跖侧 6.5cm×6.5cm 与跖趾关节跖侧 5cm×4cm 皮瓣。术后 20 天复查,皮瓣成活良好,只是显的臃肿(图 5-2-35:C)。术后活检:瘢痕与肉芽组织,无恶变。术后病理与活检一样。

护理要点:①硬膜外麻醉术后护理;②交腿皮瓣小腿石膏管形固定护理;③皮瓣血供观察护理;④断蒂后双膝关节活动护理。

【治疗后的思考】

1. 此患是左足底负重区,三点持力点的两点,即跟骨持力点与第一跖骨头持力点(是足底三点的重要两点)处的瘢痕与慢性溃疡(皮肤缺损瘢痕形成与经常持重而造成),虽足掌存在(保持足直立是稳定的)也明显影响行走步态。足底负重区皮肤缺损的修复,不应只是创面的覆盖,应以带感觉神经皮瓣修复为好,感觉的恢复是首选的必需的。

2. 足底面皮肤软组织的特殊解剖结构与其负重、耐磨的功能相适应,类似的解剖结构只有手掌部,而手掌的功能较足底更重要。足跟跖侧负重面的理想供区是跖弓间内侧区,但此患还有第一跖骨头跖侧的瘢痕性慢性溃疡,两处是用不同方法修复,还是用同一方法修复,值得深思。我们选用了隐神经串联的交腿皮瓣,修复足底两处创面。

3. 隐神经串联交腿皮瓣的设计与切取:隐神经在小腿上方内侧穿出筋膜与大隐静脉伴行于筋膜外皮下,是皮神经。将左足底外侧靠拢于右小腿中下 1/3 前内侧,在以隐神经或大隐静为轴线上,设计两处与左足底创面和谐的,蒂在小腿前的带蒂皮瓣。在小腿内后侧皮瓣远端连线,并向两侧延长,以此为切口至筋膜外,向小腿前剥离至隐神经处,从深层解剖将大隐静保留在原处,此后按设计切取两个皮瓣,远位皮瓣的远侧切断隐神经,两个皮瓣间由软组织包绕的隐神经串联,上位皮瓣近侧的隐神经向近位解剖,保留一定长度后切断,这样就形成了由隐神经串联的两个带蒂皮瓣。

4. 关于吻合感觉神经,一般在 2~3 个月都能恢复,但能否恢复所有感觉,如深浅感觉、痛觉、温度觉、位置觉、实体觉等。据个体不同而有所不同。

5. 足跟跖侧持力点的重要性　足底虽有三点,但足跟跖侧是最重要的持力点,缺此必须安假肢,此患是 20 世纪 90 年代的病例,对人体直立活动时,足跟底部这个最重要的持力点认识深刻,但临床治疗的病例很少。修复足跟跖侧皮肤是人体能直立的起点,因此修复足跟(底部)是能否让人站立,参与社会活动

337

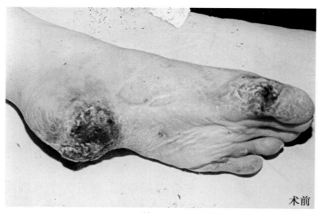

A. 足跟第1跖趾底溃疡

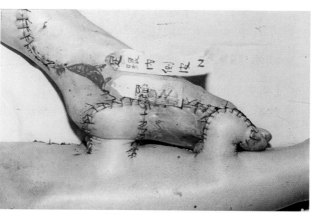

B. 隐神经串联交腿皮瓣修复

术前

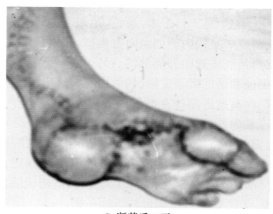

C. 断蒂后20天

图 5-2-35　诊断：左足（足跟底、第 1 跖趾底两处）底瘢痕性慢性溃疡 3 年
医疗技术：隐神经串联交腿皮瓣技术

的重要的关键治疗。因此足跟皮肤的修复是非常重要的治疗。不能同等于一般创面的覆盖。因此在修复中，无论是带神经岛状皮瓣移植，还是带神经的游离皮瓣移植，均应谨慎操作，以争取成功。

6. 足底皮肤厚，耐磨耐压，皮下组织致密紧致，移动性小，至骨面有 1cm 左右厚度。从右侧小腿移植至足底皮瓣，质地、皮肤结构与足跟底部完全不同，形态显得臃肿，皮肤皮下移动性大等，都不是足跟底需要的。因此，供瓣区的选择是个无奈。

7. 关于现代的皮肤扩张技术，足部的皮肤应用扩张器技术，临床未见报道，更无经验可谈。试想：在足跟内侧或外后侧与第 1、2 跖趾内背侧置放扩张器，第二期在足跟内侧与跖趾背侧扩张皮瓣上设计旋转皮瓣或推进皮瓣，修复足跟与第 1 跖趾底侧创面。或一期用足跟内侧皮瓣修复足跟底部，同时在右小腿内前侧置放扩张器，二期形成扩张的隐神经带蒂皮瓣，交腿覆盖（吻合皮神经）第 1 跖趾底侧瘢痕切除后的创面上，三期断蒂。或其他方法等，但都不成熟，可值得临床实践与研究。

设想　因为足跟底部是直立的重要部位，感觉的保护与营养以及反射，对维持足底感觉与稳定起到重要作用。足底皮瓣除皮肤质地符合足跟部外，神经感觉也应与足跟底部近似。因此对足跟底部皮肤缺损的修复，不论创面大小，其足跟底部应首选足底内侧皮瓣。此例如当时选用左侧足底内侧带血管神经蒂皮瓣，右侧足底带血管神经皮瓣游离移植的方式，修复足跟底部与第一跖骨头跖侧创面，对直立行走的效果会更好。

（夏双印　崔志坚）

病案 36　外伤后左足跟缺损：带股外侧皮神经的股前外侧肌皮瓣移植技术、足跟再造

【病史与治疗】

诊断：外伤后左足跟缺损

医疗技术：带股外侧皮神经的股前外侧肌皮瓣游离移植技术、足跟再造

患者，男，47 岁。1999 年 10 月下旬左足跟部压轧伤，足跟部已大部分缺损，经医院清创、换药，肉芽生长后植皮，一个月后足跟部缺损处创面全部愈合。但足跟处经常破溃骨外露。2000 年 3 月 30 日以外伤后左足跟缺损 5 个月诊断第一期入院。左足跟从小腿后踝上 12cm 处至足底足弓近侧缺损，无足跟形态，其缺损残端有植皮、瘢痕、老化的增生组织与骨残端痕迹，可触及硬性的跟骨或距骨残端，足底痛觉存在，足趾可屈伸，踝关节有屈曲动作，足背动脉可触及（图 5-2-36：A）。4 月 6 日行第一期右大腿股外肌前后 3 个 600ml 扩张器植入术。以后注水扩张（图 5-2-36：B）。又于 7 月 21 日行第二期手术，左足跟部瘢痕清创，见跟骨只残留载距突前端部分、距骨后突少许缺如，可见跟距关节后间隙，胫骨内踝与腓骨外踝少部分缺如，在相当于内踝内侧可见跗管，探查胫神经和胫后动静脉与趾长屈肌腱存在。于皮下向上解剖找到大隐静脉一分支与隐神经备用。跟腱全部缺如，找到小腿三头肌残端备用。从右侧髂骨处切取宽 2.5cm、长 7.5cm 骨块，植于距骨处，克氏针内固定，替代跟骨（图 5-2-36：D）。但外侧腓骨长、短肌腱于踝部部分缺如，据左足跟部创面大小及血管蒂长，于右侧股前外两侧扩张皮肤之间设计宽 15cm、长 21cm 皮瓣（图 5-2-36：B），取出扩张器，首先切取长 15cm、宽 5cm 阔筋膜备用。从股部开始解剖出股外侧皮神经，并可追溯到皮瓣内，切取带股外侧皮神经与旋股外侧动静脉降支的股外侧肌肌皮瓣（具体方法参考第四章病案 2、3），解剖出血管与神经备游离移植（图 5-2-36：C）。将阔筋膜形成卷，一端固定在形成的跟骨上，另一端包裹在小腿三头肌残端缝合。切断供受区血管与神经，将肌皮瓣移植到受区，覆盖在再造的跟骨与跟腱上，简单固定。旋股外侧动静脉降支与胫后动静脉吻合，股外侧皮神经与隐神经吻合。供回血良好后。皮瓣与受区缝合。供瓣区前后侧的扩张皮瓣推进覆盖在供瓣区创面上。皮瓣血供良好，呈现出正常跟部形态（图 5-2-36：E）。术后踝关节 100°位石膏管形外固定，足内底侧开窗。一周后拆线，皮瓣成活良好。

护理要点：①硬膜外麻醉术后护理；②石膏管形开窗外固定护理；③引流护理；④皮瓣血供护理。

【治疗复查后的思考】

1. 足跟大部分缺损临床较少见，足跟缺如就失去了下肢与地面的支撑点，因此足跟的再造，实质是足的持力点的再造。

2. 足跟及足跟底部是支撑身体重量，吸收振荡和耐磨抗压的重要部位，是人直立行走之重心，及维持足底弓状形态的重要组成部分。对再造足跟组织的选择：应带有充足血供；足量软组织；有一定衬垫作用的皮瓣；带有骨皮质的骨块重建足跟；应用带神经复合组织皮瓣，且不可简单采用皮片移植覆盖创面；足跟缺损几乎均伴有跟腱损伤，而跟腱在发挥全足功能中地位十分重要，必须强调应一次修复。足跟的重建常应骨与皮肤软组织同时移植。我们是从髂骨切取骨块形成跟骨，阔筋膜形成跟腱，足跟的特殊皮肤无任何部位可替代，只能选用近似部位，我们选用了带股外侧皮神经的股前外侧肌皮瓣游离移植，同时股外侧皮神经与隐神经吻合，覆盖跟骨与跟腱一次再造足跟。由于手术较大还应注意无菌技术和预防感染。

3. 此患左足跟大部分缺损，从小腿后侧踝上 12cm 开始至足底足弓近侧，两侧至踝处，与右足相同位置测量皮肤缺损宽度 16cm、长度 22cm。胫神经和胫后动静脉与趾长屈肌腱存在，足的前部痛觉与屈伸基本正常。由于只是跟骨绝大部缺如，其他足的附骨基本正常，跟腱与腓骨长、短肌腱部分缺如。因此，足跟的重建是十分必要的，而如何重建没有明确方法可遵循。我们选择了分二期手术，第一期于右侧大腿股外侧肌前后置放扩张器，第二期切取髂骨植骨，足跟成形，股外侧肌肌皮瓣游离移植，皮神经吻合，足跟再造手术。

4. 股外侧肌肌皮瓣切取的面积较大（宽 16cm、长 22cm），创面植皮的面积也会较大。移植皮瓣、皮片修复供受区创面，这一系列手术就形成了传统的拆东墙补西墙的方法（有三处创面），对体表破坏性较大。为去除植皮这一操作，供瓣区加用了皮肤扩张技术，用不扩张的肌皮瓣转移修复足跟，用扩张皮瓣推进闭合供瓣区创面。简化了植皮这一手术操作。

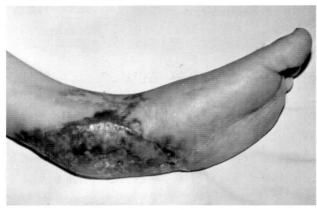

A. 外伤后左足跟缺损瘢痕

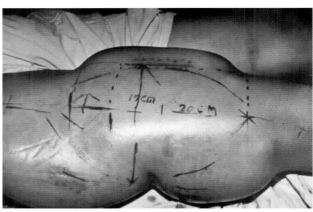

B. 皮瓣两侧扩张

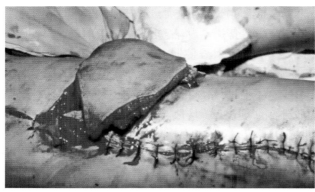

C. 切取皮神经肌皮瓣

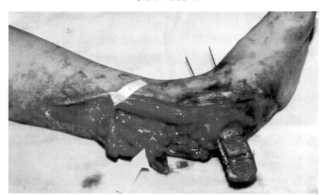

D. 植骨与皮神经皮瓣覆盖足跟成形

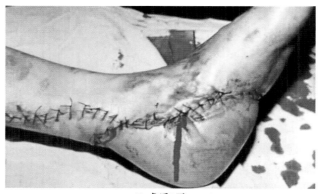

E. 术后3天

图 5-2-36 诊断:外伤后左足跟缺损瘢痕
医疗技术:带股外侧皮神经的股前外侧肌皮瓣游离移植技术 足跟再造

5. 股外侧皮神经可有数支,从大腿上部前外侧穿出筋膜,下行支配股外侧皮肤感觉。在解剖时应尽量将看到的皮神经保留,并顺之解剖看到进入皮瓣,选其主要进入皮瓣 1~2 支,本例有明显一支进入皮瓣。而股前外侧肌血供丰富,肌肉皮肤的组织量完全可以满足修复足跟形态要求,解剖位置恒定,切取后无显著功能障碍。表面的皮肤由肌皮动脉供应,解剖时必须缝合固定真皮层与肌膜以防损伤肌皮穿支血管。

6. 此患者前足大部分存在,足趾可屈伸,足底痛觉存在,只是跟骨和跟腱与腓骨长、短肌腱部分缺如。足跟部是承载身体行走的特殊部位,是支撑人体的着力点,有之即可走路。因此重建是必需的。我们所用的组织,可算是一种方法,但与原有的足跟皮肤质地有很大差距,只做了足跟结构的再造。由于没有长期随访,其功能如何,仍是未知数,临床还需努力创造出更好的再造方法。组织工程学的发展已给出希望。

(夏双印 崔志坚)

第三节　下肢、踝足部各部位治疗特点

下肢是活动范围大,易受损伤部位。多因外伤、烧伤、溃疡、缺损、局部皮肤疾病等需治疗。而越远离躯干部位,其修复方式、方法越受限制,越困难。

1. 大腿　大腿的肌肉软组织较多,包括皮肤弹性大,缓冲能力强,多由较强大外力致损伤。大腿的切口常在外侧、内侧、前外侧或内侧。大腿有股后外侧皮瓣、股前外侧皮瓣、或股前内侧及股内侧皮瓣,均都是提供移植修复其他区域。而大腿局部皮肤缺损,由于大腿皮肤面积较大,一般局部皮瓣即可修复,如再大些,目前已有皮肤扩张技术。大腿烧伤后大面瘢痕,目前可在局部置放扩张器,或一次修复或分期修复,也可事先在其他部位置放扩张器,使其提供大面积全厚皮片修复。但更大的皮肤缺损(如整个肢体),目前仍无具体方法修复。

2. 膝、踝部　是活动部位,其切口与缝合口都不应影响关节功能为主。因此,应杜绝在屈伸侧面轴向直线切口与缝合口。常用关节处横向切口,如需延长可顺其内或外侧附加延长切口。膝、踝关节前后面皮肤的伸缩性较大,尤其膝前上下,因此,常需要皮瓣或全厚皮片修复。

3. 小腿　小腿是经常损伤部位,而胫骨前只有皮肤覆盖,常致深部组织(骨)合并损伤,病情较复杂,治疗手段常多样化。虽小腿已有膝内侧皮瓣、小腿内侧皮瓣、小腿外侧皮瓣、小腿前部皮瓣、小腿后部皮瓣等。但因局部受限,皮肤缺损常由其他部位供应。小腿是经常外露部位,因此,修复后的形态(常臃肿)也是很重要的修复内容。

4. 足　足部是人体直立接触地面的重要部位,能走路是最普通的功能。另外,足部是皮肤包裹足骨肌腱肌肉,具有足的特有形态,因此,足修复后能穿鞋走路,是最大的也是最基本的要求。足是离身体最远部位,也是身体修复最困难部位。足部虽有足背皮瓣、趾蹼皮瓣、趾甲皮瓣、足外侧皮瓣、足底内侧皮瓣等。大部分是当供区修复其他部位,而足底内侧皮瓣已成位修复足跟皮肤缺损的最佳供区。

第六章　组织器官修复与再造

第一节　组织器官形态学与皮肤软组织特点

1. 眼睑　眼部包括眼球及眼睑。眼睑包括上睑及下睑、内外眦和眉。其上下睑各形成上下睑缘,缘上有睫毛生长,上下睑的上下左右范围在眶骨(眼眶是四边锥形)范围内。上睑闭合时覆盖眼球,上下睑均呈一略外凸的弧形与眼球外凸形一致。眼睑皮肤是全身皮肤中最薄的(除了阴茎包皮和未成年人阴唇的皮肤外),它具有柔韧性且仅含有相当少的脂肪组织。从眼睑皮肤迅速移行到较厚的上方眉毛处皮肤及下方颧骨区皮肤。在眶前和眶隔前皮肤,皮下脂肪稀少。睑板前皮下脂肪缺如。由于提上睑肌腱的附着与其下的睑板紧密粘连。临床上,水肿极易聚集在疏松的眶前和眶隔前皮下,在许多致密皮下纤维脂肪性组织附着的睑板前皮肤上形成一明显的边界。

2. 眉毛　在上睑上界,横行于眶上缘,相当眶上缘处,略显外凸。眉毛内端称眉头,近于直线状,外侧为眉梢,眉梢细略呈弧线状,弧线的最高点称眉峰,眉头与眉梢之间为眉身。眉毛斜向外上方生长,眉腰部眉毛较密色深,眉头重于眉梢,颜色浓淡相宜层次分明,富有立体美感。眉毛如同屋檐有防止额部汗水或下落的灰尘进入眼内,双眉的舒展、紧锁、扬起、下垂等改变与内心的喜、怒、哀、乐的关系密切,既能传递情感,又能表达情绪。眉毛能衬托出眼睛的明亮。

3. 外鼻　位于面中央,是锥形突起的器官,鼻下部与面部之间有明显的凹陷鼻唇沟,是其与面部的界限,鼻背部皮肤是面部皮肤的延续。外鼻呈一三角形锥体,形态学上鼻轮廓包括鼻根区、鼻背(梁)区、鼻尖(鼻头)区、鼻翼区、鼻小柱区、鼻孔区六个解剖部位,美学标准包括各种平面、角度、长度测量。但应与面部整体和谐。鼻根区:即为与额部相连的狭窄部位;鼻背区:鼻背为一长崎,又称鼻梁,鼻背向两侧延伸与眶下区相连,下端与鼻翼相连;鼻尖区:即为鼻头由鼻尖的两侧鼻翼软骨支起,上接鼻背两侧为鼻翼。鼻尖部是鼻部皮肤最厚处,富含皮脂腺,韧性强,可塑性差;鼻翼区:鼻翼近似半月形,下缘游离,参与形成鼻孔;鼻小柱区:鼻小柱位于鼻尖下方,为鼻中隔前下部的游离缘,是鼻中隔有活动部分,它连接鼻尖和上唇,同时分隔两个鼻孔,参与鼻基底的组成;鼻孔区:鼻孔由鼻小柱与鼻翼组成,鼻孔形态分三型:即圆形梨状孔型、对角梨状孔型、水平梨状孔型。鼻部上 2/3 部分的皮肤较薄,与皮下组织粘连较松,活动性较大;鼻部下 1/3 部分,尤其鼻尖部(小叶),皮肤变厚,纤维组织较多,富有皮脂腺汗腺及毛囊,为鼻疖肿、痤疮、酒渣鼻的好发部位,与下方(软骨膜)的结构附着更紧密。鼻部皮肤最薄的地方在鼻软骨结合部位,最厚的地方在鼻根点和鼻背上点。东方人种鼻尖、鼻背皮肤厚实,皮下组织较为丰富,鼻尖皮下还有组织垫的存在。

4. 耳郭　位于头颅的两侧,通过外耳道与内耳相连,上缘齐眉,下缘达鼻翼的高度,其长轴与鼻梁平行,与颅骨侧壁呈30°角。耳郭后面较平整而稍隆起,前面呈凹凸不平构成不同部分。耳轮为耳卷曲的游离缘,其上方向内呈问号"?"弯向耳甲称耳轮脚,下端与耳垂相连。外耳道口的前庭部分为耳甲,耳轮脚将其分为上下两个部分,上为耳甲艇,下为耳甲腔。耳甲的外侧与耳轮平行凸起部分为对耳轮,上端分叉为对耳轮上(后)脚与对耳轮下(前)脚。脚间凹陷为三角窝。耳轮与对耳轮之间的凹陷区为耳舟。从后面观,耳甲与侧颅壁及耳甲与耳舟间呈90°角。外耳道前方有一突起称耳屏。对耳轮的前下端与耳屏相对的突起称对耳屏。耳屏与对耳屏之间的凹陷为屏间切迹。耳垂位于耳郭最下端。耳郭由皮肤、软骨、韧带和肌纤维所组成,耳郭软骨薄而富有弹性。耳郭除耳垂为皮肤脂肪与结缔组织构成外,其余以弹性软骨为支架,外覆皮肤,借韧带及肌肉附丽于头的两侧。皮肤较薄血管表浅易受冻伤。

5. 口唇 分上唇和下唇,上唇从鼻翼与鼻小柱基底至上唇下缘,下唇从唇上缘至颏窝,两侧口角与腮相连。上、下唇又分红唇和白唇。上唇略厚于下唇,大小与鼻眼睑形相适宜,唇结节明显,红白唇缘微翘,整个口唇富有立体感。口唇是构成容貌美的重要因素之一,而且富于表情的流露,口唇比周围颜面皮肤光滑,颜色红润,敏感而显眼,娇艳柔美的朱唇,是女性风采的突出特征。

6. 乳房 参考胸部。

7. 女性外阴 参考会阴部。

8. 女性内生殖器 包括阴道、子宫、输卵管及卵巢。阴道位于真骨盆下部的中央,为性交器官及月经排出与胎儿娩出的通道。其壁由黏膜、肌层和纤维层构成,上端包围子宫颈,下端开口于阴道前庭后部。前壁与膀胱和尿道邻近,后壁与直肠贴近。环绕子宫周围的部分称阴道穹隆,阴道后壁长10~12cm,前壁长7~9cm,阴道壁有很多横纹皱襞及外覆弹力纤维,故有较大的伸展性。子宫为一空腔器官,腔内覆以黏膜,称子宫内膜。子宫内膜受卵巢激素的影响,有周期性的改变并产生月经,性交时,子宫为精子到达输卵管的通道,子宫位于骨盆腔中央,呈倒立的梨形,前面扁平,后面稍凸起。

9. 男性外生殖器 参考会阴部。

第二节 病 案 分 析
（以形态学为首要任务的体表组织器官的修复与再造）

病案1 先天性右上睑眉毛黑痣:预制扩张的颞浅动脉额支发际内外岛状皮瓣眉再造技术

【病史与治疗】

诊断:先天性右侧上睑眉毛黑痣

医疗技术:预制前额部扩张的颞浅动脉额支发际内外岛状皮瓣眉再造技术

患者,女,11岁。生后在右侧眉毛外1/4与内3/4交界处有一大豆大小黑痣,无不适症状。以后黑痣逐渐扩大,至7~8岁时已占据眉的外侧半,并向下已长入上睑无发区。1989年8月3日以先天性右侧眉毛上睑黑痣入院。右眉中内1/3外侧至外眼角外,上从眉毛上缘至上睑中下1/3处一黑痣(3.5cm×2.5cm)。上睑睁闭眼正常(图6-2-1:A)。8月9日手术于耳前侧颞部切口,解剖颞浅血管筋膜两各1.5cm为蒂至额顶分支处,切断结扎顶支,于右前额发际缘内外筋膜下置放扩张器,2周后注水扩张(图6-2-1:A)。又于11月23日行第二次手术,首先切除眉与上睑部黑痣。之后切取右侧带颞浅血管蒂的前额部发际缘内(大于0.3cm与眉毛外2/3宽窄形态一样)外(大于0.3cm与上睑无发区形态皮肤缺损一样)皮瓣。通过皮下隧道,将皮瓣转移至眉与上睑区缝合(图6-2-1:B)。术后3个月复查,右上睑皮肤颜色与周围颜色近似,不臃肿,形态佳,眉毛已生长,形态尚可,只是眉毛的生长方向外上侧(图6-2-1:C)。

护理要点:①扩张器植入术、注水扩张护理;②术后引流护理;③皮瓣血供观测护理。

【治疗复查后的思考】

1. 眉毛位于眶上缘,局部略突起,起自眼眶内上角,沿眶上缘横向外呈弧形分布的一束毛发,有阻挡额头汗水向下流入眼裂的功能。眉毛内端称眉头,近于直线状,外侧端为眉梢,眉梢细略呈弧线状,弧线的最高点称眉峰,眉头与眉梢之间称为眉身。眉下部肌肉有眼轮匝肌、额肌,额肌的向下延伸部分称降眉肌,还有部分斜形肌纤维为皱眉肌。凭借这些肌肉的舒缩运动,眉毛能以多种动态起到传递情感、表达情绪的作用。

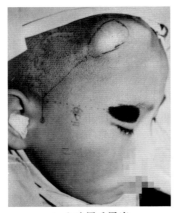

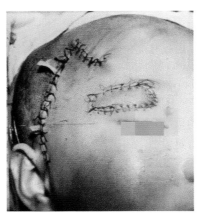

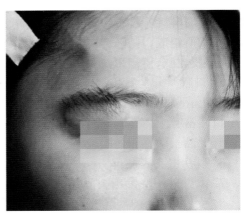

A. 上睑眉毛黑痣　　　　　B. 发际内外岛状皮瓣　　　　　C. 术后3个月

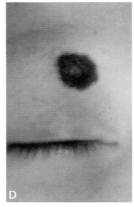

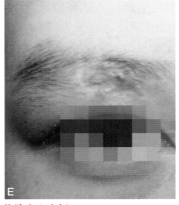

D、E. 静脉瘀血病例

图 6-2-1　诊断:先天性右侧上睑眉毛处黑痣
医疗技术:预制颞前额部扩张的颞浅动脉额支发际内外岛状皮瓣技术

2. 左右两眉毛位置对称,这对颜面部整体美学方面具有重要意义。眉毛如缺损或畸形,将失去生理功能,除影响面部正常的表情活动,还有损仪表和气质。眼的美学包括眉毛、眼睑、睑裂、睫毛、内眦间距、睑裂高宽倾斜度等的形态与位置。

3. 眉的形成最简单的方法为画眉与文眉。眉再造常用的方法有:头皮游离移植及颞浅动脉顶支或额支的岛状头皮瓣移植。不管颞浅动脉岛状头皮瓣还是头皮游离移植,都会出现成活很好眉毛浓黑,勉强成活眉毛稀疏,不能成活者的瘢痕(图6-2-1:D、E)。带血管皮瓣移植一般眉毛会生长良好。

4. 颈外动脉的终末支颞浅动脉为直接皮肤动脉,比较表浅,一般可以直接触及其搏动,必要时可用多普勒超声仪探出其走行。起始于腮腺内下颌骨髁突颈的后方,与颞浅静脉和耳颞神经伴行。颞浅动脉由腮腺上缘浅出,在耳屏前方越颧弓根部浅面,至颞部皮下,在颞浅筋膜上走行,距颧弓上 2～5cm 处分成两支:额支稍大斜向前上走行至额部,与眶上动脉和对侧同名动脉吻合;向上后走行的顶支分布于颞部和颅顶部,与耳后动脉、枕动脉和对侧同名动脉吻合。其颞浅静脉由腮腺上缘浅出后即不紧密伴行。

5. 颞浅动脉有三个终末支:眶支、额支和顶支,眶支也称耳上支,走行弯曲,变异较大,一般利用额支或顶支。额支与颧弓上方自颞浅动脉分出后,斜行向前上方,在眉峰上外方处转弯行向上方进入额部发际。

6. 颞浅动脉额支岛状瓣眉再造,额支于颧弓上方自颞浅动脉分出后斜行向前上方,在眉峰上外方处转弯(动脉转折点的位置较固定,可用多普勒血流探测确定该点位置,该点到发际间距为血管蒂的长度,到眉峰间距为隧道长度),行向上方进入额部发际。以该点作为血管蒂的旋转轴点,于额部发际处沿动脉走行设计头皮瓣。按毛发走行与血管走行方向,可行矢状方向或冠状方向设计头皮瓣。所谓矢状方向是指额支(额支或小分支)血管穿行于头皮瓣长轴,眉尾近发际,眉头朝向头顶部。所谓冠状方向是指血管走行与皮瓣长轴垂直,亦可选用发际处毛发头皮瓣。本例由于还有上睑皮肤缺损,采用额部发际缘处设计眉毛,为了保证血运更好,在置放扩张器时,切断了顶支以利延迟,虽对动脉供血没有必要,但对静脉回流可能有帮助。发际处毛发柔软,眉毛上下缘柔和,形态近似自然,但毛发有一定倒伏。如直接采用眉峰上外方处为动脉转折点,手术损伤会更小。

7. 由于颞浅静脉由腮腺上缘浅出后与颞浅动脉伴行不紧密。颞浅动脉带血管蒂头皮瓣无论包含何种组织,再加上转移后蒂部均有不同程度弯曲或扭转,尽管在应用中,血管筋膜蒂均包含血管相邻的软组织及筋膜,在转移后发生不同程度的静脉回流障碍,并由此造成皮瓣坏死,在临床上并不罕见(图6-2-1:D、E)。因此一般学者们均建议,解剖出静脉血管保留在蒂或筋膜内较为安全。

8. 预制颞浅动脉额支头皮瓣,术中见虽有血管增粗,但实际可能没有意义。此种皮瓣经常由于静脉回流不好而造成皮瓣坏死,本例术后无静脉回流障碍,可能与此有点关系。

> **设想**　本例是女孩,在选择前额部发际缘皮瓣时再三衡定毛发的走行方向后切取,皮瓣缝合时也很慎重。3个月复查时眉毛较柔软,与周围连接柔和,形态佳。但眉毛的生长方向上外侧,与内侧的眉毛生长方向不协调,是个很大的遗憾。可能是切取或缝合时皮下组织移位的结果。因此,术前在供皮瓣区应保留0.5~1cm长度头发,以利手术时辨认方向,移植后固定时,皮下组织的移动可决定眉毛的走行方向,应重视。

病案2　颜面部烧伤双眉毛缺失:双侧颞浅动脉顶支头皮瓣技术行眉再造

【病史与治疗】

诊断:颜面部烧伤植皮后双眉毛缺失

医疗技术:双侧颞浅动脉顶支头皮瓣行眉再造技术

患者,男,28岁。1993年10月中旬颜面部烧伤,经治疗后瘢痕愈合,但眉毛缺失。以后瘢痕挛缩造成口唇、鼻翼、右下睑外翻畸形。于1994年8月曾行植皮矫形手术。1995年6月下旬行鼻翼两侧改形手术。1995年7月6日以烧伤后双眉缺失入院。颜面从前额发际缘下1.5~2.5cm向下有色素沉着与植皮痕迹,双眉缺失,上下睑睁闭良好,鼻翼两侧仍可见创口愈合残留的痕迹(图6-2-2:A)。7月12日,于双侧颞顶头部设计颞浅动脉顶支皮瓣(图6-2-2:A),于耳屏前纵形切口,分离颞浅动静脉束至皮瓣设计线的眉尾部,切取以该血管束为蒂的全厚头皮岛状瓣。血管束可携带一些软组织,筋膜宽度在1.5cm。通过耳屏前与眉外侧皮下隧道,将皮瓣转移至眉区行双侧眉毛再造。供瓣区创面拉拢缝合。术后45天复查,双眼上下睑睁闭眼正常。双侧皮瓣成活良好,虽已有眉毛,已明显改变颜面形态,但形态略差,眉毛与上睑缘的距离较窄,两侧还不等宽(图6-2-2:B)。以后可对眉毛修整。

护理要点:①术后引流护理;②皮瓣血供时间观测护理。

【治疗复查后的思考】

1. 眉毛位于眶上缘,为一横向弧形分布的一束毛发,左右两眉位置、形态完全对称,这对颜面部整体美学方面具有重要意义。此患是皮肤瘢痕眉毛缺失,眉区皮下肌肉正常,眉肌的运动是以眉毛的表情活动显现其生理功能,如有缺损与畸形,将影响面部的整体表情,并有损于仪表和气质。本例是左右两侧眉毛完全缺损。由于眉毛能以多种动态起到传递情感、表达情绪的作用。此患是男性,28岁,双眉再造对以后的心理、生活与工作会有很大帮助。

2. 目前眉的成形有文眉,对于男性略有不适合。种眉需多次。头皮全厚皮片游离移植眉再造与颞浅动脉岛状皮瓣一次性的眉再造很适合男性。由于头皮全厚皮片游离移植眉再造有成活不佳者(第一章病

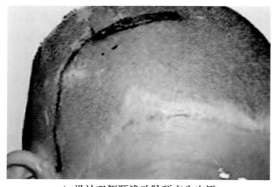
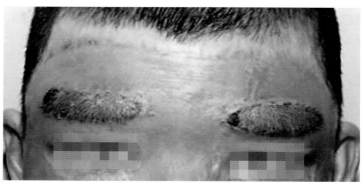

A. 设计双侧颞浅动脉顶支头皮瓣　　　　B. 双侧颞浅动脉顶支头皮瓣移植眉再造术后45天

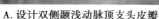

图 6-2-2　诊断:颜面部烧伤植皮后双眉毛缺失
医疗技术:双侧颞浅动脉顶支头皮瓣技术 行眉再造(孙广慈　将海越)

案35)也有失败率。我们选用了颞浅动脉岛状皮瓣一次性的眉再造方法。虽也有失败率(本章病案1图6-2-1:D、E),但是有血运移植。

3. 颞浅动脉顶支岛状皮瓣眉再造　以眉弓外侧到耳屏长度作为血管蒂长的长度,在其顶端设计形态、大小与原眉毛近似(参考原照片),毛发方向朝向眉尾部的全厚头皮。在血管标记线的一侧旁开0.5～1cm切开皮肤,分离颞浅血管束及1cm宽筋膜至头皮瓣设计线的眉尾部,切取以该血管束为蒂的全厚头皮岛状瓣。蒂部带些少量疏松组织,这样在穿越隧道时才不显臃肿。于眉弓外侧到耳屏作皮下隧道,将岛状皮瓣经皮下隧道引至受植床。手术时应保证血管蒂的长度,不易过短与过长(使其不扭曲与牵拉)。通过隧道时要注意皮瓣位置与血管纵轴保持一致。包扎时不能过分加压。

4. 关于眉毛位置受床的处置　供区头发剪短(尽量不要剃光),以便观察毛发生长方向。(参考原本人照片)手术前取坐位,在双侧眉峰相同位置定位,外侧应稍高,用亚甲蓝标出眉毛位置,沿定位线中央横向与眉毛长轴一致切开,不必切除一条皮肤,切口要达肌肉表面,创缘上下要分离松解。眉毛位置的确定一定要慎重。

5. 关于眉毛皮瓣位置的选择:颞浅动脉顶支在颞顶部。颞浅动脉额支在前额部。前者毛发较粗硬,方向近似垂直,再造眉毛浓黑,仅适用男性。而以颞浅动脉额支为蒂的岛状头皮瓣是选用额部发际处头发,较柔软且有一定的倒向,形态较接近正常,尤其适用女性及儿童。

6. 此例皮瓣移植后成活良好,有毛发生长,很适合男性,但很浓密又是其缺点,需经常修剪。必要时可用电解法破坏部分毛囊。虽已有毛发生长,与周围界限清楚,感觉生硬、不柔和、不协调、形态欠佳。另外,眉毛与上睑间的距离较窄也会影响眼部形态。颞浅动脉头皮瓣眉毛再造,受皮瓣成活不定的影响,使医生易向皮瓣成活条件倾向(头皮瓣增宽),而形态可二期修整。

7. 关于颞浅动脉顶额支头皮瓣成活问题:由于颞浅动、静脉存在分离现象,临床上用多普勒超声血流探测仪均可探测到颞浅动脉,而不能确定静脉是否伴行。一般均以增加筋膜宽度来预防静脉回流障碍,但也不能完全避免静脉回流障碍而造成的皮瓣坏死者。再加上用于眉再造,取的皮瓣不能过大,而筋膜蒂也不能过宽。因此切取的皮瓣越小越易发生静脉回流问题。

8. 头发的生长分3期:生长期、衰退期和休止期,周而复始。毛发在生长期间,其根部延伸到脂肪层内1～2mm;衰退期时毛囊根部向浅面移行进入皮肤层;休止期时,毛囊退至真皮层的中部。人类的头发处于不同的生长周期,80%～90%在生长期,1%在衰退期,9%～14%在休止期。临床常见头皮全厚皮片游离移植后,开始有毛发生长,3～4周后又逐渐脱落,2～3个月后又开始生长,这是因为这部分毛囊在移植时,恰好处于衰退期和休止期之故。通过临床和组织学研究,人为地拔除毛发能加速进入休止期而使毛囊上移至真皮内,此期发生在拔毛后7～14天,故应选择该期为头皮全厚皮片移植的良好时机。在供瓣区拔毛时,应根据毛发的长向,快速而完整地将毛发及其球根部一并拔出,否则无效;并可根据正常眉毛的疏密程度,有选择地保留部分毛发不予拔除,以模拟眉的正常形态。

设想 颞浅血管筋膜为蒂的头皮瓣移植眉毛再造,设计与切取较易,但此皮瓣常出现静脉回流受限致皮瓣坏死(本章病案1 图6-2-1:D、E),再加上皮瓣小,医师常以皮瓣成活为第一标准。因此,皮瓣略大,眉形态不好;皮瓣小(形态好)又怕皮瓣坏死,使手术左右为难。能再造出形态佳、动感强、逼真、自然、与周围协调、具有男女各自个性特点的眉毛,仍然是我们整形外科基础与临床工作者的任务。

(孙广慈 将海越)

病案3 外伤后左上下睑鼻眉缺损:滑车上与颞浅动脉额顶支岛状双叶皮瓣技术

【病史与治疗】

诊断: 外伤后左上下睑、左侧鼻(头、翼、背)、眉缺损

医疗技术: 滑车上动脉与颞浅动脉额、顶支支岛状双叶皮瓣技术

患者,男28岁。1990年4月中旬车祸面部外伤致左上下眼睑与左侧鼻背皮肤缺失,经当地抗炎换药处理。6月4日以外伤后左上下睑、左侧鼻背、眼球与鼻腔外露诊断入院。左上下睑眶周范围与左侧鼻背皮肤缺损,眼球与鼻腔外露。上下睑创面有部分眼轮匝肌,有轻微闭眼动作,其上有肉芽生长,有分泌物,眼球可上下左右运动,视力较差。眶缘上眉区有4处较小创面,眉毛缺失。左鼻中下2/3鼻背、鼻翼缺失鼻骨外露,鼻小柱与有较小部分鼻头残留,鼻腔外露(图6-2-3:A、B)。经局部换药后,6月16日手术,先行鼻与左眶部眉区清创,左眼创面下有眼轮匝肌,清除异物,左眶区松解皮下软组织,向眼球前推进缝合覆盖残留的眼球,形成上下睑的一个创面,并放置橡皮条引流,之后鼻部切取周边皮瓣翻转形成鼻衬里。按设计行前额左侧滑车上(眶上)动脉岛状皮瓣切取并转移行鼻背、鼻翼、鼻小柱的修复。另按设计切取左侧颞浅动脉额支(修复眼部)与顶支(眉再造)双叶岛状皮瓣,通过面颊部皮下隧道行眉再造与覆盖上下睑处创面。前额部创面植皮。术后3周,左眼部皮瓣,按眼裂部位切开为上下睑皮肤缘,再切开覆盖在眼球前的软组织及黏膜,修剪向外翻转与皮缘缝合形成上下睑缘。术后3个月复查,左眉生长浓密,左眼裂与对侧类似,闭睁眼有动作,但闭合略受限,鼻部皮瓣不肿,鼻形态尚可,由于左眶周与颊部已有点小片状瘢痕,移植的皮瓣颜色与周围尚可(图6-2-3:C)。前额部植皮区有色素沉着(图6-2-3:C、D)。

护理要点: ①眼、鼻腔护理;②皮瓣血供观测护理;③皮片移植护理。

【治疗复查后的思考】

1. 此患是外伤造成的鼻和眼周(上下睑)的皮肤与眉毛缺损,伴有鼻腔、眼球外露。此病皮肤缺损区域都在颜面部重要器官部位(鼻、上下睑、眉),而各自的皮肤性质结构又不相同。如何修复,值得研究。

2. 我们采用了前额滑车上(眶上)动脉岛状皮瓣转位行鼻再造。此皮瓣是目前鼻再造的首选皮瓣。

3. 颞浅动脉供血的皮瓣有以额支供血的前额无发区皮瓣,以顶支供血的头顶颞部有发区皮瓣,以颞浅动脉与耳后动脉交通支供血的反流轴型耳后无发区皮瓣,即以颞浅动脉供血可以携带三种不同皮瓣。本例是以颞浅动脉供血的顶、额支双叶岛状皮瓣,顶支皮瓣行眉再造,是常规的方法。而额支皮瓣覆盖在上下睑软组织闭合后的创面上。

4. 关于上下睑皮肤缺损的修复,最简单的方法是植皮,由于上下睑皮肤缺损较深,只残留少许眼轮匝肌,如此深度缺损,又是这个特殊部位,皮片修复,最后不能形成上下睑缘。因此需用皮瓣修复。而上下睑各有长3cm、宽2.5cm大小的缺损,如此小的两个皮瓣在局部无法形成。为修复方便,我们将眶部眼结膜与其浅层软组织剥离,向眼球前推进,将外露的眼球用上下睑结膜软组织牵拉缝合,闭合眼裂后,形成一个创面。之后用颞浅动脉额支供血的前额无发区皮瓣,转移后临时覆盖在结膜与浅层软组织闭合左眼球前的创面上,二期切开再形成上下睑缘的方法。

5. 术中与术后处理:由于睑结膜有分泌液,我们放置引流条,术后经常挤压眼球,以便引流彻底,经常更换敷料,持续3周后。行二期手术。

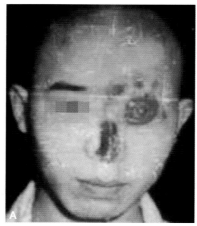
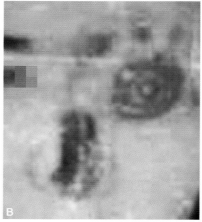

A、B. 外伤后左上下睑鼻眉缺损

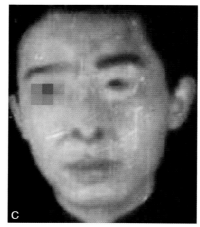
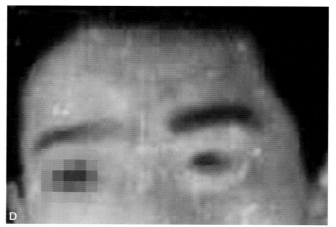

C、D. 滑车上颞浅双叶岛状皮瓣修复术后3个月

图 6-2-3 诊断：外伤后左上下睑、左侧鼻（头、翼、背）、眉缺损
医疗技术：滑车上动脉岛状、颞浅动脉额支岛状双叶皮瓣技术（杨大平）

6. 眼睑皮肤是全身最薄和最柔软的皮肤，尤其上睑，仅约 0.3mm 厚，表皮角化少，真皮为富有弹性的结缔组织，乳头小。真皮内有汗腺、皮脂腺、神经、血管和淋巴管等，皮下组织薄而疏松，无或有少量脂肪。因而外伤或手术后，极易出现水肿和淤血。其下为眼轮匝肌、上睑提肌和米勒肌。用什么皮瓣修复上下睑皮肤缺损（目前仍以皮片修复为好），我们是用前额部皮瓣修复上下睑，由于前额部皮肤与上下睑皮肤在质地上有很大差距。虽手术时修薄，但仍显厚，影响上下睑的睁闭眼功能。是否适合值得临床进一步研究。

7. 本例是采用以颞浅动脉供血的额支前额皮瓣（修复左上下睑软组织闭合的创面）与顶支侧颞头皮瓣（左眉再造）即顶、额支双叶岛状皮瓣。

8. 改进 此患已伤后换药 2 个月余。如事先在左颞面颊部、左前额部置放皮肤扩张器，能扩张出多余的薄皮瓣，修复鼻或上下睑，形态会更好。而且前额不需植皮，损伤会更小。需临床实践。

设想 由于以颞浅动脉供血可以携带三种不同皮瓣；如携带顶支侧颞头皮瓣（左眉再造）；耳后动脉交通支供血的反流轴型耳后皮瓣（上下睑），耳后皮肤质地比前额皮肤又接近于上下睑皮肤；前额皮瓣（鼻再造）。但耳后皮瓣蒂部必须与顶支皮瓣蒂部交叉（参考第一章病案 24、25）。

（杨大平）

病案 4　外伤后左上下睑内 1/2 缺损并睑外翻：旋转皮瓣+植皮技术

【病史与治疗】

诊断：外伤后左上下睑内 1/2 缺损并睑外翻

医疗技术：面颧颊颈部旋转皮瓣与植皮技术

患者，男，33 岁。1996 年 3 月 9 日外伤致左眼上下睑及前额皮肤缺损和裂伤，经清创残缺部位缝合后 1.5 年。入院时左上睑缘内侧 1/2 全层缺失，剩余外 1/2 睑外翻，下睑内侧 1/2 至内眦部全层缺失，下睑缘向下外移位，上下睑不能闭合，眼球外露。前额鼻背眉上有原裂口缝合痕迹，已成软化性瘢痕（图 6-2-4：A、B）。1997 年 9 月 30 日行内眼角处瘢痕切除，松解，使内眼角复位。上睑利用现有（创伤后形成的）的创缘，V-Y 成形后，形成上睑缘后创面植皮。下睑利用黏膜及其下的软组 V-Y 与"Z"字成形，形成缺损的下睑黏膜面缘。之后沿外眼角横行至耳前向上略呈弧形，于耳前再转向下绕过耳垂至颈部，筋膜下剥离，将左颧颊耳前部皮瓣向前上提升，向内旋转修复下睑鼻内侧创面（图 6-2-4：C）。术后 13 天下睑拆线后，皮瓣愈合良好（图 6-2-4：D）。

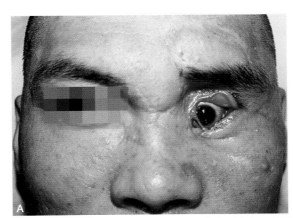
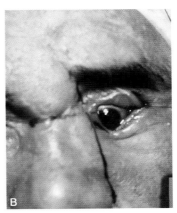

A、B. 左上下睑内1/2缺损睑外翻

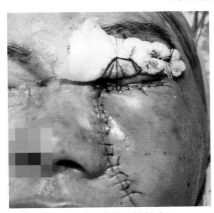
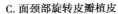

C. 面颈部旋转皮瓣植皮

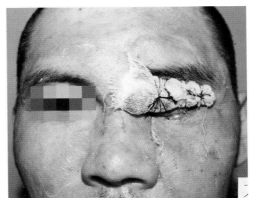

D. 术后13天

图 6-2-4　诊断：外伤后左上下睑内 1/2 缺损并睑外翻
医疗技术：面颧颊颈部旋转皮瓣与植皮技术

护理要点：①术前眼部护理；②局部皮瓣常规护理；③术后皮瓣指压充血时间的观测护理。

【治疗后的思考】

1. 正常时是上睑向下睑闭合，上睑活动度大，下睑活动度较小，覆盖眼球后上睑有凸显的外观。闭眼后再用力闭眼时上下睑共同用力。下睑皮肤较薄，皮下脂肪较多，上睑皮肤更薄，皮下疏松组织较多，伸缩性较强，有利于睁闭眼与皮肤折叠。上下睑包括睑皮肤、皮下、眼轮匝肌、睑板、睑板腺、睑结膜等组织，上下睑各又形成游离缘称睑缘,其缘是弧形顶端有睫毛,下睑缘内侧有泪湖、泪阜和略显膨出的泪乳头、泪点等,是一特殊结构与形态的睑缘。

2. 本患是上、下睑内侧全层缺失,上睑多一些约 0.6cm,下睑少一些约 0.4cm,其修复包括外面的皮肤与内面的睑结膜面。关于睑内面的黏膜,患者伤后已 1 年半,鼻、上睑、额部瘢痕已软化,睑结膜组织已柔软有移动性,再加上缺损的黏膜不多。我们采用了局部的睑结膜及下方软组织在一起的 V-Y 成形及小的"Z"字成形,将残留的上下睑缘尽量伸展,使现有的睑缘下移或上移,形成与睑缘相同高度与弧度的上下睑的睑结膜面。只有下睑内侧 1/5 泪湖、泪阜和略显膨出的泪乳头泪点无法形成。

3. 上睑从眉毛向下至睑缘,由眉毛与前额分割,形成一限局部位。上睑的皮肤皮下结构松散、柔软、移动性、伸缩性大且很薄。因此,上睑一般都采用皮片(因其薄)单独修复,而常不采用皮瓣(因其厚)修复。本例是用全厚皮片修复。

4. 下睑从下睑缘至下眶缘下,下睑皮肤向外延续即成颧颞部皮肤。由于下睑活动度较小,一般常在修复眶下颧颞部时一起修复,可用皮片修复也可用皮瓣修复。我们是先在上下睑局部 V-Y 成形,将缺损睑缘向上推移,然后选用了典型的旋转皮瓣,皮瓣尖端可移至内眦部位。但在颧前面留有较大的缝合口。

5. 睑缘是由结缔组织形成一略有硬度的结构,一旦缺失,常不能形成原有的睑缘,只是补足缺失的上下睑皮肤及黏膜,使上下睑能闭合,以保护眼睛,其缘形态的形成与细小结构的再造较难。目前无具体方法,但睫毛可再植。

6. 此患由于下睑缺损与瘢痕使下睑向下移位,在设计面颊颧颈部旋转皮瓣时,要注意旋转至下睑缘处皮肤应与正常下睑平行线一致,而且要松弛,决不能紧张,皮瓣尖端必须旋转到内眼角内侧。这样在切取皮瓣时外眼角外皮瓣要超出平行线上 1~2cm,必要时可向颈部延长切口,并作适当剥离,其旋转皮瓣可向上移位。

7. 此患最后缝合口,从鼻唇沟处开始向上至左眼角内侧再转向下睑缘至颊颧部,最后在耳前向下至颈部,残留的缝合口虽在隐蔽部位,但较长。

> **设想** 本例是 20 世纪 90 年代病例,现在看来,对于下睑,如当时能采用皮肤扩张技术:将扩张器置放在左侧睑缘下,内侧至鼻背左侧,最后缝合口会在内眼角-下睑缘-耳前。

(夏双印 崔志坚)

病案 5 左下睑颧颊部外伤后皮肤缺失肉芽创:耳后旋转皮瓣技术

【病史与治疗】

诊断:左下睑颧颊部外伤后皮肤缺失肉芽创

医疗技术:耳后旋转皮瓣技术

患者,男,33 岁。1998 年 2 月 12 日因车祸致左下睑颧颊部刮裂擦伤,皮肤缺损,经局部换药后肉芽创。1998 年 2 月 26 日来院,左面部从下睑内侧横行向外至耳垂前再向下至下颌角缘处,向前至颧颊部,有一近似三角形肉芽创面,上睑皮肤下垂,上睑有睁眼动作。耳前及上睑均有缝合痕迹(图 6-2-5:A)。3 月 5 日行左下睑颧颊部肉芽创彻底清创,松解下睑缘向上复位,面颧颊部肌膜与筋膜外露。于耳后无发区设计旋转皮瓣(图 6-2-5:B),其皮瓣尖端在耳后中 1/3 以上,其旋转半径必须能到眼内眦处,在筋膜下剥离,切取带有较厚皮下组织的皮瓣,侧颈部作浅筋膜深层向下剥离,使颈部皮肤能向上前移位,再将皮瓣向前旋转,蒂部尽量向面部牵拉缝合,逐渐减张,最后使下睑与内眦部皮瓣很松弛,松解睑结膜深层向外上提起固定,形成下睑黏膜面,皮瓣上缘与下睑黏膜缘对合(此处应松弛),皮瓣尖端到内眦部,覆盖创面缝合(图 6-2-5:C)。耳后供瓣区残留创面植皮。术后 2 周皮瓣成活良好,只在尖端有极小的淤血,左下睑缘与对侧平行,可睁闭眼(图 6-2-5:D)。

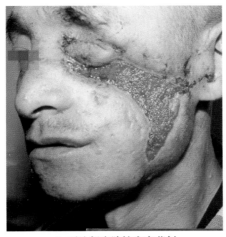
A. 下睑部皮肤缺失肉芽创

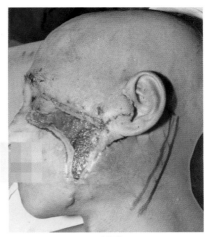
B. 设计

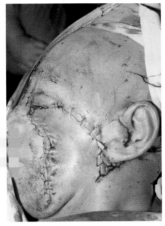
C. 皮瓣旋转

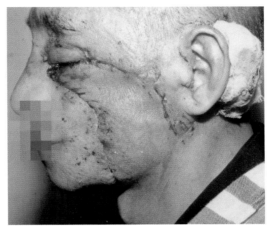
D. 术后14天

图 6-2-5　诊断:左下睑颧颊部外伤后皮肤缺失肉芽创
医疗技术:耳后旋转皮瓣技术(夏昊晨)

护理要点:①术前眼部护理;②局部皮瓣护理常规;③术后皮瓣指压充血时间观测;④如果术后皮瓣尖端供血欠佳,向尖端滚动推挤按摩护理。

【治疗后的思考】

1. 面颊部皮肤缺损的修复是整形美容外科的热门话题,也是难题。由于是外露部位,又不能以对侧面颊部为供区,因此用什么部位皮瓣修复或用什么方式修复,都是值得深入研究与实践的问题。每一种方法都有其优缺点。

2. 耳后皮肤与颜面皮肤的颜色质地近似。本病例皮肤缺损呈一三角形,尖端在下睑内眦部位,三角形底边正在耳垂下的下颌缘至下颌角处。耳后无发区宽度与下睑部皮肤缺损的宽度相仿,因此我们在耳后设计皮瓣长与蒂宽为 2:1 的皮瓣,并可旋转至颜面,其尖端可达内眼角的旋转皮瓣(图 6-2-5:B)。

3. 此例按常规设计与切取旋转皮瓣,由于皮瓣后侧蒂部点在侧颈部,其皮瓣长度根本达不到内眼角处,因此不能转移到位。我们是充分利用了侧颈部松弛皮肤,浅筋膜下剥离,使侧颈部的蒂部向上移位至耳垂下,这样皮瓣旋转半径缩短约9cm,皮瓣即可达到创面的内眼角处。

4. 由于下睑是活动度很小部位(与上睑不同),皮瓣虽然比原下睑皮肤厚,除略显臃肿外,能保持下睑皮肤无张力并在正常位置。

5. 皮瓣是常规的带蒂邻位皮瓣,皮瓣长与蒂宽之比为 2:1,又是逆行皮瓣,为了皮瓣远端供血,我们在切取皮瓣时尽多的携带皮下软组织,但远端也出现极小的供血欠佳现象,经按摩处理,只有尖端表皮坏死。耳下颈部皮肤上移可缝合,耳后创面植皮。

6. 此皮瓣旋转角度较大,约有90°,一般常不能旋转,但充分利用了颈部可上移的皮肤,皮瓣长与蒂宽已达到极限。皮瓣蒂的内侧由于旋转角度大,出现了"猫耳朵",但由于皮瓣蒂部的外侧点已移至耳垂下,使旋转角度与距离明显减小,再加上蒂部内侧点正落在下颌角突起的缘部,而且皮瓣向前内侧旋转呈弧形覆盖在创面上,"猫耳朵"在此部位并不明显(图6-2-5:C)。

7. 面颧部形成肉芽创,完全可以用皮片修复(要有供皮片区创面),但植皮后皮片形态不如皮瓣,我们采用颜色质地与颜面近似的耳后旋转皮瓣修复,要比皮片在外观形态上好些,但在面颊部留有很显眼的缝合口痕迹,会影响面部形态。耳后缝合口与植皮区是隐蔽区,并可遮挡。

设想　10余年以后看,皮肤扩张技术的应用:此患左面颊部残留的正常皮肤较少,内下侧有鼻根及口角限制置放扩张器。如能置放2～3个适量大小扩张器或重叠置放或重复扩张(修复一部分后再置放扩张器),有可能修复创面,会减少手术痕迹残留,但时间会较长。就其创面大小、部位、形态,现代的皮肤扩张技术是有可能修复,但也较难(正常面颊部皮肤残留的少),因此,深入研究修复方法也是急需解决的问题。

(夏昊晨)

病案6　外伤后下睑下颧骨突皮肤缺损上颌窦外露:腹股沟皮瓣游离移植技术

【病史与治疗】

诊断:外伤后下睑下(鼻背内侧至颧突)皮肤缺损上颌窦外露

医疗技术:腹股沟皮瓣游离移植技术

患者,男,42岁。1974年6月10日上午9时30分左右摩托车翻车,左下睑缘下鼻颧间皮肤刮裂伤,当时即有皮肤及颧骨缺损,呈现一凹陷区,即送当地医院,经局部换药处理,经近2个月的治疗,留有一深凹的创面。9月23日以外伤后下睑缘下鼻背左侧至颧突间皮肤缺损上颌窦外露诊断入院。从鼻背左侧旁,内侧眼角上起,向下至鼻翼沟下缘,向外至眼角外侧,下睑内侧4/5,皮肤缺损。深达上颌窦,整个创面呈小颗粒水肿样肉芽覆盖(图6-2-6:A、B)。9月28日手术行病灶清创,彻底刮除创面肉芽,将下睑黏膜切开于深层松解,形成下睑内侧黏膜面备用。之后显露上颌窦骨表面,并用小骨锉清理骨面。未查到眶下神经。在左耳前根部纵向切口找到颞浅动静脉,并切断清理血管周软组织备用。在左下腹部以腹股沟韧带中点为起点,与脐部形成连线为轴线设计5cm×6cm椭圆形皮瓣。在腹股沟下方找到穿出筋膜的腹壁下动、静脉,顺血管形成约8cm长蒂,向上在筋膜浅层(此血管紧贴深筋膜的表面)分离并切取皮瓣,尽多的携带周围脂肪及其他软组织。将血管蒂动、静脉清除血管外的软组织,切断血管,皮瓣移至左下睑下创面处,简单固定,腹壁下动、静脉与颞浅动、静脉吻合,通血回流良好后与已形成的下睑黏膜面缘缝合。下腹部创面拉拢缝合。术后45天复查皮瓣成活良好,只是臃肿并向外膨出,上下睑睁闭眼正常(图6-2-6:C)。

护理要点:①皮瓣充血试验护理;②保持室内或局部恒温;③烤灯护理;④心理护理。

【治疗复查后的思考】

1. 20世纪60～70年代,轴型皮瓣理论使很多轴型皮瓣应用于临床。Daniel(1973年)和杨东岳(1973年)等用显微血管吻合术移植腹股沟区皮瓣获得成功以后,国内外对其解剖进行深入研究。腹股沟皮瓣可分为以腹壁浅动、静脉为轴心的下腹部皮瓣和以旋髂浅动、静脉为轴心的髂腰部皮瓣,以后也有同时用两支血管形成下腹部大型轴型皮瓣,修复前臂创面的报告。

2. 本例皮肤缺损部位在下睑缘下颧部,是绝对外露部位,并且还有凹陷创面,缺损的组织除皮肤外,

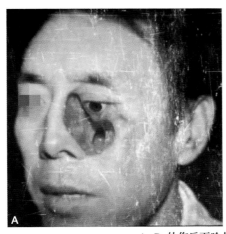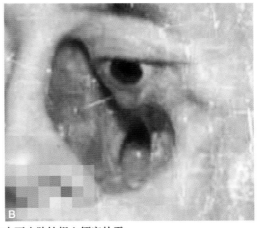

A、B. 外伤后下睑与内下皮肤缺损上颌窦外露

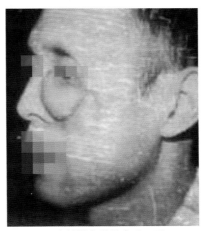

C. 皮瓣游离移植术后45天

图 6-2-6 诊断：外伤后下睑下（鼻背内侧至颧突）皮肤缺损上颌窦外露
医疗技术：腹股沟皮瓣游离移植技术（杨大平）

还有深部的骨组织。病区上为下睑缘，局部与周围均是重要部位，并且组织量不足，不能成为供区。只好从远位移植，我们选用了下腹部皮瓣游离移植。在切取时有意尽量携带较多脂肪或其他软组织以便能充填腔隙。

3. 据有关解剖资料，腹壁浅动静脉的变异较大。虽按腹股沟韧带中点与脐部形成连线为皮瓣设计轴线，解剖皮瓣时最好顺行，据血管走行，必要时略改变皮瓣位置。预防一旦略有偏差影响皮瓣血供。

4. 此例下腹部皮瓣游离移植于颜面部，虽复修复了创面，也充填了腔隙。由于腹股沟处皮肤薄，皮下组织松散柔软，易显臃肿，与颜面部皮肤有很大差距，修复后的形态外观不佳。现在已很少甚至不用此皮瓣。整形外科的治疗除覆盖创面外，形态是目前追求方向。因此在修复前选择供区与方式方法很重要。

5. 此例皮瓣是游离移植，要求医生必须掌握显微外科技术。专家们都认为，局部皮瓣修复后形态最好，邻位皮瓣次之，远位皮瓣最差。本例是20世纪70年代游离皮瓣移植盛行时期，也是没有其他办法可应用，只是皮瓣供区选择不佳。

6. 另外，对面颧颊部（Mustarde法）旋转皮瓣技术的设想，对下睑大部分皮肤缺如、内眦部、鼻侧部的大面积皮肤缺损，旋转皮瓣也是良好的修复方法，如事先行皮肤扩张，会使皮肤更充足，修复更容易。

　　设想　现代皮肤移植技术的进步,已大大地扩大了局部皮瓣或邻位皮瓣的应用范围,以及对修复后的形态的重视。临床医师对供瓣区已提出很高的要求。现代的皮肤软组织扩张技术如此盛行,就是因为它能制作出局部皮瓣。此例如现在:应在颞颞部置放扩张器,扩张皮肤。二期于同侧切取颞浅血管蒂岛状筋膜瓣充填上颌窦部腔隙,形成基底大体形态,再用颞部扩张皮瓣推进旋转形成下睑缘及覆盖下睑下及鼻背左侧创面。最后在耳前沿外眼角平行向前经过下睑缘至眼内上及鼻背旁留有缝合口。外形要比现在好。

(杨大平)

病案 7　外伤后右下睑缺损伴颧骨外露:旋转皮瓣和鼻中隔复合组织移植技术

【病史与治疗】

诊断:外伤后右下睑(缘)缺损伴颧骨外露

医疗技术:右面颊部旋转皮瓣与鼻中隔软骨黏膜复合组织片移植技术

　　患者,男,35 岁,2007 年 12 月车祸致右下睑大部分组织缺损,在当地医院处理,局部已呈化脓状态,2008 年 6 月 4 日来诊,右下睑局部已被脓苔覆盖,球结膜充血水肿,周围组织略红,经换药及简单清创,见从右下睑外眼角外侧 1cm 向下至眶缘下再斜行向内上至内眼角处,包括下睑缘、睑板、皮肤缺损,深至可见下部分眼轮匝肌,创面外侧略深处及较轻的切口瘢痕,可见颧骨眶缘有划痕(图 6-2-7:A、B、C、D),创缘清创,以后局部换药处理。于 2008 年 6 月 10 日采取沿鼻翼基底切开,经鼻中隔下部切透黏膜和软骨,并于对侧黏膜下广泛剥离软骨,注意保护对侧黏膜。切取 3.2cm 长×1.8cm 宽的复合组织片,并修剪成黏膜面积大于软骨面积呈睑板形状(图 6-2-7:E),以便形成黏膜边缘包绕中央软骨岛,并削薄软骨,可使移植片上软骨侧微向外突出形成弧度。用 6-0 可吸收线将移植片上的黏膜边缘与结膜创缘缝合,并将移植片上软骨内、外脚分别与内外眦韧带相固定(图 6-2-7:G),以加固再造睑板,防止睑外翻,最后形成下睑缘的内侧黏膜面与睑板。然后沿下睑外眦点处向外上走行,经耳前垂直向下切口,按筋膜浅层剥离掀起皮瓣(图 6-2-7:H),并向下剥离至颈部,彻底止血,将皮瓣毫不费力地旋转到位,无张力缝合确保皮瓣尖端血运(图 6-2-7:I)。术后 I 期愈合。随访 1 年,大体形态下睑缘与下睑已形成,完全可覆盖下部位眼球,只是右下睑缘较左侧略有下移,睑裂增宽,巩膜外露较左侧宽,睑缘弧线略有突起,并略显厚。睁闭眼功能良好,面颧颞耳前留有缝合口痕迹,瘢痕已软化(图 6-2-7:J、K、L、M)。

　　护理要点:①鼻腔护理;②皮瓣血供观测护理。

【治疗复查后思考】

　　1. 下睑的解剖层次,分两个区域。经下睑板区域包括:下睑皮肤、皮下组织、睑板前眼轮匝肌、肌下蜂窝组织、下睑眶隔、眶后脂肪、睑球筋膜,下睑板肌、结膜。经下睑板以下层次(经下睑眶隔膜层次):下睑皮肤、皮下组织、眶隔前眼轮肌、肌下蜂窝组织、下睑眶隔、眶后脂肪、睑球筋膜,下睑板、结膜。

　　2. 此患是外伤造成,经下睑板区域的全层组织与经下睑板以下区的大部分皮肤至结膜缺损,从组织间隙可外露颧骨眶缘。已伤后半年,局部外露组织及周围有炎性变化。入院后局部与全身消炎治疗后,用右面鼻中隔软骨黏膜复合组织片和颊部旋转皮瓣移植,形成下睑缘、睑板及修复皮肤缺损。

　　3. 下眼睑位于面部重要位置,因此,眼睑的再造在外观上有极高的要求,同时还需有良好的功能。再造的全下睑必须由 3 部分组成:皮肤、支撑组织和黏膜衬里。以往在临床上睑缘的形成没有成熟方法,如何形成具有特殊结构、形态的睑缘,并且还是游离缘部分,我们采用鼻中隔软骨黏膜片做下睑的黏膜面,并给予支撑,再以颊部旋转皮瓣做覆盖创面,皮瓣与黏膜的上缘缝合形成睑缘。

　　4. 我们从鼻腔中隔切取了长 3.2cm、宽 1.8cm 软骨黏膜瓣,切取鼻中隔软骨黏膜复合组织片的面积较宽裕,修剪成黏膜面积大于软骨,替代睑板软骨面积和形状,以便与皮瓣缝合时形成黏膜包绕软骨和皮瓣边缘,使再造睑缘为黏膜覆盖,避免对眼球摩擦,产生不适感。重建下睑黏膜与睑板。本例是探索,会有不

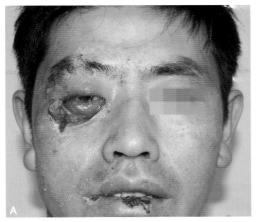
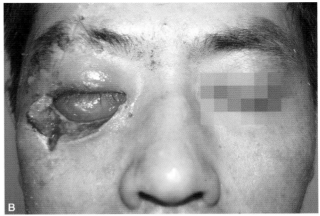

A、B. 右下睑(缘)缺损伴颧骨外露

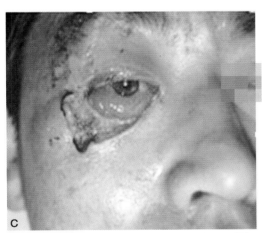
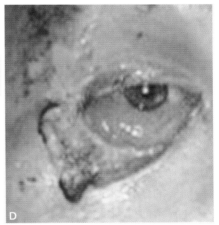
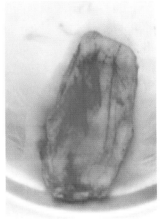

C、D. 睑缘睑板缺损眼轮匝肌外露　　　　　　　　　　E. 软骨

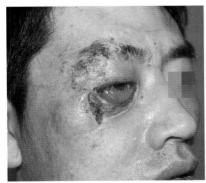
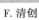
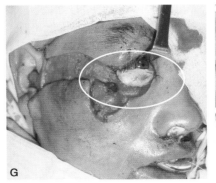

F. 清创　　　　　　　G、H. 颊部皮瓣鼻中隔软骨黏膜复合组织片移植

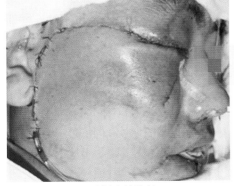
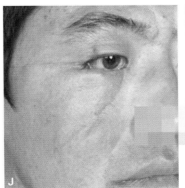

I. 皮瓣内旋修复　　　　　　　J、K. 术后半年

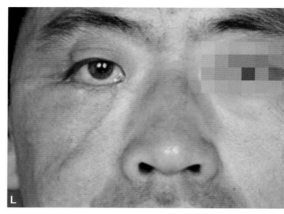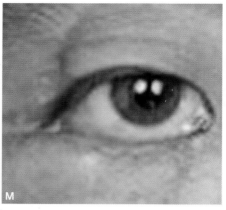

L、M. 术后1年

图 6-2-7 诊断：外伤后右下睑（缘）缺损伴颧骨外露
医疗技术：右面颊部旋转皮瓣与鼻中隔软骨黏膜复合组织片移植技术（徐学武）

当之处。

5. 削薄软骨，极轻微外力即可使其弯曲，经软骨片内外侧与内、外眦韧带缝合固定，下睑外凸形态即可显现（图 6-2-7：G）增加了软骨与创面接触面积。有利于提高游离移植的软骨黏膜片的成活。

6. 皮瓣设计时，皮瓣的远端必须无张力转移至下睑内眦处，这是此旋转皮瓣的第一个关键处理。本皮瓣蒂在颈部，我们将颈部皮下作了较大范围分离，使皮瓣蒂部向上前移位，使其旋转较易，实际缩小了旋转角度。注意彻底止血以免形成血肿。

7. 旋转皮瓣的最上缘是形成睑缘的皮肤面，这是此皮瓣的第二个关键部分，避免皮瓣垂直方向过紧，我们是将皮瓣与颧骨骨膜进行确实的缝合固定，以使皮瓣上缘松弛的与黏膜对合。本例虽无睑外翻，但下睑缘略显臃肿，未形成睑缘内侧略高，向外渐低的形态。

8. 旋转皮瓣的内侧蒂部易出现"猫耳朵"畸形，由于本皮瓣蒂部宽大，我们在皮瓣蒂部内侧（面颧部）做了部分皮肤切除，使下睑、颧部形态与对侧一样，只是切口延长些。

9. 彻底止血留置引流，加压包扎可使软骨黏膜片与皮瓣接触密切，更易成活。

> **设想** 此患已伤后近半年时间，如右面颊部旋转皮瓣改用面颊部皮肤扩张技术，再等待 3 个月皮肤扩张期，用扩张皮瓣推进修复，外观形态会更好，痕迹会更小。但需经 3 个月的换药。

（徐学武）

病案 8　左眼外伤眼球摘除眼窝闭塞：颞浅筋膜岛状瓣转移与植皮技术

【病史与治疗】

诊断：左眼外伤眼球摘除眼窝闭塞

医疗技术：颞浅筋膜岛状瓣转移与植皮技术，行眼窝再造

患者，男，27 岁。1995 年 9 月 16 日车祸致左眼被小木柱插入，急速至医院，医师告之眼球已破损，无结构，因此行清创后局部换药愈合，上下睑缘靠拢粘连。1995 年 12 月 3 日以左眼外伤眼球摘除眼窝闭塞入院。左眼上下睑缘闭合，睁闭眼可见肌肉收缩。眼裂与对侧等高，指压眼窝充实（图 6-2-8：A）。9 月 22日手术，将左眼裂切开，眼窝内均为无明确眼结构的瘢痕组织，尽量清除瘢痕，形成眼窝，彻底止血。首先在左侧颞部纵形切口，翻转皮瓣，显露颞筋膜，可见颞浅动、静脉出耳前逐渐分离（图 6-2-8：B），按耳屏至左外眼角间距为蒂长，在血管两侧切取以筋膜血管蒂及按眼窝面积大小携带的颞筋膜瓣，通过左眼外上侧皮下隧道转移至左眼窝处，形成相当深度的上下穹隆及眼窝深度，修剪缝合。筋膜瓣上覆盖从大腿内切取

的中厚皮片,定点缝合固定。充填实当大小的湿纱布团睑缘临时固定。三周后拆除固定线去除纱布团,植皮全部成活。3 周后置放临时义眼固定(图 6-2-8:C)。

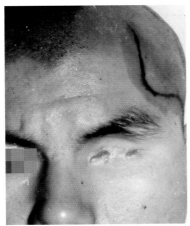
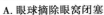

A. 眼球摘除眼窝闭塞

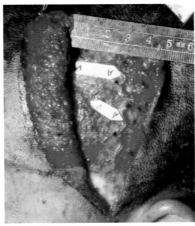

B. 颞浅动静脉出耳前逐渐分离

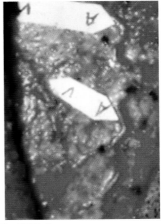

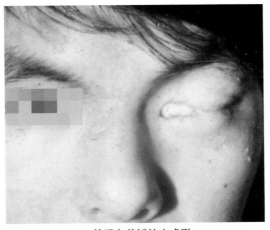

C. 筋膜岛状瓣植皮成形

图 6-2-8 诊断:左眼外伤眼球摘除眼窝闭塞
医疗技术:颞浅筋膜岛状瓣转移与植皮技术 行眼窝再造(孙广慈 将海越)

护理要点:①眼部常规护理;②术后眼部区域肿胀、疼痛、分泌物观测。

【治疗复查后的思考】

1. 颜面部由眼、耳、鼻、口(咽喉)器官组成,眼分左右两侧,是人的精、气、神最重要的表现器官。眼睛是心灵之窗,眼部的美是容貌美的主要部分。眼球丧失不仅是破坏颜面的容貌美,使人体美的整体性受到摧残,带来极大的精神和心理上的创伤。本例左眼已丧失视力,无法恢复与再造。眼裂如永久闭合,仍不是人们所愿意的。此患 27 岁,恢复外眼的形态,仍是十分必要的。

2. 此患是外伤造成的眼球损伤,眼窝内均为瘢痕组织。上、下睑有睁闭眼动作,上、下睑缘大部分存在。无眼球,一般以佩戴赝复体为宜。因此,本患的治疗是形成眼窝,以佩戴义眼。

3. 眼眶内容剜除手术,破坏性较大,是在不得已的情况下进行的,因此必须慎重,术后遗留的不雅外观畸形,严重影响功能和容貌,患者往往难以接受。

4. 全眼窝再造的目的主要是安义眼。因此,眼窝的成形,必须按义眼置放的基本要求进行,如形成眼窝(结膜囊)的深度,眼窝底部软组织适中,穹隆部深度,上穹隆通常较深,而下穹隆深浅差异变化较大,应与义眼匹配,使义眼能获得良好固定。还有肌肉的活动度及泪器情况等。

5. 眼窝再造也称全结膜囊成形术,针对不同疾病有各种成形手段,方法也较多。既往全眼窝再造,眼窝剥离范围,向下需紧贴骨膜达到越过眶下缘部的深度,内、外超出内、外眦,向上至眶上缘。形成一较一般与义眼略大的腔穴。形成腔穴后置入黏膜或皮片。我们是将眼窝形成足够的腔穴后,选用了颞浅筋膜岛状瓣转移与植皮技术行眼窝再造。可以保证有充足的腔穴,手术一次完成。尤其对眼窝内瘢痕组织多的病例较为适合。

6. 关于全眼窝再造,由于眼窝不是外露部位,也不要求形态,因此无论采用什么方法,能形成与义眼匹配的眼窝即可,对体表损伤越小越好。本法损伤较大。

7. 颞浅筋膜瓣又称为头皮筋膜瓣,是一种多功能的筋膜移植材料。颞部筋膜瓣可行带蒂移植,用于头面部组织缺损的修复。同时,该筋膜瓣可携带皮瓣、骨瓣、骨膜瓣、毛发等移植,用于各种相应组织缺损的修复或器官的再造。颞部筋膜瓣以颞浅动、静脉作为其供养血管。

8. 颞浅动脉是颈外动脉的终末支,起自腮腺处,于耳屏上5~7cm处分为顶支和额支。顶支沿途发出多支小分支,其中有3~5支发向枕部。一般多用两支在内的筋膜瓣移植。颞浅动脉的直径为1.3~1.5mm,血管蒂长约在6cm之内。筋膜瓣面积可达17cm×14cm,其厚度为2~5mm。

9. 头皮筋膜包括颞部筋膜及帽状腱膜和骨膜。中间为帽状腱膜,前达额肌,后达枕肌,两侧为颞部筋膜。Abul Hassna等(1986年)对颞部筋膜及其血供作了深入的研究。颞部筋膜在应用上可分为两层,即颞浅筋膜和颞深筋膜。颞浅筋膜表面有颞浅动、静脉分布,形成丰富的血管网。颞深筋膜覆盖在颞肌表面。颞浅筋膜与面部的表浅肌肉腱膜系统(SMAS)连成一片。

10. 筋膜瓣移植的特点　①筋膜瓣比较薄,移植后外形不臃肿,且弹性好,柔软,有一定的韧性,能耐受一定的摩擦力。筋膜瓣两面均可覆盖创面,可作为空腔及凹陷部位的填充物。②筋膜瓣血液循环好,抗感染能力强,能控制感染,促进创面愈合。③供区范围广,即使供区皮肤有瘢痕,只要筋膜正常即可。④临床应用较广。⑤筋膜瓣可携带皮肤、肌肉、肌腱、神经、骨膜及骨块等组织。⑥转移方式灵活,可顺行、逆行、交叉、双叶、桥形、翻转和旋转等,也可作带蒂或游离移植。⑦手术操作简单、方便、安全、易于普及推广。

11. 义眼作为一种特殊的修复假体,人类已沿用了几个世纪。最早曾使用陶瓷制作的义眼,第二次世界大战后,德国人首先采用高技术制成玻璃义眼,从而使眼球缺失的修复和制作义眼的技术提高了一个新水平。由于玻璃义眼有质重、易碎等弊端,20世纪50年代末,渐为丙烯酸树脂义眼所取代。丙烯酸树脂具有较好的生物安全性和极好的机械性能,易于抛光、着色、成形、质软等优点,故至今在全世界仍被广泛用于义眼的制作材料。近些年一些生物工程专家,正在尝试利用先进的传感技术研制具有视觉功能的仿生型电子义眼,这将给眼球缺失的义眼修复带来新的突破。

(孙广慈　将海越)

病案9　左眼外伤眼球摘除眼窝闭塞:扩张的滑车上与眶上血管岛状皮瓣技术

【病史与治疗】

诊断:左眼外伤眼球摘除眼窝闭塞上睑凹陷

医疗技术:扩张的滑车上与眶上血管岛状皮瓣技术,行眼窝再造

患者,男,23岁。1993年6月中旬左眼部外伤,经医院清创眼球摘除,眼窝内自然愈合,以后上睑逐渐向内凹陷。于1995年4月22日以左眼外伤眼球摘除眼窝闭塞上睑凹陷畸形入院。左侧眼球与部分上下睑缘缺失,内、外眼角存在,有睁闭眼动作,但不能闭合。眼窝变浅可见有结膜覆盖(图6-2-9:A)。4月26日于前额部扩张器植入,3周后注水扩张(图6-2-9:AB)。又于同年8月6日手术,术前多普勒测定滑车上与眶上血管走行并标记(图6-2-9:B)。尽量清除左眼窝内瘢痕,形成一定深度的眼窝与上下穹隆,压迫止血。按设计切取滑车上与眶上血管蒂前额部8cm×5cm的扩张皮瓣,通过皮下隧道转移至左眼窝处,皮瓣上下缘部分翻转折叠形成上下缘(图6-2-9:C),眼窝与上下穹隆部用可吸收线缝合固定,充填湿纱布固定。术后皮瓣成活良好。3个月后安义眼复查,左眼上下睑缘较右侧略厚,可睁闭眼,但不全。前额部留有缝合痕迹,眉间部皮肤隆起(图6-2-9:D)。

护理要点:①眼部常规护理;②扩张器注水扩张护理;③眼部区域肿胀、疼痛、分泌物观测;④皮瓣血供

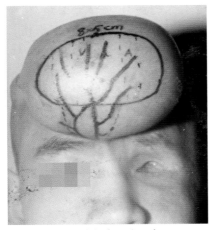

A. 眼窝闭塞上睑凹陷

B. 前额皮肤扩张

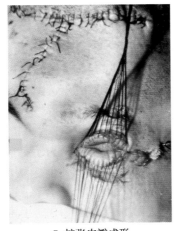
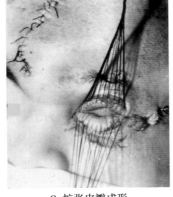

C. 扩张皮瓣成形

D. 术后3个月

图 6-2-9 诊断:左眼外伤眼球摘除眼窝闭塞上睑凹陷
医疗技术:扩张的滑车上与眶上血管岛状皮瓣技术 行眼窝再造(孙广慈 将海越)

观测护理。

【治疗复查后的思考】

1. 眼眶(眼窝)是一个由上颌骨、腭骨、额骨、蝶骨、颧骨、筛骨及泪骨组成的四棱锥形骨腔。眶壁上附有眶骨膜,包围眼球的眼球筋膜,包围眼外肌周围的肌鞘以及起软垫作用的眶脂肪。骨腔由前向后至眶尖逐渐变小。四棱锥形骨腔有上、下、内、外 4 个壁,它的基底为眶缘。眶缘壁增厚。上眶缘由额骨、外眶缘由颧骨、内侧眶缘由颧骨和上颌骨、下眶缘由颧骨和上颌骨构成。四周眶骨构成眶腔。

2. 本病案与本章病案 8 均为外伤后眼球破损,眼窝清创后换药愈合,至上下睑靠拢,上睑内陷。眼外周肌肉正常,眼窝已被瘢痕充填。治疗目的是形成眼窝,以备安义眼。我们将眼窝内瘢痕清除,形成眼窝,本章病案 8 采用同侧颞浅血管蒂筋膜瓣,其上行植皮与本病案用扩张的滑车上与眶上血管岛状皮瓣,通过皮下隧道转移至眼窝内成形。本病案形成部分上下睑缘。

3. 扩张的滑车上与眶上血管岛状皮瓣是目前鼻再造的最佳皮瓣,国内外已广泛应用。

4. 眼窝成形 在内眦至外眦横切口,向上下剥离,清除瘢痕时应尽量彻底,紧贴骨膜达眶上、下缘,内、外眦角、形成一能容纳义眼的腔穴,不可损伤睑板,纱布填塞止血。眼窝的形成,应有一定深度与上下穹隆,是义眼能在眼窝内稳定的关键,也是手术的重点。

5. 眼窝成形材料既往多用口腔黏膜、无毛与少毛的薄的中厚皮片,晚期常有挛缩,易影响义眼的置放。而有血运的筋膜瓣上植皮与前额部眶上和滑车上血管蒂皮瓣晚期挛缩较小。眼窝再造主要是制造空间能安义眼即可,并不要求形态。因此我们认为无论采用什么方法损伤小,成功率高即可。

6. 本例事先前额部采用皮肤扩张技术,注水扩张共 3.5 个月余,持续扩张 2 个月余,持续扩张时间较充分,因此,皮瓣移植后,供瓣区可用扩张皮瓣修复,免除了皮片移植这一操作,减轻了损伤。前额部也可用皮瓣修复,晚期会比皮片效果好。

（孙广慈　将海越）

病案 10　额鼻部血管瘤注射治疗后皮肤花斑样改变:扩张的滑车上岛状皮瓣技术

【病史与治疗】

诊断:鼻根背、鼻尖、额部血管瘤注射治疗后并鼻背皮肤变薄色素脱失花斑样改变,鼻尖凹陷,前额部皮肤软组织条形色素沉着凹陷区

医治技术:扩张的滑车上与眶上血管岛状皮瓣技术

患者,女,22 岁。生后鼻根背、鼻尖、前额部血管瘤,3～5 岁时经过多次注射治疗,血管瘤已治愈,但遗留皮肤花斑样改变与色素沉着至今。由于形态要求,2011 年 7 月 12 日以鼻根背部血管瘤注射治疗后花斑样皮肤入院。鼻根背部皮肤变薄,有色素沉着,脱失及血管硬化瘢痕(发深蓝色)(图 6-2-10:A、B、C)。触之皮肤薄可触及鼻骨并有凹凸不平感(图 6-2-10:C、D)。鼻尖略仰位,呈圆形,不突出,鼻尖部位皮肤颜色发红,偏右微有凹陷,鼻小柱前鼻头有色素沉着(图 6-2-10:F)。前额部有一从原鼻根血管瘤部位偏左侧起始的向左上方走行的略凹陷色素沉着条带形区,至发迹缘内,触之也有凹陷感(图 6-2-10:E)。7 月 15 日前额部扩张器植入术,在注水 1 个月时,注射阀渗水,故停止注水。10 月 25 日行扩张的滑车上与眶上血管岛状皮瓣设计(图 6-2-10:G),鼻根部花斑样皮肤切除,取出扩张器,检查注射阀:向扩张阀内注水加压见注射阀处渗出水滴,再加压时注射阀处向外射水(图 6-2-10:N)。切取扩张带蒂的滑车上与眶上血管岛状皮瓣转移修复两眼间和鼻背创面(图 6-2-10:I、J、K)。同时于鼻小柱两侧鼻孔前缘切口,分离解剖出两鼻翼软骨脚,将两侧鼻翼软骨脚内侧软组织切除,使两鼻翼软骨脚向中间靠拢缝合,使鼻尖挺起(图 6-2-10:H)。11 月 30 日皮瓣移植后 36 天皮瓣有色素沉着,右眉毛略上移(图 6-2-10:L)。手术断蒂行多余皮肤切除,松解眉毛复位后缝合(图 6-2-10:M)。

护理要点:①扩张器注水扩张护理;②皮瓣血供观测护理。

【治疗复查后的思考】

1. 此患女性,22 岁。由于原病灶为血管瘤,注射治疗后血管瘤已治愈,但皮肤留有花斑样改变。皮肤薄可触及鼻骨并有凹凸不平感,由于局部皮肤薄皮下组织少,病区切除植皮的可能性很小,因此需皮瓣修复。

2. 鼻部是绝对外露部位,鼻背根部其两侧是眼的内眦部位,下方为鼻背,只有狭窄的眉间与前额部皮肤相连。在这种特殊部位,既往常采用矩形推进皮瓣或全厚皮片修复,切口较长。由于鼻背皮肤已很薄,又可触及凹凸不平的鼻骨,我们选用了扩张的滑车上动脉岛状皮瓣技术。

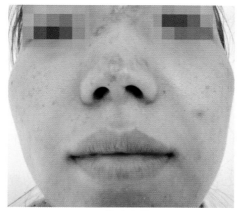

A. 血管瘤注射后

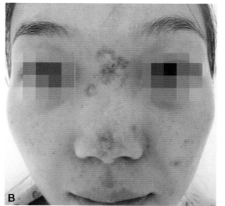

B、C. 色素血管硬化瘢痕

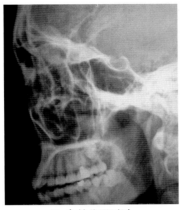

D. 鼻骨凸凹不平

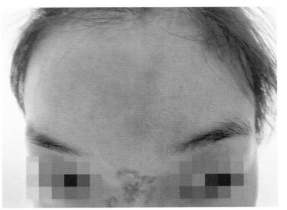

E. 前额凹痕

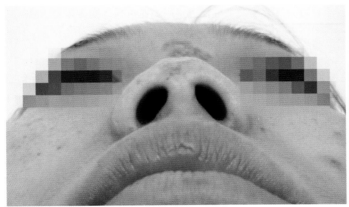

F. 鼻小柱鼻头色素沉着凹陷

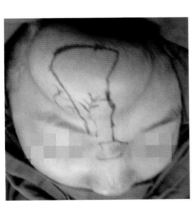

G. 皮瓣设计

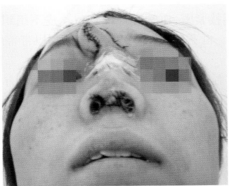

H. 鼻尖挺起

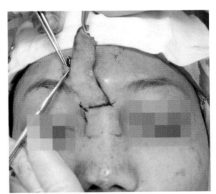

I. 切取皮瓣

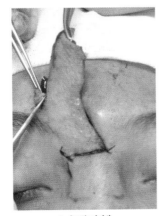

J. 切取皮瓣

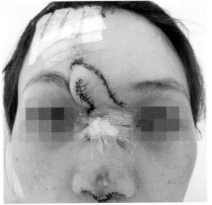

K. 皮瓣移位

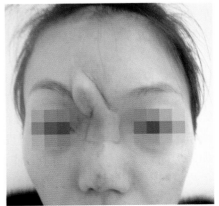

L. 右眉上移

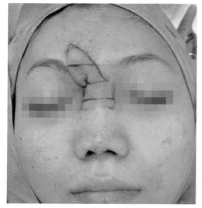
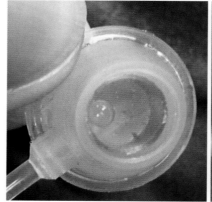
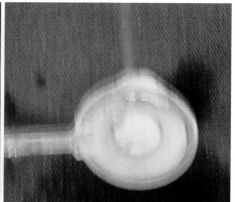

M. 断蒂修整眉复位　　　　　　　　　　　　　　N. 注射阀渗漏

图 6-2-10　诊断:鼻根背、鼻尖、额部血管瘤注射治疗后 并 1 鼻背皮肤变薄色素脱失花斑样改变 2 鼻尖凹陷　3 前额部皮肤软组织条形色素沉着凹陷区
医疗技术:扩张的滑车上与眶上血管岛状皮瓣技术

3. 额部皮瓣一般包括皮肤、皮下组织及额肌,其下方为肌下疏松结缔组织及骨膜。皮瓣所包含的组织连接紧密,被纤维组织包绕和固定。额部皮瓣的血液供应主要包括两个系统:颞浅动脉额支与眶上动脉及滑车上动脉。滑车上动脉为眼动脉的终末支之一,与同名神经伴行,在眶的内上角穿出眶隔向上走行。眶上动脉出现率约为 72%,缺少由滑车上动脉及颞浅动脉代偿,该动脉由眶上孔穿出。此 3 条动脉间均有丰富的吻合支。额部皮瓣的静脉回流一般均为同名静脉,但颞浅静脉额支与动脉伴行的仅为 50%,较为分散(本章病案 8 图 B)。皮瓣的神经支配有面神经额支、滑车上神经及眶上神经。

4. 由于眶上动、静脉与神经由眶上孔穿出,血管外径在 0.7mm 以上。而滑车上动、静脉与神经在眶的内上角穿出,外径在 0.6mm 以上。两者的距离较近,穿过额肌与眼轮匝肌入皮下,是皮动脉。再加上皮肤、皮下组织及额肌所包含的组织连接紧密,血管和神经均位于皮下组织内,被纤维组织包绕和固定。单独解剖出血管必须在显微镜下进行。也不易解剖。因此临床上常以带蒂的形式转移,安全、可靠、省事,二期断蒂。一般成功率很高。

5. 前额部扩张的滑车上与眶上血管带蒂皮瓣设计:由于血管之间有丰富的吻合支呈网状分布,一般以任何一支供应血管,均可确保皮瓣的成活。所以有三种设计方式:①额正中皮瓣;②额斜皮瓣;③皮瓣远端朝下的额中央皮瓣等。本例采用了额正中设计方式。在设计时皮瓣蒂部在眶上孔与眶的内上角之间的范围内,皮瓣远端应尽量靠近发迹缘,前额部缝合口痕迹会更隐蔽。

6. 本例在切除花斑样皮肤时,皮下有聚结的静脉窦,因此出血较多,鼻骨表面凹凸不平是血管瘤侵袭的结果,无血管与颅内相通。提示术前应查清血管瘤在鼻骨残留情况。

7. 前额部皮肤与鼻根部皮极近似,扩张后皮肤又薄,供区也不需植皮可直接缝合,是修复此处皮肤缺损的最佳供区及最佳手术方法。此皮瓣是带血管神经皮瓣,但皮瓣转移后未断蒂前,鼻背部皮瓣有色素沉着(图 6-2-10:L),原因有待追查。

8. 由于注射或核素治疗血管瘤后,会在皮肤上留有花斑样改变(影响视觉),在显露(如颜面等)部位,是先注射或核素治疗后再行皮瓣移植,还是一期就行皮瓣移植手术? 此例是个例证,等于以前的治疗没有必要。因此,在显露部位选择治疗手段时要思考,以免到晚期再次治疗。

9. 此病扩张器在注水过程中,注射阀渗漏(图 6-2-10:N),再度扩张困难。由于本例需求的面积小虽无影响手术结果。取出扩张器检查时发现,注射壶的注射部位及壶的底部都有漏水,说明是医生注水造成的。如需大面积皮肤的病例,注水不能,不能制造出足够面积的皮肤,就等于皮肤扩张技术失败,势必供瓣区需植皮,回到传统的拆东墙补西墙时代。因此注水这一环节,在皮肤扩张技术中是很重要的。建议在注水时,必须用最小的针头,倾斜一定角度刺入,注射点必须每次要更换(医师要有自己的注水规律,渐成习惯),千万不能重复点注射,以保证注水到达要求及能持续等待 2~3 个月时间。

10. 本例手术,鼻根部花斑样皮肤切除,用近似鼻根部皮肤的前额部扩张皮瓣修复,供瓣区创面不需植皮覆盖,是一很大进步。已取得较好的效果。在前额、鼻根部只留有缝合口痕迹,缝合口较长,是其缺点。如能使缝合口再缩小些,鼻面部形态会更好。

11. 本例鼻尖略仰位,呈圆形,不突出。我们只是解剖出鼻翼软骨两侧脚间的软组织清除,使鼻翼软骨两侧脚向中间靠拢缝合。未作鼻翼软骨内外侧脚中 1/3 交界处切断。

设想　由于鼻基底眼间部是绝对外露部位,除用眼镜可部分遮挡外,其周围又受组织器官限制,是他人视觉的重点。因此皮肤缺损的修复,视觉要求高。如能在局部应用皮肤扩张技术,会只留一缝合痕迹,使外观会更好。如局部周围受限者,目前扩张器厂家只生产定型产品,如此小的扩张器,目前没有。因此需厂家开发扩张器的产品种类,以用于临床。如有小的(或自做)扩张器,可置放在鼻背病区正常皮肤处,扩张形成向上下推进皮瓣修复,形态好、损伤小,还不破坏其他部位。

（夏双印　崔志坚）

病案 11　鼻左侧皮肤基底细胞癌:滑车上动脉岛状皮瓣技术

【病史与治疗】

诊断:鼻左侧皮肤基底细胞癌

医疗技术:基底细胞癌扩大切除,滑车上动脉岛状皮瓣技术

患者,女,36 岁。3 年前发现鼻体左侧旁有一雀斑状小黑点,逐年增大,时有破溃、结痂,曾就医嘱其手术病检。2006 年 8 月 2 日来院,鼻体左侧见一 0.8cm×0.7cm 黑褐色结痂区,触之韧硬感,与深部组织有移动性(图 6-2-11:A)。8 月 6 日手术,扩大于病区周围正常皮肤 1cm 切开,浅筋膜深层完整切除(图 6-2-11:B)。切取的病变组织快速冷冻:病理报告鼻旁皮肤基底细胞癌。于前额靠近发际缘设计 5.0cm×3.0cm 滑车上动脉岛状皮瓣(图 6-2-11:B),切取皮瓣,其蒂部携带部分额肌未作详细解剖,皮瓣向右下转移修复鼻旁皮肤缺损区,额部创面松解后,向发际缘处推进缝合(图 6-2-11:C)。手术后 6 个月随访皮瓣色泽、质地与供区匹配,局部略显臃肿,鼻背左侧膨出,左内眼角与鼻间凹陷区隆出。前额正中偏左侧与发际缘缝合痕迹略可见到,瘢痕已软化萎缩,颜色与周围近似。局部未见复发(图 6-2-11:D)。

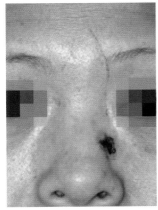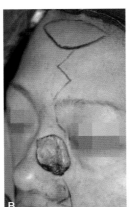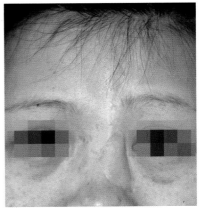

A. 鼻皮肤基底细胞癌　　　　B、C. 病区切除皮瓣设计切取转位　　　　D. 术后6个月

图 6-2-11　诊断:鼻左侧皮肤基底细胞癌
医疗技术:基底细胞癌扩大切除,滑车上动脉岛状皮瓣技术(杨大平)

护理要点:①观察缝合口张力情况及术区有无出血;②保持敷料清洁、干燥、固定可靠,防止感染;③保护局部,免受外力;④禁忌辛辣食物;⑤避免大幅度面部表情动作。

【治疗复查后的思考】

1. 基底细胞癌临床特点是恶性程度较低,病灶较局限,生长缓慢,很少发生转移。其复发率为 3.5%。

2. 此患病灶在鼻体左侧,扩大切除后形成一 4.8cm×2.8cm 创面,创面上内侧缘已达内眼角上,内侧缘已到鼻背过中线,下缘到鼻翼沟,外缘已到眶缘。在此部位可算是较大面积,周围有眼、鼻限制,无法用局部皮瓣。我们选用了邻位前额部滑车上动脉岛状皮瓣修复。

3. 滑车上动脉是眼动脉的终支之一,其主干全长(从分叉处或出眶处至末端)6.2cm±0.8cm,出眶处外直径为 1.4mm±0.2mm。在到达眶上缘水平以后主干斜向内上,与眶上缘水平向内成角 77°~79°,距额中部正中线的两侧约 1.3cm±0.1cm 向上走行于额肌浅面,至额中部后逐渐走向浅层皮下、皮内。

4. 精确的术前设计是再造手术成功的关键,术前对受区的评估,明确需要修复组织的特点和相应将选用的皮瓣是否一致。以滑车上动脉为血管蒂的前额正中皮瓣是鼻再造中最常用的皮瓣,而以颞浅动脉为血管蒂的额部皮瓣亦可用于鼻再造。本例选择以滑车上动脉为血管蒂的前额正中皮瓣修复鼻旁皮肤缺损符合受区要求,而且手术简化。

5. 滑车上动脉近端位置固定,操作方便,分离皮瓣蒂部时一般不会损伤,但在鼻根部作皮下隧道时,其分支鼻背动脉及其交通支却有可能被损伤。且隧道位于鼻根部皮下,当皮瓣蒂部在该处旋转通过时,可造成鼻根部略显臃肿。本病例由于皮瓣位于近发迹缘,血管蒂较长,所以鼻根部臃肿程度较轻。

6. 滑车上动脉出眶后均有主干随即穿过额肌,在额肌浅层上行,眶上动脉由眶上孔出眶后分为浅支和深支。其中浅支与滑车上动脉、颞浅动脉额眶支相互吻合。

7. 此例术后 6 个月复查,皮瓣质地颜色与局部几乎一样。只是手术较复杂,缝合口长,虽不明显,但还是可见。鼻背左侧膨出,左内眼角与鼻间凹陷区隆出,估计随时间延长会萎缩凹陷。

> **设想 1** 术后照片(图 6-2-11:C)看,前额部皮肤略显紧张,而术后 6 个月复查照片(图 6-2-11:D)看,前额部已恢复正常状态,痕迹已不明显。可以看出人体的适应与修复能力很强,但个体仍存在差距。皮肤缝合紧张,一般是瘢痕增生的潜在因素,为了皮肤缝合松弛,前额部置放扩张器,扩张的越充分(扩张皮瓣越充足)会给医师充分空间,形态的修复会更轻松,也会使缝合口无张力。
>
> **设想 2** 此患为鼻旁皮肤基底细胞癌,病史 3 年,女性,36 岁。由于此病恶性程度较低,病灶局限,生长缓慢,很少发生转移。是否可用皮肤扩张技术,如在鼻背右侧(病区右侧)置放扩张器,扩张后只是推进即可,缝合痕迹只在鼻旁。在皮肤鳞状细胞癌病例中我们已成功应用,如本章病案 20,供同道商榷。

(杨大平)

病案 12 鼻头部基底细胞癌:基底细胞癌扩大切除、鼻背旋转皮瓣技术

【病史与治疗】

诊断:鼻头部基底细胞癌

医疗技术:基底细胞癌扩大切除、鼻背旋转皮瓣技术

患者,女,54 岁。患者入院前 2 年发现鼻尖部有一肿物,近半年来生长迅速并伴有瘙痒感。2011 年 11 月 25 日入院治疗。鼻头右侧有一黑褐色浓淡不均,多处黑点样,略膨出,界限不清的肿物,长宽各约 1cm(图 6-2-12:A、B)。11 月 28 日于全麻下行距肿物边缘 0.5cm,深至筋膜下,切除病区,缺损面积约 1.5cm×2.0cm(图 6-2-12:C)。切除组织送术中冰冻,检测肿物上、下、左、右四个切缘及底切缘,病理回报示:基底细胞癌,四个切缘及底切缘(-)。用亚甲蓝标记鼻背转移皮瓣切口设计线(图 6-2-12:C),沿切口线切开皮肤,在皮下层分离组织,皮瓣形成后(图 6-2-12:D)将其向前下方缺损处旋转推进,修剪尖端,使皮瓣形状更加符合缺损修复的需要而覆盖创面,所有创缘均在无张力下精细双层缝合,其上端行小 Y 形缝合(图 6-

2-12：E）。术后两周皮瓣血运佳,完全成活（图6-2-12：F、G）。术后1年皮瓣形态良好,颜色、质地与周围组织相匹配,切口瘢痕除在眉间及内眼角内侧可见外,鼻头处已不明显,瘢痕已软化。局部未见复发（图6-2-12：H、I）。

护理要点:参考本章病案11。

【治疗复查后的思考】

1. 鼻位于面部正中,对面部的轮廓和容貌起着极为重要的作用。鼻部尤其是鼻尖（鼻头）、鼻背范围本来就小,而1cm大小的肿物在此部位就很显眼,如何修复鼻部皮肤肿瘤切除术后缺损,日益成为临床医师常见及比较棘手的问题。

2. 此例为鼻尖（头）上叶（鼻前点隆突的上部）上部分皮肤缺损,鼻部皮肤松动性较小,皮肤缺损在

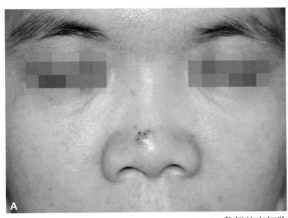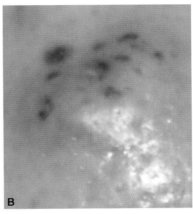

A、B. 鼻部基底细胞癌

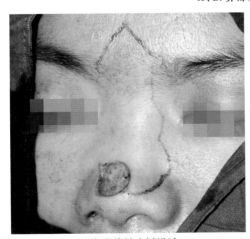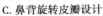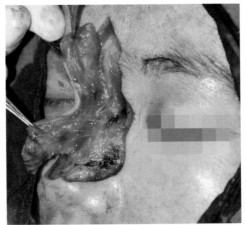

C. 鼻背旋转皮瓣设计　　　　　　D. 切取皮瓣

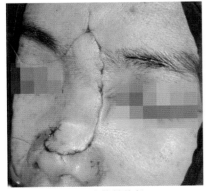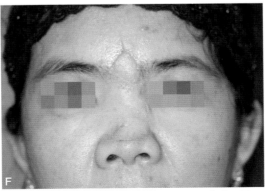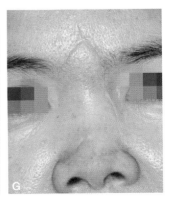

E. 下右旋转修复　　　　F、G. 术后14天

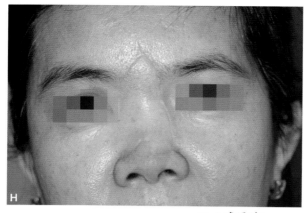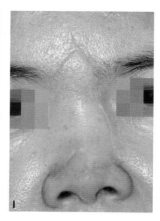

H、I. 术后1年

图 6-2-12 诊断:鼻头部基底细胞癌
医疗技术:基底细胞癌扩大切除、鼻背旋转皮瓣技术(马旭)

0.5cm 以上强行缝合即会牵拉局部组织明显移位,在这个特殊局限部位,1.5cm×2.0cm 的皮肤缺损就显得很大,修复有一定难度。因此,往往不能直接拉拢缝合,此部位下与左右为鼻尖鼻翼缘,只有其上方即鼻背、眼间、眉间以及额部才有可能提供皮肤,形成局部皮瓣。除此之外只能选用邻位皮瓣。临床常用的修复方法有皮片移植、局部皮瓣。为使修复鼻头、鼻尖在色泽、质地及结构上与局部匹配、协调,我们选用了局部旋转推进皮瓣的方式,供瓣区创面用 Y 成形技术闭合。

3. 关于传统局部推进皮瓣中的矩形推进皮瓣(是利用缺损创面周围皮肤的弹性和可移动性,在缺损的一侧或两侧设计皮瓣,经切开剥离掀起后,向缺损区滑行延伸以封闭创面),是治疗鼻背、眼与眉间较小面积皮肤缺损的经典方法。本例我们于鼻左侧设计皮瓣切口,蒂部在右侧鼻基底,利用此部位皮肤的伸缩性与可移动性,向下推进 2.5cm 是完全可能的。而眉间上方设计成倒"V"形切口,其右侧臂即为逆切口,有利于皮瓣向下旋转。与单纯推进皮瓣不同的是增加了旋转,使向前推进更容易。

4. 此例鼻背皮瓣,实际是旋转皮瓣,而经典的旋转皮瓣在旋转过程中,如皮瓣尖端张力大时,可采用逆切切口,一般逆切切口可使皮瓣蒂部缩窄、皮瓣长度增长,易影响皮瓣血供,因此专家们均提醒采用此切口时要慎重,应观察蒂部血液循环(防止皮瓣坏死)。本例切口设计的关键是在眉上方设计一倒"V"形切口的右侧臂(实际是旋转皮瓣的逆切切口)即逆切切口,才可使皮瓣向下旋转,此逆切口越长向下旋转的角度越大。旋转皮瓣设计的主要目的为旋转修复邻近创面,一般皮瓣蒂与长之比为 1:2,由于本例在鼻背部设计如此蒂部很宽、皮瓣长度又如此短,对此例再长一些的逆切口也不会影响皮瓣血供,但在做其他旋转皮瓣时,一定要重视逆切口。经典的旋转皮瓣要求旋转弧切口长度一般应为缺损区宽度 4 倍,皮瓣长度(相当于旋转半径)应较创缘略长(约大于 20%),而本设计其两项均大大超过,切口很长。另外,在倒 Y 形缝合时,Y 形单臂缝合的长度必须在眉上,而三角瓣插入 Y 形的两臂间的缝合口一定在眉间,注意两眉间距,以防两眉向中间移位。

5. 本例鼻背旋转推进皮瓣,在整个鼻背与眉间上设计,皮瓣蒂宽,大大超过皮瓣长,另外皮瓣蒂部还有内眦动脉分支血管,血供绝无问题。并尽量将缝合口设计在两侧颌鼻缝处,在鼻翼处以一曲线自然平滑过渡到缺损处。

6. 当鼻尖部缺损创面涉及邻近的鼻翼、鼻背时,则将此缺损当做一个亚单位修复,由于皮肤在颜色、质地等方面,有着很好的匹配,较选择其他部位组织有更好的协调性,且随着时间的推移,切口缝合线将逐渐不明显。对于面积小于 2.0cm×2.0cm 的鼻尖缺损,鼻背部旋转皮瓣是一种简单易行、效果可靠的修复方法。但旋转皮瓣角度与旋转距离受限,不能修复略大面积缺损。适应证必须掌握好。

7. 鼻部不能直接缝合的较小创面,植皮为最简单的方法,但术后颜色、质地与周围有差距。此例修复后一年复查,局部皮瓣与鼻部皮肤颜色、质地一样,形态好,只是留有较长的缝合痕迹,此患者的修复能力与适应力为医师掩盖了很多隐患,如此患是瘢痕体质,一旦瘢痕增生,形态与后果就很难估量。因此医师在手术时缩小缝合口要比增长缝合口（瘢痕增生的隐患）为好。但鼻部其他具体部位的修复,具体方法仍需进一步研究。

8. 颜面部是外露部位,其缝合口痕迹会遗留一生。因此,如何在面部缩小缝合口,是我们整形美容科医师的责任。扩大切口与缝合口容易,而缩小缝合口却不是容易的事,因此医师切口时就应慎重思考。我们主张在绝大多数区域,缝合口应在创缘周长的1/2至周长的全长之间,如超过此长度,即为医师造成。呼吁整形美容科医师应重视切口与缝合口。除此还应讲究缝合口应在隐蔽部位,不应是直线或环形缝合口。

设想1 病灶切除后,形成直径2cm创面,若此旋转皮瓣设计在鼻背旁,弧形切口延至颧下睑内侧,于鼻基底切除一尖向上的三角形皮肤,皮瓣向内旋转覆盖创面,不必形成V-Y口,缝合口的痕迹会在鼻背与右鼻面沟处,也会更小些。如认为鼻面沟处皮肤紧,可在鼻面沟处事先置放扩张器。

设想2 此例病区只有1.5cm×2.0cm大小,如术前在鼻背部（病区及上方）置放扩张器,二期在扩张皮瓣上设计半圆形皮瓣,推进修复,缝合口会更小（如第一章病案33、34）。

（马　旭）

病案13　烧伤后鼻背瘢痕增生:前额扩张滑车上与眶上血管岛状皮瓣技术

【病史与治疗】

诊断: 双上睑植皮上下睑贴连术后、烧伤后鼻背瘢痕增生

医疗技术: 前额扩张滑车上与眶上血管岛状皮瓣技术

患者,男31岁。2001年6月13日颈与下颌两侧、下颊部两侧、鼻背、上睑与眉间火燃烧伤,经一个月余的治疗瘢痕愈合。以后逐渐瘢痕挛缩致双侧睑外翻。2002年2月10日于外院行双上睑外翻矫形植皮与上下睑贴连手术。2002年2月27日以烧伤后鼻背瘢痕增生入院。鼻背眉间瘢痕萎缩牵拉双内眼角与眉内侧向下移位,左鼻翼根部瘢痕牵拉,鼻翼略上移,两腮颌部瘢痕增生发红,指压充血明显,鼻孔缘略向上牵拉,左侧眉毛缺失,右侧眉毛稀疏下移,双上下睑贴连（图6-2-13:A）。3月2日按左侧滑车上与眶上血管岛状皮瓣设计置入扩张器。以后注水扩张（图6-2-13:B）。6月10日手术,鼻背（左鼻翼背侧）与眉间瘢痕彻底切除松解,使左侧鼻翼缘复位,两侧内眼角上移。在前额扩张皮肤上重新设计皮瓣,形成血管蒂皮瓣,向右内下旋转近180°覆盖鼻背与眉间创面。右上下睑切开。术后1个月复查,皮瓣成活良好,鼻背左侧皮肤较多,形态不佳,左鼻翼下降较好。前额部留有缝合口痕迹,左上下睑缘仍贴连（图6-2-13:C）。

护理要点: ①扩张器注水扩张护理;②皮瓣血供观测护理。

【治疗复查后的思考】

1. 本例为烧伤后鼻背与颈颌部瘢痕增生,是绝对外露部位,目前学者们都主张用皮瓣修复。既往经常采用皮片移植修复。由于晚期易出现色素沉着与挛缩。我们采用了能使皮肤变薄又有能增大面积的皮肤扩张技术。供瓣区设在前额部,移植至鼻部皮瓣颜色近似鼻背,视觉好,供瓣区可拉拢缝合,不需植皮。

2. 额部皮瓣用于口腔颌面部缺损的修复由来已久,对额部皮瓣的应用设计及适应证研究极大推动了临床应用,其中Mcgregor（1958年）、Champion（1960年）、Millard（1964年）等在应用额部皮瓣修复口咽、面颊、牙龈等缺损方面进行了成功的尝试。特别是随着近年来颅颌面手术的开展,额部皮瓣作为颅底骨切除后覆盖脑膜、颜面及口腔软组织缺损的修复,以及鼻再造等方面应用更加普遍。额部皮瓣可分成单侧额瓣、2/3额瓣、全额瓣及额正中瓣。

3. 额部皮瓣的优点　①血供丰富,成活率高,可形成移位灵活的蒂部,可作为颌面部多区域的修复;②额部皮瓣皮肤色泽、质地与面部皮肤近似,修复面部及鼻缺损外形好;③额部皮瓣质地坚韧,修复口腔内缺损,能承受牙托及咀嚼的摩擦;④应用隧道移位,手术可一起完成,从而避免二次断蒂手术。但额部皮瓣

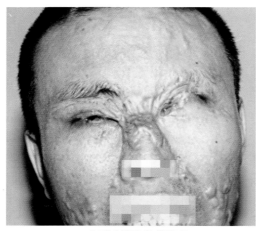

A. 上下睑贴连鼻背瘢痕

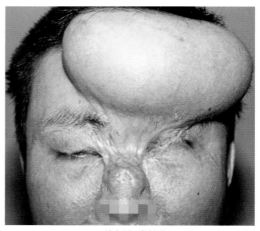

B. 前额皮肤扩张

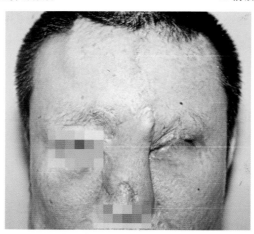

C. 扩张岛状皮瓣转移修复后1个月

图 6-2-13 诊断:双上睑植皮上下睑贴连术后 烧伤后鼻背瘢痕增生
医疗技术:前额扩张滑车上与眶上血管岛状皮瓣技术

较薄,不能充填腔隙。额部供瓣区需用游离皮片覆盖,如是择期手术可事先应用皮肤扩张器。

4. 目前鼻大部分或全部皮肤缺损,采用前额部扩张的岛状皮瓣修复,已是临床上首选成熟的方法,再造鼻的形态也已很好。因此,就存在鼻部缺损在什么情况下(或几个亚单位缺损)需行鼻再造,在什么情况下只行部分修复,还是一概行全鼻再造。我们认为应分成两部分修复,一部分为全鼻再造,另一部分为亚单位缺损的修复,尤其以鼻头、鼻翼、鼻小柱、鼻孔缺损为主者,应行全鼻再造。此外应行部分修复。

5. 此患鼻头(鼻翼、鼻翼凹、鼻孔、鼻小柱)部组织形态正常,这些部位是临床较难成形的,也是鼻再造的重点。本例只是鼻背眉间瘢痕皮肤,远至左鼻翼缘背侧,因此我们选择了额部扩张带蒂皮瓣修复的方法。这样在鼻背部会留有缝合口痕迹,会影响外观是其缺点。

6. 本例实际是创面修复,只不过是鼻背眉间这个特殊部位,局部略有凸起与凹陷,又是绝对外露部位。因此修复后要求局部形态。本患者鼻背略有低凹(鞍鼻),如从形态要求还应作(鼻背已有多余皮肤)二期处理。皮瓣与鼻背皮肤颜色近似,但还存在内眼角、上睑、眉毛等问题,以及颌颈部瘢痕皮肤。

7. 此例是利用前额部扩张皮肤修复鼻背眉间区,在颜色质地上与鼻部近似,是一较好的供区。但前额部留有缝合痕迹,如再能减少痕迹残留,对形态会更好。

8. 关于前额部皮瓣利用的形式与方法,目前已有以颞浅动脉额支为蒂的前额皮瓣与以滑车上与眶上血管为蒂的前额皮瓣,两者都可在事先置放扩张器。其供瓣区均在前额部;但切取方式不同,最后在前额部残留的缝合口痕迹位置不同,一个在前额部正中(外露)与发际缘;一个在鬓角部位(隐蔽),手术操作前者比后者略复杂;前者可能会有静脉回流障碍,而后者常不易发生。因此,还应再实践,完善其优点,避免其缺点。开发新形式新方法。

病案14 左鼻翼外伤洞穿性缺损鼻翼外翻畸形：预制扩张颞浅动脉额支筋膜串联皮瓣技术

【病史与治疗】

诊断：左鼻翼外伤洞穿性缺损后鼻翼外翻畸形

诊断技术：预制前额部扩张颞浅动脉额支筋膜串联岛状皮瓣技术

患者，男，33岁。1989年8月13日骑自行车跌倒铁器刮扯致左鼻翼凹处上下全层组织缺损（洞穿性），当时即与鼻腔相通。急去医院缝合后即形成左侧整个鼻翼缘上移（图6-2-14：A），愈合后无异常症状。至1990年1月18日来诊，因形态不佳要求治疗。诊断：左鼻翼缘上移鼻孔上移外翻畸形。于同年1月24日，用多普勒与手触确定颞浅动脉额支的走行。先行耳前切口找到颞浅动脉起始部，切开血管两侧1~2cm的筋膜，切断结扎交通支及顶支，预制血管筋膜蒂，意使额支能获得更充分供血及形成回流，再于左前额部帽状腱膜下置入150ml扩张器。以后注水扩张。又于4月25日行第二次手术，先于左前额扩张皮瓣上设计颞浅动脉额支筋膜串联岛状皮瓣（图6-2-14：B、D），鼻翼部清创、鼻翼缘复位后即显出鼻翼缺损，有鼻翼外面皮肤，也有部分鼻翼软骨和鼻翼内面黏膜，呈洞穿性，外面约有3.5cm×2.5cm，里面比外面略小些缺损，即是鼻翼的面和衬里（图6-2-14：B、C）。按缺损制成纸样（大于缺损25%），在扩张皮肤颞浅动脉中轴上设计由筋膜串联的两个皮瓣，大的皮瓣5cm×3cm和小的皮瓣2.5cm×1.5cm，两个皮瓣间距应

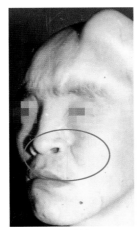
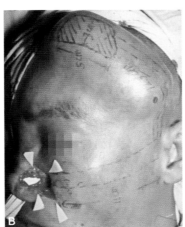
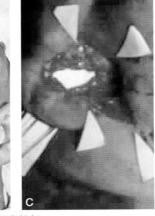

A. 鼻翼外翻　　　　　　　　B、C. 鼻翼洞穿缺损

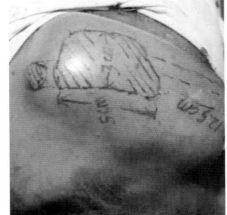
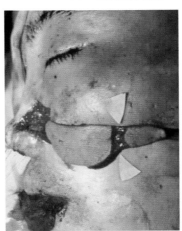
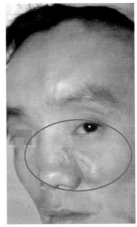

D. 设计　　　　　　E. 串联皮瓣移位　　　　　F. 术后3个月

图6-2-14 诊断：左鼻翼外伤洞穿性缺损后鼻翼外翻畸形

诊断技术：预制前额部扩张颞浅动脉额支筋膜串联岛状皮瓣技术

保留 0.8~1.5cm 区域。然后沿原切口在耳前找到颞浅动脉起始部,沿此血管向上分离即可见到明显增粗的额支血管,在此血管两侧按预制时的宽度切开颞浅筋膜,分离至前额部,两个皮瓣连线按一个皮瓣全层切开,由筋膜蒂串联。筋膜血管蒂及皮瓣共长 25cm。同时取出扩张器,并切除多余的纤维结缔组织囊壁,将残留扩张的多余皮肤推进缝合于发际缘。然后将皮瓣铺平仔细去除两皮瓣间的皮肤及皮瓣下的纤维囊壁,保留两皮瓣间的囊壁,即形成前额部扩张的颞动脉筋膜蒂串联岛状皮瓣,经同侧面部皮下隧道转移至修复区(图 6-2-14:E)。注意勿伤及面神经,展平筋膜宽度。以两皮瓣间的皮下组织蒂为"合页",瓦合折叠小皮瓣,于大皮瓣下。缝合里外面皮肤,手术结束。同年 8 月 1 日(修复后 3 个月余)复查;两鼻翼下缘等高,鼻翼形态佳,鼻面沟存在,局部只留有手术缝合痕迹(图 6-2-14:F)。前额部缝合口在发际缘,瘢痕已软化,颜色与周围协调(图 6-2-14:F)。

护理要点:①扩张器注水扩张护理;②皮瓣血供观测护理。

【治疗复查后的思考】

1. 鼻及颜面部洞穿性缺损的修复是整形科的一大难题。由于修复时必须有衬里及色泽质地与周围组织协调一致的表面皮肤。原可用皮瓣移植内面植皮的方法。随着整形外科技术的进步和显微外科技术的提高,其修复方法日益增多。对面积较大的洞穿性缺损,采用带蒂或游离皮瓣修复或用一块前臂皮瓣以双皮岛的折叠形式,一次完成整复。但对一些中小面积的洞穿性缺损不尽适用。以上方法存在损伤较大,移植的皮瓣显臃肿,色泽质地也有较大差距。而鼻部较小面积的洞穿性缺损,面与衬里的组织又要求较薄,从修复及美容双重目地思考,我们设计了采用现代的皮肤扩张技术,在前额部预制颞浅动脉额支筋膜串联岛状皮瓣,转移修复鼻翼洞穿性缺损。

2. 前额部皮肤在质地、颜色上又与鼻部皮肤近似,我们应用扩张技术可使额部皮肤面积增大的同时又能使皮瓣变薄,用颞浅动脉筋膜串联两个皮瓣,大小皮瓣折叠形成较薄的面与衬里的组织瓣,修复鼻翼洞穿缺损。另外剩余的前额部扩张皮瓣,推进缝合于发际缘。残留的痕迹少,且不产生新的供区瘢痕等优点。

3. 颞浅动脉由外耳道和髁突之间达到额部,于耳屏前分出颧眶支后即分为前支即额支,后支即为顶支。颞浅静脉常在出口即与动脉分离,临床常携带筋膜作为静脉回流。

4. 在预制颞浅动脉额支筋膜蒂(切断顶支)后,第二次手术时,筋膜可见到明显增粗额支血管,确实提高了额支终末端对筋膜皮肤的供血能力。而颞浅动脉临床实践证明,在头颅皮肤脱套伤,只吻合一侧颞浅动脉就可供应全头皮,说明颞浅动脉压力较高。因此预制颞浅动脉额支筋膜蒂,实际对头部筋膜蒂皮瓣供血无实际意义。而头颅部的血管筋膜蒂皮瓣,多由于静脉回流不好而失败,本例术后无静脉回流障碍,对预制颞浅动脉额支筋膜蒂可能有增加静脉回流的作用?

5. 由筋膜串联的大、小皮瓣,两个皮瓣必须折叠形成里与面,为使折叠处不影响血供,必须制作一不能影响血供的"合页"。我们是将两皮瓣间的皮肤去除,较多的保留两皮瓣间的纤维囊壁,当折叠时由于有纤维囊壁支撑局部形成一小的弧度,不致成锐角,术后内外面不能加压。本例未发生供血障碍。

6. 此法手术操作简单,安全可靠,在鼻翼部位只留有原损伤创口大小的缝合口痕迹,额部的缝合痕迹留在发际缘,因此损伤小,痕迹残留的少并隐蔽。只是手术分两次完成。

7. 应用额部扩张皮肤即要修复鼻翼洞穿性缺损又要修复额部供瓣区创面,所以扩张器置入的位置,扩张器的大小一定要设计清楚。在设计时就应设计好形成串联皮瓣的位置、转移方式,以及剩余扩张皮瓣以什么方式能修复前额部供瓣区创面。

8. 手术注意事项　①扩张器扩张的皮肤达到扩张面积后,最好再持续 3 周以上时间(本例扩张器置放至第二次手术共 3 个月),以减少皮肤的回缩率。②切除鼻部瘢痕要彻底,要使被牵拉的畸形恢复正常解剖位置,甚至可略矫枉过正,但一定不要伤及面神经,腮腺导管等组织。③切取皮瓣时,在动脉血管两侧一定要保留 2~3cm 宽的颞浅筋膜,保留伴行静脉,以利皮瓣的静脉回流。④在扩张后的前额皮肤上切取皮瓣时,要比原面积大 1/6~1/4,留出回缩的余地,同时注意切取后剩余皮肤要修复额部创面问题。⑤在分离皮下隧道时,一定要注意层次,且勿伤及面神经。⑥皮肤扩张后存在纤维包囊有碍皮瓣的舒展,且带有囊壁的皮瓣多回缩严重。二期手术时,仔细的去除纤维囊壁并不影响皮瓣血供,但要保留好两皮瓣间的囊壁,以防皮瓣折叠时影响远位皮瓣血供。⑦因面颊部肌肉组织丰富,皮肤也较厚,如洞穿性缺损,所需组织量大,额部扩张后的皮瓣显得很薄,此法在较厚的颊部应用时应注意其厚度。

9. 修复后3个月复查,鼻翼外翻畸形已矫正,只留有原损伤面积周长的缝合口,瘢痕已软化,修复处周围各缘的弧度协调,鼻翼缘两侧等高,鼻面沟存在。前额部左侧额部发际缘处缝合痕迹不明显。各处形态理想。

(夏双印　崔志坚)

病案15　右鼻翼部鳞状细胞癌:皮肤扩张技术

【病史与治疗】

诊断:右鼻翼部鳞状细胞癌

医疗技术:皮肤扩张技术

患者,女,66岁。病史12年前,在右鼻翼缘前上侧一米粒大小黑痣,逐渐增大,生长缓慢,5～6年已侵袭到鼻翼下缘面部并向鼻内侵袭,3年前鼻翼缘已破坏缺损,并逐渐扩大,经常有糜烂、溃疡,易出血。2011年3月7日以右鼻鳞状细胞癌入院。肿物以右鼻翼为中心向周围扩散,占据整个鼻翼,并上侵至鼻背右侧及面部,横径3.5cm、纵径2.8cm,黑色是突出皮肤表面的肿物,呈菜花样,肿瘤已侵袭鼻腔内,鼻翼缘已被肿物侵袭缺损裂开,未侵及鼻小柱及鼻背左侧,右侧略过鼻唇沟,局部略红,肿瘤中心鼻翼缺损处有结痂、糜烂、溃疡,易出血(图6-2-15:A、B、C、D),锁骨上窝、颈周未触及淋巴结。CT右鼻翼缺损,鼻腔、鼻道、鼻窦、颧骨未见异常(图6-2-15:E)。于3月21日按扩大至病区周边正常1cm以上一次性切除病灶(图6-2-15:F)(送病检),鼻翼缘两侧切除软骨0.3～0.5cm及剥离鼻腔内、外皮下,以利两皮缘缝合,于创面右侧面颊部按设计皮下剥离腔隙,在紧邻创缘右侧,将50ml肾形扩张器在下与30ml肾形扩张器在上重叠置放,皮下与皮肤缝合(图6-2-15:G、H)。术后创口一期愈合。3周后注水扩张。5月16日(图6-2-15:I)与23日注水时皮肤扩张良好(图6-2-15:J),7天后再次注水时,由于局部外力,缝合口裂开扩张囊外露已3天,势必取出扩张器,皮肤扩张失败。术后病检为右侧鼻翼鳞状细胞癌。

护理要点:①鼻腔护理;②扩张器注水扩张护理;③皮瓣血供观测护理。

【治疗复查后的思考】

1. 此患20年病史,病程进展缓慢,近1年余加重出现糜烂、溃疡、鼻翼破坏缺失。锁骨上窝、颈周未触

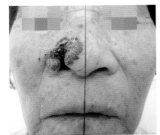
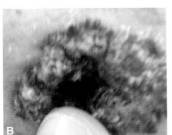
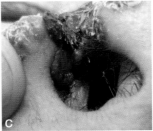
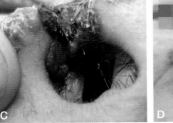
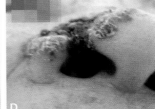

A. 鼻翼鳞癌　　　　　　　　　　　　　　B～D. 鼻翼缺损,结痂,糜烂,溃疡,易出血

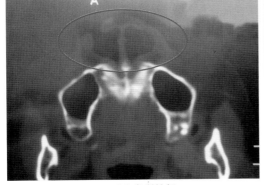
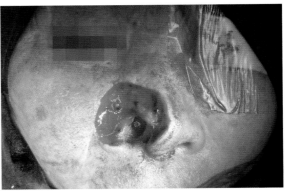

E. CT示右鼻翼缺损　　　　　　　　　F. 切除病区

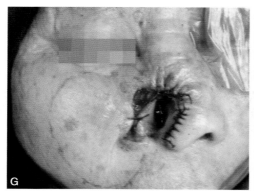

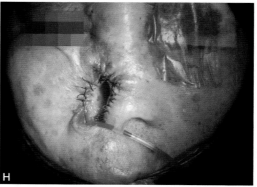

G、H. 两缘缝合植放扩张器

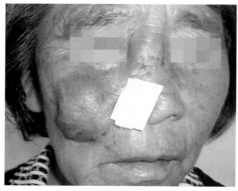

I. 皮肤扩张

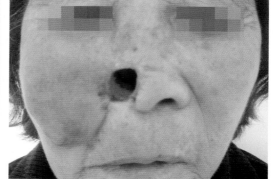

J. 扩张皮肤良好

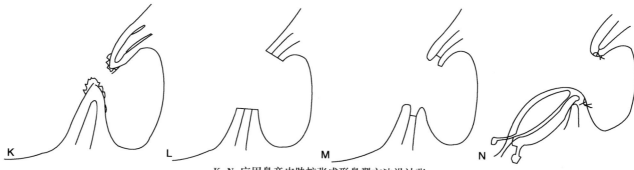

K~N. 应用鼻旁皮肤扩张成形鼻翼方法设计张

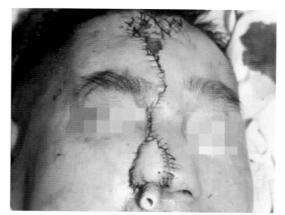

O. 额部皮瓣修半鼻

图 6-2-15　诊断：右鼻翼部鳞状细胞癌
医疗技术：皮肤扩张技术

及淋巴结。因此,手术彻底切除是鳞癌的首选治疗方法。

2. 鳞状细胞癌通常称鳞癌,又称表皮样癌或棘细胞癌。这是一种起源于表皮或附属器的恶性肿瘤,癌细胞倾向于不同程度的角化。皮肤鳞癌由 Percival Pott(1775 年)报道。我国鳞癌明显多于基底细胞癌。鳞癌可发生于皮肤或黏膜,以头皮、面、颈和手等暴露部位多见。鳞癌的转移多在晚期。

3. 关于鳞癌切除范围应局限在病灶周围 0.5~2.0cm 的正常组织内,深度以能广泛彻底切除为度。而此例病灶在鼻翼处,部位特殊,再加上病灶界限清楚,我们选择扩大病灶周围 1.0cm 正常组织内一次性切除。这样右侧鼻翼全部被切除,用鼻腔内皮肤与鼻外侧皮肤缝合封闭创面,右鼻腔全部外露。形成一大的空洞,外观严重影响容貌,因此必须修复与重建。

4. 鼻翼在鼻头的两侧,呈拱形隆起,内侧与鼻头和鼻小柱相连,外侧与鼻唇沟和唇基部连接。并与上唇形成正常的 90°~105° 角,其外侧与面部形成鼻面沟。鼻翼下端形成鼻翼缘与上唇基部和鼻小柱共同组成鼻孔,鼻孔与鼻腔相同,构成呼吸道。鼻翼上端形成鼻翼沟,其沟从鼻唇沟处绕行至鼻头两侧逐渐变浅并消失,与鼻头和鼻背形成分界线,鼻翼两侧的宽度为鼻的宽度,略大于内眦间距,也是眼的宽度。鼻翼内面为鼻前庭。鼻翼部的皮肤与皮下组织紧而致密,厚且不易移动,至软骨支架间的皮下组织分成皮下浅脂肪层、纤维肌肉层、深部脂肪层及软骨膜。主要的血管和运动神经走行于深脂肪层,在该层的深面是个很好的解剖层次,手术要紧贴着软骨支架进行。鼻翼部皮肤绕过鼻翼缘进入鼻腔内与鼻翼软骨形成鼻前庭,其前庭上皮肤有鼻毛生长。鼻翼边缘及鼻小柱的皮肤较薄。

5. 鼻翼缺损,据其缺损的大小程度修复方法各不相同,如局部皮瓣;鼻唇沟皮瓣;耳后岛状皮瓣;耳郭复合组织瓣游离移植等。如半侧鼻缺损可采用额部皮瓣(图 6-2-15:O)或额部镰状(颞浅动脉额、顶支)皮瓣。

6. 关于半侧鼻缺损的修复问题 一般认为鼻尖与中隔完好,可考虑半鼻再造,缺损超过中线或鼻尖已缺损,则应考虑全鼻再造。本例是鼻翼部肿瘤,切除后造成右侧鼻翼缺损。对于整形外科来讲,不能只切除,切除后必须修复与再造,如何修复与再造,摆在面前。我们据整形外科理念:即切除就应修复和再造,形态是整形外科的生命线。现代皮肤移植技术的进步,对此种一侧鼻翼缺损,我们设计应用皮肤扩张技术(图 6-2-15:K、L、M、N)形成局部增多的薄皮瓣,为了增多的皮肤更充分,我们重叠置放扩张器,遗憾的是在皮肤扩张中,被迫取除。皮肤扩张技术的应用失败。面颊部扩张器置放已广泛应用,能否用面腮部皮肤扩张,以局部推进皮瓣的方式形成右侧鼻翼或鼻再造,临床还未见报告。如皮肤扩张成功,可能性还是很大的。即用皮肤质地、颜色更接近鼻部皮肤,由于是薄皮瓣,形成的鼻翼缘会接近正常,并且残留的缝合痕迹少,外观形态会更好。本例另一个原因是扩张器置入后要有 3 个月左右的注水与持续等待时间,可观察局部是否切除彻底,还可在二期修复时再作处理。以后有机会再应用,总结经验。

7. 人体表面皮肤,不同部位的厚度是不尽相同的,有学者报告:男性鼻背皮肤厚度约为 1.3mm,而鼻尖部约为 2.4mm,女性皮肤明显较男性薄。常用来作为供皮区的皮肤厚度经测量:鼻唇沟处约为 2.9mm,额下部约为 2.5mm,锁骨上部约为 1.8mm,耳后部约为 0.8mm。

8. 鼻是颜面部突出的外露部分,鼻翼又是鼻的重要组成部分,鼻翼缺损后,鼻腔外露,在面部形成一大的洞穴,严重影响面容。鼻翼是一较薄的半弧拱形体,又有另一侧正常鼻翼作对比,面积又不大。因此修复的难度很大,除既往的方法外,还应开发出更好的方法。

9. 鼻位于面中央,是锥形突起的器官,鼻下部与面部之间有明显的凹陷鼻唇沟,是其与面部的明显界限,鼻背部皮肤是面部皮肤的延续。面部皮肤的伸缩性与移动性较小,既往只是用鼻唇沟皮瓣修复较小面积的缺损。超过局部皮肤伸缩性与移动性的皮肤缺损,鼻唇沟皮瓣一般无人用。提供局部较大面积皮瓣的可能没有。皮肤软组织扩张器出现以后,在颜面部已大量应用,实践证明,在面部置放扩张器是完全可行的。由于在面部可以应用皮肤扩张器,这样就可将面部皮肤的面积增多,并且还可使其皮瓣变薄。为修复局部邻近的皮肤缺损与鼻和上唇的修复与再造提供了局部皮瓣的基础。

10. 本例 2011 年 3 月 21 日于近鼻唇沟面部重叠置放扩张器,术后创口一期愈合。3 周后注水至 5 月 23 日注水时皮肤扩张良好(图 6-2-15:J),7 天后再次注水时,自述由于局部外力,缝合口裂开扩张囊外露已 3 天,势必取出扩张器,扩张失败。关于此部位如何注水还应临床实践,特殊部位如何保护使其顺利扩张也显得很重要。

（夏双印　崔志坚）

病案 16　急性鼻尖背部皮肤缺损：上臂内侧带蒂皮管技术

【病史与治疗】

诊断：急性外伤鼻尖背部皮肤缺损并左侧鼻腔贯通伤

医疗技术：上臂内侧带蒂皮管技术

患者，男，18 岁。于 2010 年 2 月 28 日因打架误伤鼻尖背部，致皮肤软组织缺损并左侧鼻腔贯通，经当地医院简单处理。2010 年 3 月 1 日急诊入院。鼻头背部偏左侧有长 3.2cm、宽 2.7cm 皮肤（包括鼻软骨）缺损区，创缘较整齐，创面左侧较深，基底为鼻腔内皮肤，有一裂口与鼻腔相通（图 6-2-16：A、B）。急诊清创，缝合左侧鼻腔内面皮肤，再于左上臂内侧设计蒂宽 3.5cm，皮瓣长 6.5cm 带蒂（逆行）皮瓣（图 6-2-16：C），切取皮瓣，形成带蒂皮管，远端修薄覆盖创面缝合（图 6-2-16：D），术后绷带固定。术后第 3 天（3 月 4 日）由于固定不稳定，皮瓣蒂部皮肤折叠（图 6-2-16：E），检查后改行帽状（上臂头躯干）石膏绷带固定（图

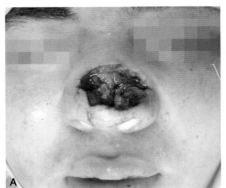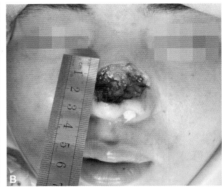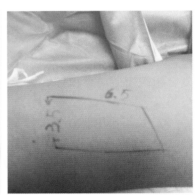

A、B. 鼻皮肤缺损左鼻腔贯通伤　　　　　　　　　　　C. 设计皮瓣

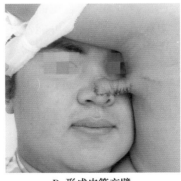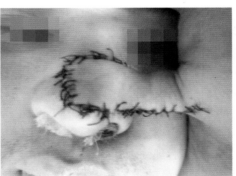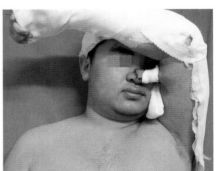

D. 形成皮管交臂　　　　　　　　E. 皮瓣折叠　　　　　　　　F. 帽状石膏固定

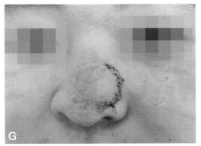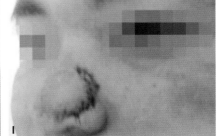

G~I. 断蒂后3天皮瓣臃肿皮颜色深与鼻周围不协调

图 6-2-16　诊断：急性外伤鼻尖背部皮肤缺损并左侧鼻腔贯通伤
医疗技术：上臂内侧带蒂皮管技术

6-2-16：F）。3月23日手术断蒂，修正皮瓣缝合。皮瓣略臃肿，皮瓣颜色发深与鼻周围不协调（图6-2-16：G、H、I）。因有急事当日即出院。

护理要点：①鼻（口）腔护理；②帽状（上臂头躯干）石膏绷带固定护理；③管状带蒂皮瓣固定护理；④皮瓣血运观测护理。

【治疗复查后的思考】

1. 此患是男性，18岁。是鼻背外伤，鼻背皮肤、鼻软骨缺损（3.2cm×2.7cm），只留有鼻腔皮肤，还有裂口与鼻腔相通，创面较深。不适用皮片修复。鼻的位置在颜面中部较为显著，鼻的立体结构和外形轮廓较为精细。患者年轻，修复后形态很重要，应选用局部皮瓣或邻位皮瓣修复。如鼻部有直径2cm的皮肤缺损，可用邻近的局部皮瓣修复、皮下蒂瓣，在19世纪欧洲的外科医师提出利用鼻两侧颊部皮肤；旋转皮瓣；Dieffenbach（1845年）鼻唇沟旋转皮瓣；Twyman（1940年）提出利用鼻唇沟处的颊部推进皮瓣。由于此例皮肤缺损面积略大，上述方法都不适用，而且在鼻唇沟或颊部会留有较长缝合口，会影响面容。

2. 鼻部分缺损及全部缺损多源于外伤或肿瘤切除术后。在3000年前就有"印度鼻"修复法，经过人类实践过程中的经验积累，治疗方法逐渐增多。如皮肤移植；耳复合组织移植；筋膜瓣植皮等都应用于临床，但自从Blair（1925年）在总结比较鼻缺损的各种修复方法时，提出额部皮瓣是鼻部较大缺损的首选皮瓣。切取宽度2.5~3cm的皮肤，额部创面可直接拉拢缝合。皮肤扩张技术（1976年）出现以后，可以制作出更大面积而且薄的皮瓣，为鼻部分缺损及全部缺损提供更充足的修复材料。

3. 此患是用上臂内侧（远位）皮瓣为供区，注意了供区隐蔽，但修复鼻部后，皮瓣与鼻部周围皮肤有明显质地、颜色与厚薄差距。单纯的修复组织成活，并非是整形外科成功的标志。鼻在颜面中部，突出、明显，还不能遮挡。鼻或颜面部皮肤缺损的修复，供瓣区的选择非常重要，一旦修复携带终生，不能再从前额移植皮瓣替代上臂皮瓣。因此医生对皮瓣的选择一定要慎重，要与患者沟通清楚。

4. 前额皮肤条件不满意或患者不同意用前额皮肤修复鼻部皮肤缺损时，可采用上臂、胸肩峰或腹部等部位的皮管进行鼻再造或鼻部皮肤缺损的修复。常采用上臂带蒂皮管可缩短疗程。这是古老传统的方法。一般手术安全可靠。但它是远位皮瓣移植，与受区的皮肤质地颜色等有很大差距，因此现代整形外科的要求，不仅仅是覆盖创面，更重要的是修复后的形态。修复后外观形态的缺点非常容易外显。臃肿常需要二期修薄整形，但质地、颜色不能改变。因此目前各专家均主张用前额扩张皮瓣，而尽量少用远位皮瓣。

5. 本例术后纱布绷带固定，术后3天皮管蒂部折叠（图6-2-16：E），为保证皮瓣成活，又重新行帽状（上臂头躯干）石膏绷带固定3周。因此远位皮管修复鼻部皮肤缺损，需一定姿势固定，安全可靠。

6. 上臂内侧带蒂皮管技术，修复鼻部皮肤缺损，是传统的、经典的、成熟的技术。现代皮肤移植技术的进步，已有相当部位，能按缺损区域皮肤结构、质地、颜色要求，在邻近形成供区。如皮肤扩张技术的出现，已极大地冲击了传统的皮肤移植技术。由于皮肤扩张技术可在缺损区域局部，形成多余的薄皮瓣，又是局部皮瓣，修复后形态好，因此如何在急性皮肤缺损病例中应用，应引起整形外科医师的重视。我们已进行了成功的尝试，如第一章病案17和第五章病案27等。本章病案15在面颊部皮肤扩张预制成形鼻翼失败，因有成功的可能，故仍应进行尝试。

7. 远位的皮管技术是一种方法，整形外科对创面的修复已进入形态是其生命线阶段。因此，医师应尽量推荐各专家认为额部皮瓣为修复鼻部皮肤缺损首选皮瓣。实在不能用额部皮瓣的情况下，可选用其他处皮瓣。

8. 本例原鼻头就不突出，修复后，除皮瓣与周围的颜色不协调外，皮瓣略突起，鼻头尖端还略向右侧移位，鼻头更显得低圆，这些还需二期修整。

病案17 鼻头、鼻小柱外伤后瘢痕，颞浅血管皮瓣修复后坏死：前臂带蒂皮管技术

【病史与治疗】

诊断：鼻头、鼻小柱外伤后瘢痕，颞浅血管前额皮瓣修复后坏死

医疗技术：前臂外桡侧带蒂皮管行鼻再造技术

患者，女，26岁。2009年10月中旬鼻头部外伤，伤后感染，经换药瘢痕愈合。2010年2月23日因鼻头形态入院。鼻头鼻翼与鼻小柱瘢痕花斑样，鼻头塌陷，鼻翼瘢痕，鼻小柱短缩。2月28日手术清除鼻头、

鼻小柱、鼻翼瘢痕，只存留两侧基底 1/2 鼻翼和少许鼻小柱。切取左侧颞浅血管额支筋膜蒂(宽 2.5cm)前额部发际缘处无发区岛状皮瓣，通过皮下隧道转移至鼻部形成鼻头、鼻翼、鼻小柱。前额部由于是在前额发际缘处无发区横行切取的皮瓣，推进后留有长 6cm 宽 2.5cm 创面植皮。术后回病房即出现皮瓣轻微淤血，经按摩处理，不见好转，并逐渐加重，一周后皮瓣发黑并逐渐变硬坏死(图 6-2-17：A、B)。又于 3 月 18 日清除坏死组织，在左前臂桡背侧形成带蒂皮管，皮瓣远端修薄覆盖鼻头与鼻小柱部分鼻翼，术后帽状石膏绷带固定(图 6-2-17：C)。皮瓣缘起水疱几日后干燥(图 6-2-17：D)。断蒂前皮管训练 1 周，三周后断蒂，并再次修薄皮瓣，缝合。2011 年 2 月 14 日术后 11 个月复查，鼻头、鼻尖外形较好，颜色接近鼻部皮肤。术后半年为了掩盖鼻背及两侧缝合口处痕迹，行局部纹刺，后又去除留下的痕迹(图 6-2-17：E、F、G、H)。

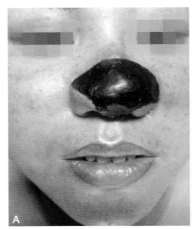
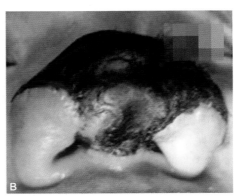

A、B. 颞浅血管前额皮瓣修复后坏死

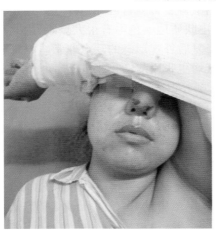

C. 带蒂皮管行鼻再造

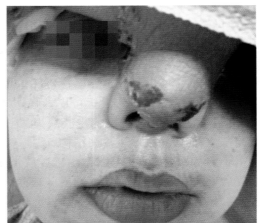

D. 皮瓣缘水泡

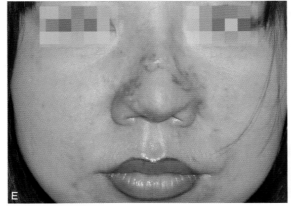
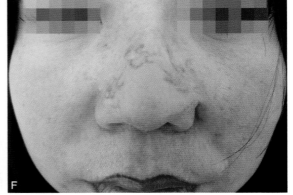

E、F. 术后半年为掩盖缝合口痕迹局部纹刺

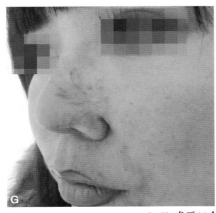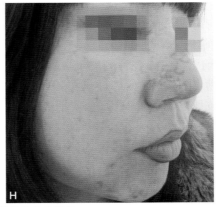

G、H. 术后11个月鼻头鼻尖颜色

图 6-2-17 诊断:鼻头鼻小柱外伤后瘢痕,颞浅血管前额皮瓣修复后坏死
医疗技术:前臂外桡侧带蒂皮管行鼻再造技术

护理要点:①鼻腔护理;②帽状石膏固定护理;③皮瓣血供观测护理。

【治疗复查后的思考】

1. 本例是鼻头、鼻小柱部分鼻翼外伤后瘢痕造成鼻头塌陷,鼻小柱短缩畸形,治疗过程略复杂,先应用颞浅动脉额支前额部皮瓣,虽切取 2.5cm 筋膜蒂,皮瓣术后仍出现淤血,静脉回流障碍,最后造成皮瓣坏死。后改用传统的远位前臂外背侧皮管修复获成功。

2. 管形皮瓣简称皮管,即在形成与转移过程中将皮瓣卷成管状而得名。Filatov、Ganzer(1919 年)及Gillies(1920 年)创用以来一直作为整形外科传统的治疗方法,至今仍有一定的应用价值。16 世纪,意大利学者 Tagliacozzi 首创上臂皮瓣鼻再造术。Lossen(1898 年)使用游离皮片作为衬里。管形皮瓣优点:皮管形成后有延迟作用,供血较充分,可修薄,挛缩较少;转移灵活,供区广泛等;此皮瓣不能及时转移;手术次数多;皮管转移后需固定;最大缺点为皮瓣移植后与受区周围皮肤在质地、颜色、形态、厚薄有很大差距,显示出局部皮瓣在修复局部创面在颜色、质地、厚薄的不可替代的绝对优越性。与现代整形科对修复形态要求的目标是一致的。现代皮肤移植技术的发展,皮管技术只能算是一种补助的方法。

3. 皮管技术均是移植远位皮肤,与受区皮肤在质地、颜色、形态上一定会有差距。为了修复后鼻部形态,本例供瓣区选择在与鼻部皮肤质地、颜色近似的前臂桡背侧。与本章病案 16 供瓣区选在上臂内侧相比两者有明显差距。因此如选用远位皮管技术,事先要选择与受区皮肤近似部位为供区。

4. 皮管的血液循环训练 在形成皮管移植过程中,对原循环系统破坏很大,要与受区重新建立新的血液循环系统,在断蒂前必须要作皮管血液循环训练。一般皮管血液循环阻断训练从数分钟开始,然后逐渐延长至 1 小时以上皮管仍无缺血表现,说明此时皮管已能从一端供血至整个皮管而无血液循环障碍。方法有:橡皮筋阻断法;肠钳阻断法;特制皮管血运阻断训练夹;血压计或充气止血带法;延迟手术等。本例由于皮瓣远端要修复鼻小柱部分,带有较窄皮瓣,移植后皮瓣远缘静脉回流不好,起水疱。在断蒂前做皮瓣血液循环训练,1 周后断蒂,未出现淤血,皮瓣成活良好。

5. 以颞浅血管额支为蒂的前额部皮瓣,其设计可在发际缘处无发区,如面积小,缝合口会落在发际缘处隐蔽部位,面积较大时,事先应用皮肤扩张技术,缝合更容易。前额部颞浅动脉额支皮瓣,切取后创缘可缝至发际缘,可以保证前额显露部位的完整性,有利于外观形态。但有一定风险性,本例失败。

6. 由于颞浅血管在耳屏前穿出后动静脉伴行关系不密切(伴行者仅为 50%),切取时均提倡携带筋膜并保持一定宽度,维持静脉回流,如能携带明确的静脉,皮瓣的淤血常不能发生(如本章病案 8)。如不能辨认静脉者,应增宽筋膜宽度如第一章病案 14,皮瓣所携带的筋膜宽度为 10cm,术后也出现一时性淤血变化。但也有 2cm 宽度的筋膜蒂,术后也未发生静脉淤血现象。颞浅血管额、顶部皮瓣,虽不是所有病例均出现,但淤血加重会造成皮瓣坏死。皮瓣淤血,是静脉网回流问题,虽说头皮静脉无瓣膜,但形成筋膜蒂转移后,是筋膜蒂部折叠影响静脉回流,还是静脉结构、血流动力、静脉网的回流问题,还是前额皮瓣颞浅额支与眶上和滑车上静脉回流有区别。临床医师均知道静脉淤血可造成皮瓣坏死,除明确携带静脉外(如第一章病案8),如何切取筋膜以及筋膜蒂的宽度的掌握和如何处理等?仍不明确。为安全应用颞浅血管额支筋膜蒂皮瓣,在临床上应进一步研究。

7. 本例是用前臂上1/3桡背侧皮瓣修复鼻头及鼻小柱和鼻翼,虽皮肤外观类似,但也较厚,我们是通过形成皮管时修薄,但移植到鼻部仍显臃肿(图6-2-18:D),因此在断蒂后又修薄一次,使鼻头的形态较好。前臂桡背侧皮肤与鼻部皮肤颜色、质地类似,移植后略有色素沉着,经局部近1年的适应颜色近似。左鼻翼外上侧有粘连,以后又行"Z"字成形术。

8. 前臂桡外侧皮管技术,是传统、成熟技术,在治疗过程中显示出其缺点,最关键的问题是如何选择供瓣区和使皮瓣(尤其创面形状不整者)能成活。但与目前各专家公认的扩张前额皮瓣仍有差距。

9. 本例术后11个月复查,鼻头、鼻尖与两侧鼻翼各凹凸弧度形态良好,只是在鼻头上方背侧与两侧有缝合痕迹。术后半年为了掩盖鼻背及两侧缝合口处痕迹,行局部纹刺,后又去除留下有更大的痕迹。提示鼻部纹刺应慎重。

(夏双印　崔志坚)

病案18　外伤后鼻头、鼻翼、鼻小柱部分缺损:预制扩张的颞浅动脉额支岛状皮瓣技术

【病史与治疗】

诊断:外伤后鼻头、鼻翼、鼻小柱部分缺损

医疗技术:预制前额部扩张的颞浅动脉额支筋膜蒂岛状皮瓣技术

患者,男,30岁。1991年5月上旬骑摩托车跌倒鼻部外伤致鼻头鼻翼部分缺损,至医院清创缝合,创口一期愈合。11月6日以鼻部外伤鼻头、鼻翼部分缺损入院。鼻头与左侧鼻翼大部分与右侧鼻翼小部分和部分鼻小柱缺损,鼻头有瘢痕残留,鼻腔内通气良好(图6-2-18:A)。11月10日手术,在前额部发际缘内外设计颞浅血管额支皮瓣位置,耳前切口翻转皮瓣,于筋膜上找到颞浅动脉,在其两侧各1~1.5cm处切开筋膜,从筋膜下疏松组织提起,向上分离,找到顶支切断结扎,然后顺筋膜分离到皮瓣位置,剥离腔隙,在筋膜下置放300ml扩张器,缝合切口。创口一期愈合。三周后注水扩张(图6-2-18:B、C)。1992年2月24日行第二期手术,在鼻部缺损区按形成衬里处切开皮肤翻转皮瓣形成鼻衬里。另在颞部按原切口切开皮肤皮下,切取预制的筋膜蒂至皮瓣处,并按计划切取皮瓣,形成颞浅动脉筋膜蒂前额部扩张皮瓣,供瓣区用剩余的扩张皮瓣推进至发际缘修剪缝合,由于扩张皮瓣剩余的少些,前额部留一三角区植皮(图6-2-18:D、E)。将皮瓣通过耳前至鼻部的皮下隧道,转移至鼻部,形成鼻头、鼻翼、鼻小柱缝合。术后皮瓣血运良好。一周后(图6-2-18:F)拆线出院。

护理要点:①鼻腔护理;②扩张器注水扩张护理;③皮瓣血供观测护理。

【治疗复查后的思考】

1. 鼻位于颜面中心,呈锥状,并且突出又显眼,是面部的重要器官,其美观与否直接影响容貌。鼻的重要性不单单是鼻的通气功能,更重要的是鼻在颜面部的位置与特殊形态,如部分或全部缺损,对患者最突出的影响是形态与心理。而无明显的通气障碍。因此鼻缺损的修复是非常重要的。鼻的修复与再造的重点是鼻头、鼻翼、鼻小柱,也是其难点。

2. 前额部皮瓣,皮肤皮下组织、颜色、质地、硬度与鼻部皮肤极近似,鼻部皮脂腺略多于前额部。而额部又分成皮肤皮下组织、额肌和帽状腱膜层、腱膜下(疏松结缔组织)层、颅骨骨膜。前3层组织连接紧密,不易剥离,神经和血管均位于皮下组织内,形成了真正的皮血管支皮瓣,手术常在其下方的筋膜下疏松结缔组织内剥离。Blair(1925年)在总结比较鼻缺损的各种修复方法时,提出额部皮瓣是鼻部较大缺损的首选皮瓣。目前国内外专家均认为额部皮瓣为鼻修复与再造的最佳皮瓣。Radovan(1976年)发明皮肤扩张器以后,又可使前额部皮瓣变薄,并且前额部还不用植皮,供受区修复后形态又有明显改进,更使前额部皮瓣成为无可争议的最佳皮瓣。

3. 前额部皮瓣供血有两个系统,一个为滑车上与眶上血管供血的皮瓣,另一个为颞浅血管为供血的皮瓣。眶上和滑车上动脉主要供应额部正中部分皮肤血液,靠近颞区发际部分血液供应较少,颞浅动脉的

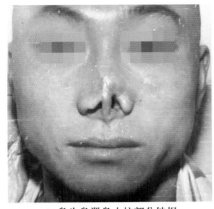

A. 鼻头鼻翼鼻小柱部分缺损

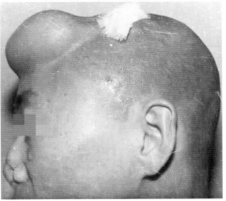

B. 预制前额部扩张皮瓣侧面

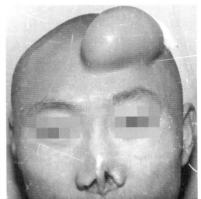

C. 正面

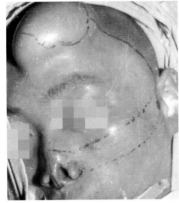

D. 设计皮瓣转移

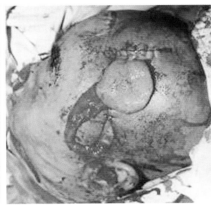

E. 切取皮瓣

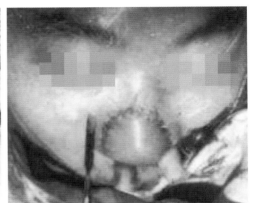

F. 术后1周

图 6-2-18　诊断：外伤后鼻头、鼻翼、鼻小柱部分缺损
医疗技术：预制前额部扩张的颞浅动脉额支筋膜蒂岛状皮瓣技术

额支主要供应额部外侧部分皮肤的血液。由于其皮下有丰富的交通支，采用哪个系统供血都可切取皮瓣。以颞浅血管主干或额支为蒂的皮瓣，临床上切取有三种方式：即镰刀状额中央皮瓣；镰刀额斜皮瓣；额正中皮瓣；皮瓣设计在对侧的镰刀状皮瓣。一般切取很灵活。

4. 颞浅血管前额部皮瓣，切取时必须从耳前颞部至前额部，然后需从耳前通过皮下隧道转移至鼻，这样势必形成较长的筋膜血管蒂，转移距离略远。其皮瓣蒂部均会有不同程度弯曲及扭转。因此，在转移时必须保证筋膜平整，不能出现折叠，术中可作适当缝合固定，以防影响血供及回流。术后皮下隧道区不能受压。

5. 颞浅血管额支皮瓣的设计，应在前额部发际缘处无发区，以利扩张皮瓣推进至发际缘缝合。

6. 前额部（发际缘处无发区）扩张的颞浅血管额支皮瓣手术操作：按鼻部需要的面积与形态，在额部扩张皮肤上设计皮瓣。在耳前颞部沿颞浅血管走行切开皮肤皮下，翻转皮瓣，然后沿颞浅动脉额支血管两侧保留各约 2cm 宽之筋膜，从颞浅筋膜深层游离形成营养血管蒂。在按额部设计的皮瓣切开皮肤、皮下、肌筋膜，于骨膜浅面疏松组织层，以锐性分离掀起皮瓣。通过耳前与鼻部皮下隧道（皮瓣蒂部展平或缝合固定）转移至鼻部缺损区，在形成局部形态（凹凸）的基础上缝合。

7. 用扩张的颞浅动脉额支皮瓣修复后，在鼻部有创缘周长和耳前、颞部、前额部发际缘处，残留的缝合痕迹，前额部可用头发遮挡，鼻部是创面缘的痕迹。前额与鼻上和眉间均为正常皮肤。颜面外露部位只在鼻部留有手术缝合痕迹，如皮瓣与周围无张力，缝合口不会增宽，3 个月后痕迹不很明显。

8. 关于前额部置放扩张器　由于应用皮肤扩张技术，要形成扩张的薄皮瓣修复创面，还要形成修复皮瓣供区的扩张皮肤。因此在置放扩张器前，一定要估量好，最后应用（转移皮瓣与修复供区）的皮瓣面积，再决定选用多大容量的扩张器。扩张必须超量，扩张持续时间一定按持续的时间越长、回缩率越低、利用率高的原则进行。

9. 关于扩张器置放位置与容量　为了最后修复的形态，便于形成发际缘处无发区皮瓣与剩余的扩张皮瓣易推进至发际缘处。我们是将扩张囊置放在发际缘内 1/3 外 2/3，这样可在扩张最突出部位（皮瓣最薄部位）形成转移皮瓣，前额部剩余扩张皮瓣可推进至发际缘处缝合。本例遗憾的是扩张囊容量小，剩余的扩张皮瓣不足向发际缘处推进。这是一个教训，即要置入扩张囊，其容量一定足够大，以给医生充分的空间。

10. 由于颞浅血管在耳屏前穿出后动静脉伴行关系不密切（伴行者仅为 50%），皮瓣的静脉回流障碍，造成皮瓣坏死，在临床上并不罕见（本章病案 17 图 6-2-17：A、B）。本例在第一期置放扩张器时，对血管两侧 3cm 筋膜切开并游离及切断顶支血管，以训练增强额支供血及回流。由于头皮脱套伤只吻合颞浅血管即可供应全头皮血供的实践证明，颞浅血没有必要去延迟，虽对动脉供血没有必要，但能否对静脉回流有所帮助，本病案 18（1991 年）筋膜蒂宽 2～3cm；与本章病案 1（1989 年）筋膜蒂宽 3cm；和本章病案 14（1989 年）筋膜蒂宽 2～3cm，均行预制未发生静脉回流障碍。是巧合还是预制筋膜蒂对静脉回流有促进作用，值得临床研究。但我们于 1989 年 2 月 14 日对第一章病案 23（右面颧颊腮部烧伤后瘢痕并面颧颊部萎缩）只切断结扎颞浅动脉顶支，未行筋膜蒂切开预制，3 月 10 日因意外，前额部扩张皮肤裂开，故急诊手术，切取右前额扩张的颞浅动脉（筋膜蒂宽 2cm）蒂岛状皮瓣移植，术后 6 小时出现皮瓣有淤血现象，经按摩处理，3～4 天以后好转。另外与本章病案 1 和 14 不同的还有扩张器停止注水后均持续等待 2 个半月以上，而第一章病案 23 是注水刚要结束时行皮瓣移植手术，可能与筋膜蒂未切预制有明显关系。本章病案 17 筋膜蒂（宽 2.5cm）未作预制，皮瓣淤血坏死。

（夏双印　崔志坚）

病案 19　外伤后右鼻翼、鼻小柱缺损：扩张的颞浅动脉额支岛状皮瓣技术

【病史与治疗】

诊断：外伤后右鼻翼、鼻小柱缺损畸形

医疗技术：扩张的颞浅动脉额支岛状皮瓣技术

患者，男，38 岁。2008 年 7 月因骑摩托车发生交通事故，导致右侧鼻翼和近 1/2 的鼻小柱缺损，因瘢痕挛缩牵拉健侧鼻孔移位、鼻孔缩小，影响外观。患者于 2009 年 7 月 7 日以"外伤后右鼻翼缺损畸形"收入院。右侧鼻翼完全缺失，伴鼻小柱部分缺损，缺损面积大约 2.5cm×1.7cm。创周瘢痕挛缩明显，牵拉健侧鼻孔变形，左侧鼻孔大小约 1.6cm×0.7cm，仰卧位可见鼻小柱向右侧偏斜约 20°，鼻小柱基底向左上唇缘有一瘢痕，牵拉上唇缘上移（图 6-2-19：A、B、C、D）。术前行多普勒超声仪探测颞浅动脉及其分支走行，并选择额支作为供应皮瓣的血管（图 6-2-19：E、F）。2009 年 7 月 11 日局麻于右颞额部帽状腱膜下埋置 100ml 肾形扩张器，注水扩张皮肤完成后并保持一个月（图 6-2-19：E、F、G）。2009 年 10 月 19 日，于右鼻创缘切取皮瓣翻转形成衬里，鼻小柱瘢痕切除，使鼻小柱复位。根据右侧鼻翼和鼻小柱缺损面积，设计颞浅动脉额支岛状皮瓣形状和大小，取出扩张器，于颞浅动脉及其额支血管两侧携带筋膜蒂宽 4cm，切取皮瓣（图 6-2-19：H），通过右侧颞颊皮下隧道（图 6-2-19：I）转移至鼻部，折叠皮瓣分别作为修补右侧鼻翼及鼻小柱缺损的皮肤层和黏膜层，形成右鼻孔缘与覆盖鼻小柱皮瓣，缝合再造右鼻翼与修复鼻小柱（图 6-2-19：J）。

护理要点：参考本章病案 18。

【治疗后的思考】

1. 此患为车祸外伤导致的右侧鼻翼全部和部分鼻小柱皮肤缺损，创周形成的瘢痕收缩牵拉健侧鼻翼组织塌陷畸形。其最大缺损是右侧鼻翼，面部出现黑洞。严重影响面容。

2. 鼻是一立体呈锥状凸出于面前部，由鼻头与两侧鼻翼和鼻小柱与鼻基底构成大头朝下的鼻下缘。鼻头呈圆弧形突出在中间，其两侧有拱形（厚度为 0.3～0.5cm）略低于鼻头的鼻翼，内侧是通气的鼻孔，鼻翼对称在鼻头两侧。鼻翼是衬托鼻头的基础。鼻翼一旦缺失，就呈现鼻不对称与不平衡，并且鼻孔外露，面部出现黑洞，严重影响面容。

3. 鼻部缺损分成部分缺损与全部缺损，由于缺损范围、层次、毗邻结构的不同，修复方法千变万化。常以缺多少补多少，缺什么组织补什么组织，必须修复鼻的立体结构和外形。

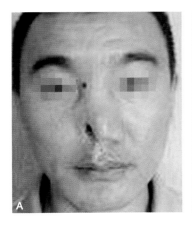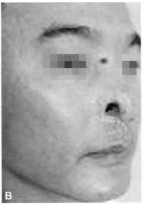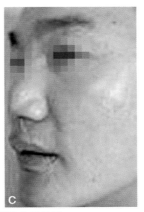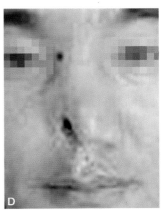

A~D.外伤后右鼻翼鼻小柱缺损

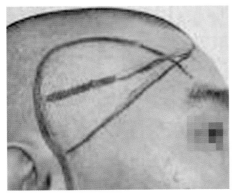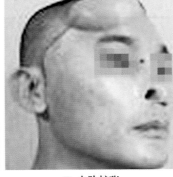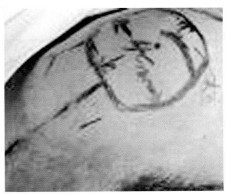

E.设计扩张皮瓣　　　　　　　　F.皮肤扩张　　　　　　　　G.扩张皮肤上额支皮瓣

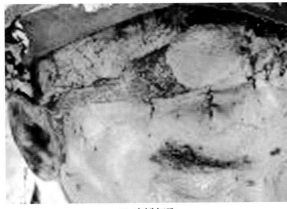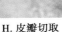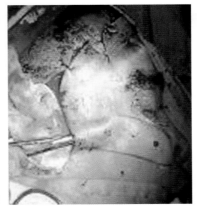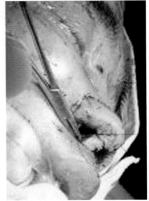

H.皮瓣切取　　　　　　　　I.剥离隧道　　　　　　　　J.修复鼻

图6-2-19　诊断:外伤后右鼻翼、鼻小柱缺损畸形
医疗技术:扩张的颞浅动脉额支岛状皮瓣技术(罗赛)

4. 鼻翼组织类似于三明治结构,上下层分别为皮肤和黏膜组织,中间包夹着鼻翼软骨。鼻翼大约长2.8cm、宽2.0cm,据其缺损的大小,厚度等,可选择局部皮瓣、鼻唇沟皮瓣、耳后岛状皮瓣、耳郭复合组织瓣游离移植。由于鼻翼的特点,鼻翼全部缺损,如何修复无明确方法。

5. 鼻翼的修复包括面与衬里,这两部分需要的组织略大些。对于本例右侧鼻翼完全缺损伴有部分鼻小柱皮肤缺失,同时修复外鼻和衬里,包括鼻翼软骨,这些都不是单纯利用局部皮瓣或鼻唇沟皮瓣可以完成的。

6. 颞浅血管筋膜额部皮瓣颜色、质地近似于面部缺损区皮肤,皮瓣厚薄适度、血供丰富、血管蒂长、易于解剖,常用于面部畸形和缺损修复(如面颊部、鼻尖、鼻翼及鼻小柱缺损等),是目前首选的方法。此例,我们选择了,一期在额部帽状腱膜下埋置皮肤软组织扩张器,二期以右侧颞浅动脉筋膜为蒂的额部岛状皮瓣,旋转修复右侧鼻翼与鼻小柱。以前我们也曾用滑车上与眶上动脉筋膜蒂岛状皮瓣一期修复急性右半侧鼻缺损,如本章病例 15 图 6-2-15:O。

7. 术前用多普勒超声仪探测右侧颞浅动脉走行及分支,标记其走行,为皮瓣蒂的长短与皮瓣位置设计提供依据。如无此血管,此手术不能进行。对此部位血管,多普勒超声不能给临床医师确定其伴行静脉或静脉走行,也算是一点缺点。

8. 颞浅动脉额支岛状皮瓣,是一种轴型皮瓣,又称动脉型皮瓣,将皮肤的周围完全切开,利用知名的血管及其分支为轴心,供应皮瓣的血运,此皮瓣优点是血运供应丰富,抗感染能力强,应用灵活。此皮瓣最大的缺点是,其静脉常常不与其伴行,有时找不到静脉,术后有时出现皮瓣淤血致皮瓣坏死。因此,临床常用增宽筋膜蒂来替代。

9. 关于鼻翼的部分缺损,修复方法各异。本章病案 26 是外伤后左鼻翼外侧基部鼻翼部分皮肤缺损,由于面积小,我们用左侧鼻唇沟皮瓣修复。而本章病案 25 是先天性右侧鼻翼缘部分缺损,我们是用鼻翼全层组织瓣旋转技术修复。

> **设想** 鼻翼全部缺损的修复,由于其位置突出、毗邻关系特殊、组织较薄又分里与面、大小也只有横长 2.8cm、纵宽 2.0cm 左右,这些特点为修复带来高度与难度。关键是如何形成又小又薄的皮肤软组织瓣。本章病案 14 是左鼻翼外伤洞穿性缺损后鼻翼缘上移畸形,我们用预制前额部扩张颞浅动脉额支筋膜串联岛状皮瓣,大皮瓣5cm×3cm,小皮瓣2.5×1.5cm,也可形成一样大小的皮瓣或一个大皮瓣,修复后,局部不臃肿、形态佳。如形成一个皮瓣折叠形成鼻翼缘,行鼻翼再造是完全可行的。另外本章病案 15 是右鼻翼部鳞状细胞癌,扩大切除后,形成右鼻翼全部缺损,我们曾在病灶切除后其邻近面部置放扩张器,意在用面部扩张的皮瓣推进修复鼻翼或鼻翼再造,但扩张失败,如有机会应再试行。

(罗 赛)

病案 20 鼻右侧鳞状细胞癌:前额部扩张的滑车上与眶上动脉岛状皮瓣技术

【病史与治疗】

诊断:鼻右侧皮肤鳞状细胞癌

医疗技术:前额部扩张的滑车上与眶上动脉岛状皮瓣技术

患者,男,36 岁。1991 年 3 月发现鼻背右侧红色结节样突起的硬块,逐渐扩大,一年间已占据右侧鼻的大部分,1992 年 4 月 26 日行局部病检为鳞状细胞癌。5 月 4 日以右侧鼻背鳞状细胞癌入院。鼻背右侧上从眼水平线下 0.3cm,下至鼻孔缘长 3.8cm,左侧已至鼻中线,右侧至面部,最宽处 2.0cm,周围的界限清楚,中间有溃疡结痂,触之较硬,略有移动性(图 6-2-20:A、B),周围未触及淋巴结。于 5 月 10 日行前额部 500ml 肾形扩张器置入,3 周后注水扩张(图 6-2-20:A)。又于 9 月 22 日行第二次手术,行病区扩大在周围正常皮肤 1.5 ~ 2cm 切口,在鼻骨表面与深筋膜下一次性切除(图 6-2-20:C),送病检。重新在前额扩张皮肤上设计以眶上与滑车上动脉(术前已测定眶上与滑车上动脉位置)为蒂的皮瓣(图 6-2-20:C)。于肌肉筋膜下疏松组织切取带蒂皮瓣,去除纤维包囊,向右侧旋转 180°,形成鼻头、右侧鼻翼缘,覆盖在鼻背右与左侧创面缝合,皮瓣蒂部暂留一小凸起(图 6-2-20:D)。额部供瓣区,用剩余的扩张皮瓣推进缝合成 T 字形,T 字的横行部分在发际缘,纵形部分在前额正中。10 月 15 日行蒂部修整缝合。术后与术前病理均为鼻部鳞状细胞癌。10 月 28 日(额部皮瓣转移后 1 个月余,蒂部修整后 13 天)复查,鼻根、眉间、鼻背左右(面)有缝合口痕迹,鼻头、右侧鼻翼、鼻背形态佳,左侧鼻背部略丰满,鼻背呈直线,前额部纵形及发际缘处横行缝合口痕迹已不明显。修复后的鼻部皮肤颜色质地与鼻周围皮肤颜色质地近似、协调(图 6-2-20:E、F、G)。

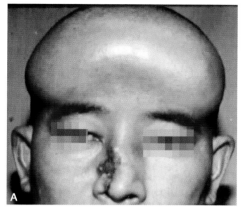
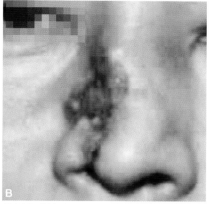
A、B. 鼻右侧皮肤鳞癌前额皮肤扩张

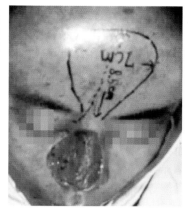
C. 切除病区设计皮瓣

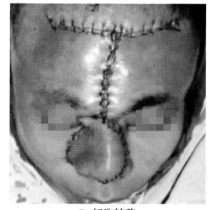
D. 切取转移

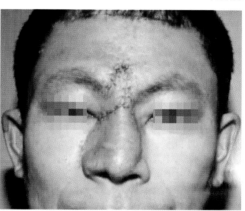
E. 3周蒂部修整

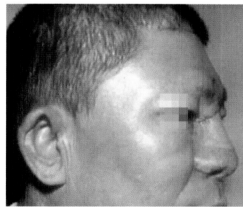
F. 蒂部修整后13天右侧

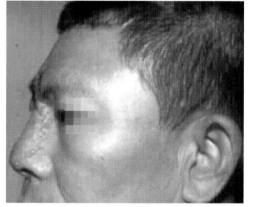
G. 左侧

图 6-2-20 诊断:鼻右侧皮肤鳞状细胞癌
医疗技术:前额部扩张的滑车上与眶上动脉筋膜蒂岛状皮瓣技术

护理要点:①扩张器注水扩张护理;②皮瓣血供观测护理。

【治疗复查后的思考】

1. 本例是鼻背右侧鳞状上皮细胞癌,自皮肤向外隆起,生长迅速,中心部位很快即坏死溃破,向外翻出,形成菜花样生长,肿物界限较清楚。这是一类外突型,一般生长表浅,较少向深部侵袭,有一定活动度,恶性程度较低。手术切除是首选的治疗。我们在肿物周围正常皮肤 1.5~2cm,鼻骨表面与深筋膜下一次性切除。用前额部扩张皮瓣修复。另一类是向四周及深部侵袭,形成边缘高起中心凹陷的溃疡,这一类恶性程度较高,较快向深部组织侵袭,淋巴结转移发生率为 10% ~15%。

2. 鼻部整形修复的历史,它可追溯到公元前 3000 年,由于印度对犯罪或俘虏的惩罪是割鼻子,就为外科医生进行鼻再造制造了患者,出现了前额皮瓣方法,即为印度法。这一方法在 15 ~16 世纪传到欧洲,Branca 父子最早成功地进行了这一手术。16 世纪,意大利学者 Tagliacozzi 首创上臂皮瓣鼻再造术。Lossen(1898 年)使用游离皮片作为衬里,40 年代以后出现邻近皮瓣,鼻翼皮瓣等作为鼻翼和鼻下端的衬里,Ollier(1902 年)成功地应用肋软骨作为鼻支架,使这一方法延续至今。然而,有关先天性鼻畸形的矫形,则发展较晚。19 世纪末到 20 世纪初,开始在外鼻做切口行鼻部先天性畸形的矫形。Roe(1887 年),首先开展从鼻内做切口的鼻整形手术。

3. 额部皮瓣修复鼻部与全鼻再造,已成为全世界专家首选常用的治疗方法,据发际缘的高低及不同形态,已有以眶上血管及滑车上血管为蒂的设计方法如额正中皮瓣(额部较宽);额斜皮瓣(额部较窄);皮瓣远端朝下的额中央皮瓣等。我们选用了额正中皮瓣。

4. 前额部正中皮瓣移植术　手术操作比较简单:按额部皮瓣设计切口,切开皮肤、皮下及额肌,由远端之额肌与骨膜平面分离直达蒂部。通过眉间与鼻部切口,将皮瓣向右旋转近 180° 至鼻部,成形鼻头、鼻翼、鼻小柱与鼻局部翻转皮瓣形成的鼻衬里创面缝合。额部剩余的扩张皮瓣推进 T 形缝合于前额部。

5. 由于皮肤扩张技术能在增多皮肤面积的同时,还有能使皮瓣变薄的作用。与前额部皮瓣结合应用,弥补了其缺点,使前额部扩张皮瓣成为修复鼻部缺损或行全鼻再造,无可争议的最佳皮瓣。

6. 应用皮肤扩张技术第一期是在前额部预制皮瓣,这样就存在扩张囊置放在前额部什么部位、什么层次?由于额部血管神经均走行在皮下筋膜上,因此扩张囊应置放在肌筋膜下疏松结缔组织浅层。扩张囊置放在前额部发际内(进入发际内 2 ~3cm)。

7. 鼻部皮肤略大些缺损的修复或全鼻再造,由于局部无皮瓣可供应,只好选用邻近皮肤。前额部皮肤颜色、质地与鼻部近似,已应用了 2000 年,尤其近代技术的完善,是修复鼻部缺损的最佳皮瓣。鼻部的修复与再造,除皮瓣的颜色与质地外,皮瓣的厚薄也是一重要因素之一。薄皮瓣可为医师提供对器官塑形的空间。因此,既然应用皮肤扩张器,就应将皮瓣扩张到要求的薄度。本例皮肤扩张持续 4 个月余,皮瓣设计在扩张皮肤最突出部位,切除了纤维包囊,使皮瓣较薄,形成鼻头、鼻尖、鼻翼鼻小柱等较易。术后一个月复查鼻的细小形态较好。

8. 鼻在面部中央突出部位,形态呈锥状,是绝对外露部位,形态很重要。鼻包括鼻头、鼻尖、鼻翼、鼻翼沟、鼻小柱、鼻孔、鼻体、鼻背、鼻梁、鼻根等,而与周围又形成鼻唇角(90° ~105°)、鼻唇沟、鼻额角、鼻面角(30° ~50°)鼻尖角(85° ~95°)鼻基底角(5° ~10°)等。鼻的各部位差异,形成各地鼻的形态。鼻再造形态的好坏是医师理念、思维、想象、设计、技术、技能的综合体现。鼻的大体形态形成较易,而鼻的各部位细小形态的雕刻,是一针一线的结果。

9. 前额部(无发区)眶上与滑车上血管正中区皮瓣与颞浅血管发际缘处无发区皮瓣的比较:都是前皮瓣;设计方式都可在额正中、额斜形、额对侧;皮瓣设计区域,一个在前额正中,一个在发际缘前额部;蒂部血管,一个为眶上与滑车上血管,蒂部还可能有额动脉和鼻背动脉,一个为颞浅血管额支血管;筋膜蒂,一个较短,一个较长;血管筋膜蒂旋转角度,一个旋转 180° 左右,一个旋转 90° 左右;术后静脉淤血,一个极少,一个并不罕见;供瓣区缝合,一个在前额正中,一个在发际缘。

10. 本例术前后病理均诊断为鳞状上皮癌,皮肤恶性肿瘤。一般医师见到此病后,常第一时间应及时切除病灶。本例是置放扩张器,这样就需注水与扩张持续时间近 2 ~3 个月,对恶性肿瘤患者是否合适,值得商榷。

设想　本例病灶在鼻背右侧,已侵袭靠近鼻头的右鼻翼缘,右鼻孔外侧基底残留少许正常鼻根部。如将一扩张器(长于病区纵长度上下各 1cm)植于鼻背(下至鼻头)与病区左侧,另一略小扩张器安置在紧邻病区右侧,左侧扩张皮瓣尽力推进,右侧补充与修复成形鼻翼,手术会有一定难度,但痕迹残留的还少。可试行以总结经验。

(夏双印　崔志坚)

病案 21　外伤后鼻部分缺损:前额部扩张的滑车上与眶上动脉筋膜蒂岛状皮瓣技术

【病史与治疗】

诊断:外伤后鼻部分缺损

医疗技术:前额部扩张的滑车上与眶上动脉蒂岛状皮瓣技术

患者,男,26 岁。1994 年 4 月 21 日鼻部外伤,鼻部皮肤缺损,经当地医院清创缝合,创口一期愈合。1995 年 3 月 6 日以鼻外伤后鼻头、鼻翼缺损入院。左 1/2 鼻头、部分鼻小柱、右 1/4 鼻翼缺如,创缘瘢痕愈合(图 6-2-21:A)。3 月 9 日于前额部置入扩张器,以后注水扩张(图 6-2-21:A)。6 月 13 日再于前额部扩张皮肤上设计滑车上与眶上动脉蒂岛状皮瓣,逆行切取以滑车上与眶上动脉为蒂的皮瓣,两侧剩余的扩张皮瓣向内向上推进至前额中部与发际缘,T 字形缝合(图 6-2-21:B)。鼻缺损区,局部切取皮瓣翻转形成衬里,皮瓣通过眉间与鼻根部切口,180°旋转至鼻部创面,形成鼻头、鼻翼、鼻小柱后与创面缝合(图 6-2-21:B)。术后 10 天复查,鼻部皮瓣周有缝合痕迹,略有回缩,鼻头略圆钝,鼻背略突出,鼻唇角良好,鼻翼沟不明显,鼻孔呈圆形,鼻小柱略短(图 6-2-21:B、C)。

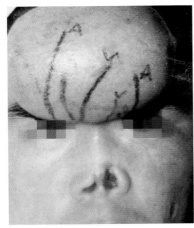 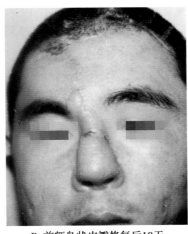 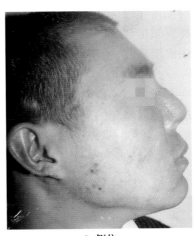

A. 鼻部分缺损前额扩张　　　　B. 前额岛状皮瓣修复后10天　　　　C. 侧位

图 6-2-21　诊断:外伤后鼻部分缺损

医疗技术:前额部扩张的滑车上与眶上动脉筋膜蒂岛状皮瓣技术(孙广慈　将海越)

护理要点:①鼻腔护理;②扩张器注水扩张护理;③皮瓣血供观测护理。

【治疗复查后的思考】

1. 本例是鼻部外伤后,鼻头全部缺损、鼻小柱缺损 1/2、左鼻翼(面与里)缺损 2/3、右鼻翼(面与里)缺损 1/3。我们是将缺损部位以上的皮肤向下翻转,形成两侧近鼻头部位的衬里,保留两侧的鼻翼基底部位的鼻翼与鼻唇沟,鼻小柱用皮瓣修复。因此本例如何成形鼻头的高度、弧度与鼻翼的拱形及鼻翼沟是关键。

2. 鼻的立体结构和外形轮廓较为精细。鼻头、鼻翼、鼻小柱(鼻孔与鼻道)是鼻部的特形结构,也是鼻的特形的突出标志。鼻头、鼻翼、鼻小柱是鼻修复与再造的重点、难点。因此,我们认为这几部分的修复与重塑,就等于鼻再造。

3. 目前由于鼻部的缺损范围大小、层次、毗邻结构的不同,关于鼻的修复和鼻再造无法明确区分,如鼻背大部分皮肤缺损的修复与创面的修复无明显区别。临床上对鼻缺损分成部分缺损及全部缺损,而什么情况下是部分缺损,什么情况下又是全部缺损,也无明确标准。我们认为是指鼻头、鼻翼、鼻小柱(鼻孔与鼻道)来讲。因此涉及鼻头、鼻翼、鼻小柱(鼻孔与鼻道)缺损的修复才能算是鼻再造。而其他应为创面修复。另外,由皮肤缺损面积的大小,常又以此决定采用局部皮瓣或邻位和远位皮瓣。在临床实践中的经验积累,治疗方法又较多。如皮片移植、局部皮瓣、鼻唇沟皮瓣、耳郭复合组织瓣、耳后皮瓣、额部皮瓣、带蒂的远位皮瓣等可供医师选择。

4. 本例鼻头、鼻翼、鼻小柱（鼻孔）缺损，看起来并不大，但由于在缺损局部切取了皮瓣翻转形成衬里，使鼻部表面缺损又占据较大部分，这也是与创面修复不同之处。我们是采用前额部滑车上与眶上动脉蒂正中岛状皮瓣，对鼻的修复与再造。

5. 关于鼻再造后鼻的形态　目前修复鼻部皮肤缺损与鼻再造已优选出最佳皮瓣：即前额部扩张的带血管蒂皮瓣，并且这项移植技术已很成熟，整形科医师完成此项技术也很熟练，大体移植都能完成。但不等于每位医师对鼻部的立体结构和精细的外形轮廓雕刻的很逼真，差距很大。因此对鼻部各形态的重塑，是目前最重要的最精细的工作，也是鼻再造的重点工作，是医师的立体定位、美学理念、精细工作、细节决定成败的思维的具体表现。我们认为鼻的支撑部分（骨与软骨）、鼻衬里的形成、薄皮瓣的制作与形成、最后雕刻凸出的鼻头、拱形的鼻翼与鼻孔缘、鼻面沟与鼻翼沟的形成以及各种角度等，这些部位的精细雕刻，最后才能组合成形态较好与周围协调并具有不同特点的鼻子。因此鼻再造应有各部位更具体化的处置方法，在这方面我们还应努力。

6. 本例术后鼻部形态显得臃肿，鼻背直线略膨隆，最大问题是鼻头圆钝，皮瓣与创面接触不和谐，皮瓣上下（应上窄下宽）一个弧度，再加上鼻翼沟未形成（形成难度较大），使鼻翼的拱形不突显，残留的鼻翼基部与皮瓣相连处凹陷，形态不自然，且使人觉得皮瓣与局部不协调、不顺眼。在鼻翼缘留有纵形缝合口，也使鼻翼拱形显得中断，还需二期仔细雕刻。因此残留的鼻翼（外侧）基底是否利用，如何利用，还是皮肤切除用皮瓣重建，值得研究，鼻唇角、鼻面角理想。

7. 关于鼻翼的部分缺损，如何避免在鼻翼拱形部位留有缝合口，易使鼻翼拱形不突出。鼻面沟的存在又会突显鼻翼的拱形。因此，应重视鼻面沟的成形。鼻翼部分缺损的修复是否应按全鼻翼缺损进行修复？这样鼻翼基底的缝合口可落在鼻面沟处，会使鼻翼拱形显得圆滑、突显，值得商榷？但本例鼻翼缘残留的较多（原有的鼻翼缘很难原样重建），如切除又觉得很可惜。如保留正常的鼻翼缘，又在鼻翼缘留有缝合口，又会影响鼻翼的拱形。这些是值得医师在手术中细致雕刻操作问题。鼻面沟、鼻唇沟、鼻翼沟、鼻基底是鼻部的隐蔽区，缝合口能落在上述部位，除隐蔽外，如有点挛缩，会使其更明显。

设想　前额部扩张皮瓣为临床提供了修复鼻与再造鼻的更佳材料。本例皮肤扩张的充分，扩张出的面积较充足，由于有充足的扩张薄皮瓣，为医师设计、剪裁、塑形、雕刻、缝合、固定提供了非常宽松的空间。因此应用皮肤扩张技术，就应扩张出足够应用的皮肤，千万不能不足，这是术者的思维问题。如扩张出更多的皮肤，有利于塑形，但也会误导术者使供瓣区缝合口延长（如第三章病案1）。本例额部扩张皮肤除提供皮瓣移植外，剩余扩张皮瓣向内向上推进至发际缘缝合呈 T 字形，在前额部留的痕迹也很多。如何缩小前额部缝合口，也应值得考虑。如皮瓣设计的位置尽量靠近发际缘处，会使 T 形向上移位。

（孙广慈　将海越）

病案 22　外伤后右眼球摘除、眼鼻间凹陷畸形、鼻洞穿性缺损：颞浅动脉额支和滑车上与眶上动脉皮瓣与颞浅筋膜瓣岛状瓣技术

【病史与治疗】

诊断：外伤后右眼球摘除并右眼、鼻间皮肤软组织上颌、鼻骨缺失，额窦、筛窦（或上颌窦）外露，局部凹陷畸形，右侧鼻洞穿性缺损

医疗技术：颞浅动脉额支和滑车上与眶上动脉皮瓣与颞浅筋膜瓣岛状瓣技术

患者，男，62 岁。1995 年 4 月中旬外伤造成右眼眶骨与鼻骨粉碎骨折，眼球破损外突，右鼻翼裂开，右眼周多处皮肤裂伤。经清创，眼球与碎掉的骨块摘除，右侧眼、鼻间残留皮肤缺损区，额窦、筛窦（或上颌）外露、并与鼻腔相通，经换药其他创面缝合口处愈合。于 11 月 10 日以外伤后右眼球摘除并：①右眼、鼻间

皮肤软组织上颌、鼻骨缺失;②额窦、筛窦(或上颌窦)外露,局部凹陷畸形;③右侧鼻洞穿性缺诊断入院。从右眼内角至鼻背中部,上从眼角水平线,下至鼻翼缘残留皮肤缺损区与瘢痕,眼鼻间区域额窦、筛窦(或上颌)外露,局部凹陷呈洞穴样缺损并与鼻腔相通,洞穴内可见红色鼻黏膜,右眼闭合眼窝内陷,右鼻翼缺损,局部瘢痕愈合使其上移(图6-2-22:A、B),右眉毛缺失(图6-2-22:A)。11月16日于前额部置入扩张器,以后注水扩张(图6-2-22:A)。又于1996年3月26日行第二期手术,在前额部扩张皮肤上重新设计右侧颞浅血管额支(小)皮瓣和颞浅血管顶支筋膜瓣与左侧滑车上血管皮瓣(图6-2-22:A),切取皮瓣与带蒂颞浅血管顶支筋膜瓣(图6-2-22:C)。鼻、眼间病区创缘,部分切除,至右鼻翼远切除瘢痕,保留鼻腔黏膜软组织分离松解,形成了鼻翼缺损空间与形成鼻翼衬里备用,分离鼻腔黏膜下组织,各形成游离缘备用。颞浅血管额支(小)皮瓣(图6-2-22:C)通过皮下隧道转移至创面,皮肤面朝里与周围黏膜组织层缝合,形成鼻腔内面,带蒂颞浅血管顶支筋膜瓣移植充填病区与右眼内侧与鼻背右侧缺损组织的腔穴内,左侧滑车上与眶上动脉岛状(大)皮瓣通过前额眉间切口转移至右侧筋膜瓣充填的创面与颞浅血管额支(小)皮瓣皮下软组织面瓦合,各对应皮缘缝合,同时形成右鼻翼下缘与鼻腔。前额部扩张皮瓣推进缝合覆盖供瓣区创面。术后1个月复查,皮瓣愈合通气良好,右鼻翼缘下移略不足(与对侧比)并有凹陷,无鼻翼沟。鼻基底增宽,前额缝合处愈合佳,可见缝合痕迹(图6-2-22:D)。

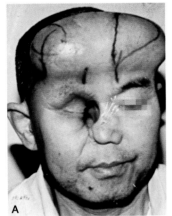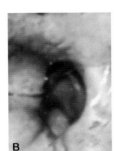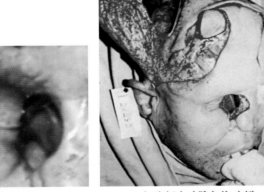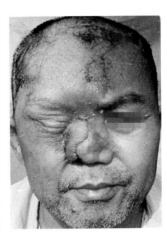

A、B. 右眼球摘除上颌窦洞穿性缺损　　　C. 切取额支动脉岛状 皮瓣　　　D. 术后1个月

图6-2-22　诊断:外伤后右眼球摘除上颌窦部位洞穿性缺损
医疗技术:颞浅动脉额支和滑车上与眶上动脉岛状皮瓣技术(孙广慈　将海越)

护理要点:①鼻腔护理;②扩张器注水扩张护理;③引流护理;④皮瓣血供观测护理。
【治疗复查后的思考】

1. 本例是右眼球摘除后眼鼻间皮肤软组织上颌、鼻骨缺失;额窦、筛窦(或上颌窦)外露,局部凹陷畸形;右侧鼻洞穿性缺。外观皮肤软组织缺损,纵径约5.0cm,横径约3.5cm,缺损区与额窦、筛窦和鼻腔相通。修复方法必须首先有软组织充填腔穴后,包括面和里,而且要保证鼻腔通气功能。

2. 关于洞穿性缺,临床少见,但偶尔可见,多发生在鼻、面颊部,是鼻、面颊部全层缺损,如严重即为鼻或面颊缺损,是这些部位损伤的一种特殊类型。其修复方法各专家均不相同,目前是所选用修复各层组织缺损的方法不同,可借鉴。

3. 洞穿性缺损是该部位全层组织缺损,形成管道或腔隙与洞穴。既往经常采用其附近皮肤反转作衬里,再覆以全厚皮片或用鼻唇沟皮瓣;带蒂的滑车上和眶上动脉皮瓣;颞浅动脉皮瓣等移植,作为表面的修复。另外还可用远位皮瓣或游离皮瓣。本例病区在鼻、眼和鼻面之间,虽面积不大,但受到周围组织器官的限制。如用局部反转皮瓣作衬里,必须从鼻背部或面颧部或眉间额部切取反转皮瓣,对颜面部破坏较大。我们选用了前额皮瓣与皮肤扩张技术结合应用的方法。

4. 此例是右鼻管腔洞穿性部分缺损,修复需有正常的表面与衬里,修复后要形成鼻腔,还有右眼内侧眶内下侧眶与鼻骨缺损,额窦、筛窦(或上颌窦)外露形成腔穴与皮肤软组织缺损与凹陷畸形。因此,如用带血运皮瓣,其鼻部区皮瓣不能厚。皮肤扩张技术能使皮瓣变薄,因此我们选用了前额部扩张的皮瓣作衬里,带蒂颞浅血管顶支筋膜瓣移植充填病区与眼部空间(未植骨),滑车上与眶上动脉岛状皮瓣覆盖在鼻眼面部。

5. 前额部皮瓣是鼻再造与修复面部皮肤缺损的最佳皮瓣,本例是利用前额部血供特点,切取了两侧皮瓣与一个筋膜瓣,方法已很成熟。滑车上和眶上动脉岛状扩张皮瓣修复面部已被专家赞同。如衬里选用皮片移植,但存在皮片成活问题。或选用其他组织移植方法,需临床比较。

6. 现在看,此例由于国内刚刚开始应用皮肤软组织扩张技术,对皮肤扩张与回缩的处理经验不足。对形态的修复不够重视。临床实践证明,本例在皮瓣设计时略欠不足,右侧鼻基底增宽,鼻面沟未形成,皮瓣长度略欠缺,右鼻翼缘与对侧比略高并有凹陷。形态的塑造始终是我们整形科的中心内容。即单纯的修复组织成活,并非整形成功的标志。

7. 此患者虽 62 岁,已进入老年时期,但外露部位形态,还会影响精神与心态。整形外科的理念要求治疗效果,功能与形态必须统一。形态在外露的器官尤为重要,如鼻、耳的修复与再造形态要重于功能(此两个器官功能比较简单,而形态复杂)。

(孙广慈 将海越)

病案 23 先天性上唇、鼻头、鼻翼、鼻小柱皮肤黑痣:前额部扩张的双侧颞浅动脉筋膜蒂岛状皮瓣技术

【病史与治疗】

诊断:先天性上唇、鼻头、鼻翼、鼻小柱皮肤黑痣

医疗技术:双侧前额部扩张的颞浅动脉筋膜蒂岛状皮瓣技术

患者,男,20 岁。生后上唇与鼻根部即有黑痣,逐渐增大,至 7 岁时黑痣已占据上唇大部分及两侧鼻翼、鼻小柱,至今略生长缓慢。由于无任何症状,也未经任何治疗。1995 年 3 月 30 日以先天性鼻头、鼻翼、鼻小柱和上唇黑痣入院。上唇(包括红白唇)、鼻翼、鼻小柱、鼻头均为黑痣,宽度至口角与鼻翼两侧,上至鼻头、鼻翼、鼻背近中部,下至红唇缘下唇内侧面(图 6-2-23:A、B)。1995 年 4 月 3 日于前额部肌筋膜下 600ml 扩张器置入。以后超量 80% 注水扩张(图 6-2-23:A)。又于 8 月 16 日在前额部紧邻发际缘处扩张皮肤上并排重新设计左右两侧颞浅动脉额支岛状皮瓣,切取皮瓣,均通过颧面部皮下隧道转移至鼻部与上唇黑痣切除后的创面上,右侧皮瓣形成鼻头、鼻翼、鼻小柱行鼻再造,左侧皮瓣覆盖在上唇创面上,唇内面黏膜组织瓣作较大范围剥离,向下外移位固定于红白唇缘,与皮瓣缘缝合。最后保持形成上唇的皮瓣在一

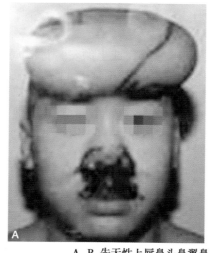
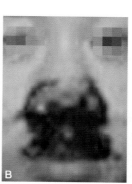
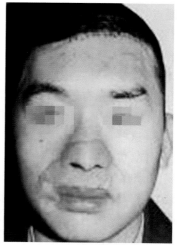

A、B. 先天性上唇鼻头鼻翼鼻小柱皮肤黑痣　　　　C. 双侧岛状皮瓣修复后6个月

图 6-2-23 诊断:先天性上唇鼻头鼻翼鼻小柱皮肤黑痣
医疗技术:双侧前额部扩张的颞浅动脉筋膜蒂岛状皮瓣技术(孙广慈 将海越)

定张力下与再造的鼻基底鼻唇沟与鼻唇角处皮缘缝合。前额剩余的扩张皮瓣推进到发际缘处缝合。修复后 6 个月复查,鼻唇的外观明显改观,鼻的基本形态正常,颜色与局部略有差距(图 6-2-23：C),鼻与上唇的微细结构(如鼻翼沟、人中等)必要时再重塑。

护理要点:①口腔鼻腔护理;②扩张器注水扩张护理;③皮瓣血供观测护理。

【治疗复查后的思考】

1. 本例是上唇、鼻头、鼻翼、鼻小柱先天性黑痣,而此部位是颜面部绝对的外露的形象部位,(有不同程度的毁容表现)严重影响面容。形态要求很高,如何修复,各家所采用的方法可能各不相同。此患病区包括鼻下 1/2 的再造与上唇(包括红唇)的修复。

2. 对上唇大面积皮肤缺损,Bernard(1953 年)和 Gilles(1957 年)提出唇组织瓣滑移修复法。20 世纪 70 年代以前曾采用传统的皮管皮瓣修复法和岛状皮瓣修复法。曾有带颞浅血管蒂岛状前额皮瓣,通过隧道转移至上唇,再用双侧鼻唇沟皮瓣反转作衬里,行上唇缺失的成形。显微外科技术应用出现了远位游离皮瓣法。Avelar、Psillakis 和 Viterbo(1984 年)报告利用面积为 30cm 的耳后大型复合组织瓣修复鼻部缺损。

3. 唇部与鼻部的特定部位,对修复提出了更高的要求。在修复时不仅要求在供区组织部位的选择上,应尽量满足唇部皮肤色泽、质地和厚度的需要。以利于重建唇部外形。随着皮肤移植技术的进步,在整复技术和方法上已经历了任意皮瓣、轴型皮瓣和游离皮瓣等不同阶段,不论从选择修复组织的部位、切取形式、修复方法还是组织类型等,国内外整形外科学者都积累了丰富的经验,介绍过许多新颖的方法。从唇部外露的特点,皮肤缺损修复后肤色、质地、厚度上要求出发,只有利用邻近唇部组织皮瓣修复,才能获得外形满意的效果。现代皮肤移植技术的进步,已优选出修复面部皮肤缺损的最佳皮瓣,即前额部扩张皮瓣。我们也选用了此种技术方法。

4. 此黑痣占据了上唇和鼻下 1/2 的立体形态部位。一是上唇,略成弧形的较为平坦部位,上有微细结构的人中嵴与凹,男性还有胡须生长。一是鼻的下 1/2,是鼻的最重要的与上唇成 90° 角的立体形态部位,两者是一个病区,是用一块皮瓣修复再造,还是分开修复与再造,是值得深入分析思考的问题?由于一是立体的器官成形,一是创面修复。上唇与鼻交界处是鼻唇沟与鼻唇角处,两个皮瓣可在此处(隐蔽部位)缝合。因此我们选用了两个皮瓣修复。

5. 前额部皮肤是由两个供血系统供血,一个是滑车上和眶上血管供血系统,另一个是颞浅动脉系统。虽然眶上和滑车上动脉主要供应额部正中部分皮肤血液,靠近颞区发际部分血液供应较少,颞浅动脉的额支主要供应额部外侧部分皮肤血液。但两者之间有丰富的血管吻合支,所以临床上在头面部出现了很多跨区供血皮瓣及反流轴型皮瓣。颞筋膜蒂岛状皮瓣技术已很成熟。

6. 据病区特点及修复要求,我们设计了在前额部应用皮肤扩张技术,在紧邻发际缘处,并排形成了左、右侧扩张的前额部以颞浅动脉供血的两个筋膜蒂岛状皮瓣,切取后,通过颧面部皮下隧道转移至鼻与上唇,进行鼻再造与上唇的成形。

7. 由于在前额部形成两个移植皮瓣,加在一起面积略大,所以在前额部置放 600ml 扩张器,并超量 80% 扩张后,持续扩张 1 个月余。最后完成了转移皮瓣与剩余扩张皮瓣修复供瓣区。

8. 本例手术两侧皮瓣基本一样,在设计时一定测量好蒂的长度,血管筋膜蒂宽在 4～5cm,剥离隧道时一定要有足够的宽度,使血管筋膜蒂展开(尤其蒂部不能扭曲、折叠),必要时缝合固定,一定不要使血管筋膜蒂扭转(除要影响血流外,局部外形要有隆起)。具体手术方法参考第一章病案 46,筋膜蒂移植固定。

9. 上下唇最明显的特点是有红唇与白唇,上唇中央为人中、人中沟、人中窝、唇峰、下缘有唇珠,其珠的两侧有唇珠旁沟。其唇缘略微隆起,向外突出翘起,这些微细结构形态微妙动人。我们在切取时,形成红白唇缘处的皮瓣缘与黏膜组织瓣缘组织量要略多些,缝合时要使缝合缘略凸起。皮瓣移位后,首先固定好皮瓣下缘,即红白唇缘,略大范围剥离唇内黏膜下组织,向外牵拉与固定在皮缘缝合,黏膜瓣一定是自然位置,不能紧。

10. 此病例术后 6 个月复查,鼻与上唇外观有明显改观,皮瓣的颜色与局部有差距,鼻的基本形态已形成,但鼻翼沟与人中必要时还需进一步形成。

11. 国内外整形外科学者都认为,从唇部外露的特点,皮肤缺损修复后肤色、质地、厚度上要求出发,只有利用邻近唇部组织皮瓣修复。才能获得外形满意的效果。但鼻唇部左右侧无法提供如此大的皮瓣。皮肤扩张技术的出现,为在局部形成薄的扩张皮瓣提供了技术支持。在面部已被广泛应用,但用以形成上唇目前仍无人报道。我们曾试图探索,但扩张失败,不过可能性还是很大。有机会应进一步实践。

> **设想**　此患是上唇与鼻中部以下先天性皮肤黑痣,只不过其中有鼻与上唇特形器官,但实际已构成一个较大的病区。现代的皮肤扩张技术是修复邻近创面的最佳方法。如不认为其中有上唇与鼻,而只认为是一个皮肤病区,其左右有面颊部大量无组织器官遮挡的皮肤,如能将其用皮肤扩张技术,扩张出大量的多余皮肤,在其左或右形成鼻再造的皮瓣与上唇修复的皮瓣,如能成功,会使手术简单化、不破坏前额部、痕迹只在病区周围。当然还有很多细节应在手术前详细设计。只是想象,如何实践还需深入研究。

(孙广慈　将海越)

病案 24　急性外伤后鼻大部分缺损:肋软骨移植+帽状腱膜瓣+皮片移植技术

【病史与治疗】

诊断:急性外伤后鼻大部分缺损

医疗技术:肋软骨移植+帽状腱膜瓣+皮片移植技术

患者,男,48 岁。1989 年 4 月 16 日骑摩托车时撞击后,致鼻部皮肤撕裂挫裂伤,鼻头软骨外露挫伤。急诊以外伤后鼻大部分缺损入院。鼻头、鼻翼、鼻小柱大部分皮肤缺损,创缘不整齐。鼻骨与鼻软骨外露,并有部分缺损,骨表面有划痕,创面软组织和骨与软骨表面杂物较多,鼻孔内鼻腔有裂口伤。急诊行清创,从鼻基底至鼻翼、鼻背大部分与鼻头,鼻全部皮肤缺失,凿除部分鼻骨与清除部分污染的鼻翼软骨,鼻腔内的裂口缝合。从左侧切取肋软骨,经修整缝合固定于鼻背与两侧鼻翼处,形成鼻背、鼻头、鼻翼的骨性支撑(图 6-2-24:A)。另于发际缘处横向切口,皮下剥离至前额上部,约在发际缘下近 1cm 处横行切开帽状腱膜,并于帽状腱膜下分离,在确定向下翻转的距离与弧度后,于帽状腱膜下,在前额略偏左侧(眶缘内上侧)设计向右略斜形筋膜瓣,切取上部宽 7cm,蒂部(两眉间略上,蒂部有眶上血管)宽 4cm、长 9cm 筋膜瓣,于帽状腱膜浅层向下剥离至鼻根部创面皮缘处,形成通道,将筋膜瓣通过此通道向下翻转覆盖鼻部植骨区与周围皮下缝合固定,之后从大腿前内侧切取全厚皮片,植于已形成鼻外形的筋膜上。术后皮片全部成活

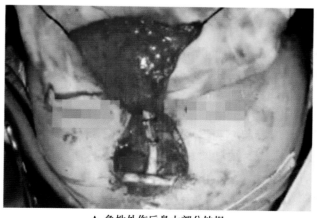
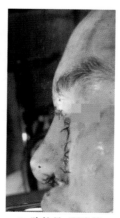

A. 急性外伤后鼻大部分缺损　　　　　　B. 肋软骨+颞浅筋膜瓣+皮片修复

图 6-2-24　诊断:急性外伤后鼻大部分缺损
医疗技术:肋软骨移植+颞浅筋膜瓣+皮片移植技术

(图 6-2-24:B)。

护理要点:①鼻腔护理;②皮片移植护理。

【治疗复查后的思考】

1. 目前鼻再造的首选方法为前额皮瓣,本例是 1989 年急性鼻部外伤,造成鼻部皮肤软组织缺损,并有鼻骨与鼻软骨部分缺失,患者不同意用前额部皮瓣、前臂带蒂皮瓣,也不同意应用皮肤扩张技术,还不同意远位皮瓣(当时虽已有皮肤软组织扩张技术,但对前额部扩张皮瓣是鼻再造的最佳皮瓣认识不明确,因此与医师强调的不肯定也有关),患者是农民,男,48 岁,要求越简单越好,并且要求一期修复。因此我们选用了植骨筋膜瓣上植皮的方法,已交代植皮不成活与成活后有颜色变化等后果。

2. 急性鼻缺损的修复,既往经常选用前臂带蒂皮瓣修复,需二期完成,有时还需三次修整,显得很麻烦,常不易被患者接受。

3. 皮片与软骨移植是传统的、经典的、成熟的组织移植技术,是外科临床医师做组织移植的基本技术,也非常习惯于此项技术。但毕竟是无血运移植,会有皮片不成活和软骨吸收,虽几率较小,但存在。皮片成活后晚期有色素沉着与回缩是其缺点。

4. 由于本例患者要求简单,植皮即可,形态什么样都可以,前额部不能有切口,还要一期完成,切取软骨与皮片并不难,只是切取帽状腱膜略有点难度。我们是在前额发际缘处切口,由于需将前额部皮肤提起,形成空间,以便切取帽状腱膜瓣,所以前额发际缘处切口较长。

5. 眶上(滑车上)血管筋膜蒂前额扩张皮瓣,是目前各学者公认的用于鼻再造的皮瓣。已在临床上被广泛应用,也取得良好的结果。整形外科的体表器官再造,形态是生命线,要求外观颜色、质地能与周围协调,形态逼真。

6. 鼻是绝对外露部位,鼻主要是通气功能,形成管腔即可(至于鼻腔内的鼻甲等结构的形成较难)。因此,鼻再造主要是鼻外面的各部位形态。形态也是整形外科医师的追求。本方法行鼻再造有很多缺点,首先如皮片成活,其晚期颜色和质地与周围不协调,此手术并非简单,需从他处移植三种组织,损伤也并不小。并且还有不成活与不稳定因素。即使全厚皮片高质量成活与前额部皮瓣,在外观形态上也有较大差距。因此本法可算是一种方法,但绝不能是鼻再造的好方法。

(夏双印 崔志坚)

病案 25 先天性右侧鼻翼缘部分缺损:鼻翼全层组织瓣旋转技术

【病史与治疗】

诊断:先天性右侧鼻翼缘部分缺损

医疗技术:鼻翼全层组织瓣旋转技术

患者,男,21 岁。生后有鼻翼缺损至今,无不适症状,未经任何治疗。2012 年 7 月 6 日以先天性右侧鼻翼缘部分缺损诊断入院。右侧鼻翼缘从鼻翼沟向外向上全层缺损呈三角形,鼻翼缘处宽约 1.3cm,向上约 1.5cm。鼻翼缺损缘处呈正常鼻翼缘结构,只不过薄些,缘不圆滑。由于缺损,鼻翼外孔扩大,鼻腔外露明显。鼻头、鼻小柱、鼻孔基底正常(图 6-2-25:A、B)。2012 年 7 月 10 日手术,设计切口,即从鼻翼缺口顶端左侧缘 0.6cm 处切口,其右侧鼻翼全层组织瓣的尖端要携带对侧缺损缘处 0.6cm 皮肤与皮下组织,顺鼻翼沟向鼻唇沟处弧形切口,至鼻面沟处外 1.5cm,皮下分离,使鼻翼全层组织瓣能向内下旋转,至略过于正常鼻翼缘处为度,其携带的小三角瓣插入对侧鼻翼缘,使局部鼻翼缘增宽,首先将鼻面沟处缝合成形,观测两侧鼻孔对称后,皮内缝合。(图 6-2-25:C、D、E)。术后小皮瓣略有淤血。几日后好转,创口一期愈合,鼻孔略呈圆形。术后一周,左右鼻翼缘在同一平面上,鼻孔两侧类似。

护理要点:①鼻腔护理;②皮瓣血供观测护理。

【治疗后的思考】

1. 此例是先天性右侧鼻翼缘缺损,从鼻头右侧鼻翼沟处开始鼻翼缘缺损向上呈一三角形,残留的鼻翼缘的形态和长度与左侧鼻翼缘的形态和长度类似,鼻头形态正常,鼻小柱未受影响。缺损范围在 1.5cm 之内。发生原因不清。

2. 鼻翼缘部较小面积皮肤缺损,造成鼻翼外翻或上移,有正常的鼻翼缘者,可采用"Z"字形皮瓣、邻近旋转皮瓣,略大些可采用鼻唇沟皮瓣或耳后岛状皮瓣等。

3. 由于耳郭缘有类似鼻翼缘的特形,是修复鼻翼缘缺损的良好供区。鼻翼缘部位的全层缺损,而缺损周边组织正常,血供良好者,面积在 1 ~ 1.5cm 范围之内。既往常采用耳郭缘部位复合组织瓣游离移植修复鼻翼缺损。

4. 由于切取耳郭缘复合组织瓣是无血运移植,因此在切取与移植都是医师非常重视的。是否成功与切取及移植复合组织瓣时的技巧密切相关:耳郭复合组织瓣离体后需在 3 ~ 6 小时内移植;复合组织瓣上的任何一边之间的距离不宜超过 1 ~ 1.5cm;行无损伤操作,复合组织瓣用带齿皮拉钩或缝线牵引,避免钳夹;受区应血供良好,应将血供差的瘢痕组织彻底切除;受区创面上止血,用压迫止血或医用胶止血;用无损伤 6-0 针线全层间断缝合,避免皮下或皮内缝合;术后局部加压包扎;10 天左右拆线。Denecke 和 Meyer (1964 年)提出切取的复合组织量必须较缺损处厚 1mm、长 1mm、宽 1mm,以防其收缩后影响外形。Smith

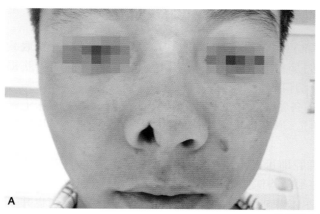
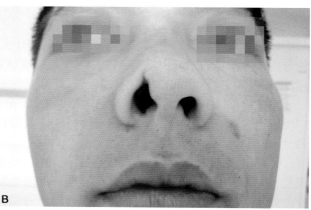

A、B. 先天性右鼻翼缘部分缺损

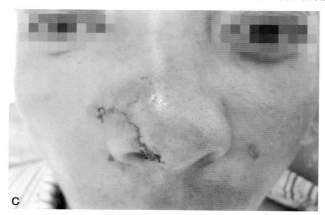
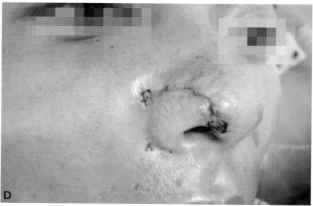

C、D. 鼻翼全层组织瓣旋转修复后1周

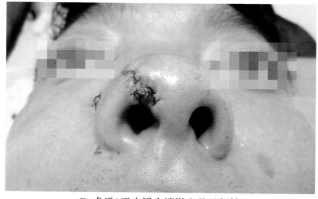

E. 术后2天皮瓣尖端淤血几日好转

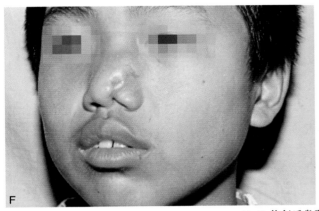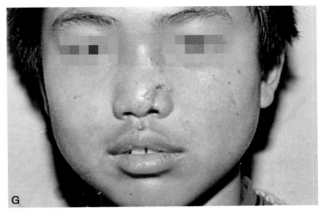

F、G. 修复后鼻翼缘留有小的凹陷

图 6-2-25 诊断：先天性右侧鼻翼缘部分缺损
医疗技术：鼻翼全层组织瓣旋转技术

（1956年）提出利用鼻外侧壁的皮肤翻转作鼻孔衬里（扩大血供的接触面积），外覆耳郭复合组织瓣，可使后者的成活率大大提高。

5. 关于鼻翼缘 鼻翼边缘及鼻小柱的皮肤较薄，有时该处软骨的形态可通过外覆的薄皮肤清晰可见。鼻翼缘的外形：从拱形鼻翼向鼻孔逐渐呈弧形收缩至鼻孔，下缘以较小的弧度 90°~110° 翻向鼻腔，形成鼻前庭。鼻孔缘（即鼻翼缘）不是完全圆弧形，因此这些微小弧度变化和与周围和谐的形态关系，鼻翼缘（即鼻孔缘）是较难重建的。本例右侧上移的鼻翼缘形态和长度与左侧一样，我们给予保留。如采用贴补的方法修复鼻翼缺损，势必破坏了原有的鼻翼缘。

6. 耳郭缘部位复合组织瓣游离移植，毕竟是无血运移植，移植后医师不敢保证成活（但也有成活者）。如成活鼻翼外形良好，对耳朵无明显影响，损伤小。如不成活势必还要用其他方法再修复。

7. 本例是鼻翼缘先天性缺损，其现有的鼻翼缘（鼻翼缘发育类似正常，只是略薄）形态与长度均与对侧一样。在一定程度上说，只是右鼻翼缘的上移，而不是缺损。因此我们设计了鼻翼全层组织瓣旋转的方法修复。旋转皮瓣最适合三角形缺损。

8. 鼻翼全层组织瓣旋转距离在 1.5~1.7cm 范围之内，估计在鼻唇沟部位，经过皮下与黏膜组织下剥离，是在皮肤的伸缩性与移动性范围之内。另外，鼻孔缘是一标准部位，差一点点就会被他人发现，如不能旋转到位，应在鼻唇沟处（鼻翼面沟）向上切除一三角形皮肤，即可旋转到位。本例切开剥离后，鼻翼全层组织瓣可较易旋转到位。此病术后标志，鼻翼缘与对侧相等，鼻孔形与对侧等大。因此，鼻翼全层组织瓣旋转到位是手术的重点，为防止鼻翼缘留有小的凹陷（图 6-2-25：F、G），是教训应注意。我们是将旋转瓣的前端携带 0.6cm 小皮瓣与皮下组织，插入对侧鼻翼缘，除增宽鼻翼缘外，缝合后不会成直线。

9. 本例在设计时，右鼻翼按鼻翼沟全层切开至鼻唇沟处，右侧鼻翼全层组织瓣的尖端要携带缺损缘对侧的 0.6cm 小皮瓣。而鼻头右侧鼻翼缺损缘横行切开（不要切除皮肤）剥离，与右侧鼻翼全层组织瓣旋转后缝合，会使局部皮肤松弛、无张力、痕迹小。

10. 本例实践证明，在利用鼻唇沟处皮肤的伸缩性和移动性，通过组织瓣旋转的方式，可以修复鼻翼 1.0~1.5cm 的缺损。如超出上述缺损范围，可在鼻唇沟处尖端向上切除一三角形皮肤，即可旋转到位，缝合口在鼻翼沟至鼻面沟向上。出院时嘱其经常捏鼻头。

设想 此例提示我们：如事先在鼻唇沟处置放扩张器，使其增多皮肤，修复较大鼻翼缘缺损或半侧鼻缺损是有可能的。

病案 26　外伤后左鼻翼部分缺损、颊部血肿形成:再次清创与鼻唇沟皮瓣技术

【病史与治疗】

诊断:外伤后左鼻翼部分缺损、颊部皮肤撕脱清创缝合后血肿形成

医疗技术:再次清创与左侧鼻唇沟皮瓣技术

患者,男,20岁。2012年7月12日乘车途中不幸发生车祸致面部外伤。急诊在当地医院清创缝合治疗,术后局部肿胀严重。于伤后20小时来我院求治。左面部见颧至左外口角一弧形缝合口长约18cm,左鼻翼基底外缘至上唇见长约2cm的创口,深至真皮浅层。左鼻翼基底从鼻唇沟至鼻翼外侧皮肤缺损,鼻翼外面0.6cm×0.7cm,至鼻翼缘宽0.6cm绕至鼻孔内约有0.5cm。左侧面部肿胀明显,皮肤边缘对位不良,缝线粗,缝线距离皮缘距离较远。局部触痛存在,有波动感。颜面、上睑多处不同程度的擦皮伤(图6-2-26:A、B)。急诊手术,拆除缝线、清洗、清创,清除约有150ml凝血块。面颊部皮下至颧部达颧骨骨面可见创伤痕迹,无骨折。再次清创,修剪皮缘,用5-0可吸收缝线逐层缝合。皮肤层5-0无损伤缝线皮内缝合及6-0缝线间断缝合。于左侧鼻唇沟设计舌形长1.3cm、宽0.7cm鼻唇沟皮瓣,切取蒂在上的皮瓣,修剪缺损的鼻翼,将皮瓣旋转覆盖在缺损的鼻翼处,皮瓣远端部分绕鼻翼缘至鼻孔内充当鼻翼衬里,6-0无损伤线间断缝合。供瓣区切口逐层缝合(图6-2-26:C、D)。上唇部创口3M免缝胶带粘贴。擦皮伤处油纱覆盖。术后第1天即发现鼻翼处皮瓣尖端(衬里)0.3cm远端血运差,经换药痊愈,面部创口愈合良好,7天拆线(图6-2-26:C、D)。术后14天复查,颜面唇部创口愈合良好,鼻唇沟皮瓣成活,但略臃肿,鼻孔两侧对称,鼻翼与面部沟存在(图6-2-26:E、G)。

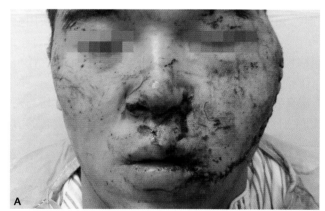
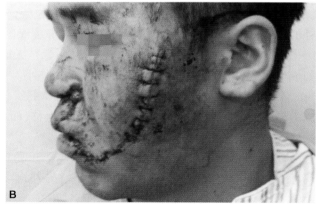

A、B.颊部皮肤撕脱鼻翼缺损术后血肿形成

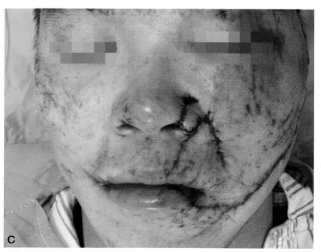
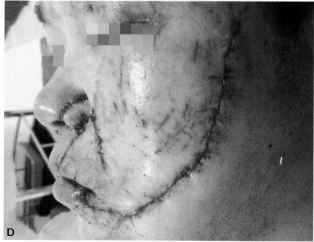

C、D.清创左侧鼻唇沟皮瓣修复鼻翼

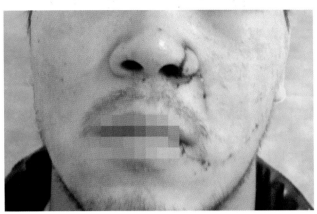

E. 术后14天鼻唇沟皮瓣臃肿

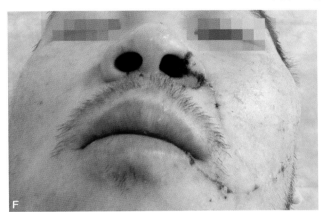
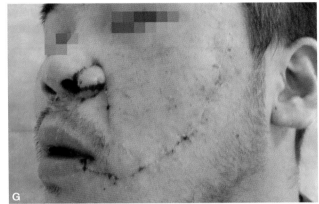

F、G. 鼻孔对称面颊部缝合口

图 6-2-26　诊断:外伤左颊部皮肤撕脱、鼻翼部分缺损缝合后血肿形成
医疗技术:再次清创与左侧鼻唇沟皮瓣技术(周韦宏)

护理要点:①鼻腔护理;②皮瓣血供观测护理。

【治疗后的思考】

1. 此患是急性颜面外伤,伤后出现两方面问题:一方面有面颊部长 18cm 较大面积皮肤撕脱与上唇 2cm 皮肤裂伤,只是清创缝合即可,较简单。另一方面有左鼻翼外靠鼻唇沟处有 0.6cm×0.7cm 缺损,鼻翼缘宽 0.6cm 至鼻孔内约有 0.5cm 缺损。这样的鼻翼皮肤缺损,如直接缝合(简单),但鼻翼缩小。而鼻翼外侧拱形较小面积皮肤缺损(虽较小,但很重要),不能缝合,需移植组织重建,修复有相当的困难。因此在治疗上就出现了难易两重天。对于基层医院修复如此小的鼻翼缺损确有难度,没有修复是完全可以理解的,就算是专业医师修复如此小的缺损也有难度。

2. 本例是车祸,伤口污染较重,在本地已经行清创缝合术。虽然伤后已超过 8 小时,但由于创口内有积血,为预防感染加重,我们决定急诊行面部的再次清创,手术中,清除约有 150ml 凝血块,仍有破碎及失活组织,修剪皮缘。术后经局部加压包扎,抗生素,创口一期愈合。此患第一次清创 20 小时后来诊时,左面颊部已肿胀明显,未置放引流物,面部缝合粗针大线。手术中见,清创与止血均不彻底。此例再次提醒我们外科医师要重视清创术,因为彻底清创是创口愈合的基础。而创面引流与外露的颜面部,耐心细致的缝合也应是外科医师的最基本技能。我们再次行清创术,同时行鼻唇沟皮瓣修复鼻翼缺损。

3. 鼻唇沟皮瓣最早于公元前 600 年,Sushruta 首次采用鼻唇沟皮瓣,Thiersch1(1868 年)、Esser(1919 年)等分别用蒂在上或在下的鼻唇沟皮瓣修复口腔内的腭部创口。Wallace(1966 年)将蒂部表皮剥除,穿过颊部修复口内缺损。

4. 鼻唇沟区域皮肤血供主要来自面动脉及其分支,但眶下动脉、面横动脉、眼动脉也有丰富分支分布。面动脉绕下颌骨下缘在咬肌前下角处入面部,迂回上行,在口角外侧约 1.7cm 处达鼻唇沟附近,在向上到鼻翼下缘外侧 1.4cm,其末段至内眦而易名为内眦动脉,与眼动脉之鼻梁支及眶下动脉吻合交通。以上动脉均有 1~2 支同名静脉伴行。

5. 由于左鼻翼缺损部分紧邻鼻唇沟,我们在左侧鼻唇沟面部处设计蒂在上位的舌形长 1.3cm、宽 0.7cm 带蒂鼻唇沟皮瓣,修薄皮瓣,略向内旋转,即可形成鼻翼外侧,皮瓣远 1/3 折叠形成鼻翼缘,其尖端部分形成鼻翼缘内面。

6. 鼻翼部分缺损我们采用鼻唇沟皮瓣修复,该皮瓣位置是在比较隐蔽的鼻唇沟处,术后供区恢复好,无明显痕迹。本例皮瓣远端出现部分坏死,分析是皮瓣远端设计的过窄且薄的原因。但鼻唇沟皮瓣,在鼻唇沟处会留有痕迹,临床上较少应用,一般适合年龄大的男性,而不适合年轻的男女。此例是 20 岁男性,左面颊与唇部缝合口痕迹较长。如此小的鼻翼外侧近鼻唇沟处鼻翼皮肤皮下组织缺损,也只有鼻唇沟皮瓣为最佳。

7. 鼻翼皮肤皮下组织与软骨联系紧密,之间几乎无移动性,鼻翼呈拱形,位置、形态又特殊,范围还小。为单独修复鼻翼带来难度。鼻翼部分缺损的修复,常用的方法有局部皮瓣(如"Z"形皮瓣);鼻唇沟皮瓣;耳郭复合组织瓣游离移植。此例我们采用了蒂在上的鼻唇沟皮瓣。

> **设想** 此例是鼻翼靠近鼻唇沟处较小面积皮肤缺损,可在第二次清创时在邻近鼻翼基部置放皮肤扩张器,鼻翼处局部换药,扩张出多余皮肤,二期切除瘢痕,矫正鼻翼,用旋转推进的方式修复,值得临床实践。我们曾尝试应用(如本章病案 15),但失败了。如略大于此例的鼻翼皮肤缺损,用鼻唇沟皮瓣有困难时,应用扩张器会更适合。

(周韦宏)

病案 27 唇裂修复术后并上唇缘凹陷与鼻孔不对称:皮肤成形术

【病史与治疗】

诊断:唇裂修复术后并上唇缘凹陷与鼻孔不对称

医疗技术:皮肤成形术

患者,女,20 岁。生后即发现右侧上唇裂开(兔唇)。6 个月时手术修复。以后未作任何处理。因上唇与鼻孔的形态,于 2000 年 4 月 18 日以唇裂修复术后并上唇缘凹陷与鼻孔不对称诊断入院。上唇右侧见原(可能是三角瓣法)手术痕迹(图 6-2-27:A)。4 月 23 日手术,按原上唇切口略扩大切开,切除瘢痕,右鼻孔内(鼻小柱外侧缘)与内上侧缘行"Z"字成形,扩大前鼻孔,分离小皮瓣重新交叉换位缝合,于红唇纵行凹陷处也行"Z"字成形,三角瓣插入缝合口,使凹陷消失。于两鼻孔连线水平于鼻小柱横向切口,分离皮下,找到鼻翼软骨内侧脚,清除软骨内侧脚间软组织,鼻翼软骨向中间靠拢,用可吸收线缝合。术后两鼻孔基本对称,红白唇缘在一条弧线上,红唇凹陷消失(图 6-2-27:B、C)。

护理要点:①鼻腔护理;②皮瓣血供观测护理。

【治疗复查后的思考】

1. 原始腭又称中腭突,是在胚胎第 6 周时,上皮板从中部向前、后降解,被间充质代替,以分隔嗅囊和原始口腔。其位置相当于以后的腭前孔和鼻前孔的区域,形成未来的鼻小柱、上唇正中部和上颌切牙骨。人中由中线两侧的上颌中胚层细胞群集而成。若在此阶段中胚层因故暂时停止发育,上颌突与球突在一侧或两侧有部分或全部未连接,或未形成上皮板,或形成的上皮板处中胚叶组织坏死,在出生后即呈现为一侧或两侧不同程度的唇裂,有的还伴有牙槽嵴裂。

2. 上唇外形丰满,突出于下唇前方,在婴幼儿时这种前突现象尤为明显。上唇中央部有人中,其中心凹陷部称人中凹,两侧边为堤状隆起,称人中嵴。上唇皮肤和黏膜交界处为一优美的弓形曲线,称唇弓。仔细观察唇弓,又可分辨出皮肤色泽与唇红黏膜直接交界处的红线,在红线上约 1mm 处有一与红线平行

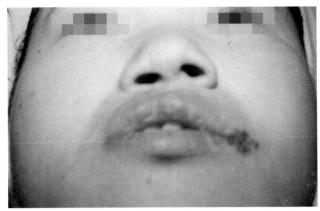

A. 唇裂术后鼻孔不对称上唇缘凹陷

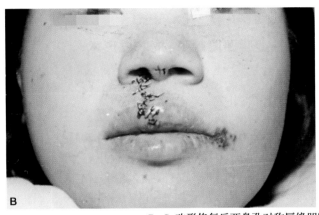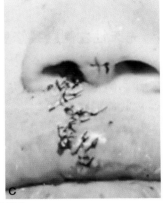

B、C. 改形修复后两鼻孔对称唇缘凹陷消失

图 6-2-27　诊断:唇裂修复术后并上唇缘凹陷与鼻孔不对称
医疗技术:皮肤改形技术(王杰)

而略隆起的柱状线,此两线之间呈皮肤色泽,但无毛发生长的移行区。在红唇黏膜的正中有一个小结节状突起,称上唇结节或唇珠。

3. 唇裂患者出生后即可见到显著的唇鼻部畸形,而且畸形随裂隙的增宽而加重,但很少有功能障碍。唇部畸形首先会给人以组织缺损的印象,但实际上上唇组织并未缺损,而是组织移位的结果,并且随着裂隙增大,组织移位也越严重。

4. 唇裂一般可分为:①单侧唇裂:包括单侧完全性唇裂和单侧不完全性唇裂;②双侧唇裂:包括双侧完全性唇裂、双侧不完全性唇裂和双侧混合性唇裂;③正中裂:极为少见;④隐裂:常为单侧或双侧唇裂中的某一侧。

5. 唇裂手术最早在我国秦朝就有记载。Pare(1891 年)也作了直线状裂缘切开缝合。以后有多人作了改进,然而术后瘢痕基本上还是直线。Hagedorn(1892 年)提出矩形瓣法。Tennison(1952 年)首次应用三角瓣法。Millard(1968 年)提出旋转的"C"瓣 1、2 式法。到目前单侧唇裂常用的修补术方法有多种:如三角瓣法,Tennison(1952 年)首次应用;矩形瓣法 Hagedorn(1892 年)提出;旋转推进瓣法;鬼塚手术法等。

6. 唇裂修复时间。3 ～ 6 个月的婴幼儿体重超过 5kg,此时患儿的唇部组织量已相对丰满,便于修补。双侧唇裂同时修补,出血较多,一般在 6 ～ 8 个月后进行。但也有人主张出生后 2 ～ 3 个月时手术最为适宜。腭裂大部分学者主张生后 12 ～ 18 个月修复。据国外报道,通过早期检查发现唇裂畸形,即在子宫内进行修复手术,可以防止产生瘢痕。

7. 上唇组织共有五层,皮肤:与其下浅筋膜和肌肉紧密相连,内有丰富的皮脂腺、汗腺和毛囊,但女性毛囊并不丰富;浅筋膜:由疏松的结缔组织构成,内含脂肪;肌层:口轮匝肌,环绕口唇,宽约 2.5cm,与附丽于口角的提下唇肌、降下唇肌、颧肌、笑肌、三角肌、颏肌等浅表情肌等相连。口轮匝肌受面神经支配,其功能为开闭口唇,表达表情,协助发声;黏膜下组织:内含黏液腺和血管。上下唇动脉在此层内吻合成弓状,距红唇缘深面约为6mm,其搏动易触到,静脉与动脉伴行;黏膜:黏膜腺开口于黏膜,腺管如梗阻,即形成黏液囊肿。

8. 由于唇裂手术常在婴儿时进行,唇裂修补术后,随着患儿的发育,经常伴有鼻翼、鼻孔形态、大小、位置、鼻小柱增宽变短等继发的唇鼻部畸形出现,而且有些鼻唇部畸形要到患者发育停止后才稳定,所以常需要进一步作畸形整复手术。因此再次手术时,各种畸形要统一思考,进行修复。本例以鼻孔不对称、上唇缘(红唇缘)凹陷为主,鼻头较突起,略右侧偏,右侧鼻孔基部平坦,我们行两处"Z"字成形术修复。

9. 目前人们对纠正唇部畸形的要求越来越高,鼻唇部形态精细、微小、又有动感,要达到正常形态,有时难度极高。由于唇裂是一种复杂的胚胎发育畸形,不但累及皮肤、肌肉、黏膜,还累及骨与软骨的发育。对发育特点还需进一步研究,以便使早期的手术准确性会更高。新生儿唇部小,在结构特征上很难做到准确对合,由于内在的发育,在发育期间,势必还要出现新的畸形,必然导致多次整复。

(王 洁)

病案28 先天性左侧唇裂修复术后并上唇凹陷畸形:皮肤成形术

【病史与治疗】

诊断:先天性左侧唇裂修复术后并上唇凹陷畸形

医疗技术:皮肤成形术

患者,女,24岁。生后即发现上唇左侧裂开,5个月时行唇裂修复术。因上唇发育及手术痕迹,上唇红、白唇均有凹陷,形态不佳,2001年9月16日以先天性左侧唇裂修复术后并上唇凹陷畸形诊断入院。上唇可见原手术的痕迹,并使局部凹陷,红唇缘处有一小三角形红唇瓣插入白唇,红唇缘局部凸出,左鼻翼较右侧拱形明显小,鼻孔较右侧略有差距,原手术方法可能为旋转推进瓣法(Millard法,图6-2-28:A、B)。9月20日手术,我们也按此法原缝合痕迹全部切开重新缝合,只是在红唇处将两个红唇三角瓣交叉,形成新的红唇缘,左鼻翼未作处理。术后一周拆线时,红唇缘形成一弧线,与下红唇缘对合良好(图6-2-27:C、D)。

护理要点:①鼻腔护理;②皮瓣血供观测护理。

【治疗复查后的思考】

1. 唇裂是最常见的先天性畸形之一,国内外统计,发生率各异,在1:543～1214之间。唇腭裂的发病原因迄今尚未彻底明了。男性唇裂发生率大于女性。而单侧唇裂中,左侧较右侧为多见。

2. 唇裂是一种先天性胚胎发育畸形,除有组织移位外,还伴有皮肤、黏膜、骨及软骨的发育不良。从唇裂至腭裂,每个病例其裂开程度也各不相同。因此临床病例较为复杂。上唇这一局限的较小区域,形态又很复杂,包括红唇、白唇、唇弓缘、沟状线、唇珠、人中(人中凹、人中嵴)等。

3. 在唇弓上有两个对称的高点,此两高点与人中嵴相接,称唇峰。在两唇峰之间有一个凹点,即唇弓的中央点,称唇弓凹,此3点为唇裂修复手术中的重要标志。另外红白唇与唇缘界限清楚。因此医师多以上述界限为标准修复唇裂。但很难形成人中嵴与凹(值得深入细致的研究与实践)。唇珠有时可以形成。由于上唇是一运动较多部位,手术缝合痕迹在上唇一般都较明显。不形成凸起与凹陷即为较好。

4. 唇裂的修复已有多种方法,但各有其优缺点,目前没有一种方法是十全十美。本例原可能为旋转推进瓣法(Millard法),由于发育的结果出现了继发畸形,红唇的瘢痕凹陷与左鼻翼与对侧比较小。

5. 由于唇裂手术常在婴儿时进行,随着发育,常伴有鼻翼、鼻孔、鼻小柱等继发畸形。本例左鼻翼的拱状形态较右侧明显变小,使鼻头突出点略偏向左侧,这也是很多唇裂术后继发的畸形,如何能增大,鼻部畸形还包括鼻小柱偏移、短缩,鼻孔变形移位等,这些在临床上已有较多方法。据大体相同病例修复方法也略有不同,但具体各部位形态的修复方法。值得临床医师重视与研究。

6. 唇裂是一先天性胚胎发育畸形,由于婴幼儿期的鼻翼软骨还没有很好发育,怕过早分离鼻翼软骨时,易被破坏。所以来诊的二期患者往往都伴有较明显的鼻畸形。再加上早期唇裂修复的不准确弊病,也

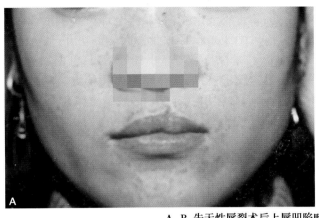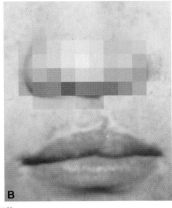

A、B. 先天性唇裂术后上唇凹陷畸形

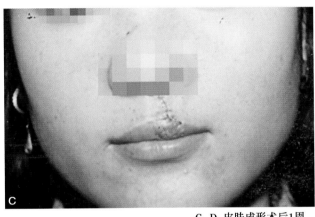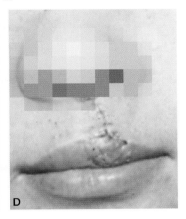

C、D. 皮肤成形术后1周

图 6-2-28　诊断:先天性左侧唇裂修复术后并上唇凹陷畸形
医疗技术:皮肤成形术(周韦宏)

会导致鼻畸形产生。如果腭裂早期没做腭弓的矫正或 10 岁左右未做牙槽裂植骨,则往往鼻底会留有凹陷畸形。另外还有畸形内在因素的影响,所以唇裂患者往往难以避免出现各种术后继发畸形,这是唇裂术后继发畸形极难纠正到完全正常,而仅能做到接近正常效果的原因。

7. 胎儿外科　据国外报道,通过早期检查发现唇裂畸形,出生前即在子宫内或宫外早期进行修复手术,可以防止产生瘢痕。应对其深入研究与实践。

8. 本例术后红白唇缘与唇下已矫治,但唇峰与唇弓凹未形成,两鼻孔虽近似,但左鼻翼仍较小,修复至正常状态仍有差距。

(周韦宏)

病案 29　先天性左侧唇裂修复术后并上唇凹陷与左侧小鼻翼畸形:皮肤成形与鼻翼软骨多处切开扩大技术

【病史与治疗】

诊断:先天性左侧唇裂修复术后并上唇凹陷与左侧小鼻翼畸形

医疗技术:皮肤成形与鼻翼软骨多处切开扩大技术

患者,男,6 岁。生后即发现患儿左侧唇裂(兔唇),几天后就医,告之 6 个月可以修复。故 6 个月行手术修复。修复后兔唇消失,在以后的发育过程中,左鼻翼较右侧明显小,上唇左侧有一凹陷痕。1989 年 5 月 6 日因鼻翼上唇形态要求修复入院。左侧鼻翼拱形较右侧明显小,使鼻头低并向左侧偏移,鼻孔小,鼻孔底堤状隆起消失,反而有凹陷,鼻小柱向左侧倾斜,从鼻小柱基部左侧向唇部有缝合痕迹,红、白唇对合不齐,红唇有一三角形瓣插入白唇(图 6-2-29:A、B)。5 月 9 日手术,按原手术切口切开,并向上沿鼻小柱左侧缘略向孔缘内 0.3cm 切口至鼻孔中外 1/3 处,软骨膜浅层剥离,显露全部鼻翼拱形软骨,并将前后缘在不同位置部分切开(切开裂隙均超过鼻翼软骨前后中线),拱形软骨中间全部切开,略作剥离,使鼻翼软骨与软组织能伸长,鼻孔基底部行一小的"Z"字成形,缝合鼻翼与鼻小柱处切口,红白唇处行"Z"字成形,修复红白唇,手术结束。术后 12 天查看,左鼻孔用硅胶管支撑,使鼻翼与鼻孔扩大。左鼻翼呈拱形、鼻孔增大,比右侧略大些(图 6-2-29:C)。出院时,嘱其术后必须用一定直径的胶管支撑 3 个月与支撑的作用及意义,必须坚持,否则后悔。但术后未得到随访,很遗憾。

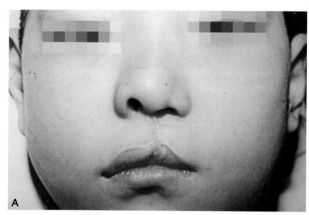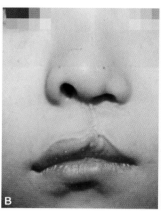

A、B. 左侧唇裂术后并上唇凹陷与小鼻翼

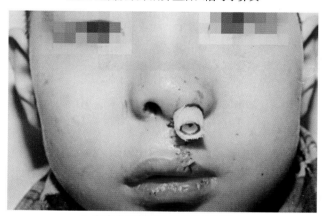

C. 皮肤成形鼻翼软骨多处切开扩大

图 6-2-29 诊断:先天性左侧唇裂修复术后并上唇凹陷与小鼻翼畸形

医疗技术:皮肤成形与鼻翼软骨多处切开扩大技术

护理要点:①鼻腔护理;②皮瓣血供观测护理。

【治疗后的思考】

1. 唇裂和腭裂是常见的先天性畸形之一,据国内外新生儿的统计,发生率各异。上海九院(1973 年)统计 262 027 名新生儿,发生率为 1:768;四川医学院(1958 年)统计新生儿发生率为 1:77 105;北京地区的调查结果为 1:616。德国 Schroder 为 1:1214;荷兰 Sauder(1931 年)为 1:954;瑞典 Edberg(1939 年)为 1:960;丹麦 Andersou(1939 年)为 1:656;美国 Ivy(1955 年)为 1:949;芬兰 Gylling、Saivio(1961 年)为 1:543。

2. 此患是左侧上唇裂直至鼻底全部裂开,通常伴有同侧鼻翼、鼻底和鼻小柱的畸形。一般唇裂隙越大鼻畸形也越严重。由于患侧鼻组织发育不全,形态与位置异常。最显著的特征是大翼软骨的改变,其内脚向内向下移位,致使患侧鼻小柱短小,鼻尖低偏向健侧,鼻底增宽,鼻孔扩大,鼻小柱和鼻中隔尾部健侧偏斜;其外角向下向外移位并形成钩状变形,内外脚间角度增大变钝,导致鼻翼塌陷,并在鼻前庭部构成突出的皱襞。

3. 鼻外形如锥体。上段为骨部,下段为鼻软骨部。软骨部中央为中隔软骨,侧上方为鼻侧软骨,侧下方为大翼软骨(鼻翼软骨)。大鼻翼软骨有内脚和外脚,两脚间构成了拱状形态,如发育不好,会影响鼻翼和鼻孔的形态。大翼软骨背部和内脚参与鼻翼内侧约一半的组成。外侧脚先向外上、然后向深部弯曲。鼻翼外侧由皮肤、皮下纤维组织和一些肌纤维组成。两侧大鼻翼软骨的内脚靠拢形成鼻小柱的支撑。鼻小柱下端向两侧伸延呈现斜坡形扩展,与鼻翼脚向鼻底的延伸部相结合,构成鼻底的台阶状形态称鼻底堤状隆起。鼻翼外侧,鼻翼颊沟与鼻唇沟之间有一低凹的三角区,称鼻唇沟三角,此处之低凹有增强鼻翼立体感之效应。

4. 本例是左侧唇裂修复术后,继发鼻翼与鼻孔缩小,上唇有瘢痕凹陷与红白唇对合不佳。上唇与红白唇缘的修复已有很多方法,并且也很成熟。但鼻翼拱形变小和鼻孔缩小的修复方法较少,如翼软骨内侧脚悬吊,翼软骨切开扩大,而鼻翼拱形的修复也较多,但无明确的方法。如何修复值得探讨。

5. 针对鼻翼(拱形)缩小的修复,我们设计了鼻翼软骨多处切开,切开裂隙均超过鼻翼软骨前后中线,拱形软骨中间全部切开扩大技术。本例是在鼻翼软骨表面作较大范围剥离,是为了利用皮肤的伸缩性,与软骨纵行多处部分或全部切开,以使其能展开,扩大其拱形,术后鼻孔内充填油纱布支撑,以使鼻翼拱形扩大,如何使鼻翼拱形扩大,是值得研究与临床实践的问题。

6. 本患儿6岁,是鼻部成形发育时期,唇裂各种组织修复后,有的患者以后能按正常形态发育,但也有的没能按正常发育者。虽年龄小,但估计长时间(数年)牵拉、萎缩,也会限制其正常发育。而鼻畸形矫正术后造成的小鼻翼、小鼻孔畸形,畸形严重者矫治十分棘手。为了预防棘手畸形的出现,我们采取了早期修复方法。

7. 国外一些学者在唇裂修复的同时做彻底的鼻畸形矫正术,经过长期随访未发现不良后果。但也有早期鼻畸形矫正术后造成的小鼻翼、小鼻孔畸形,畸形严重者矫治十分棘手。一般认为如鼻翼创伤大,形成的瘢痕组织广泛,会影响大鼻翼软骨和鼻翼的血供,故如过早手术可导致鼻发育障碍。但人体还有很大的适应能力和协调能力。婴幼儿大鼻翼软骨非常薄弱,5岁以后软骨才有一定的强度。因此多认为继发鼻畸形的修复以在5岁以后或学龄前较好。我国学者多主张于青春期以后待鼻发育基本成熟后的13～18岁再做彻底矫正手术。但患者需要承受相当长的心理重负。

(夏双印　崔志坚)

病案30　右唇裂继发唇鼻畸形:鼻孔成形与上唇"锯齿"缝合技术

【病史与治疗】

诊断:右唇裂术后继发唇鼻畸形

医疗技术:鼻孔成形与上唇"锯齿"缝合技术

患者,男,37岁。自出生即为右侧唇裂,近3岁时行"唇裂修复术",术后当时外观尚可,随年龄增长,唇鼻外观不良加重。2009年3月10日来诊:右侧鼻底至上唇遗留瘢痕,且唇峰上移较健侧约高1cm左右,唇峰下红唇可见5mm三角形凹陷。右侧鼻翼拱形变小,鼻孔宽大,鼻底堤状隆起缺失,右侧鼻翼沟明显,鼻孔缘下移,约0.4cm,鼻孔不对称(图6-2-30:C)。原缝合口近似直线(原缝合法可能是直线法)(图6-2-30:A、I)。于上唇原瘢痕处设计"锯齿形"手术切口(图6-2-30:B),只切除瘢痕皮肤,剩余组织左右对侧填充皮下,以增加上唇凹陷区厚度(图6-2-30:E、F)。离断右侧鼻翼软骨内侧脚,悬吊至健侧鼻翼软骨,使之上提,从而形成对称的鼻孔形态,推挤鼻头摆正(图6-2-30:G)。术后7天,鼻孔两侧基本对称,左鼻孔缘仍微高于右侧,鼻孔基底鼻底堤状隆起缺失而呈凹陷状态,上唇有缝合口处红唇缘略高于对侧,呈三角形,在鼻孔正中线略外侧,而右侧人中嵴仍有凹陷(图6-2-30:H、J)。

护理要点:①鼻腔护理;②皮瓣血供观测护理。

【治疗复查后的思考】

1. 本例右侧唇裂术后已34年,现合并有鼻孔缘不等高,右侧低左侧高;鼻孔不对称,右侧大左侧小;红白唇缘不整,右侧(缝合口处)一红唇三角瓣插入白唇;上唇下缘有凹陷(缝合口处);鼻翼拱形右侧小左侧大,并不在一平面上;右鼻底堤状隆起消失。

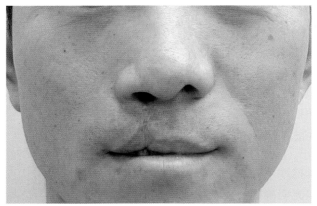

A. 唇裂术后唇鼻畸形

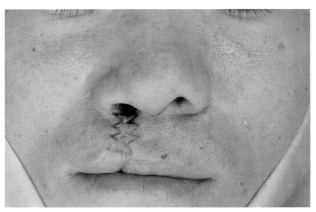

B. 上唇锯齿设计

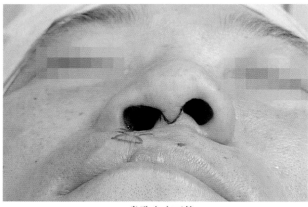

C. 鼻孔大小不等

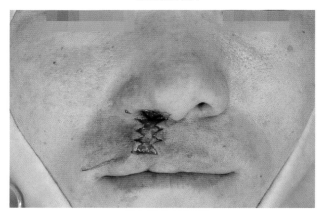

D. 锯齿瘢痕皮肤切除

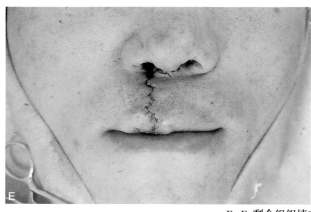

E、F. 剩余组织填充皮下皮肤锯齿缝合

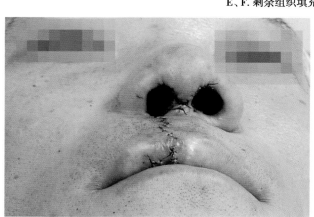

G. 鼻孔对称

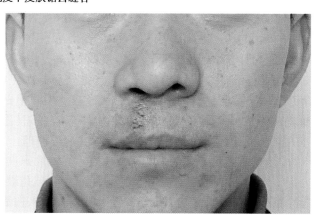

H. 术后7天

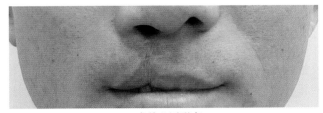

I. 术前上唇形态

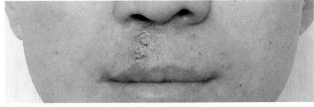

J. 术后上唇形态

图 6-2-30　诊断:右唇裂术后继发唇鼻畸形

医疗技术:鼻孔成形与上唇"锯齿"缝合技术(尚勇)

2. 以往行唇裂二期再修复时,常常将上唇瘢痕彻底全层切除(还包括少许的正常皮肤与皮下组织),重新缝合。本例原修复法可能是直线缝合法(图 6-2-30:A、J)。为了预防直线瘢痕挛缩及增加上唇局部的组织厚度,我们采用了锯齿形皮肤切口设计,锯齿状瓣上去表皮,利用增加局部皮下组织量,缝合后上唇局部丰满还略膨出其鼻孔基底凹陷虽有改善,但整体仍凹陷。瘢痕组织瓣血运不良这是与正常组织最大区别,我们所形成的"锯齿"样去表皮瓣是微小的携带于正常皮肤边缘,有较大的蒂部,缝合后组织反应正常。这也是我们的一种尝试。

3. 本例是利用离断患侧鼻翼软骨内侧脚,悬吊在健侧鼻翼软骨上,使之上提,从而形成对称的鼻孔形态(图 6-2-30:G)。

4. 本例在切取上唇与红唇锯齿形组织瓣时,红唇缘处右侧三角瓣,切取的蒂部较宽,向内侧旋转角度不足,因此,突出的红白唇缘向下移位不足,使右侧人中嵴向上移位欠缺,这是本手术不足之处。未加处理,是鼻畸形的基础形态。

5. 唇裂术后经过数年的发育,在鼻与上唇会出现很多畸形,而每个畸形都应解决。多种畸形在一起,如何集中解决是手术医师综合能力的表现。本例较好地解决了上唇缝合口丰满与鼻孔等大问题。但如鼻翼拱形不等大、鼻翼缘不等高、鼻左右不对称,这是鼻部的基础问题,基础问题解决后,再处理其他形态问题,才能锦上添花。这是我们在思维上没有深入认识的结果。

6. 对唇裂术后继发畸形,应将各种畸形集中在一起,综合分析,对每个畸形具体设计,再综合成一个设计方案,而且还应在具体处置中,据具体情况修改方案。本例红白唇缘与红唇下缘虽有改善,但不彻底,残留小畸形;鼻孔缘不等高、鼻翼拱形大小不对称仍存在。这是我们综合能力欠缺,设计不全面的结果。应吸取教训。

7. 唇裂的修复有两个目的　其一是外形的修复,使畸形的唇鼻部尽量达到对称、接近正常而富有立体感的外形,这也是二期修复的主要目的;其二是上唇与鼻的功能常在一期手术期已完成。因此上唇与鼻形态的修复是二期手术修复的主要任务。

8. 唇裂术后的继发畸形,包括上唇与鼻,由于上唇与鼻的细小结构较复杂。因此,上唇与鼻细小形态的修复是美感的关键,而每个细小形态与结构(又与周围相连)的形成是整体形态的基础。但也是最难于成形的。

9. 关于鼻底堤状隆起缺失,在完全性唇裂中经常可见,对其修复,在鼻孔基底有较多皮肤软组织时,经过改形是有修复的可能,如无上述条件,鼻底堤状隆起无法成形。

(尚　勇)

病案 31　左唇裂继发鼻畸形、左侧上颌骨凹陷:膨体、自体肋软骨联合矫形技术

【病史与治疗】

诊断:左侧唇裂术后继发鼻畸形,伴左侧上颌骨凹陷畸形

医疗技术:膨体联合自体肋软骨隆鼻与肋软骨移植填充上颌骨凹陷技术

患者,男,22 岁。生后半年在当地医院行"左侧先天性唇裂修复术",在以后的发育过程中,左鼻翼发育小,上唇缝合口有瘢痕增生,红白唇缘错位对合,影响美观。于 2012 年 7 月 18 日入院,查体:左侧鼻翼

较右侧明显缩小,仰头位见鼻尖低平,右侧鼻孔呈横椭圆形,左侧鼻孔小于右侧,呈"梨形",鼻小柱偏向右侧,左侧鼻翼拱形缩小畸形,触之左侧鼻基底较右侧上颌骨凹陷(图 6-2-31:A、B、C、D)。7 月 20 日行手术,按术前设计雕刻膨体形成"柳叶形"鼻背假体,切取自体肋软骨,将其一部分雕刻形成"帽状"移植物,另一部分按左鼻基底凹陷形状雕刻成"L"形软骨块及支撑鼻小柱的条柱状软骨,采用鼻翼缘及鼻小柱"飞鸟"形切口,充分剥离左侧鼻翼软骨内侧脚,将其前提至与右侧软骨穹隆部相一致的高度,塌陷的鼻翼软骨与右侧鼻翼软骨行穹隆间拉拢缝合,并向右侧的鼻软骨悬吊固定。将膨体置入到鼻背,经小柱下端切口将"L"形软骨块翻转植在左侧梨状孔外下侧固定,并将支撑鼻小柱处的条柱状肋软骨置放在两内侧脚间、"帽状"移植物置放在穹隆上分别缝合固定。术后 7 天切口拆线,创口一期愈合。术后 2 个月复查,左鼻翼扩大与右侧近似,上唇缝合口有瘢痕增生,红白唇缘对合,形态尚可,两侧鼻孔均呈"梨形",但左侧略小,左鼻孔缘外上侧欠丰满(图 6-2-31:E、F、G、H)。

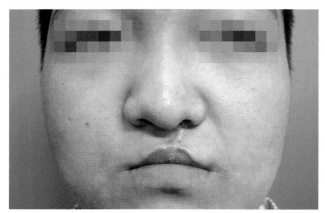

A. 唇裂术后

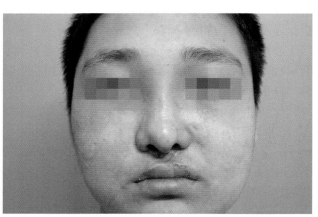

B. 术后2个月

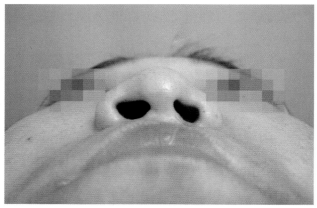

C. 鼻孔不对称

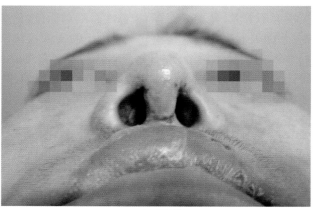

D. 术后鼻孔

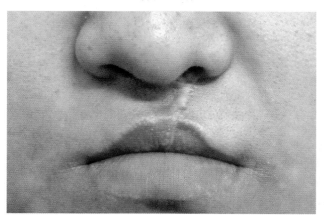

E. 左鼻基底凹陷

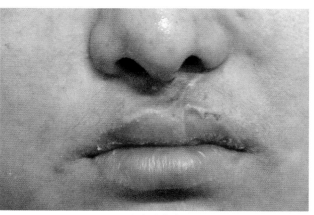

F. 左鼻基底隆起

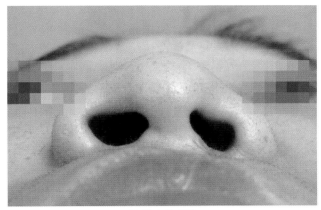

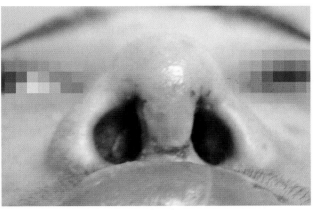

G. 鼻小柱右偏　　　　　　　　　　H. 术后鼻孔鼻小柱

图 6-2-31　诊断:左侧唇裂术后继发鼻畸形伴左侧上颌骨凹陷畸形
医疗技术:膨体与自体肋软骨隆鼻与肋软骨填充上颌骨凹陷畸形技术(陈伟华)

护理要点:①鼻腔护理;②皮瓣血供观测护理。

【治疗复查后的思考】

1. 先天性唇裂畸形,常于生后 6 个月做唇裂修补手术,是预防上颌骨与牙齿发育畸形,但在发育过程中很难避免继发畸形的出现,常需要二期再修复。而继发畸形常不只是单一的,多是鼻尖、鼻头、鼻孔、鼻小柱、鼻孔底、上唇、红白唇以及上颌骨发育或其他组织变化等,临床上有繁多的畸形组合。

2. 此例男性,22 岁,检查显示:上颌骨梨状孔左侧外下区发育内凹,使鼻翼随之向后移位,鼻翼不突显,鼻尖圆钝低平,鼻小柱短,鼻孔形态不佳。我们设计:切取 3 块软骨与膨体组合:即"L"形软骨块置放在梨状孔外下侧,以垫高左鼻翼基底;条柱状软骨块支高鼻尖;"帽状"软骨块形成突显的鼻头;膨体置入到鼻背。综合对唇裂术后继发鼻唇畸形的再整复。

3. 膨体聚四氟乙烯因其表面的微孔具有良好的生物相容性,置入后能与自体组织有较牢固的连接,假体不易移动,且质地柔软,弹性和硬度与软骨相似,是目前应用最为广泛的假体隆鼻材料之一。本例患者鼻梁低平,缺乏立体感,我们用膨体隆起鼻背,同时将自身肋软骨"帽状"移植物置放在鼻尖,不但使术后鼻外形挺拔、自然,而且避免由于异体材料置入导致鼻尖处皮肤破溃的风险。

4. 本例我们从各种畸形出发,针对各畸形特点,主要是以垫高技术为主。另外我们在鼻翼缘及鼻小柱"飞鸟"形切口,以利鼻小柱延长,充分剥离软组织与筋膜,松解患侧鼻翼软骨内侧脚或切断鼻翼软骨内侧脚等,以利组织伸展复位,也是很重要的处置。因此,手术医师思维要全面,在各方面都应作得到位,才能保证综合效果。

5. 关于唇裂继发畸形的综合整修技术,很早就被各专家重视,已有很多报道文章。针对各种畸形的组合,临床所采用的具体方式、方法也有不同。我们是将肋软骨与膨体组合,从组织基底或表面垫高组织凹陷。

6. 本例主要是上颌骨梨状口左侧发育不良,内凹。如果仅将塌陷的鼻翼软骨进行复位而不对鼻孔基底凹陷处进行填充,则左侧鼻翼凹陷畸形不会得到彻底矫正,因此,保证鼻基底有可靠的组织填充是非常重要的。目前可应用于填充的材料包括:鼻中隔软骨、耳甲软骨、肋软骨等。虽然鼻中隔软骨及耳甲软骨获取容易,但可获取的软骨量有限,而肋软骨骨量丰富,在本次手术中,我们就将自体肋软骨雕刻后充填在鼻基底、鼻小柱、鼻尖等多个部位,同时肋软骨可按需雕刻成各种外形,术中按照患者鼻基底凹陷区形状将其雕刻成厚度约 0.6cm 的短小"L"形软骨块,填充在左鼻翼基底矫正凹陷畸形。

7. Anderson 把鼻尖看成是由两鼻翼软骨外侧脚和内侧脚构成的三角架样结构,认为内侧脚部分必须有足够的强度才能保证鼻尖软骨结构的稳定性,所以我们制备形成长 2.0cm,宽 0.4cm 的条柱状软骨将其缝合固定于内侧脚间,不但可以加强鼻小柱支撑力量,同时可使鼻尖上旋、抬高。

8. 在基底面观,正常鼻孔的鼻小柱和鼻底的轮廓应是一等边三角形,鼻小叶部分和鼻小柱应为 1:2 的比例,鼻孔长轴沿着从基底到最高点略靠内侧的方向走行,大致呈水滴形。该患者术前仰头位可见鼻尖低平,鼻小柱右偏,右侧鼻孔呈横椭圆形,左侧鼻孔呈"梨形"(图 6-2-31:C),通过应用鼻翼软骨缝合悬吊、自体肋软骨鼻小柱支撑、鼻尖帽状物移植、鼻基底凹陷填充等方法,手术修复后仰头位见鼻尖挺拔,鼻孔成斜椭圆形水滴状,鼻外形达到较理想的修复效果(图 6-2-31:D)。

9. 关于拱形鼻翼的扩大手术　本例是剥离左侧鼻翼软骨内侧脚,将其前提至与右侧软骨穹隆部相一致的高度,并使塌陷的鼻翼软骨与健侧鼻翼软骨行穹隆间拉拢缝合悬吊固定。术后查看矫正的不彻底。缩小的鼻翼,会影响鼻孔、鼻尖、鼻小柱的形态。扩大鼻翼拱形,有助于整体鼻的外观。在鼻翼部皮肤软组织的伸缩范围内,如何扩大鼻翼的拱形,值得临床研究与实践。我们已尝试鼻翼扩大的方法如本章病案29,但还应充实病例与总结经验。

> **设想**　本例修复后还有左鼻翼拱形仍略小、两侧鼻孔仍有不对称、左鼻孔缘外侧欠丰满,上唇缝合口有瘢痕增生,以及上唇有缝合口瘢痕。本例既然是综合整修技术,如左鼻翼将鼻翼软骨纵行切开几处,术后鼻腔支撑扩大;两鼻孔缝合注意对称性,最后结果会比现在更完美。

(陈伟华)

病案 32　上唇血管瘤核素治疗后瘢痕、上唇部分缺损:上唇"Z"字成形技术

【病史与治疗】

诊断:上唇血管瘤核素治疗后瘢痕形成、上唇部分缺损伴闭合不全

医疗技术:上唇"Z"字(角度不等)成形技术

患者,女,25 岁。1988 年患者 2 岁时,因先天性上唇血管瘤在医院行核素放射性治疗,治疗后逐渐出现上唇外形异常,于 2011 年 2 月 17 日来院就诊。查体:上唇中部(偏右)发育不良,唇缘嵴消失无突起,红白唇无明确界限,唇珠缺失,上唇红唇缘凹陷性缺损,缺损面积达 2.5cm×0.7cm,切牙下 2/3 部外露,白唇部皮肤片状花斑,约 1.5cm×2.2cm 大小,皮下组织萎缩,明显薄于周围组织,质地较韧(图 6-2-32:A、F)。于 2011 年 2 月 18 日在局麻下,设计以上唇凹陷最突出点略左侧设计一点,以右侧红唇突出点下设计另一点,于其两点向上唇内面设一交点,再于左侧红唇缘下设计一点,与蒂内侧点连线,形成角度不等的"Z"字形(图 6-2-32:B)。按设计切取上唇系带右侧纵向三角形上唇黏膜组织瓣与横向组织切开,充分游离周围组织(图 6-2-32:C、G),将健康的口轮匝肌进行短缩,三角瓣插入左侧切口处缝合。术后 7 日拆线,创口愈合良好(图 6-2-32:D)。术后 2 个月复查,上唇缺损缘已被修补,较丰满,红白唇缘已有外突,上下唇闭合已完全,无切牙外露,(图 6-2-32:E、H)。

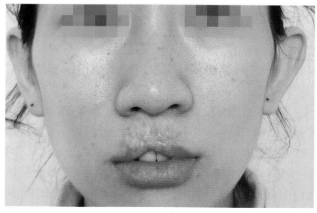

A. 上唇瘢痕

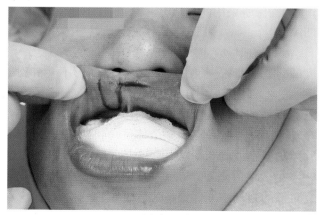

B. 设计 Z 形术

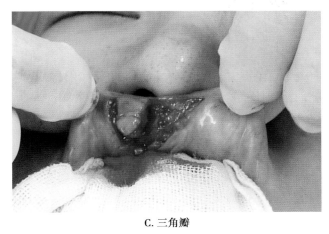

C. 三角瓣

D. 插入左侧缝合

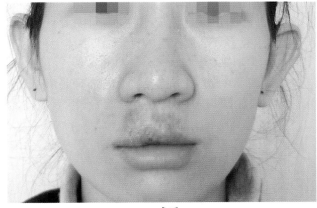

E. 术后

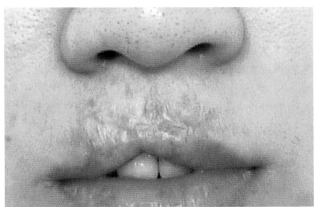

F. 上唇放疗后瘢痕萎缩

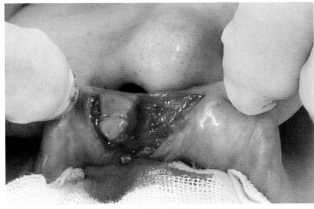

G. 上唇Z形皮瓣

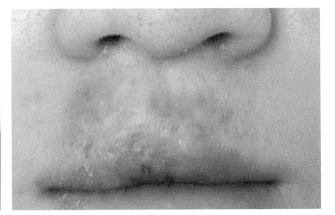

H. 术后2个月

图 6-2-32 诊断:上唇血管瘤同位素治疗后瘢痕形成上唇部分缺损伴闭合不全

医疗技术:上唇 Z 字成形技术(于冬梅)

护理要点:①口腔术前、后护理;②"Z"字形皮瓣观测护理。

【治疗复查后的思考】

1. 唇部位于面部的下 1/3。上至鼻孔底线,下至颏唇沟,两侧至鼻唇沟。包括上唇和下唇,口唇的两端为口角。上、下唇又可分为白唇和红唇,白唇即唇部的皮肤部分,红唇为上、下唇的游离缘,是皮肤与黏膜相切的移行部。

2. 面下部可分为上唇、下唇、下颌三个部分,上唇是指上唇缘到鼻底,下唇为下唇上缘到下唇与下颌凹陷(颏唇沟),其余部分为下颌。一般来说,三者理想的高度之比应该为 1∶1∶1。

3. 正常的上唇从正面看唇缘中部呈弓形,称为"唇缘弓",唇缘弓有一对称的红色边缘,称为"红唇缘"。红唇及唇缘弓一般色泽较淡,且轮廓不鲜明,唇缘与皮肤的交界处有一个白色的细嵴,称为"皮肤白线"或"唇缘嵴"。唇缘弓正中有一条浅沟,称为"人中"。人中正下方的红唇呈结节状,称为"唇珠"。红唇组织柔软,易移动,富于弹性和伸展性。

4. 口唇自然放松时,上颌正中切牙一般只露0.2～0.3cm,微笑时牙冠部分外露,不超过2/3,静止时上下唇间隙不超过0.3cm。下唇缘位于鼻尖与颏连线上,上唇前缘略后缩于该线,或两者均略后缩。

5. 此患者上唇中段红唇缺损,唇珠缺失严重,牙齿外露,影响外观。考虑以邻近红唇组织修复为首选。预先评估术区红唇缺损组织量,设计黏膜瓣的大小非常关键,宁多勿少。我们采用了角度不等的"Z"字成形。

6. 关于交错皮瓣又称易位皮瓣或对偶三角皮瓣,简称"Z"字成形。交错皮瓣是整形美容外科应用最多、最广的一种局部皮瓣,因操作简便、效果好,备受医患的欢迎。适应证很广,如蹼状、条状、索状瘢痕、组织错位、开口处狭窄等整形。

7. 设计原理 在条状或索状瘢痕的两侧设计一定角度的两个三角,角度与轴线延长线的长度有一定关系,即30°角的皮瓣可延长25%左右,45°角的皮瓣可延长50%,60°角可延长75%左右,角度大于60°后虽然延长的百分率可更大,但因蒂部相对太宽而不易旋转。上述数字只是数学上的计算,在活体上远不能达到理论上的数值。一般临床经常采用60°角皮瓣。

8. 本例我们采用不等三角皮瓣,目的是将三角瓣向左侧旋转90°充填上唇缺损,而蒂部又是唇缘,蒂的内侧会向上推挤使红白唇缘向上移位,最后红白唇缘上移,消除缺损。而口内上唇缝合,不影显外露部分。

9. 本例修复后,上唇皮肤还有花斑瘢痕,未作处理。由于上唇修复后,已前凸上翘,皮肤已松弛,会对瘢痕软化有好处。

10. 本方法是利用上唇现有的红白唇缘(不突出),将上唇内面纵行的三角形黏膜组织瓣,向内上旋转90°,最后增加上唇纵向的宽度,使红唇向外上推挤,缩小上唇横向的宽度。本例修补组织量仍有不足,如再宽些,尤其三角瓣内侧设计成外凸弧形,转移后会使上唇更丰满些。

(于冬梅)

病案33 先天性双侧招风耳:招风耳畸形矫正技术

【病史与治疗】

诊断:先天性双侧招风耳

治疗技术:招风耳畸形矫正技术

患者,男,17岁。因先天性双侧外耳畸形入院。查体可见双侧耳郭背面耳甲与耳舟间角度明显大于90°,耳郭与颅侧面角度近90°,双侧耳郭外展明显,对耳轮及上脚不明显,对耳轮于耳郭中部消失,耳甲腔增大(图6-2-33:A、B、C、D、E)。入院后予以完善术前检查,行双侧招风耳畸形矫正术,术中于耳后作纵形切口,梭形切除4cm×1.5cm耳后皮肤及皮下组织,锐性剥离显露耳郭软骨,距耳轮缘约1cm纵向弧形切开耳软骨,向前剥离1.0cm形成耳软骨瓣,在其表面用手术刀做划痕(图6-2-33:F),向背后卷曲返折用5-0可吸收线固定(图6-2-33:G),缝合切口,以油纱卷固定耳舟处(图6-2-33:H),包扎。术后10天拆线,见伤口愈合良好,双侧耳郭基本对称,外形、大小等良好,可见明显的对耳轮、耳舟状窝,耳甲腔缩小,深度明显,外耳轮等结构清晰,只是耳轮的弧度左侧明显好于右侧(图6-2-33:I、J、K、L、M)。

护理要点:参考本章病案45。

【治疗复查后的思考】

1. 招风耳又称隆突耳畸形,一般认为是由胚胎期耳轮形成不全或耳甲软骨过度发育所致。这两部分畸形可能单独存在,也可能同时发生。

2. 招风耳患者的耳甲与耳舟间的角度大于90°,通常在150°以上;对耳轮上脚扁平,较严重者,其耳甲与耳舟的角度完全消失(成180°角);对耳轮及其上下脚亦完全消失,整个耳郭与头颅面成90°角。

3. 招风耳的切口设计 耳后梭形切口,去除的皮肤长度、宽度因耳郭畸形程度而定,多数设计在

1.0～1.5cm之间。耳郭软骨纵向弧形切开折叠的越多(或切除的越多),对耳轮外凸的越明显,术后耳郭横径缩小越明显。

4. 为避免软骨卷折时形成较锐利的角度。软骨与前面皮肤的剥离时除注意勿切穿皮肤,达设计对耳轮处外,我们是在软骨前表面用手术刀做纵行浅表划开,以减少向后卷折软骨的张力,需注意划痕不可过深,距耳轮缘约1cm纵行弧形切开耳软骨。将分离的耳软骨向后返折用5-0可吸收线固定,返折的上、下两端要修整并去除少许形成猫耳的软骨,使新形成的对耳轮弧线更加顺畅。

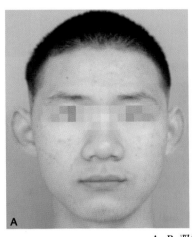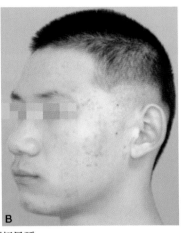

A、B. 双侧招风耳

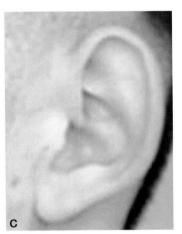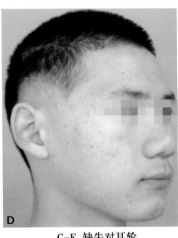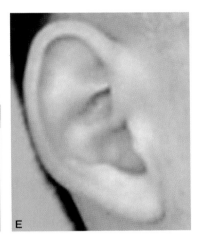

C~E. 缺失对耳轮

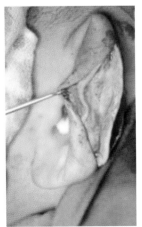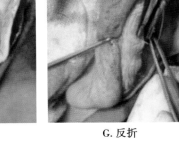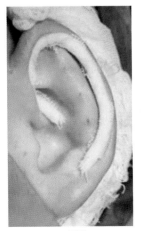

F. 骨划痕 G. 反折 H. 固定

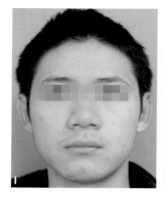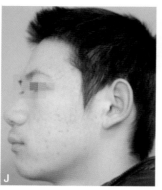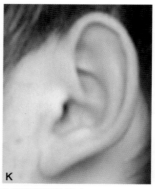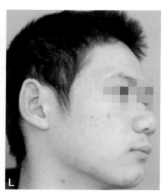

I~L. 形成对耳轮耳舟状窝耳甲腔缩小

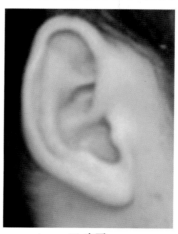

M. 右耳

图 6-2-33　诊断:先天性双侧招风耳
医疗技术:招风耳畸形矫正技术(蒋海越)

5. 在耳软骨卷折成形好的基础上,油纱卷固定在形成的耳舟处很重要,有利于招风耳矫正术后的塑形。

6. 招风耳畸形矫治的手术方法较多,无论何种方法,手术的关键是形成完整的对耳轮、耳舟、上下脚与三角窝。

7. 建议　术后复查,左侧耳郭形态良好,但对耳轮与对耳屏处连接略差。右耳轮上 1/3 弧不圆滑,相当于耳郭结节处弧线变直,与对侧比多少有点逊色,可能是缝合过紧造成。因此,对称性形态器官,术中参照对比(或对侧不同角度照片),对形态的塑造有极大的帮助。

(蒋海越)

病案 34　先天性右侧隐耳畸形:隐耳区原位皮肤扩张技术

【病史与治疗】

诊断:先天性右隐耳畸形(轻型)

医疗技术:隐耳区原位皮肤扩张技术

患者,男,18 岁。生后发现右耳上部隐藏在侧颞部头皮下,无不适症状,未经任何治疗。1990 年 3 月 11 日以先天性右隐耳畸形诊断入院。右耳上 1/3 部埋入颞部头皮的皮下,耳颅沟消失。3 月 15 日于右耳上发际缘下耳轮间置放扩张器,三周后注水扩张(图 6-2-34:A)。8 月 3 日行第二期手术,取出扩张器并切除纤维包囊,扩张皮瓣伸展原位覆盖在侧颞、耳颅沟及耳后内侧面与上部耳轮。形成耳颅沟与耳后内侧面。术后 10 天,右耳轮上部已恢复与颅侧壁 30°角位置及耳颅沟(图 6-2-34:B)。

护理要点:①扩张器注水扩张护理;②皮瓣血供观测护理。

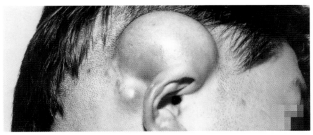
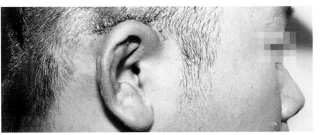

A. 先天性右隐耳畸形　　　　　　　　　　B. 隐耳区原位扩张皮瓣修复术后10天

图 6-2-34　诊断:先天性右隐耳畸形(轻型)
医疗技术:隐耳区原位皮肤扩张技术

【治疗复查后的思考】

1. 隐耳又称埋没耳、袋耳,为耳郭的一种先天性畸形。其主要表现为耳郭上半部埋入颞部头皮的皮下,无明确的耳后沟,如用手指向外牵拉耳郭上部,则能显露出耳郭的全貌,但松开后,因皮肤的牵拉和软骨的弹性又使其回复原状。轻度隐耳者,仅耳郭上部皮肤短缺,耳软骨发育基本正常;重度畸形者,除皮肤严重短缺外,耳郭上部的软骨发育不良,表现为耳轮部向前卷曲、舟状窝变形、对耳轮亦常屈曲变形等。

2. 隐耳畸形在我国较为常见,畸形以男性居多,男女之比约为 2∶1;右侧多见,右侧与左侧之比为 2∶1,双侧畸形者约占40%。

3. 由于隐耳主要表现为耳郭上部皮肤量不足,因此手术的原则是将此处皮肤切开,使埋入皮下的耳郭软骨充分显露出来,由此产生的创面,既往的修复方法有:植皮法,皮瓣旋转移植法,推进皮瓣加植皮法,乳突部推进皮瓣加植皮法、耳上方旋转皮瓣加植皮法等。如有耳软骨发育不良者也应进行适当矫形。

4. 我们采用了皮肤扩张技术。第一期于右耳上发际缘处切口,此处也极易遮挡,皮下相当于耳后软骨膜浅层至皮肤的厚度,从耳上发际缘向下剥离至耳颅角,再转向耳轮缘,形成腔隙,置放 100ml 圆形扩张器。3 周后注水,尤其在注水 80% 以后,要缓慢扩张,超量 20%。在每次注水后都要观察皮肤是否均匀扩张,如有不均匀一定抽出注水,等待 2~3 周时间后再注水。

5. 经实验证明,皮肤扩张后可以产生类似于耳区的正常皮肤,终止扩张 6 周后,扩张所产生的皮肤形态结构与正常皮肤一样时。本例持续扩张 3 个月余,扩张皮肤已恢复到正常形态,皮肤与皮下已有移动性并能提起,皮肤纹理与不扩张的皮肤一样、皮肤颜色局部一样、扩张增生的血管消失(图6-2-34:A)。说明扩张皮肤如无支撑,即时回缩率会很低。

6. 扩张皮瓣如去除扩张器会有回缩,而皮肤如长期无张力,也会有萎缩,这是人体的正常现象。由于扩张皮瓣临床上常在 3 个月左右完成,势必会出现回缩现象,如何掌握扩张皮瓣移植到受区,其回缩率与局部支撑能力平衡,这是扩张皮瓣移植到受区,不致因皮瓣回缩造成继发畸形的关键。因具体部位不同,其皮瓣回缩对局部影响也不同。但关键部位如耳再造,如何制作能与耳支架(或现已成形的肋软骨支架)支撑能力平衡的扩张皮瓣仍无明确具体方法与实验数据。我们的经验是:观测扩张皮肤的颜色(暗淡)、皮肤纹理、皮下移动性,有时可提起、增生的血管已消失,出现正常皮肤的弹性与移动性时即可,如皮肤发亮、色红等,还应等待。

7. 由于本例是正常耳软骨,较软,(而肋软骨支架较硬支撑能力强)支撑能力较弱。因此扩张皮瓣的回缩率与局部支撑力必须平衡,决不能因扩张皮瓣的回缩影响耳的形态。我们对此例具体处理方法包括:皮肤扩张足量后,持续扩张 3 个月余(皮肤持续扩张时间越长,其回缩率越低,利用率越高);手术时彻底切除了纤维包囊;将侧颞部头皮分离,尽量向下移位,连同扩张皮瓣至耳颅角处皮瓣有张力皮下缝合(此处有颅骨支撑),花生米粒纱包压迫固定,发际缘缝合口处也应皮下固定,最后使耳后内面覆盖在耳软骨上的扩张皮瓣极度松弛,至耳轮缘处也要固定使此处扩张皮肤无张力。

8. 纤维包囊内有大量胶原纤维、成纤维细胞以及成肌纤维细胞增殖,对扩张皮瓣起支持保护作用。电镜证实纤维囊内有肌纤维细胞,其内的大量肌动蛋白微丝束与胶原纤维协同起弹性回缩作用。纤维囊弹性回缩严重时可引起局部组织挛缩,成纤维细胞可转变为有收缩功能的成肌纤维细胞,此为挛缩的主要动力来源。因此切除纤维包囊是减小皮瓣挛缩的重要处置。本例发际缘处切口并不大,具体做法是:按原切口切开皮肤皮下,可见纤维包囊,保持纤维包囊的完整,不要切开纤维包囊,在纤维包囊表面(软组织与纤维包囊之间),用圆头解剖剪刀钝性、缓慢分离,逐渐扩大,当分离困难时,抽出部分囊内水,挤压使未剥离的纤维包囊隆起,结扎并牵拉提起,再分离剩余的纤维包囊,直至全部切除。在切除时剪刀尖端不能离开纤维包囊表面,也不能侵及皮下软组织,保证扩张皮瓣整体完好。

9. 此例是在右侧隐耳区域置放扩张器,皮肤扩张后,原位应用,是扩张皮瓣应用的另一种形式,由于是原位应用,不需要用其他形式将皮瓣转移。因此置放扩张器的切口越小越好,只是能将扩张器置入、纤维包囊与扩张囊取出即可。扩张器置放的位置手术前一定要反复确定好。此例切口较长,在什么部位切口,切口多长为佳,仍为临床实践证明。

10. 我们认为隐耳畸形应用隐耳区原位皮肤扩张技术,是目前修复隐耳畸形的最佳方法。此例耳轮缘卷曲与对侧近似、无其他畸形。如有耳郭上部的软骨发育不良,耳轮部向前卷曲、舟状窝变形、对耳轮异常屈曲变形等,或更严重者,应采用对侧耳郭复合组织移植或耳郭再造方法。

(夏双印 崔志坚)

病案 35 先天性右侧隐耳畸形:软骨粘连松解、局部皮瓣转移、中厚植皮技术

【病史与治疗】

诊断:先天性右侧隐耳畸形(重型)

医疗技术:软骨粘连松解、局部皮瓣转移、中厚植皮技术

患者,男,3 岁。因右侧先天性隐耳畸形于 2013 年 4 月 1 日入院,入院时查体:右侧外耳无正常耳郭形态,右耳下部基本正常,耳郭上部与颅侧皮肤靠拢,耳轮缘与侧颅部皮肤连在一起。部分耳郭软骨埋入颞部皮下,上部颅耳沟消失,对耳轮及上脚明显凸出。牵拉耳郭上部,可基本显露耳郭轮廓,松开后回复原状。耳轮上部向前方卷曲,舟状窝狭小变形(图 6-2-35:A、B)。完善辅助检查后,于 2013 年 4 月 3 日行局部右耳上部皮瓣转移隐耳畸形矫正全厚植皮术。在颅侧壁埋入皮下的耳轮上方与头皮之间的皮肤上,设计一个蒂在耳郭上方的新月形皮瓣(图 6-2-35:C),并在耳后距离耳轮缘 1.5cm 处纵向切口与新月形皮瓣下边相连,沿标记线全层切开皮肤、皮下组织,于深筋膜表面掀起新月形皮瓣,锐性剥离显露上部的耳郭软骨,将向前卷曲与耳舟软骨粘连的耳轮软骨松解,扩大耳舟并立起耳轮软骨;同时充分松解皱缩的对耳轮软骨及对耳轮上脚软骨背侧纤维结缔组织,(图 6-2-35:D),用可吸收线将耳轮软骨重新固定,形成新的耳轮(图 6-2-35:E),创面止血后,将新月形皮瓣旋转至耳郭后面已松解对耳轮软骨的创面处缝合固定,发际下方与颅耳沟处创面行全厚皮片移植修复,植皮处碎纱布包堆压迫,耳舟处放置油纱卷固定(图 6-2-35:F、G)。术后 10 天拆线,伤口愈合良好,上耳轮已向外上翘起与颅侧分离,耳轮弧形良好,结构清楚,上部耳轮缘卷曲略显厚重(肿胀尚未完全消退)(图 6-2-35:H、I、J、K),隐耳矫正术后效果理想。

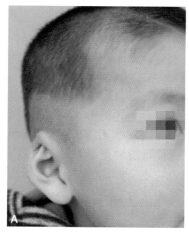
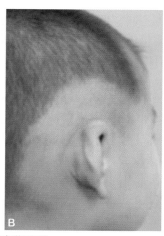

A、B. 右侧隐耳畸形(重型)

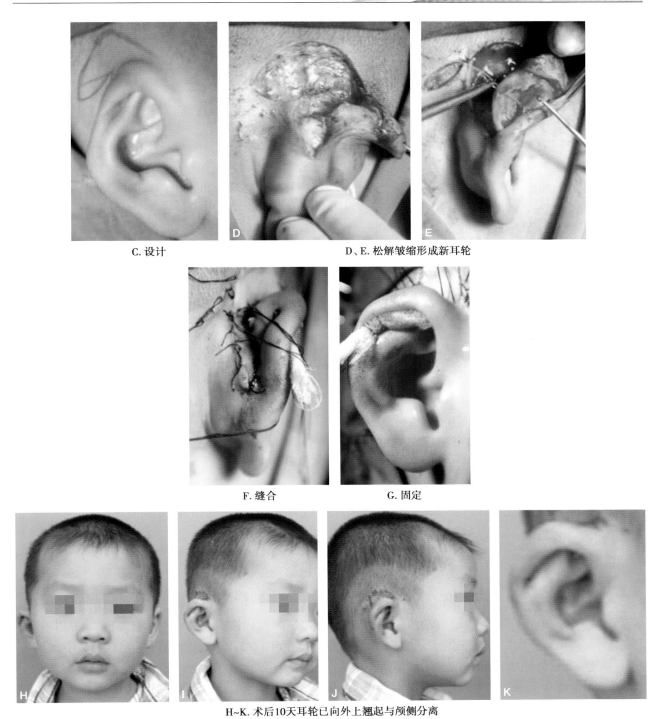

C. 设计　　　　　　　　　　D、E. 松解皱缩形成新耳轮

F. 缝合　　　　　G. 固定

H~K. 术后10天耳轮已向外上翘起与颅侧分离

图 6-2-35　诊断：先天性右侧隐耳畸形（重型）
医疗技术：软骨粘连松解、局部皮瓣转移、中厚植皮技术（蒋海越）

护理要点:参考本章病案 45。

【治疗复查后的思考】

1. 隐耳畸形的治疗:1 岁以内可试行非手术疗法,即制作一特殊矫正装置持续牵引法。1 岁以后宜手术治疗。手术方法已有植皮法、局部皮瓣旋转移植方法、推进皮瓣加植皮法等。此例我们采用了局部带蒂皮瓣(皮瓣设计成新月形)加植皮矫治隐耳畸形。

2. 先天性隐耳畸形常常合并耳郭软骨的其他畸形如耳轮软骨粘连、外耳轮软骨与耳舟处过度后折等,进行隐耳畸形矫正时尽量同时矫正这些畸形,否则会出现耳郭上部尖角类似猿耳畸形,影响手术后效果。

3. 新月形带蒂皮瓣的设计,其蒂部在上耳轮缘,长宽比例在 1∶2～3。是充分利用发际下方无毛区的皮肤,皮瓣转移时更加便利。掀起耳郭上方的皮瓣时要将颞浅筋膜带上,会使皮瓣血供更好,又可以增加皮瓣厚度以充填耳郭后面的凹陷区。该形状和厚度的皮瓣覆盖在耳郭背面松解软骨粘连后的凹陷创面上,有利于支撑耳颅角的形态。

4. 此患生后即有隐耳畸形,由于耳郭上半部埋入颞部头皮的皮下已 3 年。长期在头皮下,会使耳郭发育受影响,因此主张早期治疗。治疗包括两方面:其一应使耳郭后面与颅侧壁的纤维结缔组织粘连彻底松解,以使耳郭外形正常发育(或再矫形),否则耳郭外展就不充分,颅耳沟角狭小形成的隐窝不易清洗。彻底松解一般较容易。其二是皮肤软组织覆盖,各家所采用的方法又各不相同。

5. 颅侧壁发际与颅耳角处的创面切忌强行直接拉拢缝合,尽量采取全厚皮片植皮的方法解决,否则轻者颅耳沟变浅,重者隐耳复发。

设想 1　本例术后上耳轮已向外上翘起,耳轮弧形良好,结构清楚,只是耳角连接的不顺畅,上耳轮缘卷曲略重。耳郭上缘卷曲临床时而可见,如不明显影响耳郭变小,常无人要求治疗。如卷曲较大应按杯状耳治疗。此患如矫治了上耳郭缘卷曲与耳舟连接顺畅,会使耳郭形态更好。

设想 2　隐耳畸形即是上耳郭部分埋入颞部头皮的皮下,无耳后沟,治疗常是以皮片或皮瓣移植矫治畸形,说明主要是缺少皮肤。现代皮肤软组织扩张技术,能增加皮肤面积,如应用皮肤扩张技术,会使手术简单,形态也会更好(参考本章病案34)。另外,经过耳后的扩张与皮肤的牵来,还会使卷曲的上耳轮缘复位。

(蒋海越)

病案 36　左耳上部耳舟与耳甲艇间黑痣:穿过耳舟的颅耳后带蒂皮瓣技术

【病史与治疗】

诊断:左耳上部耳舟与耳甲艇间黑痣

医疗技术:穿过耳舟的颅耳后带蒂皮瓣技术

患者,女,32 岁。10 岁左右时发现左耳对耳轮上脚部位一米粒大小黑色痣,无不适症状,未在意。以后逐渐增大,至 2005 年 4 月 16 日以左耳上部耳舟与耳甲艇间黑痣诊断入院。左耳前外面,上从耳舟,对耳轮上、下脚至耳甲艇窝处皮肤黑痣,与皮下软骨间有移动性(图 6-2-36:A、B),无不适症状。4 月 20 日于左耳郭前面病区外侧缘,皮下组织间切除黑痣,并在外侧缘(相当于耳舟部位)用亚甲蓝定点,设计耳前后长 2.0cm、短臂 0.5cm"["形,耳后相反的小皮瓣,切取蒂部前后相反皮瓣翻转,其间切除长 2.1cm、宽 0.6cm 耳舟软骨(横断面示意线条图 E①),形成"窗口"(示意线条图 E②),耳郭前面外侧蒂的小皮瓣,通过"窗口"转向耳后与耳后皮缘缝合(示意线条图 E②)。将耳郭向后贴近耳后侧颅部,以"窗口"外侧上下两点于耳后侧颅部定点为皮瓣蒂部宽,耳郭复位,按耳前皮肤缺损内侧缘至"窗口"外侧缘长度与"窗口"宽度,在耳后侧颅部向耳根及耳后方向设计,略大 0.5cm 皮瓣,掀起3cm×2.5cm 皮瓣,创面植皮(横断面示意线条图 E③),之后耳郭向后靠近侧颅处,"窗口"耳郭后侧小皮瓣与颅侧皮片区外侧缘(皮瓣蒂根部内面)缝合(示意线条图 E④),同时将颅侧皮瓣穿过"窗口"(示意线条图 E④)覆盖在耳前创面缝合(横断面示意线条图 E⑤),形成闭合性带蒂皮瓣。3 周后断蒂,使耳郭立起,耳舟"窗口"处前后小皮瓣恢复原位缝合(示意线条图 E⑥)。术后 2 个月复查,左耳对耳轮上下脚处皮瓣颜色与耳前皮肤极近似,不雍肿,可见对耳轮上下脚,三角窝可见但略饱满,整体耳郭形态正常(图 6-2-36:C、D)。

护理要点:①耳郭紧靠颅侧固定护理;②穿过耳舟的颅耳后带蒂皮瓣血供观测护理;③断蒂护理。

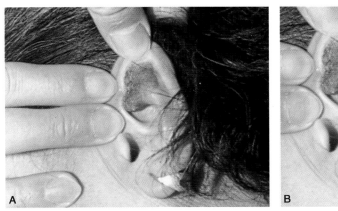
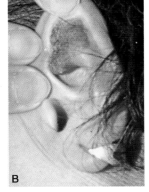

A、B. 耳舟与耳甲艇间黑痣

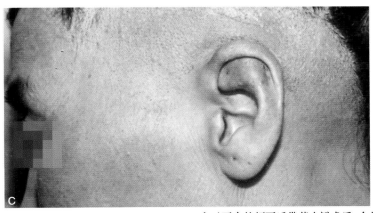
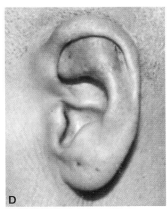

C、D. 穿过耳舟的颅耳后带蒂皮瓣术后2个月

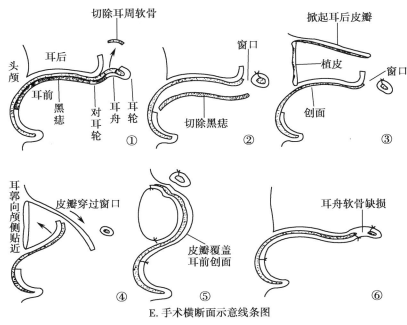

E. 手术横断面示意线条图

图 6-2-36 诊断:左耳上部耳舟与耳甲艇间黑痣
医疗技术:穿过耳舟的颅耳后带蒂皮瓣技术(夏昊晨)

【治疗复查后的思考】

1. 耳郭位于头颅两侧，并向外侧倾斜，常与颅侧成 30°角，耳轮为耳郭卷曲的游离缘。耳郭分前外面与后内面，两侧面皮肤中间夹以薄而具有弹性的软骨支架。由于耳软前面凹凸不平，构成了耳前的不同结构，耳后较为平坦。耳郭前面皮肤软组织与软骨结合紧密，移动性较小，一般缺损直径超过 0.5cm 时，直接拉拢缝合较为困难。耳后内面皮肤稍厚与软骨间有少许皮下组织，因此较为松动。

2. 本例病区在从耳舟，对耳轮上、下脚至耳甲艇窝处，手术切除是首选方法。为保持耳郭前面的细小形态，应选用厚薄适度、颜色近似的耳后部位皮瓣修复，但此例是正常卷曲的耳轮围绕病区，又是游离缘，与周围皮肤（耳后与耳周）隔绝，皮肤薄，皮下即为软骨，是一特殊的解剖和形态部位，使邻近皮瓣无法施展。用耳后岛状皮瓣修复，难度大，并且皮瓣较厚，在耳前会显得臃肿，一旦失败，又不好补救。既往包括耳轮皮肤缺损的修复，经常采用耳后、侧颅部带蒂皮瓣或皮管的方法，本例耳轮区是正常的皮肤和形态，不应为移植皮瓣而将其破损。也可采用全厚皮片游离移植的方法，但由于不带血供，成活率不可能是百分之百，而皮片床又是软骨膜上软组织，一旦失败或部分成活，就会造成感染及软骨外露，严重者会造成软骨变形，影响耳郭的形态。因此，我们设计了，选用传统的带蒂皮瓣穿过耳舟的方法，把皮瓣移植到耳前，修复与周围隔绝并有凹凸不平的凹陷区域，保留了正常的耳轮形态。

3. 手术方法　先于左耳前面黑痣外侧边缘（即耳舟正常皮肤处），按"［"形设计切口，长臂 2.0cm（黑痣的上下宽度 1.8cm），短臂 0.5cm，"［"形开口朝向耳轮，切口各点用针穿透耳郭至耳后，用亚甲蓝定点，按设计切开耳舟处皮肤，皮下分离，形成以短臂为长短的带蒂小皮瓣并向外翻开，显露耳舟处软骨，切除各方向略大于此创面 0.1cm 的耳软骨，形成耳软骨缺损区（示意线条图 E①）。然后距病变皮肤外缘 0.2cm 正常皮肤处切除黑痣，显露耳软骨膜外软组织，形成创面（示意线条图 E②）。再于耳后皮肤定点处连线，按"［"形相反方向即"］"形设计，切开皮肤。皮下翻开小皮瓣，这样已与耳前相通，然后将耳舟处形成的"［"形小皮瓣通过耳软骨缺损的"窗口"翻向耳后与耳后对应皮缘缝合（示意线条图 E②）。之后将左耳郭向颅侧贴近（示意线条图 E④），以形成的耳舟处"窗口"靠耳轮侧长臂的两点，定位在颅侧皮肤上，确定此两点连线为欲切取皮瓣的宽度，以此为蒂按耳前缺损皮肤的形态，长短略大于 0.2cm，向侧颅、耳根及耳后方向设计皮瓣，于皮下掀起皮瓣，创面由耳后下方颅侧切取全厚皮片覆盖（示意线条图 E④），使耳郭向颅侧贴近，耳后的"］"形皮瓣向后翻转与植皮缘缝合。之后将形成的耳后带蒂皮瓣，穿过耳舟处"窗口"转移至耳前覆盖创面（示意线条图 E④），各相对应皮肤缘缝合固定（横断面示意线条图 E⑤），形成闭合性带蒂皮瓣，固定 3 周。在断蒂前要很好估计断蒂后耳前后（尤其耳前）创口缝合应不紧不松，以保证耳前形态，确定断蒂位置。首先将耳舟"窗口"处原缝合口切开，各恢复原位。在此位置上再恒定断蒂位置后断蒂，顺便切开原耳后小皮瓣向后翻与皮片缝合处。耳郭恢复向后外倾斜角度，缝合耳前后各相对应皮缘（示意线条图 E⑥）。

4. 候团结等（2007 年）曾报告，耳后皮下组织蒂岛状皮瓣，也是通过切除 2.0cm×0.2cm 耳郭软骨形成的隧道转移至耳前，修复左耳郭对耳轮中 1/3 处 2cm×2cm 大小黑褐色肿块切除后的创面，耳后供瓣区拉拢缝合。手术一次完成。

5. 我们切取了侧颅耳后 3cm×2.5cm 皮瓣，通过耳舟"窗口"，转移至耳前。侧颅耳后皮瓣的厚度、色泽与耳前皮肤近似，所以耳郭前面视觉良好，但仍有差距，三角窝略饱满。虽切除了一长条耳软骨，只是开窗，又是在圆弧形的突出部位，不影响耳软骨的总体支撑作用，也不会发生变形，安全可靠、是一效果很好的方法，只是需要二次手术。耳后植皮全部成活，一旦失败也不会影响耳前形态。

设想　虽说耳后皮瓣与耳前皮肤在颜色、质地、厚度上极近似，效果又极佳，其厚度与耳前比仍略微肿些，三角窝略饱满。而且耳后还要植皮。如事前能在耳后先置放扩张器，会使皮瓣更薄，耳后还可不植皮，痕迹残留的会更少。效果会更好。

（夏昊晨）

病案 37 外伤性左耳轮耳舟部分缺损：耳后扩张的双蒂皮瓣与肋软骨支架技术

【病史与治疗】

诊断：外伤性左耳轮耳舟部分缺损

医疗技术：耳后扩张的双蒂皮瓣与肋软骨支架技术

患者，男，58 岁。一年前因被他人咬伤造成左外耳郭部分缺损。2009 年 4 月 3 日入院，左耳轮中 2/4 缺损，对耳轮部分缺损，耳舟、耳垂正常，局部无明显瘢痕增生，耳后皮肤正常，耳颅角正常（图 6-2-37：A、B）。2009 年 4 月 6 日手术于左耳后置入 75ml 扩张器，扩张器前缘紧邻缺损区边缘向后，注水 110ml，静止扩张一个月（图 6-2-37：A）。于 6 月 18 日，按耳轮上下缺损缘凸出点，向前切开与皮下剥离至对耳轮处，向后切至扩张皮肤后缘前，形成双蒂皮瓣（图 6-2-37：C），取出扩张器，去除皮瓣的部分纤维包膜，分离患侧剩余耳软骨，取肋软骨雕刻耳轮支架并与剩余的耳软骨缝合，双蒂扩张皮瓣向前推进，形成耳颅沟固定，覆盖耳后，使覆盖在耳轮与耳前处皮瓣松弛。术后 9 天拆线，创口愈合良好（图 6-2-37：D）。一年后随访，左耳轮与耳舟已形成，只是耳舟凹形较浅，对耳轮与对耳屏基部连结成一凹陷，皮瓣仍显得略臃肿，对耳轮形成 Y 形，上下脚分离，外形尚可（图 6-2-37：EF）。

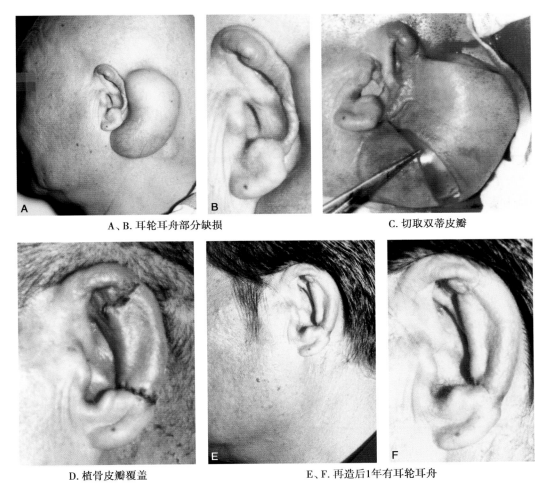

A、B. 耳轮耳舟部分缺损　　　　C. 切取双蒂皮瓣

D. 植骨皮瓣覆盖　　　E、F. 再造后1年有耳轮耳舟

图 6-2-37 诊断：外伤性左耳轮耳舟部分缺损

医疗技术：耳后扩张的双蒂皮瓣与肋软骨支架技术（吕远东）

护理要点：①扩张器植放术后护理。②扩张器注水扩张护理。③扩张皮瓣充血时间观测护理。④移植皮瓣血供观测护理。⑤负压引流护理。⑥再造外耳包扎固定护理。

【治疗后的思考】

1. 外耳由薄而具有弹性的耳软骨及包绕其前后的薄层皮肤和皮下组织构成,呈三维结构,表面有精细解剖标志。

2. 外伤性部分耳郭缺损大多同时伴有耳软骨及其表面皮肤软组织的缺损,残存耳郭外形保留着一定的形状,耳软骨有一定的吸收和畸形,耳郭缺损部分有一定的瘢痕挛缩。乳突区的皮肤软组织大多完好,耳颅角基本正常。患者多为成年人,求治愿望强烈,期望值较高。

3. 本例是左耳轮耳舟(中1/3)大部分缺如,其他均正常,是耳郭部分缺损。因此修复只是对耳轮耳舟的修复。既往对耳郭中1/3缺损的修复方法有:耳后乳突区皮瓣法;带蒂皮瓣移植;皮管扩张法;皮管法;颞浅血管筋膜瓣法等。

4. 耳后乳突区皮肤是全身最薄的皮肤之一,色泽和质地与耳部皮肤匹配协调,是公认的最理想的耳支架覆盖物。但耳郭后与乳突区皮肤不足能修复耳轮部缺损,因此,我们选用了耳郭后与耳后皮肤扩张技术。

5. 对于耳郭后与耳后扩张皮瓣的应用方式,我们采用了前后双蒂皮瓣的方法,不用耳后筋膜瓣,保留了部分的纤维包膜与扩张皮瓣覆盖耳轮肋软骨支架。本双蒂皮瓣形成后是用向前推进的方式。由于双蒂宽与皮瓣长在1:2范围之内血供良好。

6. 耳郭是外露的形态器官,微细结构是其特点。一年后随访,左耳轮与耳舟存在,但凹凸程度差;对耳轮与两耳轮脚连结的有欠缺,外侧脚粗大不匀称,内侧较细小低凹,两脚间未连接;耳轮与对耳轮下1/4处有凹陷,对耳轮连接中断;皮瓣仍显得略臃肿,外形一般。因此,耳郭形态的再造,皮瓣的厚薄是关键。耳郭形态的再塑造,仍然是我们整形外科医师的努力方向。

7. 关于皮肤扩张技术,是将皮肤扩张囊置放在皮下,以后注水扩张,其扩张皮肤最突出部位扩张的最薄,向四周逐渐增厚,到扩张囊周边,皮肤几乎没有变薄,反而皮下有增生的纤维环,此部位皮肤与皮下组织更厚。本例是用扩张囊的底边与耳轮残端缝合处的皮肤,略有扩张的皮肤覆盖在耳轮缘,实际扩张最薄的皮肤是覆盖在耳颅沟处。因此,本例覆盖在耳郭前与耳轮前的皮瓣实际是无扩张皮瓣,所以显得臃肿。

设想1 关于皮肤扩张囊置放的位置与转移方式是直接关系,如用推进的方式转移,扩张囊应置放在病区1/4~1/2内,这样扩张皮瓣才能向病区充分推进。如用旋转的方式转移皮瓣,才可在病区邻近置放扩张囊。本例实践证明皮瓣扩张囊置放的位置,不能用推进的方式转移,而应用旋转皮瓣的方式,如在扩张最薄处设计单蒂在上或下的皮瓣,移位覆盖在耳轮耳舟,二期断蒂。这是一个教训,应记住。

设想2 关于本例的双蒂皮瓣,如扩张皮瓣的前端不在对耳轮边缘,而在耳屏前颞部(耳道后缘),完全有可能用扩张薄的(最凸出部位)皮瓣覆盖在耳前对耳轮、耳舟、耳轮。此例形成双蒂皮瓣(破坏了血供,切口还长),实际在此部位形成双皮蒂瓣毫无意义。如将残耳缘瘢痕皮肤与扩张皮瓣前蒂和前部分切除,将扩张薄的皮瓣向前推进,覆盖在耳舟外侧与对耳轮上,然后将薄皮瓣再转向耳后至耳颅沟处缝合。这样切开皮瓣两侧,才能将扩张薄的皮瓣推倒需要的部位。另外如在扩张皮瓣最薄处设计一纵行桥形皮(也是双蒂皮瓣)瓣,供皮区桥下推进缝合,桥形皮瓣平行向前移位,覆盖在耳轮耳舟处,三期断蒂。这样才能用扩张最薄的皮瓣修复耳轮。

(吕远东)

病案38 左耳郭外伤性部分缺损畸形:耳后扩张皮瓣与自体肋软骨支架技术

【病史与治疗】

诊断:左耳郭外伤后部分缺损畸形

医疗技术:左耳后扩张皮瓣覆盖自体肋软骨支架技术

　　患者,男,25岁。2012年10月16日因被人咬伤左耳郭入院,行清创缝合,创口一期愈合。左耳郭耳轮结节至耳垂上方的耳轮、耳舟、对耳轮结构缺如(图6-2-38:A)。11月1日在局麻下行左耳后一期扩张器置入术,术后常规注水扩张(图6-2-38:B)。又于2013年1月23日在麻醉下行二期手术。术中分别沿扩张皮瓣后上方与发际交界处及扩张皮瓣下1/3呈反"C"形切开,向前掀起皮瓣,形成一个蒂部在前的耳后薄皮瓣,剔除纤维包囊与纤维环,于皮瓣内面前基底,分离软组织,显露耳轮、耳舟软骨残端,切取第8肋软骨,将其雕刻、塑形成对耳轮、耳舟和耳轮等结构的部分耳支架(图6-2-38:E),紧紧贴附于耳甲软骨残端以5-0可吸收线固定。扩张皮覆盖支架前与耳后面,耳颅沟固定,颅侧剩余扩张皮瓣向前推进与前皮缘以3-0丝线间断缝合,放置引流管,油纱覆盖,打包加压包扎。术后七日切口拆线,术后耳轮已修复,但略显臃肿(图6-2-38:C、D)。

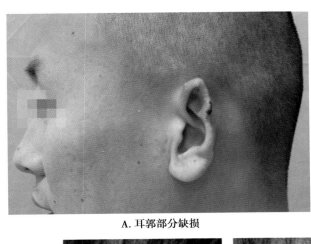

A. 耳郭部分缺损　　　　　　　　　　　　　　　B. 耳后皮肤扩张

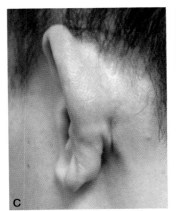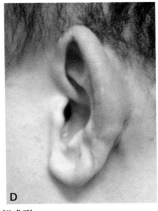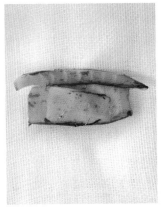

C、D. 耳郭成形　　　　　　　　　　E. 软骨

图6-2-38　诊断:左耳郭外伤后部分缺损畸形
医疗技术:左耳后扩张皮瓣覆盖自体肋软骨支架技术(王涛)

护理要点:参考本章病案45。

【治疗复查后的思考】

　　1. 耳轮缺损多由咬伤、烧伤、车祸、肿瘤等引起,缺损形态多种多样,可以是耳轮小切迹也可是较大缺损。既往有直接缝合法,耳后皮瓣推进法,皮管修复法,颞浅血管筋膜瓣上植皮法等。局部皮瓣法常因耳后皮瓣面积有限,导致术后不能恢复正常的耳颅角;耳后皮管修复耳轮缺损则因皮管移位需要三个阶段而显繁琐,且耳轮臃肿、无软骨的质感。

　　2. 当前,对先天性小耳畸形的治疗多采取耳后扩张皮瓣覆盖自体肋软骨支架的方法,我们应用此方法来修复耳郭部分缺损。

　　3. 我们认为本法较其他方法具有显著优点,因是耳郭部分缺损,故耳后扩张皮瓣的面积足够包裹耳轮缺损处的支架,皮瓣无张力,术中不需要以颞浅筋膜或耳后筋膜包裹耳支架,简化了手术过程,只是再造耳轮形态略有点臃肿(图6-2-38:D)。

4. 耳郭部分缺损,由于是游离缘,其治疗最大特点是皮瓣+耳软骨支架一定要薄,臃肿是修复耳轮皮肤缺损的最大敌人,也是临床耳轮修复最应重视的难题。臃肿一旦形成,只能二期修薄手术。因此耳郭部分缺损修复后的臃肿问题,是医师在思维设计、扩张器置放的位置与层次、扩张的时间、在什么部位切取扩张皮瓣、肋软骨形态的雕刻、手术操作等,始终要重视的基本原则问题,不可有一点松懈。本例是我们只认识皮肤扩张技术的优点,没有深入思考具体应用方式方法的结果,引为借鉴。

5. 本例表面上是用扩张皮瓣,实际在耳前这个具体部位(即对耳轮残端),所谓扩张皮瓣覆盖在耳前外侧面的耳轮与耳舟,此部位是扩张皮瓣的基底,实际没有扩张,虽在此部位剔除纤维包囊与纤维环,但皮瓣仍较厚。因此,扩张器置放的位置与如何应用扩张最突出部位的薄皮瓣是临床应用具体问题。如应用扩张器最凸出部位薄皮瓣,扩张器前缘就应置放在耳甲与对耳轮下脚内侧。这样才能用扩张最薄的皮瓣修复耳轮。因此,扩张薄皮瓣的应用方式与扩张器置入的位置是直接关系。

6. 本病案与本章病案37都是耳轮外伤性缺损,均采用了耳后扩张的方法,看出某些手术医师或上级医师对皮肤扩张技术很认可,但不知道扩张囊置放位置与临床如何应用的关系,才出现不该出现的错误。要记住应用皮肤扩张技术,首先要思考以什么方式修复创面或器官再造,然后再决定在什么部位、什么层次置放扩张器,最后再决定以什么形式、置放多大容量、什么形态、几个扩张器。当然扩张持续时间是皮瓣回缩小的基础。耳轮是耳郭的游离缘,是最薄的区域,如何能形成双层薄皮瓣与薄的耳软骨支架,是此类手术的关键。

> **设想** 如在扩张皮瓣上最薄部位,设计蒂在上或下位的带蒂皮瓣,将残耳缘瘢痕皮肤切除,带蒂皮瓣向前旋转修复耳轮,二期断蒂修正,剩余皮肤缝合。另外还可在扩张皮瓣最薄处设计一纵行桥形皮瓣,供瓣区桥下推进缝合,桥形皮瓣平行向前移位,覆盖在耳轮耳舟处,三期断蒂。这样才能用扩张最薄的皮瓣修复耳轮。

(王 涛)

病案39 外伤后左耳垂缺失:皮肤扩张技术

【病史与治疗】

诊断:外伤后左耳垂缺失

医疗技术:皮肤扩张技术

患者,男,27岁。1988年4月10日左耳外伤致耳垂缺失,急诊来院。左耳垂从耳屏间切迹下0.3cm缺失,局部清创,同时在此裂口皮下于耳后下方置放扩张器,耳垂裂口缝合局部换药。三周后注水扩张(图6-2-39:A、B)。6月18日行第二期手术,耳垂愈合处瘢痕切除,耳后下方的扩张皮瓣,取出扩张囊后向前上推进,皮瓣折叠形成耳垂缝合(图6-2-39:C)。术后10天检查,成形耳垂皮瓣成活良好,新耳垂的下外侧的弧度凹陷(缺少组织)明显,其下方腮颊部臃肿,耳垂与腮颊部未形成沟。左耳较正常右侧耳(图6-2-39:D)纵径短小,耳垂形态有明显差距。仍然是左耳垂缺损。

护理要点:①清创换药护理;②扩张器注水扩张护理;③皮瓣血供观测护理。

【治疗复查后的思考】

1. 耳垂在耳郭的最下端,无软骨组织,仅由皮肤及皮下脂肪组织构成。耳垂的大小因人而异,但耳垂在耳的形态中占有一定比例,是耳朵美学的一个重要部分。大耳垂显得有福气,无耳垂则是耳朵美的一大欠缺。

2. 既往耳垂较小的缺损,可用邻近V-Y或推进技术修补。较大缺损多用耳后乳突区双叶皮瓣,掀起

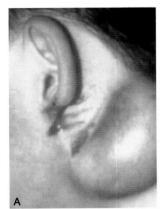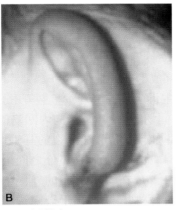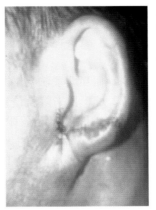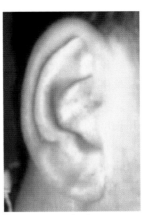

A、B. 外伤后左耳垂缺失　　　　　　　　　C. 耳垂成形10天　　　　　　D. 右耳

图 6-2-39　诊断：外伤后左耳垂缺失
医疗技术：皮肤扩张技术

折叠，上创缘与切开后的缺损缘对应缝合。Converse 法，在乳突区形成一个皮瓣，形成耳垂的前面，其后面植皮。Zenteno 法，在相当于耳垂位置的下方，形成一蒂在上方的纵向皮瓣将皮瓣向前上方旋转形成耳垂，掀起皮瓣的创面直接拉拢缝合等。

3. 20 世纪 60 年代出现皮肤软组织扩张技术，由于此技术能形成与局部质地颜色一样的多余皮肤，已成为划时代新技术。1984 年国内开始应用。此例是我们早期病例（1988 年），也采用了此项新技术，但修复后的效果欠佳。不是扩张技术问题，而是我们应用的不到位，具体细节应用有缺欠的结果。

4. 关于扩张器囊置放的位置与扩张皮瓣的转移形式有关，如用推进的方式，张器囊应进入缺损区。本例扩张囊应置放在紧邻缺损区下缘或紧邻耳后略斜行，扩张囊前缘应超过耳垂前缘。扩张囊位置离修复区隔有无扩张皮肤区，为扩张皮瓣推进制造了难度。这是一个教训，应引起重视。

5. 关于皮肤扩张囊内注水扩张。因各部位的皮肤厚薄、扩张囊容量大小、扩张囊置放的层次等的不同，注水量与间隔时间也略有不同，但原则上应以不发生注水期并发症为主。本例注水与等待时间共 2 个月，扩张的不充分，持续扩张时间也很短，去掉扩张囊后，回缩是正常现象，用不稳定的皮瓣修复耳垂，被修复区必然要变形，因此如何形成稳定的扩张皮瓣是关键。这也是一个教训，也应引起重视。

6. 与正常右侧耳垂相比，再造的左侧耳垂显得较小、形态欠佳。此例的耳垂再造，虽移植了组织，但量不充足，从较大的畸形变成较小的新的畸形，这是一深刻的遗憾，要记住。临床实践工作证明，移植的组织量较大，再修小，很容易，如移植的组织量较小，如再增大，不可能。因此，在修复某些组织或器官时，组织量宁可大些，也不能缺。如能掌握到恰到好处，是医者的理念、思维、美学观念、设计、技术、技能的综合能力的体现。这些是我们的缺欠，还应努力工作学习。

7. 我们认为耳垂成形或再造，应用皮肤扩张技术是目前最佳方法，但应注意扩张囊置放的位置和扩张出的皮肤量与稳定性。耳垂缺失，耳郭下端有损伤痕迹，其修复即应从下或后向上修补，因此扩张皮肤应紧邻或进入缺损区，这样修复较方便易行。如用旋转皮瓣也可修复，但手术切口痕迹会多。

设想　耳垂由于形态简单，无论采用什么方法再造，一般较易，只是医师重视与否。本例修复后照片与对侧耳垂比较（图 6-2-39：C、D），在大小、形态、厚度有明显差距。如何形成与对侧一样的耳垂，在修复时，必须有对侧耳垂测量数据，如缺损大小、厚度、或画出形态或用照片提示。此例是随意成形的结果，应提醒医师重视。

病案 40　先天性左耳垂纵形裂：去表皮双矩形瓣与"Z"字成形联合技术

【病史与治疗】

诊断：先天性左耳垂纵形裂

医疗技术：去表皮双矩形瓣相互埋置法与"Z"字成形联合技术

患者，女，23 岁。2003 年 2 月 5 日来院就诊。主诉生后左侧耳垂呈裂开、分叉状。左侧耳垂呈纵形裂开长度约为 0.4cm，裂宽约 0.5cm，凹痕上沿至耳屏间切迹，使耳垂缘向内凹陷（图 6-2-40：A）。2 月 6 日行手术修复。切口设计：与健侧对比，评估畸形的大小形态。纵形耳垂裂的耳垂由两部分构成：靠近耳垂内侧部及靠近耳轮的耳垂外侧部组成。设计皮肤切口，在内、外侧两部分之间，沿裂隙边缘设计两个矩形瓣，在耳垂前面的内侧部分，设计内侧瓣（蒂在前内侧），在耳垂后面的外侧部分设计外侧瓣（蒂在后外侧）；在耳垂裂的两部分的边缘最突出点及切迹的最深处，做垂直于裂隙边缘的竖向切口线，形成矩形皮瓣。再在耳垂裂的两部分的边缘最突出点处的竖向切口线处，做两个反向斜形切口，与竖向切口线分别成 45°角与形成两三角形皮瓣（图 6-2-40：B、C）。皮肤切口按设计切口线切开。切至皮下形成矩形皮瓣，内侧矩形皮瓣蒂在前内方，外侧矩形皮瓣蒂在后外方。每个皮瓣去表皮，形成去表皮矩形组织瓣，注意防止损伤真皮下血管网。在耳垂裂的外侧部的前面及内侧部的后面皮下剥离，形成皮下囊袋。分别将两个矩形瓣去表皮组织瓣埋置进囊袋，用 6-0 可吸收线皮下缝合固定（图 6-2-40：D）。两三角形皮瓣相互交错"Z"字成形。皮肤切口用 5-0 丝线缝合（图 6-2-40：D）。患者术后 3 个月复查，左右耳垂对比，两侧耳垂形态类似，耳垂厚度相近，只是耳垂外缘弧线局部略显平直，耳垂缘至耳屏间切迹可见缝合痕迹（图 6-2-40：E、F）。

护理要点：参考本章病案 45。

【治疗复查后的思考】

1. 耳垂的形态大致可分为圆形、扁形和三角形，其附着于面皮肤的程度亦不同，从完全游离、部分粘连乃至完全粘连。其与面部所成角度的变异亦很大。耳垂一般只要不影响佩戴耳饰，即可认为是正常的。

2. 先天性耳垂裂的严重程度不同，可以仅是一个小切迹，也可以是大量组织缺损。因为这些不同，Kitayama 把耳垂裂的形状分成四种：纵形（longitudinal cleft），横形（transverse cleft），三叶形（triple lobe type），耳垂缺损形（defective lobe）。其中纵形常见。通常，先天性耳垂裂有组织缺损和弯曲的裂隙。所以，耳垂裂修复的最重要问题是，牺牲最少的组织来重建一个圆滑、自然的耳垂，并把手术瘢痕降低到最小。但与耳垂残留的组织多少与手术采取的方式方法有直接关系。

3. 修复耳垂裂的方法很多。简单的耳垂裂可用"Z"字成形术或局部皮瓣修复，但严重的组织缺损需要局部组织转移来再造部分或全部耳垂。当耳垂全部缺损仍需局部皮瓣或邻位皮瓣修复，有时需从乳突或颈部转移皮瓣，往往形态臃肿。而目前已有耳前、后下部位事先置入扩张器，形成薄皮瓣后，再行耳垂再造的方法。本例由于局部是一凹痕。我们没有将凹痕组织切除（即楔形切除图 6-2-40：G，切除示意图），然后对应缝合。是在裂隙的两个侧面分别做简单去表皮的两个小的矩形瓣，把矩形瓣包埋在对侧皮下，并在耳垂的边缘做两个小三角瓣"Z"字成形。尽最大可能充分利用残留的组织。缝合口呈小的锯齿形，可避免晚期挛缩。

4. 去表皮矩形皮瓣埋置法结合耳垂边缘"Z"字成形术的优点是：①不进行皮瓣转移的情况下，保留了耳垂的最大组织量。用耳垂裂隙两个侧面的去表皮组织瓣来填充缺损，增加组织量。②术后瘢痕较小。③在耳垂游离的边缘没有应用直线切口而采用"Z"字成形术，防止了切迹的产生。④操作简单、易于掌握。⑤可使患侧耳垂与健侧耳垂皮肤的大小、形状基本相同。

5. 本例术后 3 个月复查，两侧耳垂形态类似，耳垂厚度相近，只是耳垂外缘局部弧线与对侧比略显平直，这是我们在缝合时疏忽了耳垂的宽度的结果（只差这一点点），好形态的出现是在坚持的努力之中。我们认为与对侧（有对称的组织器官）形态一样即为最佳。

6. 提醒　为了形态，手术时应将左右耳区面头部全部消毒，以便术中参考对侧耳垂形态，这是耳垂再造能与对侧耳垂形态一样的最直观、最可靠、最简单、最有效的方法。这样才能保证再造耳垂的形态、大

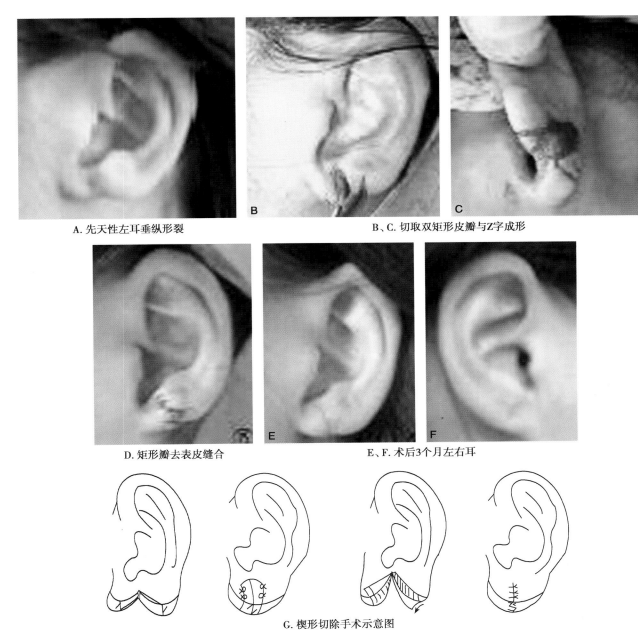

A. 先天性左耳垂纵形裂

B、C. 切取双矩形皮瓣与Z字成形

D. 矩形瓣去表皮缝合

E、F. 术后3个月左右耳

G. 楔形切除手术示意图

图6-2-40　诊断：先天性左耳垂纵形裂
医疗技术：去表皮双矩形瓣相互埋置法与Z字成形联合技术（刁志勇）

小、厚度相同，除此极易造成不对称。医师千万不要相信（如此小的形态差距）自己的眼睛，也千万不要嫌麻烦，一定要一针一线地进行，细节是成功的关键。

（刁志勇）

病案41　外伤后左耳郭缺损：肋软骨支架与耳后扩张皮瓣技术

【病史与治疗】

诊断：外伤后左耳郭缺损

医疗技术：耳后扩张皮瓣与耳后筋膜瓣+肋软骨耳支架技术

患者，男，22 岁。2008 年 6 月 8 日入院。患者 6 月 8 日凌晨 1 时被人用刀砍断左耳郭，致使左耳郭自根部完全离断，于 6 月 8 日上午 11 时来诊，患者将离断的耳郭用生理盐水浸泡，残耳只有部分耳轮脚、对耳轮下脚及耳屏存在,耳甲少部分缺损(图6-2-41:A、B),因无法断耳再植,故急诊行残端缝合,一周后切口愈合拆线(图6-2-41:B)。3周后于6月29日行左残耳后扩张器置入术,置入一枚50ml肾形扩张器,扩张期为2个月,共注水80ml(图6-2-41:C),持续扩张期为2个月。于11月16日行二期全耳郭再造术,术中切取自体肋软骨雕刻成三维耳支架,用扩张皮瓣包裹耳支架,耳支架后方及耳轮缘处用耳后筋膜瓣包裹,术中注意耳支架与残耳软骨的准确对接。术后1周,耳轮缘上1/3处出现皮肤坏死、结痂,1个月后结

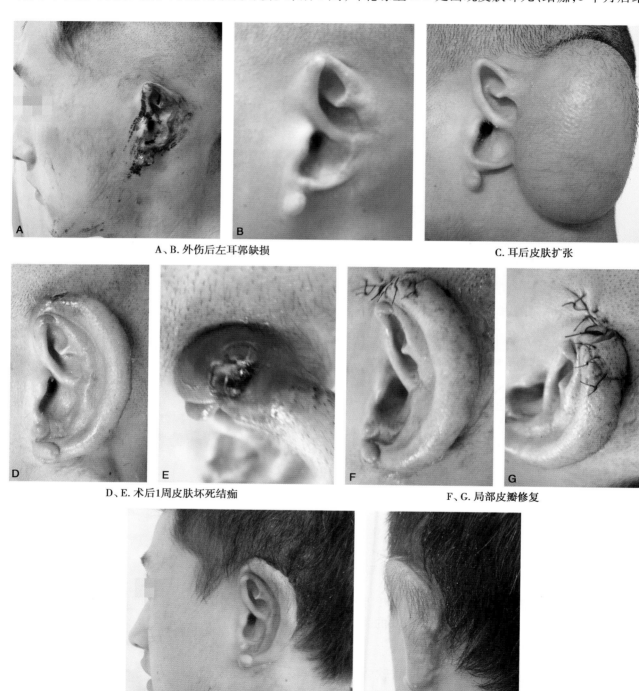

A、B. 外伤后左耳郭缺损　　　　　　　　　　　　　　　　　　　　C. 耳后皮肤扩张

D、E. 术后1周皮肤坏死结痂　　　　　　　　　　　F、G. 局部皮瓣修复

H、I. 术后1个月

图6-2-41　诊断:外伤后左耳郭缺损
医疗技术:耳后扩张皮瓣与耳后筋膜瓣+肋软骨耳支架技术(陈伟华)

痂脱落、耳支架外露(图6-2-41:D、E),大小为1.2cm×1.0cm,于12月28日用局部皮瓣覆盖外露支架(图6-2-41:F、G),皮瓣完全成活,未出现并发症,术后1个月复查(图6-2-41:H、I),左耳郭基本形成,耳轮中上1/3是有头发皮瓣覆盖,外观臃肿,耳舟、对耳轮、上下脚可见,耳郭下1/3结构不清,未见耳垂。

护理要点:参考本章病案45。

【治疗后的思考】

1. 本例为外伤性耳郭大部分缺损,耳甲和对耳轮下脚与三角窝大部分存在。急诊清创缝合,3周后置放扩张器,超量注水,持续扩张期2个月。本例应行全耳郭再造,目前以耳后扩张法效果较好。

2. 由于乳突无毛发区范围残留的较小(尤其耳上与上后侧),我们置放一枚50ml肾形扩张器,扩张囊已有2/5(后部分接近最突出部位)进入有头发区(有头发区皮肤较厚)。因此,扩张皮瓣向前推进时,有毛发区覆盖了耳轮。术后可见耳轮缘处有明显的毛发生长,虽然我们在手术时剪除了部分毛囊,但不彻底,因此晚期还应选择激光脱毛处理。

3. 本例虽然采用了耳支架后方及耳轮缘处,用耳后筋膜瓣与扩张皮瓣覆盖的方法,但耳轮上极出现了局限性皮肤坏死支架外露,因此去除了部分表面软骨,使用局部皮瓣(略臃肿)加以修复。免除了坏死的继续发展。

4. 关于皮瓣坏死,究其原因:①本例扩张囊注水近1个月,而持续扩张时间也近1个月,充足的持续时间是预防皮瓣回缩的关键处理,应坚持:持续的时间越长,回缩率越低,利用率越高的原则,如扩张皮瓣无回缩率,也不会出现皮瓣血供与回流问题,即不会出现皮瓣坏死。此区域持续时间不足,皮瓣回缩明显。②耳郭再造的耳郭上部位所需的薄皮瓣量最多,而此部位无发区又很窄,扩张囊的位置又略靠下,扩张后上部分皮瓣,离耳轮最大需要部位又太远,因此这个部位扩张的不足,皮瓣的伸展程度受限。③耳后筋膜瓣只覆盖在耳轮外缘与耳郭后,没有覆盖在耳轮上缘,因此形成皮瓣张力过大。④手术中强行牵拉,致使局部张力过大,因此上耳轮根部张力大所致。⑤局部血管栓塞性等。

5. 采用耳后扩张皮瓣与软骨支架行耳郭再造的方法,时有发生皮瓣坏死者,大多发生在耳轮缘的上外侧。为避免此并发症的发生,常用筋膜瓣覆盖此区域。而此例发生在上耳轮近根部,可能与手术操作有直接关系。

6. 此例耳后皮肤扩张后显示:扩张囊中1/3前缘已靠近残耳,上1/3离上耳轮残端有2~3cm,下1/3离残耳端也有3cm左右,均离残耳端略远,这是能充分利用扩张皮瓣的最大障碍;而扩张器上缘只与原耳轮上缘平行(可能是置放扩张器时残耳即认为耳轮误导),应超出2~3cm;如是肾形扩张囊,肾形向后凹的弧度不明显(图6-2-41:C),以上扩张皮肤的形态与位置均不利于扩张皮瓣的应用,因此,残耳如应用皮肤扩张器,如何置放,在置放前应再三思考。

7. 再造耳臃肿的问题,尤其是耳轮缘部位,由于有筋膜瓣的存在尤其明显,但为保证皮瓣血运,减少支架外露的风险,目前常采用筋膜瓣覆盖,但可适当修薄筋膜瓣,即便如此,术后再造耳外观仍较臃肿,因此,该问题仍是以后要亟待解决的重点之一。

8. 耳郭再造是形态为重点的器官,因此,形态是其必须重视的问题,是耳郭再造的特点,形态的中心是皮瓣、筋膜与软骨支架薄,组合后的结果。此例出现皮肤坏死,耳轮臃肿,是我们在术前、术中各环节重视不够的结果,没处理好。这是教训,提示大家应引起重视。

9. 本例已基本形成耳郭的大体形态,但臃肿、未形成耳垂、与对侧比有较大差距,这是我们没有时刻能与对侧比对的结果。这也是教训:要记住单侧耳郭再造,一定要在与对侧对比的情况下进行,与对侧耳郭一样,是我们的目标(即个性化耳郭再造)。

10. 关于耳郭再造筋膜瓣覆盖耳郭外耳轮缘,由于耳郭支架是无血运软骨,非常需有血供组织覆盖。再造耳郭耳轮缘皮瓣坏死,多因皮瓣回缩张力大,又有软骨硬性支撑,没有回旋余地的结果。如能扩张出皮瓣回缩很小或皮瓣回缩不影响血供,即皮瓣就不会坏死。目前已有只用耳后扩张皮瓣覆盖耳支架的耳郭再造方法。因此耳后皮肤扩张(超量)与持续扩张的时间是关键,最后使覆盖在耳郭支架上的皮瓣,尤其上耳轮缘皮瓣无张力或松弛。

设想1　由于此例耳后无发区较窄,可否将扩张囊的前缘进入到耳道后缘的垂直线,在置放扩张囊时其原缝合口瘢痕应给予切除剥离松解,重新缝合与加强皮下牵拉力处理,预防其被牵拉增宽,这样上耳轮残端与耳垂残端之后的皮肤均可被扩张利用。为能充分利用残耳后、上、下正常皮肤,在残耳上后下紧邻置放扩张器(呈反"C"形),后侧应重叠置放扩张器,对无发区形成足够面积的薄皮瓣有好处,值得研究与实践。如单个扩张器置放,扩张囊上缘应在原耳轮上发际缘上3~4cm,前缘在耳道后缘的垂直线上,下缘在原耳垂下3cm,扩张后能充分利用无头发区。

设想2　本例用有头发区皮肤覆盖在耳轮上1/2前、外及后侧,给预后增加了麻烦,需对其处理。如用于耳郭再造的皮肤均认为无头发为好。因此,如何能在耳后较窄无发区域扩张出能起码覆盖耳郭前面与耳轮前外后侧薄皮肤,应进临床方法实践研究。如耳后无发区与有发区较大面积扩张,以使无法区增大面积,或耳后皮肤分期扩张等,应临床实践。

(陈伟华)

病案42　先天性左小耳畸形(Ⅰ型):耳郭畸形矫正、对侧耳复合组织移植技术

【病史与治疗】

诊断:先天性左小耳畸形(Ⅰ型)

医疗技术:耳郭切开矫形、对侧耳复合组织移游离植技术

患者,男,13岁,因先天性左侧耳郭畸形于2008年1月7日入院。左耳明显小于右侧耳,对耳轮发育不良,纵径明显缩小,耳甲腔与健侧近似,对耳轮上脚与三角窝不明显,耳轮上缘卷曲下垂,呈集招风耳、杯状耳、小耳为一体的复杂性耳郭形态(图6-2-42:A、B、C、E、F)。于2008年1月8日行左耳郭畸形(招风耳、杯状耳)矫正,在耳轮上部选择耳轮缘卷曲最重的部位,垂直切开耳郭全层,使耳轮充分展开,按左耳缺损情况于右侧耳轮上外缘切取约1.3cm宽度的楔形耳郭复合组织后,耳郭对层缝合。将切取的楔形耳郭复合组织移植于左耳轮正上方耳轮缘处,对层缝合,耳郭软骨缝合用6-0可吸收线,皮肤缝合用6-0丝线,碎纱布局部填压固定包扎。术后12天拆线,切口愈合良好,移植的复合组织完全成活(图6-2-42:D)。双侧耳郭形态基本对称,形态类似,右侧耳轮缝合口局部的弧度略突出是局部组织肿胀所致,会逐渐消退(图6-2-42:D、H)。

护理要点:参考本章病案45。

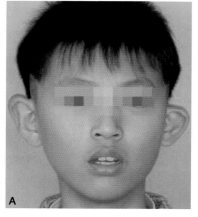 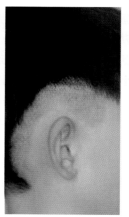 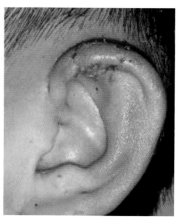

A、B.先天性左小耳畸形(Ⅰ型)　　　　　　C.右耳　　　　D.左耳复合组织植入

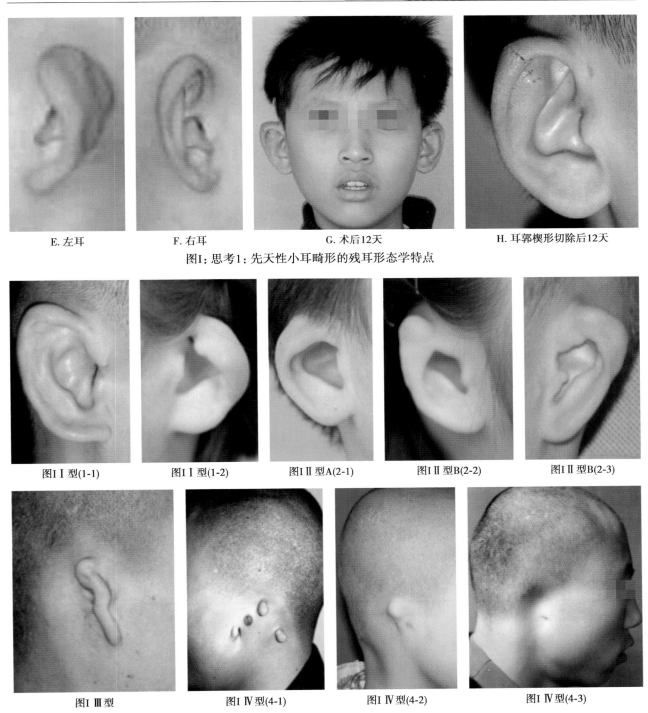

E. 左耳   F. 右耳   G. 术后12天   H. 耳郭楔形切除后12天

图Ⅰ：思考1：先天性小耳畸形的残耳形态学特点

图ⅠⅠ型(1-1)   图ⅠⅠ型(1-2)   图ⅠⅡ型A(2-1)   图ⅠⅡ型B(2-2)   图ⅠⅡ型B(2-3)

图ⅠⅢ型   图ⅠⅣ型(4-1)   图ⅠⅣ型(4-2)   图ⅠⅣ型(4-3)

图 6-2-42 诊断：先天性左小耳畸形（Ⅰ型）
医疗技术：耳郭切开矫形、对侧耳复合组织移游离植技术（蒋海越）

【治疗复查后的思考】

1. 先天性小耳畸形的残耳形态学特点 先天性小耳畸形的分型较多，笔者根据多年临床经验进行总结并借鉴传统的分型，按照临床针对不同类型先天性小耳畸形所采取的治疗策略不同，重新对先天性小耳畸形进行了四种临床分型供参考：Ⅰ型：耳郭的各解剖结构基本存在、可辨认，耳甲腔存在但稍小，耳郭总体轮廓（纵、横径线）小，常合并杯状耳或招风耳等耳畸形（图Ⅰ：1-1，1-2），临床采用耳郭畸形矫正加复合组织移植调整，便可达到双耳一致的效果；Ⅱ型：耳甲腔型小耳：耳郭的部分解剖结构存在可辨认，耳舟与三角窝融合，耳郭上部分形态较缩窄，耳甲腔较狭小。根据耳郭软骨卷缩量与临床治疗方法不同可分为：Ⅱ型 A：耳郭上部分横径较宽,折叠的软骨量较多,舒展后预计耳郭扩大明显并可恢复部分解剖结构(图Ⅰ:2-1),临床采用耳郭软骨舒展局部形态重塑加复合组织移植方法便可矫治;Ⅱ型 B,耳郭上部分横径较窄,折叠的软骨量较少,无耳郭软骨可供舒展或预计即使舒展了软骨耳郭扩展也不明显(图Ⅰ:2-2、2-3 型),临床只能进行耳郭部分再造术治疗;Ⅲ型:耳郭解剖结构无法辨认,残耳形态不规则,主要近似花生状、舟状、索条状和腊肠状等(图Ⅰ:Ⅲ型),临床需进行耳郭再造术;Ⅳ型:患侧仅为小的皮赘或分散的山丘状隆起(图Ⅰ:4-1、4-2 型),其中包括耳郭遗迹完全缺失、局部无任何解剖痕迹也称无耳畸形(图Ⅰ:4-3 型),临床通过全耳郭再造术方法治疗。

2. 本例为左小耳畸形(Ⅰ型):左耳具有杯状耳、招风耳、小耳三种畸形的不同特点。而左耳较右耳小,为了达到左右耳形态大小一致,我们采用了均衡治疗的原则,即利用右耳上部耳轮卷曲的形态,切取右耳部分复合耳郭组织,填加在左耳上部既可形成耳轮卷曲的形态又增大耳郭,起到一举两得的效果。

3. 杯状耳有 4 个主要特征:耳郭卷曲、耳郭前倾、耳郭变小、耳郭位置低。招风耳:耳甲耳舟间的角度大于90°,通常在150°以上、耳甲与耳舟间的角度和耳轮及其上下脚完全消失、耳郭与头颅面成90°角、耳轮缘不卷曲。

4. 耳郭复合组织移植的适应证选择非常关键,首先患侧耳郭基本解剖结构(耳轮、舟状窝、三角窝、耳甲腔)存在,其次患侧耳郭缘的周径小于健侧不超过 3～3.5cm。

5. 切取耳郭复合组织时必须标记好切口后,利用取皮刀(很锋利)持续进刀一气呵成,避免耳郭软骨与皮肤分离及大小不一致。切取的耳郭复合组织应尽快移植到患耳相应的位置,避免复合组织离体时间过长,有利于移植组织的成活。

6. 游离移植耳郭楔形复合组织的大小的底边(耳轮缘)宽度通常在 1.5～1.8cm,最大不超过 2.0cm,笔者经验是 1.8cm 以内移植的耳郭复合组织成活质量很好,且足以达到预期的治疗效果,经长期随访移植的复合组织挛缩不明显。

7. 耳郭复合组织切取的位置(供区)及移植的位置(受区)设计很重要,要兼顾供区复合组织与受区耳郭组织厚度相近,复合组织块形状与受区大小的契合。

8. 复合组织移植过程中耳郭软骨间的精准对位缝合及皮肤的缝合也是决定复合组织移植高质量成活和远期良好效果的重要因素。

9. 耳轮复合组织游离移植,由于耳轮缘具有鼻翼缘的形态,在临床常用于鼻翼缘较小的全层缺损的修复,一般要求复合组织块宽度不能超过 1.5cm。由于是无血运移植,因此,受区血供好,手术时必须尽量减少对组织的损伤和缩短组织的离体时间,增加复合组织块创面与受区创面接触面积(有利于成活),移植是否成功与切取及移植时的技巧密切相关。

设想 耳郭的形态,首先是大小、耳轮缘弧度一样,这是基础。本例术后两侧耳郭对比,左右两侧耳郭大小一致;左侧耳轮弧度好,右侧上外侧凸出;耳舟左侧形态好,右侧中 1/3 部分凹度浅。本例两侧耳郭虽无明显的对耳轮上、下脚与三角窝;耳轮脚也不流畅(正常人两侧耳郭不对称的各个小局部是经常可见,而两侧完全一样的耳郭也是较少见的),但两侧大小、形态极近似,这就是最佳标准。如手术时,使右耳轮上外弧度与左侧一样;右耳舟再加深弧度(手术都较容易),手术结果就会呈现最佳状态。

（蒋海越）

病案 43 先天性左小耳畸形(Ⅱ型 A):耳郭舒展、耳舟成形、复合组织移植术

【病史与治疗】

诊断:先天性左小耳畸形(Ⅱ型 A)

医疗技术:耳郭舒展、耳舟成形、对侧耳复合组织游离移植技术

　　患者,女,9岁。因先天性左侧外耳畸形9年于2008年7月21日入院。患耳明显小于健侧耳,耳郭中、上部分横径明显窄,耳轮脚缺失,耳甲艇与耳甲腔形成一个腔,左耳外上耳轮向前内卷曲明显,触之耳郭软骨卷曲量较多,对耳轮发育不良,无对耳轮上下脚结构,外耳道存在(图6-2-43:A、B、C)。2008年7月22日行左侧耳畸形矫正耳郭软骨舒展耳舟成形术。耳郭背侧距耳轮缘1.5cm处纵行切开皮肤,充分剥离显露卷曲畸形的耳软骨(图6-2-43:D),将卷曲耳软骨松解同时边缘放射状切开并向外上方舒展,耳软骨边缘返折0.2cm缝合,再将耳轮缘处皮肤两层剥离开,增加皮肤量,复位皮肤并与舒展的软骨贯穿缝合固定,原耳轮缘处的皮肤移位形成耳舟,原耳轮缘与耳郭背侧切口间皮肤形成新的耳轮缘,缝合切口,耳舟处油纱卷固定包扎(图6-2-43:E)。术后10天拆线。切口愈合良好。术后恢复良好,初具耳郭形态,但仍较健侧小(图6-2-43:F、G、H)。1年后2009年7月6日再次入院,行左侧小耳郭畸形矫正,耳复合组织移植术。于正常右耳郭切取宽度约1.5cm的楔形耳郭复合组织移植于患侧耳郭(图6-2-43:I、J、K、L),12天拆线,切口愈合良好,移植的耳郭复合组织成活良好。术后1个月复查双侧耳郭形态基本对称(图6-2-43:N)。左耳已形成耳轮与对耳轮,耳轮脚缺失,未分割成耳甲艇与耳甲腔,外耳轮的弧线与对侧比略不饱满(图6-2-43:Q),但左耳郭柔软。左右耳郭形态基本类似(图6-2-43:M、Q)效果基本满意(图6-2-43:M、N、O、P、Q)。

　　护理要点:参考本章病案45。

【治疗复查后的思考】

　　1.本例左侧小耳畸形,按分类属Ⅱ型A,耳郭上部分横径较窄,折叠的软骨量较多,耳轮缘向前内卷曲较重,未形成耳轮脚,对耳轮缺失,也未形成对耳轮上、下脚与三角窝。由于耳轮缘向前内卷曲较重,耳郭横纵径均小。此患左耳轮缘明显短缩。为了利用其卷曲的耳郭软骨与耳轮向前内卷曲增多的皮肤。我们设计分两期进行耳郭的修复。第一期充分利用卷曲的耳轮与耳后皮肤,形成耳舟与新的耳轮缘,扩大耳郭基础形态。二期切取右侧上耳轮复合组织,游离移植增大左耳。

　　2.先天性小耳畸形的治疗并非全部采用耳郭再造的方法,本例(Ⅱ型A)耳郭软骨卷曲较多的先天性小耳畸形,实践证明是可以利用卷曲的耳郭软骨舒展,多余皮肤移位加耳郭复合组织移植,解决先天性小

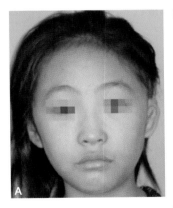
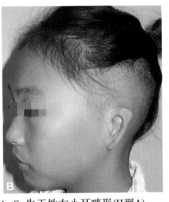
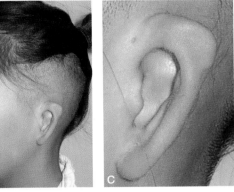
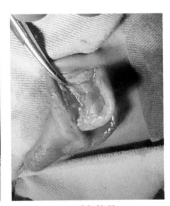

A~C. 先天性左小耳畸形(Ⅱ型A)　　　　　　　　　　D. 剥离软骨

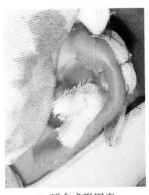
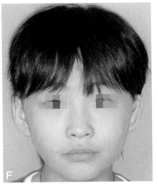
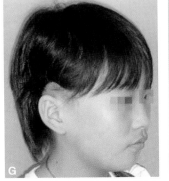
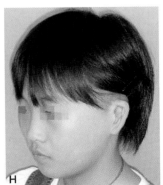

E. 耳舟成形固定　　　　　　　　F~H. 初具耳郭形态仍较健侧小

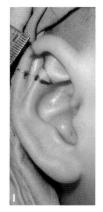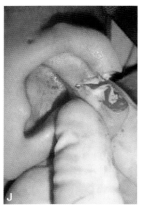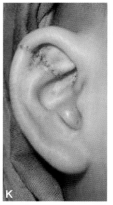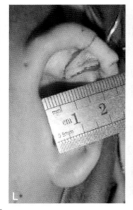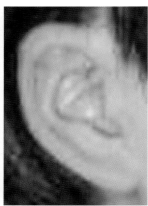

I~L. 1年后右耳郭取楔形复合组织移植于左耳郭　　　　M. 术后1个月右耳

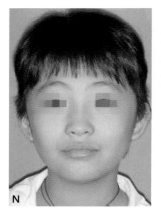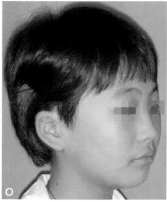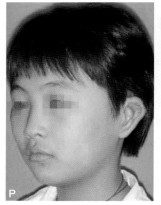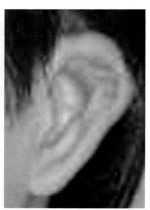

N~P. 术后1个月正位左右位　　　　Q. 术后左耳

图 6-2-43　诊断：先天性左小耳畸形（Ⅱ型 A）
医疗技术：耳郭舒展、耳舟成形、对侧耳复合组织移游离植技术（蒋海越）

耳畸形与所导致的双侧耳郭不对称，我们也称之为耳郭调整术，该手术更适合女性患儿，避免了胸部切取肋软骨及再造耳后瘢痕。

3. 耳郭调整术分为两个治疗阶段，首先是评估患耳软骨的组织量，如果卷曲粘连在一起的耳郭软骨组织量较多，且展开后能形成较为理想的耳舟、耳轮，耳郭形态也有一定的扩大，预判增大后的耳郭再进行复合组织移植基本可以达到双侧耳郭形态接近的效果。本阶段术者认为，手术时机选择 1~2 岁间进行为好，耳郭软骨舒展后，束缚软骨发育的因素被解除，更利于耳郭形态大小的发育，但应尽量减少对耳郭软骨的创伤。其次就是进行耳郭复合组织移植，在第一阶段手术所创造良好的条件下，第二阶段的手术相对简单得多，但要注意选择切取复合组织大小、位置（供区）合适，放置到患侧耳郭的位置（受区）也要匹配。本阶段术者认为，手术时机选择应在学龄后，因为这个年龄耳郭发育基本接近成人，调整后双侧耳郭形态相对稳定。本例是 9 岁时行第一期手术，手术时间略晚些，卷曲的软骨略受限，边缘放射状切开，一年后（10岁）行第二期手术。

4. 耳郭软骨舒展加耳郭复合组织移植主要适合（Ⅱ型 A）轻度的先天性小耳畸形，术前要对患侧耳郭软骨组织进行仔细测量，并对提供复合组织的正常侧耳郭的形态、大小有所认识，对移植后的效果进行初步的预判。

5. 该手术前要与患者和家属进行充分的沟通，并陈述利弊，如果该手术第一阶段的治疗未达到预期的效果也可以改行扩张法耳郭再造术。

6. 耳郭调整术第二阶段进行的耳郭复合组织移植，是决定术后效果的关键，移植的复合组织坏死会严重影响术后的远期效果，所以必须掌握好复合组织移植的切取、移植、固定技术（详见本章病案42）。

7. 耳轮卷曲的耳软骨是由弹性纤维软骨组成，具有正常耳软骨的厚薄和富有弹性的特点，是其他软骨（如肋软骨）无法相比拟的，也是非常珍贵与难得的。如能充分利用，会使成形的耳郭柔软如真。因此，如何充分利用残留卷曲的耳郭软骨，是值得临床深入实践与研究的。

8. 关于（Ⅱ型 A）小耳畸形的耳郭调整术　最大的优点是能形成柔软的耳郭。此手术我们主张第一期应选择在 1～2 岁间进行为好，舒展后的耳郭软骨可以充分发挥其内在的生长潜力，为二期手术创造更好的条件。一般耳再造的手术时机，多数学者主张 6 岁左右可行耳再造，有些学者还主张 10～15 岁最佳。用肋软骨为耳支架材料进行耳郭再造虽然是首选，但再造耳郭质硬也是难以避免的缺点。这样对 Ⅱ 型 A（或其他型有软骨可用者）小耳畸形的耳郭调整术修复后耳郭质地柔软，是目前的理想选择。因此，建议手术时机应提前到 1～2 岁间。

> **设想**　本例左耳明显小，整个耳郭横径窄，耳轮脚缺失，耳甲艇与耳甲腔形成一个腔，外上耳轮向前内卷曲，经过耳郭舒展、耳舟成形、复合组织移植手术，术后展示：左右耳郭纵径长短类似；耳郭上部宽度相仿，下部缩窄；右耳轮缘弧度明显好于左侧。较术前左耳郭已有相当大的改观。复合组织移植能改变上耳郭的宽度，如再能增宽耳郭中下部宽度，就会与对侧一样。因此，可否在第一或第二次手术时，也对耳郭中、下部分进行类似于耳轮缘软骨舒展的方法，对中、下部分耳郭进行增宽，伸展固定，估计也是有可能的。耳郭宽度与耳轮缘的饱满与流畅的弧度是人第一感观，也是耳郭形态基础。至于，对耳轮上、下脚；对耳轮不顺畅；耳舟凹度不足；耳轮脚（耳甲艇、耳甲腔）等微小结构，愿意者可再次修复。

（蒋海越）

病案 44　先天性左小耳畸形（Ⅱ型 B）：耳后皮肤扩张、耳郭再造技术

【病史与治疗】

诊断：先天性左小耳畸形（Ⅱ型 B）

医疗技术：耳后皮肤扩张、耳郭再造技术

患者，男，5 岁。因左侧先天性小耳畸形于 2011 年 9 月 27 日入院，查体：左侧外耳比右侧小，畸形以耳郭中上部为主，大部分耳郭主要解剖结构（无耳舟、对耳轮与上下脚、耳轮脚等）缺失，可见狭小的耳甲腔，外耳道闭锁，左侧耳屏前见一米粒大小赘生物（图 6-2-44：A、B）。完善检查后，于 2011 年 9 月 27 日行左侧耳后扩张器置入，耳垂旷置术，术后 7 天开始扩张器定期注水，4 周后注水总量 65ml；维持扩张 43 天（图 6-2-44：C）。于 2011 年 12 月 13 日行扩张器取出，去除纤维包囊，从右侧 6、7、8 切取肋软骨，雕刻肋软骨组合成耳支架，置入耳郭正常位置固定，扩张皮瓣覆盖，原旷置的耳垂复位耳郭再造术，负压引流。术后 10 天拆线，再造耳郭效果尚好。2013 年 2 月 7 日，患者要求再造耳郭修整入院。查体：右侧再造耳色泽、大小与对侧近似，位置良好（图 6-2-44：D、E），手术行再造耳局部整形、耳屏整形、耳甲腔加深、中厚植皮，术后 10 天拆线。术后 1 年复查再造耳郭形态满意，与对侧比大小相近（图 6-2-44：F、G、H、I）。已形成耳轮、对耳轮、对耳轮上下脚，但与对侧（与正常形态也有差距）比形态仍有不足之处（图 6-2-44：H、I），耳垂下外侧缘弧线有小的切迹（图 6-2-44：H）。

护理要点：参考本章病案 45。

【治疗复查后的思考】

1. 本例小耳畸形，左耳郭下位点与健侧在同一水平线，纵径短，最大特点是缺少耳郭的解剖标志形态，上耳轮缘卷曲明显，下部分只是一偏片的皮肤软组织，外侧缘还有凹痕。

2. 患者属先天性小耳畸形（Ⅱ型 B），耳郭的少数解剖结构存在可辨认，耳舟与三角窝融合，耳郭上部分形态卷曲明显，耳甲腔狭小。残耳郭较大，如何更好地利用残耳郭是该手术取得理想效果的关键。

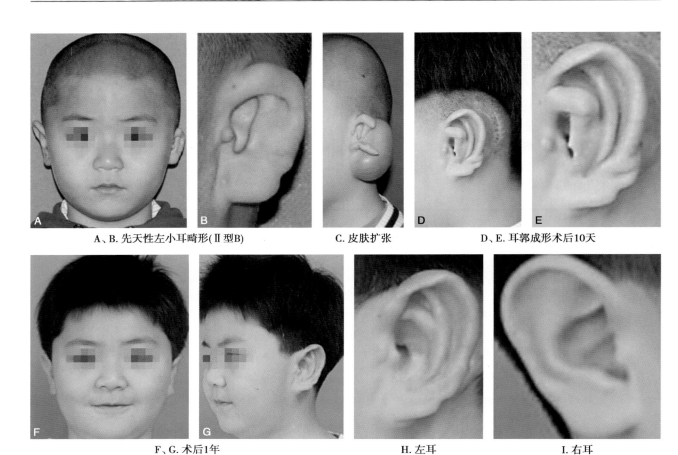

A、B. 先天性左小耳畸形(Ⅱ型B)　　　C. 皮肤扩张　　　D、E. 耳郭成形术后10天

F、G. 术后1年　　　H. 左耳　　　I. 右耳

图 6-2-44 诊断:先天性左小耳畸形(Ⅱ型 B)
医疗技术:耳后皮肤扩张法耳郭再造技术(蒋海越)

3. 一期耳后扩张器置入同时行耳垂旷置,目的是使扩张皮瓣蒂部有充分的宽度,并为扩张皮瓣提供良好的血供做了必要的准备,使二期手术更安全。

4. 本例残留的耳郭较大,手术医师对耳郭再造的理解与采用的方式方法有直接关系,能将残耳组织的合理充分利用与再造耳郭的完美结合,才能重建出与正常耳郭形态相近的耳郭。

5. 耳郭再造的一期、二期手术应尽量保留和充分利用残耳组织,残耳的皮肤和软骨组织在三期手术中可以用来形成耳轮脚、耳屏、耳甲腔、抬高耳郭等,对于再造耳郭有画龙点睛的作用,使再造的耳郭更加完美。

6. 本例耳郭缺失的重要结构多。虽二期已大体形成位置与形态;三期利用残耳上部向上转位形成部分耳轮脚;耳甲腔多余的残耳软骨剥离后顺行充垫于再造耳郭的基底抬高耳郭形成耳颅角;利用附耳的皮肤和软骨形成耳屏;耳甲腔加深。但再造的耳郭形态仍欠柔和,形态也有一定的缺欠,尤其与对侧耳郭比,各形态差距较大。

7. 关于耳郭再造的形态标准,我们认为能再造出与对侧(尽管有部分缺欠)一样的耳郭,即为最好标准。本例刻意形成了明显的耳舟、对耳轮、对耳轮上下脚,反而加大了与对侧耳郭的形态的差距,使外观视觉落差大,感觉不是一个人的耳朵。设想:整形外科医师如何能按照患者健侧的耳郭再造出与其一样的耳郭,这就是具有个性化的耳郭再造,需深入思考和研究。

8. 关于小耳畸形,如无耳郭组织残留,医师只能考虑行全耳再造,而目前的全耳再造,已很成熟,并且完全可以再造出逼真的耳郭。但有遗留皮肤软骨(或较多)者,耳郭的结构消失,这些皮肤、软骨又是耳郭原有组织,非常珍贵,医师还不舍得弃掉。因此,如何利用、或如何与移植的肋软骨结合应用,值得深入研究。

设想　此例如将残耳后皮肤与耳前皮肤从耳软骨表面全部剥离,使原耳软骨向后贴近颅侧(或埋于筋膜下保存),扩张器置放在耳郭两皮肤间,这样扩张整个耳郭皮肤。二期取出扩张器,剥离耳软骨使其立起(如软骨可用),在其软上重新塑形,形成耳郭支架,扩张皮肤覆盖,术中要很好缝合固定,使其形成各种结构。如能成功,再造的耳郭是真正的生理性耳郭。是否可试探,请斟酌。如软骨不能利用,可用肋软骨。

(蒋海越)

病案 45　先天性右小耳畸形(Ⅲ型):耳后皮肤扩张、耳郭再造技术

【病史与治疗】

诊断:先天性右小耳畸形(Ⅲ型)

医疗技术:耳后皮肤扩张、耳郭再造技术

患者,女,8 岁。因右侧先天性小耳畸形于 2009 年 12 月 21 日入院,查体:右侧外耳无正常耳郭形态,残耳呈花生状皮丘(较大),外耳道闭锁(图 6-2-45:A、B)。完善检查后 2009 年 12 月 22 日行右侧耳后扩张器置入术,术后 7 天开始扩张器定期注水,4 周后注水总量 61ml,维持扩张 40 天(图 6-2-45:C)。于 2010 年 3 月 10 日行扩张器取出,扩张法耳郭再造术,术中取右侧 6、7、8 肋软骨,雕刻肋软骨组合成耳支架,残留的花生状皮丘,形成耳垂,扩张皮瓣覆盖耳郭再造。术后 10 天拆线,再造耳郭效果良好。2012 年 2 月 6 日,患者要求再造耳郭修整入院,查体:右侧再造耳色泽、大小与对侧相近,位置良好,耳轮、对耳轮、三角窝结构清晰,耳甲腔较浅,无耳屏,(图 6-2-45:D、E)。于 2012 年 2 月 7 日行右侧再造耳郭局部整形、耳甲腔加深、耳屏再造、中厚植皮术(图 6-2-45:F、G、H),术后 10 天拆线。术后 2 月复查,左右耳位置接近对称,再造耳郭大部分形态满意(图 6-2-45:F、G、H、I、J)。

护理要点:①扩张器置放术后护理;②扩张器注水扩张护理;③扩张皮瓣充血时间观测护理;④移植皮瓣血供观测护理;⑤负压引流护理;⑥再造外耳包扎固定护理。

【治疗复查后的思考】

1. 患者为先天性小耳畸形(Ⅲ型),耳郭的解剖结构大部分消失,仅存在少许残耳组织,只相当于耳垂部分。是小耳畸形最为常见的类型。此例才是真正的耳郭缺失,无耳郭解剖结构,只有近似花生状皮肤突起,不能称为耳郭。是需要整体再造的小耳畸形。

2. 此类型先天性小耳畸形的残耳组织常利用形成再造耳郭的耳垂结构,其余的残耳部分可以在第三期形成耳屏、对耳屏等,另外残耳的软骨可以通过带蒂转移增加耳颅角高度抬高耳郭。

3. 关于皮肤软组织扩张技术,20 世纪 70 年代末,美国 Radovan 医生研制出皮肤软组织扩张器,并将其应用于临床,取得了令人鼓舞的效果。皮肤扩张技术逐渐为整形外科医师所认识并广泛应用于整形外科领域。1989 年中国医学科学院整形外科医院的教授们将皮肤扩张技术与我院的一期双瓣法耳郭再造技术相结合,应用到耳郭再造术中,经过数以万计的临床应用,基本解决了耳郭再造术中乳突无毛区皮肤组织量不足、皮肤臃肿、皮瓣血运障碍等难题。目前皮肤扩张法耳郭再造术已经成为我国最具特色的耳郭再造术之一。该术式术后效果良好,为国内外同行认可并广泛借鉴和应用。将皮肤扩张技术运用到先天性小耳畸形,并将扩张的皮瓣、筋膜瓣和软骨支架等有机地结合起来进行耳郭再造的一种方法,亦称扩张法耳郭再造术。自 20 世纪 90 年代,也有很多国内外学者不断地将扩张法耳郭再造术进行改良,主要是对扩张器置入的层次和扩张器的容量进行调整,但万变不离其宗,此类术式的关键技术大同小异。适用范围:各种先天性小耳畸形及外伤性耳郭缺损,特别是对于残耳后发际线较低的患者。操作原理:一期将皮肤扩张器(容量 50ml,肾形)置入皮下,定期注水扩张,疗程 1 个月左右,再维持扩张 3~4 周;二期采集自体肋软骨并雕刻组合,将制备好的三维立体耳郭支架置入,完成耳郭再造;三期主要进行再造耳郭修整手术,包括耳轮脚成形、耳甲腔再造(含外耳道重建听力恢复)、颅耳角再成形等。常见并发症:血管血栓造

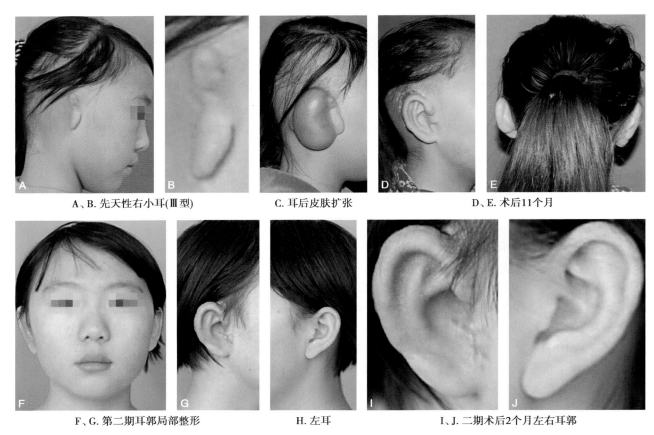

A、B. 先天性右小耳(Ⅲ型)　　　C. 耳后皮肤扩张　　　D、E. 术后11个月

F、G. 第二期耳郭局部整形　　　H. 左耳　　　I、J. 二期术后2个月左右耳郭

图 6-2-45　诊断:先天性右小耳畸形（Ⅲ型）
医疗技术:耳后皮肤扩张耳郭再造技术（蒋海越）

成局灶性皮肤坏死;皮肤坏死或外伤导致扩张器外露;身体其他部位的化脓感染(如扁桃体炎、扩张区皮肤毛囊炎)所致感染;皮瓣坏死等。

4. 残耳后皮肤特点:无毛皮肤区范围较小,发际较低,少数患者几乎全部为头皮所覆盖。由于人类种族的不同,残耳后无毛区皮肤的质地、薄厚、松弛度、范围等也存在明显的差异。残耳后上部发际缘的高低决定了无毛皮肤区域的大小。

5. 先天性小耳畸形采用皮肤扩张的方法进行耳郭再造术,应该是各种耳再造术中的首选术式。扩张法耳郭再造术主要从三个方面解决了耳郭再造术中的难题:首先扩增了无毛区皮肤的面积,使覆盖耳支架的皮肤为无毛发的皮肤;其次使无毛区的皮肤变薄,能充分展现雕刻的耳支架结构,使再造的耳郭解剖结构清晰,立体感逼真。再者耳郭总体变薄不显臃肿;再造耳郭的皮瓣经过扩张达到皮瓣延迟的效果,又可降低了皮瓣远端坏死并发症的发生率。本例我们采用了一期置入扩张器,二期耳郭再造的方法。

6. 本例我们是在耳后皮下置入扩张器,注水超量20%,维持扩张40天,手术中又切除纤维包囊,使扩张皮瓣既薄又减轻了回缩率。耳支架雕刻参照对侧耳郭形态。术后负压吸引确切,恢复顺利,得到良好的效果。在一定程度上可以称为以假乱真。

7. 耳郭上2/3是深浅、凹凸、形态变化最大部位,也是再造最难部位。耳后皮肤扩张法耳郭再造已显示出极大的优势。

8. 本例残耳部位只有花生米粒样(较大)皮丘,一般认为是残耳的耳垂。因此,残耳遗留的花生米粒样皮丘应尽量利用,什么时候利用,如何利用等。目前临床上有人一期即为耳垂成形做准备,有人二期再做耳垂成形。我们认为如花生状皮肤突起较大(与对侧类似),位置还较低,可形成耳垂,如位置高,也可下移为二期修复做准备。如较小应原位保留,可为二期利用,如形成耳屏、对耳屏、耳轮脚成形、耳甲腔再造等,另外残耳的软骨可以通过带蒂转移增加耳颅角高度抬高耳郭。因此据花生米粒样皮丘的利用价值,可一期或二期利用。本例残耳呈花生状皮丘下缘接近对侧耳垂下缘,我们二期利用,有增宽耳郭下部位宽度,耳垂形态接近正常。

9. 本例术后 2 月复查,左右耳郭大小、位置、耳轮缘弧度两侧接近对称,耳郭上部几乎一样;虽对耳轮下部分未形成;耳甲腔下部分浅(二期虽行耳甲腔加深、耳屏再造,但结果不明显);耳屏、对耳屏、耳屏间切迹未见,下部分结构不明显。但整个耳郭仍显得很满意(图 6-2-45:F、G、H、I、K)。建议再次对上述缺欠修复会锦上添花。

(蒋海越)

病案 46 先天性左小耳畸形(Ⅲ型):耳后皮肤扩张、耳郭再造技术

【病史与治疗】

诊断:先天性左小耳畸形(Ⅲ型)

医疗技术:耳后皮肤扩张、耳郭再造技术

患者,男,15 岁。生后左侧耳郭畸形,耳郭明显缩小,只有近"S"形皮肤凸起,无耳郭结构,未见外耳道(图 6-2-46:A、B),无不适症状。于 2013 年 7 月 1 日在我院行耳后皮肤扩张器植入术,术后定期扩张器注水,2013 年 8 月 1 日注水结束,皮瓣扩张良好,总注水量 60ml,维持扩张 2 周后(图 6-2-46:B),于 8 月 15 日患者发现扩张器上部扩张皮肤有一破损,可以看到扩张器,原因不明确,并有黄色分泌物流出(图 6-2-46:B、C),8 月 18 日来入院,临床检查可见扩张皮瓣上部近残耳处 0.3cm×0.3cm 大小破溃,扩张器外露,周围扩张皮肤稍红肿,血管扩张,创口处有少许淡黄色分泌物,采集分泌物送细菌培养,破溃创口局部利用 2% 碘酊消毒并 75% 酒精脱碘,氯霉素粉封闭创口,作术前准备,全身应用广谱抗生素。8 月 19 日在全麻下行扩张器取出,可见扩张器周围纤维包囊内淡黄色混浊分泌物采集送培养,然后用 2% 碘酊彻底消毒囊腔及周围术区,75% 酒精脱碘后,去除纤维包囊,切取肋软骨制作耳支架置入耳郭部位扩张皮瓣覆盖,按照常规程序进行耳郭再造术(图 6-2-46:D)。术后继续全身应用抗生素 5 天,5 天后拔除引流管时,取引流液送培养。3 次细菌培养结果:术前与术中均为表皮葡萄球菌生长;术后引流物未见细菌生长。术后 10 天拆线,再造耳郭外形尚可,创口一期愈合,无感染征象出现。术后 4 周复查再造耳郭外观尚满意(图 6-2-46:E),无感染征象。左右侧耳郭对比:大体形态右侧呈长椭圆形,左侧呈近似圆形,形态差距很大;右侧耳郭各结构虽不突出,但流畅,左侧虽已形成明显的耳轮、耳舟、对耳轮与上下脚,但不流畅(图 6-2-46:E、F),与对侧比有明显差距。

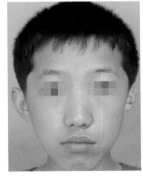
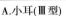
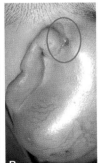
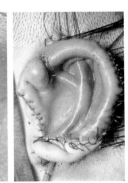
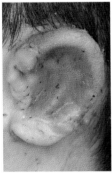
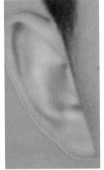

A.小耳(Ⅲ型)　　B、C.皮肤上小破溃　　D.耳郭成形　　E.术后4周　　F.右耳郭

图 6-2-46　诊断:先天性左小耳畸形(Ⅲ型)
医疗技术:耳后皮肤扩张耳郭再造技术(蒋海越)

护理要点:参考本章病案 45。

【治疗复查后的思考】

1. 皮肤软组织扩张技术,需近 2 个月注水扩张以及持续扩张时间,也会发生一些并发症。常见并发症:血肿、扩张器外露、感染、皮瓣坏死、扩张器渗漏等。本例是超量扩张,并持续扩张 2 周后发生皮肤破溃

扩张器外露。扩张的皮肤面积已达到基本要求,只是持续扩张时间不充足。因此一般常不影响第二期手术进行,只是注意感染与皮瓣回缩问题。

2. 耳后扩张器的扩张阶段出现破溃的原因较多:有外伤性、局部血管栓塞性、局部疖肿感染、蚊虫叮咬等,本例可能是局部蚊虫叮咬或轻微的外伤所引起。

3. 本例虽然破溃处有较混浊的分泌物,同时培养出表皮葡萄球菌,但局部皮肤急性炎症尚不明显。因此,我们发现后及时处理:首先避免沾水并保持局部清洁干燥,局部的分泌物送细菌培养,同时,用2%碘酊75%酒精消毒后,抗生素药粉封堵避免污染加重。经过几天的处理,破溃周边皮肤无明显发红、水肿、热、痛等急性炎症表现。因此,我们于发现后的第3天及时进行耳郭再造术,术中取出扩张器后用碘酊酒精对术区进行再次严格消毒,并去除纤维包囊,同时破溃处清创。术后负压引流。通过负压引流管注入抗生素盐水进行适当冲洗,并保持负压引流的通畅。术后要严密观察负压引流物的性状,并及时送检做细菌培养及药敏,便于指导临床应用抗生素。本例经过3次细菌培养结果:术前与术中均为表皮葡萄球菌生长;术后引流物未见细菌生长。创口一期愈合。

4. 本案术中设计皮瓣时应考虑破溃处对皮瓣血运的影响,适当增加蒂部的宽度,保证扩张皮瓣远端的血供。

5. 本例的并发症发生在注水扩张结束后的养皮期2周后,此时如何处置,会使医师进退两难。如本例急诊手术,会给予后带来许多不确定的隐藏因素,如手术创面感染、皮瓣坏死、软骨感染吸收等,会使耳郭变形,使手术后果不易收场。由于是器官再造,一旦感染加重、皮瓣坏死,为以后再次再造带来极大难度。因此器官再造手术,还是应创造最好条件下手术为最佳。

6. 此类并发症是可以预防的,此例完全可能是蚊虫叮咬或未引起疼痛无意的小外伤所引起。但也说明局部皮肤的应激能力低下,应引起医师的重视。皮肤破裂(无论大小,小到针孔)扩张器外露是皮肤扩张技术较常见的并发症,早期出现,皮肤扩张失败,晚期出现会给手术带来一些麻烦或不稳定因素。因此提示医师要告诫患者,局部应给予适当保护。

7. 整形外科皮肤移植技术中的皮肤扩张技术是目前常用的治疗手段,一旦应用此项技术,在置放层次(保证此层次的完整性)、注水扩张、扩张后的保护等方面应引起医患的重视。

8. 本案注水1个月结束,持续扩张15天时发现扩张器上部扩张皮肤有一破损,共持续19天手术,虽说也可以(勉强)行二期手术,但皮肤扩张持续的时间不足,皮肤发亮、皮纹消失、充血、可见血管增生,说明扩张皮肤未达到稳定时期(图6-2-46:B、C),移植后皮瓣青紫(图6-2-46:D),如无硬性耳软骨支架支撑,皮瓣会明显回缩,使再造后的耳郭形态与对侧有很大差距,虽经医师处理,未发生感染、坏死,最终成活,而一旦失败就会后悔(也是教训)。再者,由于有感染的可能,医师将精力集中预防感染,而对再造的耳郭形态就会放松。

9. 此例皮肤扩张持续的时间不足(19天),第二期手术又出现一些麻烦与不稳定因素,使医师对手术中的的注意力转变,术后不发生感染即为成功,对耳郭形态的要求即会降低,术后再造的耳郭纵径明显缩小,呈圆形,也为再次成形或再造制造了不可能性。虽说感染没有发展,得以控制。但再造的耳郭形态与对侧比有明显差距。整形科再造的宗旨是形态,从这点出发,不如抽出囊内水,局部清创缝合,待愈合后重新扩张或取出扩张器,待创口愈合后从头开始,为再造出与对侧类似的耳郭制造可行性。

10. 关于耳郭再造　我们认为再造出与对侧耳郭大体形态一样,大体结构类似即为最佳。有人主张再造所谓"逼真"的耳郭,我们认为是指再造出标准的耳郭。还有人主张再造"个性化"的耳郭,我们认为是指再造与对侧一样的耳郭。耳郭大体形态上类似,但各结构的不相同性(差距)经常可见,甚至一个人两侧的耳郭不完全一样也是常见的事,但大体类似、不是差距特别很大,一般不要求治疗。这个病例提出供大家借鉴,能提高我们对耳郭再造的理念、思维、认识。对于耳单侧耳郭再造,我们主张应行"个性化"耳郭再造,而双侧耳郭再造应再造出"逼真"的耳郭,以展示我们整形外科以形态与功能并重的学科特色与能力。

(蒋海越)

病案 47　先天性左小耳畸形（Ⅲ型）并耳再造后感染软骨吸收：耳后皮肤扩张、耳郭再造技术

【病史与治疗】

诊断：先天性左小耳畸形（Ⅲ型）并耳再造后感染软骨吸收

医疗技术：耳后皮肤扩张、耳郭再造技术

患者，男，9岁。生后左耳郭畸形，只有花生大小，无外耳道（图6-2-47：A、B、C）。于2009年9月7日入院，完善检查后行左侧耳后扩张器置入术，定期注水（图6-2-47：D）；于2009年10月30日行扩张皮瓣耳郭再造术，术后按期拆线，再造耳郭效果良好返家，术后20天左右再造耳甲腔出现红肿，在当地抗感染治疗1周未见改善，来院复诊，见左侧再造耳红肿，耳甲腔中心可触及波动感，给予穿刺抽出约2ml脓血性液体（送细菌培养），耳甲腔皮瓣破溃并软骨露出，继续全身抗感染治疗加局部抗生素冲洗负压引流换药处理，2周后皮瓣破溃部分逐渐愈合（图6-2-47：E），患者返家。2010年6月5日（创面愈合后近5个月）来我院行复查，耳软骨大部分吸收，左耳郭区形态不整，耳郭缩小，耳郭上部分已缺失，耳后皮肤触之已柔软，略有色素沉着（图6-2-47：F、G）。6月7日，由于软骨吸收，皮瓣不平整，行再造耳皮瓣筋膜瓣舒平术，将耳后筋膜剥离并取出原支架内钢丝及缝线。将残存的耳后筋膜向后上拉伸，5-0可吸收线缝合固定于耳后颅骨膜处。展平皮瓣，皮瓣筋膜瓣舒平半年后如图6-2-47：G。2012年1月9日再次重新取软骨形成耳支架，行双瓣法左耳郭再造术（图6-2-47：H、I、J），术后恢复顺利。2013年1月21日行左再造耳修整术，术后定期拆线，恢复良好，双侧耳郭对称，外观较满意，一个月后复查，耳郭大小位置和耳颅角与对侧相近，耳轮与对耳轮已形成，但不完整，对耳轮上下脚不明显，耳甲腔深度不足，耳轮与对耳轮、耳甲腔存在。但与正常耳郭前面的结构相比仍有一定差距（图6-2-47：J、K、L、M）。

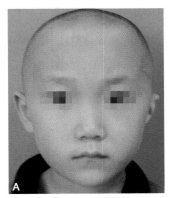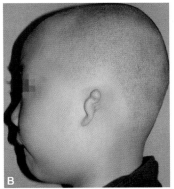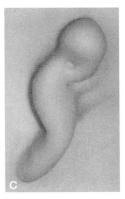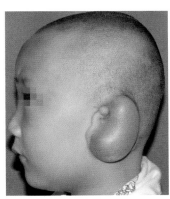

A~C. 左耳区皮丘无外耳道　　　　D. 皮肤扩张

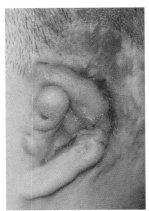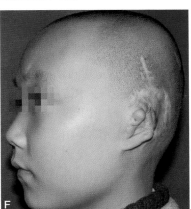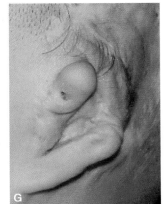

E. 感染后　　　　F、G. 愈合后5个月

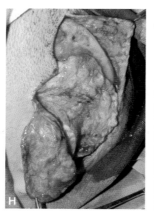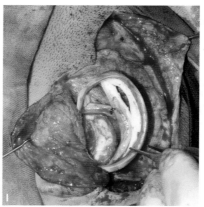

H、I. 术后19个月再行耳郭再造

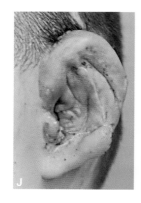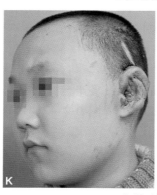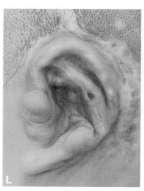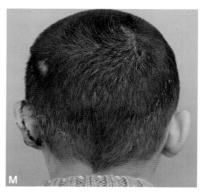

J~M. 1年后再行修整后1个月

图 6-2-47 诊断:先天性左小耳畸形(Ⅲ型)并耳再造后感染软骨吸收
医疗技术:耳后皮肤扩张耳郭再造技术(蒋海越)

护理要点:参考本章病案 45。

【治疗复查后的思考】

1. 目前先天性小耳畸形的修复,采用残耳后扩张皮瓣与自体软骨雕刻耳支架进行耳郭再造,已成为国际公认的首选方法之一,有时也会出现并发症,如感染、皮瓣坏死、软骨吸收等。

2. 再造耳郭局部感染并导致耳郭支架软骨吸收是很少见的并发症,造成这种情况的病因较多,如化脓性扁桃体炎、局部外伤、局部疖肿等,一旦出现,应全身抗感染治疗加局部处理。此例耳郭再造术后迟发性感染,我们对此例是耳郭局部碘酊、酒精消毒处理,并密切观察,局部混合抗生素冲洗配合低位负压引流,控制了感染,未急于取出耳支架,但已出现支架软骨吸收。耳后皮瓣只是受到炎症侵袭,未出现坏死,经过近半年的恢复,炎性反应逐渐吸收,局部组织质地软化,皮肤弹性恢复近正常。因此我们于术后 7 个月余,行一次耳皮瓣筋膜瓣舒平与取出钢丝及缝线;又于其后 1 年 7 个月重新耳郭再造;再于其后 1 年做再造耳修整。前后经历了 3 年 3 个月余。

3. 在这个局限的耳郭小范围内前后行 4 次手术,其间还有感染,对局部皮肤的质地、颜色会有影响。所以再次手术时,应视局部组织情况灵活运用。选择手术方法重新二次再造。

4. 关于软骨移植后吸收,有关研究资料较少,认识上极不统一。一种意见认为吸收是对软骨损伤而造成的;还有人认为是属于自身免疫问题。本例很明确是由于细菌感染才造成的软骨吸收。

5. 本例由于感染造成的软骨吸收,皮肤软组织也受到侵袭,质地改变、色素沉着,为外观留下隐患。再次手术时除利用残留的软骨还要重新采取部分肋软骨,并重新雕刻组合成耳支架。

6. 历经 3 年 3 个月余的努力,再造耳郭的最后大体形态尚可接受(图 6-2-47:L),但耳郭的皮肤有很多小的凹凸不平,颜色与周围也略不协调,其耳郭前外侧面的大体与细致结构仍不尽人意。因此,一旦出现感染并发症,对再造耳郭外观的形态影响很大。预防手术并发症的发生始终应是手术医师必须十分重视的问题。出现并发症的耳郭再造更加困难。

7. 从长期的临床实践中观察,再造耳郭感染虽然较少发生,一旦发生治疗的效果就会受到明显影响,为了尽可能避免此类情况的发生,就应该注意,再造耳郭的保护,防止发生外伤、冻伤、蚊虫叮咬等,同时要保持再造耳郭局部皮肤清洁。

8. 关于耳郭局部感染,本例是术后20天再造的耳甲腔出现红肿,只是局部感染。我们及时治疗,保留了部分耳软骨支架,但也为下次耳郭支架的形成制造一些麻烦。但如果感染严重,耳支架即成为异物,应将软骨支架取出(及时取出耳支架,如无明显软化,经消毒冲洗处理后暂时埋入胸部皮下备用),舒平皮瓣和筋膜瓣为再次耳郭再造创造条件。

9. 耳郭是一体表形态器官,除协助对内耳收集声音外,形态是其重要的表现。形态有两方面,一是:形成耳郭的各种凹凸和谐形态,二是:覆盖在软骨上的皮瓣颜色、质地、厚薄、与周围的皮肤谐调。本例已行4次手术,毕竟形成一由于感染造成皮瓣质地改变,皮肤外观形态不佳,耳郭结构不清晰,总体效果是不尽如人意的耳郭。比没有耳郭还强一些。如此的耳郭再造,其难度可想而知。

10. 此例在这个局限的耳郭小范围内前后行4手术,历经3年3个月余的努力,最后形成一个这样的耳郭图6-2-47:J、K,从时间、精力、金钱与医患的心态上都受很大影响,提示我们对此例的治疗过程要重新审视,如一旦局部感染是及时取出耳郭支架(因本例是器官再造,外观形态是重点),尽快使感染消退,保护耳后皮肤颜色、质地好(因为此部位皮肤与耳郭皮肤最近似,只有这一点点,太珍贵),还是与其他部位感染尽量维持使其恢复,不应一样。我们认为应及时取出,这是教训,应记住。

> **设想**　因耳后皮肤只有这一点点,外观状态是视觉的中心(颜色、质地),是再造耳郭外观的重点。一旦缺失无处可补偿,十分珍贵。因此如发现感染,即刻彻底取出耳软骨支架(移植到其他处皮下),以使局部皮肤软组织尽少的受到炎症侵袭,尽快地恢复皮肤软组织正常形态,保护皮肤的质地颜色是利用此块皮肤的重中之重。耳软支还可从对侧切取。三个月后再从头开始,还有可能形成外观形态好的耳郭。以上也算是一种思维与方法,提出思考。

(蒋海越)

病案48　先天性右小耳畸形再造术后并感染、皮肤破溃:再造耳郭翻修技术

【病史与治疗】

诊断:先天性右小耳畸形再造术后并感染、皮肤破溃

医疗技术:再造耳郭翻修技术

患者,女,49岁。患者生后右小耳畸形。曾于18岁在某院行外耳再造,术后形态欠佳,又于2008年10月到韩国首尔某医院行外耳再造术,术后伤口愈合不良,结厚黑痂,出院后1月黑痂脱落流出黄白色脓性分泌物,无发热,在当地医院换药无好转。因先天右侧外耳畸形再造术后2个月,皮肤破溃1月,遂来我院就诊。查体见右侧再造耳无正常形态,除有长约2.5cm的残耳垂,无其他耳结构,残耳垂周围及前方有不规则瘢痕,上方呈团块状隆起,扪及皮下较硬,团块后上缘有两个皮肤裂口,长约1cm、1.5cm,支架外露,呈灰白色或灰黑色,裂口内有较多黄白色分泌物,周围头皮稍红肿,轻压痛(图6-2-48:A、B)。入院后先予以局部换药,使用去甲万古霉素抗感染治疗,同时完善术前检查。经治疗后感染控制,局部炎症不明显,于2008年12月18日行右再造耳清创,自体肋软骨支架移植,翻修再造术。术中将再造耳郭的皮瓣掀起与支架分离,将取出的肋软骨耳支架,可见支架形态略差(图6-2-48:C),支架间隙可见有少许分泌物,清除坏死软组织及肉芽组织后,用2%碘酊彻底消毒创区,75%酒精脱碘,再清理创面并混合抗生素(庆大霉素、万古霉素)生理盐水冲洗,修薄皮瓣去除部分毛囊组织,可见皮瓣远端血运良好;术中可见耳后筋膜完整,沿切口头皮下潜行分离2cm,弧形切开筋膜并掀起耳后筋膜瓣,形成血运良好的皮瓣和筋膜瓣后,重新切

取部分肋软骨并对原耳郭支架软骨利用,雕刻组合形成新的耳郭支架(图6-2-48:D),置入双瓣之间,耳后植皮。术后予以抗感染治疗,术后第五天拔管,于12月29日拆线换药,见伤口愈合良好,皮片皮瓣存活,外耳上部分形态良好(图6-2-48:E、G)。患者于2009年12月(术后1年)复查,左右耳郭上部分大小位置近似,右侧耳上1/2部位可见耳轮、耳舟、对耳轮、对耳轮上下脚、三角窝、无耳轮脚、耳甲可见,下1/2耳郭较小(图6-2-48:G)。与左侧耳郭相比,右耳郭下部位结构仍显现不明显,耳屏、对耳屏、耳屏切迹、下部分耳甲腔、耳垂缺失,与鬓角后(瘢痕)皮肤相连,鬓角后与耳下部皮肤颜色浓淡不均,外观仍有差距(图6-2-48:G、H)。再造耳郭上部分外形基本可以。

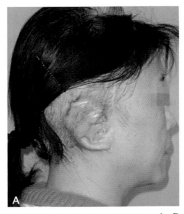 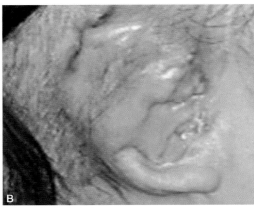 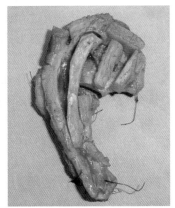

A、B. 两次耳郭再造后并感染　　　　　　　　C. 取出的耳郭支架

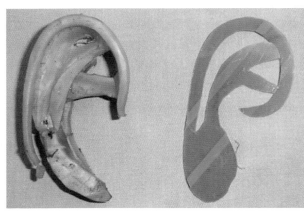 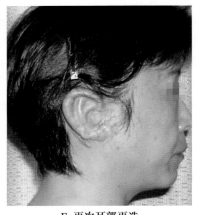

D. 重新组合的耳郭支架　　　　　　　　　　E. 再次耳郭再造

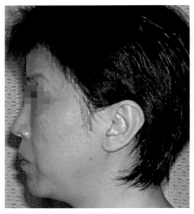 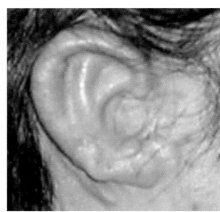 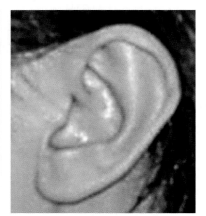

F. 左侧耳郭　　　　　　　　　G. 术后1年　　　　　　　　H. 左耳郭

图6-2-48　诊断:先天性右小耳畸形再造术后并感染　皮肤破溃
医疗技术:再造耳郭翻修技术(蒋海越)

护理要点:参考本章病案45。

【治疗复查后的思考】

1. 耳郭再造术后失败或不理想,重新进行耳郭再造的手术称为再造耳郭翻修术,近几年这类手术呈现逐年增多的趋势。主要原因是开展耳郭再造手术治疗先天性小耳畸形的医院和医生对该疾病治疗的兴趣越来越浓厚,挑战性和乐趣吸引着医生去逐步探索耳郭再造的方法,这是我国整形外科非常好的趋势。但是在掌握关键技术方面还不够成熟,急需进一步提高或创造出更好的技术方法。

2. 本例患者是耳再造术后形态不良,还伴感染与软骨耳支架外露,并且耳郭下部位皮肤瘢痕留有视觉上差距,这些都为再造耳郭翻修手术,制造了困难。我们是首先通过局部换药控制感染,达到充分改善创口局部环境,为翻修手术作必要准备;其次是重新评估皮瓣及筋膜:耳后筋膜完整,皮瓣质地良好,左侧肋软骨可用;最后我们设计,仍用局部皮瓣,修薄并去除部分毛囊组织,掀起耳后筋膜瓣,重新采取少量肋软骨并利用原耳支架软骨,重新雕刻组合形成新的耳郭支架,置入双瓣之间,耳后筋膜上植皮,行再造耳郭翻修手术。

3. 关于此例的感染的处理:我们是对局部创口感染控制后,才进行再造耳郭翻修术,术中首先进行创口彻底清创,取出原支架(备用),去除炎性坏死、失活组织,并用2%碘酊、75%酒精再行局部消毒,后再进行局部创面消毒处理。本例成功的关键除上述控制感染的处置外,筋膜瓣和皮瓣有良好供血,是成功的最大基础。

4. 对于原来的软骨支架处理:我们是去除与炎症区域相邻的部分,可利用的软骨尽量保留,根据需要重新采集适量的肋软骨,利用保留的软骨与新采取的肋软骨雕刻并组合成新的耳郭支架。

5. 本例在我们手术前已有过两次耳郭再造的经历,现存的耳上部皮肤已是有毛发的头皮,耳后已无可利用的皮肤。因此,翻修手术方法选择:应以局部条件而定,如本例用局部皮瓣与筋膜瓣加植皮一次行耳郭再造。如无条件再造耳郭翻修手术会更难。本例耳郭再造术后1年后显示,虽上部分形态尚好,但与对侧比仍有差距,耳郭下部分缺如,耳郭皮肤颜色浓淡不均,下部分更明显。因此,除耳后皮瓣行耳郭再造的方法外,还应形成远位皮瓣再造耳郭的方法。

6. 再造耳郭翻修术,手术方式的选择,笔者认为尽量采用把握性好、技术成熟、成功率高的方法。但要充分认识到,每一次翻修手术都要增加难度与风险,增加局部损伤程度。

7. 由于耳郭周围局部皮肤条件差,再造耳郭翻修术更易出现再次失败的可能性,同时可利用的组织量也会受到更大的损毁,所以术前与患者及家属的病情交代、风险告知等尤显重要,良好的沟通也是提高手术成功率必不可少的因素之一。

8. 警示　用耳后无发区皮肤修复与再造耳郭,经过50余年的演变,目前已成为最佳供区,而且没有形成第二种皮肤供区。因此,耳后皮肤就显得非常珍贵,如出现瘢痕、颜色改变等,会明显影响耳郭形态的形成(如本病案与本章病案46、47),肋软骨耳支架如缺失、吸收,还可以再取,如耳后皮肤出现瘢痕等影响利用,就没有皮肤替代区,所以对耳后皮肤的处理应重视。一旦出问题,应尽早去除影响因素,尽全力保护该区皮肤。

> 设想　为了形成耳郭再造的第二皮肤供区,可利用对侧耳后皮肤,形成扩张的以耳后血管为供血的游离皮瓣,与受区同名血管吻合。这种方法,使手术难度增加,并还有一定风险。

(蒋海越)

病案49　右侧先天性小耳畸形(Ⅲ型)再造术后皮瓣部分坏死:右再造耳郭皮瓣坏死清除,颞浅筋膜瓣转移,中厚植皮技术

【病史与治疗】

诊断:右侧先天性小耳畸形(Ⅲ型)再造术后皮瓣部分坏死

医疗技术:再造右耳郭坏死皮瓣清除,颞浅筋膜瓣转移,中厚植皮技术

　　患者,男,6 岁。生后右侧小耳畸形(图 6-2-49:A)。患者于 2009 年 5 月在我院行扩张法耳郭再造,二期术后 10 天拆线时,再造耳郭的皮瓣远端出 1.5cm×4.0cm 的血运障碍区,皮瓣颜色变黑,弹性较差(图 6-2-49:B),医嘱暂时观察,注意避免沾水,保持局部干燥,3～4 周复查。术后 1 个月来院,再造耳郭耳轮缘皮肤已干痂坏死,边缘裂开与正常皮肤界限明显,并可见部分耳轮软骨支架外露(图 6-2-49:C)。查体见右侧再造耳形态、位置尚好,耳轮、对耳轮、三角窝等结构可见。入院后,行右再造耳郭坏死皮瓣清除,颞浅筋膜瓣转移,中厚植皮术。术中去除坏死组织后,可见原耳后筋膜瓣覆盖耳轮缘软骨的大部分,筋膜瓣血运良好,耳郭支架软骨完整,外观、质地、弹性均良好,但耳轮软骨前面及部分耳舟软骨外露,再用 2% 碘酊和 75% 酒精消毒处理创面后,取带有颞浅血管的颞浅筋膜瓣转移至支架外露区覆盖软骨表面缝合固定,颞浅筋膜瓣血运佳,再从胸部原切取肋软骨的创口处取 1.5cm×6.0cm 中厚皮肤游离移植于筋膜瓣表面,并与筋膜瓣间断固定。术后 12 天拆线,见伤口愈合良好,皮片存活,外耳形态尚好。2 个月后复查,可见耳轮、耳舟、对耳轮及上下脚、三角窝、耳甲腔,无耳轮脚、耳屏、对耳屏、耳屏间切迹与耳垂,修复后的耳郭形态尚良好,效果满意(图 6-2-49:D)。

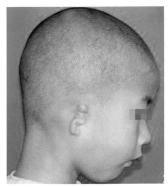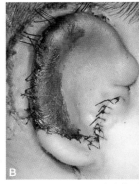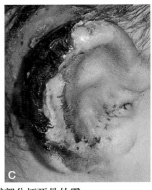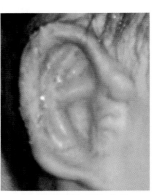

A. 右小耳畸形　　　　　　B、C. 再造术后皮瓣部分坏死骨外露　　　　　　D. 再次耳郭成形2个月

图 6-2-49　诊断:右先天性小耳畸形(Ⅲ型)再造后皮瓣部分坏死
医疗技术:右再造耳郭坏死皮瓣清除,颞浅筋膜瓣转移,中厚植皮术(蒋海越)

　　护理要点:①扩张器置放术后护理;②扩张器注水扩张护理;③扩张皮瓣充血时间观测护理;④移植皮瓣血供观测护理;⑤负压引流护理;⑥坏死组织观测护理;⑦植皮护理。

　　【治疗复查后的思考】

　　1. 利用皮肤扩张技术进行耳再造需 3 次手术,疗程较长,在治疗期间任何环节出现问题均可能影响治疗效果。严重者甚致使整个手术失败,如失败,由于局部再造耳的条件被破坏,对患者来讲代价很大。因此并发症的预防与处理十分重要。

　　2. 二期手术耳郭再造的并发症:包括血肿、软骨支架外露、感染等。软骨支架外露多数情况下是切口愈合不良、皮瓣远侧血供欠佳、也可能压迫、感染等造成表面皮肤坏死。

　　3. 耳郭再造术后出现皮瓣远端血运障碍临床上时有发生。本例局部无感染现象,二期术后 10 天再造耳郭的皮瓣远端出现 1.5cm×4.0cm 的血运障碍区,皮瓣颜色发绀,是静脉回流障碍的结果。最后皮瓣坏死。

　　4. 对于耳支架外露有些学者认为处理得越早越好。如果不能直接缝合,必须在周围转移局部皮瓣或筋膜瓣覆盖,如不能及时有效的关闭伤口,则有可能使软骨支架外露的范围越来越大,处理起来很棘手。本例由于原手术时将耳后筋膜瓣覆盖耳轮缘软骨的大部分,只是皮瓣坏死。因此,我们观察一个月,等皮瓣的坏死部分与正常皮肤界限清楚后及时清除干痂并修复创面。手术中证实耳后筋膜瓣血运良好,耳郭支架软骨完整,外观、质地、弹性均良好。因此我们再次以筋膜瓣覆盖耳郭支架外露区,其上植皮修复成功。利用带颞浅血管的颞顶区筋膜瓣修复再造耳郭支架软骨外露,是最后一棵稻草,所以进行耳郭再造掀起耳后筋膜瓣时一定注意勿损伤颞浅血管及其颞顶区的颞浅筋膜,为术后一旦出现并发症留有回旋余地。

　　5. 对于耳再造后有较大面积皮瓣坏死的处理较难,切除坏死进行修复。这就取决于医师的经验与技能。我们是移植血运良好的筋膜瓣,其上植皮修复成功。

6.　此患是二期术后 10 天拆线时,再造耳郭的皮瓣远端出现 1.5cm×4.0cm 的血运障碍区,皮瓣颜色变黑,如是静脉回流障碍,可能是术中去除纤维包囊过厚损伤了扩张皮瓣远端皮下血管网或皮瓣蒂部略窄或术后包扎压迫了蒂部等。另外,还有可能是皮肤扩张持续扩张的时间不充分,皮瓣移植后,有慢性回缩,耳轮是最凸出部位,也是张力最大部位,也是局部压力最大部位,因此缓慢出现供血与回流障碍。

7.　耳郭再造是形态器官的重塑,因此,形态是其重点,即耳郭位置、大小、形态、颜色、结构等。由于是形态的重塑,一旦出现并发症,会大大影响形态,因此,对形态的再塑造,应对手术过程中的每个细节(包括术前术后)处理,要耐心、细心(具体落实在每一刀、每一针、每一线),也是预防并发症发生的基础。另外更是医师对美(形态)学的理念、思维、想象、认识、设计、技术、技能综合能力的体现。

(蒋海越)

病案 50　先天性右侧小耳畸形:耳后扩张皮瓣+肋软骨支架法耳郭再造技术

【病史与治疗】

诊断:先天性右侧小耳畸形

医疗技术:耳后扩张皮瓣+肋软骨支架法耳郭再造技术

患者,男,6 岁。生后即发现右耳缺如,只残留花生米粒样皮肤突起,无不适症状。1993 年 5 月 6 日以右先天性小耳畸形入院。头颅右侧未见外耳郭,在其相应位置只见花生米粒样皮肤突起,也无外耳道(图 6-2-50:A)。5 月 6 日在测量后确定右耳位置,于残耳处后侧置放 100ml 扩张器,三周后注水扩张(图 6-2-50:A)。又于 8 月 8 日在全麻下,首先于右侧肋软处切取肋软骨,按左侧耳大小并在一起,雕刻耳郭前外侧形态固定备用,缝合切口。再于右侧颅部,将最下位皮肤突起切口,向下移位形成耳垂,扩张皮肤后侧基底处纵向切口,取出扩张器,切除浅层纤维包囊,确定耳基底位置,将耳支架通过切口置放在耳的基底部位缝合固定,扩张皮瓣尽量向耳后根部推进固定,并于耳后与耳前尽量将皮肤向耳轮缘推进,皮下用可吸收线固定,使扩张皮瓣在耳轮缘处达到松弛状态,置放引流管后缝合切口,负压引流,即显现耳前面形态(图 6-2-50:B),牵拉耳轮缘外侧皮肤,使耳郭缘扩张皮瓣更松弛。耳后剩余的扩张皮瓣牵拉缝合,但残留创面植皮打包压迫。

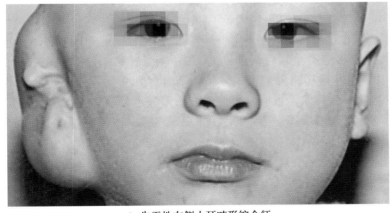 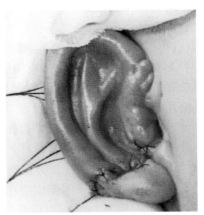

A. 先天性右侧小耳畸形综合征
B. 耳后扩张皮瓣+肋软骨支架右耳再造

图 6-2-50　诊断:先天性右侧小耳畸形综合征
医疗技术:耳后扩张皮瓣+肋软骨支架技术　行右耳再造

护理要点:①全麻术后护理;②负压引流护理;③扩张皮瓣血供观测护理。

【治疗复查后的思考】

1.　耳郭位于头颅的两侧,上齐眉,下缘达鼻翼高度,其长轴与鼻梁平行,颅侧壁约呈 30°角。耳郭分前外侧面与后内侧面,两侧面皮肤中间夹以由黄色弹性纤维软骨板组成薄而具有弹性的软骨支架。前外侧皮肤很薄,皮下组织少,与软骨膜紧密粘连;后内侧面的皮肤稍厚,与软骨间有少量较疏松的皮下组织相隔,因此较为松动。耳郭后面较平整而略隆起,前面呈凹凸不平,构成不同形态。耳轮为卷曲的游离缘,其上方向内呈"问号"、弯向耳轮脚,下端与耳垂相连。外耳道口的前庭部分为耳甲,耳轮脚将其分为上下两部分,上为耳甲艇,下为耳甲腔。耳甲的外侧与耳轮平行的凸起部分为对耳轮,上端分叉为耳轮上(后)脚与耳轮下(前)脚。脚间凹陷为三角窝。耳轮与对耳轮之间的凹陷区为耳舟。从后面观耳甲与颅侧壁及耳甲与耳舟间呈90°角,但有一深沟。外耳道前方有一突起,称耳屏。对耳轮的前下端与耳屏相对的突起称对耳屏。耳屏与对耳屏之间的凹陷为屏间切迹。耳垂位于耳郭最下端。除耳垂外,耳郭由皮肤、软骨、韧带和肌纤维所组成,软骨薄而富有弹性,与外耳道软骨相连续。

2. 耳郭大体呈一椭圆形,呈凸、凹、卷曲立体形态的复杂结构,组成耳轮、耳轮结节、耳轮脚、耳舟、对耳轮、对耳屏、对耳轮上下脚、三角窝、耳甲艇、耳甲腔、耳屏等。

3. 小耳畸形综合征,在国内有人称为先天性小耳畸形,小耳畸形是耳郭先天性发育不良,常伴有外耳道闭锁、中耳畸形和颅面畸形。我国在1987年中国福利会刘兴国报告的发病率为1:3439左右,男性多于女性,男女比例约为2:1,以右侧畸形较多见,双侧者在10%左右。

4. 先天性小耳畸形综合征,除耳郭发育不良外,常伴有外耳道闭锁、中耳畸形和颌面部畸形。按耳郭发育情况分为三度。一度:耳郭各部位尚可辨认,有小耳甲腔及耳道口,只是轮廓较小,耳道内常为盲端。二度:耳郭多数结构无法辨认,残耳不规则,呈花生状、舟状,呈腊肠状等,外耳道常闭锁。三度:残耳仅为小的皮赘或呈小丘状,或者仅有异位的耳垂。耳郭完全没有发育,局部没有任何痕迹的称无耳症,较罕见。

5. 多数小耳畸形综合征不能发现特殊的致病因素,妊娠初期病毒性感染、先兆流产等母体因素亦可能是小耳畸形的发生原因之一。至于小耳畸形是否有遗传因素目前尚无定论。Lockhardt(1929年)首次证实小耳畸形综合征的发生与上颌动脉缺损有关。Mckenzie和Craig认为最初缺损在镫骨动脉,镫骨动脉是胚胎期暂时的动脉系统,出现于胚胎的第33天,提供对第一、二鳃弓原基的血液供应,在胚胎发育正常的情况下,支持第一主动脉弓消失和颈外动脉发生前的关键期发育中面部的血液循环,约在胚胎40天时为颈外动脉系统替代。Poswillo通过动物实验认为,在镫骨动脉形成之前发生出血、血肿形成扩散,可影响第一、二鳃弓组织分化,导致耳颌畸形。

6. 小耳畸形综合征。早在公元前600年左右,古印度的"吠陀经"中就有应用颊部皮瓣修复耳垂缺损的记载。Tagliacozzi(1597年)描述了应用耳后无头发皮瓣修复耳郭上部和下部缺损。和他同时代的Cortesi则强调耳郭上部的修复有变皱弯曲的危险,而耳郭下部的修复效果较持久。Szymanowski(1870年)首次尝试全耳再造,他把皮瓣卷起来形成耳郭外形。Gilles(1920年)把经过雕刻的肋软骨埋于乳突区皮下,以后再掀起,用颈部皮瓣覆盖掀起后产生的创面,这是近代小耳畸形外科治疗的先驱。Pierce(1930年)对Gilles的方法作了改进,应用游离皮片移植覆盖耳后沟处创面,在耳轮缘转移了一个细小的颈部皮管制造耳轮。现代应用自体肋软骨移植分期进行耳郭再造正式开始于20世纪50年代中期,Tanzer分三期进行耳再造。Radovan(1976)发明了皮肤扩张技术。以后耳再造的方法形成了分期耳再造法,一期耳再造法,扩张技术耳再造法。至今自体肋软骨雕刻形成耳支架+耳后扩张皮瓣覆盖耳支架法耳再造是目前公认的最佳方法。

7. 耳再造的手术时机。从心理与生理上考虑。心理上孩子缺陷是父母的心理负担,孩子上学后易影响儿童正常心理发育,手术至少应在学龄前。生理上,3岁儿童的耳郭已达成人的85%,儿童期耳郭生长迅速,成人时则缓慢。10岁以后耳郭宽度几乎停止生长。耳轮至乳突的距离亦在这以后维持不变。耳郭的长度随年龄的增长逐渐生长,5~10岁间的儿童,耳郭的长度仅比成人小数毫米,主要为软骨部分小,耳垂部分则和成人差不多。因此,一般认为6岁左右儿童的肋软骨已能刻成耳支架,因此6岁左右可行耳再造。鲁开化等在实践中的总体感觉是肋软骨的质与量在患者10~15岁最佳,再加上心理因素,对于先天性小耳畸形患者,最佳耳再造年龄应该在10岁左右。

8. 耳再造的材料分两部分,一部分是具有较薄的皮肤,目前已被全世界公认的耳后扩张皮瓣为首选。二是耳支架,耳支架分自体肋软骨雕刻的耳支架。还有生物材料制作的耳支架,临床应用即时形态较好,但晚期易皮肤破溃,耳再造不持久。因此,现仍以自体肋软骨制作的耳支架为首选。

9. 耳郭是体表上形态最为复杂器官,位于头颅的两侧,也是点缀头颅使其生动活泼的器官,更是以形态为主的器官。因此耳郭再造必须以形态为主,这是耳郭再造的重点。

10. 目前的耳郭再造手术常常是一期置放扩张器,二期完成耳郭大小、大体结构:耳轮、耳舟、对耳轮与上下脚、耳甲艇、耳甲腔、耳垂等,剩余的耳轮脚、耳甲腔深度、耳屏、对耳屏、耳垂凹陷等可待三期修复。但第二期必须形成一个很好的主要形态学基础(如大小、耳轮弧形缘、耳舟、对耳轮等),才有可能行第三期的再塑形。本例是第一期于小耳后皮下埋置扩张器,超量20%注水,持续扩张1个月余,第二期取自身肋软骨雕刻形成耳支架并固定于侧颅部正常位置,耳后扩张皮肤覆盖耳支架的前后面行耳再造。形成耳颅沟,耳后残留创面植皮(略早期病例1993年)。近些年的实践,用耳后扩张皮瓣,覆盖再造的耳前后是完全可行的。

11. 小耳畸形,无论轻、重,常有残耳,仅为小的皮赘或呈小丘状,或者仅有异位的耳垂。对残留耳的利用,各专家都有不同的作法。本例是在第二次手术时,也可在第一期置放扩张器时,使其下移旷置,备二期形成耳垂。利用残耳形成耳垂,由于是单独形成耳垂,能使耳垂形成的较大,有利于耳郭形态的展现,对耳再造的形态会更好。

12. 关于耳垂再造 三度小耳畸形,残耳仅为小的皮赘或呈小丘状,此小皮丘或花生米样皮肤凸起,所谓是异位的耳垂。在临床检查时,其皮肤丘皮下常可触卷曲的耳软骨,正常的耳垂无软骨组织,所以不管是异位的耳垂还是耳郭残留的组织,如位置形态能形成正常或较大的耳垂,还是第一期置放扩张器前形成为好,如形态位置不佳,应供其他形态应用。

13. 现代的耳郭再造除再造出耳郭的形态要好看外,还要与正常侧耳郭相比,是否完全一样。正常人的两侧耳郭大体是一样的,但也有很多细小部位不对称。医师应按正常侧耳郭形态进行再造(即个性化耳郭再造),会使两侧更和谐。本例与对侧比略粗犷。

14. 由于是用在残耳后的扩张皮瓣(薄皮瓣),在颜色、质地上与耳郭完全一样,而且缝合口在耳后隐蔽部位。因此,目前临床医师可将耳郭再造得惟妙惟肖,使外人难以发现是再造的。但如用手去摸即可发现耳郭较硬,再造的耳郭缺乏柔软性,这是唯一也是最大的缺点。

病案51 先天性双侧小耳畸形:耳后扩张皮瓣+肋软骨支架法耳郭再造技术

【病史与治疗】

诊断: 先天性双侧小耳畸形

医疗技术: 耳后扩张皮瓣+肋软骨支架法耳郭再造技术

患者,男,7岁。生后即发现双侧耳郭形态小,如花生米粒大,就医诊断先天性耳畸形。2002年3月18日以双侧先天性小耳畸形综合征入院。头颅两侧的耳郭呈花生米粒样皮肤隆起,左侧比右侧大些,触之皮下有卷曲的耳软骨,无耳郭各种形态,均无外耳道(图6-2-51:A、B)。家长说孩子可以听到声音。3月22日首先于两侧残耳部位各置放100ml扩张器,3周后注水扩张。最后一次注水时间是5月4日,持续扩张近2.5个月(图6-2-51:A、B),于7月22日行耳后扩张皮瓣去除纤维包囊+自身肋软骨支架行双耳郭再造,术后创口一期愈合。1个月检查,再造的耳郭位置两侧相等,正位可见耳郭与头颅呈30°角(图6-2-51:C),后位可见耳颅沟(图6-2-51:D),左右侧看两侧耳郭大小形态一样,左侧对耳轮上下脚较右侧形态欠缺,双侧耳轮脚未形成,只形成了耳甲,形态右侧比左侧好,两侧均未形成耳垂(图6-2-51:E、F、G、H)。

护理要点: ①局麻术后护理;②负压引流护理;③扩张皮瓣血供观测护理。

【治疗复查后的思考】

1. 先天性小耳畸形,是先天性耳郭发育不良,常伴有外耳道闭锁、中耳发育不良和颌面部畸形。

2. 本例我们是采用了耳后扩张皮瓣+肋软骨支架行双耳郭再造,是目前全世界公认的方法。

3. 扩张器置放的位置,由于耳郭上部分宽大,应用皮瓣量也应大,下部分窄小,一般扩张囊上缘应超出正常耳轮缘位置上2cm左右以上,有利于形成耳颅凹。如位置好,扩张皮瓣应用方便,当然手术时可据情况还可将皮瓣可向上或下旋转。另外,由于耳郭的上部(侧颅)的皮肤韧厚皮下组织紧密,耳郭下部(侧颅)的皮肤软薄,皮下松散。扩张囊易向下移位。再加上直立位的重力。因此,在早期开始注水扩张是要压住扩张囊下缘注水,纤维包囊形成后,即稳定。本例左侧略好些,右侧明显下移。

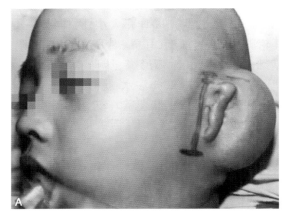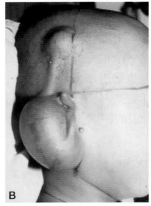

A、B. 先天性双侧小耳畸形皮肤扩张

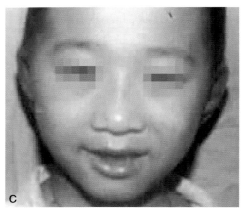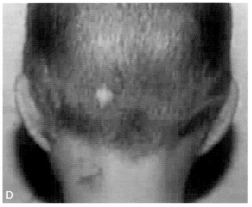

C、D. 皮肤扩张法耳郭再造术后1个月

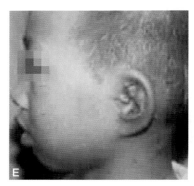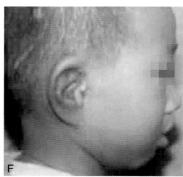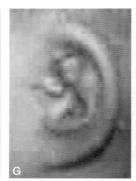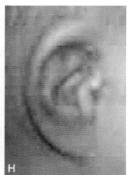

E～H. 术后1个月左右侧耳郭

图 6-2-51　诊断：先天性双侧小耳畸形
医疗技术：耳后扩张皮瓣+肋软骨支架技术

4. 为了扩张皮瓣回缩率小，我们是按着持续扩张的时间越长，回缩率越低的原则，持续等待了2.5个月余的时间，手术时将浅层纤维包囊切除，皮瓣即刻回缩率不明显，深层纤维包囊保留。

5. 对于两个耳支架的形成，我们是切取双侧肋软骨，按成人耳郭大小一起雕刻、一起固定，在对比下尽量使其形态相同，弧度相同。耳郭支架置放在深层纤维包囊壁的浅层正常耳郭位置（上齐眉，下缘达鼻翼高度，其长轴与鼻梁平行，与颅侧壁约呈30°角），耳支架缝合固定，耳后加垫软骨块，置放引流管，缝合皮肤。

6. 关于耳垂　如耳郭再造的形态很好，再加上耳垂，能大大地增加耳朵的观赏度。至于是在置放扩张器前先形成；还是耳郭再造同时形成；或者是耳郭再造后再形成，各家观点不同，我们认为先形成耳垂（能形成较为理想的耳垂）后再置放扩张器为好，本例两侧均没有形成明显的耳垂，保留在原位（可为二期形成耳甲腔、耳屏等提供皮肤），使得耳郭多少有点逊色。

7. 关于听力　大多数小耳患者会有一个健侧的正常耳，患耳本身也有部分听力。目前国际上大多数学者认为中耳手术收效偏小，而术后风险和代价偏大，所以只用于听力障碍严重的双侧小耳患者，单侧小耳畸形患者不应做中耳手术。可借骨传导而有一定听力。一般，单侧小耳畸形的患者大约有 40% 的听力，而健侧听力正常，除在判断方向上稍差外对生活常无大碍。对于双侧小耳畸形外耳道闭锁的患者，可以考虑进行外耳道成形增进听力。

8. 本例两侧耳郭再造大体形态尚可，整体看耳郭前外侧面皮肤仍显得略厚，耳舟、对耳轮、上下脚、耳甲显现得不够理想，还没有形成耳垂。耳朵是外露的形态器官，因此形态器官的再造，每个细节、每个小的形态，最后组合成整体形态，以假乱真是完全可能的。本例很需再加工。

> **设想**　本例耳郭两侧大小相等，宽度尚可，耳轮缘弧度上部分欠突出。最大缺点为耳垂缺失。如在置放扩张囊的下位再置放一较小扩张囊（目的是耳垂成形），这样二期耳垂成形就成为耳郭再造的一部分，耳郭大体形态会更好。另外皮瓣仍显得厚些（可能是持续扩张的时间还不够充足）。

病案 52　先天性右侧小耳畸形：耳后扩张皮瓣+肋软骨支架+纤维包囊上植皮法耳郭再造技术

【病史与治疗】

诊断：先天性右侧小耳畸形

医疗技术：耳后扩张皮瓣+肋软骨支架+纤维包囊上植皮法耳郭再造技术

患者，男，23 岁。生后即发现右耳只有花生米粒大小突起，无任何不适。1992 年 1 月 13 日以右先天性小耳畸形入院。右颅侧相当于耳郭部位，无耳的整体形态，只见花生米粒大小皮肤突起，触之皮下有不整形软骨，未见外耳道（图 6-2-52：A）。2 月 16 日于残耳后上皮下置入 100ml 扩张器，3 周后注水扩张。5 月 23 日于同侧切取肋软骨，按对侧耳大小形态缝合固定雕刻耳软骨支架（图 6-2-52：D）。再于右侧小耳区，扩张皮肤的后侧，即耳后发际缘处切口，分离掀起耳后扩张皮瓣和纤维包囊（图 6-2-52：B、C），取出扩张器，修整小耳软骨，形成部分耳甲腔的底面。按正常耳位置及方向将耳支架置放在扩张皮瓣与纤维包囊之间，与残留的耳软骨相连，固定耳支架，扩张皮瓣覆盖在耳支架前面及耳轮，耳支架软骨后面用纤维包囊覆盖，其上与耳后创面游离植皮，打包压迫（图 6-2-52：E、F），术后纱布压迫包扎固定。术后 3 周后检查，耳郭大体形态已形成，但耳前各小结构未形成，并留有多余皮肤，仍需二期再整形。耳后植皮区，皮片已成活（图 6-2-52：G、H）。

护理要点：①局麻术后护理；②负压引流护理；③扩张皮瓣血供观测护理。

【治疗复查后的思考】

1. 耳再造已经有上千年的历史，方法多种。本例是 1992 年病例，对扩张皮肤认识粗浅，当时我们认为能扩张出耳前面的皮肤已很好，耳后面我们采用纤维包囊覆盖后植皮的方法行耳再造。

2. 目前绝大多数学者都认为切除纤维包囊，并不影响皮瓣血运，在我们的病例中，被扩张的皮肤有可视的血管增生现象。Cherry（1983 年）应用放射显影技术显示，扩张 5 周后的猪皮肤血管数量增多，沿着真皮层的血管扩张。因此有人提出扩张皮瓣是皮瓣的一种延迟方式。

3. 纤维结缔组织包囊是组织对硅胶扩张器的反应，其厚薄不一，扩张囊周边基底最厚断面呈三角形可达 1cm 左右，皮肤扩张部分变薄，突出部位有 0.1～0.3cm 厚。

4. 手术中通过肉眼与显微镜对纤维包囊观察，发现有较多的血管增生，其增生血管均按从扩张囊周边向扩张突出部位纵行排列。在手术时对纤维包囊剥离中见，囊壁增生的血管与皮瓣血管有交通，两面血管断端面均可见出血。Steven 的动物实验认为切除纤维包囊不影响扩张皮瓣成活，它并不增加其上皮肤

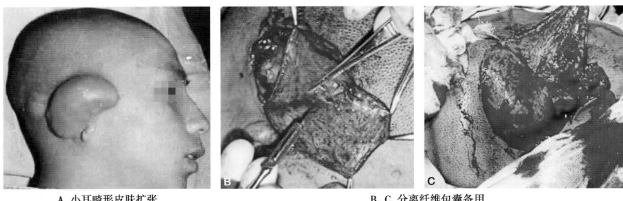

A. 小耳畸形皮肤扩张   B、C. 分离纤维包囊备用

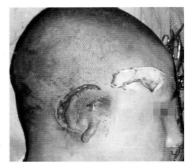
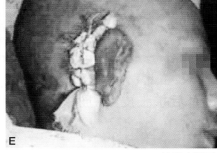
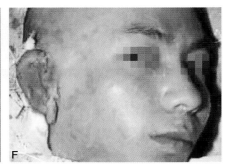

D. 制备耳郭支架   E、F. 扩张皮瓣耳支架包囊上植皮耳再造

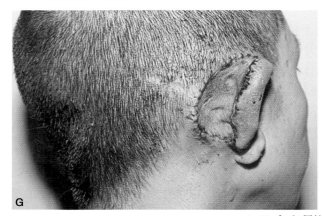
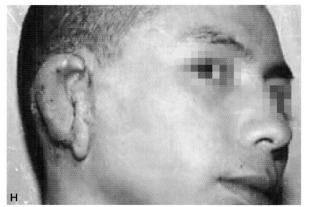

G、H. 术后3周植皮成活耳前后

图 6-2-52 诊断:先天性右侧小耳畸形综合征
医疗技术:耳后扩张皮瓣+肋软骨支架+纤维包囊上植皮技术

的血供。而 Cherry 等(1983 年)和 Argenta 等(1985 年)则认为纤维包囊可以增加皮瓣血供,但剥除,亦不影响皮瓣血供,而且纤维包囊也有血供。本例扩张的耳后皮瓣供血良好,覆盖在耳软骨支架后面的纤维囊壁,其上游离植皮全部成活,完全可以证明纤维包囊也有血供。

5. 纤维包囊具有独特的 4 层结构,即细胞层(由成纤维细胞、炎性细胞组成)、细胞纤维层(由成纤维细胞、毛细血管、胶原纤维、网状纤维组成)、弹力层(由排列整齐的致密弹力纤维组成)和纤维板层(由致密的胶原纤维构成)。

6. 纤维包囊内含丰富的血管网,可增加皮瓣组织血运作用,是皮瓣血供来源之一。软组织扩张后纤维囊壁内小血管增生。Morders 通过扩张皮瓣循环灌注发现,纤维囊壁中血液循环超过了真皮下血管网,可以增加皮瓣的血液供应。Morris 等的动物实验结果认为,切除猪皮瓣内纤维包囊并未影响皮瓣的血液循环。临床实践证明切除纤维包囊并不影响皮瓣的血供。

7. 本例(是 1992 年病例)术后 3 周复查,耳郭大小尚可,略有前倾,耳郭前外侧面的凹凸形态没有显现,如卷曲的耳轮缘、耳舟、对耳轮与上下脚、耳甲艇、耳甲腔,是对耳支各结构架雕刻的不明显而造成的(图 6-2-52:D),再加上形成的扩张皮瓣较厚的。是我们总体对耳郭再造的理念、认识、理解粗浅,只是知其皮毛的结果。耳郭前外侧面的形态是耳郭再造的重点。另外虽置放了 100ml 扩张器,而第二期利用时只覆盖了耳郭前面,根本没有充分发挥扩张的作用,是对扩张皮瓣的规律认识不足。目前耳再造的方法,各专家均认为耳后扩张皮瓣完全可以覆盖耳前后,不用植皮。

8. 纤维包囊虽可利用,对本例可以替代筋膜移植,但毕竟是人体对硅胶反应的增生物,并且还有挛缩,最后还要消失。因此纤维包囊的利用价值没有潜能。

病案 53 右侧先天性小耳畸形:肋软骨支架与耳后扩张双蒂皮瓣法耳郭再造技术

【病史与治疗】

诊断:右侧先天性小耳畸形

医疗技术:肋软骨耳支架与耳后扩张双蒂皮瓣法耳郭再造技术

患者,男,12 岁。先天性右侧小耳畸形,于 2012 年 2 月 8 日入院,右耳郭大部分结构缺如,仅残留耳垂样结构,但较正常侧小,无外耳道,听力差(图 6-2-53:A)。2 月 11 日于右残耳后乳突区埋置 80ml 肾形皮肤软组织扩张器,注水量为 100ml,持续扩张近月(图 6-2-53:B)。于 2012 年 5 月 20 日再次入院,5 月 23 日在全麻下行二期手术。将残留的耳垂恢复原位。切取患者自体第 6、7 肋软骨,将其雕刻成三维立体耳支架(图 6-2-53:E)。在皮瓣的上极和下极的适当位置横行切开扩张皮肤,取出扩张器,形成一个蒂在右残耳后为扩张皮瓣前蒂及一蒂在右枕部为扩张皮瓣后蒂的双蒂扩张皮瓣(图 6-2-53:C),去除纤维包囊,将耳支架置放在外耳部位,双蒂扩张皮瓣下,缝合固定,塑形耳郭精细结构,放置负压引流,加压包扎术区。术后 3 日拔除引流管,7 日切口拆线。外耳郭已形成耳轮与对耳轮(图 6-2-53:D)。

护理要点:①扩张器植放术后护理。②扩张器注水扩张护理。③扩张皮瓣充血时间观测护理。④移植皮瓣血供观测护理。⑤负压引流护理。⑥再造外耳包扎固定护理。

【治疗复查后的思考】

1. 耳郭是人体拥有三维立体结构最为复杂的体表器官,由一块精巧、外形复杂的弹性软骨支架和与之紧密贴覆的薄层皮肤组成,因此,全耳再造在整形外科体表器官再造中难度最大、非常具有挑战性。纵观全耳再造的发展历程,就手术方法而言,主要集中在耳支架构建和覆盖耳支架软组织材料的选择应用两方面。

2. 将自体肋软骨作为耳支架材料是目前较为普遍、安全的首选方法,被学者认为是金标准。术中取较长的肋软骨组合,基座由另外一条肋软骨构成,分别雕刻出耳轮、对耳轮、耳舟、三角窝及对耳轮上下脚等,为了使肋软骨支架稳定外突,通常在基座下方充填新月形软骨组织块,三者重叠雕刻成三维立体耳支架(6-2-53:E)。本例耳郭支架雕刻的粗大、较厚,再加上皮瓣也显得厚,形态较正常耳粗糙,因此仍需我们努力。

3. 耳后乳突区皮肤薄、弹性好、色泽与质地和耳郭相近,一直都是覆盖耳郭支架材料最为理想的供区,但由于耳郭表面有曲折的耳轮、耳舟、三角窝、对耳轮等凹凸不平的精细结构,需要皮肤表面积较大,乳突区无毛发皮肤很少,皮肤软组织扩张器的应用有效地解决了乳突区皮肤量不足的难题。至今,国内外学者均采用乳突区扩张皮瓣联合自体肋软骨耳支架,治疗小耳畸形。

4. 我们一期埋置 80ml 肾形皮肤软组织扩张器于右残耳后乳突区,超量扩张,二期手术时在扩张皮瓣两端设计与再造耳郭纵轴垂直的两平行切口(6-2-53:C),形成蒂分别在残耳端及右枕部的双蒂扩张皮瓣。本例实践看,在行全耳郭再造时,只要扩张囊置放的位置、层次符合要求,没有必要行大切口,破坏了血供。而现代已大量行耳后超量扩张,使其形成足量的扩张皮肤,小切口,置入耳软骨支架,这样皮瓣的各方向血供均无破坏,血供会更好。因此现在已没有必要采用此种切口。

5. 目前小耳畸形行耳郭再造的耳后扩张皮瓣基本属于原位扩张推进应用的范畴,耳软骨支架是无血运游离移植,移植到受区后需丰富的血运营养,才能成活,其耳郭基底(颅侧)为筋膜等软组织,血供缺欠,扩张皮瓣的丰富血供就显得非常珍贵,因此,在扩张皮瓣上大切口只能破坏血供,还残留缝合口痕迹,没有一点好

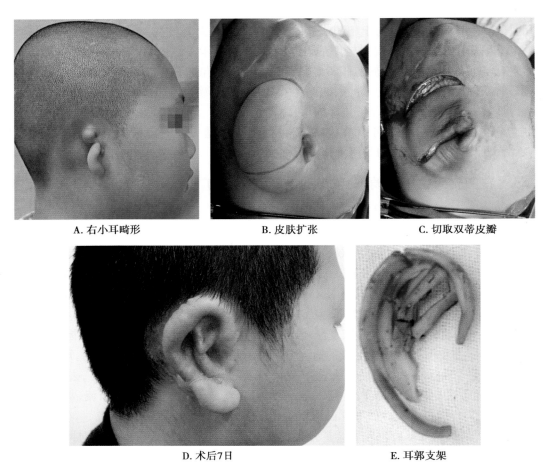

A. 右小耳畸形　　　　　　　B. 皮肤扩张　　　　　　　C. 切取双蒂皮瓣

D. 术后7日　　　　　　　E. 耳郭支架

图 6-2-53　诊断:右侧先天性小耳畸形
医疗技术:雕刻肋软骨耳支架与耳后扩张双蒂皮瓣技术(陈伟华)

处。本例使我们深刻认识:各种组织移植的成活关键是血供,对丰富的血供破坏很容易,但建设很难。

6. 本例选择了耳后皮肤扩张与肋软骨耳支架方法行耳郭再造是目前最佳方法。问题是我们在处理肋软骨耳支架与扩张皮瓣时粗糙,功夫不到位,是对耳郭再造认识粗浅的结果。

7. 本例术后基本形成耳郭大体结构,但形态粗大、臃肿、细小的精致结构缺如,可以称为耳郭,但总使人感觉不和谐,也为二期再重塑制造了困难。上耳轮缘与耳垂臃肿,对耳轮及上下脚离耳轮略远,占据了耳甲的位置,以后也无法重建耳甲艇与耳甲腔,为下次手术修整带来难度。提示我们再造的耳郭形态及各细小结构的位置多么重要。此耳郭如能与对侧正常耳郭比较,我们想会差距很大,显得会很粗糙。因此耳郭再造是耐心细致的工作。虽然,残留的小耳千奇百怪,为耳郭再造制造了各种难点。现代耳郭再造的方法又比较简单易行,但每位医师再造出的耳郭形态,也各不相同。耳郭是形态器官,再造后的形态都显现在人们眼前。因此,再造出的耳郭形态是生命线,是整形科医师综合素质的具体体现。本例显现出我们的差距,也提醒大家重视。

(陈伟华)

病案 54　先天性右侧小耳畸形:耳后扩张皮瓣+Medpor 耳支架法耳郭再造技术

【病史与治疗】

诊断:先天性右侧小耳畸形

医疗技术:耳后扩张皮瓣+Medpor 支架法右耳郭再造技术

患者,男,6 岁。生后右侧耳郭大部分缺如,残留如花生米粒大小皮肤凸起。无不适症状。曾就医诊断无耳畸形。2000 年 9 月 10 日以先天性右侧小耳畸形综合征入院。头颅右侧无耳郭,只有花生米粒大小皮肤凸起,触之皮下有卷曲的耳软骨,无外耳道(图 6-2-54:A、B)。面部无畸形。8 月 14 日行残耳后 50ml 扩张器置入,3 周后注水扩张。10 月 26 日最后一次注水,至 2001 年 1 月 19 日手术行耳后扩张皮瓣+ Medpor 耳支架右耳郭再造。术后 3 个月复查,右耳形态良好(图 6-2-54:C)。但与左侧比有差距。

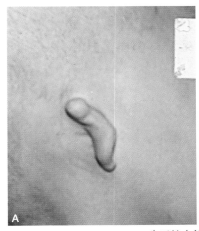 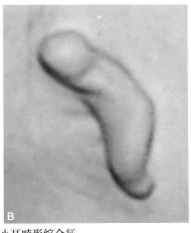 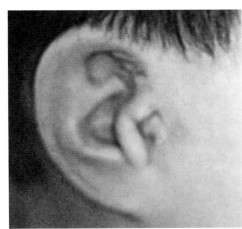

A、B. 先天性右侧小耳畸形综合征　　　　　　　　C. Medpor 支架法耳郭再造术后 3 个月

图 6-2-54　诊断:先天性右侧小耳畸形综合征
医疗技术:耳后扩张皮瓣+Medpor 支架技术行右耳再造

护理要点:①全麻术后护理;②负压引流护理;③扩张皮瓣血供观测护理。

【治疗复查后的思考】

1. 耳郭再造的历史悠久,方法也有很多种,有人(第四军医大学西京医院整形外科)将耳再造分成四个时代:第一代是用自身头皮颞部筋膜覆盖耳支架外上植皮,一期完成。第二代是先将耳支架埋于耳后皮下,二期将其立起,耳后植皮。第三代是一期埋入扩张器,二期置放耳支架并耳后植皮。第四代也是应用扩张器,二期置入耳支架,耳前后均用扩张皮瓣覆盖。目前全世界均用第四代方法。

2. 耳郭再造实质是耳郭形态的再造。耳郭由软骨支架和皮肤组成。目前耳支架:人工材料缺点较多。而同种异体移植,术后需长期使用免疫抑制剂,副作用大。生物组织工程学,临床应用仍有待时日。因此,在世界范围内,截止到目前,一般认为还是自体肋软骨最为理想。再造外耳时使用的皮肤以乳突区无发皮肤为最好。

3. 耳郭再造需两种材料,一是皮肤,目前已形成应用耳后扩张皮瓣用于耳郭再造。二是耳支架材料取自肋软骨,需拼在一起,然后还需雕刻。20 世纪 40 年代 Medpor 已用于人体置入,Romo(2000 年)报道应用 Medpor 行耳再造取得满意结果。本例 Medpor 耳支架是临床上刚刚从国外引进,在国内也刚刚开始应用。由于已是成形产品,商家可以提供,不用医师雕刻(可用刀作简单的修整),免除了切取自身肋软骨,因此得道了一定的欢迎。所以,2000 年我们也将 Medpor 耳支架应用于临床。

4. Medpor(多孔聚乙烯材料)耳支架特点:有一定的韧柔性,便于塑形,多孔隙结构,适于抵抗断裂并利于新生肉芽组织长入;组织相容性好,无排斥反应;生物材料,质硬,无生机不能与机体融合在一起。

5. 应用 Medpor 耳支架,很方便,缩短了手术时间,由于有支撑能力,也不担心皮瓣回缩影响耳郭,一次成形耳郭,外形很好,也得到医患的好评。因此 2000 年前后,应用 Medpor 耳支架替代肋软骨支架行耳郭再造较多。随时间的推移,由于 Medpor 耳支架质韧硬,摩擦或轻微外伤易使皮肤破溃,一旦破溃,多孔隙结构的聚乙烯外露,由于其无生机不能与机体融合在一起,不能生长肉芽,创面不能覆盖,势必得取出耳支架,耳再造手术失败。本例电话访问三年虽无假体外露。但我们也遇到过手术后 12 年外露者。其发生率各专家均有较多发生,因此目前已弃用。

6. 肋软骨耳支架虽也较柔韧,摩擦或轻微外伤也可以使皮肤损伤,但肋软骨耳支架可与皮肤愈合成活体组织,因此有抵抗与生长和修复能力。一旦软骨外露,其周围可生长肉芽覆盖软骨,植皮或皮瓣修复均易成活。

7. 由于生物材料的耳假体,可以免除取自身组织,也可使手术简单易行。因此,符合要求的耳假体,是临床非常需要的。耳支架的生物材料研究,其柔软度是很关键,早期可韧硬起支撑作用,如随时间的推移,半年之后逐渐变成柔软,能成为正常耳软骨的柔软度为最佳。因此,用组织工程学手段形成新的生物材料的耳假体的可能性最大。

病案 55　先天性双侧小耳畸形:耳后扩张皮瓣+Medpor 耳支架法耳郭再造技术

【病史与治疗】

诊断:先天性双侧小耳畸形

医疗技术:耳后扩张皮瓣+Medpor 耳支架法耳郭再造技术

患者,男,6岁。生后即两侧无耳郭,只有花生米粒大小,医师告知为无耳畸形。1999年4月9日因双侧无耳郭第一次入院。双侧耳郭部位只有花生米粒大小皮肤隆起,触之皮下有卷曲的耳软骨,两侧均无外耳道(图6-2-55:A),家长说孩子可以听到声音。4月12日于残耳部位右侧置入50m,左侧置入100ml扩张器,3周后注水扩张(图6-2-55:A)。1999年8月15日手术,行耳后扩张皮瓣加Medpor耳郭再造,创口一期愈合。术后6个月复查,双侧耳郭形态良好,只是耳垂短小,但两侧基本一样(图6-2-55:B、C、D)。2000年2月21日第二次入院,修整左耳轮和耳轮脚及耳屏(图6-2-55:E)。2011年6月5日下午1时许,右侧再造耳郭外伤皮肤裂开,并逐渐扩大Mdpor耳假体外露,至2011年6月20日(伤后14天)第三次入院。左侧再造的耳郭(12年)正常(图6-2-55:E),右侧耳郭对耳轮下1/2部位可见Medpor假体外露,周围皮肤发红有结痂,尤其外露假体下位发红的面积大,有渗出液。皮肤与假体已有部分分离,假体与皮下组织分离的范围比外露的创面大,左右约有0.8cm,下位1.5~2cm(图6-2-55:F、G、H),局部换药。创面局部菌培养:金黄色葡萄球菌。6月24日手术切除假体下1/2缝合,创面愈合(图6-2-55:I)。2个月后又破溃,于当地医院全部假体取出。

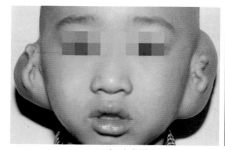
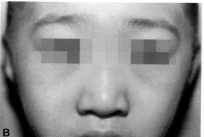

A. 双小耳畸形　　　　　　　　　　B、C. Medpor支架法耳郭再造后6个月

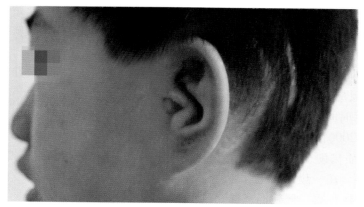
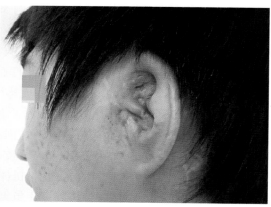

D. 左耳郭　　　　　　　　　　　　　E. 右耳郭

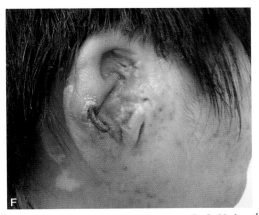
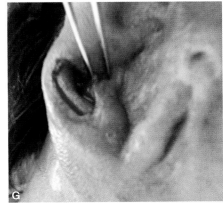

F、G. Medpor支架外露

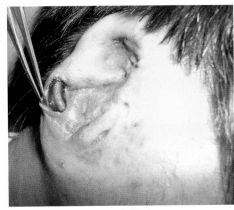
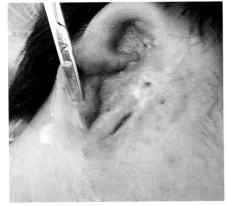

H. 再次外露　　　　　　　　　　　　　　I. Medpor取出

图 6-2-55　　诊断:先天性双侧小耳畸形
医疗技术:耳后扩张皮瓣+Medpor 耳支架技术

护理要点:①局麻术后护理;②负压引流护理;③扩张皮瓣血供观测护理。

【治疗复查后的思考】

1. Medpor 在 20 世纪 40 年代已用于人体置入,Romo(2000 年)报道应用 Medpor 行耳再造取得满意结果。Medpor(多孔聚乙烯材料)耳支架特点:柔韧性,多孔隙结构,利于新生肉芽组织长入便于塑形。

2. Medpor 耳支架我们在临床应用中,未发生即时的组织反应,如覆盖的皮肤不破溃,一般可不用取出,说明组织相容性好,近、远期无排斥反应。

3. 虽 Eriksson(2000 年)认为 Medpor 本身的惰性抑制了细菌在其上的黏附及生长,亦增强了其的抗菌能力。但在我们的病例中,外露的 Medpor 耳支架多孔隙结构内虽可有新生肉芽组织长入或快速血管化的特点,但不能形成肉芽覆盖其表面。一旦感染,由于其无生机,不能与机体融合在一起的特点,外露的 Medpor 耳支架即成为异物并且会逐渐扩大。

4. Medpor 耳支架假体外露是用其耳再造的严重并发症,而皮肤破溃多易发生在耳郭前外侧面,尤其耳轮、对耳轮表面凸出并易与外界接触部位。

5. 关于发生皮肤破溃时间不等,与局部摩擦和外伤有关,我们还有术后 1 年破溃者。本例 6 岁手术,12 年后,因下位对耳轮处皮肤破溃假体外露,最终将左耳支架全部取出,耳郭再造失败。

6. 关于发生原因是外伤所致,我们曾测试此例耳轮部位痛觉,较耳前后皮肤痛觉明显下降,可否影响局部的反应能力与适应能力,以及对损伤的承受能力和修复能力。是否局部适应能力下降,轻微外伤即可造成损伤,值得进一步研究。

7. 本病例创面特点　创面在右耳对耳轮下 1/2 处,假体外露,再造耳郭,的周围是正常皮肤区域。创面约有 2.5cm×1.5cm 大小(在耳郭这个部位已是较大面积),并有渗出液,菌培养为金黄色葡萄球菌。假体外露已 18 天,已有感染,范围逐渐扩大。

8. 关于修复　要想修复,首先必须清创,但彻底清创是不可能的(有多孔假体),清创后创面会比现有创面更大。我们已局部换药数日未见肉芽生长,皮下与假体间分离逐渐扩大,局部换药使其生长肉芽覆盖假体的可能性几乎为零;局部植皮更不可能,创面必须用皮瓣修复。由于耳郭硬性向颅外侧凸起,耳郭将周围正常皮肤间隔,局部皮瓣不能应用,只能用邻位带蒂皮瓣。而邻位带蒂皮瓣能否较薄又是难点,修复后如能成活,局部形态得不到保证。因此,此种创面修复困难,风险大,结果还不会好。清除耳假体是最稳妥的办法,但彻底宣告耳再造失败。假体彻底切除,手术简单,创面很快就会愈合,但现有的再造耳消失,手术风险小。可 3～6 个月以后再行其他方法耳再造。

9. 关于部分即假体下 1/2 切除　我们将外露假体与皮下分离的前后约有 0.8cm,下位约有 1.5～2cm,破坏假体碎小块取出,使两层创面自然贴合,创口处换药愈合。本例 2 个月后又破溃,将假体全部取出。但晚期如何再造耳郭也是难点。

> **设想**　Medpor 耳支架,虽有一定的柔韧性,便于塑形,最大缺点是质硬,易使皮肤破溃,破溃后还不易愈合,所以不适合在耳郭部位形成支架。正常的耳郭薄软又具有弹性,耳郭缘可前后移动 180°,虽凸出头颅外侧,又是经常易受挤压、摩擦的部位,但由于耳郭薄软移动性大,能缓解皮肤与接触物的压力。如 Medpor 耳支架其质材在体内一定时间后,能变成正常黄色弹性纤维软骨板的特性,耳郭皮肤即不会磨破,成为耳郭支架是完全可能的。

(夏双印　崔志坚)

病案 56　右侧乳腺癌切除术后乳房缺如:胸背动、静脉和胸背神经蒂的背阔肌岛状皮瓣法乳房再造技术

【病史与治疗】

诊断:右侧乳腺癌切除术后乳房缺如

医疗技术:胸背动、静脉和胸背神经蒂的背阔肌岛状皮瓣法乳房再造技术

患者,女,39 岁。3 年前在右侧乳房上方发现肿块,无不适症状,但较缓慢逐渐增大,就诊疑乳腺癌。由于其他原因延误治疗。手术前几个月,肿瘤生长较快,已红肿凸出于体表(图 6-2-56:A),1997 年 4 月 16 日行保留部分皮肤乳腺癌根治手术(图 6-2-56:B),术后皮肤拉拢缝合,术后病理诊断:乳腺癌。术后两年复查未见复发。1999 年 6 月 4 日以右侧乳腺癌切除术后乳房缺如入院。右侧胸前可见原手术缝合痕迹,乳房缺如(图 6-2-56:C),触之皮肤与皮下有移动性并可触及肋骨,无胸大肌,左侧乳房略下垂。6 月 12 日手术,首先于同侧背腰部背阔肌皮瓣处设计梭形切口与切取范围,沿背阔肌前缘与胸壁之间进行分离,达肌肉前 3～5cm 处,可见到胸背动静脉及胸背神经,继续向上、下分离,向下分离使背阔肌连同皮肤一起掀起,向上分离背阔肌达腋动脉下。切断、结扎旋肩胛动脉,如果胸外侧动脉也起源于肩胛下动脉,也应予以结扎。切取适量的背阔肌肌皮瓣,形成以肩胛下动脉其延续的胸背动脉和两条伴行静脉和胸背神经为蒂的背阔肌皮瓣。另在前胸壁作纵形切口,于乳房处皮肤下作较广泛分离,显露胸廓前软组织。将肩胛下血管蒂分离至腋动脉下,通过锁骨下至前胸切口处,制作出能容纳背阔肌皮瓣前移的皮下隧道。将肌皮瓣通过此隧道转移至前胸创面处,供瓣区拉拢缝合。确定在前胸乳房位置(与对侧乳房位置)后,适当做蒂部软组织固定,肌皮瓣较左侧乳房的形态(术前直立位、正侧位像)修剪缝合固定,最后缝合皮肤。带蒂背阔肌岛状肌皮瓣乳房再造术后 20 天,皮瓣成活良好,成形的右侧乳房外凸形态与左侧近似,上部略丰满,乳房外侧较协调,无乳头、乳晕(图 6-2-56:D)。

护理要点:①硬膜外麻醉术后护理;②术后略左倾仰卧右上肢外展位;③引流护理;④皮瓣血供观测护理。

【治疗复查后的思考】

1. 由于现代治疗手段的进步,使乳腺癌的治愈率越来越高,目前乳腺癌切除后 5 年的成活率已相当

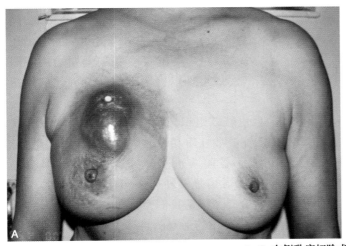 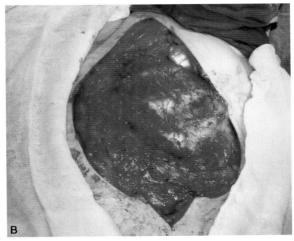

A、B. 右侧乳癌切除术后乳房缺无

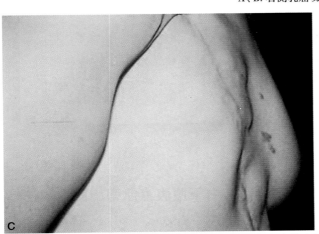 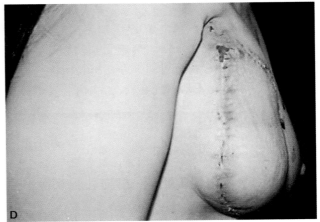

C、D. 背阔肌岛状皮瓣法乳房再造术后20天

图 6-2-56　诊断:右侧乳癌切除术后乳房缺无
医疗技术:胸背动、静脉和胸背神经蒂的背阔肌岛状皮瓣技术(杨大平)

高,甚至终生不复发的病例也很多。虽说是癌症,但如能早期发现早期治疗,已成为可治之症,只是乳房缺失了,给患者留下遗憾。本例 39 岁,是乳腺癌根治术后,2 年复查未见复发。此患有恢复乳房外部凸显形态的要求。

2. 乳房再造包括两部分:乳房体积、形态的再造;乳头、乳晕的再造与形成。

3. 目前乳房体积与形态的再造方法已有多种:如腹直肌肌皮瓣乳房再造,血供来源主要为起自胸廓内动脉的腹壁上动脉和起自髂外动脉的腹壁下动脉;吻合血管游离肌皮瓣乳房再造:如臀大肌肌皮瓣、股内侧肌皮瓣、股前外侧肌皮瓣等。我们选用了带血管神经蒂的背阔肌岛状皮瓣行乳房再造,再造后其两侧相比形态大体相似(再造侧乳房上部突显)。本例肌皮瓣虽是带有胸背神经的肌皮瓣,移植后再造乳房,与正常侧乳房比,触摸时两侧的质地完全不同,感觉也完全不一样,患者自述爱人触摸再造侧乳房虽有感觉,但无兴奋刺激感。

4. 背阔肌皮瓣移位首先由 Schottotaedt 于 1955 年报道,用于修复胸壁软组织缺损。Baudet(1976 年)首先报告了背阔肌肌皮瓣游离移植成功的经验。背阔肌是背部大块扁平三角形肌肉,起自下 6 个胸椎、腰椎、骶椎棘突及后髂嵴,部分起自下 3~4 肋骨及肩胛骨下角,是块巨大的肌皮瓣、肌瓣供区。背阔肌由胸背动静脉所供养,胸背动静脉是腋动静脉的分支肩胛下动静脉的终末支。成人胸背动脉的直径在 1.5mm 以上,静脉直径有 2.5mm。背阔肌由胸背神经所支配。此肌皮瓣血管分布恒定;供吻接的胸背动静脉外径在 1.5~2.0mm 以上,血管蒂可长达 6~8cm,有时可长达 12~17.5cm;可供移植的皮肤可达(8~23)cm×

(20～40)cm;供瓣区功能障碍损伤小等优点。

5. 乳头及乳晕再造与形成只是形式上的再造与形成,没有功能,没有感觉,只是达到外观的目的,因此要求再造的乳头及乳晕的位置、凸度、大小、形态及颜色能与对侧(但正常侧的乳头乳晕随年龄的增加还会有变化)相对称。乳头再造的方法有:对侧乳头部分游离移植、小阴唇组织瓣游离移植、耳垂复合组织瓣游离移植,局部皮瓣成形乳头乳晕再造,设计方法有多种。乳晕的形成可切取外阴部或腹股沟处皮片植皮,至于乳头乳晕的颜色,可采用文身方法矫正。

6. 目前的乳房再造(包括乳头、乳晕),都是移植身体其他处皮肤软组织,无论什么部位,由于其皮肤软组织细胞结构和质地与乳房都有本质差距,感觉(手感)不能与正常乳房相比。乳房是女性的重要标志,也是女性体形美的不可缺少的部位。乳房是哺育婴儿的功能性器官,是母爱的来源。乳房也是性器官,其形态与良好的感觉和柔软的触觉,是性功能的激发因素,因此,乳房是女性(尤其青、中年时期)一生保护与调理部位。如能再造一个形态好,且触之柔软而感觉正常的乳房,是我们整形外科医师的追求目标。但目前仍无方法重建具有乳房功能的乳房。因此乳房再造只是结构与形态的再造。要想形成真正的乳房临床仍还需做很多变革性工作。

> **设想** 乳腺癌如能早期发现早期治疗,可对其切除只是将肿瘤和乳腺组织及周围软组织切除,保留乳房皮肤与乳头、乳晕,其下置入乳房假体,其形态,尤其乳房的感觉与触觉几乎可与正常乳房相比。预测此方法会对一部分病例起到很好的结果。各种肌皮瓣移植的乳房再造,都会有供肌皮瓣区损伤较大,手术难度也较高,在体表残留的痕迹多,虽然是带血蒂肌皮瓣,也有失败的可能。

(杨大平)

病案 57　左侧乳腺癌:左侧乳腺切除、腋窝淋巴结清扫,右下腹腹直肌蒂脂肪皮瓣法转移乳房再造技术

【病史与治疗】

诊断:左侧乳腺癌

医疗技术:左侧乳腺切除、腋窝淋巴结清扫,右上腹腹直肌蒂脂肪皮瓣法乳房再造技术

患者,女,38 岁。体检发现左乳房外上象限肿块,经穿刺活检证实为乳腺癌。2011 年 11 月 3 日在全麻下手术。首先由乳腺外科医师行保留皮肤的病变左侧乳腺切除(图 6-2-57:B)及同侧腋窝淋巴结清除术,术中冰冻病检证实无淋巴转移。然后由整形科医师设计对侧腹直肌蒂下腹部皮瓣(图 6-2-57:A),按设计线切开皮肤、皮下脂肪达腹壁深筋膜,在分离至蒂部腹直肌内、外缘时切开腹直肌筋膜达后鞘,解剖可见从自髂外动、静脉分出进入腹直肌的腹壁下动脉、静脉,将其从起始处结扎离断,再将此处的肌肉及腱膜与邻近的组织缝合固定(图 6-2-57:C、D、E)。然后向上沿腹壁深筋膜将上腹部皮瓣分离至肋弓,再沿腹白线右侧缘切开腹直肌前鞘到右侧肋弓,解剖出腹直肌蒂,将皮瓣通过患侧乳房下皱襞隧道移植左侧乳房处,按左侧乳房缺失的大小保留好脂肪软组织瓣与乳晕大小皮肤,将其置入乳房切除的腔穴内与胸大肌做上、下、内、外缝合固定、缝合皮肤(图 6-2-57:F、G、H)。缝合上部的腹直肌前鞘并用涤纶网片缝合加强腹直肌下部薄弱部分。然后缝合腹壁切口。辅料棉垫覆盖,弹力绷带加压包扎。术后屈髋屈膝30°卧位,减轻腹部张力。10 天间断拆线,12 天拆完。术后创面一期愈合,只是在原乳晕边缘留有环形缝痕迹,乳头缺失(图 6-2-57:I)。为了更完美,可以半年后行乳头乳晕再造及健侧乳房上提。

护理要点:①胸、腹部术前准备;②腹直肌蒂脂肪皮瓣术后皮肤血供观测;③术后引流护理;④左侧乳房再造局部包扎固定护理;⑤术后胸腹部护理。

【治疗后的思考】

1. 此例女性,38 岁,乳腺癌。事先已确定要乳房再造,乳房是保留乳房皮肤的乳腺癌切除,因此,必须

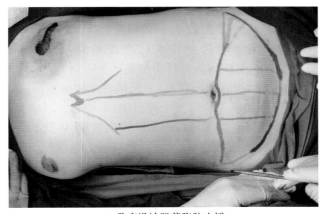

A. 乳癌设计肌蒂脂肪皮瓣

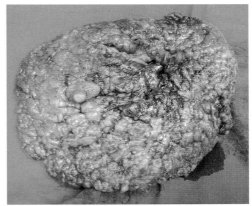

B. 切除病区

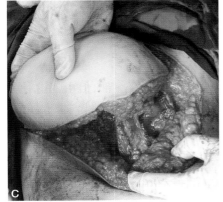

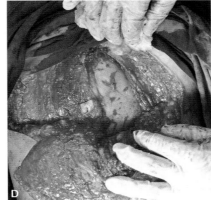

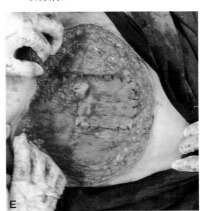

C~E. 切取下腹腹直肌蒂脂肪皮瓣

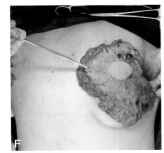

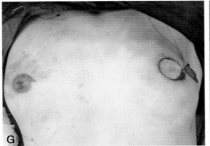

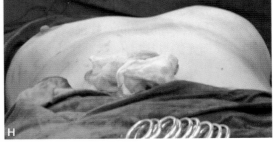

F~H. 植于乳房切除后的腔穴内固定成形乳房

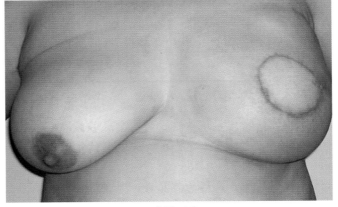

I. 术后12天

图 6-2-57 诊断：左乳腺癌

医疗技术：左乳腺切除、腋窝淋巴结清扫，右下腹腹直肌蒂脂肪皮瓣转移乳房再造技术（郝立君）

移植有一定组织量的组织瓣,用其充填空腔。这样我们采用了右上腹腹直肌蒂脂肪皮瓣法转移乳房再造技术。

2. Drever(1977年)首先描述了腹直肌其滋养动脉为蒂的垂直方向的岛状肌皮瓣修复乳房瘢痕切除后的皮肤缺损。以后,Robbins(1979年)、Drever(1981年)对这一技术加以改进并用于乳房再造。Hartrampf(1982年)首先应用单侧腹直肌为蒂携带下腹大块皮肤脂肪瓣行单侧乳房再造。

3. 腹直肌位于腹壁中线两侧,中间被腹白线分隔,前后被腹直肌鞘包裹,上端附着于剑突前面及第5~7肋软骨,下端附着于耻骨嵴以下的耻骨体前面。腹直肌皮瓣血供主要来源于腹壁上、下动脉。腹壁上动脉为胸廓内动脉的直接延续。腹壁下动脉约于腹股沟韧带上方1cm处发自髂外动脉的内侧壁,腹壁上下动脉之间有吻合支。Taylor(1981年)对腹直肌及腹壁进行了解剖学研究,发现腹壁下动脉在脐旁有较大的穿支供养脐旁皮肤,可形成带蒂转移,或游离移植,用于胸腹壁、腹股沟、股部软组织缺损的修复,或会阴部的器官再造。

4. 乳房是女性体表形态终生的性器官,一旦缺失,会对其心态影响很大。本例是乳腺癌早期,无腋窝淋巴转移,患者强烈要求一期再造,且下腹部较肥胖并有充足的组织量。

5. 设计对侧腹直肌蒂下腹部皮瓣,注意保护血管穿支,将皮瓣区域的腹直肌前鞘筋膜及肌肉断端与皮瓣组织固定(图6-2-57:C、D、E)。对缺失的前鞘组织一定要进行修补,以防术后腹壁疝形成(图6-2-57:E)。将组织瓣通过隧道移至再造区,注意肌蒂不能扭转。根据切除乳腺的大小及皮肤缺损修剪转移的下腹部组织瓣,并与胸大肌固定。缝合皮肤(图6-2-57:G、H、I)。术后腹部用弹力腹带加压包扎,早期采用半坡屈膝位以减少腹部张力。术后10天开始间断拆线,12天拆完。

6. 本手术是切取了以右下腹腹直肌为蒂的肌皮瓣。本可以将大部分皮肤保留在腹部,但由于这种方法不仅能为乳房再造提供足够体积的软组织,而且切除了腹部过多的皮肤和皮下脂肪,起到腹部整形的效果。所以,我们切取了较足量的皮肤与皮下软组织。由于左侧乳房保留了乳晕以外的皮肤,因此我们又将肌皮瓣的大部分皮肤与部分软组织切除,只在乳晕的位置保留了少量皮肤。

7. 腹直肌与腹壁上动脉解剖位置恒定,可形成肌皮瓣,如不以腹壁下动、静脉血管为蒂,或不形成皮瓣,其穿支也可不必解剖。因此本肌皮瓣一般解剖比较简单,手术较易。由于本例是腹直肌(腹壁上动静脉)为蒂,血供更为丰富。

8. 本手术除腹部留有较长的缝合痕迹外,在乳房部位只在乳晕边缘有缝合痕迹,乳房外观形态好,这是保留乳房皮肤的优点。只是缺少乳头,可二期再造。

9. 展望1　乳房皮肤柔软细腻,带有感觉神经,是身体上任何皮肤无法替代的区域,所有皮瓣或肌皮瓣的皮肤都无法与其相比,因此也十分珍贵。本例是保留乳房皮肤的乳房根治手术,也就是保留了真正的乳房皮肤即真正乳房外形和乳房的位置,使乳房再造简单化,不担心乳房位置对错,只要移植有足够的软组织,就能再造出与真正乳房外形一样的乳房。本例左侧再造后的乳房(除无乳头、乳晕外)与真乳房形态无区别,真是难得。提示乳房疾病(如乳腺癌),在根治乳腺癌时,如能保留皮肤,为形成能逼真的义乳房奠定了基础(或再造或隆胸)。

10. 展望2　本例是用右下腹部带有较多皮下脂肪组织与较小的皮肤,充填乳房切除后的空间与乳晕成形,由于已有正常的乳房皮肤,再加上柔软的脂肪组织,使再造的乳房,在外部形态上、皮肤颜色、质地以及手触摸感觉上,几乎与正常乳房一样,真是难得。提示我们如有正常乳房外的皮肤软组织,再加上柔软的脂肪组织再造乳房,临床医师就不会担心乳房外观形态、皮肤颜色、质地以及手触感觉。但乳房仍然只是形态的再造,而无乳房的功能。

设想　在有条件的情况下,是否可在乳房下皱襞再附加腋窝前线或腋皱襞切口,行保留乳房皮肤与乳头、乳晕的乳腺癌根治手术,然后再充填下腹壁的腹直肌蒂脂肪(去除皮肤或将皮肤保留在原位)瓣;或腹壁穿支去皮肤的皮下软组织瓣(置放在乳房皮下),如移植的软组织量充足即可,如软组织量不足可在其下加乳房假体置入,会使再造的乳房在外观形态位置上、皮肤、颜色质地上以及触摸手感上,均可与正常乳房类似,真是难得的乳房再造方式。

（郝立君）

病案 58 双侧小阴唇肥大:改良的楔形切除技术

【病史与治疗】

诊断:双侧小阴唇肥大

医疗技术:改良的楔形切除技术

患者,女,34岁,自青春期后即自觉小阴唇过于肥大,有局部刺激症状,妨碍经期及便后局部卫生的保持,小阴唇肥大下垂,凸出于外阴部弧形基底(图6-2-58:A、B、C),并且影响外阴局部美观。2006年5月18日以双侧小阴唇肥大诊断,在门诊手术,将小阴唇提起张开充分展开,在其内或外侧面设计均可,根据小阴唇的大小分别在小阴唇缘设计两点,再于小阴唇基部,设计一点,这样形成三角形三点,从上、下小阴唇缘处两点向小阴唇基部点画一呈90°角的锯齿形线,类似于台阶形状,另一侧与其对应画线,这样形成"V"字形两臂为锯齿状的"V"形,用剪刀剪除其间的小阴唇,对应缝合(图6-2-58:D)。术后12天检查,外阴部凸出的小阴唇已消失,可见大小阴唇,外阴部形态接近正常(图6-2-58:E)。

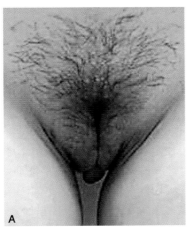
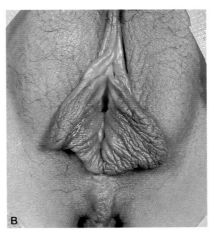

A、B. 双侧小阴唇肥大

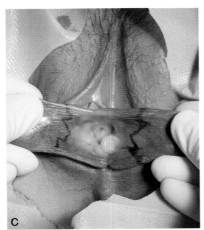
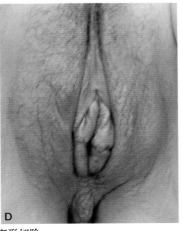
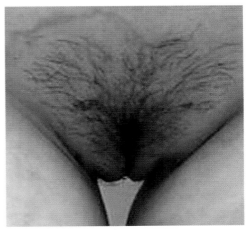

C、D. 改良的楔形切除

E. 术后12天

图6-2-58 诊断:双侧小阴唇肥大
医疗技术:改良的楔形切除技术(吕远东)

护理要点:①会阴部术前、后护理;②术后会阴部清洁、干燥护理;③皮瓣血供观察。

【治疗后的思考】

1. 小阴唇位于两侧大阴唇之间,分内外两层。内层由黏膜构成,颜色粉红发亮;外层由皮肤构成,颜色发黑发暗。其外观呈三角形。基底长约3cm,正常宽度为1.5~2cm。立位时两侧小阴唇贴拢于两侧大阴唇之间,微微显露。它具有保持阴道口湿润、防止外来污染、维持阴道自净的作用。

2. 小阴唇肥大有多种因素,多为先天性;另外,使用雄性激素、局部持续牵拉、长期慢性炎症刺激、过度手淫或性交、尿失禁引起的皮炎、外阴淋巴水肿等也可引起。通常为双侧弥漫性增大,也可仅限于一侧,范围可从阴蒂包皮至阴唇系带。

3. 小阴唇肥大可引起局部刺激,妨碍经期及便后局部卫生的保持;更为重要的是,由于目前人们可以通过多种途径了解这些部位的结构形态,从而出现了对女性外阴部形态美学上的评价。过于肥大及不对称的小阴唇被认为是一种畸形,给患者心理上造成压力,影响其正常生活。近年来,随着人们生活水平的提高,对生活质量越来越重视,对小阴唇肥大的治疗观念也有所转变,越来越多的患者前来求治。

4. 小阴唇肥大可通过外科手术,切除小阴唇肥大的部分,使外阴形态得到恢复。关于手术适应证,Friedrich 认为,在将小阴唇向侧面轻轻牵拉的状态下,宽度应小于 5cm,如果超过需要手术治疗。Rouzier 等认为如果小阴唇的宽度大于 4cm 则可以手术治疗;但并非所有宽度大于 4cm 的小阴唇均需手术,只有当肥大的小阴唇确实引起身体的不适或美容上的问题后,才考虑手术治疗。国人一般认为若小阴唇肥厚或肥大,外露甚为明显,超出大阴唇 1cm 以上,行走时摩擦引起不适,影响尿流方向,甚至影响性生活者,可考虑手术治疗。以往多数人认为影响功能是手术的主要原因;但我们在实际临床工作中发现,心理原因往往是手术的主要原因,大多数的患者往往因为心理上的原因要求手术,并且有她们自己理想的尺寸标准,就医时会明确提出,如无损于功能,即可按其标准手术。

5. 常用的小阴唇肥大缩小手术术式有四种,即直线切除缝合法、楔形切除法、中央去表皮缝合法和小阴唇边缘"W"形切除法。但都有不同的优缺点。我们采用的 90°阶梯形改良法,本方法非常适用于较大的小阴唇肥大病例。

6. 本方法是在楔形切除法的基础上进行了的改进,改进的重点是我们将楔形即"V"形的两个臂,不是直线而呈 90°角的阶梯形。即可切除多余的小阴唇,又可使缝合口不呈直线,预防挛缩。本方法的设计,具有以下优点:①保留了正常的血运和神经支配:小阴唇内含有许多血管和少数平滑肌纤维,具有勃起功能;还富有多种神经末梢,非常敏感,都是从小阴唇基底部呈丛状发出。因此若在小阴唇缩小术中将此部分组织切除则会降低阴部对性刺激的敏感程度并使性快感降低。而本法由于设计呈阶梯状楔形,所以保留了局部正常的血运和神经支配。②基本保持了小阴唇的正常外观:由于保留了小阴唇的正常边缘,可以避免以往那种直接切除小阴唇边缘的方法所引起的小阴唇外观的改变;当然,由于小阴唇前后的颜色有一定差异,可能出现切口前后有一定颜色差异,但我们在临床上发现并不明显。另外,由于切除了多余的小阴唇边缘,可以避免中央去表皮缝合法造成的边缘组织堆积的情况发生。③防止了瘢痕挛缩:"V"形的两侧臂90°角阶梯形的设计,可以防止以往直接楔形切除小阴唇造成的直线瘢痕挛缩,小阴唇变形,阴道口狭窄等情况的发生。④设计操作较为简单灵活:本术式同以往其他小阴唇缩小术相比,只是改变了手术的设计原则,使手术设计更符合人体的解剖结构和生理功能,使术后的效果更为理想。而在手术操作上与以往手术基本相似,并无明显复杂之处。

设想 本例虽切除了外凸的小阴唇,但术后复查小阴唇仍显的肥厚,说明皮下组织切除的量略欠不足,如切除的再多一些,小阴唇的形态会更好。小阴唇的成形:在保留多种神经末梢的基础上,皮下组织量的多少,是形成小阴唇形态的关键。

（吕远东）

病案 59 阴茎良性肿瘤:前臂皮瓣游离移植法阴茎再造技术

【病史与治疗】

诊断:阴茎良性肿瘤

医疗技术:前臂皮瓣游离移植法阴茎再造技术

　　患者,男,53岁。2年前发现阴茎肿块,曾两次部分切除,但未彻底,肿物仍在生长。1986年4月3日以阴茎良性肿瘤入院。阴茎基底上2cm以远呈大小不等多凸起的肿物形态,可排尿(图6-2-59:A),两腹股沟淋巴结正常。1986年4月12日手术。首先在腹部行膀胱造瘘术。之后在会阴部基底切除阴茎,解剖出尿道高出会阴部2cm切断(图6-2-59:B)。另在右侧腹股沟下切口,解剖出股动、静脉属支阴部外静脉与腹壁浅动、静脉备用。于右前臂屈桡侧设计皮瓣分成2部分:尺侧部分宽2.5~3.5cm、长13~14cm(尺侧蒂部留有一条贵要静脉),作为尿道再造的皮瓣;桡侧部分宽10~12cm、长12~14cm(皮瓣蒂部有桡动脉、桡静脉及头静脉),作为阴茎体再造的皮瓣。桡、尺侧皮瓣之间留有1cm宽的去上皮区。掀起皮瓣与解剖蒂部,将尺侧皮瓣皮肤向内翻转,制成尿道;将桡侧皮瓣皮肤向外翻,将尿道包埋在桡侧皮瓣内,并将肋软骨包埋在皮瓣内固定,制成阴茎。皮瓣血管蒂游离一定长度切断,转移至会阴部(图6-2-59:C),供瓣区植皮包扎。将尿管从再造的阴茎外口插入至切断的尿道口进入膀胱固定,首先用可吸收线缝接尿道后简单固定,将血管蒂通过皮下隧道移至右腹股沟下切口处与此处血管对接,在显微镜下先缝合两条静脉,头静脉与腹壁浅静脉、贵要静脉与阴部外静脉端-端吻合,缝接桡动脉与腹壁浅动脉端-端吻合,通血一次成功,皮瓣供血良好。软骨与阴部筋膜缝合两针,分层缝合,手术结束。创面一期愈合,3周后拔出尿管,排尿良好。阴茎再造后2个月复查,再造阴茎的外形近似正常阴茎(图6-2-59:D),可正常排尿(图6-2-59:E)。

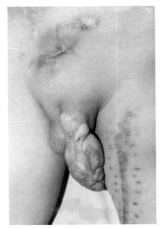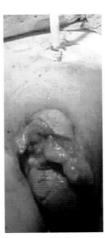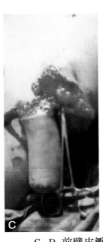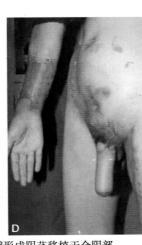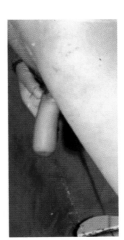

A. 阴茎良性肿瘤　　　B. 切除阴茎　　　C、D. 前臂皮瓣形成阴茎移植于会阴部　　　E. 排尿

图6-2-59　诊断:阴茎良性肿瘤
医疗技术:前臂皮瓣技术　阴茎再造(杨大平)

护理要点:①臂丛与硬膜外麻醉术后护理;②尿管护理;③外阴部烤灯护理;④皮瓣血供观测护理。

【治疗复查后的思考】

　　1. 此患是阴茎良性肿瘤,以侵犯整个阴茎皮肤皮下海绵体,经过两次部分切除手术,肿瘤仍未彻底,尿道外口已内向陷在肿物前端。

　　2. 阴茎再造是一复杂的整形手术。Bargoras(1936年)首创用腹部皮管转移形成阴茎。Frumkin(1944年)和Gillies(1948年)相继也采用腹部皮管再造阴茎,Gillies将腹部斜行皮管一端紧靠耻骨部尿道残端开口上方,在另一端断蒂后,形成阴茎。同年Mclndoe改用腹部正中皮管,把它倒转180°移植来再造阴茎。Morales与宋儒耀等(1956年)利用大腿斜行皮管转移再造阴茎。Orticochea(1972年)曾用股薄肌皮瓣加对侧腹股沟内翻皮管作尿道,阴茎再造,需5次以上手术。Nue(1974年)于下腹正中形成一内翻皮管,其外面裸露创面植皮。高学书(1959年)前臂游离皮瓣一次再造阴茎。何清濂(1983年)采用腹部双血管皮瓣转移,一次阴茎再造。孙广慈(1983年)应用髂嵴腹股沟外侧轴型复合皮瓣再造阴茎主体,再用阴囊纵隔皮瓣,腹壁浅动脉岛状皮瓣及皮片移植等法成形尿道。1981~1984年张涤生教授、高学书教授及何清濂教授分别采用前臂游离皮瓣法再造阴茎。王炜(1989年)设计了阴股沟皮瓣阴茎再造。以后与扩张器结合应用又出现了阴股沟扩张皮瓣阴茎再造。

3. 目前用于阴茎再造的皮瓣有:前臂皮瓣游离移植阴茎再造(张涤生);脐旁岛状皮瓣移植阴茎再造(高学书);下腹部岛状皮瓣移植阴茎再造(何清濂);髂腹部岛状皮瓣移植阴茎再造(孙广慈);阴股沟皮瓣移植阴茎再造(龙道畴);大腿内侧皮瓣游离或岛状移植阴茎再造(张守正);股前外侧岛状皮瓣移植阴茎再造;节段背阔肌肌皮瓣游离移植阴茎再造;阔筋膜张肌肌皮瓣游离移植阴茎再造;上臂外侧皮瓣游离移植阴茎再造;股薄肌肌皮瓣游离移植阴茎再造;腓骨骨皮瓣游离移植阴茎再造等。而目前常用的皮瓣是阴股沟皮瓣,前臂游离皮瓣。另外还有腹壁穿支皮瓣行阴茎再造(如第七章第三节病案7)。

4. 我们采用了前臂皮瓣游离移植阴茎再造。杨果凡(1981年)首先报道了前臂皮瓣,是以桡动、静脉为蒂的前臂桡侧皮瓣,而用于阴茎再造的前臂皮瓣扩大其切取范围,并且多携带了头静脉与贵要静脉。在深筋膜深层解剖,切取较容易。只是游离移植,会有失败率。

5. 前臂游离皮瓣再造阴茎,皮下组织较薄,供区组织量有限,再造阴茎较细,并牺牲了前臂一条主干血管,而使前臂的肌力有不同程度的降低。另外,对一些毛发较浓的患者,不适合用此皮瓣再造尿道。因此目前已极少应用。但前臂皮瓣很易形成带有感觉神经血管蒂皮瓣移植,吻合神经后再造阴茎的皮肤感觉恢复较快,但性感觉的恢复会有难度。此例是1986年的病案。

6. 阴茎其结构复杂,功能特殊,是男性重要的性器官。而阴茎再造的方法又繁多,每种方法都是模仿其形态和排尿功能(无阴茎海绵体功能),与具有性功能的阴茎有本质的差距,因此,也是结构与形态的再造。何清濂(2009年)总结各类皮瓣认为:腹股沟皮瓣与会阴部较近,感觉也与阴茎较近似,是阴茎再造的目前最好的供区。

7. 展望 目前整形外科组织移植方法的进步,阴茎再造手术已出现很多种类型,但哪种方法都只是形态(大体形态)与排尿功能的再造,没一种方法有阴茎海绵体的再造,所以都没有性功能的重建。因此,如何重建具有性功能的阴茎仍然是任重而道远。

(杨大平)

病案60 阴囊睾丸全部与部分阴茎缺损(被阉割):扩张皮瓣+大网膜+睾丸假体法阴囊再造技术

【病史与治疗】

诊断:阴囊睾丸全部与部分阴茎缺损(被阉割)

医疗技术:扩张皮瓣+大网膜+睾丸假体法阴囊再造技术

患者,男,13岁。1985年6月2日下午被骗至无人处,阴囊全部及部分阴茎被割掉,后被他人发现送医院清创植皮治疗。一年后入我院。外阴部只有3cm长残留的阴茎,其残端有萎缩性瘢痕,有尿道外口,可排尿。其残留的阴茎周围有瘢痕及植皮痕迹,无阴囊(图6-2-60:A)。男孩面容及声音,可见喉结。1996年9月8日手术,于会阴偏右侧近大腿根部皮下置放500ml扩张器,经78天超量20%的注水扩张(图6-2-60:B)。因故于1998年3月6日(术后18个半月后)入院。右大腿根部已扩张的皮肤松软,皮下移动性大,其皮肤可见皮肤纹理,并可提起(图6-2-60:D、E、F、G)。3月26日行第二期手术。于扩张皮肤的下位切口,见纤维包囊菲薄透明(图6-2-60:H),向上内延长切口,行扩张皮瓣向内上转位至原阴囊位置,形成略大些圆形阴囊。同时利用部分纤维包囊形成阴囊中隔。之后于上腹部纵向切口,进入腹腔,在胃大弯切断结扎胃网膜血管,切断胃与网膜联系,保留胃网膜左右动脉,解剖胃网膜右动静脉血管(较粗)备吻合用,然后翻转大网膜,切断,结扎网膜与横结肠的血管分支,切断横结肠网膜蒂,结扎胃网膜左右动静脉,形成两片大网膜备用(图6-2-60:I)。又于两侧腹股沟处切口,显露腹壁浅动、静脉及从此切口至新形成阴囊中隔两侧,剥离皮下隧道。离断大网膜血管将其移至已形成阴囊隔的两侧,各血管蒂通过皮下隧道移至左右侧已显露的腹壁浅动、静脉处,各切断腹壁浅动、静脉,在显微镜下将离断的大网膜动、静脉与腹壁浅动、静脉吻合,两侧同样操作(图6-2-60:J)。通血及回流良好后,闭合腹腔。然后将预先特制的硅胶睾丸假体(图6-2-60:C)用两侧各自的大网膜包裹后,分别置入阴囊中隔两侧的阴囊内(图6-2-60:J),缝合皮肤手术结束(图6-2-60:K、L)。1999年12月6日(术后21个月)复查,阴囊松软下垂,触之柔软,可触及两个假体挤压可位于两侧,形态可(图6-2-60:M、N)。

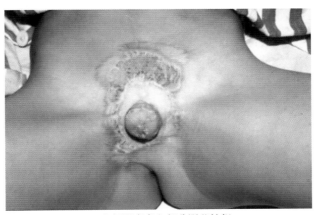

A. 全部阴囊睾丸部分阴茎缺损

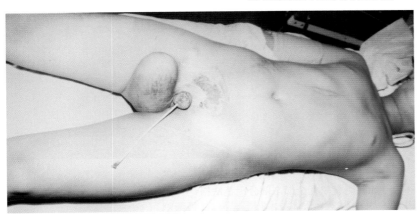

B. 右大腿根部皮肤扩张

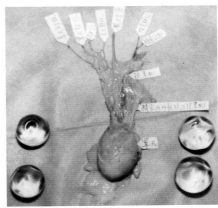

C. 睾丸假体

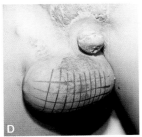 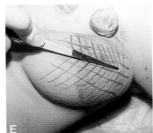 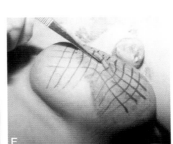

D~G. 扩张18个半月后皮肤可见纹理松软移动性大可提起

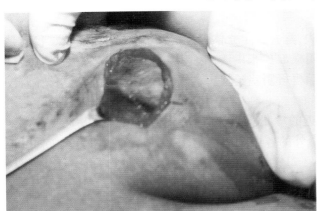

H. 纤维包囊菲薄透明

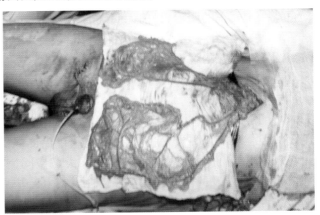

I. 切取两片大网膜备用

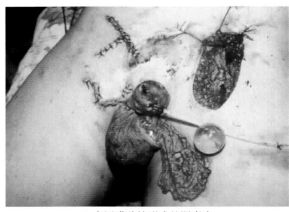

J. 大网膜移植形成的阴囊内

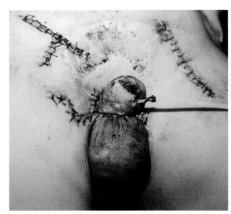

K. 包裹睾丸假体

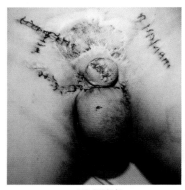

L. 形成阴囊

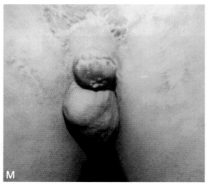

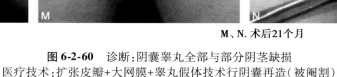

M、N. 术后21个月

图 6-2-60 诊断：阴囊睾丸全部与部分阴茎缺损
医疗技术：扩张皮瓣+大网膜+睾丸假体技术行阴囊再造（被阉割）

护理要点：①扩张器注水扩张护理；②扩张皮瓣血运观测护理；③腹部术后护理；④外阴部护理与烤灯护理。

【治疗复查后的思考】

1. 本例为人为的阴囊与睾丸被阉割，阴囊与睾丸全部缺如，阴茎部分缺失。此病治疗比较复杂，如欲继承男性，同种异体睾丸移植是必须进行的，在睾丸移植前必须先建造一个阴囊，如何建造，曾有两股内侧皮瓣移植内侧，与会阴部切口缝合，形成阴囊，但无更精细的方法可以遵循。

2. 阴囊在会阴部，阴茎下位的两侧，大体呈圆形，皮肤发黑皱褶多，遇冷热可收缩及伸展。阴囊的组织结构复杂：外有阴囊皮肤、依次为肉膜、精索外筋膜、提睾肌、精索内筋膜、睾丸鞘膜、鞘膜腔、睾丸等，如何再造一个真正的阴囊，目前无明确的方法。

3. 阴囊为睾丸与附睾的容纳腔穴组织，突出于体表，具有一定立体形态的性器官，结构复杂。我们是按照阴囊与睾丸的解剖学大体形态与结构，设计了会阴根部扩张皮瓣+大网膜游离移植+睾丸假体法，行阴囊再造手术。如成功后，再行睾丸（异体）移植。最后再行阴茎延长。本法为试探，会有不足与缺陷，仅供参考。

4. 此例其他部位无阴囊特殊结构皮肤，只得用邻近的皮肤（但与阴囊皮肤结构差距很大），我们试图用大腿根会阴部为阴囊皮肤供区，大网膜替代正常阴囊外的各层软组织结构，用睾丸假体占据空间，以备为将来有可能行睾丸移植时创造容纳睾丸的空间。术后 21 个月复查：阴囊位于阴茎下方，形态近似阴囊，触之柔软，可触及两侧假体并有移动性。结果已基本达到设计要求。

5. 本例扩张器置放在体内多达 18 个半月（567 天）除注水扩张时间外，持续 16 个月（489 天），手术中见皮下组织松软，浅层纤维包囊菲薄（图 6-2-60：H），深层略厚，最厚处有 0.1cm，未见一般扩张囊基底周边环形纤维增生现象。

6. 术后 616 天复查(有记录)时,再造的阴囊形态与正常阴囊大小相仿,触之整个阴囊松软(较正常阴囊的柔软度仍有差距),皮纹可见,有较大的活动性,皮下脂肪较少,皮肤与睾丸假体间也有明显移动性,两侧睾丸假体可触及分为两侧,略悬吊在阴囊中部,没有低垂在阴囊的下端。一般阴囊皮肤颜色深(在皮瓣移植前曾用文身方法纹皮,试图略有黑色,但不全,术后也未补)皱褶多。由于没有用移植的睾丸实践,是否适合睾丸的生活环境,还待进一步研究。

7. 本例是利用深层纤维包囊形成阴囊中隔,术后 21 个月复查,两侧睾丸假体可清晰触及,假体分为两侧,挤压时两侧假体均不能挤向对侧。其制造的间隔或重新形成的纤维包囊将其分开。可为二期睾丸(异体)移植制造了空间。

8. 患者受伤时 13 岁,来诊时 14 岁,残留的阴茎无勃起现象,即开始服用激素,出院时停。16 岁时复诊体态白胖,喉结可见,语音仍为男性。第三次复诊时 18 岁,皮肤细嫩,无胡须,喉结变小,语音已有变化(有此方面记录)。要想男性化,睾丸移植势在必行(听说以后在某医院作了睾丸移植手术,未成功,很是遗憾)。再晚期没有得到随访,情况不详。

9. 阴囊与阴茎是男性在体表外的标志性性器官,出生时常以此为辨别性别。此患阴茎短,以后还需再延长或再造。阴茎延长与再造已有较多方法。阴囊再造未见更多文献。

10. 本例特点 本病是临床稀缺又难得的病例。用什么方法最佳,虽有股内侧皮瓣等多种皮瓣再造阴囊,但皮瓣臃肿厚实。我们设计会阴根部扩张皮瓣+大网膜游离移植+睾丸假体法阴囊再造术,术后 21 个月复查阴囊松软下垂,触之柔软,可触及两个假体挤压可位于两侧,形态可。本方法有其缺点,也有不足,但不失为一种方法,希望进一步改进。但本质的阴茎与阴囊再造还需临床付出极大的努力。

(夏双印 崔志坚)

病案 61 先天性完全性阴道闭锁:扩张的阴股沟带蒂皮瓣法阴道再造技术

【病史与治疗】

诊断:先天性完全性阴道闭锁

医疗技术:扩张的阴股沟带蒂皮瓣法阴道再造技术

患者,女,21 岁。生后即当女孩喂养,未发现异常。在发育过程中体态、声音即为女孩表现。14～15 岁时未来月经初潮,但时有周期性不规律下腹痛,20 岁时因无月经来潮,引起家长重视,就医检查外阴部无阴道外口,B 超检查只有子宫痕迹、卵巢正常,即诊断:阴道闭锁。染色体检查为 46,XX。2007 年 5 月 16 日以先天性阴道闭锁入院。外阴部大小尚可,大小阴唇不明显,前连合下有阴蒂,刺激有快感,其下为尿道外口,尿道外口与后连合间无阴道外口,只有一皮肤凹陷区,用指压可形成一近 1.5cm 深凹(图 6-2-61:A)。彩色 B 超检查:形态不等较小的子宫痕迹,卵巢正常,诊断:始基子宫。5 月 21 日于两侧阴股沟处浅筋膜深层各置入 400ml 扩张器,以后注水扩张(图 6-2-61:B)。又于 8 月 10 日,首先在阴部相当于阴道外口处作"X"形切口,皮下分离,用手指在尿道膀胱与直肠之间的疏松结缔组织内左右分离,形成深 10～12cm、宽 4～6cm 阴道穴。之后在扩张皮瓣上设计蒂在下方的阴股沟皮瓣(图 6-2-61:C),切取皮瓣(图 6-2-61:D),蒂部皮下松解软组织血管蒂,并切除 3cm 皮肤,形成以血管与周围软组织为蒂的扩张的阴股沟皮瓣。再将皮瓣内侧创缘与阴道切口外侧创缘形成皮下隧道,皮瓣通过隧道转移至阴道切口处,皮肤朝外缝合成皮管(图 6-2-61:E),最后将皮管内翻推进到剥离的腔穴内,成形的阴道外口处皮缘缝合,内镜插入分开很容易(图 6-2-61:F),再造的阴道内纱布充填压迫。术后 10 天皮瓣愈合良好,再造阴道可插入阴道窥镜。

护理要点:①术前、后外阴部护理;②术后双下肢外展位烤灯,外阴部干燥护理;③引流、尿管护理;④阴道内皮瓣观测;⑤换药护理。

【治疗复查后的思考】

1. 内生殖器的形成 在人体胚胎发育过程中,无论男性或女性都有中肾管和中肾旁管两对纵行管道,中肾旁管的尾段的纵列部分衍化为子宫颈及阴道上段。两侧和并的中肾旁管的最尾端在生殖窦背面相伸展接触,于胚胎第 3 个月时突起成中肾旁结节,两侧中肾旁结节相连通形成阴道下段。

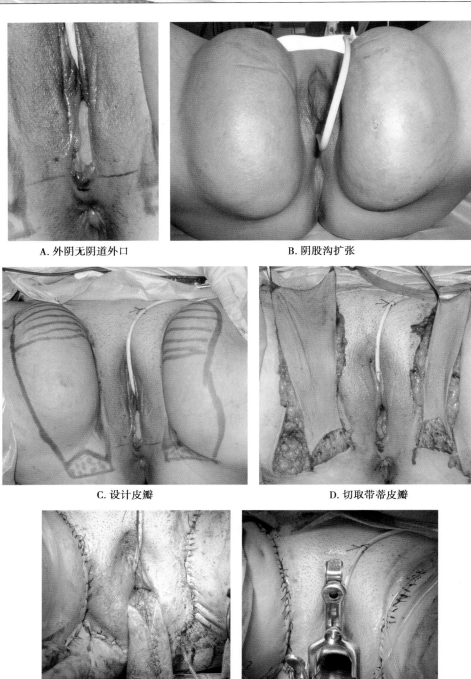

A. 外阴无阴道外口

B. 阴股沟扩张

C. 设计皮瓣

D. 切取带蒂皮瓣

E. 缝合成管状

F. 内翻入阴道穴内

图 6-2-61 诊断:先天性完全性阴道闭锁
医疗技术:扩张的阴股沟带蒂皮瓣阴道再造技术

2. 先天性阴道闭锁又名 Mayer-Rokitansky-Kuster-Hauser 综合征或苗勒畸形。先天性无阴道系阴道上段发育异常,即双侧中肾旁管会合后未向尾端伸展所致。其发病率为 1/5000。尿道与直肠间无空隙,两者之间仅有些疏松组织,有些患者于阴道外口处仅有一浅的凹陷,系泌尿生殖窦所演变的部分阴道,多数无子宫,或只有始基子宫,偶尔亦有子宫或残角子宫,而卵巢一般发育正常,第二性征良好。成年患者通常有女性第二性征和女性心理,渴望过正常性生活。

3. Sneguriereff(1903 年)首先采用一段小肠或结肠袢进行阴道再造,由于肠袢分泌物会带来不便,现已较少应用。Mclndone(1938 年)用皮片移植行阴道再造,由于皮片收缩,需较长时期放置阴道模具。Apuct(1956 年)用羊膜移植替代皮片行阴道再造,所形成的阴道腔富有弹性且湿润,由于挛缩,术后仍需长期置放模具。Frank(1927 年)用大腿皮瓣行阴道再造;Brady(1945 年)用会阴皮瓣再造阴道后壁、小阴唇皮瓣重建前壁和侧壁;宋儒耀(1963 年)应用两侧阴唇瓣再造阴道;McCraw(1976 年)用股薄肌皮瓣转移再造阴道;黄文义(1984 年)用小阴唇皮瓣辅以皮片移植再造阴道;陈宗基(1986 年)用下腹壁皮瓣再造阴道;何清濂(1990 年)用阴股沟皮瓣再造阴道;熊世文(1991 年)用腹壁下动脉带上腹岛状皮瓣再造阴道。虽方法很多,但迄今为止,学者们还未找到一种十分满意的方法。由于皮瓣再造阴道,无挛缩,也不用长期置放模具,是目前较常用的方法。但距正常阴道有很大差距,因此,阴道再造仍然是整形外科领域具有挑战性课题。

4. 阴道再造 国内外现在方法较多,如皮片移植阴道成形术;腹膜移植阴道成形术;小阴唇-前庭三瓣法阴道成形术;下腹壁皮瓣阴道成形术;上腹壁岛状皮瓣阴道成形术;股薄肌肌皮瓣阴道成形术;阴股沟瓣阴道成形术;带血管蒂回肠段转移阴道成形术;腹腔镜辅助下腹膜法阴道成形术;纵行腹壁下动脉穿支皮瓣阴道再造术;口腔黏膜微粒在阴道重建中的应用等。Liford(1988 年)应用小阴唇扩张皮瓣行阴道成形。应用 3cm×5cm、50ml 肾形扩张器左右置放,每周注液 1～2 次,二期行双叶小阴唇扩张皮瓣阴道成形等。我们选用了扩张的带蒂阴股沟皮瓣阴道再造。以及易性病中的阴囊皮瓣(如第七章第三节病案 5、6)和阴茎皮瓣阴道再造(如第七章第三节病案 4)法。

5. 阴股沟皮瓣的血供丰富,有阴部外浅动脉、闭孔动脉前支、阴囊或阴唇后动脉的外侧支、旋股内侧动皮支等,且位置恒定,尤以阴部外浅动脉最为恒定。阴部外浅动脉起自股动脉前内侧壁,分为升支和降支。其中,升支经大隐静脉浅面通过,降支经大隐静脉的后方通过,然后穿筛筋膜进入 Comper 筋膜,其穿出点多在以股动脉起点内侧 1cm、向下 5cm 为中心,半径为 1.5cm 的范围内,然后呈水平方向进入耻骨前区,并发出分支分布于阴股沟区的皮肤。阴部外浅动脉的降支与闭孔动脉的前皮支、阴囊或阴唇后动脉的外侧支及旋股内侧动脉的皮支有相互吻合,血供范围抵达坐骨结节水平。因此,临床上可以应用以阴部外浅动脉降支为蒂的阴股沟皮瓣进行阴道再造。在该动脉穿筛筋膜点与同侧坐骨结节间作连线,作为皮瓣的纵轴,皮瓣范围上界可平耻骨联合水平线,下界可达坐骨结节连线,内可至阴囊或大阴唇外侧缘,外可至阴股沟向股内侧上方延伸 5cm 所做的阴股沟平行线处,最大可切取面积 15cm×7cm。切取皮瓣的范围和厚度:外侧界达股动脉,上平耻骨结节平面,内侧达阴囊根部的外侧,下界为阴股沟下方 4cm,阴囊外侧平耻骨联合,本设计是以阴部外血管为蒂的皮瓣,长 15～17cm,宽 7～8cm,近端 4～5cm 作为蒂部。手术成败的关键是皮瓣掀起时不要损伤蒂部的旋股内侧动脉皮支、闭孔动脉皮支。

6. 阴股沟皮瓣是以阴部外动脉为轴心血管的皮瓣:设计,在两侧阴股沟,以沟为纵轴,向上设计一飞鱼形皮瓣,长 10～12cm、宽 5～6cm,远端呈鱼嘴状,近端呈鱼尾分叉状,鱼尾状分叉远端形成长 3～4cm 去表皮的皮下蒂。按设计切开皮肤、皮下组织直达深筋膜下,从上端向蒂部分离形成皮瓣,再向下细心分离形成 3～4cm 皮下蒂,使带有皮下蒂的皮瓣能成 70°～80°角向中线无张力旋转,皮下蒂内有会阴动脉属支血管、旋股内动脉肌支皮动脉以及股后皮神经会阴支,为避免损伤,不需对这些血管神经作精细解剖。形成至阴道外口处皮下隧道。两侧皮瓣通过隧道转移至阴道造穴口处,向下翻转,使皮面朝外缝合,形成皮筒。将皮筒内翻置入阴道腔穴内。皮瓣蒂鱼尾状分叉三角形皮瓣与阴道造穴口处"X"切口形成的三角瓣对应缝合。

7. 我们采用了扩张的阴股沟带蒂皮瓣技术。皮肤软组织扩张技术具有能增加皮肤面积的同时,又能使皮瓣变薄,是薄皮瓣的一种制作方法,而阴道穴内正需要薄的组织覆盖,易使阴道腔内容易达到临床要求。本例注水近 30 天,持续扩张近 2 个月。

8. 目前无论用什么办法行阴道再造,阴道的深度及宽度是阴道再造很重要的标指。可对照阴茎勃起时长度为 10.7～16.5cm,平均 13.0cm±1.3cm,长度即为皮瓣的长度。阴茎勃起时周径为 8.5～13.5cm,平均 12.2cm±1.2cm,周径即为皮瓣的宽度来设计皮瓣。若勃起时长度不达 10cm 即可诊断阴茎短小。勃起时长度不足 6cm 应行阴茎再造。因此,阴道再造长度与周径的不足,就等于再造失败。

9. 阴道腔穴成形 在直肠前尿道后疏松组织间沿直肠生理弧度分离,手指要左右分离,不应强行,一般分离较容易,必要时用双合诊比较的进行。因直肠前壁各组织也很脆弱,极易撕裂,要十分注意试探进行,一旦撕裂就出现直肠阴道瘘。

10. 阴道再造的意义,其功能意义大于形态意义。阴道内层为具有感觉的黏膜组织,如何再造有感觉的内层为黏膜的阴道,现在仍存在困难。需临床工作者努力、突破、创造、形成最佳方法。目前国内外阴道再造的方法较多,均与真正的阴道有本质的差别。因此现代的阴道再造,实质是器官结构的再造,功能性再造还需要我们极大努力。

第三节 各部位组织器官的治疗特点

1. 眼睑 上、下睑结构微小精致,由于上睑提肌可使无伸缩性的睑板向眼上眶内移位,再加上,上睑皮肤薄(0.06mm 左右)、柔软、移动性大、组织结构松散、疏松结缔组织较多,使上睑睁开较易(每天无数次)。上睑主要向下睑对合,闭眼时是覆盖在眼球前的主要组织。对于上睑的修复睁闭眼是必须首先做到的。因此,上睑选用什么部位? 什么方式的皮肤修复尤显得重要。全身类似的皮肤,除了阴茎包皮和未成年人阴唇的皮肤外,无类似皮肤。目前临床仍常采用皮片移植的方式,以锁骨上窝供皮较好,常不选用皮瓣的方式。下睑向上移动度较小,常与颧部一起修复,可选用皮瓣或皮片。

2. 眉毛 双眉毛在双眼的上方(眶缘上),是眼睛的窗户,是颜面部极特殊化局限的有毛发区域,有其独特的形态,目前临床虽可重建眉毛,如头皮岛状皮瓣、头皮游离皮片移植等,但均无法重建其原有的眉毛与形态。眉毛稀疏等可行种眉或文眉。所以,眉毛一旦缺失是无法再重建的。因此,眉毛切除手术一定要慎重决定。

3. 外鼻 鼻在面部中央,外形呈三角形锥状器官,鼻的功能主要是通气,但其外貌对一个人的面部外形与性格影响很大。鼻部如此小的器官,又分为鼻根、鼻背、鼻尖、鼻翼、鼻小柱、鼻孔区,而还有鼻的凸显与鼻唇角、鼻翼沟、鼻唇沟等形态。其两侧上有内眼角与眉,中下部两侧与面颊部皮肤相连。因此,给修复与再造带来难度。全鼻再造,经过多年的实践,目前,临床上已形成最佳的方法,即前额扩张的滑车上或眶上血管岛状皮瓣,再造鼻的形态几乎接近正常。而鼻亚单位的修复,由于皮瓣面积小,修复部位形态变化大,邻近供区还会留有痕迹,技术难度高,不如全鼻再造得应顺手。一般常以下鼻(鼻头、鼻翼、鼻小柱)缺损为全鼻再造的适应证。而鼻某部分缺损,虽已有多种方法:如局部皮瓣、鼻唇沟皮瓣、滑车动脉分支皮瓣、额部皮瓣、远位皮瓣等,各有优缺点。在面部留有痕迹或形态仍需进一步研究或改进,另外小的凹陷如鼻翼沟等还应探讨方法。因此,还应创建新方法,以达到形态佳,供区损伤小的结果。

4. 耳郭 耳郭位于头颅的两侧,与颅侧壁约呈30°角。耳郭后面较平整而稍隆起,前面呈凹凸不平,结构精细,分成耳轮、耳舟、对耳轮及上下脚、三角窝、耳甲、耳甲艇、耳甲腔与耳道、耳屏、对耳屏、耳屏切迹、耳垂等,凸出于头颅外侧、韧软、富有弹性、耳轮缘是可移动的组织。耳郭的再造,纯属形态的再造,因此,形态是生命线。耳郭再造经过半个世纪的演变。目前临床上已形成耳郭再造的最佳方法:即耳后扩张皮瓣+肋软骨雕刻耳支架法,使再造的耳郭前面的形态可以乱真,但耳郭硬、厚仍为缺点。因此,如何形成薄的,而且还不回缩的耳后皮瓣与形成较薄的耳郭支架仍需继续努力。形成正常形态与组织结构的耳郭是我们努力的方向。耳郭某部分缺损的修复,多数也以耳后为供区,方法也较多。

5. 口唇 唇分上唇和下唇,上唇从鼻翼与鼻小柱基底至上唇下缘,下唇从唇上缘至颏窝。上、下唇分红唇和白唇。上唇略厚于下唇,唇结节明显,红白唇缘微翘,下唇略有外翻。这些微小娇艳柔美的结构形态,在红白唇组织较多时,重建有时还是有可能,如红白唇缺失或缺失较多时常无法重建,能形成红白唇缘这是最基本的修复。关于唇的再造目前还没有明确的方式方法。口唇是构成容貌美的重要因素之一,而且富于表情的流露,口唇比周围颜面皮肤光滑,颜色红润,敏感而显眼,娇艳柔美的朱唇,是女性风采的突出特征。上唇的人中脊、沟、珠等微细结构的重建仍需努力。

6. 乳房 女性乳房因发育小或哺乳后萎缩,目前临床上已有较好的隆乳技术,恢复女性前胸部丰满的形态。隆乳技术经过近 30 年的反复实践与改进,现在已成为唯一可靠有效的方法。乳房松垂,是乳房腺体松散下垂,并有乳房不同程度的增大,目前已有腺体、筋膜、生物膜等悬吊技术,但由于乳房腺体松散,乳房丰满与挺拔常不易显现。乳房缩小,已有多种方法:乳房垂直双蒂、水平双蒂、双环法等,均可塑造出形态好的乳房,只是在体表留有较长的缝合口。乳房再造据不同情况,已有组织扩张器乳房再造、背阔肌肌皮瓣乳房再造、横形腹直肌肌皮瓣乳房再造等,均是乳房形态的再造,与真正的乳房有本质的差距。

7. 女性外阴　女性生殖器官外露部分,包括阴阜、大阴唇、小阴唇、阴道前庭,其前为阴蒂包皮与阴蒂,后为阴唇系带、尿道口、阴道开口、舟状窝等。外阴部除阴阜、大阴唇外面皮下脂肪较多外,其他区域大多为黏膜样皮肤,小阴唇内多为黏膜样组织,有较多皮脂腺,神经末梢丰富。女性外阴部形态变化大,密集。临床上重建完美形态有难度。在易性病患者男性阴茎皮肤或阴囊皮肤可大体重建其形态,细小结构需努力。

8. 女性内生殖器　包括阴道、子宫、输卵管及卵巢。阴道是一性功能器官其再造方法有:皮片移植阴道成形、腹膜移植阴道成形、小阴唇-前庭三角瓣阴道成形、阴股沟皮瓣阴道成形、下腹壁皮瓣阴道成形、上腹壁岛状皮瓣阴道成形、股薄肌肌皮瓣阴道成形等多种方法。但与真正的阴道仍有本质差别,性功能的重建要比形态再造复杂得多。对于女性内生殖器,目前临床上只能做阴道再造。

9. 男性外生殖器　主要由阴茎和阴囊组成。阴茎其结构复杂,功能特殊,是男性重要的性器官。阴茎再造是一项复杂的外科手术,它包括尿道形成、支撑组织植入、茎体成形三个部分。而阴茎再造的方法又较多,如前臂皮瓣、大腿内侧皮瓣、阔筋膜张肌肌皮瓣、上臂外侧皮瓣、股薄肌肌皮瓣、腓骨骨皮瓣等游离移植阴茎再造,另外还有腹壁穿支岛状皮瓣阴茎再造。何清濂(2009 年)总结各类皮瓣认为:腹股沟皮瓣是阴茎再造目前最好的供区。皮瓣行阴茎再造技术每种方法都是模仿其形态和排尿功能(无阴茎海绵体功能),只是在结构上与形态上的再造,与具有性功能的阴茎有本质的差距。

10. 阴囊　是皮肤构成的囊袋,阴囊结构略简单,无性功能,只是对睾丸、附睾和精索提供保护,调节睾丸温度。其再造方法有股内侧皮瓣、阴茎根部蝶形皮瓣、阴股沟皮瓣,以及扩张皮瓣+大网膜+睾丸假体技术行阴囊再造等。

第七章 先天性畸形、综合征、性别畸形与易性病

第一节 先天性畸形

病案1 先天性右侧上睑下垂(重度):额肌筋膜悬吊重睑整形技术

【病史与治疗】

诊断:先天性右侧上睑下垂(重度)

医疗技术:额肌筋膜悬吊重睑整形技术

患者,男,6岁。生后右上睑抬起困难,曾去医院检查,嘱其需手术治疗。1991年2月6日以先天性右侧上睑下垂诊断入院。平视时右眼裂窄,上睑下缘已遮挡瞳孔1/2,用手指用力下压于眉区,去除额肌力量,上睑只有微动,右侧眉区略高于左侧,左侧上睑睁眼时可见重睑(图7-1-1:A、B)。2月10日手术,在右上睑按左侧重睑线设计切口线,切开皮肤、于皮下,即眼轮匝肌浅层剥离上达眉上1cm,两侧到内、外眦,依次显露眶隔前部和眶部的眼轮匝肌及眉部额肌和筋膜。在眶上缘下方额肌和眼轮匝肌交织处,横行切开肌纤维,于切口上方肌肉深面,沿眶上缘骨膜上向上剥离,达眉上1cm,使眉部额肌和筋膜一并掀起,使其可在骨膜上移动。剥离达眶上切迹时,注意眶上血管神经束。将掀起的肌肉筋膜组织在眉的内中1/3、外中1/3交界处纵形切开,形成一个蒂在上方的矩形额肌筋膜瓣。在眶隔部和睑板上缘的眼轮匝肌下分离,形成一宽松的隧道,将额肌筋膜瓣通过此隧道向下推进达睑板中部水平。用3-0可吸收线内、中、外3点将额肌筋膜瓣与睑板中下部作3~5针褥式缝合(在缝合过程中应调整张力)固定。上睑缘位置应较健侧高1mm左右。术后23天检查,右侧眼裂较术前有增大,但仍未与左侧相等,上睑有睁闭眼动作,闭眼时仍略有间隙,两侧眉毛已近等高(图7-1-1:C、D)。

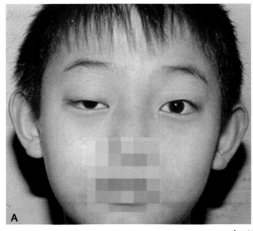
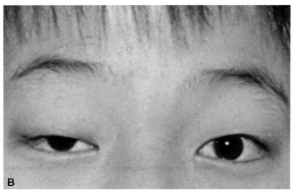

A、B. 先天性右侧上睑下垂(重度)

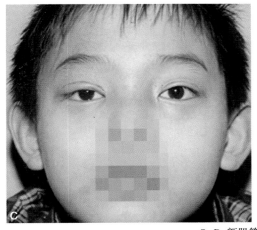
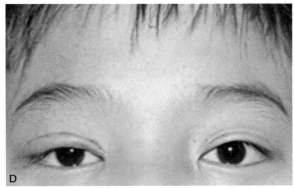

C、D. 额肌筋膜悬吊重睑术后23天

图 7-1-1　诊断：先天性右侧上睑下垂（重度）

医疗技术：额肌筋膜悬吊重睑整形技术

（周韦宏）

病案 2　先天性右侧上睑下垂（中度）双侧单睑：右侧额肌筋膜悬吊、左侧重睑整形技术

【病史与治疗】

诊断：先天性右侧上睑下垂（中度）双侧单睑

医疗技术：右侧额肌筋膜悬吊、左侧重睑整形技术

患者，男，11 岁。生后家长未注意，2～3 岁时家长发现孩子好仰头、蹙额、动眼，认为小孩淘气扮鬼脸，由于时间长，仍改不了，就医后嘱其需手术治疗。1992 年 4 月 4 日以先天性右侧上睑下垂诊断入院。右眼裂较左侧小，上睑下缘在瞳孔上缘，压住右侧眉区，上睑略有上提，双眉在同一水平线上，双侧上睑呈单睑形态（图 7-1-2：A、B）。4 月 12 日手术，右侧行额肌筋膜悬吊整形术（本病案与本章病案 1 术式相同），左侧行重睑术。术后 12 天检查，两侧睑裂近似等高，右上睑下缘位于角膜上缘与瞳孔上缘中间，右侧闭眼时仍有 1～2mm 裂隙，双上睑重睑形态类似（图 7-1-2：C、D）。

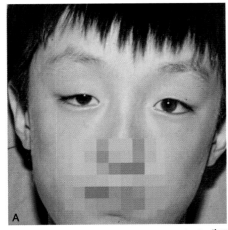
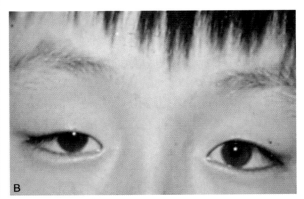

A、B. 先天性右侧上睑下垂双侧单睑

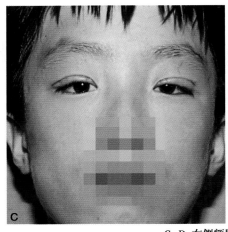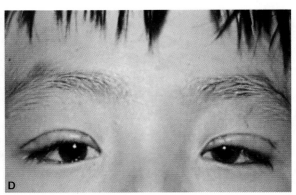

C、D. 右侧额肌筋膜悬吊左侧重睑术后12天

图 7-1-2 诊断:先天性右侧上睑下垂(中度)双侧单睑
医疗技术:右侧额肌筋膜悬吊 左侧重睑整形技术

护理要点:①眼部护理;②术后眼罩保护;③观察眼局部充血、肿胀、淤血,眼部冷敷护理;④防止上睑区大幅度活动 3 周。

【治疗复查后的思考】

1. 先天性上睑下垂是由于上睑提肌发育不全,或支配它的运动神经即动眼神经发育异常,功能不全所致。上睑覆盖角膜上方超过 2mm,即可诊断上睑下垂。

2. 上睑提肌正常运动幅度为 14～15mm,其中 2mm 左右是由于它与直肌连接或苗勒肌作用所引起的。所以一般上睑运动幅度在 2mm 以内不认为是上睑提肌的作用。

3. 先天性上睑下垂发生在双侧或单侧比例各家统计不等,部分病例有家族遗传史。上睑下垂可以单独存在,也可能同时伴有其他眼外肌麻痹,其中最常见的为上直肌麻痹和下斜肌功能不全;也可合并有内眦赘皮、睑裂短小小眼症、眼球发育异常小眼球症、眶距增宽症、斜视和下颌-瞬目现象(Macus-Gunn 现象)等。

4. 此种患者平视时上睑缘遮盖角膜超过 3mm 以上;平视时正常睑裂高度,平均为 7.54mm(男性 7.66mm,女性 7.42mm)两侧对称,若两眼睑裂高度相差大于 2mm 者,可认为上睑下垂。患者往往蹙额扬眉仰头视物,额部皱纹增多,眉毛上抬。典型的上睑下垂有特殊容貌:如下垂侧的额部皱纹深而明显;额肌强力收缩协助下垂侧提睑而出现此侧眉上移;双侧下垂者常需要有抬颌、仰视;盖过瞳孔的先天性上睑下垂,可引起弱视;此种患者常伴有直肌功能不全或其他睑部畸形。

5. 先天性上睑下垂临床上可分成轻度、中、重度,于上眶缘压住眉部,要去除额肌作用,正常的上睑缘位于角膜上缘和瞳孔上缘中间。若上睑缘位于瞳孔上缘为轻度(下垂是 1～2mm);已达瞳孔上缘和瞳孔的中点为中度(下垂 3mm);遮挡瞳孔 1/2 以上为重度(下垂 4mm 或 4mm 以上)。

6. 额肌起始帽状腱膜,向前下方止于眉部皮肤,部分纤维和眼轮匝肌相互交织,内侧有部分纤维止于鼻根部,下部与对侧额肌相毗邻,外侧缘可一直跨过额骨、颧骨,额肌下端与眼轮匝肌交界处有额肌腱膜及筋膜。有扬眉,使前额横纹皱起,面神经额支支配。眼睑肌肉主要为眼轮匝肌、上睑提肌和米勒肌,眼轮匝肌为骨骼肌,环睑裂平行排列,受面神经支配,肌肉收缩使眼睑闭合。上睑提肌主司提上睑,受动眼神经支配,起于眶尖肌肉总腱环的上方,沿眼眶上壁与上直肌之间向前呈扇形伸展,末端呈宽阔的纤维腱膜止于睑板前方及上睑缘,部分纤维穿过眼眶隔膜与眼轮匝肌共同止于上睑皮肤中。

7. 矫正上睑下垂的手术较多,常用的如上睑提肌松解术;睑板-结膜-米勒肌切除术;经皮肤的睑板-腱膜切除术;上睑提肌紧缩术;额肌悬吊术;额肌筋膜悬吊术等。我们选用了额肌筋膜悬吊手术。

8. 20 世纪 80 年代初已出现额肌瓣治疗上睑下垂,切口常在眉上。经过临床经验总结与手术方法的改进,额肌瓣发展到额肌筋膜瓣。现额肌筋膜瓣治疗上睑下垂手术已很成熟,切口在重睑线部位。被广大整形外科医师所接受。

9. 额肌筋膜悬吊术,临床已大量应用于先天性或后天性,轻、中、重度上睑下垂,手术方法简单,效果肯定。但矫正不足、矫正过度、睑裂闭合不全、睑内翻倒睫、睑外翻等并发症在临床还是常可见到。这些并发症的发生都是对形成额肌筋膜瓣与下睑之间组织缝合后的张力、伸缩性、移动性认识与局部实际略有误差的结果。因此各专家都强调,在缝合过程中,应调整张力。张力的调整,无论是有经验者还是无经验者,都应重视。因为上述的并发症是完全可以通过张力的调整避免。

10. 额肌筋膜瓣与睑板或上睑提肌腱膜瓣吻合是此手术最后的关键处置。上述并发症的出现,完全与此项处置的最后结果与实际有一点点差距。临床上虽有一致认识:如为单侧上睑下垂,上睑缘位置应较健侧高 1mm 左右,如为双侧上睑下垂,上睑缘位置应在原位平视时达角膜上缘水平线。但经过 3 个月的恢复,上述睑缘闭合不全均可恢复正常。证明这项手术最后的关键处置与眼睑缘正常闭合实际有差距。因此在术中深刻体会额肌筋膜瓣的伸缩性、弹性、移动性、张力,反复调整张力,耐心细致的处置,即会取得理想的结果。一般兔眼为 2~3mm,3 个月后闭合能完善,但还有个体差异问题。

11. 本病案与本章病案 1 均为右侧上睑下垂,手术方法相同,只是本病案左侧又行重睑手术。由于额肌筋膜瓣悬吊整形手术的切口在重睑线上,对于上睑下垂又合并单睑者,同时行重睑手术是完全可行的。

（王　洁）

病案 3　先天性双侧面裂及唇裂畸形:改进 Mustarde 法面颧颊部旋转皮瓣技术

【病史与治疗】

诊断:先天性双侧面裂及唇裂畸形

医疗技术:改进 Mustarde 法面颧颊部旋转皮瓣技术

患者,男,10 岁。生后即有双侧面裂,上牙齿、右眼球外露,此患在遗弃的环境中长大。1992 年 3 月 3 日就诊以严重先天性双侧面裂唇裂收容住院。面裂从双侧下睑内侧开始,经过鼻翼旁至上唇各有一裂痕,至上唇完全裂开,下睑缘内侧泪乳头、泪点不清楚,裂开的上唇外翻向外移位,右侧严重,裂开明显,双侧内眦角向下移位,右侧重,下睑缘缺损,出现兔眼,右眼不能闭合,左眼闭合不全,泪道口异位。睑黏膜外翻,眼球外露。双侧唇裂是在鼻翼旁基底两侧至上唇,不经过鼻腔,鼻发育短小并向上移位,鼻翼基部和内眦角间距缩短,鼻孔人中下残留一上唇小突起。口腔黏膜外翻,上牙槽外露,牙齿不整。鼻基底内陷,双眼视力 0.6(图 7-1-3:A)。1992 年 5 月 13 日手术,先在所有创面两侧距裂边缘 0.5cm 处切开皮肤皮下剥离,将两侧黏膜内翻缝合,在上唇部位形成上唇部衬里。在两侧内眦部位,调整两侧下睑在同一平面,分别用丝线将皮下结缔组织、筋膜或真皮与眶骨骨膜缝合固定。再将两侧下睑内侧复位,并缝合固定于骨膜上。形成正常的眼裂。最后于潜筋膜下分离两侧耳前后设计的旋转皮瓣(Mustarde 改进法),切取旋转皮瓣向前内侧旋转修复双侧面裂(图 7-1-3:C、D、E 手术示意图)。唇裂用双侧矩形皮瓣法修复。术后 21 天,左眼闭合良好,右眼略差,鼻上移,上唇形态佳,面唇眼部形态明显改善(图 7-1-3:B)。

护理要点:①术前三天口腔、鼻腔、双眼护理;②术后皮瓣指压充血实验观察并记录;③术后口、鼻腔与眼护理。

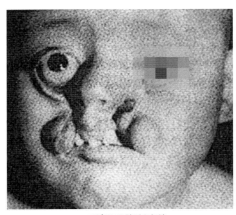
A. 双侧面裂及唇裂

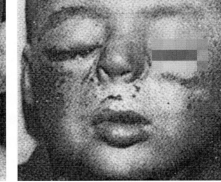
B. 面颧颊旋转皮瓣

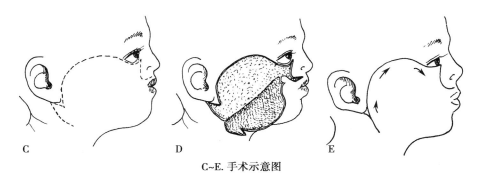

C   D   E

C~E. 手术示意图

图 7-1-3 诊断:先天性双侧面裂及唇裂畸形
医疗技术:改进 Mustarde 法面颧颊部旋转皮瓣技术

【治疗后的思考】

1. 关于颅面裂隙畸形的分类 Tessier(1974~1976 年)据他多年累积的大量病例与实践,提出颅面裂畸形分类法。0 号颅面裂:发生在面部及颅中缝部位,包括正中部许多面部畸形,如中缝部面裂、额鼻骨发育不全、中面部裂隙综合征等。一些较小的上唇和下唇部畸形,如上下唇正中裂、上唇唇红部缺损、正中唇裂、正中切牙间隙裂、牙槽裂、腭裂等亦可归入本类。此外鼻裂、鼻梁宽阔平坦、鼻中隔肥大、筛窦扩大、低鼻嗅板、鸡冠增大等均亦可归纳入本类。1 号颅面裂:多出现在唇弓部位,始于唇弓,可直抵鼻孔部,它也可向上伸展,通过鼻内眉内侧而直达头颅顶,最后可和 13 号并发,即眶距增宽症。2 号颅面裂:极为少见,它仅是 1 号裂与 3 号裂之间的一种过渡形式。患者鼻部平坦,鼻梁宽平,并呈眶距增宽症状。3 号颅面裂:是一种常见的波及眼眶的裂隙畸形,可称为眶鼻裂。裂隙位于中鼻、侧鼻及上颌突的联合部。眼眶畸形十分典型,内眦角向下移位,下睑缘缺损,出现兔眼、眼睑闭合不全、泪道口异位。从 4 号颅面裂开始裂隙已离开旁中央部而扩展到眶下孔内侧部位,但不波及梨状孔,而成为一种口眶裂或面斜裂。裂隙位于口角与人中嵴之间向上延续颊部,抵止下睑,也可越过上睑及眉,眼球常正常。5 号颅面裂:裂隙位于眶下孔外侧,故亦属于一种面斜裂。牙槽骨的裂隙和变形具有特殊性,在单尖牙和前磨牙间裂开,经上颌骨而达眶下缘的中 1/3,在眶下孔的外侧进入眶底部,眶内容物可嵌入裂隙中进入上颌窦。5 号面裂最少见,不完全的 Treacher-Collins 综合征是最典型的。6 号颅面裂:Van de Meulen 认为它是上颌骨颧骨发育不全症。此患无外耳畸形,但听力不佳。眼睑缺损位于外 1/3 部位,闭眼不全,向外下伸延直达口角及下颌骨角。颧弓缺失,但颧骨仍在。7 号颅面裂:较为少见。它有着较多的同义名称,如单侧面部发育不全症、耳鳃弓原发性骨发育不全症、半脸短小症、第一二鳃弓综合征、口-下颌-耳综合征、巨口症、口耳裂症等。本裂的主要症状是从口角到耳郭的裂隙,从轻微的外耳畸形,直至从口角到耳郭整个裂开。此外,还可波及中耳、上颌骨、颧骨、颞部以及下颌骨的髁突,这些部位都可出现发育不全。8 号颅面裂:极少单独出现,常与唇裂和其他颅面裂同时出现。裂隙从外眦角开始,斜向颅侧及颞部。有外眦角部眼睑缺损及闭合不全。骨骼缺损多在额颧缝部位。9 号颅面裂:裂隙累及眶上半球,出现眶上区侧角畸形,包括眶上缘和眶顶,导致该部位外 2/3 的缺损,上睑外 1/3 眉毛被分割为两份,直抵颞部发际。Van de Meulen 称其为额蝶部发育不全症。10 号颅面裂:集中在上睑及眶的中 1/3,可和 4 号裂隙的延伸部连成一片。Van de Meulen 命名为前额发育不全症。缺损出现在上睑中央部分,直抵眶顶及额骨。11 号颅面裂:文献中没有单独出现的 11 号裂隙畸形的报道,其常和 3 号裂合并发生。Van de Meulen 亦将它归纳为前额发育不全症。12 号颅面裂:是面部 2 号裂延伸性畸形,常出现眶距增宽畸形。裂隙可将眉毛的内侧端割裂。在鼻根部,裂隙通过上颌骨的前额突,或在前额突和鼻骨之间向下方裂开,并波及筛窦迷路,使它的横径增宽。13 号颅面裂:是 1 号裂向颅部的扩展。嗅沟增宽为其特征,多见于单侧。14 号颅面裂:和 0 号裂相接连,可存在组织缺失,或组织过多。临床上更常见的 6、7、8 三型合并出现的畸形。如发生在双侧,即成为典型的 Treacher-Collins 综合征。

2. Tessier 的颅面分类法对临床有很大的指导价值。但从治疗看,畸形有轻、中、重等,程度上、区域部位上的不同,因而手术整复千变万化,难易不等,即有简单的手术,也有颅内外联合整复手术。

3. 生后即有从左右下睑内侧开始向下经过鼻基底外侧至唇各一凹陷性皮肤裂痕,其双侧唇裂与一般唇裂不同(此唇裂不经过鼻孔基底)。眶骨及上颌骨(有凹陷)无裂隙。此患是双侧面部(从下睑至唇)皮肤软组织分裂,致面裂与唇裂畸形并眼球及上牙槽牙齿外露。是先天性双侧面裂唇裂,属于 Tessier 分型的 3 号颅面裂,是面部严重畸形。

4. 先天性面裂畸形,偶尔可见,但程度不等,本例是严重的面裂畸形与严重的唇裂畸形一起发生,其修复包括两大部分,一是面裂,一是唇裂的,但应统一思考计划确定治疗方案。

5. 面颧颊部我们选用了双侧 Mustarde 旋转皮瓣法,由于皮瓣旋转要推进到内眼角处,修复后下睑必须不能外翻,皮瓣的旋转角度较大,对其设计与切口进行了改进:从下睑缘下 0.3~0.5cm 内侧开始,外至外眦处,向上弧形(相当于眼裂平行线上 2cm 高,因此处转移后应正在下睑处)至颞侧发际前转向下,沿耳前至耳垂下折向耳后 2~3cm 再向下颌下方延伸(图 7-1-3:C 示意图),颧颊部切口向上升高呈弧度,切口延至下颌下方或颈部,最后增加了耳后皮瓣旋转角度。而术后右下睑闭合略差,可能与右侧的皮瓣在颧颊部切口向上弧高度略差有关。

6. 在皮下深层剥离,形成的皮瓣(图 7-1-3:D 示意图),剥离要彻底,向内旋转(图 7-1-3:E 示意图)要充分,必要时下颌下方的切口还可延伸,皮瓣剥离时要避免损伤面神经,特别在颧弓处,额支颞支紧贴颧弓骨面。内眦角处固定要确切,一定要将筋膜或真皮固定在骨膜上,以防闭合不全与下睑外翻或外侧睑下垂。

7. 上唇双裂我们选用了常规的双侧矩形皮瓣法,只是未将鼻基底与鼻孔下移,修复后上唇宽度增大与鼻显得不协调(与鼻发育小有关),鼻短小基底上移畸形是临床治疗难题。红白唇形态佳。

8. 我们认为 Mustarde 颊部旋转皮瓣,对下睑大部分缺,如部分面裂,内眦部,鼻侧部的大面积皮肤缺损均是良好的修复方法,但旋转角度受限,故将耳前切口折向耳后再向下颌下方及颈部延伸,由于颈部皮肤可向上移动性较大,蒂部外侧点上移,使皮瓣向内旋转角度变小,并可使缝合后耳垂不能前移。手术时必须注意:①剥离皮瓣时严防损伤面神经,特别是在颧弓颞支紧粘颧骨弓骨面,位于皮下,易被损伤;②皮瓣剥离需彻底,旋转移位要充分,内眦角处皮瓣固定要确切,移至下睑处皮瓣的上皮缘要有一定高度,以防闭眼不全。我们将皮瓣伸延至耳后,切口向下至颈部,右侧比左侧切口长些,皮瓣剥离较广,可使皮瓣松弛,由于颈部皮瓣上移,使旋转角度减小,移位较易。

9. 修复后的形态,上下睑可闭合,眼球已被遮挡,唇裂修复后,红白唇、唇峰、人中清楚,只是上唇较宽,鼻基底上移,鼻整体较小。手术后留有的手术缝合痕迹,除上唇外,都留在凹陷处,组织边缘及可遮挡部位(图 7-1-3:B)。

设想 此患在鼻两侧及睑下、耳前、颈部留有较长的缝合口。如现在,事前在两侧面颊部置放皮肤扩张器,皮肤扩张后,将扩张皮瓣向内上侧推进即可修复颅面裂畸形,缝合口只是在下睑鼻基底两侧,痕迹明显减小。

病案4　先天性右鼻孔复孔畸形:皮肤"Z"字成形技术

【病史与治疗】

诊断:先天性右鼻孔复孔畸形

医疗技术:皮肤"Z"字成形技术

　　患者,男,14个月。生后右侧鼻孔两个,通气正常,无不适症状。1999年4月23日以先天性右鼻孔复孔畸形入院。右侧鼻孔呈现两个外孔,斜向外上方排列,直径均较小,内侧略大,但较左侧鼻孔直径差距很大,鼻孔内上与外下连在一起,至鼻孔缘有凹陷。由于牵拉使鼻翼、鼻头塌陷,显得畸形十分明显。用力呼气时左鼻孔通气量大,右鼻孔小。由于右侧鼻孔小,使鼻小柱短小,从鼻小柱基底向上可见左右两侧鼻翼软骨分开,显得鼻下部分宽大,鼻根、鼻背部隆起差,口腔内上颌部正常(图7-1-4:A、B)。麻醉下腔镜检查:下、中、上鼻甲与下、中、上鼻道正常,只是鼻前庭区域有软组织连接,厚度约为0.7cm左右,其牵拉形成两个孔道。1999年4月27日在全麻下,行右鼻前庭连接组织横断面横形切开,使右鼻孔内上侧与外下侧鼻孔复位,鼻孔展开,恢复鼻翼拱形。清除其皮内的增生组织,使其变薄,切除多余皮肤,前后两个小三角皮瓣翻转"Z"字缝合(图7-1-4:C)。鼻孔内充填油纱布支撑,由于是14个月婴儿,术中未行两鼻翼软骨内脚靠拢缝合。术后创口一期愈合。右侧鼻翼已挺起,鼻孔等大,只是鼻头圆钝,鼻尖不凸出。

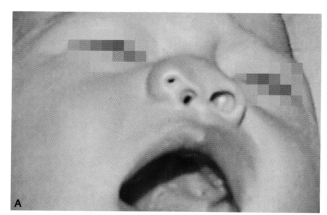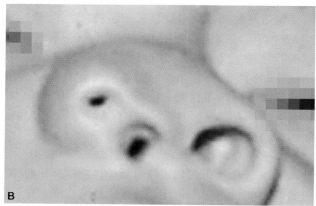

A、B. 先天性右鼻孔复孔畸形

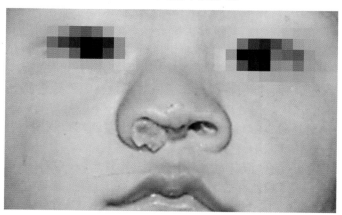

C. 皮肤Z字成形修复

图7-1-4　诊断:先天性右鼻孔复孔畸形
医疗技术:皮肤Z字成形技术(夏昊晨)

护理要点:①全麻术后护理;②鼻、口腔护理;③鼻腔通气护理。

【治疗复查后的思考】

1. 鼻锥体形的下端为二鼻孔,鼻孔是拱形鼻翼的外孔,与鼻腔相通,是吸入气流的入口,呼出气流的出口,内面是鼻前庭,组成鼻翼内面鼻翼。鼻前庭位于鼻下 1/3 鼻腔内,内侧为可动中隔及鼻小柱,外侧为鼻翼侧壁及位于鼻翼软骨外侧脚下方的有鼻毛的皮肤,向外隆起。前庭在吸气时起局部机械活阀作用,对气流予以一定的折流、抵挡,并减慢其速度,使其缓慢进入鼻腔进行加温及湿化。

2. 鼻孔左右应为各一个孔腔,此患右侧鼻孔由于组织连接形成两个较小的孔道,牵拉鼻外孔,使鼻孔不能呈圆形(或梨形),鼻翼不能呈拱形,并使鼻翼、鼻头塌陷,鼻小柱变短,鼻背低等。右侧复鼻孔,虽暂时无通气受阻,但毕竟(气流的出入口)狭窄,通气受阻。另外右侧是复鼻孔,与正常人鼻孔差异突出。因此必须清除复鼻孔,延长鼻小柱,鼻头抬起。

3. 本例是先天性鼻前庭部位衬里连在一起,形成两个鼻孔,原因不清。临床鼻前庭衬里及软骨缺损形成瘢痕性收缩造成前庭狭窄是常见的原因。鼻孔狭窄轻者一般不影响呼吸,重度者开口呼吸。良好的鼻前庭衬里的修复是关键。

4. 此患,男性,14 个月,是婴幼儿,正在发育时期。手术应简单,要留有充分发育空间。因此,测量两个鼻孔缘的长度类似,主要是鼻前庭组织连接,鼻腔内正常。我们采用了切开异常连接,清除多余的皮下软组织,形成鼻衬里缝合,使右侧鼻翼即呈拱形,由于鼻翼、鼻头已恢复圆突的形态,可使其正常发育,故未行鼻翼软骨靠拢缝合再突出鼻头的手术。

5. 此例由于是婴儿,只行简单的修复畸形与组织复位的手术,由于解除了牵拉,以后完全有可能正常发育。

(夏昊晨)

病案 5　先天性下颏皮肤凹陷畸形:自体脂肪游离移植凹陷畸形填充技术

【病史与治疗】

诊断:先天性下颏皮肤软组织凹陷畸形

医疗技术:自体脂肪游离移植凹陷畸形填充整复术

患者,女,24 岁。自诉生后下颏部即有痕迹,但皮肤软组织凹陷不明显。自青春期后下颏部逐渐凹陷明显,影响面容,未曾治疗,自述近一年余凹陷区无变化。2013 年 1 月 17 日以"下颏先天性皮肤软组织凹陷畸形"入院。下颏正中偏右侧见一近似 Y 形皮肤软组织凹陷区,凹陷区最宽处约 6mm、深约 4mm,色略深,触之略有韧硬感,与深部组织略有移动性,右侧下颏区较左侧欠丰满,两侧不对称畸形(图 7-1-5:A),舌正中沟右移,舌伸缩正常(图 7-1-5:B)。1 月 20 日在局麻下手术,自体脂肪的供区选择患者大腿内侧,将所吸出的脂肪混悬液倒置、洗涤后均匀地注入凹陷部位(注入量要大于需要量的 30%～40%),满意后在受区均匀按揉,避免凹凸不平。术后局部适当加压包扎。术后右侧下颌部凹陷已恢复,形态与对侧近似(图 7-1-5:C、D)。

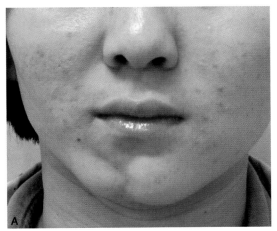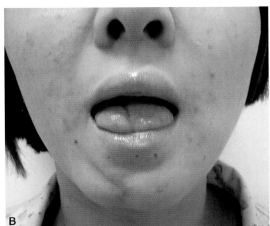

A、B. 下颏皮肤软组织凹陷畸形

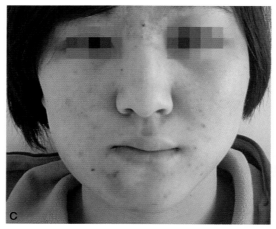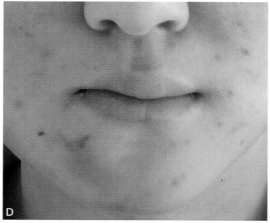

C、D. 自体脂肪移植下颏凹陷填充

图 7-1-5 诊断:下颏先天性皮肤软组织凹陷畸形
医疗技术:自体脂肪游离移植下颏皮肤软组织凹陷畸形填充整复术(刘长松)

护理要点:①受供区无菌处理;②受区按摩压迫;③术后下颌限制活动。

【治疗复查后思考】

1. 本患下颏皮肤软组织凹痕与舌正中沟向右移位,是先天性疾病,原因不清。临床上可以见到手、肢体环状缩窄带,此环状缩窄带可仅仅位于皮肤和皮下,也可以深达深筋膜以下的任何组织可单发或多发,躯干偶尔可见。本病是否与环状缩窄带类同,不知道;另外是否是下颏部隐性裂,X线片显示下颌骨无异常。本患是年轻女性,下颏部只有轻微凹陷(宽6mm、深4mm),范围不大,是绝对外露部位,任何痕迹都会影响面容。由于凹陷痕迹只是皮肤与皮下,因此我们采用游离脂肪充填技术。

2. 自体脂肪颗粒移植经过近20年的实践、应用,已获得良好的临床效果,医生们深受自体脂肪移植成功的鼓舞,用于面部轮廓的充填整形效果尤为明显,本例微粒脂肪移植矫正颏部凹陷畸形是简单、易行、损伤小、在颏部不留痕迹的方法。

3. 脂肪颗粒在体内生物学变化,目前有两种观点。一种认为脂肪细胞不会存活,而由宿主的间质细胞吞噬分解所释放的脂质,变成新的脂肪细胞,即宿主细胞代替论。另一种认为有些脂肪细胞能够成活。无论是靠脂肪本身,还是脂肪纤维化并长期成活,在临床上作为充填材料,已有确实的成果。

4. 脂肪颗粒移植后的成活率,是人们关注的重点,一般脂肪移植一年的成活率仍徘徊在50%左右。因此游离脂肪移植常需要几次的充填。虽麻烦,但治疗简单,还是得到很多人的接受。

5. 由于自体脂肪移植后的吸收率较高,因此如何提高脂肪移植后的存留率、减少移植后的吸收,使之长期产生支撑效果,成为该项技术的关键。我们是:①使用10ml或20ml注射器进行脂肪抽吸,尽量减小取材与注射过程中脂肪颗粒的损伤;将所吸出的脂肪混悬液倒置,去除纤维组织及血液。②将脂肪颗粒注射成点状或线状,形成多隧道、多层次的注射。在穿刺后退针的同时注入脂肪颗粒,在形成隧道的同时将脂肪颗粒定位于受植床内部。采用多层次多间隙均匀分散注入法,增加了移植物与受区组织的接触面,有利于再血管化,减少吸收。

(刘长松)

病案 6 左侧先天性肌性斜颈(晚期):头部重力下垂法颈部彻底松解矫形技术

【病史与治疗】

诊断:左侧先天性肌性斜颈(晚期)

医疗技术:头部重力下垂法颈部彻底松解矫形技术

患者,男,11岁。患儿产钳生产,产后新生儿医生即发现左侧颈部肿胀,经按摩治疗肿胀减退,但发现左颈部向右侧活动受限,嘱其以后训练。由于没重视,颈部向左侧倾斜已10余年。左侧面颊部发育略差。2000年5月7日以左侧肌性斜颈入院,自然位头向左侧倾斜,面颊部左侧略有萎缩,可视左胸锁乳突肌隆起。强行头右倾旋前位,左胸锁乳突肌明显隆起,触之乳突处只有少许肌腹,右侧胸锁乳突肌正常(图7-1-6:A、B)。于2000年5月13日,在局麻加基础麻醉下,患者仰卧肩高头高(高约20cm)位(头下放3个垫,图7-1-6:C),头转向健侧,以显示挛缩的胸锁乳突肌,于胸锁骨头之间,靠近胸骨头,锁骨上缘2cm左右处横向切口,长3～4cm,切开皮肤皮下,分离软组织,显露紧张的胸锁乳突肌的胸骨头肌腱与锁骨头肌腱,于近止点0.5～1.0cm部切断,并将断端向上分离使肌腱回缩,沿深浅层较大范围切断颈阔肌,注意勿伤颈外静脉,同时向两侧扩大切断颈深筋膜,此时撤掉头下1个或2个枕垫,使头重力性向健后侧仰。创口内又可显现一些挛缩的结缔组织,胸骨舌骨肌肌膜,均逐层切断松解,在深部可探及紧张的颈动、静脉血管鞘,小心行周径性鞘膜切断,然后撤掉头下所有枕垫,使头颈部极度向健侧倾斜后仰或悬空(或由一助手抱住头部以加强向键侧倾斜后仰力度),在创口内再可显示挛缩的组织,以次全部切断前斜角肌(注意膈神经),部分斜方肌前缘(注意副神经)以及挛缩的结缔组织、肌膜或筋膜,每切断一组织均出现断端回缩现象。最后可使头颈部处于极度向健侧倾斜后伸位,至此即彻底松解完成(图7-1-6:D、E、F),只缝合皮下及皮肤,纱布团压迫包扎。回病房后头部可轻易向健侧倾斜位3天(图7-1-6:G),不需固定,以后下地嘱其主动向健侧活动,每日3回,每回30次,逐渐加大力度,3周后停止,开始自由活动。3周复查颈部可左右倾斜,头可中立位,只是在头左右转动时左侧胸锁乳突肌不能显示紧张与松弛变化,影响颈部动感美。

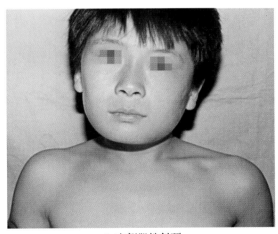

A. 左侧肌性斜颈

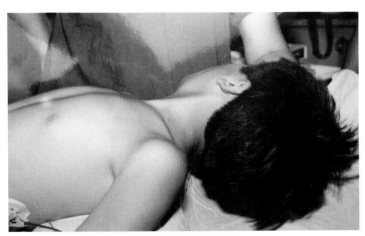

B. 胸锁乳突肌腱隆起

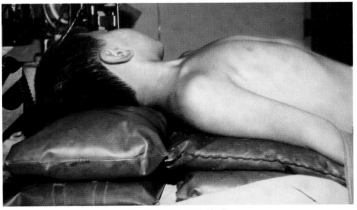

C. 手术时上胸头高位

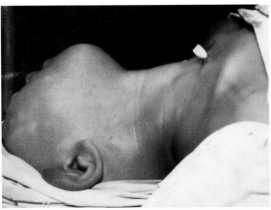

D. 头重力下垂

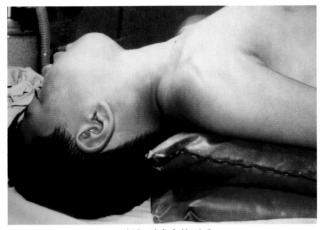
E. 松解后头自然下垂

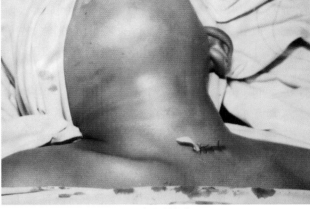
F. 颈自然健侧倾

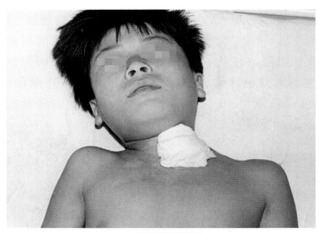
G. 术后颈健侧倾位

图 7-1-6　诊断：左侧先天性肌性斜颈（晚期）
医疗技术：头部重力下垂法颈部彻底松解矫形技术（夏昊晨）

护理要点：①基础麻醉护理；②术后仰卧头右倾位 3 周；③切口处沙袋压迫护理；④颈部向健侧活动 3 周护理。

【治疗复查后的思考】

1. 斜颈分先天性和后天性两种，斜颈被认识及报道已有几个世纪的历史。据传早在 16 世纪就发明了矫正斜颈的器械，17 世纪在德国首创应用肌腱切断术治疗斜颈。Taylor（1875 年）第一个描述了胸锁乳突肌的病理过程，并对斜颈进行了分类。即先天性斜颈与后天性斜颈。Steindler（1940 年）提出肌腱延长法，即将锁骨头从附着点切断，胸骨头从其中 1/3 处切断，然后两个头相对缝合。Lauge 和 Cronin 都主张在切断胸锁乳突肌下端两个头的同时，再在乳突下方切除 2.5 ~ 4cm 长的一段肌肉组织，使挛缩松解更为彻底。

2. 肌性斜颈的发病原因，众说纷纭。1938 年 Stromeyer 提出由于婴儿在产程中损伤胸锁乳突肌，并在肌内形成血肿，以后血肿机化所致。1927 年 Hellstadius 认为斜颈的发生可能存在基因的因素。1930 年 Middeton 通过动物实验，指出胸锁乳突肌纤维化的原因是肌肉损伤后肌内静脉回流阻塞。1948 年 Chandler 提出由于胎儿在子宫内位置不当，胸锁乳突肌受压缺血，以致纤维化。1951 年 Reye 提出系由于肌始基先天性缺陷，以致诱发在宫内或产程中肌肉损伤、缺血。以上各种学说均未得到公认。

3. 先天性肌性斜颈，由于无任何不适症状，常不被家长重视，而延误早期治疗，在生长过程中，因为胸锁乳突肌挛缩，颈部长期向患侧倾斜，不能处于中立位与伸展，更不能歪向健侧。致使胸锁乳突肌肌腹短小，明显影响颈部活动，此患是长期延误治疗者，一般需胸锁乳突肌止点切断术，但长期的斜颈，患侧胸锁乳突肌周围软组织继发挛缩，如只切断病源肌，术后必须用帽状石膏或牵引布帽矫枉过正外固定，至少 6 ~ 8 周，以矫治继发其他软组织挛缩。

4. 我们采用患者仰卧肩头垫高位,利用头部重量自然下垂,逐层显示颈部所有挛缩组织均予以切断,切断了胸锁乳突肌、颈阔肌、颈深筋膜、前斜角肌、斜方肌、颈外动静脉鞘膜、胸骨舌骨肌肌膜及甲状肌肌膜、中斜角肌肌膜。使颈部彻底松解,术中及术后患者头颈部可轻松向右侧倾斜矫枉过正位置。不用帽状石膏固定,术后颈部屈伸、旋转、左右倾活动正常。

5. 本术式由于采用特殊体位,可以非常突出的显示各层挛缩组织,在切断挛缩组织时,术者有明显的感觉,组织快速向两侧分离,患者头部猛然向后松动,如同紧张的绳索之突然断裂。术后能否轻松(或主动)将头颈部置放在矫枉过正的位置,也是手术松解是否彻底的证明。

6. 面部继发性发育不对称,是其严重的并发症,虽无不适症状,但影响外观,颜面部不对称恢复的快慢及能否彻底,取决于患者年龄,病情轻重及治疗的早晚。提示早期治疗肌性斜颈是预防颜面部发育不对称的关键,如在可发育期(越早越好)给予矫正,以后有充足的发育时间,是预防颜面部继续萎缩与促进恢复的关键处置。应提醒家长与医师的重视。

7. 本手术皮肤切口小,由于组织显露清楚,又是在紧张的状态下切断,都是在各种挛缩组织深浅层疏松组织分离,然后切断,大部分为肌腱、筋膜、鞘膜、肌膜、结缔组织,只是在切断肌肉时,必须彻底止血,在切断血管鞘时,不要损伤血管。一般不易发生手术误伤。另外在切断挛缩组织两断端即刻回缩,再加上术后颈部向健侧倾斜 3 天时间和 3 周的功能练习,一般不能发生各组织断端重新对合现象。术后 3 周复查颈部活动良好。

8. 术者对相同手术的 18 例,男 11 例,女 7 例,年龄在 9~17 岁的手术统计,显示:18 例全部切断胸锁乳突肌的胸锁骨头止点;并且也较大范围切断颈阔肌、颈深筋膜;其中 12 例部分切断,4 例全部切断前斜角肌;14 例部分切断斜方肌前缘;有 10 例显示颈动静脉鞘挛缩,均予环形切开(8 例未显示紧张占 55%);4 例切断胸骨舌骨肌及胸骨甲状肌肌膜;3 例切断中斜角肌肌膜。在 18 例中未切断颈血管鞘又未切断前斜角肌者只有 2 例(均为 9 岁)。术后能否轻易(或主动)将颈部置放在矫枉过正位置,是手术松解是否彻底的证明。与 Brown 主张除切断胸锁乳突肌外,尚需进一步切开颈阔肌,颈前筋膜以及前斜角肌和斜方肌前缘类似,但具体情况我们切开的更广些。

9. 关于肌性斜颈的治疗,在确诊的基础上,从新生儿开始即可进行手法治疗。在 1 岁以内可采用保守治疗,如推拿、理疗和手法矫正等,70% 左右的患儿可以获得治愈。尤其手法治疗,挛缩的胸锁乳突肌完全松解,需要 6 个月左右的时间。延误治疗的斜颈,必须及早手术,以预防颜面发育不对称。医师要估计在保守治疗中胸锁乳突肌肌腹如无发育可能,应及早手术。

> **设想**　此种手术后,患侧胸锁乳突肌腱与周围紧张组织全部切断,术后此区域凹陷畸形,头部左右转动时胸锁乳突肌,不能展示出紧张与松弛变化,影响颈部动感美。如手术中有意识选择可用于胸锁乳突肌重建的肌腹与胸锁乳突肌腱吻合,会对术后颈部活动时的形态起到明显作用。

（夏昊晨）

病案 7　先天性右手复拇指(末节多指)畸形:复拇指切除整形技术

【病史与治疗】

诊断:先天性右手复拇指(末节多指)畸形

医疗技术:复拇指切除整形技术

患者,男,6 岁。足月顺产,产后即发现右手拇指末端分成两个指甲,随之生长,除增大外无异常变化。拇指末节有屈伸功能。1991 年 4 月 6 日以先天性右手复拇指畸形入院。患儿一般状态佳,发育正常。右手拇指末节分成两个指端与指甲,两指甲间已明显分开,尺侧拇指略一大些,其指甲中央偏尺侧有分裂较浅的凹槽,桡侧半扁平,尺侧指甲形态好。桡侧拇指略小,指甲形态好,两拇指间无移动性,复拇指均有屈伸动作(图 7-1-7:A、B)。X 线片显示右手拇指远节指骨从近中 1/3 桡侧分出一拇指,略细,骨质无异常,拇指指间关节正常。4 月 12 日手术。于复拇指末节,以尺桡拇指指甲中轴为"V"形两顶点,以远两指骨间近中 1/3 处为"V"形基点,伸屈侧"V"形切口,切除尺、桡侧各一半指甲,至指骨分叉处,凿除尺侧复拇指桡侧指骨近1/3骨皮质与骨质,桡侧指骨尺侧半骨质至分叉处,但要保留桡侧骨膜,可见桡尺侧拇指的伸、屈肌腱,将桡侧半指骨紧贴合在尺侧指骨的桡侧,用可吸收线围绕固定,肌腱未作处理。残留的桡侧复拇指的桡侧半皮肤软组织和指甲与保留的尺侧复拇指的尺侧半皮肤与指甲缝合,确定拇指与指甲形态良好后(图7-1-7:D),手术结束。术后10天创口愈合良好。拇指末节有屈伸动作。与左手拇指(图7-1-7:C)指甲形态相仿。

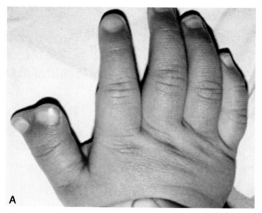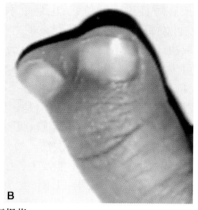

A、B.先天性右手复拇指

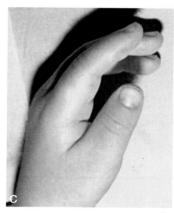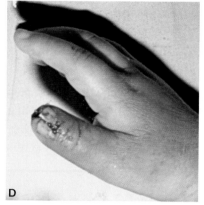

C、D.术后10天左右手拇指

图7-1-7 诊断:先天性右手复拇指(末节多指)畸形
医疗技术:复拇指切除整形技术(王洁)

护理要点:①全麻术后护理;②术后右拇指加压包扎指端血供观测护理。

【治疗复查后的思考】

1. 复拇指畸形是较多见的先天性手及上肢畸形之一。有关复拇指畸形发生率的报道相差较大,有报道为0.08‰,也有报道为0.18‰。

2. 据外观表现和X线复拇指畸形可分为10型。1型:拇指末节分裂,近端相并,为Y形。轻型仅表现为拇指末节宽扁,指甲增宽、扁平,中央有分裂为二的凹槽。典型病例为拇指末节远端分裂为二,有两个拇指末节指尖,整个拇指末节的根部及近节拇指仍为单一拇指。2型:拇指末节分裂为二,有两个指尖,两指甲间或明显分开,或仅为裂隙分开。两个拇指可能等大,也可能不等大,一大一小。X线显示拇指末节指骨完全分裂为二,与一个近节指骨构成指间关节,近节指骨的远侧指间关节面中央有突出的嵴,使两个分裂的远节指骨分离。只在复拇指指间关节的桡侧及尺侧有指间关节的侧副韧带。两个分离的指骨相邻面,没有指间关节的侧副韧带。3型:为拇指末节指骨分裂为二,近节指骨不完全分裂,远端分裂,近端相连,呈Y形,与掌骨形成一个掌指关节。两个分裂的拇指可能等大,也可能不等大,指骨发育不良的程度也不一。4型:拇指末节指骨及近节指骨分裂为二,与一掌骨构成掌指关节,分叉的拇指可呈镜影样,两个复拇指可等大,但多半两个拇指不等大。常伴有两个拇指的伸、屈肌腱发育异常,两拇指指间关节向相对面偏曲,相对的两拇指呈蟹钳样。复拇指掌指关节的桡侧及尺侧有完整的侧副韧带,两相邻的近节指骨和掌骨间侧副韧带缺失。5 型:拇指末节指骨、近节指骨均分裂为二,第 1 掌骨不完全分裂,掌骨远端分裂为二,近端相并,因此两拇指有两个掌指关节,近端掌骨构成一个第 1 腕掌关节。两个拇指均发育不良,大小不一,或呈蟹钳样。6 型:拇指指骨及掌骨均分裂为二,拇指发育不良、畸形,形态及结构变化多样。7 型:拇指桡侧多指,多指有部分掌骨存在,该赘生掌骨与另一发育较好的掌骨侧面形成不稳定相连。拇指桡侧的多指可位于手桡侧的不同平面上。拇指及其桡侧多指呈不同程度的发育不良和畸形。8 型:复拇指中有一只手指为三节指骨。两个拇指与一个掌骨构成掌指关节,拇指发育不良。9 型:复拇指中一指为二节指骨,另一指为三节指骨,也可能两拇指均为二节指骨的拇指,两指的近节指骨基底融合为一,构成一个第 1 掌指关节。10 型:第 1 掌骨为手指型掌骨,有三节指骨拇指,或二节指骨桡侧多指;或第 1 掌骨为并列的两根手指型掌骨同时存在,并有二节指骨拇指;或为三节指骨拇指,伴尺侧二节指骨拇指;或拇指尺侧及桡侧多指,或三角形指骨存在的拇指。本例为 1 型。

3. 按复拇指畸形的形态临床上可分几种类型:两个拇指大小形态相似的孪生拇指,称镜影复拇指畸形;对于大小不等的两个拇指,而指间关节及掌指关节位置良好者,称为主次型复拇指畸形,一般选择主干拇指,即发育较大的拇指,而另拇指较细小,拟被切除,被称为赘生拇指。对于复拇指畸形中的两个拇指伴有指间关节、掌指关节的侧屈、掌屈或成角畸形的,称为龙虾钳复拇指畸形。

4. 复拇指畸形指骨的病理表现为数量、形态及其联合结构的异常。

5. 关于侧副韧带的病理变化　关节两侧的侧副韧带的健全程度以及紧张度不一致,常表现为桡侧拇指的桡侧-侧副韧带或尺侧拇指的尺侧-侧副韧带较为松弛,因此,复拇指畸形的桡侧拇指的指间关节常在不同程度上向尺侧-侧屈,尺侧拇指的指间关节可在不同程度上向桡侧-侧屈,在手术时应对这种病理结构给予矫正。1 ~ 3 型复拇指畸形掌指关节的侧副韧带常常发育良好,4 型以后的复拇指畸形常出现桡侧-侧副韧带松弛。如果是 4 型复拇指畸形,其桡侧拇指掌指关节的尺侧-侧副韧带缺失、尺侧拇指掌指关节的桡侧-侧副韧带缺失,在矫正手术时应予以修复。

6. 关于掌指关节的病理变化　如一个掌骨远端形成两个掌指关节,掌指关节的关节面位于掌骨远端的桡侧及尺侧,关节面分别向桡侧或尺侧偏斜 15° ~ 60°,掌骨远端两掌指关节面中央有嵴,使两拇指分别向桡侧及尺侧偏斜。另外,如近节指骨远端有两个远节指骨,其近节指骨远端关节面也会形成两个指间关节,关节面也会有相应变化。

7. 关于复拇指畸形,特别是手指型掌骨的复拇指畸形的病理变化:此型常伴有鱼际肌缺失。由于拇展短肌的缺失,对拇指外展及对掌功能的影响较大。除了手内肌不同程度的发育不良外,尚有拇短展肌止点的异常,表现为不同程度的松弛,手术矫正时应重新建立止点。复拇指畸形的拇长伸肌腱及拇长屈肌腱多半分裂为二,其止点不是位于末节指骨的中央,而是分别止于桡侧拇指及尺侧拇指末节指骨的相邻侧。由于复拇指的拇长伸肌腱及拇长屈肌腱移位,离开指、掌骨中线,偏向拇指的相对测,因此其功能除了伸拇、屈拇之外,还可使两个拇指间关节向相对侧-侧屈。在拇指伸肌腱与拇长屈肌腱间又常可出现异常腱联合,或在拇长伸肌腱与拇长屈肌腱间存有腱膜相连。这类复拇指畸形可同时存在拇指伸、屈功能受限,在整复手术时需注意矫正这种异常解剖结构,宜对异常联合结构进行其切断、切除或移位。

8. 拇指与指甲的形态　拇指比其他 4 指粗,呈椭圆柱形,伸展时末节略有过伸位,但明显短于其他 4 指。由 2 节指骨组成,拇指甲呈一弧度覆盖指端背侧,也明显大于其他 4 指指甲。由于拇指有外展、外旋、对掌,功能明显大于其他手指,是手功能的 50% 。再由于也是经常外露部位,因此拇指的修复其功能与形态都很重要,恢复和重建拇指功能与形态缺一不可。应是并重的原则。

9. 复拇指畸形从远向近侧、最简单的末节指骨分叉、逐渐形成两个末节指骨、近节指骨分叉、两个近节指骨、第 1 掌骨分叉、两个第 1 掌骨、复拇指骨或掌骨与另一发育较好的掌骨侧面形成不稳定相连或不连接、复拇指一个为三节指骨拇指等多种类型的指掌骨,以及 2、4、6 型近节指骨、掌骨、腕骨远端关节面形态方向的变化等。

10. 关于如何选择切除的复拇指　应据复拇指大小形态、屈伸肌腱、腱膜与抵止点、关节面变化以及侧副韧带的存在等,全面考虑再决定取舍。本例为了使拇指形态能与左手拇指形态相仿,采用两拇指与指甲相邻的半侧切除,用桡侧拇指桡侧半的皮肤软组织与指甲瓣增加尺侧拇指的周径长度与指甲的形态。本例是最简单病例,决定较容易,对其他复杂、发育不佳复拇指,有时也较难决定。

11. 对于 4、5、6 型等复拇指畸形,涉及关节部位,尤其手的拇指,必须决定取舍半侧关节面及截骨使关节面恢复与指骨垂直和重建侧副韧带,而且一定要稳定三周以上。以保证拇指伸屈时指间、掌指关节稳定。

12. 关于治疗 复拇指手术一般较为简单,但如涉及关节面方向、侧副韧带的修复、屈伸肌腱的重建、保留的拇指与指甲的形态等,修复还较复杂。1、2 型复拇指畸形,可采用复拇指合并整形或赘生拇指切除拇指整形。3、4 型复拇指常不等大,切除赘生拇指,存留拇指仍较小,常用赘生拇指的血管神经岛状皮瓣加大存留拇指,同时进行骨及关节畸形矫正。复拇指畸形综合整形(包括赘生拇指切除,利用赘生拇指的血管神经岛状皮瓣、肌腱、骨、关节及其关节周围的侧副韧带,对存留拇指进行皮肤、骨、关节、韧带以及肌腱动力功能的修复与重建。适合于 3~10 型各类复拇指畸形的整形。

(王 洁)

病案 8　先天性会阴下腹部肌肉筋膜皮肤黏膜分离膀胱外露畸形:双轴平行法旋转皮瓣技术

【病史与治疗】

诊断:先天性会阴下腹部肌肉筋膜皮肤黏膜分离膀胱外露畸形

医疗技术:双轴平行法旋转皮瓣技术

患者,女,20 岁。患者足月顺产,产后即发现外生殖器部位畸形,可排尿,但常溢出,不能喷射,3~4 岁前常不能自控,6~8 岁上幼儿班期间逐渐好转,排尿呈线,可射出,至 2008 年 11 月 18 日入院时已完全可以控制,大便正常。16 岁初朝至今月经规律。直立或积尿时下腹与左侧外阴部膨隆。无家族史。曾多次检查属其手术。于 2008 年 11 月 18 日以先天性下腹外阴部分裂膀胱外露畸形收容住院。患者一般状态佳,身高 150cm,体重 44.5kg,女孩生音,双侧乳房膨隆,正常大小,女性乳头乳晕。脐下移在髂前上棘连线上 1cm,脐下 5cm 开始有 5cm×4cm 大小皮肤不等的色素脱失区呈花斑样,周围有色素沉着(图 7-1-8:A)。从相当于耻骨联合下缘开始(有一皮垂),向下通过阴阜、唇前连合及阴蒂、尿道外口左侧至阴道外口左侧皮肤黏膜裂开,形成一长 8cm、宽 4cm 表面鲜红松软黏膜样组织,触之痛,空虚感,呈梭形从中线右侧膨出,将外阴部挤向其右侧,紧邻其右侧上 1/3 处可见一黏膜突起,刺激有快感,似阴蒂头,其阴蒂包皮与系带均无形态,在阴蒂下方由于黏膜突起掩盖,在排尿时可确认尿道外口,尿线粗细似圆珠笔芯,尿液可射出 15cm,再下方可见黏膜外翻呈喇叭口样阴道外口,上述各组织的外侧为小阴唇及大阴唇,左侧小阴唇缺如。两侧阴毛上方距中线左右各 8cm,呈倒"八"字形 80° 角排列,原阴毛区皮肤隆起,触之皮下组织厚,前端为分裂开的阴阜与唇前联合,后端为唇后连合。左侧阴毛较多,中 1/3 处有一小皮垂,右侧前 1/2 阴毛稀少,两侧阴毛之间为下腹延续的正常皮肤,腹中线左侧为正常皮肤及分裂皮肤,外阴部增宽(图 7-1-8:A),触之柔软空虚感,可深压至盆腔。腹直肌从脐上 2cm 开始分离,可触及分裂的肌缘及至腹股沟中部两侧分离的耻骨联合。辅助检查:心、肺、子宫、膀胱未见异常,X 线片:耻骨发育不良,耻骨联合分离 11cm(图 7-1-8:C),移行腰椎 L_6、S_{1-3} 隐性裂,尾骨向前弯曲 90° 角。CT:骶髂关节中上 1/3 水平腹直肌分裂,向下逐渐增宽,相当于髋关节上缘,膀胱已在两腹直肌中间与腹壁皮肤紧邻,在闭孔水平右侧膀胱外露,至坐骨结节水平膀胱消失(图 7-1-8:B)。染色体核型为 46,XX。2008 年 12 月 10 日手术:首先设计左右两个双轴平行法旋转皮瓣(图 7-1-8:D),再行外露组织表面清创,外阴部左侧黏膜部分缺失,掀起缺失边缘 0.5cm 黏膜备用,其深面膀胱与其右侧外阴组织界限不清。用可吸收线紧缩膀胱外壁,缩小面积,之后以双侧分裂的大阴唇为双轴平行法旋转皮瓣设计中心,大阴唇与中线之间的正常皮肤设计对偶小三角形皮瓣。左侧大阴唇皮瓣内侧携带一长 3cm、宽 2cm 皮瓣,为大阴唇恢复正常位置后,皮瓣覆盖外阴左侧黏膜缺损区(图 7-1-8:D)。掀起所设计皮瓣,左侧大阴唇其后 1/2 阴毛与大阴唇内侧缘之间有 1.0~1.5cm 宽无毛区,切除此区皮肤缝合,使阴毛向大阴唇内侧靠拢。其后将左侧大阴唇皮瓣于筋膜下向腹股沟及大腿内侧松解,使两侧大阴唇皮瓣能围绕外生殖器向中线靠拢,形成阴阜及唇前联合,切除外阴周多余皮肤(保留皮下组织),左侧大阴唇携带的皮瓣修薄后覆盖黏膜缺损区缝合,两侧小阴唇皮瓣向外上方旋转覆盖在大阴唇皮瓣向内推进旋转后的创面上缝合(图7-1-8:E、F),手术结束(图7-1-8:G)。术后穿带自做的提裆缩腹紧身裤。术后4个月复查外阴部形态较术前明显好转,外露的膀胱与黏膜已覆盖,但大小阴唇与阴道和尿道外口仍略向右侧偏移,外阴部阴毛下部分较多,上部分较少(图7-1-8:H)。

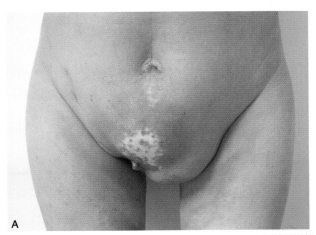 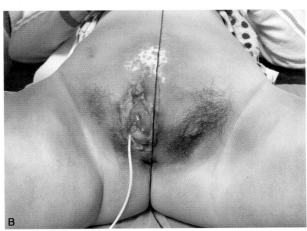

A、B. 会阴下腹软组织分离膀胱外露

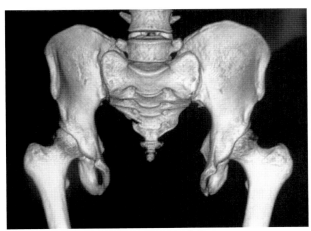 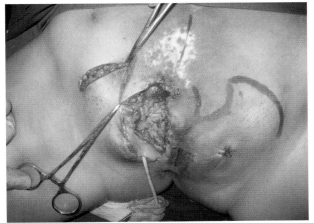

C. X线片:耻骨分离　　　　　　　　　　D. 设计皮瓣

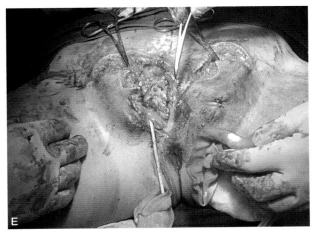 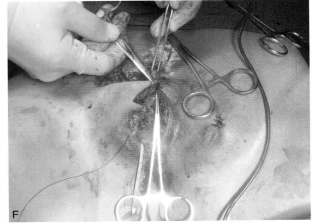

E、F. 切取皮瓣旋转修复

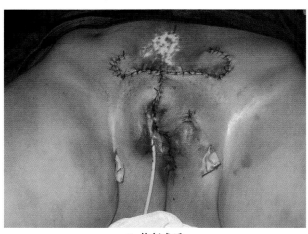

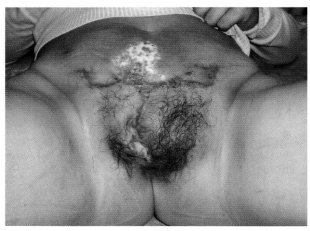

G. 修复术后　　　　　　　　　　　　　　　　　　　　H. 术后4个月

图 7-1-8　诊断:先天性会阴下腹部肌肉筋膜皮肤黏膜分离膀胱外露畸形
医疗技术:双轴平行法旋转皮瓣技术

护理要点:①术前、后外阴部护理;②术后双下肢外展位烤灯护理;③引流、尿管护理;④皮瓣血供观测护理;⑤穿提裆缩腹紧身裤护理。

【治疗复查后的思考】

1. 本病发病原因不清楚。一般胚胎第 5 ~ 8 周是胎儿三胚层,人体胚胎外形及内部器官系统原基发生的重要发育时期,由内胚层形成的泄殖器与前面的外胚层靠近,以后两层之间又嵌入一层附有血管的中胚层,形成了上达脐的前腹壁,如中外胚层不发育或未在中线集中,泄殖腔向前移位,使内外胚层直接接触,即导致不同层次不同程度的分裂。

2. 本例耻坐骨发育不良,耻骨联合未在中线集合,造成分离,常见于严重的先天性尿道上裂完全型(耻骨型)膀胱外翻。本例只是膀胱前壁外露,骨盆前环缺失在 11cm,与骨盆入口横径 13cm(女性平均值)相差无几,骨盆前环的不存在,对盆腔组织脏器的保护与防止前移的功能消失,下腹与盆底肌肉、筋膜、腱膜、韧带也随支撑(起点)点的缺失,也未在中线集合,分裂从脐上 2cm 开始,经过下腹耻骨联合区,伸延骨盆底前 1/2 至阴道外口左侧,膨出向左侧外阴部扩散及下移 3 ~ 4cm,形成一长约 22cm、宽 11cm 下部分较宽的近似水滴形膨出。正常时隐藏在耻骨联合后的膀胱与其他组织从上述各层裂隙(缺损)中膨出,集中在外阴左侧,其右侧缘为膀胱外露区,将外生殖器挤向右侧,大阴唇呈倒"八"字形排列。

3. 本例突出的体征为:①盆腔组织脏器,由于直立与重力关系,向盆底外阴部及下腹部膨出移位。②膀胱前壁外露与外生殖器畸形都集中在外阴部(分裂的皮肤、黏膜、膨出的膀胱前壁将外生殖器挤向右侧,阴阜唇前连合分裂,左侧小阴唇与部分黏膜缺失)。

4. 腹壁的修复方法虽然已有腹直肌前鞘、腹外斜肌腱膜,肌蒂扩筋膜张肌皮瓣,局部皮瓣,皮片及生物材料等,只是增强可伸缩性腹壁这一屏障的强度与覆盖创面,不能阻止向盆腔底膨出移位,而硬性的骨盆前环及韧厚的盆底组织(尤其盆底最里面最坚韧的盆隔)的修复与重建是重点,才能防止盆腔脏器及其他组织膨出移位的重要部位。由于盆底组织深厚又被尿道、阴道、直肠贯通,是从内部重建,还是从外部修补,而增强腹壁强度的方法可作参考。骨盆前环的修复与重建,除能防止盆腔脏器膨出移位外,还能稳定骨盆和周围关节与防止骶髂关节分离的作用,也是下腹盆底肌肉、筋膜、韧带等软组织的支撑点,也是此病修复的重点,需值得深入研究、探索与实践的问题。

5. 由于下腹部耻骨、肌肉、筋膜、皮肤、黏膜分离膀胱外露,盆腔内各种组织器官膨出移位已 20 年,而目前一方面是骨盆前环的重建又存在方法、材料等问题,仍有一定难度。另一方面盆底屏障的修复与重建也有相当的难度,目前仍无方法可用。最简单的是软组织闭合或修补,又存在从内向外逐层闭合与重建问题,还是首先闭合皮肤覆盖膀胱。目前我们只能(因无具体方法)首先选择了后者,由于下腹及外阴部皮肤软组织较多。采用了双轴平行法旋转皮瓣的皮肤改形技术,对外阴部畸形进行修复,同时又对外露组织进行了皮肤覆盖,为二期修复骨盆前环与增强盆底屏障功能及腹壁其他软组织的修复与重建,创造条件。

6. 术后患者需常年穿带提裆缩腹紧身裤,以防更大的向外阴部膨出。此患电话随访,未作其他处置,已结婚生子。

7. 关于此种严重病例,存在硬性组织与软性组织的修复、重建、再造等难度较大问题,还有材料的来源及形成,如何修复与重建,是临床复杂又困难的题目。还需临床大量实践。

8. 本例的修复只是体表的修复,而骨盆前环与盆底的屏障功能仍然缺失,是治标不治本的方法。骨盆前环与盆底屏障的重建确有相当大难度,目前仍是空白,需研究新的方法。

病案 9 先天性子宫不发育、阴道(窄短)发育不全畸形:阴道模具压顶扩张技术

【病史与治疗】

诊断:先天性子宫不发育、阴道(窄短)发育不全畸形

医疗技术:阴道模具压顶扩张技术

患者,女,27 岁。生后未发现异常。17 岁时因未来月经就诊,检查为始基子宫,可见阴道外口,阴道可进一指且很短,未见处女膜。外表为明显女孩特征,未加重视。24 岁时有过 4 次性爱,均因未能完全进入(进入一半)伴有疼痛而告终。25 岁时再次就医检查:诊断为始基子宫、阴道有一定深度。2009 年 11 月 5 日就诊于我科检查,女孩面容与体型、无胡须、无喉结、女孩手形(图 7-1-9:A)、双侧乳房发育丰满、乳晕较大(图 7-1-9:B)、周身皮肤细腻。外观为女孩特征。外阴部呈女性外阴部外观,似女性阴毛分部,小阴唇薄大,阴蒂明显,唇前连合在阴蒂下形成,刺激有快感,小阴唇不明显、尿道外口靠在下位,其上两侧各有一黏膜小凹陷窝,阴道外口较小紧邻阴唇系带与唇后连合,与尿道外口较近,无明显的阴道前庭窝(图 7-1-9:C)。窥镜插入较浅,阴道深处为盲端,未见子宫颈与子宫口,阴道可进 2 指深约 5cm 左右,触之四周柔软有移动性,也有一定量的分泌物,在用力扩张及尤其向深部扩充时外阴部黏膜会向阴道内移位,其紧邻阴道外口前的尿道外口也会向阴道内移位(图 7-1-9:F 示意图)。用另一手指深压下腹可触及阴道内诊的手指端。2009 年 11 月 4 日彩色多普勒超声检查:盆腔正中见等回声光团,大小为 2.4cm×1.0cm×1.6cm,左卵巢大小 2.7cm×1.9cm 可见卵泡,右卵巢大小 2.9cm×1.7cm。诊断:始基子宫双侧附件区正常范围超声像图。2009 年 11 月 4 日 MR 检查(阴道充填纱布):盆腔结构规则,子宫体积明显减小,形态不规则,子宫内黏膜层、肌层及浆膜层显示不佳,宫颈细小双侧卵巢形态规则,体积增大(图 7-1-9:E)。诊断:子宫发育异常。染色体核型 46,XX。由于阴道黏膜正常,并有明显移动性,我们采用自制阴道模具治疗,一年后复查其深度与宽度可置入内镜(图 7-1-9:D)。2011 年结婚,性生活满意。

护理要点:①术前后外阴部护理;②阴道模具紧身提裆肩带短裤应用护理。

【治疗复查后的思考】

1. 先天性子宫不发育,阴道(窄短)发育不全,是两中肾旁管会合后最下端仅部分贯通所致。

2. 对此种病例如何修复,值得思考。可以将阴道侧壁与盲端切开剥离,扩大阴道直径与阴道的深度后植皮,还可以用现有的各种皮瓣的方法修复阴道侧壁与加深阴道的深度。但都与阴道黏膜有很大差距。皮肤软组织扩张技术提示我们:能生成与扩张部位完全一样的组织。因此如能加深阴道深度、扩大阴道直径,又能形成增多的正常的有感觉的黏膜覆盖阴道腔穴内,会使阴道内有正常的分泌功能及感觉功能,这样阴道的成形会更接近生理。

3. Frank(1938 年)应用圆棒顶压扩张法,在阴道前庭作扩张以形成腔穴,由直径小号的逐渐增至大号,使浅窝深达 7～8cm。本患为 27 岁女性,第二性征良好,卵巢发育正常,子宫发育不良为始基子宫,阴道为深度不够与狭窄,阴道可进 2 指深约 5cm 左右,四周黏膜柔软有移动性,这些都是应用阴道模具压顶扩张方法的解剖基础(图 7-1-9:F 示意图)。再加上直肠前尿道后均为疏松的结缔组织结构,极易分离。因此我们采用了阴道模具压顶扩张技术。

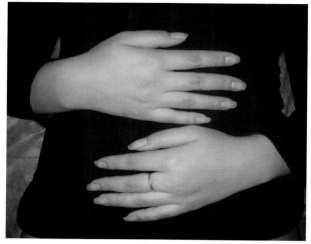

A. 女孩手形

B. 乳房发育丰满

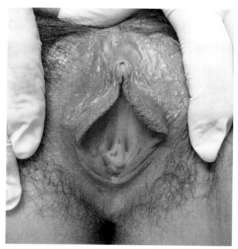

C. 女性外阴部

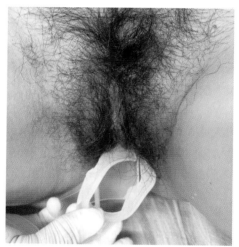

D. 1年后植入窥镜

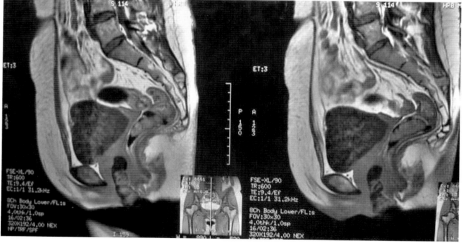

E. MR检查结构正常阴道短浅

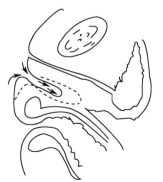

F. 阴道模具可行性

图 7-1-9　诊断:先天性子宫不发育　阴道(窄短)发育不全畸形
医疗技术:阴道模具压顶扩张技术

4. 由于直肠前尿道后局部解剖结构的可分离性与应用扩张技术黏膜组织的面积可增多性。这样，如何具体设计与操作就摆在面前。我们设计自制了按实际准备置放阴道内的系列模具和固定模具的紧身提裆肩带短裤。

5. 实施此种方法以前应向患者讲清，阴道部位的解剖特点，可能性。此种方法是刺激黏膜生长（缓慢生长，时间长），形成有感觉的正常的黏膜组织（其他方法都不能形成）。由于阴道穴的加深与黏膜的生长，都是由模具的刺激缓慢生长的，因此疗程时间长，需有信心、决心与恒心，鼓励坚持就能胜利。此种治疗比较繁琐、麻烦、易使治疗者失去信心，因此需鼓励，讲清所取得的成绩，但一定不要着急，不要急速顶压扩张，预防并发症的发生。本例实践证明，只要耐心、细致，一步步地进行一定会成功。由于本法是缓慢的顶压扩张，一般常不会发生并发症。本例逐渐用模具压顶扩张 4 个月左右，用最大号模具维持 3 个月。

6. 模具制成长 8cm、直径 3.0cm；长 9cm、直径 3.5cm；长 10cm、直径 4.0cm；长 11cm、直径 4.0cm；长 12cm、直径 4.5cm；长 13cm、直 4.5cm；长 14cm、直径 5cm；长 15cm、直径 5cm 等 8 种型号的有弹性一定硬度的海绵棒，外套阴茎套与涂润滑剂。在实际应用时，可据与紧身提裆肩带短裤能否固定稳，长短可增减，但以置入阴道内的长短为计算单位。按每种型号的海绵棒模具有顺序置入，每一种模具置放 15～20 天，用自制的紧身提裆肩带短裤固定。洗澡时如脱落，可用消毒液清洗后再置入。

7. 此种方法的关键是自制的紧身提裆肩带短裤的制作，等于模具的外固定器，模具置入后，与短裤接触部位，如何能连接好，是制作的关键（应动脑筋想办法）。而肩带又是提裆固定模具的关键，肩带不能松软，要有一定张力。因此每天都要检查是否稳定可靠，是成功的基础。本例是患者与医师合作，由患者反复制作而成。

8. 本例实践证明，虽前后经过 1.5 年时间，但形成了一个深度可有 10cm 以上（可很易插入内镜），阴道宽度 4cm，阴道内均为具有感觉和分泌功能的黏膜组织，有伸缩性。已结婚，性生活满意。此种阴道增宽延长的治疗方法简单、易行，是生理性的再造。

病案 10　先天性双手足多指、并指畸形：多余手足指（趾）切除技术

【病史与治疗】

诊断：先天性双手足（多指、并指）六指趾畸形

医疗技术：多余手足指（趾）切除技术

患者，6 岁。患儿足月顺产，产后即发现双手足均为 6 指多指（趾），发育正常，母亲讲手指足趾均有活动，因多指（趾）1995 年 6 月 10 日以先天性双手足多指（趾）畸形入院。发育、语言正常，行动灵活，双手指与双足趾均为 6 指（趾）畸形（图 7-1-10：A）。双手为 6 指，其各尺侧 5、6 指间的指蹼向掌侧移位，明显与其他指蹼不在一条弧线上（图 7-1-10：B、C）。尺侧赘生指外形与正常手指类似，有指甲，但只有两节手指，较邻侧指明显小，略有屈动作，但分不清屈伸指肌与骨间肌，与腕关节有移动性。其他各手指可确定手内在肌与外在肌的动作（图 7-1-10：B、C）。双侧足也为 6 趾，足掌较宽，各足趾外形正常，均有趾甲，双侧 2、3 足趾近 2/3 有并趾，两趾间背侧有皮肤凹痕，足掌侧不明显，右侧从趾甲根部即有皮肤相连，腓侧足趾略小，两足趾有移动性，均有屈伸动作（图 7-1-10：F、G）。左侧与右侧近似，只是皮肤软组织相连略短些。X 线片显示：双侧手尺侧赘生指掌骨短小，近侧与部分钩骨形成很小的关节，呈两节指骨。双侧足呈 6 个足趾，均呈 3 节趾骨，第 3 赘生跖骨较细，近侧从第 2 跖骨腓侧中 1/3 处分叉，骨质均无变化。6 月 16 日手术行双侧手尺侧赘生指，从掌腕关节处切除。双侧足从第 3 跖骨中 1/3 切除，松解软组织，使第 2、4 跖骨尽量靠拢，用粗的可吸收线捆扎固定，外形呈 5 个足趾。术后 10 天创口一期愈合，双手各指功能正常，只是手掌尺侧有软组织突起，形态欠佳。双足第 2、3 趾靠拢欠佳，第 2 足趾略有屈曲外旋位（图 7-1-10：D、E、H、I）。

护理要点：①全麻术后护理；②术后包扎固定手；③足趾端血供观测。

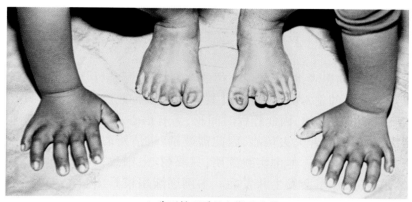

A. 先天性双手足六指趾畸形

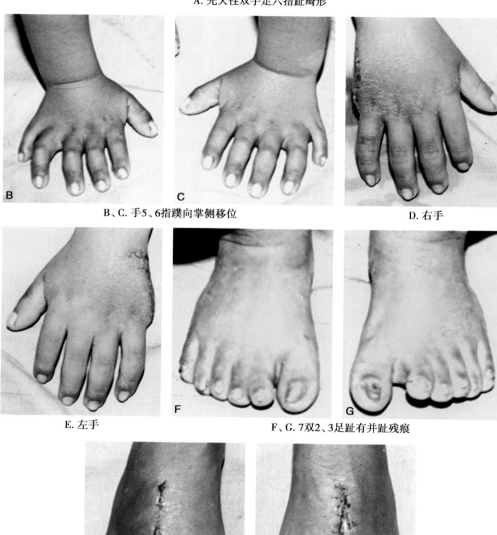

B、C. 手5、6指蹼向掌侧移位　　　　　　　　　　　　D. 右手

E. 左手　　　　　　　　　　F、G. 7双2、3足趾有并趾残痕

H、I. 术后10天左右足

图 7-1-10　诊断:先天性双手足(多指、并指)六指趾畸形
医疗技术:多余手足指(趾)切除技术(夏昊晨)

【治疗复查后的思考】

1. 先天性多指畸形是指正常手指以外的手指赘生，或是手指的指骨赘生，或是单纯软组织成分赘生，或是掌骨赘生等，均属于多指畸形的范围。约占先天性上肢畸形的 39.9%（梁秉中，1989 年）。其发生率约为千分之一。

2. 先天性多指（趾）畸形，可分为桡侧多指（轴前多指）、中央多指及尺侧多指（轴后多指）3 类，以尺侧多指最为多见。桡侧多指属于拇指畸形一类。

3. 多指以拇指最为多见，其次为小指。示、中、环指重复发育形成多指者颇为少见。多发的手指常常还有相应多生的掌骨，但这种多生的掌骨也可以和邻近的正常掌骨融合在一起。多指可自正常大小一直变异到仅仅是一个始基组织，有时甚至只是一小块皮赘。多指可呈任何角度长出，有的与手的桡侧或尺侧边缘呈直角位生长。

4. 尺侧多指因赘生指包括的组织成分不同，分为 3 类：①软组织多指，多指中没有骨、肌腱等组织；②单纯多指，多指中含有指骨、肌腱等；③复合性多指，不仅含有指骨、肌腱等，且包括掌骨孪生。

5. 中央多指多常伴有并指畸形，常为双侧性，命名为多指并指。中央多指并指常属于分裂手畸形的一种。

6. 关于分裂手畸形，由于伴有不同程度的并指（趾）、多指、掌（跖）骨的赘生及指（趾）的赘生，赘生掌骨、指骨之间互相融合，使临床症状上的表现也呈多样化。很多作者企图对此进行分类，以指导临床治疗，但至今仍没有一种完善的分类方法。

7. 关于非典型分裂手（足）其中的并指（趾）分裂手：中央纵裂的指（趾）骨及掌（跖）骨有不同程度的发育不良或缺损。其并指（趾）可出现在拇指、示指，也可出现在环指、小指之间。有时还伴有腕骨融合及尺桡骨融合等。但都应具有典型分裂手的特征。

8. 分裂手多半是双侧性的，它常常与分裂足同时发生，有时是综合征的一部分，如 Carpenter 综合征、Robinow 综合征、缺指外胚层综合征等，分裂手是其重要特征。

9. 本例双侧手是尺侧多指，民间称 6 指畸形。而双足趾又是第二跖骨腓侧赘生出跖骨与趾骨，是中央型多趾，并伴有并趾畸形，而双足第二足趾还略有屈曲外旋位，虽不能称为分裂足畸形，但残留有分裂足痕迹。

10. 本例术后第 2、3 足趾（跖骨）靠拢不佳。临床上术后出现第 2 趾与第 1、3 趾分离。由于赘生的第二跖趾骨切除，未重建其间的韧带，使第 2、3 跖骨头间靠拢不佳，相应会影响前足的横弓形态。因此，此类手术如何切除赘生跖、趾骨，如何松解局部，前足横弓间的韧带如何重建等都值得研究与实践。

11. 一般对多指（趾）畸形的手术都认为简单容易，切除即可。侧副韧带或足前横弓韧带、关节面倾斜或不平整、肌腱低止点、腱膜连接等都是临床医师值得十分重视的问题。术后即可出现关节不稳或侧方移位、指（趾）屈曲旋转位或与其相邻分离（本例）、屈伸功能缺失等，时而可见，应引为借鉴。

（夏昊晨）

第二节　综　合　征

病案 1　Binder 综合征：自体肋软骨移植梨状孔骨缘增高鞍鼻整复技术

【病史与治疗】

诊断：Binder 综合征

医疗技术：自体肋软骨移植梨状孔骨缘增高鞍鼻整复技术

患者,男,24 岁。患者无外伤史,2011 年 3 月 7 日入院,面中部骨质凹陷畸形,呈"蝶形脸",伴鼻梁严重低平、鼻头塌陷、鼻小柱过短、鼻尖扁平及鼻孔朝前,不伴有颌骨Ⅲ度咬合畸形,无明显通气障碍(图 7-2-1:A、B)。3 月 9 日全麻下手术,在上唇、鼻底、鼻翼两侧设计术中剥离范围(图 7-2-1:C)。采用鼻翼缘及鼻小柱蝶形切口,口腔内上齿颊沟入路,切开黏膜后直接在上颌骨表面剥离,显露梨状孔,于梨状孔骨缘按设计于骨面向周围剥离,形成间隙,注意眶下神经。再切取第 8 肋软骨,将其修剪、缝合捆绑呈"L"形支架,再雕刻剩余的肋软骨填充在梨状孔周围(图 7-2-1:F),最后将肋软骨块置入达到鼻前棘处,妥善缝合固定。双侧鼻翼软骨内侧脚、中间脚贯穿缝合后,将"L"形软骨支架置入鼻背筋膜下。术后 7 日切口拆线,双鼻孔硬质管支撑 3 周。3 周复查,鼻基底已垫起,鼻背隆起,但侧位仍略显不足,仰鼻仍存在(图 7-2-1:D、E)。

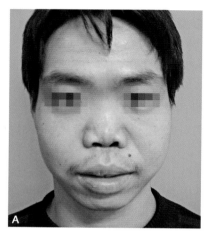 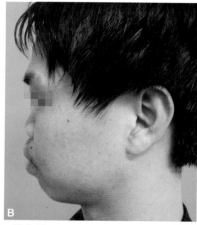 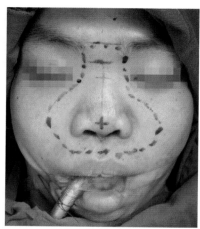

A、B. Binders综合征 · C. 剥离范围植骨

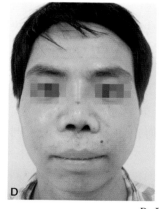 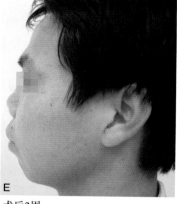 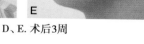 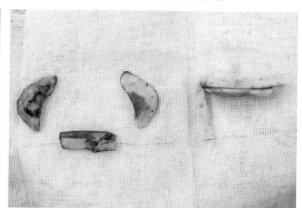

D、E. 术后3周 · F. 植骨块

图 7-2-1 诊断:Binder's 综合征
医疗技术:自体肋软骨综合移植鞍鼻畸形整复技术(陈伟华)

护理要点:①鼻腔与口腔术前准备与术后护理;②全麻术后护理;③术后鼻基底与鼻背固定护理。

【治疗复查后的思考】

1. Binder 综合征是造成鞍鼻畸形最常见的先天性疾病之一,也叫舟状面型和先天扁平鼻综合征、上颌-鼻发育不全综合征等,此患鼻额角消失、反而内陷,鼻头鼻尖扁平、鼻孔成半圆形,人中嵴成弓形,直达鼻小柱而无汇聚;X 线片见患者前鼻棘发育不全,上颌骨在矢状相和垂直相均呈发育不全表现,影响整个面部外形,尤其是颜面部,侧位更明显。

2. 由于畸形部位涉及上颌骨前份的梨状孔和上牙槽骨、鼻骨、鼻中隔等解剖部位,故临床治疗目标是补充发育不足的上颌骨,尤其是梨状孔周围骨量的增高是鼻形态的基础,并矫正患者鼻背、鼻小柱、鼻翼等软组织畸形。既往学者多采用自体髂骨移植、羟基磷灰石人工骨、硅胶假体置入等方法来矫正 Binder 综合征,患者的鼻-面中部凹陷畸形,并取得了一定的临床效果。但存在骨组织吸收变形或人工材料不易固定、组织相容性差等问题,长期随访结果难以让人满意。

3. 从鼻中隔、耳郭和肋骨采集的自体软骨移植物在鼻整形中应用越来越普遍。它们是自体组织,不发生排斥反应,软骨细胞不依靠直接的血液供给,而主要靠体液营养,同时肋软骨量丰富,是目前最适合的自体填充材料。在本手术中,我们将自体肋软骨按受区情况雕刻,分别作为容量填充物或结构支撑物应用在鼻基底、鼻小柱、鼻背等多个部位。

4. 切取第 8 肋软骨长约 7cm,宽约 1.5cm,将主体部分雕刻、缝合呈"L"形支架,深面稍有凹槽,以利与鼻骨接触。两臂交角为 90°,以符合自然形态,也易于使鼻小柱下角直抵前棘上。"L"形支架置入到鼻背筋膜下及两侧大翼软骨内侧脚间,以矫正鼻背、鼻尖低平及鼻小柱短缩畸形。梨状孔两侧及上牙槽充填肋软骨以改善整个面型:将部分肋软骨修刻成与梨状孔孔缘弧度相一致的"蚕豆形",长 2cm,最宽处 1cm,最厚处 1cm。两侧软骨片与横行的条形上牙槽软骨片相连,用细钢丝将 3 片软骨结扎固定,形成无尖的三角形软骨支架,移植后整体填高鼻下部的基底和上唇。术后照片看,虽鼻头、鼻背已垫起,但整个鼻基底仍有内凹,鼻背鼻头的高度仍不理想,说明充填物的厚度仍不足。

5. 此患(Binder 综合征)有较严重的鼻背部皮肤软组织的缺乏,故术中按标记大范围剥离、松动鼻部周围软组织,可减轻鼻部特别是鼻尖部皮肤的张力,但仍未使仰鼻得以矫正,仍有鼻小柱短小、鼻尖上翘、正面观鼻孔外露明显。如何能较好的矫正仰鼻畸形应值得深入研究。

6. 关于鼻基底内陷,尤其在鞍鼻与唇裂畸形的患者中,在临床上时而可见。鼻基底内陷,顺之影响鼻的高度、鼻翼、鼻孔、鼻小柱以及鼻头等的高度与形态,早已引起临床医师的高度重视。我们已选用过几种生物材料作充填物,本例选用自体肋软骨,由于没有大量病例作对比,优选出最佳方法与充填物仍需临床医师共同努力。

（陈伟华）

病案 2　Stahl 耳畸形:耳软骨切开折叠耳舟成形技术

【病史与治疗】

诊断:Stahl 耳畸形

医疗技术:耳软骨切开折叠耳舟成形技术

患者,女,19 岁。出生后即发现双侧耳郭形态异常。为纠正耳畸形于 2012 年 3 月 28 日入院。查体左右耳郭,在相当于耳郭结节处,有一多余的第 3 对耳轮嵴横行跨过耳舟至外耳轮,耳舟窝突起增宽,第 3 对耳轮嵴上极相对应的外耳轮平坦,耳轮卷曲消失、缺乏连续自然的弧度,耳郭结节向外成角突出,对耳轮上下脚基底增宽突起,使左右侧对耳轮下脚略小,与对耳轮连接不流畅,右侧耳明显,其他结构存在(图 7-2-2:A、B、C、F、H),双侧耳听力正常。2012 年 3 月 30 日在局麻下行 Stahl 耳畸形整形术。手术采取耳郭背面距耳轮缘 1cm 做平行于耳轮缘切口,长 3cm,向上外侧沿软骨浅面仔细剥离,暴露畸形软骨,达耳轮缘后,再向耳前剥离至完全显露第 3 对耳轮嵴,在其软骨表面部分纵行切开,并剥离畸形处软骨前面皮肤,将软骨向后略有褥式缝合,形成耳前面的耳舟,耳后多余皮肤切除,两侧相同方法处理。术后已形成耳舟左侧较好,右侧略差,外耳形态已接近正常,术后 5 天(图 7-2-2:D、E、G、I)。嘱其术后外固定 3 个月以利塑形。

护理要点:①局麻术后护理;②术后双耳包扎固定护理。

【治疗后的思考】

1. Stahl 耳最主要的畸形是一个第 3 对耳轮嵴(对耳轮第三脚),它从对耳轮的上脚到耳轮的后上方横穿过耳舟窝的中部,耳郭前倾。Stahl 耳在日本人中多见,这些病例具有共同点即耳软骨松垂柔弱。如果能在出生后即发现,可以用非外科的方法治疗,用模具来消除对耳轮第三脚。

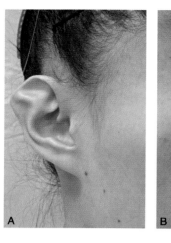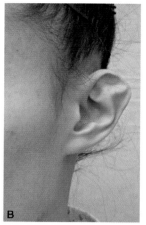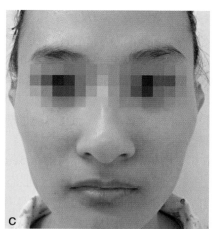

A~C. Stahl耳畸形

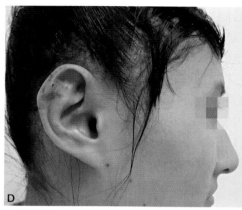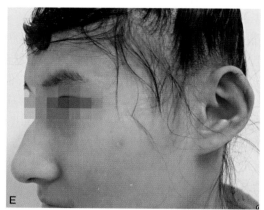

D、E. 术后5天左右侧

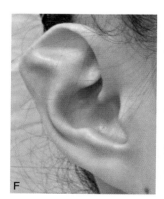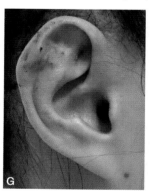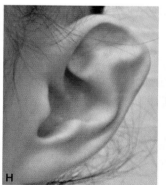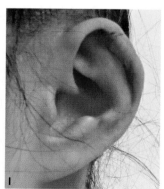

F~I. 左右侧耳廓术前后

图 7-2-2　诊断：Stahl 耳畸形
医疗技术：Stahl 耳畸形整形术（陈伟华）

2. 对于大的坚实的不易塑形的严重病例，则需手术治疗。在第 3 对耳轮嵴前后分别将软骨表面部分切开，以释放表面张力消除软骨隆起畸形，恢复正常耳舟凹陷形态。注意第 3 对耳轮嵴前后软骨均不完全切透以保持软骨连续性。

3. 具体方法是将廓耳向头部轻压折叠使不明显之对耳轮凸显，用涂有亚甲蓝的针头做两排标记，按招风耳软骨处理原则切开软骨，在第 3 对耳轮嵴外侧、耳轮软骨背面做平行于耳轮缘软骨表面划开，长2.5cm，在软骨后侧沿各对应染色点行 4 针水平褥式缝合，调整打结松紧度使对耳轮形态自然。适当切除耳后多余皮肤组织,严密止血后关闭切口。

4. 耳郭软骨(对耳轮第三脚)形态由于有原来的形态趋势,术后耳舟处用油纱条塑形填充,耳郭外用松散纱布均匀加压包扎,或使用模具3个月以上,预防复发。

5. 本术式同时解决三种畸形,即去除第3对耳轮嵴、形成对耳轮与耳舟、恢复耳轮缘卷曲,且切口在耳后十分隐蔽,术后瘢痕不明显,双侧均达正常形态且基本对称,手术简单,立竿见影,是一种值得推荐的实用方法。

6. 术后双侧耳郭上外侧耳轮缘平直外凸弧度不流畅(外耳轮是视觉的重点),是医师没有重视耳轮外上缘弧度的结果,实际,如重视也就是切口缝合即可成形。虽已形成耳舟左侧较好,右侧略差,这是缝合固定时两侧没有对比的结果。两侧耳郭形态,只差一点点,很是后悔。医师的一点疏忽,即表现出差异。提醒我们细心、耐心是整形外科医师的基本素质。

（陈伟华）

病案3　右侧进行性面部萎缩综合征（Romberg 综合征）：颞浅动脉筋膜瓣技术

【病史与治疗】
诊断：右侧进行性面部萎缩综合征（Romberg 综合征）
医疗技术：颞浅动脉筋膜瓣充填技术

患者,男,20岁。12～13岁时发现鼻右侧鼻唇沟处出现色素增多,14岁时发现此处凹陷,以后逐渐加重,持续4年,近2年未见发展。2010年1月18日入院。右侧鼻唇外侧有纵条状色素沉着,皮肤变暗(1.5cm×3.0cm)(图7-2-3:A),并以此处为中心凹陷,皮下脂肪明显减少,皮肤变薄(图7-2-3:B),鼻、上唇右侧鼻唇沟外侧凹陷明显,干燥(图7-2-3:A),前额部无凹陷痕。无面神经麻痹表现。1月29日手术,设计颞浅动脉筋膜瓣。耳前至颞顶部切口,皮下分离翻转皮瓣,按设计在颅骨膜浅层,提取血管蒂两侧筋膜各宽2cm,蒂长11～12cm,筋膜瓣长11～12cm、宽6cm(图7-2-3:C),通过皮下隧道转移至凹陷区(图7-2-3:D、E)固定。充填整形,术后34天复查,原凹陷部位仍有凹陷(与对侧比),筋膜蒂部通过的面颊部略有隆起(图7-2-3:E、F、G、I)。术后第146天(2010年6月24日)复查,两侧面颊部形态可,右鼻唇沟处有明显改变,但与对侧比仍略凹陷,右侧口角外移时出现双皱褶(图7-2-3:G、H),右面颊部可见筋膜蒂通道部位隆起,鬓角后侧手术缝合口可见,但可用头发遮挡(图7-2-3:I)。2012年11月23日复查(2年10个月)鼻唇沟处仍有凹陷。筋膜蒂通道部位隆起有所减轻(图7-2-3:J、K)。后经2次脂肪注射凹陷得以矫正。

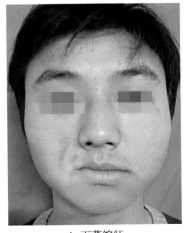

A. 面萎缩征

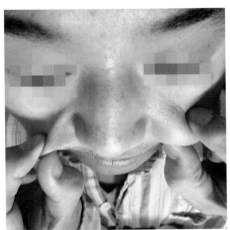

B. 两面颊皮肤厚度

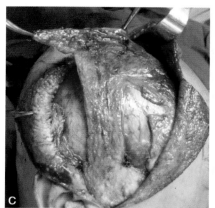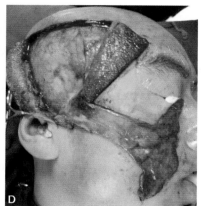

C、D. 切取筋膜瓣

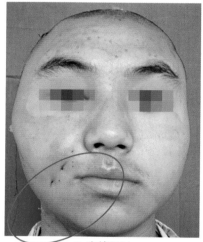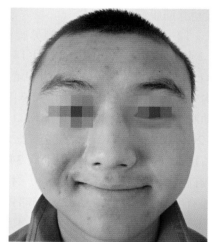

E. 充填凹区　　　　　　　　　　　　　F. 术后4.5个月

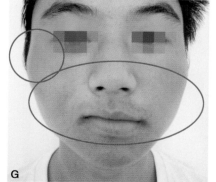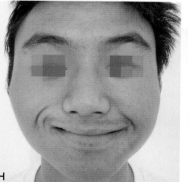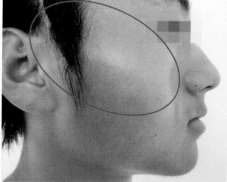

G、H. 右侧口角外移时双皱褶　　　　　　　　　　　　　I. 隧道处隆起

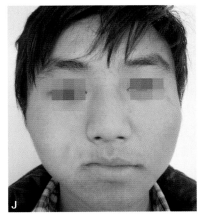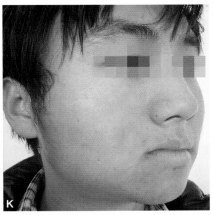

J、K. 术后2年10个月

图 7-2-3 诊断：右侧进行性面部萎缩综合征（Romberg 综合征）
医疗技术：颞浅动脉筋膜瓣充填技术

护理要点：①右面部术后组织反应观察护理；②局部按摩护理。

【治疗复查后的思考】

1. 进行性单侧面部萎缩综合征，1825 年 Parry 已作过最初报告，而 Romberg 于 1846 年详细论述，故又称 Parry-Romberg 综合征。此病多于 20 岁前青春后期开始发病，女性多于男性，面部一侧（左侧较为多见）从皮肤开始出现萎缩，逐渐延及皮下脂肪、筋膜、肌肉、软骨及颧、颞、上下颌骨组织，病变一般不超过正中线，与正常组织界限分明，病变呈慢性进行性发展，但可停止稳定于任何阶段。在组织萎缩同时，可出现皮肤色素脱失或加深，毛发脱失或白发，多汗或汗闭，患侧唾液分泌减少，个别病例有三叉神经痛，患侧面部感觉障碍或癫痫发作。此征为非遗传性疾病，发病原因不清楚。

2. 带血管蒂颞筋膜移植是 1980 年由 Smith 首先报告，应用颞浅血管分布区的帽状筋膜进行游离移植成功。用颞浅筋膜瓣修复轻、中度凹陷畸形取得较好疗效。

3. 由于颞浅动脉筋膜瓣供血丰富，组织较柔软、易堆积、折叠、调整，并可与周围的组织粘连，组织量可供选择，此病又是皮下软组织萎缩性疾病，用血运丰富的组织充填，会对周围组织营养增加。因此我们选择了颞浅动脉筋膜作为充填材料。

4. 单侧面部萎缩综合征是面部某区域凹陷，是一立体形态不等的空间。体表又是凹凸不平有弧度变化的外形，某部位凹陷需充填组织时，是医生据部位想象的立体缺损，因此医生的想象设计（与实际缺损立体空间是否一致）是非常重要的。只有思考的细致周全，其结果才能完美。

5. 按凹陷区域设计筋膜瓣，有些部位需折叠增厚应设计进去，颞浅筋膜岛状瓣可切取足够大的面积（17cm×14cm）其厚度为 2～5mm，为了增加厚度以利充填饱满，应在头皮下及颅骨表面进行，携带必需的筋膜上下疏松结缔组织于筋膜瓣上，据需要筋膜瓣，有些部位可增加宽度或长度，以利堆积增厚及充填边角区域。

6. 颞筋膜切取 在耳前上方触及颞浅动脉搏动，由此向颞顶部头皮作 T 形切口达毛囊深层，在毛囊和筋膜间的皮下组织中锐性剥离，显露颞筋膜。我们切取颞浅动脉血管蒂两侧筋膜各宽 2cm，长 11～12cm 的蒂，筋膜总长 15～16cm，其远端携带的筋膜折叠形成一长 4cm、宽 6cm、厚 1.5cm 左右备充填凹陷区用。

7. 本例对筋膜蒂与筋膜瓣做了耐心设计，手术时只是在转移筋膜瓣时，筋膜蒂没有展平固定好，形成一条索，使通道部位隆起。由于筋膜蒂形成索条，筋膜瓣远端固定的不到位，充填的位置只差一点点。术后近 5 个月复查时，其隧道部位皮肤外表形成一条隆起（图 7-2-3：I），筋膜瓣的前端也没有完全移到鼻根右侧及口角上外方，复查时此处仍有小的凹陷，饱满度仍有差距（图 7-2-3：G）。是我们最后的处理不到位的结果，应吸取教训。原本手术已很成功，只是缝合固定时略差一点，其结果影响外观完美，很不值得。由于筋膜瓣是一平面形态，充填凹陷区域时，该展平的部位一定展平，该堆积或折叠的部位一定堆积或折叠，目的是充填腔隙使表面外形与对侧一样。

8. 关于组织材料充填腔隙的缝合固定(具体缝合方法请参阅第一章病案46),是医生根据缺损的立体形态想象设计形成的充填物(边缘、中心、形态、大小、厚度等),常是经过反复测试的结果。充填物制作好后,通过隧道移植到充填区。一切都做得很好,只是缝合固定差一点,真令人遗憾。

9. 此例凹陷面积比较小,在面部是相对活动度小的区域,较稳定部位。右侧鼻唇沟处周围血供也较好(但病变本质是萎缩,局部血供欠佳)。用抽取脂肪注射的方法充填凹陷区,由于是游离移植,要求局部血供好,有利于成活,方法简便、快捷,也是可试用的,只是需多次注射。本病例是否适合脂肪游离移植,值得实践。我们选用了带血供的颞浅动脉筋膜瓣充填一次完成。

10. 颞浅筋膜瓣,由于血运丰富,组织柔软,易折叠、堆积,只是提供材料面积与体积受限,因此是充填面部轻、中度凹陷畸形的好材料(已有很多报道)。

(夏双印　崔志坚)

病案4　左侧进行性面部萎缩综合征(Romberg 综合征):大网膜游离移植技术

【病史与治疗】
诊断:左侧进行性面部萎缩综合征(Romberg 综合征)
医疗技术:大网膜游离移植充填技术

患者,女,23 岁。17～18 岁时发现左面颊部萎缩与对侧不对称,无不适症状,以后逐渐加重,萎缩越加明显,两侧差距加大,近 2 年余未见进展。1998 年 8 月 8 日以左侧面部萎缩综合征诊断入院。前额部未见凹陷痕,左侧面颊部皮肤皮下组织萎缩,皮肤变薄,面颊两侧不对称已很明显,无面瘫症状,痛觉正常,对睁闭眼、开闭口无影响(图 7-2-4:A)。8 月 18 日手术,先在耳前切口,找到颞浅动静脉,并解剖出备用。然后在 SMAS 和帽状腱膜下层分离,以形成充填物的腔隙,充填纱布压迫的同时可显示剥离的是否彻底。然后

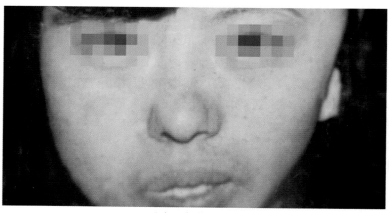

A. 左侧面部萎缩综合征

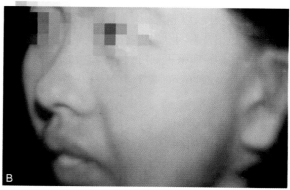
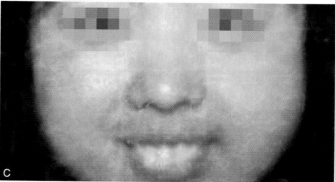

B、C. 大网膜游离移植充填术后4个月

图 7-2-4　诊断:左侧进行性面部萎缩综合征(Romberg 综合征)
医疗技术:大网膜游离移植充填技术(杨大平)

移至腹部,上腹正中切口,逐层切开进入腹腔,在胃大弯切断结扎胃网膜血管,切断胃与网膜联系,保留胃网膜左右动脉。解剖胃网膜右动静脉血管(较粗)备吻合用,然后翻转大网膜,切断,结扎网膜与横结肠的血管分支,切断横结肠网膜蒂。待受区准备完成后切断,结扎胃网膜左右动静脉,供移植。将大网膜移至左面部,大部分充填于剥离的腔隙内,在显微镜下胃网膜右动静脉血管与颞浅动静脉吻合,通血及回流良好后,调整大网膜充填的形态,比较与对侧相似即可。闭合腹腔及耳前切口。术后 4 个月复查,左侧面颊部略饱满,触之柔软(图 7-2-4:B、C),开闭口正常,口腔内手指双合诊左侧颊部较厚。

护理要点:①全麻术后护理;②左面部引流、积血、积液护理;③头面部包扎压迫护理;④腹部术后护理。

【治疗复查后的思考】

1. 单侧面部萎缩综合征(Romberg 综合征)是一种病程缓慢,软组织或肌肉、骨骼进行性一侧(常为左侧)萎缩性疾病。迄今病因不清。又称 Parry-Romberg 综合征。常伴有癫痫、三叉神经炎、眼部的病变,约有 7% 表现为一侧肢体或躯干的萎缩症状。1964 年 Rogers 观察了 773 例半侧颜面萎缩,认为发病机制不明。有感染学说、交感神经学说、三叉神经学说等,但均不能予以完整解释。

2. 此患左侧面颊部萎缩的比较重,目前尚无特效疗法。而整形科的修复是矫正凹陷的形态,用充填软组织的方法,求得外形丰满,力求与正常侧对称。临床上可供移植的充填材料很多,如真皮脂肪组织移植、带血管蒂筋膜瓣移植、背阔肌肌瓣移植、大网膜游离移植、带血管蒂真皮肌瓣移植、胸三角皮瓣、胸锁乳突肌皮瓣、斜方肌皮瓣、胸大肌皮瓣、骨软骨移植、医用硅胶生物材料等。我们据此患萎缩较重范围又大,充填的组织材料需要量大,而且面颊部又是经常摩擦挤碰伸缩活动部位,充填物也应柔软稳定。由于大网膜有丰富的血管淋巴网,容易堆积折叠成形,也易调整,组织量可供选择,移植后也能与周围粘连,因此我们选用了大网膜为充填材料。

3. 大网膜移植早在 19 世纪 Benne 就应用大网膜带蒂移植修复胃穿孔。大网膜在整形外科的应用始于 20 世纪初。Durmond 和 Morsion(1914 年)报告用大网膜移植修复胸部巨大肿瘤切除后的创面。Jobet 和 Lambell(1926 年)报告用大网膜移植治疗肠创伤。Kiricuta 普及了大网膜带蒂移植的应用。Mc lean 及 Buncke 和 Harii(1972 年)首先报告用显微外科技术作吻合血管的大网膜移植,再在大网膜上植全厚皮片以修复巨大的缺损成功,以后又有移植到心肌周围,改善心肌缺血等。文献中也提及大网膜可作为凹陷组织的充填材料,如半侧颜面萎缩症面部充填等。但愈来愈多的皮瓣与肌皮瓣用于临床,逐渐取代大网膜移植的地位,大网膜移植加植皮仅用于全头皮撕脱伤并有骨外露的患者。

4. 大网膜是一块 800~900cm^2,具有丰富淋巴及血供的间质组织,含有较多的脂肪,大网膜系胃大弯相延续的两层腹膜,悬垂到盆腔,返折向上附着在横结肠上,其面积男性约 35cm×25cm,女性约 33cm×24cm。大网膜的血供分别来自胃网膜左右动静脉。口径 2.0mm 以上。胃网膜动脉弓紧靠胃大弯,分布于胃大弯。向下有大网膜动脉,大网膜左、右互相间有吻合支。网膜具有抗感染、免疫、再血管化、吸收、调节胃肠道血液循环及分泌等多种功能。

5. 无论用什么材料充填,目的就是外形,充填是否适当,手术的关键是按层次剥离(在 SMAS 和帽状腱膜下层分离)后,形成的充填腔隙各部位形态、大小、厚薄及组织量的立体形态,如能体会好,充填进去就会贴切,自然外形也就会好。因此术者的立体理解能力是术后形态好坏的关键。我们是在剥离时充分体会腔隙各部位形态(反复几次耐心细致体会),在脑中形成一立体的整体形态。以便形成贴切的大网膜充填物。

6. 我们利用大网膜为充填材料,采用显微外科技术游离移植于面部,两侧血管口径相仿,吻合顺利,一次成功,等待 20 分钟后,充血回流良好,缝合切口。

7. 大网膜作为充填组织,可推挤、堆积、折叠去充填凹陷的空间及角落,不致影响血供,组织量可供选择,并且还柔软,是充填严重的单侧面部萎缩综合征病例的较好材料,另外大网膜血供非常丰富,有利于萎缩性疾病区域的营养。只是需开腹,破坏性较大。吻接血管,因口径较大吻合常较易,如在显微镜下会更容易。但手术技术难度高,复杂,有风险,还有失败率,一旦失败,后果不好处理。可算是一种方法,但不是最好的方法。还应寻找或形成最佳的充填材料。因此,安全、简单的材料寻找,仍是临床医师的重要任务。

8. 术后 4 个月复查,双侧面颊部弧线,右侧比左侧饱满(原计划是矫枉过正)。左侧面颊部触之较软,与手术后比,其略有韧性的感觉。面部活动正常,但细小活动如上提口角等较对侧差。手指双合诊,颊部左侧比对侧略厚。

9. 关于抽取脂肪注射,由于简单易行,损伤小,也应成为一种方法,只是要多次注射。另外是否适合萎缩性疾病,只得临床实践。

(杨大平)

病案 5　Turner(卵巢发育不全)综合征:"Z"字成形技术

【病史与治疗】

诊断: Turner(卵巢发育不全)综合征

医疗技术:处女膜环形结缔组织切除与"Z"字成形阴道外口扩大技术

患者,女,20 岁。身高 1.43m,体重 45kg,血压 120/75mmHg,15 岁时以青春期无月经于当地医院检查认为发育迟缓,17 岁时仍无月经来潮,行 B 超检查未发现子宫卵巢。于 2006 年 6 月 10 日来院求治,患者发育矮小,较胖,智力与反应正常,后颈部基底两侧增宽,皮下脂肪及斜方肌肥厚,但未形成明显蹼状,颈短,后发际低宽,双耳低位(图 7-2-5:A、B),高腭弓,双侧肘外翻(右 30°、左 20°),双侧乳房略有隆起,乳头

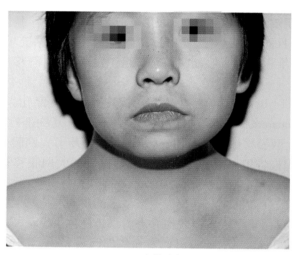

A. Turner综合征

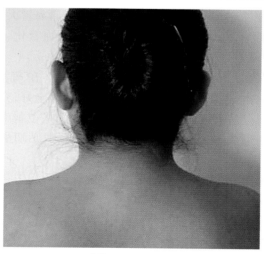

B. 蹼状,颈短,后发际低宽

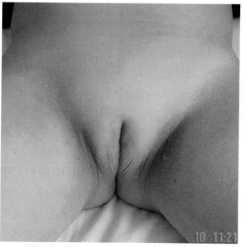

C. 幼稚外阴部

图 7-2-5　诊断:Turner(卵巢发育不全)综合征
医疗技术:处女膜环形结缔组织切除与 Z 字成形阴道外口扩大技术(王洁)

乳晕小,男性化,无腋毛生长,外生殖器发育不良,呈幼稚型,无阴毛,大阴唇肥厚,小阴唇只见几个皮垂,前庭较窄,可见较小的阴蒂与包皮(图7-2-5:C),前庭存在,红润,阴道外口,处女膜有1.4~2cm裂口,可进一指,处女膜外面为黏膜样组织,内面为黏膜,触之中间环形狭窄是韧硬的结缔组织,阴道内腔隙较大,直径约有3cm,深度可达7cm,未触及硬结和条锁,自述有非血性分泌物外溢,尿道口与肛门间距6cm,双合诊阴道与直肠间组织量少,较薄,但柔软有移动性。心电图与胸片未见异常,尿17羟(170H,748.6)增高,染色体核型为45,XO。B超:子宫与卵巢呈条索结节状。尿17羟测定:48.6(参考范围8.30~27.7)。6月18日在局麻下将处女膜皮肤黏膜下的环形结缔组织彻底切除,剩余柔软有弹性的皮肤与黏膜"Z"字成形扩大阴道外口,可进三指,有弹性,术中见阴道内均为黏膜,顶端圆形未见明显的子宫颈与子宫口。术后创口一期愈合。

护理要点:①术前外阴部护理;②术后下肢外展位外阴部干燥烤灯护理。

【治疗复查后的思考】

1. 本病由Turneryu于1938年首先发现而得名,又称先天性性腺发育不全或先天性卵巢发育不全。这是由于父代精子或母代卵子在减数分裂时,性染色体X或Y遗失,或是受精后有丝分裂缺陷产生的结果。是一种主要发生于女性的综合征,包括颈蹼、发育幼稚外阴部和肘外翻,卵巢发育缺如。80%染色质阳性或缺乏典型的染色质。Ford发现指出Turner患者染色体是45,XO,只有45对染色体,即44对正常染色体和一对性染色体XO,缺乏一对性染色体,不仅使性腺发育不全并且会导致其他畸形。男性患者仍有46对染色体,内有性染色体XY,男性可有正常的性染色体,以颈蹼、性发育幼稚肘外翻为主。

2. Turner(卵巢发育不全)综合征,是一种主要发生于女性的综合征,发病率为25 000~30 000∶1。此病青春期前难以发现。主要体征为:身材矮小;第二性征、乳腺、生殖器官不发育,乳间距宽,乳头发育不良,无阴毛及腋毛生长;外阴呈幼儿型,前庭黏膜发红、薄弱,阴道窄小且短浅,无子宫或呈小三角形、片状子宫,原发无月经,躯体畸形或异常,如上颌狭窄,下颌小而内缩,耳畸形低位,后发际低,有颈蹼,盾状胸,骨骼有异常改变,骨质疏松,骨骺延期愈合,骨龄小于年龄,肘外翻,手与脚背面有淋巴管扩张性水肿,指甲发育不良,第4、5掌骨短小;智力低下,伴发脏器畸形,10%~20%有先天性心脏畸形,以主动脉缩窄最常见;皮肤纹理改变,部分患者呈通惯手。

3. 本病核型最常见为染色体是数目异常,只有45对染色体,约占患者的1/4,为45,XO/46,XX,但无结构异常;其余为X染色体结构异常,或同时还伴有嵌合体,如染色体长臂或短臂缺失等。可见嵌合体核型有:45,XO/46,XY、45,XO/47,XXY、45,XO/47,XYY、47,XXX/46,XX/45,XO等,临床表现取决于哪一种细胞占优势。雌激素水平明显低下,阴道涂片以底、中细胞为主,宫颈黏液无羊齿状结晶,放射免疫测定雌激素水平均在30pg/ml以下,促性腺激素明显升高,这是卵巢功能低下致使垂体功能活动代性升高所致。

4. 本病性腺为一条细长的结缔组织。在成人这种性腺呈漩涡排列,如卵巢皮质,但没有能辨认的生殖细胞或颗粒细胞。虽然有女性生殖结构始基,但如不治疗,则输卵管、子宫、阴道、外生殖器和乳腺终身保持婴儿(幼稚)状态。

5. 关于女性生殖管道的分化 在人体胚胎发育过程中,无论男性或女性都有中肾管和中肾旁管两对纵行管道。左右中肾旁管的头段的纵列部分衍化为输卵管,中段的横列部分衍化为子宫底和体部,尿生殖窦背侧的窦结节增生形成阴道板,阴道板中央的细胞退化而中空,形成阴道。尾段的纵列部分衍化为子宫颈及阴道上段,两侧的中肾旁结节相连通形成阴道下段。在阴道形成的同时,阴道末端形成一薄膜称处女膜,将阴道腔与尿道生殖窦下段隔开。残留的中肾管与中小肾管形成卵巢冠及卵巢旁体等结构。

6. 本例女,20岁。血压120/80mmHg,身材矮小,身高1.43m。颈短有较小颈蹼,后发际缘低宽,两耳略低位,乳房小未发育,外阴部呈幼儿型,可见阴道外口,可进一指深有3cm。彩超:始基子宫、阴道短小。原发性无月经。

7. Turner综合征病史提示 生后虽然家长当女孩养。其在发育过程中男孩的特征非常明显,说明男性激素过多。在女孩出现男孩性征时,应引起家长和医师的高度重视。到青春期(17～19岁)后,有乳房发育,声音有点女孩的尾音。体毛逐渐减轻,有较强的接触男性朋友的欲望。说明女性激素在增多。体内雌激素的增多,女性特征再发育,是否能继续发育(22岁),需临床专科医师给予大力协助治疗,以利向女性化发展。整形外科只是治疗其并发症,如阴道再造或外阴部整形等。不能治本。本例只是处女膜周边肥厚,中央薄,已裂开,形成韧硬的结缔组织环。因此,切除行"Z"字成形手术。

8. Turner综合征的治疗 阴道再造的方法有很多,什么方法都可以。虽然目前阴道再造与真正的阴道有本质的差距,但就整形科医生来说,还是应在众多手术类别中选择其中目前最佳者。从术后功能、并发症、维持时间长短及目前国内外整形外科采用的方法等方面看,我们认为皮肤组织代用品是目前最佳者。目前国内已有成功经验,我们已做过的阴股沟皮瓣或扩张的阴股沟皮瓣。

9. 女性第二性征需内科治疗,是此病治疗的很重要部分,不可轻视。

(王 洁)

第三节　性别畸形与易性病

病案1　21-羟化酶缺陷症(女性假两性畸形):带血管神经阴茎龟头包皮组织瓣阴蒂再造和阴茎皮瓣外阴成形技术

【病史与治疗】

诊断:21-羟化酶缺陷症(先天性肾上腺皮质增生症)(女性假两性畸形)

医疗技术:带血管神经部分阴茎头包皮组织瓣阴蒂再造与阴茎皮瓣外阴成形技术

患者,社会性别为女性,5岁,出生时外阴呈两性外观,随年龄增长阴蒂增大明显。2011年5月18日入院。男性化的体形、声音,阴蒂肥大到几乎与正常阴茎相比。大阴唇丰满,但不成皱襞,小阴唇未发育,可见有阴道外口(未查深与宽度),但较小(图7-3-1:A、B)。乳房未发育。染色体检查:46,XX,盆腔彩超可见卵巢及始基子宫,24小时尿17酮固醇及孕三醇未查。影像学检查:双侧肾上腺皮质未查到。在家长再三要求下并已签证,以后保证不追求责任。于5月22日,我们是将阴茎(增大的阴蒂)的皮肤形成:以左侧阴茎背动脉与神经的阴茎皮瓣用于外阴部成形;携带右侧阴茎背动脉及神经和阴茎背深静脉为蒂的岛状部分阴茎龟头包皮组织瓣用于阴蒂再造;畸形的部分组织切除(图7-3-1:C)。术后阴蒂成活良好,感觉敏感,小阴唇壁宽厚,无唇后连合(图7-3-1:D)。

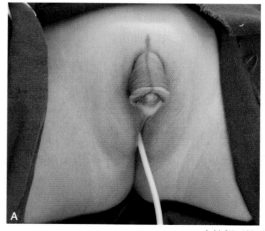
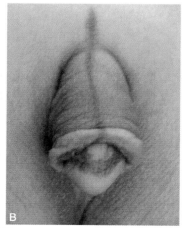

A、B. 女性假两性畸形

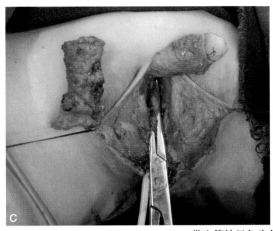 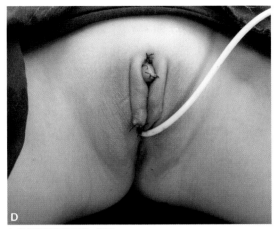

C、D. 带血管神经龟头包皮组织瓣阴蒂再造成形

图 7-3-1　诊断:21-羟化酶缺陷症(先天性肾上腺皮质增生症;女性假两性畸形)
医疗技术:带部分龟头包皮组织瓣阴蒂再造与阴茎皮瓣外阴成形技术(陈伟华)

（陈伟华）

病案 2　21-羟化酶缺陷症(女性假两性畸形):建议内分泌科治疗,20 岁以后行阴道再造外阴部整形技术

【病史与治疗】

诊断:21-羟化酶缺陷症(先天性肾上腺皮质增生症)(女性假两性畸形)

医疗技术:建议内分泌科治疗,20 岁以后行阴道再造与外阴部整形术

患者,男,7 岁。2002 年 12 月 16 日生,足月顺产,由于阴蒂部位已有一小的阴茎,无阴囊,未见阴道外口,生后即当男孩喂养,由于排尿在阴茎背侧根部就医诊断:尿道下裂及隐睾。生后皮肤渐黄发黑,11 天时以新生儿黄疸败血症住院治疗 10 天好转。小孩生长速度及体力均超过同龄儿童,14 ~ 15 个月时行隐睾手术但未发现睾丸。其手术后 1 个月(2004 年 3 月 18 日)于哈医大一院做检查染色体核形为 46,XX,不排出微小染色体缺失及嵌合型染色体异常,确定是女孩。3 ~ 4 岁时发育较快,有阴毛发育,阴蒂部位已形成阴茎样外观,7 岁时身高已是 1.44 米明显高于同龄人。于 2009 年 3 月 3 日入北京人民解放军总医院住院。复查染色体为 46,XX,睾酮 286.4ng/dl(正常值 0 ~ 36ng/dl),超声可探及幼稚子宫,双侧附件均见低回声,肾上腺 CT 示双侧肾上腺增粗,性激素 LH 及 SH 降低,T 7.45nmol/L 明显升高,皮质醇较正常数值略低,ACTH 高于正常范围,睾酮高,ACTH 水平升高异常,肾素醛固酮受抑制。垂体 CT 未见异常。诊断:先天性肾上腺皮质增生症(21-羟化酶缺陷症?)。从 2009 年 6 月 30 日开始服用地塞米松,每日(0.75mg)半片至入我院,逐渐皮肤变白细嫩,喉结变小,乳房增大,体毛减少,阴茎缩小,声音尖(图 7-3-2:A、B、C、D、E)(有一姐姐发育正常),11 岁月经来潮。2009 年 11 月 23 日以先天性肾上腺皮质增生症入我院检查。血压左上肢 160/90mmHg、右上肢 110/60mmHg,身高 1.44m,体重 40kg,肌肉骨骼发达呈"小大力士"体态(图 7-3-2:A),全身皮肤色素(黑)沉着,尤以乳晕及手肘为著,双颊部痤疮,双鬓角及下颌毳毛增多,有腋毛增多(图 7-3-2:B),颈部外观平坦,触之可感到略小的喉结顺吞咽动作可上下移动(图 7-3-2:C)。乳房发育丰满较大,但是,乳核触不清(正常时 12 ~ 13 岁开始发育),女性乳晕较大,但乳头较小(男),触之皮下脂肪较多,但未触及乳房腺体(图 7-3-2:D、E)。外阴部色素(黑)沉着明显,阴毛范围较小,但较密呈倒三角形,只围绕"阴茎"上及两侧(图 7-3-2:F、G)。阴蒂已完全形成阴茎头、包皮,长 3.5cm(图 7-3-2:F),阴茎背侧根部可见尿道外口,似阴茎阴囊型尿道下裂,其下可见椭圆形阴囊样皮肤,但无阴囊膨隆的形态,其内无睾丸,两侧似大阴唇,无大、小阴唇与阴道前庭和阴道外口结构,肛门前

1.5cm 有一皮肤凹陷,指压可进入 2~3cm。阴茎背侧根部至肛门前缘 11.5cm,比较长(图 7-3-2:H、I)。大腿后外侧妊娠纹明显(图 7-3-2:J)。CT 检查:2008 年 7 月 9 日双侧肾上腺增粗(哈医大一院);2009 年 3 月 4 日:双侧肾上腺皮质增生(中国人民解放军总医院)。磁共振检查:2009 年 11 月 23 日(哈医大四院):①生殖器发育异常(男性尿道、阴道闭锁)。②膀胱 MR 未见异常。膀胱镜检查:2008 年 11 月 30 日(哈医大四院)尿道镜检查未发现分支。超声检查:盆腔可探及幼稚子宫,双附件低回声子宫颈下方可见低回声(阴道积液),(2008 年 7 月 10 日哈医大一院);2008 年 3 月 7 日子宫稍偏大(中国人民解放军总医院);2008 年 6 月 6 日子宫双卵巢较正常稍大,未见睾丸及附睾图像(哈医大二院)。上述三家医院染色体核形均为 46,XX。由于此患刚满 7 岁,其妈妈讲孩子大便用力时,时常有白色黏稠物(不多)排出,但在住院期间行两次用小儿导尿管从阴茎背侧根部尿道外口插入,仔细探查均未探及进入阴道开口,而尿道镜检查未发现尿道分支。由于患儿较小,正在发育期,诊断已明确,出院后内分泌科治疗,定期复查,20 岁左右可手术行阴道再造外阴部整形。2009 年 11 月 30 日出院。

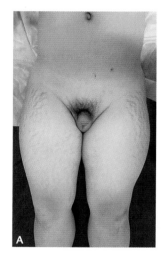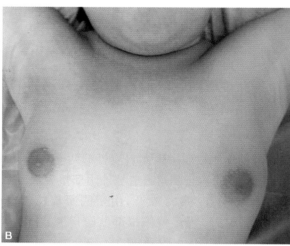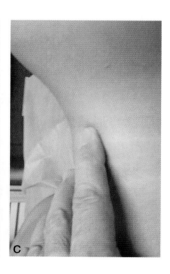

A~C. 女性假两性畸形"小大力士"体态

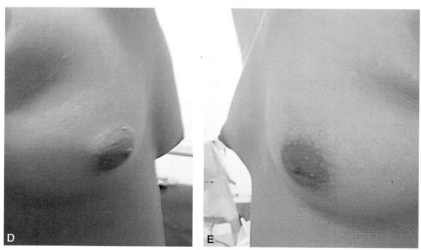

D、E. 乳房发育丰满

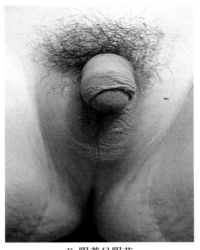

F. 阴蒂呈阴茎　　　　　　　　　　　　G. 阴毛倒三角形

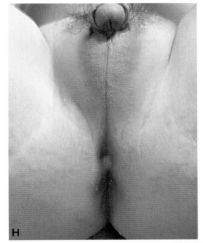
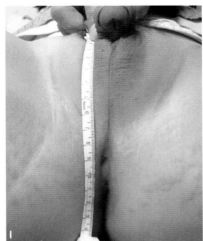
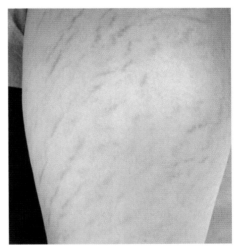

H、I. 阴茎根至肛门距离长　　　　　　　　　　　　J. 妊娠纹明显

图 7-3-2　诊断:21-羟化酶缺陷症(先天性肾上腺皮质增生症;女性假两性畸形)
医疗技术:择期应行阴道再造与外阴部整形术

病案 3　21-羟化酶缺陷症(女性假两性畸形):建议内分泌科治疗,20 岁以后行阴道再造技术

【病史与治疗】

诊断:21-羟化酶缺陷症(先天性肾上腺皮质增生症)(女性假两性畸形)

医疗技术:建议内分泌科治疗 20 岁以后行阴道再造与外阴部整形术

患者,女,19 岁,未婚。生后家里人认为是女孩,1 岁时家人发现相当于阴蒂部位长大膨出,逐渐增大,成扁的形态(无阴茎形态)至 7 岁时有 3 ~ 4cm 长,去医院检查,医生认为是女孩,并作染色体检查(不详),医院并行双侧大阴唇肿物(疑睾丸)切除病检(结果是淋巴结)和增大的阴蒂(外形似阴茎)切除。家长始终认为是女孩并当女孩喂养至今。患者户口为女性,但始终未来过月经,21 岁时有过从会阴部外溢出白色黏稠分泌物,但时间不长。出生后发育很快,身高一直比同龄孩子高,至 15 ~ 16 岁时停止在 1.55m 至今。上小学及中学时完全是男孩粗低声音,18 ~ 19 岁以后说话声音有点女孩性的尾音。十几岁以后四肢体毛增长明显,17 ~ 18 岁以后逐渐减轻(刮过),但下腹会阴部体毛仍很重。上唇无胡须。18 岁以前胸部平坦,以后乳房发育隆出,右侧明显。喜欢女人的服饰、化妆等。愿意接触男性朋友,并且已有一男朋友。

2011 年 11 月 7 日以 21-羟化酶缺陷症诊断入院。男性体形、脸形、声音。长发女性外观。身高 1.55m,体形为"小力士型"(图 7-3-3:A),动作粗大,喉结外观不明显,但可触及(图 7-3-3:B)。下腹会阴部及双小腿体毛较重(图 7-3-3:C、D)。上唇无胡须。乳房发育较小,右侧略大,乳头乳晕较小呈男性化,乳头略刺激无兴奋感(图 7-3-3:E、F、G、H)。会阴部:外阴部的基本结构存在,但境界不清(图 7-3-3:I),阴蒂部有三个凸起(此处已手术过,具体情况不详),刺激均无快感,最下方的凸起有疼痛感(图 7-3-3:I、J、K),其下方可见尿道外口,排尿时可射出(图 7-3-3:L)。未见阴道外口。其尿道外口与肛门外口间(即相当于阴道外口处)指压有空虚感,可压入 4~5cm(图 7-3-3:M),只感皮肤紧张,其指尖未触及硬性组织。性染色体检查:46,XX。彩色多普勒超声检查:可疑子宫发育不全,双附件区未见异常。MR 检查:子宫发育较小;阴道发育不良;卵巢未见异常,未见前列腺及精囊腺。MR 检查:无阴道影(图 7-3-3:N)。膀胱镜检查:无异常,双侧输尿管口无异常改变。生化检查:尿 17 酮 205(参考范围 35~87)与尿 17 羟(参考范围 5.5~27.5)均增高。由于已 19 岁,建议行阴道再造与外阴部整形手术,患者家长得知诊断已明确,由于家庭经济困难,以后再来院手术,故出院。

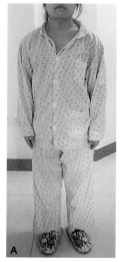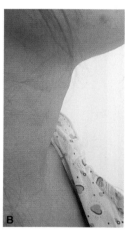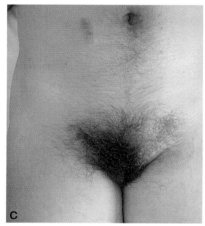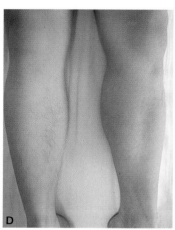

A、B. 女性假两性畸形　　　　　　C、D. 体毛较重

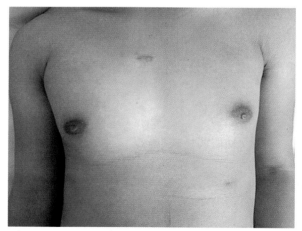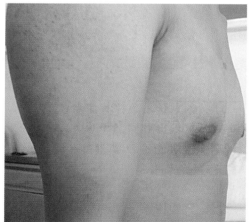

E. 乳头乳晕较小呈男性化　　　　F. 乳房发育较小

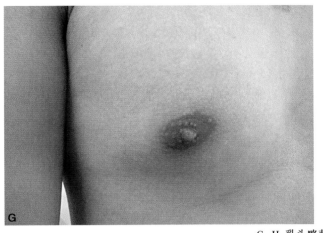 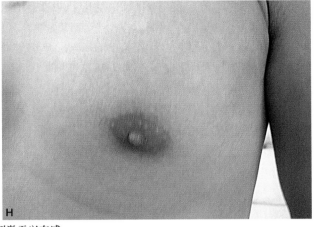

G、H. 乳头略刺激无兴奋感

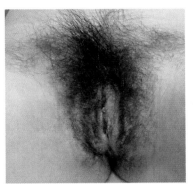 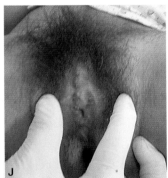 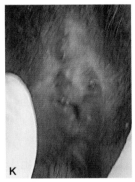 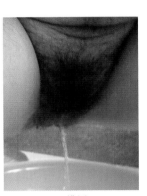

I. 会阴部结构不清　　　　J、K. 阴蒂有三个凸起　　　　L. 排尿

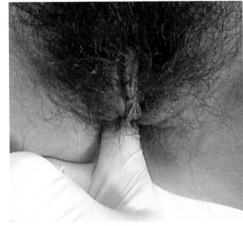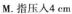 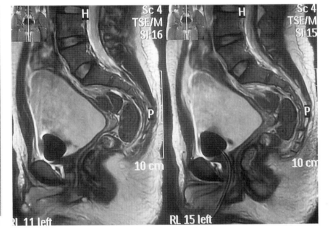

M. 指压入4 cm　　　　N. MR检查无阴道

图 7-3-3　诊断:21-羟化酶缺陷症(先天性肾上腺皮质增生症;女性假两性畸形)
医疗技术:择期应行阴道再造与外阴部整形术(周韦宏)

(周韦宏)

病案 4　21-羟化酶缺陷症:阴茎皮瓣与阴茎龟头包皮组织瓣外阴成形阴道与阴蒂再造技术

【病史与治疗】

诊断:21-羟化酶缺陷症(先天性肾上腺皮质增生症)(女性假两性畸形)

医疗技术:带神经血管蒂、阴茎龟头包皮组织瓣阴蒂再造和阴茎皮瓣外阴部成形与阴道再造技术

患者,女,23 岁。足月顺产,生后即认为女孩,但几天后发现女性会阴部的阴蒂似男孩的小阴茎,但无阴囊,也未在意,即当女孩喂养。登记户口女性。在发育中,5～6 岁时即出现阴毛,6～7 岁时即出现腋毛。患者生音低沉。女性第二性征发育不明显,呈男性状态,身体强壮有力,家长称:是女孩中的小男孩性格,但乳房不发育,10 岁前比同龄者生长迅速,但 10 岁左右已是 155cm,以后增长缓慢。16 岁时由于无月经,曾至医院做性染色体检查,为 46,XX,确定为女性,间断服用过激素。以后乳腺发育。2009 年 4 月 16 日以21-羟化酶缺陷症诊断入院。穿戴女性外观,但语音低沉,动作粗大(母亲讲是家中主要劳动力)。身高157cm(母亲身高 172cm,父亲身高 174cm),体形为"小力士型"。皮肤较粗糙。喉结外观不明显,但可触及(图 7-3-4:A)。生音低沉。右侧乳房外观较好,左侧略差,乳头乳晕较小(男性化,图 7-3-4:B)。外阴部可见阴茎,提起后长 7cm,有包皮与阴茎头,尿道口位于冠状沟腹侧,类似于阴茎头型尿道下裂。但在阴茎背侧下方无半圆形阴囊,大体呈男性外观,阴阜与阴茎周围有阴毛分布(图 7-3-4:C、D)。阴茎的两侧有皮肤皱褶,类似于大小阴唇,但较小,无阴道前庭结构,无阴道外口(图 7-3-4:E)。在肛门前有一皮肤凹陷区,指压空虚感,可压入 3cm(图 7-3-4:F、G)。CT 检查:双侧肾上腺增粗,肾上腺皮质增生,无阴道影。超声检查:盆腔可探及幼稚子宫,双附件低回声。磁共振 MR 检查:生殖器发育异常(男性尿道、阴道闭锁),膀胱及子宫 MR 未见异常。膀胱镜检查:尿道镜检查未发现分支。4 月 24 日手术于两侧会阴部各置放一个 600ml 扩张器,以后注水扩张(图 7-3-4:H、I)。又于 6 月 16 日来诊注水时,要求改用阴茎皮瓣再造阴道的方法。故于 22 日行第二期手术:首先于原切口处取出扩张器,扩张皮肤很快回缩。再于阴茎背侧纵向切口,向下延至与阴道外口的纵形切口相连。于阴茎海绵体白膜浅层解剖,形成携带左侧阴茎背动脉与神经(将神经血管向近侧松解)的阴茎皮瓣(提起阴茎皮瓣加上包皮返折部长约 10cm)用于阴道再造;与携带右侧阴茎背动脉及神经和阴茎背深静脉为蒂的岛状部分阴茎龟头包皮组织瓣用于阴蒂再造;保留尿道的阴茎其他组织切除,在外阴基部向外突出 1cm 切断尿道,用于形成尿道外口;在相当于阴道外口部位十字形切开皮肤皮下,于尿道后直肠前疏松组织内左右分离形成阴道穴,将阴茎皮瓣向下牵拉固定,在相当于阴蒂部位纵行切开 1.5cm,将部分阴茎头包皮瓣,从此切口中提出,形成阴蒂。阴茎皮瓣在相当于进入阴道穴部位,皮肤面朝里缝合成管状,远端缝合成盲端,在向下移位的过程中,形成部分大、小阴唇,将阴茎皮瓣形成的皮管内翻送入阴道穴内缝合固定。最后于尿道外口处,纵形切开 1cm,将尿道口提出,修剪部分尿道,外翻与皮肤缝合,阴道内充填纱布,手术结束(图 7-3-4:J)。术后 7 天皮瓣全部成活,再造的阴蒂刺激有兴奋感,阴道口可进 2 指较松,深 9cm,拆除拆线(图 7-3-4:K)。

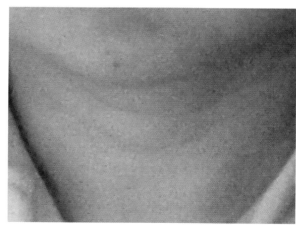

A. 喉结不明显

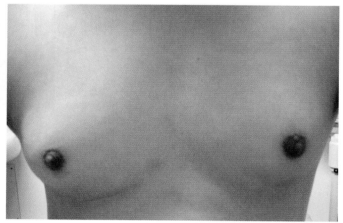

B. 乳头乳晕男性化

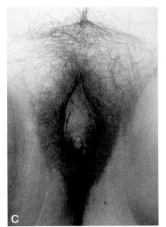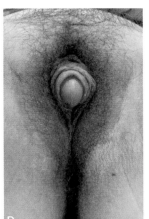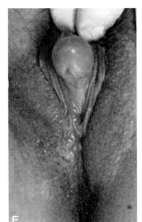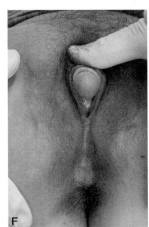

C~F. 外阴部形态

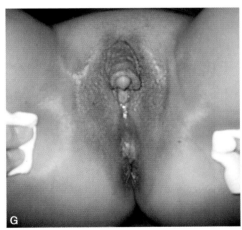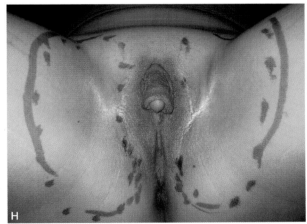

G、H. 肛门前空虚感可压入3cm

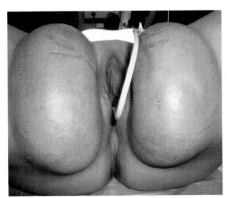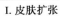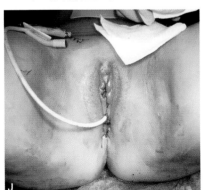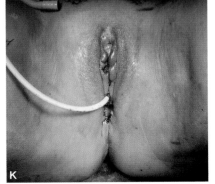

I. 皮肤扩张　　　　　　　　J、K. 阴茎皮瓣阴道再造

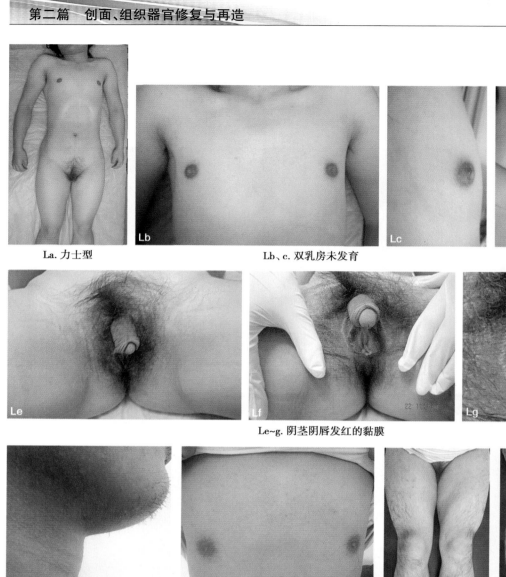

La. 力士型

Lb、c. 双乳房未发育

Ld. 手型

Le~g. 阴茎阴唇发红的黏膜

Ma. 喉结不明显

Mb.乳房未发育

Mc、Md. 体毛

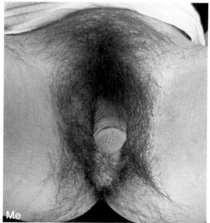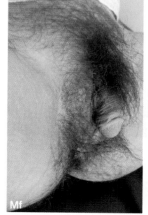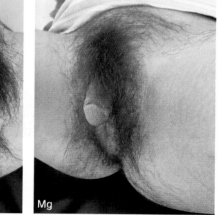

Me~g. 外阴部可见阴茎

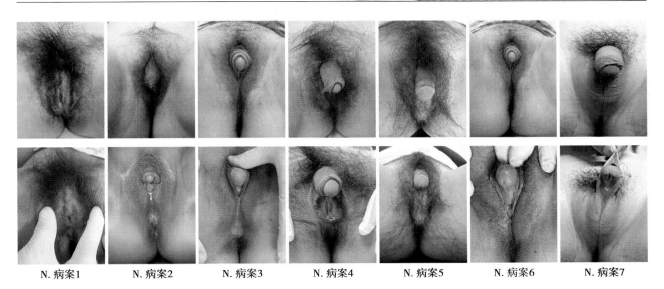

| N. 病案1 | N. 病案2 | N. 病案3 | N. 病案4 | N. 病案5 | N. 病案6 | N. 病案7 |

图 7-3-4　诊断:21-羟化酶缺陷症(先天性肾上腺皮质增生症;女性假两性畸形)
医疗技术:带蒂龟头包皮组织瓣与阴茎皮瓣外阴阴蒂成形和阴道再造

护理要点:①术前、后外阴部护理;②尿管、引流护理;③阴蒂组织瓣血供观测;④阴道模具护理。
【治疗复查后的思考】
1. 本节病案 1、2、3、4,均为女性假两性畸形中的 21-羟化酶缺陷症即先天性肾上腺皮质增生症。

2. 21-羟化酶缺陷症属先天性肾上腺皮质增生症,发病率占该症病例的 90%。本症使黄体酮向醛固酮及 17-羟黄体酮向皮质醇的转化过程受阻,结果一方面使醛固酮和皮质醇生成受阻,另一方面通过反馈性调节机制,使腺垂体分泌促肾上腺皮质激素(ACTH)增加,刺激肾上腺皮质增生,加速代谢过程,造成皮质醇前身物质堆积。这些堆积物质逐渐通过 17-羟孕烯醇酮途径转化为脱氢表雄酮、胸烯二酮和睾酮,造成雄激素产生增多。

3. 21-羟化酶缺陷症患者为女性遗传型,有卵巢、女性内生殖器及阴道,但其外生殖器则表现为不同程度的男性化。少数发生在男性病例,主要表现为性早熟。通常按酶缺陷程度可将本症分为两种类型。①单纯男性化型(代偿型):特点为 21-羟化酶缺陷的程度较轻,皮质醇合成相对不足,但并没有完全失去合成皮质的能力,不伴醛固酮合成障碍,因而无失盐表现,故本型以雄激素增多的表现为主。②男性化伴失型(失代偿型)。特点为 21-羟化酶缺陷的程度较代偿型严重,皮质醇和固酮的合成均受阻。故除代偿型所有的雄激素增高外,还伴有醛固酮合成减少所引起的失盐和电解质紊乱的表现。

4. 女性假两性畸形的共同特点　性染色体为 46,XX,性染色质阳性,具有子宫、阴道、卵巢等,只是不发育,常呈原始状态。外生殖器畸形与第二性征异常,畸形主要表现为程度不等的男性化。如阴蒂增大似阴茎,阴道与尿道开口异常或闭锁,外生殖器形态异常等。

5. 通过检查,本病案与本节病案 1、2、3 染色体核形均为 46,XX。CT 检查为双侧肾上腺皮质增生。超声检查确认子宫(幼稚子宫)双卵巢存在。本节病案 1 可见阴道外口,而本节病案 2、3、4 全部阴道开口闭锁。阴蒂增大似阴茎(本节病案 1、2、4),本节病案 3 家长讲阴蒂增大也似阴茎,7 岁时切除。

6. 本病为生殖器畸形与第二性征异常。一般女性患者出生时,阴蒂增大甚至酷似男性,阴道开口异常或闭锁,尿道与阴道的开口异常,严重时两者可开于一个共同的生殖窦,甚至尿道开口于阴蒂顶端而常被误认为尿道下裂。由于大量激素的作用,2～5 岁的女性患儿即可出现阴毛;4～7 岁即见腋毛和逐渐增长的体毛,阴毛呈男性分布,上达脐周,下达肛周,两侧达腹股沟外侧,皮肤粗糙,甚至出现痤疮;8～10 岁出现喉结,生音低沉。原发闭经,女性第二性征未发育,呈男性状态,骨骼、肌肉发达,身体强壮有力,乳房不发育。

7. 本病患儿生长迅速和骨骼早期愈合。大量激素的作用使蛋白合成及骨基质形成增加,骨成熟加快,患儿 10 岁前比同年龄者生长迅速,但 10 岁以后因骨骼早期愈合,生长缓慢,最后身材反而矮于正常人,本病案与本节病案 1、2、3 均有此现象,最后身高均在 1.5m 左右。

8. 本病由于皮质醇缺乏而使应激能力下降,致抵抗力低下。

9. 本病因 ACTH(促肾上腺皮质激素)反馈性产生增多,促进黑色素细胞的分泌,患者常表现为皮肤色泽黑或黏膜色素沉着。缺陷越严重,色素沉着越明显。

10. 图 7-3-4:L 示其妹妹:社会性别女性,20 岁。身高 1.59m,生音低沉。体形为"小力士型"(a),双侧乳房未发育(b、c)。男性手形(d),据母亲讲劳动类似男孩。外阴部有一明显的似正常男性阴茎(e、f、g),阴毛较多,其阴茎背侧根部无阴囊,而有一类似女性外阴部的阴唇与发红的黏膜(较小)组织,其最下方可见尿道外口(f、g)。再下方色素沉着较重,于尿道外口的下方,指压略有空虚感。其他未做检查。也疑诊为女性假两性畸形(先天性肾上腺皮质增生症)21-羟化酶缺陷症。

11. 图 7-3-4:M 为单纯男性化型 21-羟化酶缺陷症。男 23 岁。性染色体为 46,XX。出生时外生殖器无明显畸形,只有阴茎较大,阴囊较小。3~4 岁时阴茎就似成人,阴茎容易勃起。阴囊与睾丸却较小与增大的阴茎极不相称,2~3 岁即出现阴毛;4~5 岁时出现胡须;4~7 岁出现腋毛、体毛增多、音调变得低沉;8~9 岁时出现喉结,皮肤粗糙。9 岁以前发育较快,13 岁身高即 1.5m。23 岁时来诊身高 1.57m,呈"小大力士"体态。可见胡须,乳房未发育,外阴部可见阴茎,睾丸较小,体毛增多,阴毛与下腹体毛密集。

12. 图 7-3-4:N 为 7 例的外阴部形态。21-羟化酶缺陷症特点为:生殖器畸形与第二性征异常。临床上最大特点为外生殖器有程度不等的男性化。我们所遇 10 例患者(3 例无照片材料)染色体核形均为 46,XX,社会性别女性 7 例、男性 3 例,实际全部为女性。其中 7 例外生殖器男性化特点:阴蒂增大似阴茎(例 1 手术切除),尿道外口都不在阴茎头的前下方,而在阴茎背侧的根部或下方,多诊断尿道裂。无阴道外口,在相当于阴道外口处均可压入一定深度有空虚感,全部无正常女性外阴部形态,2 例阴茎下有似阴囊样皮肤,略有隆起,但无睾丸。

13. 关于诊断 ①性染色体为 46,XX,性染色质为阳性。社会永久性别为女性。②男性化的体形、声音、阴蒂肥大到几乎与正常阴茎相比。③乳房、子宫不发育或发育不全,无月经来潮。④女性化的乳房,外阴部,具有卵巢组织。⑤发育矮小,但劳动能力似男性。⑥化验检查:24 小时尿 17 酮固醇及孕三醇排出量明显升高。⑦影像学检查:双侧肾上腺皮质增生。

14. 本病症性染色体均为 46,XX,基础社会性别为女性。临床医疗工作的目的是去除男性特征,修复女性特征。因此,无喉结、女性皮肤、毛发、乳房、女性外阴部、阴道等需多学科治疗,应临床实践、探索更具体有效的方法。

15. 关于治疗 由于,此病症存在女第二性征发育不全或不发育,如乳房、子宫、阴道发育不全或阴道闭锁,原发闭经,还有男性阴毛、体毛、喉结发育等。如能早期诊断,应进行早期内分泌治疗,如本节病案 2,7 岁时服用激素,有逐渐皮肤变白细嫩,喉结变小,乳房增大,体毛减少,阴茎缩小,声音尖等变化。另外此病征,还有男性化体征,如阴蒂增大酷似阴茎,阴道发育不全或阴道闭锁,女性外阴部形态结构变异或消失等,晚期需整形外科治疗。我们用带蒂阴茎头包皮组织瓣阴蒂再造与阴茎皮瓣外阴部成形和阴道再造。

16. 目前对此病的治疗,本病案我们是携带右侧阴茎背动脉及神经和阴茎背深静脉为蒂的岛状部分阴茎头包皮组织瓣用于阴蒂再造与阴茎左侧阴茎背动脉与神经的阴茎皮瓣用于外阴部成形与阴道再造;畸形的部分组织切除。另外,还可以用扩张的阴股沟皮瓣或其他皮瓣等阴道再造。

17. 关于 21-羟化酶缺陷症的整体系统治疗 由于黄体酮向醛固酮及 17-羟黄体酮向皮质醇的转化过程受阻,醛固酮和皮质醇生成受阻,使腺垂体分泌促肾上腺皮质激素(ACTH)增加,刺激肾上腺皮质增生,造成雄激素产生增多,使女性第二性征发育不全或不发育,主要表现为程度不等的男性化。最后遗留不全的女性外、内生殖器与男性生殖器,需系统的全面的内科与外科治疗。而早期的内科治疗,应为此病的实践与研究的重点。

18. 关于阴道再造的年龄 此病症多在 10 岁以后骨骺早期愈合,生长缓慢。我们所遇到的 20 岁左右病例,内外生殖器已基本定形,因要步入婚姻期,要求治疗。年幼的病例(儿童、少年),应给予内科治疗与发育的时间,常不适合阴道再造。因此,增大的阴蒂(酷似阴茎);阴道闭锁;外阴成形等,应在 20 岁以后进行,不应太早。如只是膜性阴道外口闭锁,应早期切开,以利阴道发育。

19. 女性假两性畸形,外阴部男性化,其治疗一定使其女性化。因此,目前的治疗是去除男性的阴茎,重建女性外阴部:其中包括外阴部形态的重建与阴道的重建。无论是外阴部形态重建还是阴道的重建,至青春期再手术,患者的条件会给医者建造很多有利的基础,使手术更容易些,如儿童时期手术,由于会阴部条件,会增加很多难度,并且为再手术制造了困难如本节病案3。而本节病案1家长对现状接受不了,要求尽早切除阴茎。因此,我们采用了带血管神经的部分阴茎头包皮组织瓣阴蒂再造与阴茎皮瓣外阴成形手术。实践后证明外阴部形态欠佳,小阴唇臃肿,不完整,在尿道口之上,重建的阴蒂长约1.5cm,可视部分约1.0cm,宽度为0.5cm,外露较大。更无法形成阴道前庭窝与后连合。

20. 关于儿童期手术,由于会阴部较小,虽可切除阴茎,但出现了阴茎切除容易,而局部形态重建难的局面,其形态是按儿童外阴部、还是按成人外阴部重建? 以后再发育怎么办? 儿童外阴部皮下脂肪较多,重建小阴唇组织臃肿。重建后儿童再发育外阴部形态很难估量。本节病案3是在7岁时切除阴茎,19岁时来诊,外阴部形态(病案3 图7-3-3:L)很难形容。因此,儿童重建外阴部千万要慎重选择。

21. 阴蒂成形术　本病案4我们是携带右侧阴茎背动脉及神经和阴茎背深静脉为蒂的岛状部分阴茎龟头包皮组织瓣用于阴蒂再造与阴茎皮瓣外阴部成形和阴道再造。于阴蒂背侧皮肤作"工"字形切口,近端达阴蒂根部,远端至距冠状沟0.5cm处。于白膜浅层分离阴蒂背神经及血管束并保护。游离海绵体,远端于冠状沟处离断并结扎,近端于阴蒂根部分别离断结扎两侧海绵体脚。

22. 关于阴道再造　阴道是一特殊的以性功能为主的性器官,阴道再造的方法较多。但目前无论采用什么方法行阴道再造与正常的阴道都有本质的差别,实际只是阴道结构与形态的再造。与功能的再造还有很大的差距。目前由于皮瓣易形成有足够深度与宽度的阴道穴,其并发症少,所以多以皮瓣的方法修复。

23. 我们曾遇到过10例患者(7岁1例、19岁2例、20岁2例、22岁2例、23岁3例)参考本病案4思考12(7例的外阴部形态图7-3-4:N)。社会性别女性7例、男性3例。只有1例最早7岁时就医检查,其余均在20岁左右才就医检查。男性体征已达到相当明显程度,全部是阴道闭锁,此时期已无其他方法,必须手术治疗。此类疾病一般常有子宫与阴道,由于男性激素的作用,常使子宫或阴道停留在原始状态(幼稚子宫或始基子宫)。而目前阴道再造又只是结构与形态的再造(阴道是以性功能为主的性器官)。此类病症如能早期促使子宫、阴道、乳房发育,是形成正常女性生殖器关键时期。因此,预防此类疾病的发展应在早期。所以应实行新生儿对此病的筛查,早期发现,早期内科或外科治疗,提高正常女性生殖器官的形成,会预防此病向严重方向发展,尽量减轻并发症的治疗难度。

24. 对于幼稚子宫或始基子宫应早期用激素治疗,但晚期的幼稚子宫或始基子宫的治疗目前还没有明确的方法。一般形成可生育的子宫,可能性不大。

病案5　易性病(男变女):带神经血管蒂、阴囊皮瓣阴道再造和阴茎龟头包皮组织瓣阴蒂再造与阴茎皮瓣外阴部成形技术

【病史与治疗】

诊断:易性病(男变女)

医疗技术:带神经血管蒂、阴囊皮瓣阴道再造和阴茎龟头包皮组织瓣阴蒂再造与阴茎皮瓣外阴部成形技术

患者,男,23岁。3岁时萌发是女孩好的想法,青春期心理更加明显,持续地感受到自身生物学性别与心理性别之间的矛盾或不协调,深信自己是女性,喜欢女性服装,愿意和男性接触,曾有自残的想法,逐渐越加强烈地要求改变自身成为女性,因此常因自己不是女性,内心冲突而极度痛苦。为此2007年9月9日要求作易性手术入院。声音、体形为男性,有正常的男性外生殖器(图7-3-5:A)。住院前已完成各种证件。也通过了领导批准。9月29日手术:于精索外筋膜与提睾肌之间剥离,在外阴基部切除睾丸与精索等组织,形成阴囊皮瓣。再于阴茎白膜浅层分离,形成带右侧阴茎背动脉、神经和阴茎背深静脉为蒂的部分阴茎龟头包皮组织瓣。同时形成左侧阴茎背动脉和神经及阴茎背浅静脉血管神经的阴茎皮瓣,于外阴部基底2cm,保留尿道,连同阴茎海绵体一起切除。之后在尿道与直肠之间用手指钝性左右分离直肠前疏松

结缔组织,形成一深 12～13cm、宽 6～7cm 阴道穴,纱布压迫。最后用带血管神经蒂的部分阴茎龟头包皮组织瓣重建阴蒂,取出阴道穴内纱布,用阴囊皮瓣形成(后连合、阴道前庭窝)阴道,用阴茎皮瓣成形外阴部各形态(阴阜、唇前连合、大小阴唇、尿道外口等)(图 7-3-5:B)。在做上述手术的同时另一组行双侧腋路隆胸术。术后外阴部皮瓣愈合良好,10 天后再造的阴道后壁有 2cm×3cm 皮肤坏死,清创后植皮愈合。术后 2 年复查,患者无后悔之意,感觉很轻松,已交一男朋友,也有过性爱(自觉还满意),外阴部形态呈女性外阴部外观(图 7-3-5:C)对隆胸的形态满意。并且也有一份较好的工作。

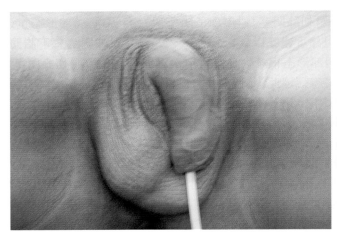

A. 易性病(男变女)

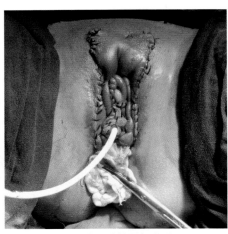

B. 阴蒂阴道外阴部成形

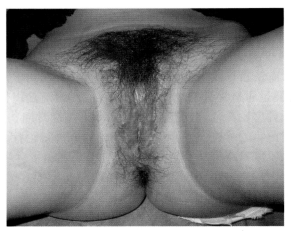

C. 术后2年

图 7-3-5　诊断:易性病(男变女)
医疗技术:带蒂阴囊与阴茎龟头包皮组织(瓣)皮瓣外阴成形与阴道和阴蒂再造技术

护理要点:①术前、后外阴部护理;②硬膜外麻醉术后护理;③术后双下肢外展位,外阴部烤灯护理;④引流与尿管护理;⑤术后皮瓣血供观测。

【治疗复查后的思考】

1. 易性病是一种自身性别认识颠倒性疾病。他(她)们有正常的性生理结构,却非常厌恶它们,就易性病患者而言,手术不是他(她)们的唯一治疗手段,只是在没有其他办法的前提下,并且患者有自残或自杀的情况下不得而为之的手段。现有的外科技术不能达到真正意义上(性器官再造)复性,只能在性器官特征上进行易性处理。

2. 医师要充分认识易性手术的残酷性和不可逆性,因此必须慎重。变性手术是一项很复杂、很精细,对整形外科医师技术要求很高的"性别工程"。变性手术本身的特点就决定了它是不可逆的,是有进无退的工作。变性手术不管对患者的心理还是生理来讲都是一项极具转折意义的手术,一旦实施是无法再改变的。让患者自己对手术的残酷性和不可逆性有充分理解与认识。

3. 男性转变女性的易性手术,包括:喉结整形、隆乳术(乳头乳晕女性化)、保留尿道及皮肤的阴茎与睾丸(前列腺切除)切除,阴道穴成形,尿道口成形、阴蒂、阴唇成形、阴道重塑及一些美容美体手术等。一般常将喉结整形、隆乳术、阴道重塑与外阴成形在一期手术。而阴道再造与外阴部成形,常称为男变女,易性病患者的标志性手术。

4. 由于男性本身自有阴茎与阴囊,如变性即要切除,其阴囊皮瓣与阴茎皮瓣正在外阴邻近,又可以再利用,手术后残留的痕迹少,取材简单、操作方便灵活,皮瓣血运有保障。因此男变女易性手术,一般多利用阴囊皮瓣与阴茎皮瓣和阴茎龟头包皮复合组织瓣行阴道再造和外阴成形与阴蒂再造。

5. 用阴囊或阴茎皮肤行阴道再造各有其优缺点。阴囊皮瓣:①皮肤与阴道解剖位置邻近。②皮肤有皱褶、粗糙。③皮肤有毛发。④皮肤略厚伸缩性好。⑤皮肤性感觉较阴茎差,能形成理想阴道深度。阴茎皮瓣:①皮肤从上向下容易形成外阴部各凹凸的结构(阴蒂包皮、前庭、小阴唇、大阴唇、后联合)。②皮肤与阴道解剖位置略远,必须覆盖阴蒂尿道后才能进入阴道,易影响阴道深度。③皮肤无皱褶、细腻。④皮肤无毛发。⑤皮肤较薄伸缩更好。⑥皮肤性感觉近似阴道外口性感觉敏感。阴囊皮肤从下向上形成外阴部各凹凸的结构较难。我们选用阴囊皮瓣(此例阴囊毛发少)行阴道再造,带蒂的部分阴茎龟头包皮组织瓣行阴蒂再造,阴茎皮瓣成形外阴部形态。

6. 目前用于男变女易性病患者阴道再造的方法有很多,主要有乙状结肠代阴道再造法、回肠代阴道再造法、阴囊皮瓣阴道再造法、阴茎皮瓣阴道再造法、阴股沟皮瓣阴道再造法、腹膜阴道再造法等。目前阴道再造常用:阴囊皮瓣、阴茎皮瓣、阴股沟皮瓣(扩张的阴股沟皮瓣)等。

7. 在做男变女易性手术前,医者应对外阴部形态的弧形基面有个基础的认识,行外阴部形态结构成形时,就应在这个统一的基面上,即相当于前庭平面为一弧形基面,切除的组织要在这个基面上切除,手术时不应向基面深处解剖,造成不必要的损伤,并且在这个基面上行外阴部成形。

8. 阴部血运丰富,而且手术内容较多,有破坏性手术也有成形性手术,要以成形性手术为主。因此在手术前要设计好,要有次序进行,我们的顺序为:首先行阴茎皮肤分离至阴茎背侧时,解剖出(单侧或双侧)阴茎背动脉、神经和阴茎背深静脉为蒂的部分阴茎龟头包皮组织瓣备用;然后阴茎海绵体在相当于前庭基面切除,尿道要高出前庭基面 1～2cm 以远切除;之后睾丸精索在近腹股沟处以远切除;顺之阴道穴成形(用阴囊皮瓣穴应大一些)后纱布或油纱布充填;再后整理相当于前庭平面即外阴部基面;固定阴茎头组织瓣在阴蒂部位;顺之阴囊皮瓣成形长 11～13cm,周长 8～11cm 的袋状,将袋状皮瓣还纳至阴道穴内,并用纱布或碘纺纱布充填;最后用阴茎皮瓣从上向下逐一成形阴蒂包皮、小阴唇、前庭、女性尿道外口成形、大阴唇、后联合等外阴部各结构。观察外阴部形态满意后,阴道充填的纱布如不需更换时,放置引流外盖敷料。

9. 女性阴道的形态与结构较男性的阴茎为简单。我们只是阴道结构的重建,其性功能较为复杂,如阴道内的性反射、性兴奋、性物质的恢复也是非常重要的,需深入研究实践。因此真正的具有性功能与分娩功能的阴道再造,要比形态再造复杂得多。现代所有外科的再造方法,不能达到真正意义上的复性,只能在性器官特征上进行易性处理。仍需开发新方法、新技术。

10. 关于切取带神经血管的部分阴茎龟头包皮组织瓣行阴蒂再造,有两种方法:即双侧阴茎背神经血管蒂法与单侧阴茎背神经血管蒂法。为了使阴茎皮瓣感觉更好,我们只用一侧的阴茎背神经、动脉与阴茎背深静脉为蒂,形成部分阴茎龟头包皮组织瓣,而另一侧的阴茎背动脉与神经保留在阴茎皮瓣上。

11. 关于尿道外口的形成,在用阴茎皮瓣向下移位成形外阴部各形态前,将尿道与尿管高于外阴部形弧基面上 0.5～1.0cm 切除,然后将阴茎皮瓣向下移位覆盖外阴部成形后,用手可触及尿管断端,于阴茎皮瓣上纵形切开,显露尿管与尿道,切除多余尿道,外翻与皮肤缝合,更换尿管。之后再形成以下的外阴部各形态。

12. 关于阴道穴成形与阴道再造,阴道穴成形在直肠前尿道后疏松组织间分离,一般分离较容易,由于男性骨盆出口前后径比女性小,其前后间隙较小,为了容纳阴囊皮瓣,其腔穴应左右分离略大些。由于原阴囊是圆形,阴囊皮瓣的自然形态也会呈圆形,一般均通过剥离成管状腔穴与术后置放支撑物或纱布充填形成结合而形成,但又不能很紧或压迫,易造成皮瓣坏死,我们是将阴囊皮瓣两侧梭形切除皮肤缝合,使其皮肤面呈管状,内翻后皮下软组织量增加,左右剥离的腔穴也应略大些。本例术后阴道内皮瓣部分坏死是皮瓣压迫造成,应吸取教训。在剥离腔穴时,由于直肠前壁各组织也很脆弱,极易撕裂,要十分注意试探进行,必要时双合诊比较进行,一旦撕裂就出现直肠阴道瘘。

13. 关于阴道再造 虽然现代的阴道再造方法很多,均与真正的阴道有本质的差别,因此用什么方法都可以,无论用什么办法再造,阴道的深度及宽度是目前阴道再造很重要的指标。因此现代的阴道再造,实质是结构的再造(离功能性再造还需要我们极大的努力)。具有性功能(性神经性物质分泌、收缩等)的阴道再造,还需医学基础与临床工作者的不懈努力,任重而道远。临床医生正在努力的创造各种方法,也能为非常理想方法的出现奠定很好的基础。但对整形科医生来说,目前还是应在众多手术类别中选择你认为的目前最佳者。就术后功能、并发症、维持时间长短及目前国内外整形外科采用的方法等方面看,皮瓣移植是目前最佳者。

14. 外阴部形态问题 男变女的手术都认为阴道再造与外阴部成形是标志性手术,阴道重塑是以功能为主(目前阴道的功能重建任重而道远),女性外阴部的重塑是以形态为主,因此外阴部成形是标志性手术的标志外露部位。对于外阴部形态的重塑是整形外科医生的耐心细致的工作,也是表现整形外科医生的美学修养的具体作品。

病案6 易性病(男变女):带神经血管蒂、阴囊皮瓣阴道再造和阴茎龟头包皮组织瓣阴蒂再造与阴茎皮瓣外阴部成形技术

【病史与治疗】

诊断:易性病(男变女)

医疗技术:带神经血管蒂、阴囊皮瓣阴道再造和阴茎龟头包皮组织瓣阴蒂再造与阴茎皮瓣外阴部成形技术

患者,男,46岁。10多岁时已萌生自己应是女性的想法,但不敢表达也不敢模仿女性行为,其欲望逐渐增强,26岁曾结婚,但3个月后离婚,之后想当女性的欲望逐渐增强,模仿女性行为,愿意穿戴女性内衣服饰,并且愿意与男性接触。2009年3月13日以易性病诊断入院。体表与行为均为男性表现,有正常的男性外生殖器(图7-3-6:A),声音男性,喉结不大(图7-3-6:B)。2009年4月1日手术于阴囊提睾肌深层分离形成阴囊皮瓣,用以形成阴道再造。阴茎于白膜浅层分离,形成带右侧阴茎背动脉、神经和阴茎背深静脉为蒂的部分阴茎龟头包皮组织瓣,用以重建阴蒂,形成左侧阴茎背动脉和神经及阴茎背浅静脉血管神经的阴茎皮瓣,用以形成外阴部形态与尿道外口(图7-3-6:C)。双侧腋窝入路法隆乳术。术后第6天发现阴囊皮瓣返折处挤压有脓性液体溢出,经换药,术后3周再造阴道内感染皮瓣全部坏死(图7-3-6:D)。10月18(术后6个半月)日复查,自述再造阴道腔穴术后近3个月已瘢痕愈合,查见阴道外口只见一瘢痕凹陷,堆积的皮肤较多,皮肤柔软,皮下移动性较大(图7-3-6:E、F)。肛诊:直肠前软组织韧硬,不柔软,有轻触痛。2009年10月30日(变性术后近7个月)行下面部除皱术。CT、磁共振显示尿道后直肠前软组织影浓淡不均,各组织境界不清(图7-3-6:G)。2010年11月25日术后20个月第三次入院,穿带女性,长发,颜面化妆。患者的男性声音无变化(必要时可行声带整形)。虽阴道再造手术失败,也未表示对男变女手术反悔或后悔,并有找男朋友心愿,对隆乳后心态满意(图7-3-6:H)。此患者原喉结也不十分明显。外阴部可见阴蒂形态可,但刺激无反应,小阴唇略松弛肥大,大阴唇中上2/3丰满,下1/3臃肿被折叠皮肤遮挡阴道外口,折叠皮肤为阴囊皮肤,向前拉折叠皮肤有较大移动性,并形成漏斗形(图7-3-6:I、J、K、L、M)。向阴道内指压可进入深5cm,深部为显露所谓阴道外口瘢痕(图7-3-6:J)。于12月7日在原阴道口下方置放150ml肾形扩张器,因扩张囊折叠其尖顶破皮肤外露,经缝合后又破溃,12月20日取出扩张器。手术失败。

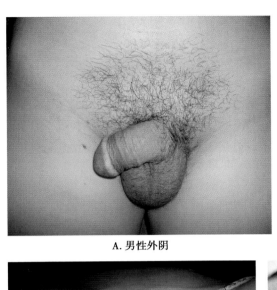

A. 男性外阴

B. 喉结不显

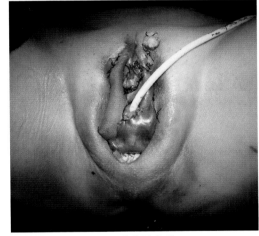

C. 阴道外阴成形

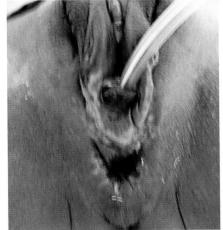

D. 阴囊皮瓣坏死

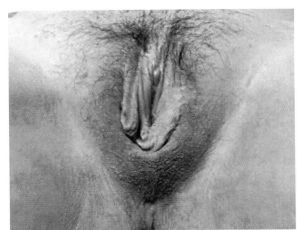

E. 阴道穴瘢痕愈合

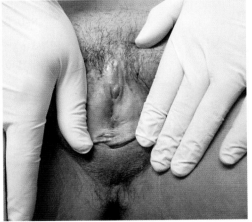

F. 外口瘢痕凹陷

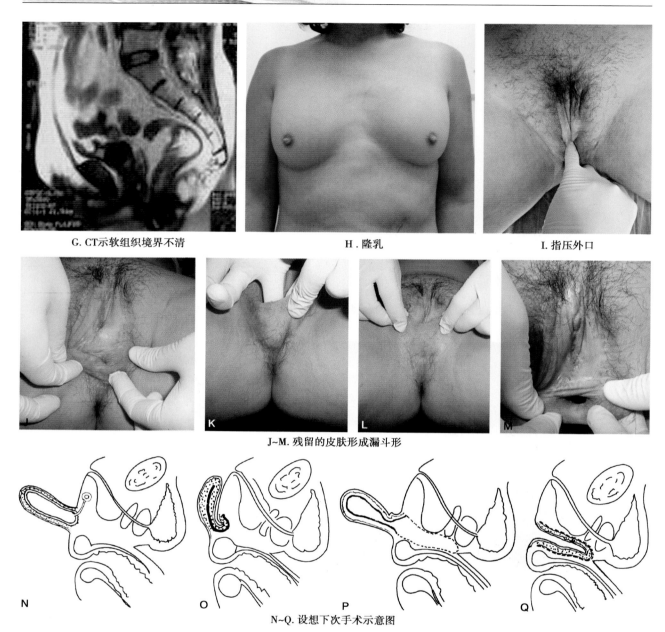

G. CT示软组织境界不清　　　　　　　　H. 隆乳　　　　　　　　I. 指压外口

J~M. 残留的皮肤形成漏斗形

N~Q. 设想下次手术示意图

图7-3-6　诊断:易性病(男变女)
医疗技术:阴囊皮瓣与带茎龟头包皮组织瓣阴道再造与外阴成形技术

护理要点:参考本章病案7。

【治疗复查后的思考】

1. 本例为易性病,阴道再造是易性病的关键手术,也称为标志性手术。阴道再造手术方法较多,如植皮法,结肠、回肠法,腹膜法以及各种皮瓣法等。方法虽多,但没有一种方法能再造出与真正的阴道相似的。我们选用了阴囊皮瓣阴道再造的方法,但术后用于阴道再造的皮瓣坏死,阴道再造失败。

2. 本例46岁。性格内向,几十年的变性心愿,终末改变。除短暂婚姻外,始终单身生活,愿意穿戴女性服饰,成为女性的一员。易性阴道再造手术失败后已1年7个月,自己并不后悔,虽阴道手术失败也未表示对男变女手术反悔。

3. 本例阴道再造的治疗中,一次皮瓣坏死,一次扩张器置入失败,至今仍是无阴道。两次手术的失败,给患者造成很大痛苦,医者也感觉很痛心。是极其深刻的教训,但阴道再次再造是早晚要做的。再造的手术方法仍然是很多,如何选择值得进一步深思。

4. 此例标志性手术(即阴道再造)失败。教训提示我们皮瓣血供是皮瓣坏死的大敌。由于是会阴部,术前严格外阴部处理(术前 3 天),术中严格无菌技术及微创技术(保证皮瓣血供好),是预防阴道内感染的重点环节。另外解剖皮瓣时必须不能破坏血供。再者阴囊皮瓣向阴道穴内翻转时,在阴道外口处皮瓣形成 90°角,这是一狭窄区,是一个没有缓冲的环形部位,皮瓣在此部位堆积,(此例即在此部位至阴道内皮瓣坏死(图 7-3-6:D)),如在此口处,纱布或碘仿纱布充填的较多,会影响皮瓣血供。再加上阴道穴内的皮瓣无法观察。如充填的纱布略多,虽能形成理想的阴道宽度与深度,但不应影响血供是关键。因此充填纱布要适量。保持阴囊皮瓣成为圆柱状,尽量少用纱布或模具顶压。可行阴囊皮瓣两侧梭形切除皮肤(保留皮下软组织)创缘缝合,形成皮面侧成圆柱状,纱布适量充填。

5. 本例皮瓣坏死原因为供血问题,图 7-3-6:D 显示术后在再造的阴道外口处即有皮瓣受压,而 3 天才检查,阴道内皮瓣已出现明显淤血,最后皮瓣从阴道外口至阴道内全部坏死。经换药(3 个多月)后形成的阴道重新闭锁,因此原所形成的阴道腔穴现为瘢痕愈合,外口只见一瘢痕凹陷(图 7-3-6:F)。术后 7 个月复查(实际愈合后 4 个月),肛诊:直肠前软组织韧硬、不柔软、有轻触痛。CT 与磁共振显示尿道后直肠前软组织影浓淡不均各组织境界不清(图 7-3-6:G),说明再次分离阴道穴有风险。由于阴道再造所用的组织一旦坏死,瘢痕愈合,为下次阴道穴的形成带来极大困难,风险也会加大。

6. 关于会阴部置放扩张器:小阴唇扩张皮瓣:小阴唇质地柔软、皮肤组织薄、富含弹力纤维组织、伸展性好,自阴唇后动脉起有四级动脉弓网状分布,富含血管与神经和皮脂腺,近似阴道黏膜,光滑,扩张后的小阴唇皮瓣血供增强、抗感染性能好、皮瓣不受随意形皮瓣的长宽比例限制。Liford 等(1988 年)应用小阴唇扩张皮瓣行阴道成形。应用 3cm×5cm、50ml 肾形扩张器左右置放,每周注液 1~2 次,二期行双叶小阴唇扩张皮瓣阴道成形成功。

7. 2010 年 12 月 7 日手术在原阴道口下方置放 150ml 肾形扩张器,2010 年 12 月 15 日拆线,术后 20 天扩张囊在原其漏斗尖端瘢痕处皮肤破溃(扩张囊折叠其尖顶破瘢痕外露)经缝合后又破溃,因此取出扩张器,手术又失败。扩张囊折叠其尖顶破皮肤,常在皮肤较薄区域出现,如耳后等区。由于外阴部、大小阴唇皮肤近似阴道黏膜,又邻近阴道,是阴道再造的极佳供区(与其他皮瓣比),如能与扩张技术结合应用,会使其皮瓣更薄,修复方便,损伤小。只是临床具体应用问题,值得医师去实践,总结方式、方法、经验,提出注意事项。我们扩张失败,应找教训。

8. 再次阴道再造的设想　①从术后照片看(图 7-3-6:E、J、K、L、M),此患第一次手术时阴囊皮瓣没有充分利用(可能解剖或形成的不充分),在外阴部下方遗留较多的残余阴囊皮瓣。术后 1 年近 8 个月(2010 年 11 月 25 日)时检查,阴道已闭合,阴道外口只是一瘢痕凹陷(图 7-3-6:F)。阴道口的下方皮肤堆积的较多(实际是阴囊皮瓣),触之皮肤柔软,皮下移动性较大(图 7-3-6:I、J、K、L、M)。提示我们此处皮肤是否可以再利用?引起我们对本例(目前阴道已闭合),重新再形成阴道的设想:因此我们设计了在此扩张器置入与手术示意图 7-3-6:N、O、P、Q。但由于此处置入扩张器经验不足,手术失败。因为此处皮肤最近似阴道黏膜,有机会还应临床应用。或利用扩张技术能形成皮管扩张,用于阴道再造可能会更好。

9. 如在此部位阴道再造可能有如下一些方法:①局部多余皮肤与皮肤扩张技术结合,形成薄的皮瓣阴道再造。应考虑扩张器利用的方式方法。②即利用堆积在外阴部下方折叠皮肤形成阴道,但长度不够(5cm 左右),其远 1/2 以上阴道腔穴植皮。③可以再用其他方法行阴道再造,外阴部下方堆积折叠皮肤旷置或切除。

10. 创面分成浅表与深在,而深在的创面又可分成深凹型与洞穴型,阴道再造的创面为深在的洞穴型,此类手术是在洞穴内形成器官,手术有时是在盲视下进行,临床不易观察,一旦有问题也不易发现,因此一定要小心、细心、轻柔、适当,预防并发症的发生。我们所遇到的有:①感染:是每个手术都有可能发生的。此种创面一旦感染不易发现,并易使其扩大,造成不可收拾的后果,皮瓣全部坏死,手术失败。或部分坏死(如本节病案5)还需植皮或皮瓣修补影响效果。因此该手术的术前、术中、术后,无菌准备、处理,应确切可靠,及时发现及时处理。②阴道直肠瘘:手术中剥离阴道腔穴时,一定在直肠与尿道间的疏松组织间向两侧分离,必要时可将另一手指进入直肠内,以提示剥离层次。阴道形成后,在行阴道固定或支撑时,阴道腔内压力应均等,一定避免形成为力的突破点。我们也遇到过手术剥离阴道穴时进入直肠与术后阴道模具损伤直肠者,均行肠造瘘后愈合。另外由于阴道再造创面是洞穴型,一旦遗忘手术用品常不易发现,必须严格手术物品的查对制度,以防残留。本例即为皮瓣供血不佳皮瓣坏死问题的典型例子。

11. 本例是一失败病例,完全可能是因为所形成的阴道外口较小,阴囊皮瓣又在此处堆积较多,使外口更小,再加上纱布充填的较多,造成皮瓣血供障碍。除扩大阴道外口外,本种手术是将皮瓣置入洞穴内,无法观察皮瓣血供,因此及时观察及时发现问题是预防皮瓣坏死的关键,千万不能皮瓣置入穴内,自认为没问题,等其愈合。另外,内植支撑物或纱布充填除能形成较好的阴道深度与宽度外,还能使皮瓣与创面贴合的很好,是必要的。问题是在此特殊部位,手术医师如何掌握是最关键最具体的问题。因此手术医师的思维必须周全具体。失败病例的教训是最珍贵的经验,提醒医生会做得更好,会增强工作细心、责任心,记住教训,以利前进。成功的病例会鼓舞我们前进,增强信心。失败的教训,使我们增加经验,更会使我们的手术更成熟。

(夏双印 崔志坚)

病案7 易性病(女变男):腹壁穿支皮瓣阴茎再造技术

【病史与治疗】

诊断:易性病(女变男)

医疗技术:腹壁穿支皮瓣行阴茎再造技术

患者,女,31岁。7~8岁时萌发出做男人真好的想法,以后逐渐加重,17~19岁时确认自己是男性,22~24岁时已很强烈,但受到父母的管制,24岁时与一男孩结婚,婚后自感痛苦,3个月离婚。28岁时已强烈憎恶月经,胸部用自制的弹力带压迫,29岁在当地求人将子宫卵巢与阴道切除。2008年6月16日31岁来诊,以易性病入院。体态略胖,声音略粗,胸部用自制的弹力带压迫,乳房并不大。下腹正中有一纵形手术缝合口痕迹。女性外阴部形态,有部分小阴唇(图7-3-7:A)。6月28日手术,首先在外阴部相当于阴茎部位切口,切除残留的小阴唇及阴道外口凹陷的少许皮肤形成创面,在外阴部尿道外口周围剥离,切除皮肤,形成尿道外口残端备用。在右侧腹部设计两个相连的皮瓣,一个长13cm、宽3.5cm,制成尿道;另一个长10cm、宽9cm,制成阴茎体,两个皮瓣间留有1~1.5cm的去表区(图7-3-7:B),按设计切开皮肤。于右侧沿腹外斜肌腱膜浅层由外向内掀起皮瓣,至腹直肌前鞘浅层,见腹壁下动脉的3个穿支,阻断一较细穿支,对皮瓣血供无影响,切断,保留了两个较粗距离较近的穿支。在穿支进入腹直肌处,顺肌纤维方向钝性分离,明确其与腹壁下动脉的直接关系后,再沿穿支切开腹直肌前鞘,在腹直肌及其后鞘之间找到腹壁下动脉,并可追寻到其起点髂外动脉处,钝性分离或部分切断影响皮瓣通过的组织,形成一能通过皮瓣的肌裂隙,切断肋间神经跨过腹壁下动脉的浅层组织,呈阶段性进入腹直肌的肌支,与腹壁浅动脉和旋髂浅动脉,形成以腹壁下动脉通过穿支供血的腹壁皮瓣。确定皮瓣血运后,在皮瓣的两个皮瓣间切除上皮,右侧较长的皮瓣皮面朝里缝合成管状即尿道,再将左侧较大的皮瓣皮面朝外翻转包裹尿道形成阴茎体,远端缝合,形成尿外道口。在血管软组织蒂部与会阴部切口处形成皮下软组织隧道,将已成形的阴茎转移至会阴部,吻接尿道外口与再造阴茎的近端的尿道口,阴茎皮肤与外阴部创面固定缝合。腹部供瓣区植皮(图7-3-7:C)。术后阴茎皮瓣成活良好,阴茎再造术16天复查,可以排尿,再造阴茎的大体形态与正常阴茎类似(图7-3-7:D)。皮片植皮区成活良好,痕迹明显。

护理要点:①手术前后外阴部护理;②硬膜外麻醉术后护理;③术后双下肢外展位,阴部烤灯护理;④引流与尿管护理;⑤术后皮瓣血供观测;⑥植皮护理。

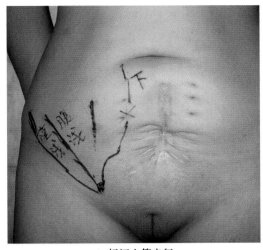

A. 标记血管走行

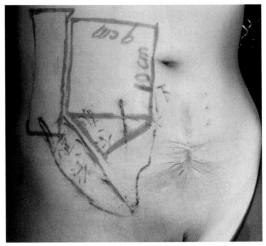

B. 设计腹壁穿支皮瓣

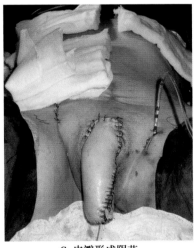

C. 皮瓣形成阴茎

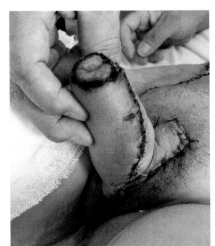

D. 术后16天

图7-3-7 诊断：易性病（女变男）
医疗技术：腹壁穿支皮瓣行阴茎再造技术

【治疗复查后的思考】

1. 易性病属于疾病，是一种自身性别颠倒严重认识障碍性特殊疾病。而染色体性别正与其相反。其特征：①深信自己是真实的异性，终生感觉是异性中的一员；②声称自己是异性，躯体发育并非异性，更非两性畸形；③深恶痛绝自身的生理特征和生殖系统迹象，如乳房、月经、阴茎、睾丸等；④强烈要求医学改变躯体而成为自己认为的性别；⑤着同性装束感觉痛苦，着异性装束感觉满足；⑥恼恨别人把自己看成现有性别；⑦对同性可产生同性异性恋，而确认自己应该是异性；⑧要求变性不是单独追求性行为，亦非对异性性别的偏爱；⑨对现有性别生活如演戏、行尸走肉，觉得人生无路可走，只想变性，目标是不屈不挠的，不能变性不如死。

2. 因变性手术要涉及许多社会与伦理问题：①患者在手术前必须解决和考虑许多复杂的社会问题，如手术后的工作、生活、经济来源、家庭、社会舆论等。②手术前，应先有适应过程，日常生活中试行异性角色1~2年。③必须具备以下书面材料和证明：a. 个人申请，包括经历、病史和家庭情况、手术要求决心；b. 父母兄弟姐妹同意变性手术的证明以取得他们的认可和理解、家庭的宽容和支持，亦是伦理道得所必需；c. 社会证明，其中包括乡政府、或居委会、当地民政部门、派出所或公安局证明，以及公证机关的公证书（无犯罪前科）；d. 心理医师证明；e. 已婚者必须解决好配偶的问题；f. 医疗费用的筹备以及术后工作、生活保障措施。④对上述各项证明认真审查，诊断明确，条件完全具备后，经有关部门审定，才能决定是否施行变性手术。

3. 阴茎再造是女变男易性病患者的标志性手术,是女变男系列手术中最关键、最重要的手术。自 Bargoras(1936 年)采用腹部皮管方法成功完成首例阴茎再造以来,人们不断在再造阴茎的皮瓣类型和方法上进行研究探索,在皮瓣类型上有管型皮瓣法、轴型皮瓣法、游离皮瓣法等,在选择皮瓣上有脐旁皮瓣、下腹部皮瓣、髂腹股沟皮瓣、前臂皮瓣、肩胛皮瓣和阴股沟皮瓣等。目前国内外用于易性病患者阴茎再造术,具有代表性的皮瓣为前臂游离皮瓣、下腹部双血管蒂岛状皮瓣和阴股沟皮瓣。我们采用了腹壁穿支皮瓣行阴茎再造。

4. Drever(1977 年)首先描述了以腹直肌及其滋养动脉为蒂的垂直方向的岛状肌皮瓣修复乳房下瘢痕切出后的皮缺损。Taylor(1981 年)对腹直肌及腹壁血供进行了解剖学研究,发现腹壁下动脉在脐旁有较粗大的穿支供养脐旁皮肤,通过对腹壁下血管及其脐旁穿支解剖分离技术的改进,将腹壁下血管为蒂的腹直肌肌皮瓣改造成纯皮肤瓣,称为胸脐皮瓣或脐旁皮瓣,或带蒂转移,或行吻合血管游离移植,用于胸腹壁、腹股沟及股部皮肤软组织缺损的修复也可用于会阴部器官再造。

5. 阴茎再造是一项复杂的外科手术,它包括尿道形成、支撑组织置入、阴茎体成形三个部分。自从 Bargoras(1936 年)首先用腹部皮管加肋软骨移植、分期完成阴茎再造成功以来,Frumxin(1949 年)、Scoff(1952 年)、Morales、宋儒耀(1956 年)等一直沿用腹部、股部皮管转移法再造阴茎,一般手术需 4~5 次。Hester(1978 年)报告 1 例用股薄肌带蒂移植加上皮片一次完成尿道与阴茎体。宋儒耀(1981 年)报道 3 例下腹部正中皮瓣即时转移,阴囊皮肤做尿道,自体肋软骨置入一次完成阴茎再造。Puckell(1982 年)报告 3 例腹股沟游离皮瓣再造阴茎,1 例失败,另 2 例未做尿道亦未置入支撑组织。孙广慈(1983 年)应用髂峰腹股沟外侧轴型复合皮瓣形成。何清濂(1981 年)用前臂一个皮瓣上形成尿道和一个皮瓣形成阴茎体游离皮瓣成功。1983 年又开拓腹壁皮瓣(以旋髂浅、腹壁浅血管蒂筋膜皮瓣)一次完成阴茎再造。何清濂(1984 年)研制的涤纶网银硅胶棒作为支撑组织,不但得到足够长度和可使阴茎屈伸。林子豪(1987 年)用脐旁皮瓣再造阴茎。何清濂(1988 年)用腹壁下动脉为蒂的脐腰皮瓣再造阴茎。

6. 下腹部双血管蒂岛状皮瓣　1983 年何清濂教授采用腹壁双血管蒂岛筋膜皮瓣一期完成阴茎再造。以腹壁左侧、腹股沟韧带下方、股动脉搏动处为起点,垂直向上设计一长 24cm 之乒乓球拍状皮瓣,柄部宽 3cm,长 10cm,板部宽 12~14cm,长 10~12cm。切取皮瓣时将腹壁浅血管及旋髂浅血管之皮下筋膜一起掀起,按上法比例(长 12~12cm,宽 12~14cm)设计,以外侧为尿道、内侧为阴茎体皮瓣,中间返折处去表皮,旋转至阴茎根部与残端缝接。手术成功的关键是在皮瓣蒂部确切携带较明显的腹壁浅血管及旋髂浅血管,否则易出现皮瓣远端血供不良。腹部供区皮片覆盖。下腹部双血管带蒂岛状皮瓣的缺点:①腹部肥胖者,皮瓣较厚,需修薄或二期手术修薄;②与会阴神经吻合的肋间神经前支分布的皮肤范围较小,可能感觉恢复比较缓慢;③因为再造组织系腹部来源,局部容易脂肪堆积,远期阴茎外观可能显得臃肿。

7. 对于女易男的易性病患者来讲,乳房、子宫、卵巢、阴道,却是令她痛苦、厌恶,感到极其自卑的一件事。本例于 5 年前,在当地已行子宫、卵巢、阴道切除。对于乳房,患者用尽一切方法使其萎缩变小,本患用松紧带自制紧胸带压迫胸部已近 7~8 年,乳房已萎缩,略隆起。

8. 我们是在右侧下腹部,以腹壁下动脉穿支供血带蒂皮瓣,纵行分成两个皮瓣,皮下相连一个制成尿道一个制成阴茎体。供瓣区植皮。此皮瓣是失神经皮瓣,是最大缺点。

9. 女性转变为男性的易性手术更加复杂一些,难度更大、疗程长,需要多次手术才能完成。手术包括:①平乳术(乳腺切除、乳头整形、乳房男性化);②内生殖器切除包括卵巢、输卵管、子宫和阴道,黏膜全部切除闭锁术;③阴茎成形包括尿道成形、阴茎体成形、支撑物置入。支撑组织置入亦可分期完成。本例已行子宫阴道切除。阴茎未置入支撑物。

10. 然而再造阴茎仍难以巧夺天工,各种手术方法仍存在下列并发症,如茎体瘢痕、挛缩、肥胖变软、支撑物软骨吸收、硅棒脱出、尿道瘘、尿道狭窄、尿道结石、尿道毛发等。因此阴茎再造仍然是研究的重要课题。

11. 功能与形态　男、女外生殖器的主要部分是阴茎与阴道。阴茎要有勃起功能(海绵体)及感觉功能(性兴奋)。阴道黏膜的性感觉、性物质的分泌及吸收与调和、柔软,以及收缩(阴道括约肌)功能。男、女外生殖器的修复与再造绝不只是形成一个阴茎体与一个腔穴这么简单,而是有神经感觉的人体上特殊的器官。因此,男、女外生殖器的修复与再造,其各种功能的齐全是内外生殖器的修复与再造的重点。目前我们临床整形科医师是爱莫能助。因此,阴茎与阴道是功能为主的器官,阴茎海绵体及阴道黏膜和收缩功能以及性感觉功能的重建,任重而道远。

12. 关于阴茎与阴道再造,其结构复杂,功能特殊,尤其阴茎,此类器官均是以功能为主。因此,目前所有的方法形成的阴茎和阴道,只是在结构上与形态上的再造,与具有性功能的阴茎和阴道均有相当大的差距,目前仍是具有极高的挑战性课题。因此深入研究新方法新技术,仍是临床上迫在眉睫的任务。

13. 何清濂(2009 年)总结各类皮瓣认为 腹股沟皮瓣具有以下特点:①此皮瓣有阴部外动脉为轴心血管,皮瓣内有髂腹股沟神经,生殖股神经的生殖支支配,再造的阴茎具有良好血运和神经感觉、性功能好;②皮瓣供区皮肤性能、肤色、弹性近似正常阴茎;③供区隐蔽,可直接拉拢缝合。此种方法供区直接缝合、不植皮,无第二供皮区,患者无瘢痕外露。

参考文献

1. 王炜.整形外科学.杭州:浙江科学技术出版社,1999.

2. 汪良能,高学书.整形外科学.北京:人民卫生出版社,1989.

3. 鲁开化,艾玉峰.临床美容整形外科学.北京:世界图书出版公司,1998.

4. 杜永贵,邹同荣,毛波,等.头皮缺损合并颅骨外露的皮瓣修复方法探讨.中国美容医学,2013,22(11):1140-1142.

5. 肖目张,杨兴华,黄晓元,等.头皮缺损合并颅骨外露或缺损的皮瓣修复.创伤外科杂志,2008,10(4):308-310.

6. 董祥林,秦涛,乔星,等.皮肤软组织扩张术在头皮缺损伴颅骨外露修复中的应用.中华医学美学美容杂志,2013,19(3):174-176.

7. 汤海萍,滕国栋,姜凯,等.游离皮瓣在颅骨外露的头皮缺损中的应用.中国美容医学,2013,22(4):431-433.

8. Lessard L,Tahiri Y. Complex scalp,skull,and dural defect reconstruction using a turnover "tournedos" myocutaneous free flap. J Craniofac Surg,2013,24(1):62-65.

9. Shonka DC Jr,Potash AE,Jameson MJ,et al. Successful reconstruction of scalp and skull defects:lessons learned from a large series. Laryngoscope,2011,121(11):2305-2312.

10. 夏双印,杨大平,陈伟华,等.颞筋膜蒂乳突发际皮瓣修复前额发际皮肤缺损.中华整形外科杂志,2008,24:196-198.

11. 杨大平,韩雪峰,郭铁芳.耳后皮瓣血管的显微外科解剖学基础.中国临床解剖学杂志,2002,20:166-168.

12. 陈宗基,吴念,陈美云,等.耳后乳突区反流轴型皮瓣.中华整形外科杂志,1992,8:276-278.

13. 秦小云,文传君,钟世镇,等.耳后皮瓣带血管和神经的选择依据.中国临床解剖学杂志,1995,13:100-102.

14. 吴念,陈宗基.以颞浅血管为蒂的耳后乳突区皮瓣的应用解剖.中国临床解剖学杂志,1990,8:132-135.

15. 朱星红.耳后皮瓣及耳郭组织瓣转移修复颜面部的应用解剖.中华显微外科杂志,1995,18:44-46.

16. 陈子华,刘牧之,钟世镇,等.头面部静脉的应用解剖学.解剖学通报,1982,5:32-34.

17. Galvao MSL. A postauriculau flap based on the xontralateral superficial temporal vessele. Plast Reconstr Surg,1981,68:891-987.

18. Dias AD,Chhajlani. The post—and retroaurcular scalping flap(the PARAS flap). Br J Plast,1987,40:360-365.

19. Marty F. Subcutaneous tissue in the scalp:anatomical and clinical study. Ann Plast Surg,1986,16:368-372.

20. 夏双印,王洁,郝立君,等.前额部扩张的岛状皮瓣在颜面部应用.哈尔滨医科大学学报,1996,30:245-246.

21. 夏双印,杨大平,郝立君,等.皮肤扩张后的前额部岛状皮瓣修复面部皮肤缺损.中国修复重建外科杂志,1993,7:257.

22. Cherry GW. Increased survival and vascularity of randompattern skin flaps elevated inconeolled expanded skin. Plast Reconstr Surg,1983,72:P680.

23. Vanderkolk CA,et al. Changte in area and thickness of expanded and unexpanded axial pattern skin flaps in pins. Brit J Plast Surg,1988,41:284.

24. 夏双印,杨大平,蒋海越,等.颞浅动脉双叶岛状皮瓣.实用美容整形外科杂志,1992,3:153.

25. 夏双印,杨大平,郝立君,等.皮肤扩张器在头面部整形的应用.哈尔滨医科大学学报,1992,26:129.

26. 夏双印,王洁,蒋海越,等.皮肤软组织扩张器临床应用的并发症.哈尔滨医科大学学报,1993,27:402.

27. 夏双印,蒋海越,杨大平,等.头皮组织扩张术修复瘢痕性秃发.黑龙江医学,1994,7:30.

28. 夏双印,郝立君,王洁.埋置皮肤软组织扩张器切口的改进与分析.哈尔滨医科大学学报,1997,31:163.

29. 夏双印,杨大平,蒋海越,等.颞浅动脉双叶岛状皮瓣.实用整形美容外科杂志,1992,3:153-154.

30. 陈宗基,等.耳后乳突区颞浅血管筋膜蒂皮瓣的应用研究.中国医学科学院报,1980,8:333.

31. 吴念,陈宗基.以颞浅血管为蒂的耳后乳突区皮瓣的应用解剖.中国临床解剖学杂志,1990,8:132.

32. 郑效勤,等.携带耳后皮瓣筋膜血管的应用选择.中华整形烧伤外科杂志,1990,6:244.

33. 夏昊晨,安宇,夏双印,等.旋转皮瓣设计的改进.中华整形外科杂志,2006,22(2):156.

34. 高凤山,吕金陵,戴赛尼.单侧或双侧反向舌形皮瓣修复创面.中国修复重建外科杂志,1999,11:329-331.

35. 韦元,周炳荣.唇红改良的"Z"字成形术在唇裂修复中的运用.医学文选,2001,21(5):636-637.

36. 夏双印,王洁,郝立君,等.应用扩张器自身闭合皮瓣床及皮肤移植术的临床应用.哈尔滨医科大学学报,1995,29:240.

37. 夏双印,杨大平,夏昊晨,等.应用皮肤扩张器形式的皮肤移植技术.黑龙江医学,2001,25:3.

38. 黄渭清,王先成,赵玉明,等.吻合血管的小肌肉游离移植动态修复晚期面瘫.中国实用美容整形外科杂志,2006,17(2):112.

39. 胡志奇,陈林峰,颜玲,等.颞肌、颞筋膜及帽状腱膜转位悬吊法治疗晚期面瘫.实用美容整形外科杂志,1997,8(3):127-130.

40. Yang D,Yang JF,Morris SF. The fascial planes of the temporal region related to the frontal branch of the facial nerve. Plast Reconstr Surg,2011,127(2):991-992.

41. Agarwal CA,Mendenhall SD Ⅲ,Foreman KB,et al. The course of the frontal branch of the facial nerve in relation to fascial planes:An anatomic study. Plast Reconstr Surg,2010,125:532-537.

42. Trussler AP,Stephan P,Hatef D,et al. The frontal branch of the facial nerve across the zygomatic arch:Anatomical relevance of the high-SMAS tech-nique. Plast Reconstr Surg,2010,125:1221-1229.

43. Hofer SO,Posch NA,Smit X. The facial artery perforator flap for reconstruction of perioral defects. Plast Reconstr Surg,2005,115:996-1003;discussion 1004-1005.

44. Morris SF,Tang M,Geddes C,et al. The Anatomic Basis of Perforator Flaps. Clin Plastic Surg,2010,37:553-570.

45. Yang D,Yang JF,Morris SF,et al. Medial Plantar Artery Perforator Flap for Soft-tissue Reconstruction of the Heel. Ann Plast Surg,2011,67(3):294-298.

46. Yang D,Yang JF. The Radial Artery Pedicle Perforator Flap:Vascular Analysis and Clinical Implications. Plast Reconstr Surg,2011,127(3):1392-1393.

47. Yang D,Morris SF,Tang M,et al. A modified longitudinally split segmental rectus femoris muscle flap transfer for facial reanimation:anatomic basis and clinical application. J Plast Reconstr Aesthet Surg,2006,59:807-814.

48. Yang D, Morris SF. Neurovascular territories of the external and internal oblique muscles. Plast Reconstr Surg,2003,112:1591-1595.

49. Yang D,Morris SF. Reversed forearm island flap supplied by the septocutaneous perforator of the radial artery:anatomical basis and clinical applications. Plast Reconstr Surg,2003,112:1012-1016.

50. Yang D,Morris SF. Variability in the vascularity of the pectoralis major muscle. J Otolaryngology,2003,32:12-15.

51. Kanellakos GW, Yang D, Morris SF. Cutaneous Vasculature of the Forearm. Ann Plast Surg, 2003, 50:387-392.

52. Yang D,Tang M,Morris SF. The intramuscular vascular anatomy of quadriceps femoris muscles. J. Clin Anat,2003,2:46-48.

53. Tang M,Yang D,Morris SF. The technique of the intramuscular vascular anatomy. J Clin Anat,2003,2:16-18.

54. Geddes CR,Tang M,Yang D,et al. An assessment of the anatomical basis of the thoracoacromial artery perforator flap. Can J Plast Surg,2003,11:23-27.

55. Yang D, Morris SF. Reversed sural island flap supplied by the lower septocutaneous perforator of the peroneal artery. Ann Plast Surg,2002,49:375-378.

56. Yang D, Morris SF. Vascular basis of dorsal digital and metacarpal skin flaps. J Hand Surg, 2001, 26A:142-146.

57. Yang D, Morris SF. Reversed dorsal digital and metacarpal island flaps supplied by the dorsal cutaneous branches of the palmar digital artery. Ann Plast Surg,2001,46:444-449.

58. Yang D, Morris SF. Neurovascular anatomy of the rectus femoris muscle related to functionning muscle transfer. Plast Reconstr Surg,1999,104:102-106.

59. Yang D, Morris SF. Differences in intramuscular vascular connections of human and dog latissimus dorsi muscles. Ann Thorac Surg,1999,67:489-493.

60. Yang D, Morris SF. An extended dorsal island skin flap with multiple vascular territories in the rat:A new skin flap model. J Surg Res,1999,87:164-170.

61. Morris SF, Yang D. Gracilis Muscle-Arterial and neural basis for subdivision. Ann Plast Surg, 1999,42:630-633.

62. Yang D, Morris SF. Trapezius muscle:anatomic basis for flap design. Ann Plast Surg,1998,42:52-57.

63. 杨大平.跨区供血的腓浅动脉远端蒂岛状皮瓣的解剖研究和临床应用.中华整形外科杂志,2004,20:16-18.

64. 杨大平.吻合血管的游离肌肉瓣加网状皮片移植修复胫骨骨折合并骨外露及感染创面.中华创伤骨科杂志,2006.

65. 杨大平.皮肤穿支血管的解剖学研究.中国临床解剖杂志,2006.

66. 杨大平.胸背动脉穿支皮瓣的解剖研究和临床应用.中国临床解剖杂志,2006.

67. 杨大平.股直肌肌肉内神经血管的解剖研究.中华整形外科杂志,2003,19:22-24.

68. 杨大平.吻合神经血管的股直肌瓣游离移植治疗晚期面瘫.中华整形外科杂志,2003,19:102-104.

69. 王炜.整形外科学.杭州:浙江科学技术出版社,1999:834-836.

70. 左玉增.改进方法1083例肌性斜颈的临床疗效观察.中华整形烧伤外科杂志,1990,6:106-107.

71. 汪良能,高学书.整形外科学.北京:人民卫生出版社,1989:750-751.

72. 夏昊晨,夏双印,傅朝蓬.彻底松解治疗早期延误治疗的肌性斜颈.中华整形外科杂志,2002,18:59-60.

73. 夏双印,杨大平,郝立君,等.肌性斜颈的整形外科治疗.中国修复重建外科杂志,1992,6:55.

74. Radovan C. Breast trconstruction after mastectomy using the temporary expander. Plast Reconstr Surg,1982,69:195-206.

75. 靳小雷,刘元波,徐军,等.扩张的腹壁双蒂皮瓣修复前臂环状皮肤软组织缺损.中华整形外科杂志,2004,20(1):76-77.

76. 徐军,刘元波,穆兰花,等.扩张器重叠扩张技术及临床应用.中华整形外科杂志,2002,18:369-371.

77. 张正文,孙广慈,胡华新,等.应用多个扩张器修复大面积皮肤缺损.中华整形外科杂志,1998,14:189-191.

78. 田效臣,岳纪良,修志夫,等.侧腹部扩张任意型皮瓣修复上肢软组织缺损.中华整形外科杂志,2001,17:75-77.

79. 夏双印,陈伟华,殷赫,等.扩张的侧后臀腰部双蒂Ω形皮瓣修复前臂环形瘢痕.中华整形外科杂志,2011,27:104-106.

80. 夏双印,陈伟华,夏昊晨,等.侧后腰背部扩张的带蒂皮瓣修复上肢皮肤缺损一例.中华整形外科杂志,2008,24:324-325.

81. 夏双印,杨大平,王洁,等.带蒂真皮下血管网超薄皮瓣在手部皮肤缺损中应用.手外科杂志,1992,8:76.

82. 侯春林,包聚良,唐国民,等.不含指神经的指动脉皮瓣转移修复手部创面.中华骨科杂志,1986,6:226-228.

83. 陆云涛,李光早,汪新民,等.带感觉支指背侧岛状皮瓣的应用解剖研究.中华手外科杂志,2003,19:208-210.

84. 夏双印,杨大平,蒋海越,等.含指背感觉支及固有动脉的手指中节背侧岛状皮瓣.中华手外科杂志,1992,8:173.

85. 夏双印,杨大平,郝立君,等.含指背感觉支全指背岛状皮瓣.中华手外科杂志,1994,10:90-91.

86. 邢丹谋,周必光,彭正人,等.指固有神经背侧植的应用解剖学研究.中华手外科杂志,2001,17:52-54.

87. 任玉琦,纪军,张景辉.手指中节背侧皮瓣在一期修复指端缺损中的应用.中华显微外科杂志,1997,20:231.

88. 夏双印,王洁,郝立君,等.带指背感觉神经支的指背岛状皮瓣.哈尔滨医科大学学报,1996,30:442-444.

89. 刘育凤,黄金龙,章庆国.外伤性手指软组织缺损的美学修复.中华手外科杂志,2005,21:15-16.

90. 夏昊晨,安宇,侯占江,等.带指背神经的指背岛状皮瓣转移修复拇指指腹皮肤缺损32例.实用手外科杂志,2006,20:229-230.

91. 夏双印,杨大平,王洁等.手部微小岛状皮瓣的临床应用(附67例报告).哈尔滨医科大学学报,1993,7:7.

92. 夏双印,杨大平,蒋海越,等.带蒂腹部真皮下血管网皮瓣设计改进及临床应用.黑龙江医学,1994,11:1.

93. 夏双印,王洁,杨大平,等.下腹大面积全厚皮片修复手部创面.中华手外科杂志,1995;11:51.

94. 夏双印.鞘管内肌腱前移与肌腱移植的实验研究.实用手外科杂志,1997,11:1.

95. 王洁,夏双印,郝立君,等.下腹部大面积全厚皮片游离移植.中华整形烧伤外科杂志,1993,9:382.

96. 夏双印,王洁,杨大平,等.下腹部大面积全厚皮片修复手部创面.中华手外科杂志,1995,11:123.

97. 夏双印,王洁,杨大平,等.下腹部大面积全厚皮片的临床应用.伤残医学杂志,1993,1:34.

98. 夏昊晨,夏双印,安宇,等.供区扩张的侧后腰背部大面积全厚皮片临床应用.哈尔滨医科大学学报,2006,40:407.

99. 夏双印,王洁,杨大平,等.带皮神经岛状肌皮瓣与皮神经皮下植入治疗压疮的对比观察.伤残医学杂志,1994,2(2):5.

100. 侯春林,等.肌皮瓣移植治疗臀骶部压疮.中华显微外科杂志,1988,11:196.

101. Mathes SJ, Alpert BS. Advances in muscle and musuloculaneous flaps. Clin Plast Surg,1980,7(1):15-26.

102. 高建军,等.股前外侧皮瓣主要皮血管的体表定位.临床应用解剖杂志,1984,4:161.

103. 蔡锦方,等.足跟足底移植皮瓣的感觉功能重建.中华显微外科杂志,1992,15:7.

104. 陈绍宗,等.神经植入重建皮瓣感觉的实验研究和临床应用.中华整形烧伤外科杂志,1991,7:164.

105. 汪良能,高学书.整形外科学.北京:人民卫生出版社,1989:928-932.

106. 李养群,李森恺,杨明勇,等.应用腹直肌前鞘—腹外斜肌腱膜瓣修复先天性膀胱外翻.中华整形外科杂志,2007,23:297-300.

107. 陈敏,鲁功成,张齐,等.下腹部局部皮瓣修复年长儿童膀胱外翻耻骨上腹壁缺损的价值.临床泌尿外科杂志,2002,17:70-71.

108. 李林,魏建民,黄岭竹.利用自体腹壁皮片修补小儿巨大腹外疝.淮海医药,2004,22:482.

109. 刘嘉凡,黎介寿,邹忠寿,等.应用涤纶布修补腹壁巨大切口疝.实用外科杂志,1989,9:163-164.

110. 张锦绒.新生儿先天性腹壁缺损腹腔脏器膨出2例.中国儿童保健杂志,2000,8:146.

111. 夏双印,杨大平,郝立君,等.腹壁整形术20例报告.实用美容整形外科杂志,1992,3:183.

112. 夏双印,王洁,杨大平,等.下腹部大面积全厚皮片临床应用.黑龙江医学,1994,1:23.

113. 夏双印,关德宏,包淑芝,等.阴囊在造一例.中华整形外科杂志,2000,16:252.

114. 夏双印,王洁,郝立君,等.应用扩张器自身闭合皮瓣床及皮肤移植术的临床应用.哈尔滨医科大学学报,1995,29:240-241.

115. 虞渝生,宁光荣,李华,等.供区扩张的真皮下血管网皮片的应用.中华整形外科杂志,2000,16:371-372.

116. 夏昊晨,夏双印,安宇,等.供区扩张的侧后腰背部大面积全厚皮片临床应用.哈尔滨医科大学学报,2006,40:407-411.

117. Behan FC. The keystone design perforator island flap in reconstructive surgery. ANZ J Surg,2003,73:112-120.

118. Pelissier P,Gardet H,Pinsolle V,et al. The keystone design perforator island flap. Part Ⅱ:clinical applications. Journal of Plastic,Reconstructive & Aesthetic Surgery,2007,60:888-891

119. Monarca C,Rizzo MI,Sanese G,et al. Keystone flap:freestyle technique to enhance the mobility of the flap (Re:ANZ J Surg,2011,81:650-652). ANZ J Surg,2012,82(12):950-951.

120. Behan FC,Lo CH,Sizeland A,et al. Keystone island flap reconstruction of parotid defects. Plast Reconstr Surg,2012,130(1):36e-41e.

121. 陈振光,等.应用前臂逆行岛状皮瓣修复手部创面及其他.显微医学杂志,1985,3:129.

122. 杨果凡,等.前臂皮瓣游离移植.中华医学杂志,1981,61:139.

123. 金一涛,等.前臂逆行岛状筋膜瓣在手外科的应用.中华外科杂志,1984,22:203.

124. 陈茂林,史增元,姚乃中,等.足背逆转皮瓣的应用解剖.中国临床解剖学杂志,1995,13(3):179-181.

125. 史增元,陈茂林,郝国玉,等.足背逆行岛状皮瓣修复足前部皮肤缺损.中华整形外科杂志,1996,12(5):340-342.

126. 覃松,余国荣,陈振光,等.腓肠神经营养血管蒂岛状皮瓣的应用解剖.中国临床解剖学杂志,2000,18(2):130-131.

127. 马勇光,王侠,李健宁.腓肠神经营养动脉逆行岛状皮瓣修复下肢远端皮肤缺损.中华整形烧伤外科杂志,1999,15(5):339-341.

128. 林炎生,廖进民,魏建华.带腓肠神经及其营养血管筋膜皮瓣的应用解剖.中华显微外科杂志,1999,22(增刊):43-45.

129. 展望,宁金龙.腓肠神经营养血管及筋膜蒂小腿后部逆行皮瓣的应用.中国临床解剖学杂志,1998,16(2):176-177.

130. 徐剑炜,吴坤南,施越冬.腓肠神经伴行血管为蒂的逆行筋膜皮瓣的临床应用.中国临床医学,2000,7(1):240.

131. 明立功,明立德,明心月,等.腓肠神经营养血管逆行岛状皮的临床应用.中华显微外科杂志,2002,25

(4):289.

132. 唐瑛,陈剑帆,黄新,等.腓肠神经营养血管皮瓣修复足部软组织缺损.中华显微外科杂志,2002,25(1):64.

133. 马海,丘奕军,李杨.逆行绕动脉神经皮瓣在修复足部感染性缺损创面.中华显微外科杂志,2002,25(3):240.

134. 张功林,葛宝丰,陈新,等.逆行岛状拇短伸肌肌瓣的临床应用.中华显微外科杂志,2000,23(1):41.

135. 田小运,方绍孟,张增方,等.隐神经营养血管蒂逆行岛状皮瓣的临床应用.中华显微外科杂志,1999,22(3):233.

136. 罗志平,边子虎,饶海群,等.皮神经营养血管逆行岛状皮瓣吻合浅静脉的临床效果.中华显微外科杂志,2002,25(4):290.

137. 柳昊,叶澄宇,魏立坤,等.吻合浅静脉的皮神经营养血管逆行及皮瓣转位术.中华显微外科杂志,2002,25(4):288.

138. 傅小宽,庄永静,李小军,等.浅静脉-皮神经营养血管岛状皮瓣的临床应用.中华显微外科杂志,2000,23(2):95.

139. 孙搏,钟世镇,郑玉明,等.小腿逆行皮瓣静脉回流的实验研究.显微医学杂志,1985,8(3):148-150.

140. 夏昊晨,安宇,夏双印,等.旋转皮瓣设计的改进.中华整形外科杂志,2006,22(2):156.

141. 唐庆,庞水发,苏爱云,等.足跟部软组织缺损显微外科修复的临床分析.中华显微外科杂志,2002,25(4):294.

142. 魏长月,范启申,郭德亮,等.带隐神经的小腿内侧皮瓣逆行转移修复足跟部软组织缺损.中华显微外科杂志,1999,22(增刊):62.

143. 李汉秀,陈青,关欣,等.改进的足外侧皮瓣修复跟腱损伤创面.中华显微外科杂志,1999,22(4):310.

144. 王新泉.小腿外侧皮瓣逆行转移修复足踝部创面.中华显微外科杂志,1999,22(1):79.

145. Bertelli JA, Khoug Z. Neaurocutaneous island fiap in the hand:anayomical hasis and preliminary. Br J Plast, 1992,45:586-590.

146. Masquelet AC, Romana MC, Wolf G. Skin island flap supplied by the vascular axis of the sensitive superficial nerves:anatomic study and clinical experience in the leg. Plast Reconstr Surg, 1992, 89:1115-1121.

147. 王和驹,吕国坤,王书成,等.带腓肠神经营养血管蒂的岛状皮瓣的临床应用.中华显微外科杂志,1996,19(2):82-84.

148. 李林,等.腓动脉穿支为蒂的腓肠外侧皮动脉逆行岛状皮瓣的应用解剖.中华整形烧伤外科杂志,1995,11(1):23.

149. 许扬滨,刘均墀,劳镇国,等.腓肠神经营养血管的皮瓣临床应用.中华显微外科杂志,1999,22:30-31.

150. 姜长明,张卫国,戚美玲,等.带蒂腓肠浅动脉岛状皮瓣修复小腿外伤性皮肤缺损.实用美容整形外科杂志,2001,12:79-81.

151. 杨大平,方冬支,郭铁芳,等.腓动脉穿支跨区供血的腓肠神经营养血管逆行岛状皮瓣的解剖和临床应用.中华整形外科杂志,2004,20:24-26.

152. Nakajima H, Lmanishi N, Fukuzumi S. Accompanying arteries of the cutaneous veins and cutaneous nerves in extremities:anatomical study and a concept of the venoadipofascial and/or neuroadipofascical pedicled fasciocutaneous flap. Plast Reconstr Surg,1998,102:778-781.

153. 张世民,侯春林,刘大雄,等.皮神经经营养血组织瓣的临床应用原则与命名.中国实用手外科杂志,2000,14:195-198.

154. 夏昊晨,安宇,侯占江,等.腓肠神经营养血管岛状皮瓣临床应用.中华整形外科杂志,2006,22:256-258.

155. 史增元,陈茂林,郝国玉,等.足背逆行岛状皮瓣修复足前部皮肤缺损.中华整形外科杂志,1996,12(5):340-342.

156. 陈茂林,史增元,姚乃中,等.足背逆转皮瓣的应用解剖学.中国临床解剖学杂志,1995,13(3):179-181.

157. 王炜.整形外科学.杭州:浙江科学技术出版社,1999.

158. 范启申,王成琪,蒋纯志,等.严重足外伤皮肤缺损的修复与感觉功能重建.修复重建外科杂志,1991,5:102-103.

159. 王和驹,吕国坤,王书成,等.带腓肠神经营养血管逆行岛状皮瓣的临床应用.中华显微外科杂志,1996,19:82-84.

160. 章树桐,等.足弓岛状筋膜皮瓣修复足跟溃疡.中华骨科杂志,1986,6:27.

161. 李玉升,屈凤莲,李峻岭,等.恶性黑色素瘤的生物治疗和生物化疗.中华肿瘤杂志,2000,22(5):430-431.

162. Lens MB, Dawes M, Goodacre T. Elective lymph node dissection in patients with melanoma: systematic review end meta-analysis of randomized controlled trials. Arch Surg,2002,137(4):458-461.

163. Piepkorn M, Barnhill RL. A factual, not arbitrary, basis for choice of resection margins in melanoma. Arch Dermatol,1996,132(7):811-814.

164. Baleh CM, Soong SJ, Ross MI, et al. Long-term results of a prospective surgleal trial comparing 2cm vs.4 cm excision margins for 740 patients with 1-4 mm melanomas. Ann Surg Oncol,2001,8(2):101-108.

165. 郝希山.肿瘤手术学.北京:人民卫生出版社,2008:1125-1127.

166. 刘斌,王炜.岛状皮瓣修复体表恶性肿瘤切除后的缺损.中华医学美学美容杂志,2005,11(3):147-149.

167. 黄永新,詹新华,朱剑仙,等.隐神经-大隐静脉营养血管与胫后动脉皮支蒂联合皮瓣修复足部慢性溃疡创面.中华医学美学美容杂志,2011,17(4):254-256.

168. Yang D, Yang JF, Morris SF, et al. Medial Plantar Artery Perforator Flap for Soft-Tissue Reconstruction of the Heel. Annals of Plastic Surgery,2011,67(3):294-298.

169. Khayat D, Rixe O, Martin G, et al. Surgical margins in cutaneous melanoma (2cm versus 5cm for lesions measuring less than 2.1mm thick). Cancer,2003,97(8):1941-1946.

170. Thomas JM, Newton-Bishop J, A'Hern R, et al. Excision margins in high-risk malignant melanoma. N Enql J Med,2004,350(8):757-766.

171. Scott JD, McKinley BP, Bishop A, et al. Treatment and outcomes of melanoma with a Breslow's depth greater than or equal to one millimeter in a regional teaching hospital. Am Surg,2005,71(3):198-201.

172. 曹卫刚,李圣利,王善良,等.小腿后外侧逆行筋膜蒂岛状皮瓣修复足部缺损.中华整形外科杂志,2004,20:35-37.

173. 毛宾尧.足外科学.北京:人民卫生出版社,1992:155-166,171-175,240-243,519-529,592-597,610-623.

174. 张放鸣.足底肌瓣血管神经的显微解剖.中华显微外科杂志,1987,10:29.

175. 夏昊晨,安宁,侯占江,等.扩张的交腿皮瓣修复足背皮肤缺损.中华整形外科杂志,2005,21:421.

176. 马桂娥,杨佩瑛,栾杰,等.颞浅动脉额支岛状头皮瓣眉再造.中华整形外科杂志,1996,12:25-27.

177. 邢新,薛春雨,李蠡,等.额鼻皮瓣在鼻尖部缺损修复中的应用.中国美容整形外科杂志,2006,17(6):415-417.

178. 王琨,刘刚,刘峰.应用额鼻皮瓣修复鼻部缺损.临床皮肤科杂志,2013,42(1):54-55.

179. Singh DJ, Bartlett SP. Aesthetic considerations in nasal reconstruction and the role of modified nasal sub-units. Plast Reconstr Surg,2003,111(2):639-648.

180. Yotsuyanagi T, Yamashita K, Urushidate S, et al. Reconstruction of large nasal defects with a combina-

tion of local flaps based on the aesthetic subunit principle. Plast Reconstr Surg, 2001, 107（6）：1358-1362.

181. Asgari M, Odland P. Nasalis island pedicle flap in nasal ala reconstruction. Dermatol Surg, 2005.

182. 郝立君, 夏双印, 杨大平, 等. 扩张后的前额部皮瓣修复面部洞穿性缺损 4 例. 实用美容整形外科杂志, 1993, 4:68-70.

183. 汪良能, 等. 整形外科学. 人民卫生出版社, 1989, 600-603.

184. 孙弘, 等. 用两块组织瓣瓦合整复面颊部肿瘤术后洞穿缺损. 第二军医大学学报, 1983, 4:189.

185. 孙弘, 等. 游离皮瓣立即整复颊癌术后组织缺损——附例 16 例报告. 中华口腔科杂志, 1985, 20:148.

186. Fujino T, et al. Primary tunctional Check Reconstruction a case repoet. Beit Plast Surg, 1981, 34:184.

187. Bunkisj, et al. Yhe evolution of techniques for reconstruction of full—Thickness cheek defects. Plast Reconstr, 1982, 70:319.

188. 温玉明, 等. 双皮岛胸大肌皮瓣整复面颊部洞穿性缺损. 华西口腔医学院杂志, 1985, 3:76.

189. 唐友盛, 等. 折叠游离组织瓣整复颌面、口底洞穿缺损. 中华显微外科杂志, 1987, 10:140.

190. 傅跃先, 向代理, 张显文, 等. 颞浅动脉组织瓣修复儿童头面部畸形. 中国修复重建外科杂志, 2001, 15（1）:36-38.

191. 靳小雷, 滕利, 刘元波, 等. 不同供瓣区的颞浅动脉岛状皮瓣修复面部缺损. 中国修复重建外科杂志, 2005, 19（10）:843-844.

192. 夏双印, 杨大平, 郝立君, 等. 用扩张的耳后皮肤软组织及肋软骨支架行耳再造. 实用美容整形外科杂志, 1992, 3:24.

193. 夏昊晨, 安宇, 侯占江, 等. 穿过耳舟的带蒂皮瓣修复耳前皮肤缺损. 中华整形外科杂志, 2007, 23（5）:442-443.

194. 侯团结, 李平松, 陈啸, 等. 耳后岛状皮瓣修复耳前肿物切除创面一例. 中华整形外科杂志, 2007, 23（4）:351.

195. Conard K, Reifen E. Congenital ear lobe deformity: staged reconstruction. J Otolaryngol, 1994, 23:19-21.

196. Kitayama Y, Yamamoto M, Tsukada S. Classification ocongenital cleftearlobe. Jpn Plast Reconstr Surg, 1980, 23:663-666.

197. 胡守舵, 庄洪兴, 赵延勇, 等. Y-V 推进法修复先天性耳垂裂. 中华医学美学美容杂志, 2007, 13（1）:23-25.

198. 王淑杰, 庄洪兴, 韩娟, 等. 双舌形瓣修复先天无缺损耳垂裂. 中国实用美容整形外科杂志, 2005, 16（1）:22-23.

199. 朱世泽, 刘祖民, 王朝阳, 等. 先天性耳垂裂修复术六例. 中国美容医学杂志, 2000, 9（5）:383-384.

200. Attalla MF. Congenital ear lobe cleft: a new technique for repair. Br J Plast Surg 1990, 43:223-226.

201. Fujiwara T, Matsuo K, Taki K, et al. Triangular flap repair of the congenital ear lobe cleft. Ann Plast Surg, 1995, 34:402-406.

202. Maral T, Tuncali D, Gursu KG, et al. A technique for the repair of simple congenital ear lobe clefts. Ann Plast Surg, 1996, 37:326-331.

203. Matsumoto K. Surgical repair of the congenitalear lobe cleft. Br J Plast Surg, 1981, 34:410-412.

204. 夏双印, 杨大平, 郝立君, 等. 用扩张的耳后皮肤软组织及肋软骨支架行耳再造. 实用美容整形外科杂志, 1992, 3（1）:24-25.

205. 汪良能, 高学书. 整形外科学. 北京: 人民卫生出版社, 1989:562.

206. 夏昊晨, 安宇, 侯占江, 等. 穿过耳舟的带蒂皮瓣修复耳前皮肤缺损二例. 中华整形外科杂志, 2007, 23:442.

207. 王洁, 夏双印, 杨大平, 等. 修复双侧面裂一例. 中华整形外科杂志, 1994, 10:317-318.

208. 汪良能, 高学书. 整形外科学. 北京: 人民卫生出版社, 1989:928-932.

209. 李养群,李森恺,杨明勇,等.应用腹直肌前鞘—腹外斜肌腱膜瓣修复先天性膀胱外翻.中华整形外科杂志,2007,23:297-300.

210. 陈敏,鲁功成,张齐,等.下腹部局部皮瓣修复年长儿童膀胱外翻耻骨上腹壁缺损的价值.临床泌尿外科杂志,2002,17:70-71.

211. 李林,魏建民,黄岭竹.利用自体腹壁皮片修补小儿巨大腹外疝.淮海医药,2004,22:482.

212. 刘嘉凡,黎介寿,邹忠寿,等.应用涤纶布修补腹壁巨大切口疝.实用外科杂志,1989,9:163-164.

213. 张锦绒.新生儿先天性腹壁缺损腹腔脏器膨出2例.中国儿童保健杂志,2000,8:146.